糖尿病康复

主　编　江钟立

副 主 编　孙子林　陈　伟　贺丹军

编　者（以姓氏笔画为序）

王　磊　南京中医药大学	张　梅　南京医科大学第一附属医院
王爱萍　东部战区空军医院	陈　伟　徐州医科大学附属徐州康复医院
卢红建　南通市第一人民医院	林　枫　南京医科大学康复医学院
戎　荣　南京医科大学康复医学院	贺丹军　南京医科大学第一附属医院
朱红军　苏州大学附属第一医院	莫永珍　南京医科大学附属老年医院
刘冬梅　南京医科大学附属老年医院	顾晓燕　南京医科大学附属江宁医院
刘莉莉　东南大学附属中大医院	徐　伟　徐州市中心医院
江钟立　南京医科大学附属逸夫医院	徐艳文　香港理工大学
孙子林　东南大学附属中大医院	高　民　徐州市中心医院
李　伟　安徽医科大学附属宿州医院	郭　琪　上海健康医学院
李奎成　宜兴九如城康复医院	曹秋云　南京大学医学院附属鼓楼医院
吴军发　复旦大学附属华山医院	梁　辉　南京医科大学第一附属医院
吴学敏　中日友好医院	曾　珊　南京医科大学第一附属医院

编写秘书　陈珍珍　陆军军医大学第二附属医院

人民卫生出版社

·北　京·

图书在版编目（CIP）数据

糖尿病康复 / 江钟立主编 . —北京：人民卫生出版社，2021.1

（康复医学系列丛书）

ISBN 978-7-117-29516-1

Ⅰ.①糖⋯　Ⅱ.①江⋯　Ⅲ.①糖尿病－康复　Ⅳ.①R587.109

中国版本图书馆 CIP 数据核字（2021）第 002484 号

| 人卫智网 | www.ipmph.com | 医学教育、学术、考试、健康，购书智慧智能综合服务平台 |
| 人卫官网 | www.pmph.com | 人卫官方资讯发布平台 |

康复医学系列丛书——糖尿病康复

Kangfu Yixue Xilie Congshu——Tangniaobing Kangfu

主　　编：江钟立
出版发行：人民卫生出版社（中继线 010-59780011）
地　　址：北京市朝阳区潘家园南里 19 号
邮　　编：100021
E - mail：pmph @ pmph.com
购书热线：010-59787592　010-59787584　010-65264830
印　　刷：三河市宏达印刷有限公司（胜利）
经　　销：新华书店
开　　本：787 × 1092　1/16　印张：37
字　　数：924 千字
版　　次：2021 年 1 月第 1 版
印　　次：2021 年 2 月第 1 次印刷
标准书号：ISBN 978-7-117-29516-1
定　　价：298.00 元

打击盗版举报电话：010-59787491　E-mail：WQ @ pmph.com
质量问题联系电话：010-59787234　E-mail：zhiliang @ pmph.com

主编简介

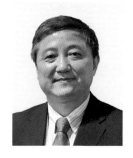

　　江钟立,教授、主任医师、博士生导师。现任南京医科大学附属逸夫医院康复医学科主任。兼任中国康复医学会理事,中国医师协会康复医师分会常务委员,江苏省医师协会康复医师分会会长,中华医学会物理医学与康复学分会第十一届委员会委员,江苏省医学会物理医学与康复学分会前任主任委员,《中国康复医学杂志》编委,《实用老年医学》杂志常务编委,《循证医学杂志》编委等职。主持并参与国家自然科学基金4项,江苏省科技支撑计划项目1项,江苏省科技支撑计划(社会发展)2项,江苏省教育科学"十一五"规划课题1项。以第一作者或通讯作者身份在国内核心期刊发表论文180余篇,其中SCI收录论文30余篇,主编或参编教材和专著26部。获中华医学科技奖三等奖1项、江苏省科学技术奖三等奖1项、江苏医学科技奖二等奖和三等奖各1项等荣誉。

　　擅长脑卒中偏瘫、脊髓损伤、言语障碍、注意记忆障碍、痴呆、帕金森病、脑外伤后遗症等脑功能康复,以及颈椎病、骨关节病、慢性疼痛、冠心病、糖尿病、肥胖等慢性病的综合治疗。临床疗效显著,多次接受中央电视台《科技博览》《走近科学》《百科探秘》等著名品牌栏目以及日本富士电视台的专题采访。

副主编简介

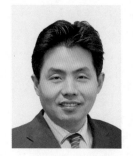

孙子林，二级教授、主任医师、博士生导师。国家重点研发计划首席科学家、江苏省医学领军人才。现任东南大学附属中大医院内分泌科学术带头人，东南大学糖尿病研究所所长。兼任中华医学会内分泌学分会委员，中国医师协会内分泌代谢科医师分会委员，中国卫生信息和健康医疗大数据学会糖尿病专业委员会主任委员，中国微循环学会糖尿病与微循环专业委员会主任委员，中国中西医结合学会内分泌专业委员会常务委员，江苏省医学会糖尿病分会前任主任委员，江苏省医学会内分泌学分会副主任委员等职务。担任 *BMC Medicine*、*Diabetes & Metabolism Journal*、《中华医学杂志》《中华糖尿病杂志》《中国糖尿病杂志》《中华健康管理学杂志》等杂志编委或特邀编委。

先后获国家重点研发计划 1 项，国家自然科学基金 4 项，江苏省科技厅临床专项 1 项，中华医学会科研基金 1 项，国际合作基金 3 项。先后被 IDF、EASD、IDF-WPR、APCDE 等国际著名学术会议邀请主持会议 4 次，做学术报告 12 次。发表学术论文 300 余篇，其中 SCI 收录论文 100 篇。获省部级科技进步奖 5 项，江苏医学科技奖 2 项，江苏省卫生厅新技术引进奖 3 项，江苏省医学科普奖 1 项。主编、参编专著 9 部。

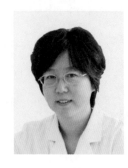

陈伟，医学硕士、主任医师、硕士生导师。现任徐州医科大学附属徐州康复医院(徐州市康复医院)副院长、徐州市中心医院康复医学科主任、徐州医科大学第二临床医学院康复治疗学系主任。兼任中国康复医学会康复治疗专业委员会常务委员，中国医师协会康复医师分会常务委员，江苏省医学会物理医学与康复学分会候任主任委员，江苏省康复医学会康复医学教育专业委员会主任委员，江苏省医院协会医疗康复机构分会副主任委员，江苏省康复医学会心血管病康复专业委员会副主任委员，《中国康复医学杂志》编委。

研究方向：①脏器病康复评定与方法学的基础及临床研究；②亚健康人群运动干预的基础与临床研究。近 5 年，主持省市级课题 5 项，参加国家级和省级课题 3 项，获省级科技奖 3 项，发表论文 25 篇，其中 SCI 收录 15 篇，副主编《康复医学概论(第 3 版)》，参编专著和教材 5 部。

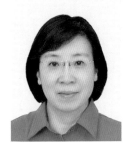

贺丹军，主任医师、硕士生导师。现任南京医科大学第一附属医院（江苏省人民医院）临床心理科主任，南京医科大学第一临床医学院医学心理教研室主任。兼任中华医学会行为医学分会常务委员，江苏省医学会心身与行为医学分会主任委员，江苏省医师协会心身医学专业委员会候任主任委员，江苏省心理卫生协会医学心理学分会副主任委员，江苏省社会心理学会心理治疗与心理咨询分会副主任委员，江苏省医院协会精神病医院分会常务理事，江苏省医学会精神病学分会会诊联络精神病学组组长，南京市医学会心身与行为医学分会主任委员，江苏省社会工作协会心理健康工作委员会主任委员等职。主编高等院校教材《医学心理学》《康复心理学》等。

出版说明

2016 年 10 月发布的《"健康中国 2030"规划纲要》将"强化早诊断、早治疗、早康复"作为实现全面健康的路径,提出了加强康复医疗机构建设、健全治疗－康复－长期护理服务链等一系列举措。康复需在全面健康中发挥更加重要的作用,但从整体上来说,康复专业人员少、队伍年轻、缺少经验成为了该领域发展的瓶颈。通过出版的途径,有效发挥现有专家资源的优势,加强经验总结、促进学术推广,无疑是进一步提升从业人员的业务水平、解决当前瓶颈问题的重要举措。

正是瞄准于上述目标,同时也是基于目前国内康复医学领域学术著作积淀少,已有的图书在系统性、权威性、实用性等方面需要进一步加强的现实,人民卫生出版社在充分调研的基础上,策划了本套康复医学系列丛书。该套书由国际物理医学与康复医学学会前任主席、中华医学会物理医学与康复学分会前任主任委员励建安教授担任总主编,由国内相关领域的权威专家担任分册主编。全套书包括 16 个分册,内容涉及颅脑损伤康复、重症康复、糖尿病康复、呼吸康复、心脏康复、脊柱康复、骨与关节康复、脑卒中康复、儿童康复、老年康复、烧伤康复、工伤康复、周围神经疾病康复、脊髓损伤康复、疼痛康复、妇产康复。各分册间注重协调与互补,在科学性、前沿性的前提下,每个分册均突出内容的实用性,在内容的取舍方面强调基础理论的系统与简洁,诊疗实践方面的可操作性。

本套丛书不仅有助于满足康复医师、康复治疗师的需求,对相关专业人员也有重要的指导意义。

康复医学系列丛书编委会

编委会主任委员 （总主编） 励建安

编 委 会 委 员 （以姓氏笔画为序）

王 强	朱 兰	刘宏亮	江钟立
许光旭	孙丽洲	李晓捷	励建安
吴 军	张鸣生	陈 刚	岳寿伟
周谋望	郑洁皎	胡大一	俞卓伟
贾子善	殷国勇	郭铁成	唐 丹
黄国志	黄晓琳	燕铁斌	

编 委 会 秘 书 任晓琳

康复医学系列丛书目录

1	脑卒中康复	主　编	贾子善　燕铁斌
		副主编	宋为群　窦祖林　吴　毅
2	颅脑损伤康复	主　编	黄晓琳
		副主编	张　皓　范建中
3	脊柱康复	主　编	岳寿伟
		副主编	何成奇　张长杰
4	脊髓损伤康复	主　编	许光旭　殷国勇
		副主编	蔡卫华　刘元标
5	呼吸康复	主　编	张鸣生
		副主编	郑则广　郭　琪
6	心脏康复	主　编	胡大一
		副主编	孟晓萍　王乐民　刘遂心
7	糖尿病康复	主　编	江钟立
		副主编	孙子林　陈　伟　贺丹军
8	周围神经疾病康复	主　编	王　强　郭铁成
		副主编	王惠芳　张长杰　杨卫新
9	骨与关节康复	主　编	周谋望　刘宏亮
		副主编	谢　青　牟　翔　张长杰
10	妇产康复	主　编	孙丽洲　朱　兰
		副主编	丁依玲　瞿　琳　陈　娟
11	儿童康复	主　编	李晓捷
		副主编	唐久来　马丙祥
12	老年康复	主　编	郑洁皎　俞卓伟
		副主编	王玉龙　黄　钢
13	重症康复	主　编	刘宏亮　周谋望
		副主编	何成奇　范建中　张长杰
14	疼痛康复	主　编	黄国志
		副主编	曲文春　王家双　刘桂芬　陈文华
15	烧伤康复	主　编	吴　军
		副主编	于家傲　虞乐华　李曾慧平　沈卫民　武晓莉
16	工伤康复	主　编	唐　丹　陈　刚
		副主编	赵玉军　欧阳亚涛　席家宁　刘　骏　刘宏亮

前言

近年来,随着我国经济发展与城市化进程的加快、人口老龄化的日益严重以及肥胖的日趋流行,糖尿病已成为影响人类健康的主要慢性疾病。2017 年美国医学杂志(*JAMA*)报道,我国成人糖尿病和糖尿病前期患病率分别为 10.9% 和 35.7%,但知晓率(36.5%)、治疗率(32.2%)和控制率(49.2%)明显低于发达国家水平,提示糖尿病患者的早期发现、规范管理以及有效控制等方面亟待引起全社会重视。康复治疗是预防和控制糖尿病的有效手段,尤其是当出现糖尿病并发症,导致脏器功能衰竭、致残失能情况下,康复治疗则可以帮助患者改善功能、减轻残障、提高生活品质。

糖尿病康复是通过对患者血糖监测、运动能力、生活和职业环境的评估,采取饮食、运动、药物、心理行为干预、健康教育等综合康复措施,其目的是尽可能地减轻因疾病及其并发症造成的对身体功能的影响,减轻残障程度,改善精神心理状况,提高日常生活自理能力,回归社会职业活动。因此,糖尿病康复是由多学科形成的团队治疗模式,以患者为中心,医师、治疗师、护士、营养师、心理咨询师、社工等多种职业人员参与,与患者本人或家属共同确定目标,制定方案、实施反馈、长期随访的治疗过程。不只限于住院期间,更多地关注患者在社区和家庭的生活。为此,本书编者由来自临床一线、在各相关学科领域具有丰富理论和实践经验的专家组成。

本书有别于一般糖尿病学专著,重点阐述糖尿病并发症的康复评定和治疗,恰恰这些并发症的致残率高,临床内外科无有效手段,康复治疗有其特色。同时考虑到实用性和可操作性,涉及评估和治疗技术以及每个疾病章节后都有案例分享,可帮助读者加深对理论知识的理解,又能针对实际病例实践操作,这也是本书的特色之一。

本书主要阅读人群为康复医学科医师、治疗师以及康复专科护士。本书内容丰富,分为两大篇章,第一篇为总论,共 10 章,重点描述糖尿病的基本概念、发病机制、症状、诊断、功能评估、饮食运动处方、心理行为干预以及健康教育等内容,另外,考虑到近年出现的一些前沿性治疗理论和实践,增加了糖尿病手术治疗、胰岛移植和干细胞移植等章节,适合于内分泌科、老年医学科、全科医师阅读。第二篇为各论,共 7 章,涉及糖尿病主要并发症及其康复治疗技术,除了适合于康复医学科从业人员外,也适用于有相应并发症的患者人群,了解相关并发症处理的康复知识,寻求专科治疗。本书也可作为医学相关专业的本科生、研究生的补充教材。

糖尿病康复在国内属于首次编写,疏漏之处在所难免,敬请谅解;知识的更新日新月异,出版时书中的部分内容可能已赶不上现代飞速发展的科学技术知识,只能为读者提供一种思路和方法作为借鉴。

编者均来自医教研临床一线,临床经验丰富,工作繁忙之余,仍出色地完成了本书的编写工作;本书从立项到成稿诸多事宜得到了人民卫生出版社编辑部的大力支持,一并致谢。

本书若能促进我国糖尿病康复的普及和发展,提升糖尿病康复整体水平,将是编者最大的欣慰。

编者

2020 年 8 月

目录

第一篇 总论

第二篇　各论

第一篇

总论

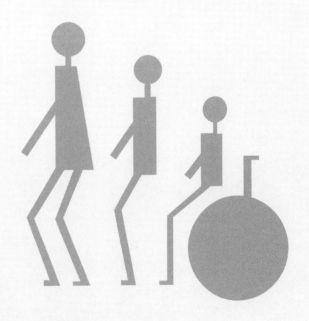

第一章 糖尿病概述

第一节 绪 论

一、概述

(一)糖尿病

1. 定义 糖尿病(diabetes mellitus,DM)是一种常见的内分泌代谢性疾病。其基本病理特点为胰岛素分泌绝对或相对不足,或外周组织对胰岛素不敏感,引起以糖代谢紊乱为主,包括脂肪、蛋白质代谢紊乱的一种全身性疾病。

2. 主要特点 为持续的高血糖状态、尿糖阳性和糖耐量减低。症状典型者具有多饮、多食、多尿和体重减轻等"三多一少"的综合征。慢性高血糖将导致人体多组织,尤其是眼、肾、神经和心血管功能的长期损害、功能不全和衰竭。

3. 分型 ①1型糖尿病:胰岛素依赖型糖尿病,多发生在儿童和青少年,也可发生于各种年龄。起病比较急剧,体内胰岛素绝对不足,容易发生酮症酸中毒,必须用胰岛素治疗才能获得满意疗效,否则将危及生命。②2型糖尿病:患者体内产生胰岛素的能力并非完全丧失,有的患者体内胰岛素甚至产生过多,但胰岛素的作用效果较差,因此患者体内的胰岛素是一种相对缺乏,可以通过某些口服药物刺激体内胰岛素的分泌。但到后期仍有一些患者需要使用胰岛素治疗。③其他特殊类型糖尿病:β细胞功能基因缺陷、胰岛素作用的基因缺陷、胰腺外分泌病、内分泌病、药物或者化学制剂、感染、非常见型免疫介导的糖尿病、伴随糖尿病的其他遗传综合征。④妊娠糖尿病:妊娠期间首次确诊或发病时呈现为不同程度的碳水化合物不耐受状态,即高血糖状态发生在孕期24~28周内、分娩后自然缓解的特殊类型糖尿病。

4. 并发症 ①大血管并发症:心脑血管、肾动脉、下肢动脉等;②微血管并发症:糖尿病肾病、糖尿病视网膜病变、糖尿病神经病变。

(二)糖尿病康复

1. 定义 通过对患者血糖和胰岛功能的监测,定期评估患者身体运动能力、日常生活习惯和职业环境,采取饮食、运动、药物、心理行为干预、健康教育等综合康复措施,提高患者遵医行为,调整生活方式,提高疾病自我管理能力,预防和控制并发症,减轻失能和残障程度,改善生命预后,使患者回归家庭和社会生活。

2. 目的 纠正代谢异常,消除症状,防止急、慢性并发症,防止长期高血糖引起的胰岛β细胞损伤,恢复正常体重及体力,维持正常社会活动。

3. 策略 强调早期、长期、综合、个体化的原则。

二、意义

1. 社会效益

（1）发病率：国际糖尿病联盟（IDF）数据显示，2013 年全球 20~79 岁糖尿病患者总数为 3.82 亿，占该年龄段人口总数的 8.3%，预计到 2035 年，上述两个数据将分别增至 5.92 亿和 10.1%，22 年间全球糖尿病患者将增加 2.1 亿。同期数据表明，2013 年全球 20~79 岁糖尿病患者死亡人数为 510 万，占该年龄段死亡总数的 8.4%，与 2011 年糖尿病死亡人数相比，增加了 11%。我国是全球糖尿病人数最多的国家，2013 年 IDF 统计数据显示，我国 20~79 岁糖尿病患者为 0.98 亿，预计到 2035 将增至 1.43 亿。18 岁及以上成人糖尿病的患病率，已从近 40 年前的 1.2%，上升为 11.3%，处于糖尿病前期的人占总人口的 50.1%。

（2）医疗费用：美国糖尿病协会（ADA）分析指出 2002 年美国糖尿病经济负担为 1 320 亿美元，2007 年这个数字上升至 1 740 亿美元。2007 年美国确诊糖尿病人群人均年医疗消费支出 11 744 美元，其中 6 649 美元直接治疗糖尿病，其人均消费成本大约高出非糖尿病人群 2.3 倍。美国糖尿病的医疗消费成本巨大，其他国家也是如此。相关数据显示，近年全球糖尿病相关的治疗费用已达 6 730 亿美元，占全部医疗费用的 12%。近年来我国糖尿病患病率逐年上升，糖尿病的经济负担正在逐年增加，且主要来自并发症的治疗，由于糖尿病的诊断率低，16% 的新诊断糖尿病患者已合并急慢性并发症，导致疾病的致死致残率升高，且糖尿病病程长、流行广、费用贵，已经成为了因病致贫的重要原因，若不及时有效控制，将带来严重的社会问题。

2. 经济效益　在所有糖尿病相关并发症中，以大血管和微血管并发症的危害为甚，是糖尿病患者致死、致残失能的重要原因。一份欧洲报告显示糖尿病同时合并大、小血管病变的患者达 24%。与非糖尿病患者相比，糖尿病患者患心脏病和脑血管病的风险高出 4 倍，低位截肢风险高 40%，糖尿病性肾病占终末期肾衰竭的 40%，且糖尿病伴高血压比单纯性高血压患者的死亡率高出 7 倍。

糖尿病的经济负担包括直接、间接和无形经济负担。直接经济负担指因糖尿病及其并发症而产生的直接医疗费用和非医疗费用。在经济负担构成中，直接经济负担所占比例最高，住院费、糖尿病药物和仪器治疗费及慢性并发症药物治疗费是直接经济负担的主要来源。慢性并发症是糖尿病的主要临床特征，同时也是糖尿病直接经济负担的主要来源之一。2008 年泰国全国健康调查数据显示，糖尿病有并发症者和无并发症者的人次中位医疗费用分别为 480 美元和 115 美元，糖尿病患者的人头医疗费用随并发症数目的增加而增加，因并发症种类的不同而呈较大差异，其中，坏疽（336 美元）、脑血管病变（260 美元）和糖尿病足（190 美元）是人次中位医疗费用最多的并发症。墨西哥 2006 年的研究表明，糖尿病无并发症者的人均医疗开支为 707 美元/年，而糖尿病肾病、血管病变和视网膜病变分别使年人均医疗开支增加了 75%（1 237 美元/年）、13%（799 美元/年）和 8%（764 美元/年），3 大并发症的医疗费用占糖尿病医疗总费用的比例依次为 23.8%、3.7% 和 3.0%。而美国 2012 年直接经济负担最重的并发症分别为外周血管病变、肾病和神经病变，总医疗费用占比依次为 30%、29% 和 28%。近 20 年来我国糖尿病的经济负担也逐渐增加。1993 年我国糖尿病医疗总费用为 22.16 亿元，2007 年增至 2 000 亿元，卫生总费用占比也从 1.96% 上升至 18.2%，短短 15 年间增加了 8 倍。

为此,糖尿病及其并发症康复治疗方案的有效实施,不但可以减轻国家和患者本人的巨额医疗费用支出,也可以提高患者的生命质量,延长有效工作年限,增加经济收入,给社会和家庭带来巨大的经济效益,是利国利民的大好事。

三、工作流程

(一) 工作方针

1. 治疗目的 ①纠正代谢异常,消除症状,减少降糖药物的使用及延缓胰岛素使用的必要性;②防止急、慢性并发症,减缓长期高血糖引起的胰岛 β 细胞损伤;③改善机体功能,恢复正常体重及体力,维持正常社会活动,提高生活质量。

2. 治疗原则 与康复的核心原则一致,强调早期介入、循序渐进、全面康复、持之以恒,同时,治疗方案必须因人而异。

(1) 个体化原则:糖尿病康复必须遵循个体化原则进行治疗,因发病年龄、病程长短、病情轻重、平时血糖波动情况,以及血糖波动对药物、运动的敏感性等不同,康复目标及康复处方应有所不同。对于糖尿病患者来说,应该首先咨询医师或者专业的康复治疗师,根据各自的心肺储备功能、身体耐力、血压、药物使用及并发症筛查情况,同时需考虑患者的兴趣、个人条件、家庭情况等因素,制定恰当、安全的康复处方。

(2) 早期介入:早期有效的康复介入,可以增加胰岛素的敏感性,减少降糖药物的使用以及延缓胰岛素使用的必要性,减轻或改善糖尿病并发症。

(3) 循序渐进:循序渐进是康复治疗的基本原则,切忌过度运动,因为过度运动不仅有诱发低血糖昏迷的危险,还会导致骨关节韧带损伤、代谢紊乱,严重者有诱发心血管事件,甚至威胁生命的可能。

(4) 全面康复:糖尿病作为最常见的慢性病之一,其并发症危及全身各个系统,不仅影响患者身体功能/结构障碍,而且令其活动受限、社会参与减少,久而久之,患者可能出现心理障碍。全面康复由医疗(或医学)康复(medical rehabilitation)、康复工程(rehabilitation engineering)、教育康复(educational rehabilitation)、职业康复(vocational rehabilitation)、社会康复(social rehabilitation)这五个方面有机结合而成。

(5) 持之以恒:糖尿病患者进行运动康复训练应持之以恒并维持终身。

(二) 工作内容

1. 生活方式 早期防治糖尿病的重点在于生活方式的调整,包括合理均匀地分配能量和各种营养素的摄入、控制体重、饮食调整,以及运动训练等。通过生活方式的调整,部分患者可以延缓或减少糖尿病药物的使用,运动还可以增加胰岛素的敏感性,有助于控制血糖及体重。

2. 健康教育 健康教育作为糖尿病治疗的"五驾马车"之一,贯穿于糖尿病治疗的全过程,是决定糖尿病管理成败的关键。糖尿病健康教育的人群,不仅仅在于患者及家属,还包括医务人员及公众的卫生保健教育。每位糖尿病患者应接受全面糖尿病教育,充分认识糖尿病并掌握自我管理技能。通过健康教育,对糖尿病有正确的认识,可以有效缓解患者面对疾病的恐惧及抑郁心理,提高患者对医师的依从性,从而更有效地控制疾病及减少并发症。

3. 行为规范 糖尿病为常见的慢性内脏疾病之一,患者的行为规范对于疾病的控制也十分重要。例如:定时定量进食、遵医嘱规律服用药物、胰岛素注射的正确操作、适当的运动等。

（三）工作程序

1. **工作步骤** 通常分 6 个阶段实施:①功能评估;②设定目标;③康复治疗;④再次评估;⑤调整目标;⑥调整康复方案。

2. **操作过程** 首先由康复医师接诊,对患者进行临床评估,判断病情。若病情不稳定,就需要进行相关检查和临床治疗等,病情稳定则开始实施综合康复治疗。康复治疗的主要工作模式是团队会议(team work)模式,以患者为中心,在康复医师的带领下,团队成员分别对患者进行检查评定,各抒己见,讨论患者的功能障碍的性质、部位、严重程度、发展趋势、预后、转归,提出存在问题、治疗目标和治疗方案,然后由康复医师归纳总结为一个完整的、分阶段性的治疗计划,再由各专业人员分头付诸实施。治疗中期,再召开治疗组会,对前阶段的计划执行结果进行评价、调整、补充,提出新的治疗目标、计划。治疗结束时,再召开治疗组会对康复效果进行总结,并为下阶段治疗或出院后的康复提出意见。如图 1-1-1 所示。

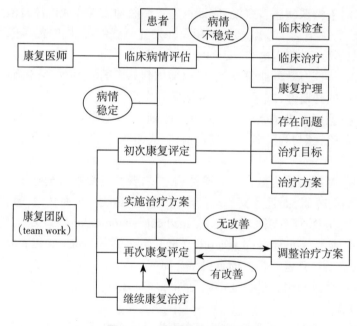

图 1-1-1 康复团队工作方式

四、治疗模式

1. 个体化治疗

（1）饮食治疗:饮食治疗的目标是控制体重在正常范围,控制血糖在理想范围,有效防治糖尿病急慢性并发症的发生。①饮食合理、定时、定量,早、中、晚各占 1/3,对于注射胰岛素或口服降糖药且病情有波动的患者,可少食多餐,保证血糖不会产生太大波动。②营养平衡,保证每日摄入总热量满足正常的生理需要的条件下,每日食物中尽量包括谷类、肉类、蔬菜、水果、奶制品和油脂类等。每日摄入蛋白质中动物蛋白应占总量的 1/3,以保证必需氨基酸的供给。碳水化合物约占食物总热量的 50%~60%,脂肪约占总热量的 30%。为防止便秘,每日纤维素含量不宜少于 40g。病情控制较好者,可指导适量进食水果。③低盐饮食,以清淡为原则,避免摄入盐过多,每日摄入量限制在 6g/d 以内。④限制饮酒,及时补充水分。

(2) 运动治疗:可改善胰岛素的敏感性,改善血压和血脂,使血糖得以控制并减少降糖药物的用量,是糖尿病患者糖尿病管理中的一个必不可少的组成部分。运动治疗强调个体化原则:因地制宜,因人而异。视患者年龄、性别、性格爱好及病情程度,身体状况等具体情况帮助患者选择适合自己的运动,中低强度的有氧运动最好,如步行、慢跑、骑自行车、太极拳等,时间约 30min,最好在饭后休息 1~2h 进行,忌空腹运动,以免发生低血糖。运动心率(次/min)控制在:中青年男子(205 − 年龄 /2)× 60%,女子(220 − 年龄)× 60%;老年人群 170 − 年龄。运动中若出现心慌、头晕、出汗等症状时应立即停止运动,运动应随身携带糖果食品,以便发生低血糖时食用。运动时衣着宜宽松、舒适,避免衣着束缚肢体使运动不便,或影响血液循环,老年患者应注意安全,不宜剧烈运动,以免发生意外。

(3) 药物治疗:①口服药物:有促胰岛素分泌剂的磺酰脲类和胰岛素增敏剂的双胍类,患者选用哪种药物,要根据病情在医师指导下用药,不可擅自随意滥用,用药后不可突然中断,否则会使接近稳定的病情恶化,甚至会出现酮症酸中毒。②胰岛素治疗,胰岛素应用于临床治疗糖尿病取得显著疗效,1 型糖尿病胰岛素绝对缺乏,易发生酮症,必须使用胰岛素治疗。2 型糖尿病早期应用胰岛素强化治疗可以达到良好的血糖控制,减少糖尿病的并发症,延缓糖尿病发展的进程,所以 2 型糖尿病胰岛素治疗是越早越好。

(4) 健康教育:健康教育应针对患者病情,向患者及家属讲解糖尿病是一种终身疾病,使患者对本病有正确的认识,了解其危害程度,介绍治疗基础知识,尤其是关于长期坚持饮食治疗的意义、目的、重要性和具体措施,使患者能够自觉灵活掌握,从而减少和延缓并发症的发生和发展,降低住院率,减少药物用量。

(5) 血糖监测:监测时间为一天三餐前、三餐后 2h 和睡前,直到血糖得到控制,对血糖控制稳定者,应每周监测 1~2 天。记录每日血糖监测结果和饮食量,以便及时调整饮食或药物,使血糖控制在目标范围内。

(6) 心理护理:糖尿病患者有其特有的心理特点,在药物治疗的同时进行相应的心理疏导可起到事半功倍的效果。患者早期,糖尿病患者可能产生怀疑和否认的心理,拒绝接受治疗,部分患者会出现焦虑和恐惧,甚至产生放弃的思想,应帮助患者了解糖尿病的基本知识,反复讲述糖尿病的治疗前景,耐心倾听患者的主诉,给予患者充分的理解、支持、鼓励、安慰患者,改善其不良情绪,让患者积极主动地配合治疗,提高治愈疾病的信心,使其正确对待生活,从而缓解心理障碍。

2. 集体治疗

(1) 患者团体治疗:由糖尿病患者或家属组成的糖尿病同伴支持团队。团队中成员有过相同的患病经历、抗病过程,培训其中部分糖尿病患者或家属成为合格的糖尿病教育者,向其他糖尿病患者提供正确的糖尿病知识及自身心理感受,相互交流糖尿病饮食运动治疗方法、降糖药或胰岛素治疗的注意事项及并发症的防治等,使糖尿病患者能够有效地在日常生活中落实自我管理,共同收获健康。

(2) 糖尿病小屋:是社区卫生服务中心建立的社区糖尿病管理科室,负责糖尿病的社区管理。由社区卫生服务中心专职医护人员定期对小屋管理的 2 型糖尿病患者进行评估和疗效评价,开展随访管理工作。主要工作是为社区所有患者建立糖尿病专项档案,根据患者自身情况制定个性化的治疗方案,包括药物治疗方案和非药物治疗方案,定期监测血压、血糖、血脂等,根据患者血糖情况,适时调整治疗方案。给患者提供糖尿病宣传资料,组织糖尿病健康讲座,提供义诊、咨询、电话答疑及转诊服务,组织患者经验交流,让患者懂得糖尿病,从而密切配合医师的治疗方案,达到规范化管理的目的。

3. 跨学科管理　指由内分泌科医师、康复医师、专科护士、营养师、心理治疗师、康复治疗师以及相关专科医师组成的糖尿病管理团队,为糖尿病患者制定全方位、立体化、个性化的治疗教育管理方案。跨学科管理能够有效地提高院内糖尿病患者血糖控制达标率,改善患者的遵医行为,从而减轻患者的经济负担,提高患者自我管理意识,节省医疗资源。因此,跨学科管理团队的建立和运行发挥着积极的作用,值得借鉴和开展。

（江钟立）

参 考 文 献

[1] U.S. Department of Health and Human Services. Centers for Disease Control and Prevention.National Diabetes Statistics Report:Estimates of Diabetes and Its Burden in the United States,2017.

[2] 中华医学会糖尿病学分会 . 中国 2 型糖尿病防治指南 (2017 年版). 中华糖尿病杂志,2018,10(1):4-66.

[3] American Diabetes Association (ADA).Standards of medical care in diabetes-2018.Diabetes Care,2018,41 (Suppl1):S1-S159.

[4] Garber AJ,Abrahamson MJ,Barzilay JI,et al. Consensus Statement By The American Association Of Clinical Endocrinologists And American College Of Endocrinology On The Comprehensive Type 2 Diabetes Management Algorithm-2016 Executive Summary. Endocr Pract,2018,24(1):91-120.

第二节　病因、发病机制和病理

一、流行病学

糖尿病是一组以慢性高血糖为特征的代谢性疾病。其原因主要为在一定遗传背景或环境因素的作用下,机体无法正常利用胰岛素或胰岛分泌不足。胰岛素为胰岛分泌的降血糖激素,当其作用不足或分泌不足时便会引起循环中血糖增高,长期慢性的高血糖会引起多组织器官的继发性病理生理改变,从而产生各种类型的并发症。急性并发症有糖尿病酮症酸中毒、高渗性高血糖状态和乳酸酸中毒,慢性并发症又可粗分为大血管并发症和微血管并发症。最终,糖尿病会通过急慢性并发症给患者造成严重的经济负担和社会负担。

（一）国际流行状况

糖尿病是当前威胁全球人类健康最重要的慢性非传染病之一,据 2017 年最新第 8 版国际糖尿病联盟（IDF）统计汇编资料,全世界有 4.25 亿糖尿病患者,预计截至 2045 年将增至 6.29 亿。而在这 4.25 亿糖尿病患者中有 2.12 亿的患者并不知道自己有糖尿病。同时,有 3.52 亿人口有葡萄糖调节受损（表 1-2-1）。这意味着在全世界范围内:①每 11 个人当中就有 1 个人有糖尿病;②将近一半的患者并不知道自己有糖尿病;③几乎有与糖尿病患者同等数量的糖尿病前期患者会发展为糖尿病。以下将从年龄分布、性别差异、城乡不同等方面描述糖尿病的全球流行状况(表 1-2-1)。

表 1-2-1 IDF 糖尿病全球统计数据(2017 年及 2045 年)

	2017 年	2045 年
全球总人口	75 亿	90 亿
成人人口(20~79 岁)	48.4 亿	63.7 亿
糖尿病(20~79 岁)		
全球患病率	8.8% (7.2%~11.3%)	9.9% (7.5%~12.7%)
糖尿病患者数	4.249 亿 (3.464 亿~5.454 亿)	6.286 亿 (4.77~8.087 亿)
因糖尿病死亡数	400(320~500)万	—
糖尿病相关花费(20~79 岁)		
总花费(美元)	7 270 亿	7 760 亿
妊娠期高血糖(20~49 岁)		
新生糖尿病患儿的比例	16.2%	—
新生糖尿病患儿的数目	2 130 万	—
葡萄糖调节受损(20~79 岁)		
全球患病率	7.3% (4.8%~11.9%)	8.3% (5.6%~13.9%)
葡萄糖调节受损患者数	3.52 亿 (2.33 亿~5.77 亿)	5.32 亿 (3.54 亿~8.84 亿)
1 型糖尿病(0~9 岁)		
1 型糖尿病患儿及成人数	1 106 500	—
每年新诊断的 1 型糖尿病患儿数目	132 600	—

1. **年龄分布** 有 3.265 亿的就业人员(20~64 岁)及 1.228 亿(65~99 岁)老年人有糖尿病。

2. **性别差异** 2017 年的数据表示,糖尿病患病率在男女之间的差异微乎其微。男性患者仅比女性患者多 17 000 万(男性患者 vs 女性患者:2.210 亿 vs 2.039 亿)。这一差距在未来还会进一步缩小。

3. **城乡差异** 糖尿病的患病率有着明显的城乡差异。城市人口的患者数目远远高于乡村。2015 年城镇居民糖尿病患者数目为 2.792 亿,而乡村居民糖尿病患者数目为 1.457 亿。而这一差距在未来会进一步扩大。这一差距产生的原因可能与城乡居民的生活方式不同而致。

4. **死亡率** 在 2017 年,将近 400 万 20~79 岁的患者因糖尿病而死亡。几乎每 8s 全世界就会有一个人因糖尿病而死亡。糖尿病造成了这一年龄段 10.7% 的全因死亡率。这一数字比艾滋病、结核及疟疾三者加起来造成的死亡人数还要多。在所有糖尿病相关死亡中,有将近一半患者的年龄小于 60 岁。

5. 糖尿病相关花费　糖尿病相关的花费包括医疗费用、糖尿病导致的劳动能力丧失造成的间接经济损失。因此糖尿病给个人、家庭、社会以及国家造成了沉重的经济负担。据统计,糖尿病患者的花费是非糖尿病患者的 2~3 倍。2017 年,全球因治疗糖尿病及预防糖尿病并发症的总花费已达到 7 270 亿美元。这一数据将会在 2045 年增加至 7 760 亿美元。

6. 并发症的流行病学　糖尿病并发症是糖尿病致残、致死的主要原因。但由于目前国际上缺乏对糖尿病并发症统一的诊断及评估标准,以及并发症检测方法的多样性,因此很难获得全球糖尿病并发症流行情况的确切数据。然而,不容忽视的事实是,糖尿病的并发症已然非常普遍,至少有 50% 的患者在诊断为糖尿病时便伴随着糖尿病并发症。

7. 1 型糖尿病的流行病学　2017 年,世界范围内 1 型糖尿病患者(小于 19 岁)的数目已达 1 106 500 例。1 型糖尿病的分布具有明显的地域性,且 1 型糖尿病正在以 3% 的速率逐年增加,而且这一增长趋势在东欧一些中心城市更为严峻。

(二)国内流行现状

1. 2 型糖尿病的流行病学　近 30 年来,我国糖尿病患病率显著增加。1980 年全国 14 省市 30 万人的流行病学资料显示,糖尿病的患病率为 0.67%。1994—1995 年进行了全国 19 省市 21 万人的糖尿病流行病学调查,25~64 岁人群的糖尿病患病率为 2.5%(人口标化率为 2.2%),糖耐量减低为 3.2%(人口标化率为 2.1%)。

最近 10 年,糖尿病流行情况更为严重。2002 年全国营养调查的同时进行了糖尿病的流行情况调查。该调查利用空腹血糖 >5.5mmol/L 作为筛选指标,高于此水平者进行口服葡萄糖耐量试验(oral glucose tolerance test,OGTT)。18 岁以上的城市人口的糖尿病患病率为 4.5%,农村为 1.8%。城市中,年龄在 18~44 岁、45~59 岁及 60 岁以上人群的糖尿病患病率分别为 2.96%、4.41% 和 13.13%,而农村相应年龄段的患病率则分别为 1.95%、0.98% 和 7.78%。2007—2008 年,在中华医学会糖尿病学分会(CDS)的组织下,全国 14 个省市进行了糖尿病的流行病学调查。通过加权分析,考虑性别、年龄、城乡分布和地区差异的因素后,估计我国 20 岁以上成年人的糖尿病患病率为 9.7%,中国成人糖尿病总数达 9 240 万,其中农村约 4 310 万,城市约 4 930 万。2010 年中国疾病预防控制中心和中华医学会内分泌学分会调查了中国 18 岁以上人群糖尿病的患病情况,应用 WHO1999 年的诊断标准显示糖尿病患病率为 9.7%,再次证实我国可能已成为世界上糖尿病患病人数最多的国家,若同时以糖化血红蛋白(HbA1c)≥6.5% 作为糖尿病诊断标准,则其患病率为 11.6%。

目前,我们还缺乏有代表性的 1 型糖尿病患病率和发病率的研究。根据推算,我国糖尿病总体人群中 1 型糖尿病的比例应小于 5%。上述几次调查结果是糖尿病的总体情况,其中包括了 1 型糖尿病患者。

2. 妊娠糖尿病的流行病学　我国,曾经进行过几次城市妊娠糖尿病的调查。一般先采取 50g OGTT 进行初次筛查,然后进行 75g OGTT。天津城区通过对近 1 万名妊娠女性进行筛查,显示妊娠糖尿病的患病率为 2.31%(WHO 诊断标准)。而 2008 年对中国 18 个城市 16 286 名妊娠女性的筛查结果表明,妊娠糖尿病的患病率为 4.3%(美国糖尿病协会诊断标准)。高龄妊娠、糖尿病家族史、超重(或肥胖)是妊娠糖尿病的危险因素。反复阴道真菌感染、自然流产、南方居民与妊娠糖尿病也有关。但这些研究仅限于城市地区,只能代表城市的情况。

3. 糖尿病并发症的流行病学　糖尿病的并发症分为微血管并发症和大血管并发症,其发生与很多因素相关,包括遗传、年龄、性别、血糖控制水平、糖尿病病程以及其他心血管危险因素等。要了解糖尿病并发症的流行情况非常困难,需要在糖尿病患者中进行调查,并发症的定义也需明确。迄今,我国还缺乏设计很好的糖尿病并发症的流行病学调查资料。

4. 我国糖尿病流行特点

(1) 发病类型特点:在我国患病人群中,以 2 型糖尿病为主,2 型糖尿病 90.0% 以上,1 型糖尿病约占 5.0%,其他类型糖尿病仅 0.7%;城市妊娠糖尿病的患病率接近 5.0%。

(2) 经济发达程度与糖尿病患病率有关:在 1994 年的调查中,高收入组的糖尿病患病率是低收入组的 2~3 倍。最新的研究发现发达地区的糖尿病患病率仍明显高于不发达地区,城市仍高于农村。

(3) 未诊断的糖尿病比例高于发达国家:2007—2008 年全国调查 20 岁以上成人糖尿病患者中,新诊断的糖尿病患者占总数的 60%,尽管较过去调查有所下降,但远高于发达国家(美国约 48%)。

(4) 男性、低教育水平是糖尿病的易患因素:在 2007—2008 年的调查中,在调整其他危险因素后,男性患病风险比女性增加 26%,而文化程度在大学以下的人群糖尿病发病风险增加 57%。

(5) 表型特点:我国 2 型糖尿病患者的平均体重指数(body mass index,BMI)约为 $25kg/m^2$,而高加索人糖尿病患者的平均 BMI 多超过 $30kg/m^2$;餐后高血糖比例高,在新诊断的糖尿病患者中,单纯餐后血糖升高者占近 50%。

(6) 儿童糖尿病:国内缺乏儿童糖尿病的流行病学资料。

(7) 糖尿病合并心脑血管疾病常见。由于我国糖尿病患者平均病程短,特异性并发症如糖尿病视网膜病变和糖尿病肾病是未来巨大的挑战。

5. 我国糖尿病流行的可能原因 在短期内我国糖尿病患病率急剧增加可能有多种原因,例如:

(1) 城市化:随着经济的发展,中国的城市化进程明显加快。中国城镇人口占全国人口比例已从 2000 年的 34% 上升到 2006 年的 43%。

(2) 老龄化:中国 60 岁以上老年人的比例逐年增加,2000 年为 10%,到 2006 年增加到 13%。2007—2008 年调查中 60 岁以上的老年人糖尿病患病率在 20% 以上,比 20~30 岁人群患病率高 10 倍。在调整其他因素后,年龄每增加 10 岁糖尿病的患病率提高 68%。

(3) 生活方式改变:城市化导致人们的生活方式发生巨大改变。人们的出行方式已经发生很大改变,我国城市中主要交通工具进入了汽车时代。人们每天的体力活动明显减少,但热量的摄入并没有减少,脂肪摄入在总的能量摄入中所占比例明显增加。在农村,随着农业现代化,人们的劳动强度已大幅降低。同时,生活节奏的加快也使得人们长期处于应激环境,这些改变可能与糖尿病的发生密切相关。

(4) 肥胖和超重的比例增加:生活方式的改变伴随超重和肥胖的比例明显增加。按 WHO 诊断标准,在 2007—2008 年的被调查者中,超重者占 25.1%,肥胖者占 5.0%,与 1992 年及 2002 年相比均有大幅度增加。

(5) 筛查方法:2007—2008 年的调查使用一步法 OGTT 的筛查方法,结果显示,在新诊断的糖尿病患者中 46.6% 的是空腹血糖 <7.0mmol/L,但 OGTT 后 2h PG≥11.1mmol/L,糖尿病前期的人群中 70% 是孤立的 IGT。

(6) 易感性:当肥胖程度相同时,亚裔人糖尿病风险增加。与白人相比较,在调整性别、年龄和 BMI 后,亚裔人糖尿病的风险比为 1.6。发达国家和地区的华人糖尿病的患病率和发病率高于白种人,也支持中国人是糖尿病易感人群。在 20 世纪 90 年代前半期的流行病学调查显示,与我国大陆地区汉族人口生活习惯相近而经济相对发达的国家(如新加坡)和地区(如我国台湾、香港地区),其年龄标化的糖尿病患病率为 7.7%~11.0%。与此对应的是,在 1987 年、1992 年和 1998 年 3 次流行病学调查中,毛里求斯 25~75 岁的华人糖尿病患病率均超过了 11%。

(7) 糖尿病患者生存期增加:随着对糖尿病各种并发症危险因素控制水平的改善以及对并发症治疗水平的提高,糖尿病患者死于并发症的风险明显下降。

二、病因

(一) 遗传因素

1. 1 型糖尿病的遗传因素　遗传学研究显示,1 型糖尿病是多基因和多因素共同作用的结果。下面将从单基因改变、人类白细胞抗原(HLA)基因改变、胰岛素相关基因改变等方面做一阐述。

(1) 稀有的单基因因素:1 型糖尿病很少仅仅由单个基因的改变而引起。这些单基因的改变往往伴随着其他多种自身免疫状态的紊乱与失调。一个典型的例子便是免疫功能失调、多发性内分泌病、肠病及 X 染色体连锁(immune dysregulation, polyendocrinopathy, enteropathy, X-linked, IPEX)综合征,该综合征的产生源于转录因子 Foxp3 的突变,这一突变会引起调节性 T 淋巴细胞紊乱,从而造成多器官的自身免疫。而且 80% 的儿童会因自身免疫紊乱发展为 1 型糖尿病。另外一个典型的例子是 1 型多内分泌腺病自身免疫综合征(APS-1, or APECED for autoimmune polyendocrinopathy-candidiasis-ectodermal dystrophy)。造成这一综合征的突变基因为转录因子——自身免疫调节因子(autoimmune regulator, AIRE),该基因突变会使将近 20% 的患者发展为 1 型糖尿病。AIRE 的缺陷会使诱导外周免疫耐受的分子如胰岛素等在胸腺中的表达降低,而这一降低会使自身免疫性 T 淋巴细胞逃脱胸腺的选择性清除,最终造成胰岛细胞的破坏。这些稀有的单基因改变仅仅只占了所有 1 型糖尿病病例中非常少的一部分,但是它们却展现了与病因学相关的两大特征。第一,与免疫耐受相关的稳态基因突变而被打破;第二,虽然在大多数自身免疫性疾病中,遗传因素和环境因素共同作用最终导致疾病发生,但在 IPEX 综合征及 APS-1 综合征中遗传因素却占据了主导地位。

(2) HLA 基因的改变:早期研究发现 6 号染色体短臂 2 区 1 带的 HLA 基因(*IDDM1*)分布区域的改变与 1 型糖尿病等自身免疫性疾病的发生高度相关。*IDDM1* 基因主要为 HLA-Ⅱ DQ 和 DR 的编码基因,其中 *DQA1*0301-B1*0302* 和 *DQA1*0501-B1*0201* 与 1 型糖尿病的易患性相关,*DQA2*0102-B1*0201* 与 1 型糖尿病的保护性相关。同样,DR3 与 DR4 也与易患性相关,DR2 与保护性相关。

(3) 胰岛素基因的改变:另一与 1 型糖尿病有关的基因改变位于 11 号染色体 *IDDM2* 区域的编码胰岛素的基因位点。早在 1984 年就有文献报道胰岛素基因 5′端的基因多态性与 1 型糖尿病有关。进一步研究显示这一多态性与胰岛素基因启动子区域的可变串联重复序列(VNTR)有关。Ⅰ型 VNTR(较短的重复)与 1 型糖尿病的发生有关,而Ⅲ型 VNTR(较长的重复)可以防止个体发生 1 型糖尿病。而 VNTR 主要通过影响 AIRE 与启动子的结合来调节胸腺中胰岛素的表达。因此,Ⅰ型 VNTR 胸腺中的胰岛素表达低,从而使得能对胰岛素起反应的免疫细胞逃脱胸腺的选择性清除,最终导致 1 型糖尿病。

2. 2 型糖尿病的遗传因素 从基因角度说,2 型糖尿病包括单基因和多基因类型。单基因的类型虽然相对少见,但仍然很重要,一系列与之相关的基因已被鉴别和发现,而常见的多基因类型中涉及的基因的发现和鉴别则非常困难。

(1) 单基因类型的 2 型糖尿病:在单基因糖尿病类型中,环境因素所起的作用微乎其微。单基因的糖尿病通常在年轻的个体中被发现,多发生于十几岁或二十几岁。单基因的糖尿病类型根据发病机制的不同,可分为胰岛素抵抗、胰岛素分泌缺陷两种类型。与胰岛素抵抗相关的单基因类型的糖尿病又可细分为胰岛素受体的突变、脂肪萎缩性糖尿病(表现为脂肪缺乏、胰岛素抵抗和高甘油三酯血症)、过氧化物酶体增殖体活化受体 γ 基因的突变等主要小类;而胰岛素分泌缺陷有关的单基因改变则包括胰岛素突变综合征(表现为高浓度的非正常结构的胰岛素血症,对外源性的胰岛素的反应是正常的)、线粒体性糖尿病、青少年发病的成年型糖尿病(MODY,表现为非酮性糖尿病,呈常染色体显性遗传,通常在 25 岁之前起病,主要表现为胰岛 β 细胞功能的障碍,病因主要为 β 细胞中与胰岛素合成有关的 *MODY1~MODY6* 基因突变所致)。

(2) 多基因类型的 2 型糖尿病:常见的多基因 2 型糖尿病发病机制复杂,这其中遗传和环境因素共同参与,已经确诊的 2 型糖尿病患者可在机体内多处调节糖代谢的组织中出现异常,包括肌肉、肝脏、脂肪对胰岛素的抵抗,胰岛 β 细胞分泌胰岛素的缺陷和肝糖合成的增加。最近的研究指出,一些基因已经被发现可以决定 2 型糖尿病的风险。受到最为广泛研究的是钙蛋白酶 -10 基因、*Kir6*、*Kir2* 基因、髓过氧化物酶增殖物激活受体 γ 基因,它们是在很多研究中被确证的糖尿病致病基因,它们在易感患者中的存在可以增加糖尿病的风险大约 20%。对所有这 3 个基因,都已经有荟萃分析和大规模的病例对照研究证实了它们是糖尿病的致病基因。但是,这些基因单独的突变都不足以导致糖尿病的发生。

(二)环境因素

1. 1 型糖尿病的环境因素 抗胰岛抗原的自身抗体在 1 型糖尿病被诊断之前便已经存在。这意味着在高血糖出现之前的几个月到几年内便有一系列的刺激作用于免疫细胞。也提示着 1 型糖尿病的发生与环境触发因素有关。而这些环境因素又包括病毒感染、β 细胞毒性物质及其他刺激。

(1) 病毒感染:研究显示,在新发的 1 型糖尿病患者的血清中,柯萨奇病毒中和性抗体的浓度显著高于正常人。进一步的研究发现,柯萨奇病毒的 B2-C 蛋白与谷氨酸脱羧酶抗体(GAD)的部分片段氨基酸序列相似,因此柯萨奇病毒感染后通过分子模拟理论诱导自身免疫反应的产生最终导致 1 型糖尿病。除了柯萨奇病毒之外,一些其他肠道病毒、腮腺炎病毒、风疹病毒等也与 1 型糖尿病的发生有关。

(2) β 细胞毒性物质:对胰岛 β 细胞有毒物质或药物(如吡甲硝苯脲、四氧嘧啶、链脲佐菌素和喷他脒等)作用于胰岛 β 细胞,导致 β 细胞破坏。如 β 细胞表面是 1 型糖尿病的 HLA-DQ 易感基因,β 细胞即作为抗原提呈细胞而诱发自身免疫反应,导致选择性胰岛 β 细胞损伤,并引发糖尿病。

(3) 其他刺激:研究显示,牛奶喂养的婴儿发生 1 型糖尿病的风险高,可能是牛奶中的蛋白与胰岛细胞抗体(ICA)-1 的结构类似,从而产生针对这一类蛋白的自身抗体故而造成自身免疫性损害。此外,1 型糖尿病的发生有着明显的季节性,且 1 型糖尿病的发病率与日晒时间有着明显的相关性。研究显示,1 型糖尿病患者血清中的维生素 D 及其代谢物的水平显著低于正常对照,进一步研究发现,维生素 D 能够显著抑制树突状细胞的分化和免疫活化,从而减弱自身免疫反应。

2. 2 型糖尿病的环境因素

(1) 肥胖:在 2 型糖尿病患者中,肥胖是最为重要的环境因素。在具有 2 型糖尿病遗传易患性的个体中,肥胖能促使 2 型糖尿病的发生。而且,肥胖的 2 型糖尿病患者体重减轻后,糖尿病的症状可以减轻,甚至糖耐量也能恢复正常。肥胖患者存在高胰岛素血症和胰岛素抵抗,胰岛素调节外周组织对葡萄糖的利用率明显降低,周围组织对葡萄糖的氧化和利用障碍,胰岛素对肝糖生成的抑制作用降低,游离脂肪酸升高;而高水平的游离脂肪酸则会损害胰岛 β 细胞的功能。此外,肥胖所致异位脂肪沉积也会通过诱导慢性低度炎症等方式造成外周胰岛素抵抗而引起糖尿病。

(2) 不合理饮食:高脂肪饮食与肥胖、血糖水平和糖尿病的患病率密切相关,而富含纤维和植物蛋白的饮食有助于预防糖尿病,食糖并不会增加糖尿病的患病率。脂肪摄入过多是 2 型糖尿病的重要环境因素之一。脂肪酸又分为饱和脂肪酸(主要存在于动物脂肪、肉及乳脂中)和不饱和脂肪酸(主要存在于植物油中)。平常饮食中应当合理减少饱和脂肪酸的摄入。而食用纤维可在小肠表面形成一种高黏性液体,从而对肠道的消化酶形成屏障,延缓胃肠排空,从而延缓糖吸收。此外,食用纤维可以促进骨骼肌葡萄糖转运蛋白 4 的表达减少及促进胃肠激素的分泌,从而改善胰岛素抵抗和降低血糖。

(3) 运动不足:流行病学研究发现,强体力劳动者 2 型糖尿病的发病率远低于轻体力劳动者或脑力劳动者。此外,运动可以通过促进腺苷酸活化蛋白激酶(AMPK)信号通路活性、促进白色脂肪棕色化等方式来改善胰岛素的敏感性,促进胰岛素的合成与释放。

三、病理生理

(一) 1 型糖尿病的病理生理

1 型糖尿病的病理生理可简单概述如下(图 1-2-1):具有一定遗传易感性的患者(如 HLA 基因突变、胰岛素基因突变等造成机体对自身 β 细胞的不耐受)在受到外界刺激时(病毒感染、牛奶蛋白等),胰腺局部的 α 干扰素表达水平上调,机体的调节性 T 淋巴细胞功能移植。从而促使 β 细胞表达 MHC Ⅰ 类分子,MHC Ⅰ 类分子被自身免疫性的 CD8$^+$T 淋巴细胞识别从而造成小部分 β 细胞被破坏,破坏的 β 细胞释放自身抗原,并被胰腺局部的抗原提呈细胞识别并提呈给胰腺淋巴结中的 CD4$^+$ 辅助性 T 淋巴细胞及 CD8$^+$T 淋巴细胞,而 CD4$^+$ 辅助性 T 淋巴细胞又会将 β 细胞自身抗原提呈给 B 淋巴细胞,促使抗胰岛素的抗体(IAA、ICA、GAD65、I-A2、ZnT8)产生。而 CD8$^+$T 淋巴细胞则又会在细胞因子的作用下进一步破坏胰岛 β 细胞,造成更多的自身抗原释放,但这一阶段 β 细胞功能尚能维持正常的水平。随着更多自身抗原的释放,体液免疫及细胞免疫进一步被放大造成更大规模的胰岛 β 细胞破坏。此时,由于 β 细胞大量被破坏,会促使高血糖的临床症状的产生,同时大量的 β 细胞的破坏会促使 β 细胞增殖增加,在一定程度上抑制了 β 细胞破坏所造成的负面效应,从而呈现出临床上所谓的蜜月期,但最终 β 细胞的增殖速度还是跟不上 β 细胞凋亡的速度,最后表现为胰岛素及 C- 肽水平持续降低。

由 1 型糖尿病的发病过程不难推测,在疾病早期,主要表现为淋巴细胞及抗原提呈细胞的浸润,随后由于胰腺外分泌组织萎缩和胰岛素的大量减少致使胰腺重量减轻,β 细胞缺乏,

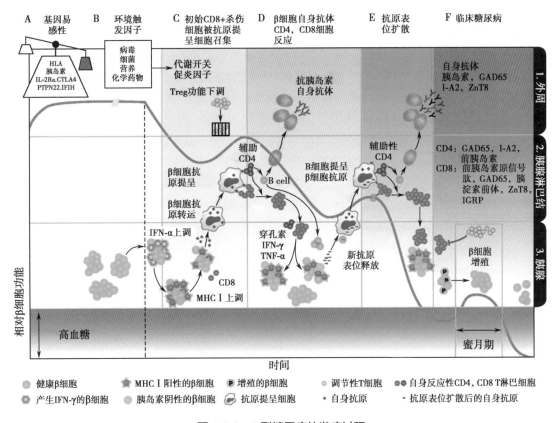

图 1-2-1 1 型糖尿病的发病过程

胰岛几乎全部由 α 细胞及 δ 细胞组成。

（二）2 型糖尿病的病理生理

2 型糖尿病主要有三种病理生理异常：胰岛素分泌缺陷、外周组织胰岛素抵抗和肝葡萄糖产生过多。2 型糖尿病多伴有肥胖，尤其是内脏型或中心型肥胖。脂肪细胞可以分泌多种细胞因子导致胰岛素抵抗的产生。在 2 型糖尿病发病的早期虽已有胰岛素抵抗，但剩余的 β 细胞可以代偿性地分泌更多的胰岛素来维持正常的血糖水平。但随着胰岛素抵抗及高胰岛素血症的不断进展，部分患者胰岛功能失代偿而不能维持正常的血糖水平，从而引起糖耐量受损，主要表现为餐后血糖升高。胰岛素分泌的进一步减少和肝糖输出的不断增加导致患者发生明显的糖尿病，主要表现为空腹血糖显著升高。最终，β 细胞功能衰竭。

1. 胰岛素分泌缺陷 胰岛 β 细胞分泌胰岛素受血浆中的葡萄糖浓度和胰岛素敏感性的调节。正常人胰岛素第一相分泌峰值在静脉注射葡萄糖后 2~4min 出现，6~10min 后消失；若糖负荷持续存在，随后出现胰岛素的第二相分泌，直至葡萄糖被清除。2 型糖尿病患者及其高危人群具有各种胰岛素分泌异常：①在 2 型糖尿病早期，第一相胰岛素分泌延迟或消失。已有证据表明，胰岛素第一相分泌缺陷参与了胰岛素抵抗的发生。在糖耐量减低患者和血糖正常的 2 型糖尿病的一级亲属中也观察到胰岛素第一相分泌缺陷。因此这种缺陷很可能是原发性损害，而不是继发于高血糖（葡萄糖毒性）。②2 型糖尿病患者糖耐量试验时早期胰岛素分泌障碍，并出现高峰延迟。③胰岛素的分泌谱紊乱。④2 型糖尿病患者胰岛素原与胰岛素的比例增加。

15

2. 胰岛素抵抗　胰岛素抵抗是指给予一定量的胰岛素所产生的生物效应低于正常。胰岛素抵抗阻碍胰岛敏感组织,特别是肌肉、肝脏和脂肪组织的葡萄糖处理及脂代谢。在肌肉,胰岛素抵抗表现为葡萄糖转运降低,进而导致葡萄糖的摄取、氧化和储存障碍;在肝脏,胰岛素抵抗降低餐后葡萄糖的储存,在空腹和餐后状态下抑制糖原分解和糖异生作用;在脂肪组织,胰岛素抑制脂肪分解的能力降低。遗传和环境因素在胰岛素抵抗和 β 细胞功能障碍的病因学中起着重要作用。如年龄、性别、种族、体力活动、饮食、吸烟、肥胖和脂肪分布均影响胰岛素的敏感性和胰岛素分泌。70%~85% 的 2 型糖尿病的发生与多个微效基因的共同作用和环境因素有关。其中较为详细的遗传及环境因素如前所述。

3. 肝葡萄糖生成增加　2 型糖尿病患者肝脏的胰岛素抵抗主要表现为,高胰岛素血症不能有效抑制糖异生作用,导致空腹血糖升高和餐后肝糖原合成减少。糖尿病发病早期即可出现肝葡萄糖生成增加,但通常较胰岛素分泌异常和骨骼肌胰岛素抵抗出现晚。

(三) 糖尿病的基本病理生理

1. 各系统病理生理变化

(1) 一般情况:典型患者有体力减退、精神萎靡、乏力、易疲劳、易感冒和工作能力下降等症状,并发感染时可有低热、食欲减退及体重迅速下降。体重下降是糖尿病代谢紊乱的结果,初期主要与失水及糖原和甘油三酯消耗有关;接着是由于蛋白质分解、氨基酸进入糖异生或酮体生成途径而被大量消耗所致,肌肉萎缩,体重进一步下降。

(2) 心血管系统:可有非特异性心悸、气促、脉率不齐、心动过缓、心动过速和心前区不适等。在代谢紊乱过程中,由于体液丢失和血容量降低可导致直立性低血压,进一步发展可出现休克及昏迷(酮症酸中毒或高渗性高血糖状态)。酸中毒严重时,血管张力下降,缩血管活性物质虽大量分泌,但仍出现严重的循环衰竭。

(3) 消化系统:无并发症者多表现为食欲亢进和易饥,进食量增多而体重下降。病情较重者多诉食欲减退、恶心、呕吐或腹胀,伴胃肠神经病变者更为明显。

(4) 泌尿生殖系统:早期因多尿导致多饮;夜尿增多,尿液为等渗或高渗性。并发感染时,出现脓尿和脓血尿,且伴尿急和尿痛;男性老年患者可因合并前列腺肥大而出现尿频、尿急与排尿中断症状。糖尿病引起的生育生殖异常包括:①月经异常;②生育期缩短(月经初潮延迟或卵巢早衰);③高雄激素血症和多囊卵巢综合征;④卵巢自身免疫性损伤(卵巢早衰);⑤性功能紊乱。糖尿病女性可有月经过少、闭经及性欲减退,少数 1 型糖尿病(T1DM)可合并特发性卵巢早衰,两者可能均存在自身免疫性病因。男性患者以阳痿和性欲减退最常见。

(5) 精神神经系统:由于口渴中枢和食欲中枢被刺激,患者烦渴、多饮、善饥和贪食;多数伴有忧虑、急躁、情绪不稳或抑郁;有的患者心理压力重,对生活和工作失去信心;另一些患者失眠、多梦和易惊醒。

2. 能量代谢紊乱与慢性高血糖

(1) 碳水化合物代谢:其特点是慢性高血糖。由于葡萄糖磷酸化减少,进而导致糖酵解、磷酸戊糖旁路代谢及三羧酸循环减弱,糖原合成减少,分解增多。以上代谢紊乱使肝、肌肉和脂肪组织摄取利用葡萄糖的能力降低,空腹及餐后肝糖输出增加;又因葡萄糖异生底物增多及磷酸烯醇型丙酮酸激酶活性增强,肝糖异生增加,因而出现空腹及餐后高血糖。胰岛素缺乏使丙酮酸脱氢酶活性降低,葡萄糖有氧氧化减弱,能量供给不足。

慢性高血糖的另一个特点是血糖在高于正常水平上的剧烈波动。现有的研究就发现,波动性高血糖(尤其是餐后高血糖)较一般的高血糖更容易引起血管内皮损害和血管病变。

（2）脂肪代谢：其特点是血脂谱异常。由于胰岛素不足，脂肪组织摄取葡萄糖及清除血浆甘油三酯的能力下降，脂肪合成代谢减弱，脂蛋白脂酶活性低下，血浆游离脂肪酸和甘油三酯浓度增高。胰岛素极度缺乏时，激素敏感性脂酶活性增强，储存脂肪的动员和分解加速，血游离脂肪酸浓度进一步增高。肝细胞摄取脂肪酸后，因再酯化通路受抑制，脂肪酸与辅酶 A 结合生成脂肪酰辅酶 A，经 β- 氧化生成乙酰辅酶 A。因草酰乙酸生成不足，乙酰辅酶 A 进入三羧酸循环受阻而大量缩合成乙酰乙酸，进而转化为丙酮和 γ- 羟丁酸。丙酮、乙酰乙酸和 γ- 羟丁酸三者统称为酮体。当酮体生成超过组织利用限度和排泄能力时，大量酮体堆积形成酮症，进一步发展可导致酮症酸中毒。

血脂谱异常与胰岛素抵抗密切相关。脂肪组织胰岛素抵抗可使胰岛素介导的抗脂解效应和葡萄糖摄取降低，游离脂肪酸（FFA）和甘油释放增加。腹部内脏脂肪血液流入门静脉，使肝脏暴露在高 FFA 浓度环境中，导致肝葡萄糖异生作用旺盛，胰岛素抵抗和肝合成极低密度脂蛋白（VLDL）增加。高密度脂蛋白是胰 β 细胞的保护因素，可对抗脂毒性引起的 β 细胞凋亡、胰岛炎症，而高密度脂蛋白降低因失去这些保护作用而引起 β 细胞的功能紊乱与数目减少。高血糖通过抑制 ATP- 结合盒转运体 A1（ATP-binding cassette transporter A1，ABCA1）的表达而阻碍高密度脂蛋白胆固醇（HDL-C）的合成，出现低 HDL-C 血症。

（3）蛋白质代谢：其特点是负氮平衡 / 抵抗力降低 / 生长发育障碍。肌肉组织摄取氨基酸合成蛋白质的能力降低，导致乏力、消瘦、组织修复和抵抗力降低，儿童生长发育障碍。同时，胰高血糖素分泌增加，且不为高血糖所抑制。胰高血糖素促进肝糖原分解、糖异生、脂肪分解和酮体生成，对上述代谢紊乱起恶化作用。经胰岛素治疗血糖良好控制后，血浆胰高血糖素可降至正常或接近正常水平。2 型糖尿病（T2DM）与 T1DM 有相同的代谢紊乱，但前者的胰岛素分泌属于相对减少，其程度一般较轻。有些患者的基础胰岛素分泌正常，空腹时肝糖输出不增加，故空腹血糖正常或轻度升高，但在进餐后出现高血糖。另一些患者进餐后胰岛素分泌持续增加，分泌高峰延迟，餐后 3h 的血浆胰岛素呈现不适当升高，引起反应性低血糖，并可成为患者的首发症状。

四、临床分型

随着对糖尿病的病因与临床研究的逐渐深入，糖尿病的分类和分型名目繁多。目前被广泛采用的是 1997 年美国糖尿病协会（ADA）及世界卫生组织（WHO）1999 年（表 1-2-2）提出的糖尿病分型建议，这两大分型方法基本都将糖尿病分为 1 型糖尿病、2 型糖尿病、特殊类型糖尿病和妊娠糖尿病。而这其中，妊娠糖尿病并不包括糖尿病合并妊娠。妊娠糖尿病是指妊娠期间发生的血糖受损或糖尿病。

（一）1 型糖尿病

又可分为自身免疫性 1 型糖尿病和特发性 1 型糖尿病。自身免疫性 1 型糖尿病是指存在自身免疫发病机制的 1 型糖尿病，按起病急缓分为急发型和缓发型，后者又称为成人晚发型自身免疫性糖尿病（latent autoimmune diabetes in adults，LADA）。而特发性 1 型糖尿病是指无自身免疫机制参与的证据，且各种胰岛 β 细胞自身抗体始终阴性的 1 型糖尿病类型，其临床特点为：明显的家族史，发病早，初发时可有酮症，需要用小量胰岛素治疗；病程中胰岛 β 细胞功能不一定呈进行性衰减，因而部分患者起病数月或数年后可不需胰岛素治疗。

表 1-2-2　糖尿病的病因学分类（WHO,1999）

一、1 型糖尿病
　　1. 免疫介导性
　　2. 特发性

二、2 型糖尿病

三、其他特殊类型糖尿病
　　1. 胰岛 β 细胞功能遗传性缺陷
　　　　第 12 号染色体,肝细胞核因子 -1α（HNF-1α）基因突变（*MODY3*）
　　　　第 7 号染色体,葡萄糖激酶（GCK）基因突变（*MODY2*）
　　　　第 20 号染色体,肝细胞核因子 -4α（HNF-4α）基因突变（*MODY1*）
　　　　线粒体 DNA
　　　　其他
　　2. 胰岛素作用遗传性缺陷
　　　　A 型胰岛素抵抗
　　　　矮妖精貌综合征（leprechaunism）
　　　　Rabson-Mendenhall 综合征
　　　　脂肪萎缩性糖尿病
　　　　其他
　　3. 胰腺外分泌疾病　胰腺炎、创伤 / 胰腺切除术后、胰腺肿瘤、胰腺囊性纤维化、血色病、纤维钙化性胰腺病及其他
　　4. 内分泌疾病　肢端肥大症、库欣综合征、胰升糖素瘤、嗜铬细胞瘤、甲状腺功能亢进症、生长抑素瘤、醛固酮瘤及其他
　　5. 药物或化学品所致的糖尿病　吡甲硝苯脲（vacor）、喷他脒、烟酸、糖皮质激素、甲状腺激素、二氮嗪、β 肾上腺素受体激动药、噻嗪类利尿剂、苯妥英钠、α 干扰素及其他
　　6. 感染　先天性风疹、巨细胞病毒感染及其他
　　7. 不常见的免疫介导性糖尿病　僵人（stiff-man）综合征、胰岛素自身免疫综合征、胰岛素受体抗体及其他
　　8. 其他与糖尿病相关的遗传综合征　Down 综合征、Klinefelter 综合征、Turner 综合征、Wolfram 综合征、Friedreich 共济失调、Huntington 舞蹈病、Laurence-Moon-Biedel 综合征、强直性肌营养不良、卟啉病、Prader-Willi 综合征及其他

四、妊娠糖尿病

（二）2 型糖尿病

　　2 型糖尿病,旧称非胰岛素依赖型糖尿病（noninsulin-dependent diabetes mellitus,NIDDM）或成人发病型糖尿病（adult-onset diabetes）,是一种代谢性疾病。特征为高血糖,主要由胰岛素抵抗及胰岛素相对缺乏引起。1 型糖尿病与其不同的是,1 型糖尿病患者身体因为胰腺里的胰岛细胞已经损坏,所以完全丧失了生产胰岛素的功能,使得它们必须依赖外在的补充剂来生存。而 2 型糖尿病的典型病症为多尿症、多饮症以及多食症。2 型糖尿病患者占糖尿病患者中的 90% 左右,其余 10% 主要为 1 型糖尿病与妊娠期糖尿病,因此后者可能被误诊。因遗传因素而易患糖尿病的高危人群中,一般认为引发 2 型糖尿病的主要原因是肥胖症。

　　2 型糖尿病早期是通过增加运动以及改变饮食习惯来控制病情的。如果这些办法无法将血糖降低至适当水平,可能要用到二甲双胍或胰岛素之类的药物。使用胰岛素的患者一般需要定期检查血糖水平。

（三）其他类型糖尿病

1. 胰岛 β 细胞功能遗传性缺陷 是指因单基因突变致胰岛 β 细胞功能缺陷而引起的糖尿病,不伴或仅伴有轻度的胰岛素作用障碍。

（1）青少年发病的成年型糖尿病:现已基本阐明了青少年发病的成年型糖尿病（MODY）的病因,并鉴定出 MODY 的 6 种突变基因,即:20 号染色体长臂中肝细胞核因子 4α 基因突变所致者称为 *MODY1*;7 号染色体短臂葡萄糖激酶基因突变所致者称为 *MODY2*;12 号染色体长臂肝细胞因子 1α 突变所致者称为 *MODY3*;13 号染色体长臂胰岛素增强子转录因子 1 突变所致者称为 *MODY4*;17 号染色体长臂肝细胞核因子突变所致者称为 *MODY5*;2 号染色体神经源性分化因子 1/B 细胞 E-box 转录活化因子 2 突变所致者称为 *MODY6*。MODY 的主要临床表现为儿童、青少年或年轻成人无症状的轻度血糖升高,同时伴有连续数代糖尿病家族史,并呈常染色体显性方式遗传。有些患者可能会存在轻度高血糖很多年,而另一些人可在出现持续高血糖之前的若干年,已存在不同程度的糖耐量减低。尽管 MODY 患者的血糖升高已经存在了很多年,但一般仅在成年期才确诊为糖尿病。

（2）线粒体母系遗传性糖尿病:线粒体的多种基因突变可导致糖尿病,最多见的是线粒体亮氨酸转运核糖核酸（UUR）基因的突变。其临床特点是:①家族中女性患者的子女可能患病,而男性患者的后代均不患病,这是因为突变的基因位于线粒体中,而受精卵中的线粒体主要来自于母亲,而精子中不含线粒体,所以呈现母系遗传;②发病的年龄一般较早;③一般不会出现酮症酸中毒,无肥胖,从胰岛素非依赖逐渐转归为胰岛素依赖;④可伴有不同程度的听力障碍并常伴有高乳酸血症。

2. 胰岛素作用遗传性缺陷 胰岛素受体基因异常会引起胰岛素的作用障碍。胰岛素受体的合成、转运、与胰岛素结合、入膜、受体后信号传导功能受损等都会导致胰岛素抵抗。

（1）A 型胰岛素抵抗:A 型胰岛素抵抗是指同时存在胰岛素抵抗、黑棘皮病和高雄激素血症,多见于消瘦的青少年女性,女性的高雄激素血症主要表现为多毛、闭经、不育、多囊卵巢和不同程度的女性男性化。

（2）矮妖精貌综合征:矮妖精貌综合征是一种呈常染色体隐性遗传的罕见遗传病。主要表现为显著的高胰岛素血症（正常水平的数十倍以上）、糖耐量正常或空腹低血糖、常伴有多种躯体畸形及代谢异常。

（3）Rabson-Mendenhall 综合征:该病多为胰岛素受体基因突变所致,主要是通过导致胰岛素受体表达异常及胰岛素受体后信号传导系统异常引起胰岛素抵抗。患者除了典型的胰岛素抵抗外还合并有身材矮小、牙齿和指甲异常,同时松果体增生也是这种综合征的典型表现。

（4）脂肪萎缩性糖尿病:本病呈现常染色体隐性遗传。其主要特点为有明显的家族史,多为女性发病、伴随严重的胰岛素抵抗伴随皮下、腹腔和肾周脂肪萎缩并表现为高甘油三酯血症。

3. 胰腺外分泌疾病 一些胰腺外分泌疾病如胰腺炎、胰腺切除术后、胰腺肿瘤等,一方面通过使正常胰岛含量减少,另一方面通过分泌各种细胞因子引起胰岛 β 细胞的损害从而造成胰岛素分泌的缺陷引起糖尿病。而胰腺囊性纤维化性糖尿病则是因为胰腺的纤维化病变破坏了胰腺内分泌腺,从而导致胰岛素分泌减少,此外,参与的胰岛 β 细胞功能和感染及验证所致的胰岛素抵抗也有显著作用。

其他一些特殊类型的糖尿病请详见表 1-2-2,这里不再一一赘述。

(四) 妊娠糖尿病

妊娠糖尿病是指妊娠期间才出现或发现的糖尿病或任何程度的糖耐量异常。妊娠糖尿病不等于妊娠期糖尿病,后者包括孕前患有糖尿病,在妊娠期糖尿病中,妊娠糖尿病占80%~90%。糖尿病合并妊娠和妊娠糖尿病两者对母婴的健康都可造成严重危害。且其危害程度与糖尿病病情及妊娠期血糖控制与否有密切关系。妊娠期母体主要存在着如下变化:①在胎盘产生的激素的影响下,肾小管重吸收减少,加上妊娠期血容量增加会使肾小球滤过率降低,引起糖尿病;②妊娠时由于胎儿对葡萄糖的需求、糖排出量增多及胰岛素作用增强等原因,妊娠早期空腹血糖水平降低约10%,在孕12周达最低,并以此水平维持到分娩,因此若在妊娠期使用胰岛素,则在妊娠前20周胰岛素用量应当减少,为非孕期的70%;③降低的空腹血糖会引起脂肪分解增加产生大量的游离脂肪酸和酮体;④妊娠时,胎盘会分泌泌乳素、孕酮、胰岛素酶等拮抗胰岛素作用的激素从而造成妊娠期胰岛素抵抗水平上升,一般妊娠24~28周就会出现胰岛素抵抗,32~34周胰岛素抵抗达到高峰,胎盘娩出后胰岛素抵抗逐渐消失,因此若在妊娠期使用胰岛素,则在妊娠20周后胰岛素的用量要增加,增加量为非孕期的2/3,而胎盘娩出后,胰岛素抵抗迅速接触,因此对胰岛素较敏感,胎盘娩出后的胰岛素用量也要随之减少,需减少1/3~1/2。

(李　伟)

参 考 文 献

[1] International Diabetes Federation. IDF Diabetes Atlas. 8th ed. Brussels, Belgium: International Diabetes Federation, 2017.

[2] Yang W, Lu J, Weng J, et al. Prevalence of diabetes among men and women in China. N Engl J Med, 2010, 362(12): 1090-1101.

[3] Xu Y, Wang L, He J, et al. Prevalence and control of diabetes in Chinese adults. JAMA, 2013, 310(9): 948-959.

[4] van Belle TL, Coppieters KT, von Herrath MG. Type 1 diabetes: etiology, immunology, and therapeutic strategies. Physiol Rev, 2011, 91(1): 79-118.

第三节　临床表现

一、症状与体征

(一) 基本症状与体征

糖尿病典型的症状是"三多一少",即多饮、多尿、多食及消瘦。然而,由于病情轻重或发病方式的不同,并不是每个患者都具有这些症状。

1. **多尿**　尿量增多,每昼夜尿量达3 000~5 000ml,最高可达10 000ml以上。排尿次数也增多,1~2h就可能小便1次,有的患者甚至每昼夜可达30余次。糖尿病患者血糖浓度增高,体内不能被充分利用,特别是肾小球滤出而不能完全被肾小管重吸收,以致形成渗透性利尿,出现多尿。血糖越高,排出的尿糖越多,尿量也越多。

2. **多饮** 由于多尿,水分丢失过多,发生细胞内脱水,刺激口渴中枢,出现烦渴多饮,饮水量和饮水次数都增多,以此补充水分。排尿越多,饮水也越多,形成正比关系。

3. **多食** 由于大量尿糖丢失,如每日失糖 500g 以上,机体处于半饥饿状态,能量缺乏需要补充,引起食欲亢进、食量增加。同时又因高血糖刺激胰岛素分泌,因而患者易产生饥饿感,并且老有吃不饱的感觉,每天甚至吃五六次饭,主食达 1~1.5kg,副食也比正常人明显增多,还不能满足食欲。

4. **消瘦** 由于胰岛素不足,机体不能充分利用葡萄糖,使脂肪和蛋白质分解加速来补充能量和热量。其结果使体内碳水化合物、脂肪及蛋白质被大量消耗,再加上水分的丢失,患者体重减轻、形体消瘦,严重者体重可下降十几千克,以致疲乏无力、精神不振。同样,病程时间越长,血糖越高;病情越重,消瘦也就越明显。

5. **其他症状**

(1) 疲乏无力:由于血糖不能进入细胞,细胞缺乏能量所致。据报道 2/3 的糖尿病患者有无力的症状,甚至超过消瘦的人数。

(2) 容易感染:糖尿病影响免疫功能,以致抵抗力降低,容易出现皮肤疖肿,以及呼吸、泌尿胆道系统的各种炎症,且治疗困难。

(3) 皮肤感觉异常:感觉神经障碍引起四肢末梢部位皮肤感觉异常,如蚁走感、麻木、针刺感、瘙痒,尤其女性外阴瘙痒可为首发症状。

(4) 视力障碍:糖尿病可引起眼睛各个部位的合并症,以致出现视力减退、黑矇、失明等。

(5) 性功能障碍:糖尿病引起血管、神经系统病变以及心理障碍等引发男性阳痿,女性性冷漠、月经失调等性功能障碍。

(6) X 综合征:2 型糖尿病存在胰岛素抵抗、高胰岛素血症的情况,故可同时或先后出现高血压、高脂血症、肥胖、冠心病、高血液黏稠度等,这虽不属于糖尿病症状,但有这些情况时,应注意血糖是否升高。

(二) 常见糖尿病的症状与体征

1. **1 型糖尿病的临床表现**

(1) 临床前期:多数患者在临床糖尿病出现前,有胰岛 β 细胞功能逐渐减退的过程,出现临床症状时 β 细胞功能已显著低下,糖负荷后血浆胰岛素及 C- 肽浓度也无明显升高,临床亦无"三多一少"(多尿、多饮、多食和消瘦)症状。但此期仅偶尔被发现。

(2) 发病初期:大多在 25 岁前起病,少数可在 25 岁后的任何年龄发病。胰岛 β 细胞破坏的程度和速度相差甚大,一般来说,幼儿和儿童较重、较快,成人较轻、较慢,由此决定了临床表现的年龄差异。糖尿病患者由于胰岛素不足,葡萄糖不能有效地被组织氧化利用,出现高血糖。临床上表现为"三多一少",即多尿、多饮、多食和消瘦的典型症状。儿童和青少年常以糖尿病酮症酸中毒为首发表现;青春期阶段的患者开始呈中度高血糖,在感染等应激下迅速转变为严重高血糖和 / 或酮症酸中毒;另一些患者(主要是成年人)的 β 细胞功能可多年保持在足以防止酮症酸中毒的水平,但其中大多数最终需要外源性胰岛素维持生存,且对胰岛素敏感。

部分患者在患病初期,经胰岛素治疗后 β 细胞功能可有不同程度改善,胰岛素用量减少甚至可停止胰岛素治疗,此种现象称为"蜜月期"。其发生机制尚未肯定,可能与葡萄糖毒性有关。蜜月期通常不超过 1 年,随后的胰岛素需要量又逐渐增加,酮症倾向始终存在。如外源性胰岛素使用恰当,血糖能维持在较理想的范围内;使用不合理者的血糖波动大,且容易发生低血糖症;如因某种原因停用胰岛素或合并急性应激,很容易诱发酮症酸中毒。

(3)糖尿病中后期:随着病程的延长,糖尿病患者可出现各系统、器官和组织受累的表现。病程 10~15 年以上者常出现各种慢性并发症,其后果严重。糖尿病慢性并发症包括糖尿病性微血管病变(diabetic microangiopathy,主要为肾病和视网膜病)、糖尿病性大血管病变(diabetic macroangiopathy,主要为冠心病、脑血管病和周围血管病)和糖尿病神经病。其中糖尿病微血管病变是糖尿病患者的特异性损害,与高血糖密切相关,可以看作糖尿病特有的临床表现。强化胰岛素治疗可降低和延缓 T1DM(可能也包括 T2DM 和其他类型的糖尿病)微血管并发症及神经病变的发生与发展。

1999 年,WHO 将糖尿病的自然病程分为 3 个临床阶段,即正常糖耐量、血糖稳态受损及糖尿病阶段,其中的血糖稳态受损包括空腹血糖受损和糖耐量受损。上述临床阶段反映任何类型糖尿病都要经过不需要胰岛素、需用胰岛素控制代谢紊乱和必须用胰岛素维持生存的渐进性过程,T1DM 的正常糖耐量期和血糖稳态受损期可能并不很短,但很少获得诊断。

2. 2 型糖尿病的临床表现 T2DM 多发生于 40 岁以上人群,常见于老年人,近年有发病年轻化倾向。T2DM 的首发症状多种多样,除多尿、多饮和体重减轻外,视力减退(糖尿病视网膜病所致)、皮肤瘙痒、女性外阴瘙痒以及高渗性高血糖状态均可为其首发症状。大多数患者肥胖或超重,起病较缓慢,高血糖症状较轻;不少患者可长期无代谢紊乱症状,有些则在体检或出现并发症时才被确诊。空腹血浆胰岛素水平正常、较低或偏高,β 细胞储备功能常无明显低下,故在无应激情况下无酮症倾向,治疗可不依赖于外源性胰岛素。但在长期的病程中,T2DM 患者胰岛 β 细胞功能逐渐减退,以致对口服降糖药失效;为改善血糖控制,也需要胰岛素治疗,但对外源胰岛素不甚敏感。急性应激(如重症感染、心肌梗死、脑卒中、创伤、麻醉和手术等)可诱发高渗性高血糖状态或糖尿病酮症酸中毒。长期病程中可出现各种慢性并发症,在糖尿病大血管病变中,尤其要关注心、脑血管病变。

(1)T1DM 样发病作为首发表现:患者体力减退、精神萎靡、乏力、易疲劳、易感冒和工作能力下降,食欲减退及体重迅速下降。

(2)肥胖和代谢综合征作为首发表现:表现为向心性肥胖(腹型肥胖)、脂代谢紊乱和高血压等。这些代谢异常紧密联系,恶性循环,互为因果,一定时期出现糖耐量降低或糖尿病。

(3)急性并发症作为首发表现:当出现严重的急性应激时,患者并发呼吸道、泌尿道或胆道感染,并同时出现酮症酸中毒,表现为酸中毒大呼吸,呼出的气体可有烂苹果味。糖尿病患者易并发肺结核,重者可有咳痰和咯血等表现。急性感染的病程往往很长或经久不愈。

(4)慢性并发症作为首发表现:其临床表现很不一致,有些患者有心悸、气促、脉率不齐、心动过缓、心动过速和心前区不适等。并发心脏自主神经病变时,可有心率过快或过缓以及心律失常。伴心肌病变者常出现顽固性充血性心力衰竭、心脏扩大或心源性猝死。并发冠心病者,尽管病情严重,不出现典型心绞痛或发生无痛性心肌梗死。部分患者的病情较重者多诉食欲减退、恶心和呕吐,或出现顽固性腹泻及吸收不良性营养不良。另一些患者出现脓尿和脓血尿,且伴尿急和尿痛;尿淋漓不尽;有时亦出现夜间遗尿和非自主性排尿。尿中蛋白增多。部分女性患者并发卵巢早衰;男性患者以阳痿和性欲减退为最常见。

糖尿病前期包括单纯空腹血糖受损(IFG,空腹血糖 6.1~7.0mmol/L,糖负荷后 2h 血糖<7.8mmol/L)、糖耐量减低(IGT,空腹血糖 <6.1mmol/L,糖负荷后 2h 血糖 7.8~11.1mmol/L)

和复合型糖调节受损(IFG+IGT,空腹血糖 6.1~7.0mmol/L,糖负荷后 2h 血糖 7.8~11.1mmol/L)等三种情况。这三种情况存在不同的病理生理基础和临床特点,其进展为糖尿病的危险性不完全相同,其中以 IGT 的发生率最高,而 IFG + IGT 的患者进展为 T2DM 的风险最大。

(5)国人 2 型糖尿病的特点:与西方人群比较,华人糖尿病有以下特点:①单纯餐后高血糖比例较高。华人的饮食结构以碳水化合物为主。与英美人群相比,我国纯热能的精制糖摄入较低,淀粉摄入较高,中国城市居民碳水化合物供能占 47%,而西方人群均在 25% 以下,所以单纯餐后高血糖比例高于西方人群。进入临床期,餐后血糖升高的比例高于其他人种(老年患者更为明显)。引起餐后高血糖的另一个可能原因是肌肉含量,华人的肌肉含量较低,餐后摄取葡萄糖的能力相对较少。②老年患者较多。华人糖尿病以老年患者多。IGT 的患病率随增龄明显增加,老年人伴更多的相关疾病——心、脑血管等大血管病变是老年糖尿病患者的主要死亡原因,冠心病和心肌梗死在老年糖尿病患者中的发生率高,对低血糖的耐受性更差。③胰岛素缺乏更严重。在胰岛素缺乏和胰岛素抵抗的两个病因中,患者的胰岛素缺乏较其他人种更常见,而胰岛素抵抗的比例与程度均较低。④糖尿病肾脏损害更明显。糖尿病患者多合并肾脏损害。1997 年,潘长玉教授等人观察 966 例 T2DM 患者,微量白蛋白尿的患病率为 21.05%;2001 年复旦大学附属中山医院对 1 059 例 T2DM 患者尿蛋白进行检测,发现微量白蛋白尿的患病率为 12.84%。2006 年西班牙 RICARHD(高血压和 T2DM 患者心血管风险)研究是 1 项多中心的横断面调查,目的是评估高血压和 T2DM 患者心脏及肾脏损害的患病率。研究对象为年龄 55 岁以上,高血压和 T2DM 确诊 6 个月以上的 2 339 名门诊患者,结果显示肾小球滤过率(GFR)小于 60ml/(min·1.73m^2)的患者达 45.1%,58.7% 有尿白蛋白排泄率(UAE)≥30mg/24h。2005 年贾伟平等对上海曹杨社区糖尿病及糖尿病前期患者慢性肾脏并发症患病现状进行调查,共筛查 406 例。结果显示 GFR 小于每分钟 60ml/1.73m^2 的糖尿病患者达 38.2%,25.4% 的患者 UAE≥30mg/24h。

二、实验室检查

(一)糖代谢指标检查

1. **尿糖测定** 在多数情况下,24h 尿糖总量与糖代谢紊乱的程度有较高的一致性,故可作为判定血糖控制的参考指标,尿糖阳性是诊断糖尿病的重要线索,但不能作为诊断依据,尿糖阴性也不能排除糖尿病的可能。正常人肾糖阈为血糖 10mmol/L(180mg/dl),患糖尿病和其他肾脏疾患时,肾糖阈大多升高,血糖虽已升高,尿糖仍可阴性;相反,妊娠或患有肾性糖尿时,肾糖阈降低,血糖正常时尿糖亦呈阳性或强阳性。

2. **血糖测定和 OGTT** 目前多用葡萄糖氧化酶或己糖激酶法测定血糖。静脉全血、血浆和血清葡萄糖测定在医疗机构进行,患者可用小型血糖仪自测毛细血管全血葡萄糖。1 次血糖测定(空腹血糖、餐后 2h 血糖或随机血糖)仅代表瞬间血糖水平(点值血糖);1 日内多次血糖测定(3 餐前后及睡前,每周 2 日,如怀疑有夜间低血糖,应加测凌晨时段的血糖)可更准确地反映血糖控制情况。静脉血浆或血清血糖比静脉全血血糖约高 1.1mmol/L(20mg/dl),空腹时的毛细血管全血血糖与静脉全血血糖相同,而餐后与静脉血浆或血清血糖相同。

(1)口服葡萄糖耐量试验:血糖高于正常范围但又未达到糖尿病诊断标准者,需进行口服葡萄糖耐量试验(OGTT)。OGTT 应在不限制饮食(其中碳水化合物摄入量不少于每天 150g)和正常体力活动 2 天后的清晨(上午)进行,应避免使用影响糖代谢的药物,试验前禁食至少 8~14h,其间可以饮水。取空腹血标本后,受试者饮用含有 75g 葡萄糖粉(或含 1 个水分子的葡萄糖 82.5g)的液体 250~300ml,5min 内饮完;儿童按每千克体重 1.75g 葡萄糖服用,总量不超过 75g。在服糖后 2h 采取血标本测定血浆葡萄糖。

(2) 静脉葡萄糖耐量试验(intravenous glucose tolerance test,IVGTT):只适用于胃切除术后、胃空肠吻合术后、吸收不良综合征者和有胃肠功能紊乱者。葡萄糖的负荷量为 0.5g/kg 标准体重,配成 50% 溶液,在 2min 内静注完毕。注射前采血,然后从开始注射算起,每 30min 取血 1 次,共 2~3h;或从开始注射到注射完毕之间的任何时间作为起点,每 5~10min 从静脉或毛细血管取血,共 50~60min。将 10~15min 到 50~60min 的血糖对数值绘于半对数表上,以横坐标为时间,计算从某血糖数值下降到其半数值的时间($t_{1/2}$)。该方法以 K 值代表每分钟血糖下降的百分数作为糖尿病的诊断标准。K 值 = $(0.693/t_{1/2} \times 100\%) \cdot min^{-1}$。正常人 K=1.2,50 岁以下者若 K 值小于 0.9 则可诊断为糖尿病,若在 0.9~1.1 则为 IGT。K 值受血胰岛素水平、肝糖输出率和外周组织糖利用率的影响,故少数正常人的 K 值也可降低。正常人的血糖高峰出现于注射完毕时,一般为 11.1~13.88mmol/L,120min 内降至正常范围。2h 血糖仍 >7.8mmol/L 为异常。

3. 糖化血红蛋白(HbA1c)和糖化血浆白蛋白测定

(1) HbA1 为血红蛋白:两条 β 链 N 端的缬氨酸与葡萄糖化合的不可逆性反应物,其浓度与平均血糖呈正相关。HbA1 分为 a、b、c 三种,以 HbA1c 组分为主,红细胞在血液循环中的平均寿命约为 120 天,HbA1c 在总血红蛋白中所占的比例能反映取血前 8~12 周的平均血糖水平,与点值血糖相互补充,作为血糖控制的监测指标。需要注意的是 HbA1c 受检测方法,有否贫血和血红蛋白异常疾病、红细胞转换速度、年龄等诸多因素的影响。此外,HbA1c 不能反映瞬时血糖水平和血糖波动情况,也不能确定是否发生过低血糖。目前,一些国家已经将 HbA1c 列为判断糖尿病控制的标准,采用亲和色谱或高效液相色谱法测定的 HbA1c。正常值为 4%~6.5%。但是,2017 年《中国 2 型糖尿病防治指南》考虑到我国目前的测定技术仍存在较多障碍,主要是 HbA1c 检测在我国尚不普遍,检测方法的标准化程度不够,测定 HbA1c 的仪器和质量控制尚不能符合目前糖尿病诊断标准的要求。

(2) 糖化血浆白蛋白:人血浆蛋白(主要是白蛋白)与葡萄糖化合,产生果糖胺(fructosamine,FA)。血清白蛋白在血中的浓度相对稳定,半衰期 19 天,测定糖化血浆白蛋白可反映近 2~3 周的平均血糖水平。当血清白蛋白为 50g/L 时,糖化血浆白蛋白正常值为 1.5~2.4mmol/L。糖化血浆白蛋白测定一般不作为糖尿病的诊断依据。

(二)胰岛功能检查

胰岛 β 细胞的胰岛素分泌有两个时相。糖耐量正常(NGT)者接受 25g 葡萄糖静脉注射后,会出现胰岛素分泌的第一时相(即刻相),它有一个很高的峰值,但持续时间仅有数分钟。接着是第二时相(即延迟相),由于血糖水平随即下降,故正常人胰岛素分泌的第二时相曲线较为低平。高葡萄糖钳夹试验中,由于人为地造成了高血糖状态,使 β 细胞功能有机会显露其最大的胰岛素分泌能力,故第二时相曲线上升平缓且可以持续数小时。在口服葡萄糖耐量试验(OGTT)及日常生活条件下进餐后,由于血糖上升速度较为缓慢,血浆胰岛素高峰在正常人多出现于 30min(OGTT)或 45~60min(进餐)而不出现于 0~10min,故不称其为第一时相,而称其为早期分泌,之后的曲线代表胰岛素的后期分泌。在从 NGT 到 IGT、糖尿病的演变过程中,反映 β 细胞功能的胰岛素分泌模式的变化较为复杂。分泌量和时限的变化:其第一时相和第二时相分泌向相反方向发展,最先发生改变的是第一时相胰岛素分泌的减少或消失,接着是第二时相分泌量的增加及分泌峰值的后移,然后第二时相无峰值出现,最后第二时相基础分泌也逐渐消失。实事求是地说,现行的胰岛β细胞功能评估方法并不能令人满意,尚不能称为完美的方法。因为完美的方法应该既反映胰岛素分泌的多少又反映其达峰的时限。下述各指标都可在某种程度上反映β细胞功能。

1. **血糖水平** 是β细胞功能最直接的反映,任何血糖升高都意味着胰岛素缺乏,即β细胞胰岛素分泌功能受损。从这个意义上说,血糖水平应该是β细胞功能最简单可靠的标志。然而实际上并非血糖水平相同的人β细胞功能都一样,血糖水平相似的1型和2型糖尿病患者比较,1型糖尿病患者β细胞功能常更差,因为刺激胰岛素分泌的口服降血糖药可使2型糖尿病患者血胰岛素水平升高,但对1型糖尿病者却无能为力。这是因为血糖水平受胰岛素分泌能力及机体胰岛素敏感性双重影响,血糖相似,有胰岛素抵抗者β细胞功能比胰岛素敏感者好。

2. **空腹血浆胰岛素(FINS)或C肽水平** 在非糖尿病患者可用于判定胰岛素抵抗,结合血糖水平可评估胰岛素缺乏(如在糖尿病人群血糖高而胰岛素水平正常,提示已有胰岛素分泌相对不足,如胰岛素水平低于正常则表示严重胰岛素缺乏)。处于疾病早、中、晚期的糖尿病人群其测定结果不同,空腹血糖(FPG)正常或仅轻度升高者胰岛素水平可高于正常人,但FPG超过8.9mmol//L者,则全日胰岛素水平绝对低于正常人。由于常规放射免疫分析(RIA)测得的胰岛素中含有真胰岛素、前胰岛素原及断裂的前胰岛素原,故常使人担心其临床应用是否可靠。一般说来,在非糖尿病人群前胰岛素原及断裂胰岛素仅占RIA测定胰岛素的7%~9%,实际上90%以上是真胰岛素,故在这一人群RIA法测定的胰岛素不失为胰岛素抵抗和β细胞功能的标志。但有时也出现问题,其原因也是由于胰岛素分泌受"双重挑战"——糖负荷和胰岛素抵抗的影响。C-肽与胰岛素等分子分泌入血,C-肽与胰岛素没有交叉免疫反应,它的测定不受胰岛素的干扰。接受外源性胰岛素的患者或已产生抗胰岛素抗体的患者,用C-肽值可评价内源性胰岛素分泌能力。对于这些患者,血中存在C-肽表明有内源性胰岛素产生,外周血中C-肽/胰岛素比值已用于评价胰岛素在肝脏的清除率。正常空腹C-肽水平为0.3~1.3nmol/L,此值可用于评估糖尿病人群残存的β细胞功能。有人建议基础空腹C-肽值<0.2nmol/L,胰高血糖素刺激后90min<0.51nmol/L可判定为1型糖尿病。2型糖尿病患者如果空腹C-肽水平较低,葡萄糖刺激后反应差,应考虑胰岛素治疗。

3. **第一时相胰岛素分泌(AIR)** 测定静脉25g葡萄糖负荷后10min内胰岛素分泌的总量,称为急性胰岛素释放量,被认为是非进食情况下机体胰岛素分泌对最大强度的脉冲刺激反应,是公认的较好的β细胞功能指数,在文献中大量引用,可预测发生糖尿病的危险。方法是静脉注射25g葡萄糖,测定0、3、4、5、8、10min的血浆胰岛素,正常人高峰值可达250~300mU/L,IGT者约为200mU/L,而糖尿病患者常低于50mU/L,这种方法测定的β细胞功能受胰岛素抵抗的干扰,调整胰岛素敏感性后,可恰当评估机体β细胞功能。但在糖负荷2h血糖水平高于10mmol/L者AIR就已消失,这使得它难以评估中晚期糖尿病人群胰岛素分泌功能。

4. **胰岛素峰值与基础值的比值(Ip/I_0)** 正常人在糖负荷后胰岛素水平可比基础值升高6倍(甚至8倍),低于5倍者可能已有功能损害。但目前的胰岛素测定方法很难对高值作出准确的测定,常常呈"高值不高",所以单纯以绝对升高倍数判断要十分谨慎,要对自己实验室测定的误差有清醒的认识。另外,以胰岛素水平评估IGT人群的β细胞功能也比NGT人群"亢进",而且在不同糖耐量水平人群,胰岛素峰值出现的时间相差甚远,临床出现误差机会增加,故使这一比值减色不少。

5. 糖负荷后胰岛素曲线下面积(AUCINS)　因其只反映胰岛素分泌数量,而不能反映其达峰时间,因而不能区分曲线下面积相同但其达峰时间不同的正常人和 2 型糖尿病患者的 β 细胞功能的差异;因受胰岛素抵抗影响,会误判 IGT 人群 β 细胞功能亢进。所以计算"AUCINS"可粗略判定 β 细胞胰岛素分泌功能,但作相对更确切的评估时,一定要排除胰岛素抵抗的干扰。在肥胖或胰岛素抵抗程度相近似的人群[如 1 型糖尿病之间,非肥胖成人晚发型自身免疫性糖尿病(LADA)之间,或在 2 型糖尿病患者之间]中作 β 细胞胰岛素分泌功能的相对比较,大致判断 β 细胞功能衰竭的程度时,OGTT 曲线下面积仍可作为临床参考。胰岛素曲线的形态有时比面积大小更重要,曲线峰值越后移,曲线越趋于平坦,β 细胞功能越差,曲线低平者更差。

6. 精氨酸刺激试验　是一种非葡萄糖刺激的 β 细胞功能试验,静脉给予最大刺激量的精氨酸(5g),测定 0、2、3、4min 及 5min 时血浆胰岛素,2~5min 胰岛素均值与 FINS 的差值可反映 β 细胞胰岛素分泌功能。精氨酸刺激有反应表明机体尚存在一定数量的 β 细胞,可继续分泌胰岛素;如果精氨酸刺激无反应,则可能表明机体实际存在的 β 细胞已丧失殆尽。这种方法评估的 β 细胞功能与葡萄糖刺激的 β 细胞功能可能完全不同,即对葡萄糖刺激反应很差的人,精氨酸刺激后仍可有良好反应。

(三) 病因相关检查

糖尿病病因学的检查主要包括糖尿病抗体如谷氨酸脱羧酶抗体(GAD)、胰岛细胞抗体(ICA)、胰岛素自身抗体(IAA)等的检查以及糖尿病相关的基因分析等手段。现已基本明确 1 型糖尿病是由免疫介导的胰岛 β 细胞选择性破坏所致。已证实在 1 型糖尿病发病前及其病程中,体内可检测出多种针对胰岛 β 细胞的自身抗体。临床常检测 GAD、ICA、IAA 等,它将有助于及早发现 1 型糖尿病,对于控制疾病的发展非常有益。在 1 型糖尿病出现临床表现之前就可以出现 GAD 抗体,在新诊断的 1 型糖尿病患者中 GAD 阳性率为 75%~90%,有助于 1 型糖尿病的及早诊断,尤其对 LADA 早期识别有重要价值。ICA 在新诊断 1 型糖尿病中阳性率为 60%~90%,随着病程延长而逐渐降低,ICA 可用于 LADA 的诊断。IAA 是可与胰岛素相结合的自身抗体,可出现于未用外源性胰岛素和 1 型糖尿病以及临床前期患者中,在诊断的 1 型糖尿病患者中,IAA 阳性率为 40%~50%,在 LADA 患者中也可检出 IAA。

(四) 并发症检查

1. 糖尿病视网膜病变　一般眼科检查确立视网膜病变的诊断主要靠临床症状结合眼科检查的结果。眼科的一般检查包括视力检查、扩瞳后裂隙灯下三面镜或前置镜检查、直接或间接检眼镜检查等。糖尿病做眼底检查扩瞳前应注意询问患者有无青光眼病史及症状,必要时先测眼压,再扩瞳查眼底,否则有诱发青光眼的危险。视网膜病变筛查对象:①成年和青少年 T1DM 发病后 5 年者;②T2DM 初诊后;③糖尿病妇女准备妊娠前、妊娠期间和分娩后。

临床上应用荧光素眼底血管造影,动态地观察视网膜微循环和血管病变,阳性体征发现率较检眼镜检查高。推荐将眼底照相术作为糖尿病眼病的筛查手段,诊断 T2DM 后应该尽快进行眼底检查。推荐每年进行眼科检查 1 次,或至少 2~3 年进行 1 次。高质量的眼底照相术可发现更多的临床糖尿病视网膜病变(DR)患者。2010 年版的 ADA 临床实践指南推荐将眼底照相术作为糖尿病患者眼底的筛查工具,但是它不能代替综合性的眼科检查。

(1)眼底荧光造影:早期病例可见荧光素不能灌注的毛细血管闭锁区,该闭锁区多位于后极部。在中等程度的视网膜病变患者,毛细血管闭锁范围较广泛,在其边缘或附近,毛细血管呈普遍扩张,有的呈环形或发针样迂曲,有荧光素渗漏,常可见硬性渗出物、微血管瘤,或新生血管造影所见视网膜毛细血管瘤远比检眼镜下所见的数目多。早期多在动脉侧,有的直接见于动脉上。进行荧光造影时应注意:少数患者可对荧光素过敏,甚至发生过敏性休克。另外,对严重心、脑血管疾病,肾功能不全,屈光介质混浊者慎用。

(2) 激光扫描检眼镜:无须扩瞳,虽在检测棉絮状斑和细小的视网膜内微血管异常时不够理想,但不会遗漏活动性新生血管形成和所有需要治疗的病变。

(3) 彩色多普勒超声检查:应用彩色多普勒对糖尿病视网膜血流动力学进行检测,发现在临床视网膜病变出现前,视网膜血流动力学已有异常变化,主要表现为视网膜动脉系统灌注降低和静脉淤滞。

(4) 多焦视网膜电图:多焦视网膜电图(multifocal electroretinogram,MERG)能客观、准确、定位、定量、精确、敏感和快速地测定后部视网膜23°范围内的视功能,对于视网膜病变的早期诊断具有极其重要的价值。以 P1 波反应密度最敏感,而且能检测病程的进展,判断疗效和预后,异常检出率最高。视网膜病变时 MERG 的 P1 和 N1 波反应密度呈下降趋势,潜伏期呈延长趋势,并且与病程呈极显著相关,N1 波反应密度到晚期才出现异常。

(5) 视网膜电生理图:DR 时,视网膜振荡电位(OPS)总和振幅和各子振幅均逐渐降低,OPS 及其子振幅与视网膜病变早期的相关性,有助于了解视网膜病变患者临床前期和早期病变的功能学形态,对追踪病情、观察疗效及评价预后有一定的意义。

(6) 光学相干断层成像:近年发展起来的光学相干断层成像(optical coherence tomography,OCT)用于糖尿病黄斑水肿的诊断具有较多的优越性。

2. 糖尿病肾病 T2DM 确诊时就应检查肾功能,T1DM 在诊断后 5 年要进行肾病评估。诊断确定后应检查是否有糖尿病肾病,因在 T2DM 诊断时,就有 7% 的患者存在微量白蛋白尿;T1DM 在诊断后 5 年要进行糖尿病肾病的评估。如果糖尿病患者开始无微量白蛋白尿,以后每年要对其进行肾病情况评估,尤其是对代谢控制不好者。系统教育、系统监测和系统治疗糖尿病是科学地、规范地防治糖尿病肾病的可靠途径。发生糖尿病肾病后,要尽量避免使用对肾有损害和疗效不确切的药物。适时透析及肾或胰肾联合移植可延长患者的生命,减少糖尿病肾病患者的早逝。

实验室检查的项目主要是围绕肾损伤、氧化应激和低度炎症(动脉粥样硬化/血管损害)3 个方面进行的。

(1) 尿蛋白定量评价和预测肾功能:根据尿蛋白排出量可将糖尿病肾病分为早期肾病期和临床肾病期。早期肾病期又称微量白蛋白尿期,指 24h 或白天短期收集的尿白蛋白排泄率(UAE)在 30~300mg/24h。如果是夜间尿其数值下降 25%。如果 6 个月内连续尿液检查2 次 UAE 在 30~300mg/d,并排除其他可能引起 UAE 增加的原因,如酮症酸中毒、泌尿系感染、运动、原发性高血压和心力衰竭等,即可诊断为早期糖尿病肾病。白蛋白分子小于肾小球基底膜滤孔孔径。其电荷极性为负,正常时,被肾小球基底膜负电荷屏障阻挡而不能通过。当肾小球基底膜上的电荷屏障被破坏时,白蛋白排泄增加。微量白蛋白尿检测是当前国内、外公认的糖尿病肾病的早期诊断指标。也可用随机尿白蛋白/肌酐的比值(μg/gmol)表示,当比值大于 3.5 时可诊断微量白蛋白尿阳性,但必须 2 次以上阳性,临床上才有意义。同时需排除尿路感染、月经期、剧烈运动、高血压、心脏病及其他肾脏病等影响因素。测定时,也要求血糖控制良好。微量白蛋白尿的测定不仅用于糖尿病肾病的早期诊断,还可用于肾小球滤过率（GFR）下降的预测。

（2）肾小球滤过率与肾活检诊断糖尿病肾病：即使是尿检正常的糖尿病肾病患者，其肾脏可能已存在着组织学改变。光镜下，可见具特征性的 K-W 结节样病变；电镜下，系膜细胞增殖，毛细血管基底膜增厚。但由于肾活检是一种创伤性检查，不易被患者所接受。肾小球滤过率和肾脏体积测量对糖尿病肾病的早期诊断也有一定的价值。早期肾体积增大，GFR升高，后期 GFR 下降。糖尿病肾病患者的肾脏体积与慢性肾小球肾炎者不一样，无明显缩小。同位素测定肾血浆流量和 GFR，可以反映早期的肾小球高滤过状态。肌酐清除率、血肌酐和血尿素氮浓度测定可反映肾功能，但血尿素氮和血肌酐不是肾功能检测的敏感指标。

3. 糖尿病神经病变

（1）尼龙丝皮肤触觉检查：取特制的 10g 尼龙丝（Semmes-Weinstein monofilament），一头接触于患者的大足趾、足跟和前足底内外侧，用手按尼龙丝另一头轻轻施压，正好使尼龙丝弯曲，患者能感到足底尼龙丝则为正常，否则为不正常（图 1-3-1）。这是评价神经病变最简单的方法，发现率40%以上。128Hz 音叉检查时，首先将音叉放在被检测者的踝关节处或大足趾、手部、肘部和前额等处，音叉应与皮肤表面垂直，并应持压力不变。此外，还可以用棉签、铁石或橡皮等检查温度觉。

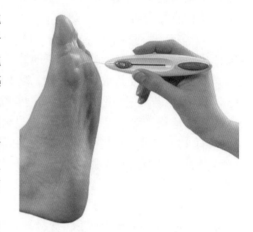

图 1-3-1　尼龙丝皮肤触觉检查

（2）自主神经功能检查主要有：①交感神经皮肤反应（SSR）：是指通过刺激传入末梢神经并经传出交感神经无髓鞘细胞纤维的汗腺反应，汗腺反应为"体性"交感神经反射。糖尿病自主神经病变患者与健康人相比，振波少，潜伏时间延长。有报道认为 SSR 比心脏自主神经检查能更早、更敏感地反映糖尿病是否有自主神经受累。②瞳孔检查对光反射：瞳孔周期时间（PCT）是测定迷走神经功能的敏感方法，糖尿病自主神经病变者 PCT 明显延长。③电子闪光人造偏光板摄影方法测量暗适应的暗孔直径为交感神经支配纤维的定量测量。如瞳孔对光反射结果用红外线瞳孔测量仪测量更能早期发现异常。

另外，膀胱功能检测有助于糖尿病膀胱病变的诊断：膀胱超声测定显示残余尿量增加，动力学测定有膀胱内压、尿流和尿道压力测量等。膀胱内压测量显示一段长的感觉缺失曲线，直至达到逼尿肌低张力状况下的膀胱充盈量为止。

（3）神经肌电图检查：为非侵入性检查方法，其有良好的客观性、量化性和可靠性，在糖尿病早期，甚至在临床症状出现之前就已有明显的变化，故有早期诊断价值，同时也可用作临床疗效的评估。其中，感觉神经传导速度（sensory conduction velocity，SCV）较运动神经传导速度（motor conduction velocity，MCV）减慢出现更早，且更为敏感。近端周围神经受累以应用 M 波及 H 波同时测定法较为方便，患者痛苦小，结果准确，且可及早发现病变。肌电图检测有助于区分神经源性和肌源性损害。糖尿病患者肢体远端肌肉中以神经源性损害为主，在肢体近端肌肉中则以肌源性损害为主。除交感神经皮肤反应（SR）试验外，肌电图上的 RR 间期变化（RRIV）为评价自主神经功能的简便而较可靠的方法。也有人认为，测量神经电兴奋的不应期比传导速度更敏感。

4. 糖尿病足 糖尿病足的辅助检查主要包括足溃疡检查、影像检查、神经功能检查、动脉供血检查和足压力测定等。建立一种能够实际操作的、适合当地卫生医疗条件的筛查程序,登记每例糖尿病足患者。筛查能及时发现有危险因素的患者,筛查项目既包括糖尿病相关的全身性检查如眼底、血压、尿蛋白、神经功能和心血管系统等,也包括足的重点局部检查等。筛查本身不需要复杂的技术,但应该由训练有素的人员完成,需要对患者下肢和糖尿病足做出精确诊断。

电生理测定和定量检测振动觉与温度觉阈值对于糖尿病足的诊断有重要价值,但难以用于临床常规筛查。简单的音叉检查可用于诊断神经病变,缺血性糖尿病足应接受多普勒超声和血管造影。认真查找所有足溃疡及其可能的病因,评价神经病变、缺血性病变和感染因素的相对重要性,因为不同类型的防治方法是不同的。需要强调的是,临床上常规的物理检查基本能够帮助做出正确诊断和判断预后。例如,如果患者的足背动脉和胫后动脉均搏动良好,皮肤温度正常,足的血供应无严重障碍。关键是要求患者脱鞋检查,而这点在繁忙的门诊往往难以做到。

合并感染时,需明确感染的程度、范围、窦道大小、深度以及有无骨髓炎。通常情况下,一般体格检查很难判定足溃疡是否合并感染以及感染的程度和范围。局部感染的征象包括红肿、疼痛和触痛。但这些体征可以不明显甚至缺乏;更可靠的感染表现是脓性分泌物渗出、捻发音(产气细菌所致)或深部窦道。应用探针探查感染性溃疡时,如发现窦道,探及骨组织,要考虑骨髓炎,并用探针取出溃疡深部的标本作细菌培养。新近的研究证实,探针触及骨组织基本上可以诊断为骨髓炎,具有很高的诊断敏感性和特异性,针吸取样具有特异性,但缺乏敏感性。皮肤表面溃疡培养的细菌常是污染菌,缺乏特异性。特殊检查的目的是确定有无深部感染及骨髓炎。X线片发现局部组织内气体说明有深部感染,X线片上见到骨组织被侵蚀,提示存在骨髓炎。判断困难时应行磁共振成像(MRI)检查。

5. 糖尿病心脑血管病变 糖尿病和心脑血管病相互影响,互为因果。因此凡遇有其中之一,即需对另一疾病进行检查。

(1)心电图:无特异性。运动心电图和24h动态心电图对无症状心肌缺血的检出有一定帮助。

(2)超声心动图:超声心动图(echocardiography)和MRI是诊断糖尿病性心肌病的最佳方法,表现为局限性或广泛性心肌壁收缩幅度降低;由于心肌慢性缺血,心肌纤维组织增生,心内膜处于冠状血管的末梢部更易因缺血而形成纤维性变。心肌和心内膜纤维组织增生在超声上表现为回声增强;还可有二尖瓣反流,因左心室受累使二尖瓣失去正常子弹头形态而呈葫芦形;左室舒张功能减退表现为心室早期充盈血流峰速/心室晚期充盈血流峰速比下降等。

(3)颈动脉/股动脉内膜中层厚度:在动脉粥样硬化发生发展的过程中,动脉内膜是最早受累及的部位,血管壁内膜中层增厚是动脉粥样硬化的早期标志,而斑块形成是动脉粥样硬化的特征,可以反映动脉粥样硬化的程度。颈动脉粥样硬化程度与冠状动脉粥样硬化程度密切相关的,以颈动脉/股动脉内膜中层厚度>0.85mm和/或出现粥样斑块来预测冠心病,其特异性为71.6%,敏感性为85%,阳性预测率89.8%。

(4)心脏自主神经功能:①静息心率:有糖尿病心脏自主神经病变者静息心率常大于90次/min;②深呼吸时心率变化:平均每分钟做深呼吸6次,同时描记心电图,计算深呼吸时最大心率与最小心率之差,正常应≥15次/min,心脏自主神经病变时<10次/min;③瓦氏试验

心电图 R·R 变异:深吸气后尽量屏气,然后以 15s 内吹气达 40mmHg 压力的速度吹气,同时描记心电图,正常人最大心率与最小心率之比应 >1.21,心脏自主神经病变者 <1.1;④体位性低血压:先测量安静时卧位血压,然后嘱患者立即站立,于 3min 内快速测量血压,如收缩压下降≥30mmHg(正常人≤10mmHg)可以确诊有体位性低血压,下降 >11~29mmHg 为早期病变;⑤握拳试验:持续用力握拳 5min 后立即测血压,正常人收缩压升高≥16mmHg,如收缩压升高≤10mmHg,可诊断有心血管自主神经病变。

(5) 其他检查:①指压试验:正常时用手指压迫甲床,表现为局部苍白,松开后迅速恢复粉红色,如解除压迫后局部充盈减慢或局部苍白,则提示局部动脉血供障碍;②肢体抬高试验:患者仰卧,显露双小腿,双下肢伸直,足根部抬高使双下肢达 80° 1min,如肢体苍白,提示肢体缺血。苍白程度与动脉狭窄严重程度成正比;③皮肤温度测定:温度觉测定可分为定性测定和定量测定两种。定性测定简单,如将音叉或细的不锈钢小棍置于温热水杯中,取出后测定患者不同部位的皮肤感觉,同时与正常人(检查者)比较。利用红外线皮肤温度测定仪(infrared dermal thermometry)定量测定的准确度和重复性较好。

6. 糖尿病酮症酸中毒

(1) 尿:尿糖强阳性、尿酮阳性,可有蛋白尿和管型尿。

(2) 血:血糖增高,一般为 16.7~33.3mmol/L,有时高达 55.5mmol/L。血酮体升高,>1.0mmol/L 为高血酮,>3mmol/L 提示可有酸中毒。血 β- 羟丁酸升高。血试剂 HCO_3^- 和标准 HCO_3^- 降低,CO_2 结合力降低,酸中毒失代偿后 pH 值下降;剩余碱负值增大,阴离子间隙增大,与 HCO_3^- 降低大致相等。血钾在治疗前可正常、偏低或偏高,治疗后若补钾不足可严重降低。血钠、血氯降低,血尿素氮和肌酐常偏高。血浆渗透压轻度上升。部分患者即使无胰腺炎存在,也可出现血清淀粉酶和脂肪酶升高,治疗数天内降至正常。即使无合并感染,也可出现白细胞数及中性粒细胞比例升高。

7. 糖尿病高渗性高血糖状态

(1) 显著高血糖:血糖显著升高,一般超过 33.3mmol/L,最高可达 267mmol/L。血钠多升高,可达 155mmol/L 以上,但由于高渗性高血糖状态同时存在使血钠及血钾升高和降低的多种病理生理改变,未经治疗高渗性高血糖状态的血钠和血钾高低不一。血尿素氮、肌酐和酮体常增高,多为肾前性(失水所致),也可能是肾脏病变所致;如尿素氮和血肌酐不随糖尿病高渗性高血糖治疗好转而下降或进一步升高,提示预后不良。血酮正常或略高,一般不超过 4.8mmol/L。

(2) 显著高血浆渗透压:是高渗性高血糖状态的重要特征性依据,一般在 350mOsm/L 以上,血浆总渗透压是指血浆有效渗透压(包括葡萄糖)与能自由通过细胞膜的尿素氮形成的渗透压之和。血浆总渗透压可直接测定,也可用公式计算,即血浆总渗透压(mOsm/L)= $2(Na^++K^+)(mmol/L)+$ 血糖(mmol/L)+BUN(mmol/L)。因 BUN 能自由通过细胞膜,不构成细胞外液的有效渗透压,略去其值即为有效血浆渗透压。上述公式内各项指标均以 mmol/L 表示。如除 Na^+ 和 K^+ 以 mmol/L 表示外,血糖和尿素氮以 mg/dl 表示,则计算公式为:血浆渗透压 mOsm/($kg·H_2O$)=$2(Na^++K^+)+$ 血糖(mg/dl)/18+ 尿素氮(mg/dl)/2.8。绝大多数患者的血浆总渗透压在 350mOsm/($kg·H_2O$)以上,有效渗透压在 320mOsm/($kg·H_2O$)以上。

(3) 血渗透压隙升高:血清渗透压可以直接用渗透压仪测定,这种渗透压称为测量的渗透压(measured osmolality);不能直接测定时,可以根据血清的阴离子与阳离子之差进行计算,所获得的渗透压称为计算的渗透压(calculated molarity);而测量的渗透压减去计算的渗透压之差称为血清渗透压隙(osmole gap)。在临床上,血清渗透压隙主要用于下列情况的诊断和病情评价:①根据病史和临床表现,血清渗透压隙[正常者 <10mOsm/(kg·H₂O)]增高主要见于糖尿病酮症酸中毒(diabetic ketoacidosis,DKA)、循环衰竭、休克、急性酒精中毒、乳酸酸中毒、脱水剂(尿素、甘露醇和山梨醇等)和急性有机磷类中毒;如果能够排除内源性因素,那么提示患者摄入了外源性渗透物质(如乙醇或有毒醇类),对于 DKA 和高渗性高血糖状态患者来说,血清渗透压隙可用于与酒精性酮症酸中毒或乳酸酸中毒的鉴别。②当不能直接检测外源性有毒渗透物质(如乙二醇和甲醇等)时,血清渗透压隙有助于这些有毒物质急性中毒的诊断和鉴别。③血清渗透压隙存在特异性较低的缺点,一般仅作为初筛方法,必要时应当直接测定有毒的渗透物质、血气指标、乳酸、乙醇和酮体。

(4)血尿素氮/尿比重和黏滞度升高:一般血尿素氮呈轻至中度升高,尿比重较高而固定,或尿比重不升而固定于 1.010 左右时,提示肾损害严重。血浆容积减少,血细胞比容增大,血和血浆黏滞度明显增高。血清钠可升高,也可正常。血钾在治疗前多在正常范围内。尿糖呈强阳性,常规检查有尿糖常在 4+ 以上,虽然肾损害使肾糖阈升高,但尿糖阴性者罕见。尿酮阴性或弱阳性,常伴有蛋白尿和管型尿。尿量减少。尿比重升高,尿蛋白可为阳性。镜检可见少数红细胞及管型。

(5)其他指标:血浆 pH 值 >7.30,血酮体正常或轻度升高,部分伴有阴离子隙升高的代谢性酸中毒(anion-gap metabolic acidosis,10~12);如果阴离子隙 >12 或更高,必须考虑乳酸酸中毒和其他有机酸酸中毒可能。有些患者因为严重呕吐和使用较多噻嗪类利尿剂而出现代谢性碱中毒,从而使原有的酸中毒被掩盖或"减轻",而事实上这种病例的病情更为严重。

(李 伟)

参 考 文 献

[1] 中华医学会糖尿病学分会.中国 2 型糖尿病防治指南(2017 年版).中华糖尿病杂志,2018(1):4-67.

[2] Liu G,Xu D,Wang F. New insights into diabetic retinopathy by OCT angiography. Diabetes Res Clin Pract, 2018,142:243-253.

[3] Safi H,Safi S,Hafezi-Moghadam A,et al. Early Detection of Diabetic Retinopathy. Surv Ophthalmol,2018, 63(5):601-608.

第四节 诊断和鉴别诊断

一、诊断标准

糖尿病的诊断是基于对血浆葡萄糖水平的测定而确定的。由于血浆葡萄糖浓度的变化是连续性的,所以糖尿病诊断标准的设定是基于对糖尿病并发症的估计来确定的。用以评价的并发症为糖尿病视网膜病变。美国 ADA2009 年发文比较了埃及人、印第安人及美国国家健康与营养调查(National Health and Nutrition Examination Survey,NHANES)三个大型研究的空腹血糖(FPG)、餐后 2h 血糖(2hPG)及糖化血红蛋白(HbA1c)与糖尿病视网膜病变发病率之间的关系(图 1-4-1)。显示当空腹血糖≥7.8mmol/L,餐后 2h 血糖≥11.1mmol/L 时糖尿病视网膜病变的发病率显著升高。诊断糖尿病时除了对异常血糖进行检测外,还应当重视糖尿病的相关症状及病史,不要漏掉糖尿病的诊断线索,同时还应当对高危人群进行筛查。

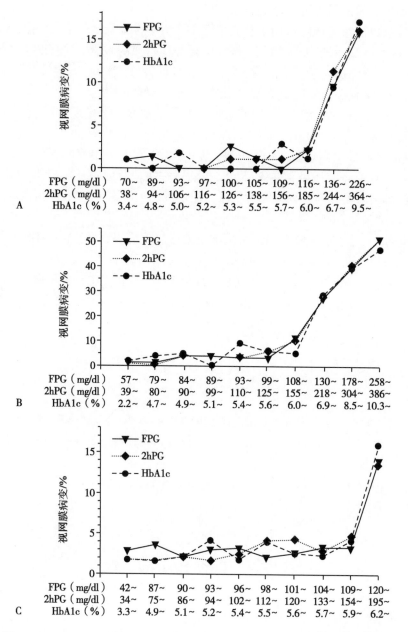

图 1-4-1 FPG、2hPG 及 HbA1c 以十分位点为分割下的视网膜病变患病率情况
A 图代表印第安人,B 图代表埃及人,C 图代表 NHANES 研究调查的 40~74 岁的参与者

目前我国采用国际上通用的 WHO 糖尿病专家委员会 1999 年提出的诊断和分类标准。具体见下述。

（一）WHO 诊断标准

WHO 1999 年的诊断标准即为糖尿病典型症状（多饮、多尿和不明原因的体重下降）加上：①随机血糖（指不考虑上次用餐时间的任意一点血糖）≥11.1mmol/L，或空腹血糖（空腹状态至少 8h）≥7.0mmol/L，或葡萄糖负荷后 2h 血糖≥11.1mmol/L；②无糖尿病症状者需另选时间重复检查以明确诊断。WHO 诊断标准即分型分别见表 1-4-1、表 1-4-2。

表 1-4-1　糖代谢状态分类

糖代谢分类	静脉血浆葡萄糖 /（mmol/L）	
	空腹血糖（FPG）	葡萄糖负荷后 2h 血糖（2hPG）
正常血糖	<6.1	<7.8
空腹血糖受损（IFG）	6.1~7.0	<7.8
糖耐量减低（IGT）	<7.0	7.8~11.1
糖尿病	≥7.0	≥11.1

表 1-4-2　糖尿病诊断标准

诊断标准	静脉血浆葡萄糖水平 /（mmol/L）
典型糖尿病症状（多饮、多食、多尿、体重下降）加上随机血糖检测	≥11.1
典型糖尿病症状（多饮、多食、多尿、体重下降）加上空腹血糖检测	≥7.0
典型糖尿病症状（多饮、多食、多尿、体重下降）加上 2hPG 检测	≥11.1
无糖尿病症状加上述检查值异常应当改日重新检测进行确诊	

（二）ADA 诊断标准

2016 年 ADA 最新版的指南中提及的诊断标准与 WHO1999 年的诊断标准类似，唯一不同的是 ADA 将糖化血红蛋白≥6.5% 也作为了诊断指标之一。其具体诊断标准见表 1-4-3。

表 1-4-3　2016ADA 糖尿病诊断标准

FPG≥7mmol/L（空腹的定义为不摄入卡路里至少 8h）
或
75g 葡萄糖水负荷后 2hPG≥11.1mmol/L
或
HbA1c≥6.5%。该项检测应当符合 NGSP 标准并以 DCCT 研究进行标准化
或
有典型糖尿病症状同时随机血糖≥11.1mmol/L

同时，ADA 对糖尿病前期的分类方式也有所不同，主要表现为：①空腹葡萄糖调节受损的界值设定为 5.6~6.9mmol/L，与 WHO 的 6.1~7.0mmol/L 略有不同，ADA 制定的新标准中最突出的特点是将空腹血糖受损（IFG）标准从 6.1mmol/L 降到 5.5mmol/L，这项新的标准将使糖尿病前期的诊断人数增加达约 20%，因为越来越多的证据显示，当空腹血糖达到 5.6mmol/L 时糖尿病危险性显著增加。此举的目的在于引起临床医师的重视，将更有助于

医师鉴别高危患者,并实施及时的干预。美国糖尿病协会建议年龄45岁以上的人,特别是那些体重超重的人,都应该做糖尿病或糖尿病前期的筛查,如果正常,每3年做1次,那些由于肥胖、家族史、妊娠糖尿病,或其他已知的糖尿病危险因素而有糖尿病患病高危险的人应该每1~2年筛查1次。②此外,ADA也将HbA1c介于5.7%~6.4%的人群定义为糖尿病前期患者(具体见表1-4-4)。

表1-4-4　2016年ADA糖尿病前期的定义

FPG在5.6~6.9mmol/L(IFG)
75g OGTT葡萄糖负荷后2hPG在7.8~11.0mmol/L(IGT)
HbA1c在5.7%~6.4%

部分国家将HbA1c作为筛查糖尿病高危人群和诊断糖尿病的一种方法。HbA1c较OGTT试验简便易行,结果稳定,变异性小,且不受进食时间及短期生活方式改变的影响,患者依从性好。2010年ADA指南将HbA1c≥6.5%作为糖尿病诊断标准之一。2011年WHO也建议在条件具备的国家和地区采用这一切点诊断糖尿病。但鉴于HbA1c检测在我国尚不普遍,检测方法的标准化程度不够,测定HbA1c的仪器和质量控制尚不能符合目前糖尿病诊断标准的要求。因此,我们国家并未采用HbA1c这一指标进行糖尿病的诊断。但对于采用标准化检测方法,并有严格质量控制,正常参考值在4.0%~6.0%的医院,HbA1c≥6.5%可作为诊断糖尿病的参考。

ADA和WHO诊断标准的主要分歧是:ADA提出,单纯FPG≥7.0mmol/L就可诊断糖尿病,而且不推荐做OGTT;WHO推荐,血糖如果为5~11.1mmol/L,需做OGTT。ADA1997年糖尿病诊断标准与分型文件发表后,欧洲、亚洲、美国等多个研究中心对存档的大量流行病学资料进行分析表明,如果只测空腹血糖,则会漏掉大量糖尿病和糖耐量降低患者。以欧洲糖尿病诊断标准的合作分析(DECODE)研究为例,1 517例糖尿病个体中,空腹和餐后血糖均达到糖尿病诊断标准的仅占28%,40%的患者只有空腹血糖达到诊断标准,31%的患者只有负荷后2h血糖达到诊断标准。在负荷后2h血糖达到糖尿病诊断标准的人群中,有51%未能达到糖尿病空腹诊断标准;也就是说,DECODE研究诊断的糖尿病患者如果仅接受空腹血糖测点,那么有51%可能会被漏诊。事实上,2013年版《中国2型糖尿病防治指南》也指出,如果忽视OGTT,可能漏诊46.6%的餐后高血糖的糖尿病患者。目前,包括中国在内的全世界大多数地区采用WHO诊断标准,如此可避免漏诊大量以餐后高血糖为表现形式的糖尿病及IGT。对餐后高血糖按糖尿病诊断、处理,对IGT进行干预以加强糖尿病的一级预防,是全球糖尿病防治发展总的趋势,也充分体现了对糖尿病及前期人群实现"早期诊断、早期干预、早期治疗"预防为主的主导思想。

经过修订,ADA对正常空腹血糖水平的要求更加严格,空腹血糖用于诊断的敏感性达到加强。采纳修订后的IFG诊断标准,大约可以多诊断1/5~1/4处于糖尿病前期的人群。早期诊断、及时干预处于糖尿病前期阶段的人群,本身就是防治糖尿病的重要一环。OGTT是临床诊断高血糖的最敏感手段,在日常面对具体患者时,采用OGTT可避免漏诊。在进行群体研究或体检时,对空腹血糖≥5.5mmol/L的人群,采用OGTT可确诊是否合并负荷后血糖异常(糖耐量降低或糖尿病)。这也正是WHO诊断标准所要求的。

（三）中国诊断标准

目前中国采用的诊断标准主要为 WHO1999 年糖尿病诊断标准。上文已有详细阐述，这里不再重复，仅对妊娠糖尿病的诊断进行阐述。妊娠糖尿病的诊断分为危险因素筛选试验和口服葡萄糖耐量试验。

1. 妊娠糖尿病筛查对象的选择 妊娠糖尿病筛查对象一直是争议的焦点之一。大部分观点认为，提高妊娠糖尿病筛查效率，避免过分扩大筛查范围造成浪费，只应对有高危因素的妇女进行筛查。妊娠糖尿病的危险因素：①有糖尿病家族史；②有妊娠糖尿病史；③肥胖；④以往有妊娠巨大儿，不能解释的死产或新生儿死亡史；⑤高龄孕妇；⑥种族；⑦多囊卵巢综合征患者等。以年龄大于 35 岁、妊娠前体重指数（BMI）>25kg/m^2 以及合并慢性高血压者危险性最高。

2. 妊娠糖尿病的诊断方法 妊娠糖尿病的诊断方法分为两种，即两步法和一步法。两步法即所有非糖尿病的孕妇应在妊娠 24~28 周常规做 50g 葡萄糖激发试验（GCT），具有妊娠糖尿病高危因素的孕妇，首次孕期检查时，即应进行 50g GCT，血糖正常者，妊娠 24 周后重复 50g GCT。若 GCT 1h 异常者，需要在禁食状态下行口服葡萄糖耐量试验（OGTT）。而一步法则指所有妊娠妇女于妊娠 24~28 周直接采用 75g OGTT 及 WHO 标准进行诊断，此法适用于妊娠糖尿病高危人群。

（1）GCT：孕妇受试前正常饮食，受试日上午随机将 50g 葡萄糖粉溶于 200ml 水中，5min内服完，从开始服糖水计时，1h 取静脉血测血糖值。GCT 异常的切点一般采用美国糖尿病资料组（NDDG）推荐的大于或等于 7.8mmol/L。汤夏莲和童南伟认为，应用诊断标准不同，糖筛查阈值也应不同，若诊断标准不同而糖筛查标准一致（仍用大于或等于 7.8mmol/L 标准）会导致不同标准诊断结果间存在较大的差异。肖梅对 4 786 例单胎孕妇进行 GCT 后认为，从经济角度可减轻孕妇心理压力的角度及筛查的特异性进行分析，应以大于或等于8.3mmol/L 为切点。

（2）OGTT：孕妇试验前连续 3 天每天进食不少于 150g 碳水化合物，当天禁食 8~12h 后进行。5min 内口服含 75g 或 100g 葡萄糖粉的 300ml 液体。分别留取空腹、服后 1h、2h 和3h 静脉血测血糖。检查期间静坐、禁烟。血糖测定采用葡萄糖氧化酶法。OGTT 具有较高的阳性率，假阳性率也高，是传统的诊断糖尿病的常用方法。但其受检查前糖类摄入的多少、应激因素、服葡萄糖后恶心呕吐，多次采血测定等多种因素的限制。

3. 妊娠糖尿病的诊断标准 目前妊娠糖尿病的诊断标准不一，名目较多，其主要标准见表 1-4-5。

表 1-4-5　妊娠糖尿病诊断标准

诊断标准	口服葡萄糖耐量 /g	血糖 /（mmol/L）			
		0h	1h	2h	3h
NDDG	100	5.8	10.6	9.2	8.1
第 8 版《妇产科学》	75	5.1	10.0	8.5	6.7
ADA	75	5.3	10.0	8.6	—
WHO	75	7.0	—	7.8	
日本	75	5.6	10.5	8.3	—

刘勋姣和唐利发对 WHO 及美国糖尿病协会（ADA）标准进行了比较,发现 WHO 标准敏感性及阳性预测值较高,且其标准操作简单,抽血次数少,孕妇依从性好,因此认为 WHO 标准优于 ADA 标准,可采用,尤其在基层医院可推广应用;王志群和武巧珍分析比较了 NDDG、ADA、第 8 版《妇产科学》、日本和 WHO 等不同 GDM 诊断标准。发现不同 GDM 诊断标准的 GDM 检出率不等,差异有统计学意义($p<0.01$),并推荐选择较宽的 GDM 诊断标准(如 ADA 标准);王蔚军等将 ADA 标准与 NDDG 标准进行比较,发现前者的敏感性及阳性预测值较高。Gokcel 等也指出,ADA 标准较 NDDG 标准低,按 ADA 标准 GDM 阳性者为 6.5%,而 NDDG 为 4.08%,前者较后者有更高的敏感性。Schmidt 等观察了 4 977 例妊娠妇女,结果发现按照 WHO 的标准,7.2% 的孕妇被诊断为 GDM;而按照 ADA 标准仅 2.4% 的孕妇被诊断为 GDM。以上研究都指出,尽管诊断标准不同,但 GDM 组的不良妊娠结局与正常组相比,差异均无统计学意义($p>0.05$)。

二、鉴别诊断

糖尿病的鉴别诊断非常重要,它主要排除其他原因引起的三多症状、尿糖阳性和各种继发性糖尿病。

(一) 多尿与糖尿病

在医院工作中经常会遇到多饮、多尿的患者,要注意仔细分析病情,将其与糖尿病进行鉴别。

1. **尿崩症** 是由于下丘脑 - 神经垂体受损,抗利尿激素分泌减少或缺乏,以致引起肾脏肾小管和集合管对水分重吸收能力降低而大量排尿所致。病因分为原发性和继发性两类,原发性是指原因不明者,继发性以肿瘤、炎症、颅脑外伤等多见。尿崩症的主要临床特征为多尿,相继引起多饮和烦渴,每日尿量和饮水量多在 5L 以上,甚至可高达 10 余升。尿比重低,多为 1.000~1.004,尿中无其他病理成分。此外,患者常有食欲减退、疲倦乏力、皮肤干燥、口干、便秘、头痛失眠、体重减轻、精神焦虑等症状,多见 20 岁以下者。临床表现有以下 3 个特点:①开始时尿量增多先于饮水量增多;②多尿、多饮较重,逐日变化不大,呈持续性;③多有下丘脑 - 神经垂体损害的临床证据如蝶鞍增大、破坏或钙化,视野缺损或其他炎症、外伤、手术等病史。

2. **精神性多尿** 病因不完全明确,多有精神紧张因素,可能与调节泌尿和饮水的神经失调有关。多见于成年人,女性多见,多有精神不正常或神经官能症症状群。患者开始时先饮水量增多,后出现尿量增加,尿量增加又刺激下丘脑口渴中枢,饮入大量水形成恶性循环,多饮、多尿较轻,逐日波动大,呈间歇性。本病多尿是由于多饮所致,尿量每日 2~5L 不等,一般在解除精神因素后病情多自行缓解。

3. **慢性肾衰竭** 许多慢性肾炎和肾盂肾炎等肾脏疾病也可出现多尿,尤其是夜尿多是慢性肾衰竭的早期表现,尿比重低,患者有蛋白尿、血尿、高血压、水肿等表现,B 超显示双肾体积缩小,化验血肌酐等指标升高。

4. **其他因素** 气候因素可以导致尿量的改变,天气炎热时出汗过多可见饮水多,寒冷时汗腺挥发的水分减少也会出现相对尿量增多。老年男性常合并前列腺肥大、增生,可出现排尿次数增多,看似多尿,但仔细观察每日的总尿量并不多。总之,单纯多饮、多尿并不一定是糖尿病,应进一步检查血糖、尿糖及其他检查以明确诊断。

(二) 多食与糖尿病

临床很多疾病可引起多食,需要与糖尿病的多食进行鉴别。

1. 甲状腺功能亢进症 患该病时甲状腺激素分泌增多,糖、脂肪及蛋白质三大物质代谢加速,机体过度消耗能量;另外,肠吸收和肠蠕动加快,易产生饥饿感,这些因素均可引起多食。女性多见,临床主要表现为神经系统症状(易激动、精神过敏、细颤)、高代谢综合征(怕热、多汗、心慌、多食)、甲状腺肿、突眼等,与糖尿病多食易鉴别。

2. 胰岛素瘤 即胰岛 β 细胞瘤,90% 以上为良性瘤,可分泌大量胰岛素或类胰岛素样物质,使血糖下降,动静脉血中葡萄糖浓度差缩小,摄食中枢受刺激而引起饥饿、多食,久之则患者发生肥胖。由于本病易发生低血糖,患者常有神经精神症状,如饥饿、心慌、出虚汗、头晕、记忆力下降、反应迟钝等,也容易与糖尿病鉴别。

3. 皮质醇增多症 此症可引起多食,机制目前尚不清楚,可能与以下因素有关:①皮质醇可促进胃壁细胞增多、增高,胃酸和胃蛋白酶分泌增强,可反射性刺激摄食中枢引起食欲亢进;②皮质激素增多,促进蛋白和脂肪分解,血中游离脂肪酸及氨基酸水平升高,可能具有刺激摄食中枢的作用;③皮质醇可促进糖异生、抑制糖利用,严重者可引起类固醇性糖尿病而发生多食。本病多见于女性,以 20~40 岁居多,临床主要表现为满月脸、向心性肥胖、高血压、多血质、骨质疏松、紫纹等,有典型症状和外貌,容易和糖尿病鉴别。

4. 嗜铬细胞瘤 多食并不是本病的突出表现,临床主要表现为高血压、头痛、多汗、心悸及代谢紊乱症候群,多食可能与儿茶酚胺激素水平升高等因素刺激摄食中枢有关。

5. 生长激素分泌过多 如巨人症和肢端肥大症均可出现多食,这些疾病均可继发糖尿病,临床以面貌粗陋、手足肥大、皮肤粗厚、头痛、眩晕等为主要表现,有典型的临床症状。

6. 下丘脑综合征 系由多种病因累及下丘脑所致的疾病,主要表现为睡眠、体温调节和性功能障碍、尿崩症、多食肥胖、精神失常、癫痫,以及内分泌代谢功能和自主神经功能紊乱等。

(三) 糖尿与糖尿病

未经系统治疗或血糖控制欠佳的糖尿病患者可有尿糖阳性,但尿糖阳性并不都是糖尿病,除糖尿外,许多肾脏疾病、内分泌疾病及其他应激因素也可引起尿糖阳性。

1. 非葡萄糖糖尿 多见于先天遗传性疾病,如乳酸糖尿见于哺乳或孕妇及幼婴,果糖及戊糖尿见于进食大量水果后,但这些遗传性疾病一般采用现有尿糖测定方法不易测出这些物质,因此尿糖定性多为阴性,而班氏试剂可检出某些物质,呈阳性反应,又称假性糖尿。

2. 非糖尿病性糖尿

(1) 饥饿性糖尿:饥饿相当时日后忽然进食大量糖类食物,胰岛由于适应能力较差,胰岛素分泌一时不能适应,可产生糖尿及葡萄糖耐量降低。鉴别时要注意分析病情,注意饮食史、进食总量,空腹血糖正常甚至偏低,必要时可给予糖类每日 250g 以上,3 日后重查糖耐量试验。

(2) 滋养性糖尿:某些因素导致进食后食物中的葡萄糖快速吸收,血糖上升明显,使胰岛素负担过重,暂时超过肾糖阈而发生糖尿,例如胃十二指肠空肠吻合术后的倾倒综合征等,但空腹血糖及糖耐量试验正常。某些滋养性糖尿可能为早期糖尿病表现,应引起患者及家属的重视。

(3) 肾性糖尿:由于先天缺陷,肾小管再吸收糖的能力减低,肾糖阈低下,所以在正常血糖范围内出现糖尿,区别肾性糖尿的方法是同时测定尿糖和血糖,并做正规的糖耐量试验。

肾性糖尿患者要进行随访观察,因为有不少肾性糖尿患者在一段时间后由于某种致病因素而转变为真性糖尿病,故应定期检查。应重视对患者家族史的询问,必要时对所有家族成员行尿液检查,确定是否存在尿糖阳性的家族史。另外,肾炎、原发性肾病时也可因肾小管再吸收功能损伤而发生肾性糖尿,应与糖尿病性肾小球硬化症鉴别。

（4）妊娠期糖尿:有近 15%~20% 妇女在妊娠期间可因暂时肾糖阈降低而出现糖尿,分娩后糖尿消失。妊娠超过 3 个月后糖尿病多数为肾性,但须与原有的妊娠期糖尿病加以鉴别,必须进行产后随访追查。

（5）药物性假性糖尿:一些药物如维生素 C、异烟肼、水杨酸盐、水合氯醛、吗啡、链霉素、非那西丁等在应用后也可出现尿糖假阳性反应,故诊断时必须了解患者的用药情况。由于现在多应用尿糖试纸检测尿糖,所用方法为葡萄糖氧化酶法,一般可避免假阳性,若用班氏试剂法则易出现假阳性。

（6）应激性糖尿:在某些应激情况下,如脑外伤、脑血管意外、急性心肌梗死、手术等急性应激时,肾上腺糖皮质激素大量分泌,可比平时增加 10 倍以上,可拮抗胰岛素的正常生理功能,使血糖升高并出现尿糖,甚至 OGTT 异常,于应激反应消失 2 周均可恢复。但也有些患者患早期糖尿病,无明显临床症状,在应激状态下可变为典型的临床糖尿病。

（7）肝源性糖尿:各种严重的肝脏疾病,肝功能受损明显,不能将葡萄糖转化为肝糖原储存起来,而出现餐后糖尿和糖耐量异常。

（8）内分泌代谢疾病:可引起糖耐量异常和糖尿,常见的疾病有甲状腺功能亢进症、皮质醇增多症、巨人症及肢端肥大症、嗜铬细胞瘤、胰高血糖素瘤等,严重者可出现继发性糖尿病。

（四）继发性糖尿病

按目前世界卫生组织建议的最新病因分型原则,这些糖尿病属特异型,意思是指有特定的发病原因,包括 8 个方面的因素:胰岛 β 细胞功能基因缺失、胰岛素作用的基因缺失、胰腺疾病（胰腺炎、肿瘤、囊性纤维化、外伤或手术等）、内分泌疾病,与引起上述糖尿的因素相似;药物或化学毒物;感染;不常见的免疫调节糖尿病;其他遗传病伴有糖尿病。

1. 胰岛 β 细胞功能遗传性缺陷

（1）青少年发病的成年型糖尿病（MODY）:该病为常染色体显性遗传病,患者家系中有 3 代或 3 代以上遗传史;起病年龄早,家系中至少有一位患病成员起病年龄 < 25 岁;且确诊糖尿病后至少 2 年不需要用胰岛素控制血糖。

（2）线粒体母系遗传糖尿病:该病呈母系遗传,家系内女性患者的子女可能患病,而男性患者的子女均不患病;起病年龄早;起病初常不需胰岛素治疗,无酮症倾向,但无肥胖或反而消瘦,胰岛 β 细胞功能日渐减退,多数终需胰岛素治疗;常伴不同程度听力障碍,其发病时间可能在糖尿病前或后;少数患者可能出现能量需求较大器官（神经、肌肉、视网膜、造血系统等）损害的表现或血乳酸增高。

2. 胰岛素作用遗传性缺陷

（1）A 型胰岛素抵抗（卵巢性高雄激素血症 - 胰岛素抵抗性黑棘皮病 /HAIR-AN）:多见于消瘦的青少年女性,典型的临床特点有:显著高胰岛素血症;糖尿病一般不重,但表现为明显的胰岛素抵抗;常伴黑棘皮病及类肢端肥大症表现;女性患者有卵巢性高雄激素血症,表现有多毛、闭经、不育、多囊卵巢和不同程度的女性男性化表现等。

（2）矮妖精貌综合征:为常染色体隐性遗传病,其特点为:显著的高胰岛素血症,可达正常水平的 100 倍;糖耐量可正常,有时出现空腹低血糖;可有其他多种异常,如宫内发育停滞、面貌怪异(低位耳、眼球突出、鞍鼻、阔嘴、厚唇等)、脂肪营养不良和黑棘皮病等。新生女婴可有多毛、阴蒂肥大和多囊卵巢。多早年夭折。

(3) Rabson-Mendenhall 综合征(C 型胰岛素抵抗):特点为除了具备 A 型胰岛素抵抗表现外,还可有牙齿畸形、指甲增厚、腹膨隆、早老面貌、阴茎或阴蒂增大、松果体增生或肿瘤等。常于青春期前死于酮症酸中毒。

(4) 脂肪萎缩性糖尿病:为常染色体隐性遗传病,特点为:严重胰岛素抵抗,胰岛素抗药性糖尿病,一般不伴酮症酸中毒;皮下、腹腔内、肾周脂肪萎缩;伴肝脾肿大,可发展至肝硬化、肝衰竭;皮肤黄色瘤、高甘油三酯血症;有明显家族史,女性多发病,可有多毛、阴蒂肥大等表现。

3. 胰腺外分泌疾病 如胰腺炎、创伤/胰腺切除术后、胰腺肿瘤、胰腺囊性纤维化、血色病、纤维钙化性胰腺病等均可引起糖尿病。患者通常在糖尿病发生前有胰腺疾病的病史,如胰腺炎可以破坏胰岛,造成胰岛 β 细胞功能的损伤,胰岛素的分泌缺陷,通常表现为胰岛素分泌功能低下,全天血糖升高。该患者无相关病史,但糖尿病患者胰腺癌的发生概率较一般人群高,需注意鉴别。

4. 内分泌疾病

(1) 嗜铬细胞瘤:由于高浓度的肾上腺素的作用,肝糖原分解加速,胰岛素分泌受抑制,肝脏糖异生增加,而导致糖尿病的发生发展。患者除血糖升高外,还可有阵发性发作的血压升高,心律失常,基础代谢率增高的表现,如怕热、多汗、消瘦等。查血、尿儿茶酚胺及影像学检查可协诊。

(2) 库欣综合征:肾上腺皮质分泌过多的糖皮质激素,大量皮质醇可促进肝糖异生,拮抗胰岛素,减少葡萄糖的利用,并可使脂肪的动员和分解增加,促进糖代谢紊乱的发展。患者常有其他典型表现如向心性肥胖、满月脸、血压升高、皮肤紫纹等。查血、尿皮质醇及其代谢产物水平,血促肾上腺皮质激素(ACTH)测定,行地塞米松抑制试验及影像学检查等可协诊。

(3) 甲状腺功能亢进症:大量的甲状腺激素可以促进肠道糖吸收,加速糖的氧化利用和肝糖原分解,导致糖尿病的发生发展。除糖代谢紊乱外,患者还有其他高代谢症状,如不耐热、多汗、体重减轻等,还可有甲状腺肿大及突眼等表现。查甲状腺功能可明确诊断。

(4) 生长抑素瘤:多发于胰腺和十二指肠,可分泌大量的生长抑素,抑制胰岛素的释放,导致血糖升高,若发生于胰腺,肿瘤还可直接破坏正常的胰腺组织,造成胰岛 β 细胞功能的损伤。该患者除有糖尿病表现外,还可有脂肪泻、胆囊疾病等,构成生长抑素瘤综合征,此类糖尿病一般用口服降糖药或小剂量胰岛素就能控制,酮症酸中毒少见。查空腹血浆生长抑素水平及影像学检查可协诊。

(5) 胰高血糖素瘤:分泌过多的胰高血糖素可促进糖原、蛋白质和脂肪分解,糖原异生增加,导致糖尿病的发生、发展。此病患者多见于中老年人,除糖尿病外,还可表现为特征性皮肤红斑、体重减轻等。血浆胰高血糖素升高,影像学检查可协诊。

(6) 醛固酮瘤:醛固酮分泌过多致钠潴留和钾丢失,低血钾可抑制胰岛素分泌和作用,导致糖耐量减低,甚至出现糖尿病。患者除血糖升高外,大多还有缓慢发展的良性高血压,有肌肉神经功能障碍。查电解质示血钠增高、血钾减低、尿钾增高,血、尿醛固酮增高,影像学检查可协助定位诊断。

(7) 肢端肥大症:由于生长激素(GH)瘤分泌过多 GH 所致,大量的 GH 可拮抗胰岛素作用,导致糖尿病的发生、发展。瘤体增大时可有腺垂体受压症状如闭经、甲状腺功能减退、肾上腺皮质功能减退症和周围组织压迫症状(如头痛)等。查垂体分泌功能及头部 MRI 等可明确诊断。

5. 药物或化学制剂所致的糖尿病 很多药物可致胰岛分泌功能受损,促使具胰岛素抵抗的个体发生糖尿病,如吡甲硝苯脲(Vacor)、喷他脒、烟酸、糖皮质激素、甲状腺激素、二氮嗪、β 肾上腺素受体激动药、噻嗪类利尿剂、苯妥英钠、α 干扰素等均可引起糖尿病,一般停药后血糖可恢复正常。

6. 感染 如先天性风疹、巨细胞病毒感染等在有遗传易感基因的个体可致胰岛 β 细胞破坏而发生糖尿病。此患者常有各自感染性疾病的表现,如发热、皮疹、浅表淋巴结肿大、肝脾大等。行血常规、病原学检查等可协诊。

7. 不常见的免疫介导性糖尿病

(1) 胰岛素受体抗体病(B 型胰岛素抵抗综合征):临床特点为:女性多见;发病年龄多在40~60 岁;有高胰岛素血症及严重胰岛素抵抗,临床可表现为胰岛素抗药性糖尿病,病程中常出现低血糖;常伴有其他自身免疫病。

(2) 僵人综合征:临床特点为:成年起病;无家族史;在惊恐、声音刺激或运动后呈一过性躯干、颈肩肌肉僵硬伴痛性痉挛,腹壁可呈板样僵硬;无感觉障碍或锥体束征;约 1/3 患者发生糖尿病。

8. 其他与糖尿病相关的遗传综合征 Down 综合征、Klinefelter 综合征、Tuner 综合征、Wolfram 综合征、Friedreich 共济失调、Huntington 舞蹈病、Laurence-Moon-Biedel 综合征、强直性肌营养不良、卟啉病、Prader-Willi 综合征。

9. 肝脏疾病所引起的肝源性糖尿病 患者通常在糖尿病发生前有肝脏疾病的病史,肝功能损害,因肝功能受损导致肝糖原的合成和分解障碍,通常表现为空腹血糖升高为主。常可找到原发病证据,原发性疾病治愈后糖代谢紊乱可得到一定程度的缓解。需进一步检查以明确。

10. 各种应激和急性疾病时伴有的血糖升高 如急性感染、创伤、急性心肌梗死或其他应激情况下,可出现暂时性血糖升高,应激消除后糖代谢紊乱可恢复。

(五) 1 型糖尿病与 2 型糖尿病鉴别

1 型糖尿病与 2 型糖尿病的差别主要体现在以下几点(表 1-4-6):

1. 年龄的区别 1 型糖尿病大多数为 40 岁以下发病,20 岁以下的青少年及儿童绝大多数为 1 型糖尿病,仅极少数例外;2 型糖尿病大多数为 40 岁以上的中老年人,50 岁以上的人患 1 型糖尿病很少。总之,年龄越小,越容易是 1 型糖尿病;年龄越大,越容易是 2 型糖尿病。

2. 起病时体重的区别 发生糖尿病时,明显超重或肥胖者大多数为 2 型糖尿病,肥胖越明显,越易患 2 型糖尿病;1 型糖尿病患者在起病前体重多属正常或偏低。无论是 1 型还是 2 型糖尿病,在发病之后体重均可有不同程度降低,而 1 型糖尿病患者往往有明显消瘦。

3. 临床症状的区别 1 型糖尿病均有明显的临床症状,如多饮、多尿、多食等,即“三多”,而 2 型糖尿病常无典型的“三多”症状。2 型糖尿病患者由于临床症状不明显,常常难以确定何时起病,有的只是在检查血糖后才知道自己患了糖尿病。1 型糖尿病患者由于临床症状比较突出,故常能确切地指出自己的起病时间。

4. 急慢性并发症的区别 1 型糖尿病容易发生酮症酸中毒,2 型糖尿病较少发生酮症酸中毒,但年龄较大者易发生非酮症高渗性昏迷。就慢性并发症而言,1 型糖尿病容易并发眼底视网膜病变、肾脏病变和神经病变,发生心、脑、肾或肢体血管动脉硬化性病变则不多见,而 2 型糖尿病除可发生与 1 型糖尿病相同的眼底视网膜病还常合并高血压。因此 2 型糖尿病患者发生冠心病及脑血管意外的机会远远超过 1 型糖尿病患者,这是一个十分明显的不同点。

5. 临床治疗的区别 1 型糖尿病只有注射胰岛素才可控制高血糖,稳定病情,口服降糖药一般无效。2 型糖尿病通过合理的饮食控制和适当的口服降糖药治疗,便可获得一定的效果,当口服降糖药治疗失败、胰岛 β 细胞功能趋于衰竭或出现严重的急慢性并发症时,也是胰岛素的适应证。对于那些通过临床表现很难判断是哪种类型糖尿病的患者,常常需要进一步的检查。

表 1-4-6 1 型糖尿病与 2 型糖尿病鉴别要点

	1 型糖尿病	2 型糖尿病
起病年龄	多在 35 岁前	多在 40 岁以后
起病情况	急	缓慢
"三多一少"症状	典型明显	轻
酮症倾向	有	无
体型	多消瘦	肥胖
糖尿病家族史	常无	常有
胰岛素治疗	敏感、必需	不敏感
口服降糖药物治疗	无效	有效
胰岛素、C- 肽水平	低	正常或增高
ICA、IAA、GAD65	阳性	阴性

(李 伟)

参 考 文 献

［1］International Expert Committee. International Expert Committee Report on the Role of the A1C Assay in the Diagnosis of Diabetes. Diabetes Care,2009,32(7):1327-1334.

［2］American Diabetes Association. Standards of medical care in diabetes—2014. Diabetes Care,2014,Suppl 1:S14-S80.

［3］中华医学会妇产科学分会产科学组,中华医学会围产医学分会妊娠合并糖尿病协作组. 妊娠合并糖尿病诊治指南(2014). 中国实用乡村医生杂志,2017,8:45-52.

第五节 并 发 症

一、急性并发症

糖尿病患者急性并发症包括糖尿病酮症（diabetic ketosis，DK）、糖尿病酮症酸中毒（diabetic ketoacidosis，DKA）、高血糖高渗综合征（hyperglycemic hyperosmolar syndrome，HHS）、乳酸酸中毒、糖尿病低血糖症等。在因急性并发症入院的具体原因中，DKA 最常见，占 70.4%，低血糖和高血糖高渗综合征所占构成比分别为 15.2% 和 12.2%，乳酸酸中毒仅占 2.2%。

（一）糖尿病酮症酸中毒

糖尿病酮症酸中毒是由于胰岛素不足和升糖激素不适当升高引起的糖、脂肪和蛋白代谢严重紊乱综合征，临床表现主要为高血糖、高血酮和代谢性酸中毒。在 1 型和 2 型糖尿病患者均可发生，有些 2 型糖尿病患者会无明显诱因出现胰岛功能的急性下降，若同时伴有胰岛素抵抗则能引起 DKA。尤其多见于非洲裔的加勒比人和一些非白种人的种族。这种对生命存在潜在威胁的 2 型糖尿病被称为有酮症倾向的 2 型糖尿病（又称为 Flatbush 型或 1b 型糖尿病）。

在胰岛素发现以前，DKA 的死亡率高达 90% 以上，是儿童和青少年糖尿病患者的主要死因之一。随着胰岛素治疗、补液纠正脱水为主的标准化 DKA 治疗方案的实施，死亡率逐渐下降，降至不足 10%。但在老年患者以及合并有危及生命的严重疾病者，显著增加了脑水肿、永久性神经损害及合并症发生可能，需进行紧急抢救。并且新近研究发现，尽管因糖尿病酮症酸中毒住院的 1 型糖尿病成年患者在住院期间的死亡率极低，但出院后的早期死亡风险增加，因 DKA 住院 1 次的患者，其 5 年内死亡风险增加 10%，因 DKA 住院 4 次以上的患者，6 年内死亡的风险增加 30%。反复发生糖尿病酮症酸中毒的患者中超过 1/5 会在 3 年内死亡，尤其是年轻人及处方抗抑郁药的社会弱势患者，因此 DKA 的临床危害不可忽视。

1. 诱因 T1DM 患者有自发 DKA 倾向，T2DM 患者在一定诱因作用下也可发生 DKA，其中约 20%~30% 患者既往无糖尿病病史。糖尿病酮症酸中毒常见的诱因有急性感染、胰岛素不适当减量或突然中断治疗，其他诱因包括饮食不当、胃肠疾病、急性胰腺炎、心肌梗死、脑血管意外、创伤、手术、妊娠、分娩、精神刺激等，诱发高血糖危象的药物包括糖皮质激素、噻嗪类利尿剂、拟交感神经药物及第二代抗精神病药。新发 T1DM 或 T2DM 的胰岛素治疗中断常可引起 DKA。亦有报道称 DKA 可为肢端肥大症、肾上腺疾病（如嗜铬细胞瘤和库欣综合征）的临床表现之一。近期用于治疗 2 型糖尿病的钠 - 葡萄糖协同转运蛋白 2（sodium-glucose cotransporter 2，SGLT2）抑制剂可导致酮症酸中毒。

2. 发病机制 脂肪分解过程中，甘油三酯在激素敏感性脂肪酶的作用下水解成脂肪酸。胰岛素可以抑制脂肪酸的生成。脂肪酸被氧化成乙酰辅酶 A。乙酰辅酶 A 进入三羧酸循环为细胞提供能量。糖尿病患者因为各种原因导致血中胰岛素有效作用减弱，而升糖激素如胰高血糖素、儿茶酚胺、皮质激素、生长激素等水平升高，导致肝和肾脏葡萄糖生成增加、外周组织对葡萄糖的利用降低，血糖持续升高，脂肪组织分解为游离脂肪酸，释放入血液循环,并在肝脏氧化分解产生酮体,包括β-羟丁酸(β-hydroxybutyrate,β-OHB)、乙酰乙酸和丙酮,从而造成酮血症及代谢性酸中毒。1型糖尿病患者,胰岛素的绝对缺乏导致过多的乙酰辅酶A生成,而超出了三羧酸循环氧化的能力,而导致酮体生成。2型糖尿病患者,内源性胰岛素足以抑制过度的脂肪分解和酮体生成。但酮症倾向的2型糖尿病患者,在胰岛素抵抗的基础上,胰岛素分泌的急剧下降,导致过度的脂肪分解和酮体的生成。

3. 临床表现 DKA常呈急性发病,主要表现有多尿、烦渴多饮和乏力症状加重,失代偿阶段出现食欲减退、恶心、呕吐,常伴头痛、烦躁、嗜睡等症状,呼吸深快,呼气中有烂苹果味(丙酮气味);病情进一步发展,出现严重失水现象,尿量减少、皮肤黏膜干燥、眼球下陷,脉快而弱,血压下降、四肢厥冷;到晚期,各种反射迟钝甚至消失,终致昏迷。

DKA患者常见(>50%)恶心、呕吐和弥漫性腹痛,以腹痛为首发症状的糖尿病酮症酸中毒约占全部酮症酸中毒患者的5%,且以青少年为主,无明显的性别差异。DKA合并急性胰腺炎的发生率为10%~15%。21%~79%的DKA患者血淀粉酶水平升高,这可能是非胰源性的,还可能来自腮腺。血脂肪酶测定有助于胰腺炎的鉴别诊断,但DKA患者的脂肪酶也会升高。DKA中高甘油三酯(TG)和胰岛素缺乏是诱发急性胰腺炎的重要因素。患者在DKA纠正后并未用降脂药,其血脂即很快下降,TG的下降可减弱或消除急性胰腺炎的致病因素。故对DKA伴胆道疾病或严重高脂血症者或治疗数小时后腹痛未随DKA纠正而缓解,且于进食或进饮后加重者,均应及时查淀粉酶、脂肪酶,必要时行腹部CT检查以免漏诊急性胰腺炎。目前认为主要与以下因素有关:①电解质紊乱导致胃肠道平滑肌运动障碍;②酸中毒时细胞内钾离子向细胞外转移,细胞内缺钾可致急性胃扩张和麻痹性肠梗阻;③血容量不足、组织缺氧产生的毒性产物刺激腹膜;同时血容量不足可引起消化系统微循环低灌注,损伤胰腺;④酮体从消化道排出,刺激胃黏膜,引起胃肠功能紊乱甚至溃疡而出现腹痛;⑤糖尿病引起胃肠自主神经功能紊乱,胃肠动力失调,胃排空延迟;应急刺激Oddi括约肌收缩,胆囊及胆管内压力增高,出现腹痛。

以腹痛为首发症状的酮症酸中毒与外科急腹症极为相似,临床上极易误诊,但仔细对照,两者还是有区别可循,主要鉴别要点为:①以腹痛为首发症状的酮症酸中毒患者症状和体征不十分相符,虽有全腹压痛,但无反跳痛、肌紧张等腹膜刺激症;②腹腔穿刺一般无腹腔渗出血;③解痉药镇痛效果差;④酮症酸中毒患者经积极治疗数小时后,腹痛症状可逐渐缓解至消失,而外科急腹症则表现为腹痛持续时间很长,控制难度大。临床上对腹痛患者需认真分析,因为腹痛既可以是DKA的结果,也可能是DKA的诱因(尤其在年轻患者)。如果脱水和代谢性酸中毒纠正后,腹痛仍不缓解,则需进一步检查。对门、急诊腹痛患者,尽早寻找诊断线索,认真询问糖尿病病史,了解患者降血糖药物使用情况和血糖控制情况,即使对于没有糖尿病病史的患者,也不能放松对糖尿病酮症酸中毒的警惕。辅助检查要全面,对原因不明的腹痛患者应常规检查血糖、尿常规和血生化,完善彩超、腹透、CT等检查尽快明确有无外科急腹症。

4. 实验室检查 对于考虑DKA的患者,首要的实验室检查应包括:血糖、血尿素氮和肌酐、血清酮体、电解质(可以计算阴离子间隙)、渗透压、尿常规、尿酮体、血气分析、血常规、心电图。如果怀疑合并感染还应该进行血、尿、咽部的细菌培养。如有相关指征,还应该作胸片检查,同时给予适当抗生素治疗。糖化血红蛋白检测有助于判断近期病情控制的好坏。详见表1-5-1。

表 1-5-1 糖尿病酮症酸中毒常见实验室检查项目

项目	临床意义
血糖、尿糖	升高,一般在 16.7~33.3mmol/L,超过 33.3mmol/L 时多伴有高血糖高渗综合征或有肾功能障碍。尿糖阳性或强阳性
尿酮体检测	主要测定的是乙酰乙酸及丙酮,简便且灵敏度高,是目前国内诊断 DKA 的常用指标。尿酮体阳性或强阳性。其主要的局限是留取样本有时有困难,导致诊断时间的延误,且特异性较差,假阳性率高
血酮检测	主要测定的是 β- 羟丁酸。鉴于 DK 及 DKA 时酮体增高主要以 β- 羟丁酸为主,可更直接准确地反映体内酮体水平,并具有方便快捷、特异性及敏感性更高的优势,是诊断 DKA 的最关键方法。β- 羟丁酸下降速度还可作为评估临床疗效的标准;血酮值的下降是决定 DKA 缓解的关键因素(DKA 的缓解依赖于酮症的消除)
血尿素氮、肌酐	轻中度升高,一般为肾前性
血钠	血钠水平可以低于正常。血钠的下降通常是由于高血糖造成高渗透压,使细胞内的水转移至细胞外稀释所致。如果高血糖患者血钠浓度增加则提示严重水丢失
血钾	血钾水平在治疗前高低不定。胰岛素缺乏及酸中毒致血钾向细胞内转移减少导致高钾血症。如果血钾浓度低于正常,则提示患者机体内的总钾含量已经严重缺乏
血清渗透压	有效渗透压计算方法:$[2 \times Na^+(mmol/L) + 血糖(mmol/L)]$,尿素氮浓度可以忽略不计
阴离子间隙	阴离子间隙是通过氯离子与碳酸氢根离子的浓度之和与钠离子浓度差 $[Na^+-(Cl^-+HCO_3^-)]$ 计算得到的。正常的阴离子间隙范围在 7~9mmol/L,若 >10~12mmol/L 表明存在阴离子间隙增加性酸中毒
白细胞计数	大多数高血糖危象患者会发生白细胞计数增高,白细胞计数高于 $25.0 \times 10^9/L$ 则提示体内有感染,须进一步检查

5. 诊断和鉴别诊断

(1) 诊断:早期诊断是决定 DKA 治疗成败的关键,对已知有糖尿病史的患者,存在 DKA 的常见诱因以及临床三大特征(明显脱水、酸中毒和意识障碍),诊断并不困难;经查血、尿糖及酮体后即可确诊。当血酮≥3mmol/L 或尿酮体阳性,血糖 >13.9mmol/L 或已知为糖尿病患者,血清 HCO_3^->18mmol/L 和 / 或动脉血 pH 值 >7.3 时可诊断为糖尿病酮症,而血清 HCO_3^-<18mmol/L 和 / 或动脉血 pH 值 <7.3 即可诊断为 DKA。如发生昏迷可诊断为 DKA 伴昏迷。

根据疾病严重程度分为轻度、中度和重度。仅有酮症而无酸中毒称为糖尿病酮症;轻、中度除酮症外,还有轻至中度酸中毒;重度是指酸中毒伴意识障碍(DKA 昏迷),或虽无意识障碍,但血清碳酸氢根低于 10mmol/L。

对于未提供糖尿病病史,或症状不典型(如腹痛),临床上易于疏忽,应警惕本病的可能性,立即查末梢血糖、血酮、尿糖、尿酮,同时抽血查血糖、血酮(β- 羟丁酸)、尿素氮、肌酐、电解质、血气分析等以肯定或排除本病。临床上对于原因不明的恶心呕吐、酸中毒、失水、休克、昏迷的患者,尤其是呼吸有酮味(烂苹果味)、血压低而尿量多者,无论有无糖尿病病史,均应想到本病的可能性。

(2) 鉴别诊断:①糖尿病酮症:在 DKA 发展过程中,当患者酸碱平衡处于代偿阶段,可以仅表现为酮症。诊断标准为:血酮≥3mmol/L 或尿酮体阳性,血糖 >13.9mmol/L 或已知为糖尿病患者,血清 HCO_3^- >18mmol/L 和 / 或动脉血 pH 值 >7.3;②其他类型糖尿病昏迷:低血糖昏迷、高血糖高渗状态、乳酸酸中毒;③其他疾病所致昏迷:脑膜炎、尿毒症、脑血管意外等。部分患者以 DKA 作为糖尿病的首发表现,某些病例因其他疾病或诱发因素为主诉,有些患者 DKA 与尿毒症或脑卒中共存等使病情更为复杂,应注意辨别。

6. 治疗 迅速评估脱水状态,建立静脉通道。同时采血测血糖、血酮、电解质、血气分析等指标。根据病情可留置胃管,给予吸氧等相应处理。对单有酮症者,需补充液体和胰岛素治疗,持续到酮体消失。密切观察生命体征,记 24h 出入量,补液后保持尿量 >2ml/min 为宜。在起初 6h 内每 1h 检测血酮、血糖,每 2h 检测血电解质。目标 24h 内纠正酸中毒和酮症。

(1)补液:补液治疗能纠正失水,恢复血容量和肾灌注,有助于降低血糖和清除酮体。第 1h 输入等渗盐水,速度为 15~20ml/(kg·h)(一般成人 1~1.5L)。补液速度原则上应先快后慢,随后补液速度取决于脱水的程度、电解质水平、每小时尿量及周围循环状况。要在第一个 24h 内补足预先估计的液体丢失量,监测血流动力学、出入量、血糖、血酮、电解质和动脉血气分析及临床表现。对于心功能正常的患者前 4h 可补充总脱水量的 1/3~1/2,如严重脱水的患者可在第 1h 内静脉输入 1 000ml 等渗盐水。对合并心肾功能不全者,补液过程中检测血浆渗透压,对患者的心、肾、神经系统进行评估以防止出现补液过多。血糖≤11.1mmol/L 时,须补 5% 葡萄糖注射液并继续胰岛素治疗,直至血酮、血糖均得到控制。

(2)胰岛素治疗:一般采用小剂量胰岛素静脉滴注治疗方案,首次按 0.1U/kg 体重的静脉给予普通胰岛素负荷剂量,继以 0.1U/(kg·h)速度持续静脉滴注。若第 1h 内血糖下降不到 10%,则以 0.14U/kg 静注后继续先前的速度输注,以后根据血糖下降程度调整,每小时血糖下降 4.2~5.6mmol/L 较理想。床旁监测患者血糖及血酮,当 DKA 患者血酮值的降低速度 <0.5mmol/(L·h)时,则增加胰岛素的剂量 1U/h。当 DKA 患者血糖达到 11.1mmol/L,可减少胰岛素输入量至 0.02~0.05U/(kg·h),此时静脉补液中应加入葡萄糖。此后需调整胰岛素给药速度及葡萄糖浓度以维持血糖值在 8.3~11.1mmol/L,血酮 <0.3mmol/L。血酮转阴,患者恢复进食后,可以改用胰岛素多次皮下注射或胰岛素泵持续皮下注射。

(3)纠正电解质紊乱和酸中毒:补钾治疗应和补液治疗同时进行,血钾 <5.5mmol/L 时,并在尿量 >40ml/h 的前提下,应开始静脉补钾;血钾 <3.3mmol/L,应优先进行补钾治疗。严重低钾血症可危及生命,应立即补钾,当血钾升至 3.5mmol/L 时,再开始胰岛素治疗,以免发生心律失常、心脏骤停和呼吸肌麻痹。原则上不积极补碱,避免过量补碱,仅血 pH 值 <6.9 进行补碱治疗,可考虑适当补充等渗碳酸氢钠液,直到 pH 值 >7.0。静脉 pH 值应每 2h 测定一次,维持 pH 值在 7.0 以上。

(4)去除诱因和治疗并发症:积极寻找诱发因素并予以相应治疗,感染是最常见的诱因,应及早使用敏感抗生素。治疗并发症,如休克、感染、心力衰竭和心律失常、脑水肿和肾衰竭等。

保持良好的血糖控制,预防和及时治疗感染及其他诱因,加强糖尿病教育,提高糖尿病患者和家属对 DKA 的认识,同时进行毛细血管血糖和尿酮体监测可以保证对高血糖相关酮症的早期识别,是预防 DKA 的主要措施,并有利于本病的早期诊断和治疗。FDA 建议服用钠 - 葡萄糖协同转运蛋白 2(SGLT2)抑制剂的患者,应评估患者有无酮症酸中毒的体征或症状——呼吸困难、恶心、呕吐、腹痛、意识模糊和异常疲劳以及嗜睡,如果证实有酸中毒,应停用药物,治疗酸中毒并监测葡萄糖水平。对以 DKA 起病的糖尿病患者来讲,分辨其是酮症倾向的 2 型糖尿病患者或是 1 型糖尿病患者非常重要。如将酮症倾向的 2 型糖尿病患者误诊为 1 型糖尿病,可能导致患者不必要的长期使用胰岛素,而引起潜在体重增加和低血糖症的风险,并影响患者工作和生活质量。正确诊断酮症倾向的 2 型糖尿病患者,可以使大多数这样的患者胰岛素逐渐减量并于数月后停用,改为口服降糖药治疗。

(二)高血糖高渗综合征

HHS 是糖尿病的严重急性并发症之一,临床以严重高血糖而无明显酮症酸中毒、血浆渗透压显著升高、脱水和意识障碍为特征。有些患者在出现高血糖高渗时,可无昏迷或伴有酮症。

DKA 与 HHS 是以胰岛素缺乏和严重高血糖为特征的两种截然不同的代谢紊乱。两者可能同时存在。HHS 是体内胰岛素相对缺乏使血糖升高,并进一步引起脱水,最终导致严重的高渗状态。DKA 使胰岛素缺乏更为严重,循环内的低胰岛素水平不仅引起高血糖和脱水,还产生酮体和酸。HHS 的发生率低于 DKA,且多见于老年 2 型糖尿病患者。HHS 的预后不良,病死率为 DKA 的 10 倍以上,国外报道,英国和美国的成人 DKA 死亡率低于 1%,而 HHS 死亡率则高达 10% 左右,85 岁以上的老年人为 35%。抢救失败的主要原因是高龄、严重感染、重度心力衰竭、肾衰竭、急性心肌梗死和脑梗死等。

1. 诱因 常有明显诱因,详见表 1-5-2,如感染、急性肠胃炎、脑血管意外、严重肾脏疾病、血液或腹膜透析治疗、某些药物(如糖皮质激素、免疫抑制剂)、误诊输入葡萄糖或口服大量橘子糖水等,均可使机体对胰岛素产生抵抗、升高血糖、加重脱水,诱发或促使病情恶化。

表 1-5-2 高血糖高渗综合征常见诱因

分类	常见诱因
应激	如感染(特别是呼吸道及泌尿道感染)、外伤、手术、脑血管意外、心肌梗死、急性胰腺炎、胃肠道出血、中暑或低温等
摄水不足	是诱发 HHS 的重要因素,可见于口渴中枢敏感性下降的老年患者,不能主动进水的幼儿或卧床患者,精神失常或昏迷患者,以及胃肠道疾病患者等
失水过多	见于严重的呕吐、腹泻,以及大面积烧伤患者
高糖的摄入	见于大量服用含糖饮料、静脉注射高浓度葡萄糖、完全性静脉高营养,以及含糖溶液的血液透析或腹膜透析等。值得提出的是,HHS 被误认为脑血管意外而大量注射高渗葡萄糖液的情况在急诊室内并不少见,结果造成病情加剧,危及生命
药物	包括各种糖类皮质激素、利尿剂(特别是噻嗪类及呋塞米)、苯妥英钠、氯丙嗪、普萘洛尔、西咪替丁、免疫抑制剂、硫唑嘌呤和甘油等

2. 发病机制 本症发病机制复杂,未完全阐明。患者年老、脑血管功能差,极度高血糖、失水严重、血液浓缩、继发性醛固酮分泌增多加重高血钠,使血浆渗透压增高,脑细胞脱水,从而导致突出的神经精神症状。

HHS 患者与 DKA 患者的另一个显著区别是 HHS 患者多无显著的酮症酸中毒。造成这种区别的确切原因尚不清楚,目前有以下几种解释:①HHS 患者有相对较高的胰岛素分泌,足以抑制脂肪的分解和酮体的生成,但不能阻止其他诱因造成的血糖升高;②HHS 患者血浆生长激素和儿茶酚胺水平低于 DKA,这两种激素有促进脂肪分解和酮体生成的作用;③HHS 患者脱水比 DKA 严重,而严重的脱水不利于酮体的生成;④HHS 患者常有肝脏生酮作用的障碍和肾脏排糖能力的下降,使患者血糖很高而酮症较轻;⑤严重的高血糖与酮体生成之间有某种拮抗作用。

3. **临床表现** HHS 起病常比较隐匿,发病缓慢,历经数日到数周。前驱期呈烦渴、多饮、多尿、无力、头晕、食欲减退、恶心、呕吐、腹痛等,反应迟钝,表情淡漠。典型期由于严重的失水引起血浆高渗和血容量减少,患者主要表现为严重的脱水,周围循环衰竭常见。表现为皮肤干燥和弹性减退、眼球凹陷、舌干、脉搏快而弱,卧位时颈静脉充盈不好,立位时血压下降。严重者出现休克,但因脱水严重,体检时可无冷汗。有些患者虽有严重脱水,但因血浆的高渗促使细胞内液外出,补充了血容量,可能掩盖了失水的严重程度,而使血压仍保持正常。

可表现为局灶神经症状(偏盲和偏瘫)及占位性表现(局灶性或广泛性)。患者常有显著的精神神经症状和体征,半数患者有不同程度的意识模糊。1/3 患者处于昏迷状态。HHS 患者的意识障碍与否,主要决定于血浆渗透压升高的程度与速度。与血糖的高低也有一定关系,而与酸中毒的程度关系不大。患者常可有各种神经系统体征,如癫痫发作、偏瘫、偏盲、失语、视觉障碍、中枢性发热和阳性病理征等。提示可能有因脱水、血液浓缩和血管栓塞而引起的大脑皮层或皮层下的损害。与 DKA 相比,前者失水更为严重、神经精神症状更为突出。

4. **实验室检查** 血糖明显增高,多在 33.3mmol/L 以上。尿糖呈强阳性。患者可因脱水及肾功能损害而致尿糖不太高,但尿糖阴性者罕见。尿比重较高。血酮多正常或轻度升高,尿酮多阴性或弱阳性,常伴有蛋白尿和管型尿。

血浆渗透压显著增高是 HHS 的重要特征和诊断依据,一般在 350mOsm/L 以上。血钠多升高,可达 155mmol/L 以上。血 K^+ 正常或降低,有时也可升高。血 Cl^- 情况多与血 Na^+ 一致。血 Na^+、K^+、Cl^- 的水平取决于其丢失量、在细胞内外的分布情况及患者血液浓缩的程度。

血尿素氮、肌酐常增高,多为肾前性,反映严重脱水和肾功能不全。BUN 可达 21~36mmol/L(60~100mg/dl),Cr 可达 124~663μmol/L(1.4~7.5mg/dl),BUN/Cr 比值(按 mg/dl 计算)可达 30:1(正常人多在 10:1~20:1)。有效治疗后 BUN 及 Cr 多显著下降。BUN 与 Cr 进行性升高的患者预后不佳。

患者白细胞计数常增多,血细胞比容常升高,反映脱水和血液浓缩。不少患者尿常规、血及尿培养、胸透和心电图可有改变。

5. **诊断** 凡有糖尿病病史、糖尿病家族史或无糖尿病史患者,如出现意识障碍时,有定位体征,尤其是老年人应考虑高血糖高渗状态可能性大。老年高血糖高渗状态具有高血糖、高血浆渗透压,缺乏明显酮症和意识进行性丧失四大特点。

HHS 的实验室诊断参考标准是:血糖 33.3mmol/L;有效血浆渗透压 320mOsm/L;血清碳酸氢根 18mmol/L 或动脉血 pH 值 ≥7.30;尿糖呈强阳性,而尿酮阴性或为弱阳性。值得注意的是有并发 DKA 或乳酸酸中毒的可能性。个别病例的高渗状态主要是由于高血钠,而不是高血糖造成的。因此尿酮阳性,酸中毒明显或血糖低于 33mmol/L,并不能作为否定 HHS 诊断的依据。但 HHS 患者无一例外地存在明显的高渗状态,如昏迷患者血浆有效渗透压低于 320mmol/L,则应考虑到其他可能引起昏迷的疾病的可能性。

6. 治疗 主要包括积极补液,纠正脱水,同时予以持续小剂量胰岛素输注及对症治疗。消化道补液对纠正高渗昏迷脱水尤为重要,对预后也至关重要。

(1) 补液:HHS 患者往往严重脱水,开始的补液量达到 10L 甚至更多。然而,由于 HHS 患者往往年龄较大、病情较重,他们需要酌情调整补液速度。主张首先给予的补液量为 250ml,快速静脉滴注以尽快补充血容量。随后进行持续静脉补液,补液量为 150~250ml/h,具体情况依据患者的心肺状态和血浆清渗透压情况调整。对于昏迷患者,予以胃管补液,经胃管每 4h 注入温开水 300~400ml,直至患者能主动饮水。清醒后,如高渗尚未纠正,应鼓励患者主动饮水,24h 饮水 1 500~2 000ml,直至高渗纠正。

(2) 静脉输液种类选择:一般主张,在治疗开始,化验结果尚未回报时,在血压低而且血 $Na^+ \leqslant 150mmol/L$ 时,以及在治疗过程中血浆渗透压降至 330mmol/L 以下时,均应使用等渗盐液(308mmol/L);在无明显的低血压而血 $Na^+ > 150mmol/L$ 时,应使用半渗溶液,如 0.45%NaCl 溶液(154mmol/L)或 2.5% 葡萄糖溶液(139mmol/L);如患者血压低,收缩压 <10.7kPa(80mmHg)时,可使用全血、血浆或 10% 右旋糖酐生理盐水 500~1 000ml 予以纠正,如同时又有高血 $Na^+(Na^+ \geqslant 150mmol/L)$ 时,则可同时使用全血(或血浆)及半渗溶液,有人甚至主张全血(或血浆)与 5% 葡萄糖溶液联合使用;在治疗过程中,当血糖下降至 14mmol/L (250mg/dl)应使用 5% 葡萄糖溶液(278mmol/L)或 5% 葡萄糖生理盐水(586mmol/L),以防止血糖及血浆渗透压过快下降。

(3) 胰岛素:小剂量静脉滴注控制血糖、每小时予以胰岛素 5~6U,直至高渗纠正。改为每天分次输注胰岛素或皮注胰岛素及口服降糖药治疗。

(4) 其他:纠正水、电解质和酸碱失衡以及去除诱因和治疗并发症。

(三) 低血糖昏迷

血糖降低并出现相应症状及体征时称为低血糖症。低血糖症不是一种独立的疾病,而是多种原因引起的血葡萄糖浓度过低综合征。低血糖是糖尿病潜在的严重并发症,可反复发生,有时可危及生命。2 型糖尿病患者的低血糖发生率较 1 型糖尿病患者低。严重低血糖事件在 2 型糖尿病早期并不常见,但随着病情的进展,低血糖的发生和血糖控制的关系逐渐密切,到病程后期,风险可大大增高,强化治疗增加低血糖发生率是不可避免的。低血糖是胰岛素治疗所引起的最常见和最严重的不良事件。众所周知,除可引起直接伤害、昏迷甚至死亡外,有证据显示,低血糖可增加多年后痴呆风险。具有里程碑意义的美国糖尿病协会糖尿病控制与并发症研究(DCCT)试验结果显示,每年有 27% 强化胰岛素治疗的 1 型糖尿病患者发生严重低血糖。反复的低血糖将导致高血糖状态,从而增加糖尿病并发症风险,最终降低患者的生活质量,并导致医疗花费增加。

老年患者在治疗糖尿病的过程中容易发生低血糖昏迷,原因有:①老年人生理功能减退,激素调节功能差,当发生低血糖时,胰岛素抵抗激素如胰高血糖素、肾上腺素、生长激素及皮质醇分泌障碍,不能有效调节血糖变化。②老年患者往往合并多种慢性疾病,如高血压、冠心病、心功能不全及慢性支气管炎等,常同时服用多种药物如阿司匹林、利血平、氨茶碱、美托洛尔、血管紧张素转换酶抑制剂(ACEI)等,这些药物与磺脲类等降糖药合用可以降低降糖药物在肝的代谢和肾的排泄,增强降糖药物的效应,或掩盖低血糖时交感神经兴奋的症状。③老年糖尿病患者病程长,就诊意识不强,依从性差,服药不规律。遇病情变化(如发热、进食少、呕吐、腹泻等)不能及时调整降糖药用量,不能定期或及时监测血糖等。④老年患者低血糖反应发生时大汗、心动过速等交感神经兴奋症状、体征不明显,加之对此类自主神经症状感知降低,常常不能判断低血糖的发生而进行早期干预,故老年患者发生低血糖可直接昏迷。

1. **诱因** 对于糖尿病患者,引起低血糖的最常见原因为糖尿病治疗药物。无论是1型糖尿病患者的胰岛素绝对分泌不足还是2型糖尿病患者的相对分泌不足,胰岛素的生理效应急剧下降,因此会出现高血糖症状。为纠正血糖水平,降糖药物或胰岛素的应用不可避免。当药物及胰岛素剂量过高、给药时间不当或剂型错误,降糖治疗过于激进(HbA1c过低、设定的血糖控制目标较低或血糖下降过快)而自身外源性葡萄糖摄入减少或延迟(如未正常进食、隔夜禁食等)、内源性葡萄糖生成下降(如大量饮酒)或葡萄糖利用增加(如剧烈运动等)时,很容易出现低血糖。此外,当糖尿病患者合并如肾功能不全,垂体、肾上腺皮质功能减退等,也很容易出现低血糖。

2. **临床表现** 低血糖对机体的影响以神经系统为主,尤其是脑。脑不能储存或产生葡萄糖,因此其需要的能量几乎全来自血糖。低血糖时,中枢神经系统每小时仍需要6g葡萄糖,当血糖得不到补充,肝糖原全部耗尽,出现脑功能障碍,补充葡萄糖后则可恢复。低血糖引起的脑损害是可逆的,但如果长时间严重低血糖,脑细胞可发生不可逆的损害或死亡。低血糖的症状和体征是由于神经元缺乏葡萄糖所致,可分为两类:自主神经系统症状和神经低血糖症状,前者由自主神经系统兴奋引起,伴有肾上腺髓质释放肾上腺素进入血液循环以及靶组织内交感神经末梢分泌去甲肾上腺素;后者是大脑缺乏葡萄糖所致。自主神经系统症状的出现往往早于神经低血糖症状。持续性的严重低血糖会引起意识丧失,造成永久性的神经损伤,甚至死亡。低血糖发作还可能会导致患者发生心血管意外事件如心肌梗死、心律不齐、自主神经系统功能异常和心肌缺血。患者反复发作低血糖的风险,会导致的心理疾病,并影响患者的血糖控制。患者对低血糖发作以及治疗相关风险的恐惧,可能会导致患者停止降糖治疗,这是患者达到血糖控制的重大障碍。

3. **诊断** 目前对低血糖生化检测阈值的定义尚未达成共识,根据美国糖尿病协会、加拿大糖尿病学会和欧洲药品管理局对低血糖的诊断标准,血糖水平<3.9mmol/L(70mg/dl)即可诊断低血糖。低血糖严重程度可以根据患者的临床表现进行分级:包括轻、中、重度。轻度:出现自主神经症状患者可自行处理。中度:出现自主神经症状和神经性低血糖症状,患者可自行处理。重度:血糖浓度<2.8mmol/L(<50mg/dl),可能出现意识丧失,需他人协助治疗。糖尿病患者对于重度低血糖的最好防御就是在血糖下降的早期自己能感知到低血糖,并且立即进食可以快速吸收的碳水化合物。不能产生和/或不能觉察到这样的症状,称为无感知性低血糖,是一个严重的临床问题,使重度低血糖的危险增加约十倍。

4. **治疗**

(1)口服碳水化合物升高患者血糖:当出现低血糖时,应立即采取治疗措施(含糖量高的食物或药物)使血糖恢复至正常水平,约70~110mg/dl(3.9~6.1mmol/L)。如果患者神志清醒,可以吞咽,推荐在可能的情况下进食碳水化合物,如不能安全进食,必须胃肠道外给糖或药纠正低血糖。在糖尿病患者中,大多数无症状性低血糖(由自测血糖或持续血糖监测发现)或轻、中度症状性低血糖可由患者自行治疗,口服15~20g葡萄糖,最理想的是给予葡萄糖片,其次如含糖果汁、软饮料、牛奶、糖果、其他点心或进餐,临床症状一般在15~20min内缓解。但在胰岛素诱发的低血糖中,口服葡萄糖后血糖升高的时间根据胰岛素药效维持有所不同,在血糖水平升高后不久,如是长效口服降糖药或中长效胰岛素应进食较多点心或进餐,并连续监测血糖。

（2）必要时给予静脉滴注葡萄糖治疗：当低血糖患者无法口服碳水化合物时，必须通过胃肠外途径进行治疗。标准的治疗方法是经静脉注射葡萄糖，标准初始剂量为25g。静脉给予葡萄糖，应该小心谨慎，传统的是一次给予50ml的50%葡萄糖溶液的疗法，其葡萄糖浓度大，对组织有很大毒性，曾有静脉注射50%葡萄糖溶液外渗导致手部截肢的案例。重要的是给予葡萄糖的总量，100ml的25%葡萄糖溶液，甚至150~250ml的10%葡萄糖溶液更安全一些。在患者能够安全进食时，尽早进食，并连续监测血糖。

（3）积极寻找低血糖的诱因：对反复发生低血糖的患者，应考虑各种引发低血糖的危险因素。对于发生无感知低血糖的患者，应该放宽血糖控制目标，严格避免再次发生低血糖。预防低血糖就需要减少危险因素，及时调整治疗方案。个体化治疗是避免低血糖的关键，调整降糖药物的剂量以确保疗效最大化，同时良好的监测确保低血糖风险最小化，尤其是对胰岛素治疗的患者。

（4）加强患者自我管理教育，避免低血糖：加强医患沟通、制定合理的饮食方案及用药剂量是避免低血糖出现的重要方面。教育糖尿病患者正确识别低血糖的症状和体征、加强自我血糖监测，以及理解保持血糖控制的重要性是非常必要的。严格的自我血糖监测记录，可帮助发现是否存在低血糖的发生。目前《中国持续葡萄糖监测临床应用指南（2017年版）》推荐，胰岛素治疗的患者需要每日至少3次的自我血糖监测（SMBG），可根据不同的病情制定个体化监测方案。如有低血糖表现需随时测血糖。如出现不可解释的空腹高血糖或夜间低血糖，应监测夜间血糖。对于在SMBG指导下进行降糖治疗的2型糖尿病患者，如果出现以下情况建议进行动态血糖监测：无法解释的严重低血糖、反复低血糖、无症状性低血糖、夜间低血糖、无法解释的高血糖（特别是空腹高血糖）、自我监测血糖结果良好但HbA1c始终不达标或以及由于血糖波动大，出于对低血糖的恐惧刻意保持高血糖状态。

（四）糖尿病乳酸酸中毒

糖尿病乳酸酸中毒主要是体内无氧酵解的糖代谢产物乳酸大量堆积，导致高乳酸血症，进一步出现血pH值降低。糖尿病合并乳酸酸中毒的发生率较低，但病死率很高。大多发生在伴有肝、肾功能不全或慢性心肺功能不全等缺氧性疾病患者，主要见于服用苯乙双胍者。

1. **临床表现**　疲乏无力，厌食、恶心或呕吐，呼吸深大，嗜睡等。大多数有服用双胍类药物史。

2. **实验室检查**　明显酸中毒，但血、尿酮体不升高，血乳酸水平升高。

3. **诊断**　糖尿病乳酸酸中毒的诊断标准：对口服双胍类药物的糖尿病患者出现严重酸中毒而血酮体无明显升高，应考虑本病的可能，如血乳酸 >5mmol/L，乳酸/丙酮酸≥30∶1，实际碳酸氢盐（HCO_3^-）<10mmol/L，阴离子间隙（AG）>18mmol/L，可诊断为糖尿病乳酸酸中毒。

4. **治疗**　糖尿病乳酸酸中毒以预防为主，尚无确切依据支持二甲双胍的使用与乳酸酸中毒有关，肝肾功能正常的T2DM患者长期应用并不增加其乳酸酸中毒的风险，但要严格掌握禁忌证，当出现糖尿病酮症、重症感染、酗酒、肝肾功能不全、组织缺氧等情况下应避免使用。严格掌握双胍类药物的适应证，尤其是苯乙双胍，对伴有肝、肾功能不全，慢性缺氧性心肺疾病及一般情况差的患者忌用双胍类降糖药。二甲双胍引起乳酸酸中毒的发生率大大低于苯乙双胍，因此建议需用双胍类药物治疗的患者尽可能选用二甲双胍。使用双胍类药物患者在遇到危重急症时,应暂停用药,改用胰岛素治疗。

对于已经出现糖尿病乳酸酸中毒的患者可采用综合支持治疗。应积极抢救。治疗包括去除诱因、积极治疗原发病、补碱、纠正酸中毒、维持水电解质平衡、补液、扩容、纠正脱水和休克,必要时透析治疗。

(1) 病因治疗和对症处理:停用双胍类药物,胰岛素不足诱发者应采用胰岛素治疗。缺氧的患者应立即吸氧,休克者应积极补液扩容改善组织灌注,减少乳酸产生。而补液要做到输液足量,一般在第 1 个 24h 总液体量达 4 000~5 000ml,严重者可达 6 000~8 000ml,开始时速度较快,2h 内可输入 2 000~3 000ml。对于严重的乳酸酸中毒者,可静脉注射亚甲蓝促进乳酸脱氢氧化为丙酮酸。

(2) 纠正酸中毒:目前主张小剂量 $NaHCO_3$ 维持静脉滴注的方式,使 HCO_3^- 上升 4~6mmol/L,维持在 14~16mmol/L,动脉血 pH 值高于 7.2。而以往强调的大剂量 $NaHCO_3$ 静脉滴注的方法则不主张采用,因大剂量 $NaHCO_3$ 可引起高血钠、高血渗透压,加重了容量负荷,乳酸反而升高。

(3) 促进乳酸排泄:早期血液净化可提高乳酸酸中毒的抢救成功率,不仅可以纠正酸碱平衡,还可以直接清除乳酸和双胍类药物。目前没有证据表明哪类血液净化方式更好,但对于严重乳酸酸中毒、血流动力学不稳定的患者,持续性血液净化优于间断血液净化治疗。

二、慢性并发症

2 型糖尿病患者普遍存在数年隐性糖尿病时期,在诊断糖尿病时已有相当比例患者存在 1 种或多种慢性并发症。因此,对于初诊患者,需要全面评估糖尿病的病情及并发症情况。糖尿病慢性并发症可遍布全身各重要脏器,累及全身各个组织器官,主要包括大血管(如心血管、脑血管、肾血管和四肢大血管)、微血管(如糖尿病肾病和糖尿病视网膜病变)和神经病变(如自主神经和躯体神经等)等。发病机制极其复杂,尚未完全阐明。认为与遗传易感性、胰岛素抵抗、高血糖、氧化应激等多方面因素有关,各种并发症可单独出现或以不同组合同时或先后出现。最常见的并发症有心脑血管病变、肾病、眼病、神经性病变、糖尿病足、性欲减退、月经失调、糖尿病皮肤病变等。糖尿病心脑血管病变引起的死亡率就占糖尿病患者的 80%;糖尿病肾病变者是非糖尿病者的 17 倍,如治疗不当或不及时,几年内就会合并肾病,并危及生命,糖尿病肾病也成了影响糖尿病寿命的主要因素之一;糖尿病视网膜病变也是糖尿病患者中最常见的特殊血管并发症,它能导致视网膜微血管的闭塞和漏出,最终出现视网膜病变,造成彻底失明。详细的评估方法见第三章第一节脏器评估部分。

(一) 大血管并发症

与非糖尿病人群相比,糖尿病人群中动脉粥样硬化性疾病的患病率高,发病年龄轻,病情进展快,脏器同时受累多。糖尿病人群心脑血管病患病率为非糖尿病人群的 2~4 倍,心肌梗死的患病率高 10 倍。2 型糖尿病和动脉粥样硬化可能是同一个病理基础上平行发展的两个疾病,共同基础是过度氧化应激所导致的炎症反应。糖尿病患者出现动脉粥样硬化的时间早、程度重、病变弥漫、进展快和预后差;而动脉粥样硬化性心血管病的患者在发病时有相当部分出现不同程度的糖调节异常。

大中动脉粥样硬化可累及冠状动脉、大脑动脉、肢体动脉血管等。冠状动脉粥样硬化可致冠心病,常见有无痛性心肌梗死,心脏痛觉传入神经减退,仅有恶心、呕吐、心力衰竭或心律不齐、心源性休克,有些仅有疲乏无力、头晕症状,无胸痛,预后差。诊断主要依靠心电图、心肌损害标志物(肌钙蛋白、心肌酶)、心动超声。此外,有发生猝死 - 严重室性心律失常(心室颤动、心室扑动)的风险。

糖尿病是脑卒中的主要危险因素之一,2 型糖尿病患者发生脑卒中的相对危险度增加2~6 倍,在 55 岁以下的脑卒中人群中,糖尿病对发生脑卒中的相对危险度增加甚至超 10 倍之多。糖尿病脑血管病变包括大血管病变和微血管病变。大血管病变主要表现为加速的动脉粥样硬化和血栓形成,大脑动脉受累可致缺血性或出血性脑血管病。而微血管病变的典型表现为微循环障碍、微血管瘤和微血管基底膜增厚。

与非糖尿病患者相比,糖尿病患者发生下肢血管病变的危险性增加 2 倍,更常累及股深动脉及胫前动脉等中小动脉。外周动脉受累可致外周动脉硬化,常以下肢为主,表现为下肢疼痛、感觉异常和间歇性跛行,严重者可致肢体坏疽。

(二) 微血管并发症

微循环障碍、微血管瘤形成和微血管基底膜增厚是糖尿病微血管病变的特征性改变,机体全身遍布微血管,故其损害可累及全身各组织器官,但通常所称的糖尿病微血管病变则特指糖尿病视网膜病、糖尿病肾病和糖尿病神经病变。

糖尿病视网膜病是常见的微血管并发症,是糖尿病致盲的重要原因。其次是糖尿病性白内障,也是糖尿病破坏视力最常见的合并症。糖尿病视网膜病发病率随年龄和糖尿病病程增长而增加,糖尿病病史超过 10 年者,半数以上有视网膜病变,是成年人失明的重要原因。此外,还可引起白内障、屈光改变、虹膜睫状体炎。

糖尿病肾病又称肾小球硬化症,病程 10 年以上的 1 型糖尿病患者,累计有 30%~40% 发生肾病,是首位死因。约 20% 的 2 型糖尿病患者累计发生肾病,在死因中列在心脑血管动脉粥样硬化疾病之后。糖尿病肾病是糖尿病常见的全身性微血管并发症之一,是糖尿病的重要并发症。病变可累及肾血管、肾小球、肾小管和间质。其中糖尿病性肾小球硬化症是糖尿病特有的肾脏并发症。

糖尿病神经病变是糖尿病在神经系统发生的多种病变总称,包括中枢神经系统、周围神经系统、运动神经系统和自主神经系统等,可累及神经系统的任何部分,以周围神经病变最常见,通常为对称性、多发性,下肢较上肢重,病程进展缓慢,常见症状为肢端感觉异常(麻木、针刺、灼热及感觉迟钝),呈手套或短袜状分布,有时痛觉过敏,随后出现肢痛,呈隐痛、刺痛或烧灼样痛,夜间及寒冷季节加重,早期腱反射亢进,后期减弱或消失。触觉和温觉有不同程度减弱。感觉迟钝,易受创伤或灼伤致皮肤溃疡,因神经营养不良和血液供应不足,溃疡较难愈合,若继发感染可引起急性或慢性骨髓炎,甚至败血症。

(刘莉莉)

参 考 文 献

[1] 中华医学会糖尿病学分会 . 中国 2 型糖尿病防治指南 (2017 年版). 中华糖尿病杂志, 2018, 10 (1):4-67.

[2] 中华医学会糖尿病学分会 . 中国高血糖危象诊断与治疗指南 (2012 年版). 中华内分泌代谢杂志, 2013,

5(8):449-461.

[3] 母义明,纪立农,宁光,等.二甲双胍临床应用专家共识(2016年版).中国糖尿病杂志,2016,24(10):871-883.

[4] American Diabetes Association:Standards of Medical Care in Diabetes-2018. Diabetes Care,2018,41(Suppl 1):S1-S2.

[5] 中华医学会糖尿病学分会.中国持续葡萄糖监测临床应用指南(2017年版).中华糖尿病杂志,2017,9(11):667-675.

第二章

运动生理生化基础

第一节　运动生理学

一、骨骼肌与运动

人体有 600 多块骨骼肌,占体重的 35%~40%。在神经系统的调控下,骨骼肌收缩牵拉骨产生关节活动,完成日常各种动作。除执行运动外,骨骼肌亦参与调节机体葡萄糖、脂质、蛋白质代谢,具有高度可塑性。掌握骨骼肌的基本结构及力学特性将有助于判断运动障碍产生的原因及制定康复治疗措施。

(一)骨骼肌的结构与特性

1. 基本结构　骨骼肌主要由肌腹和肌腱组成。肌腹是骨骼肌的主要成分,它由肌纤维组成的肌束聚集而成,具有收缩能力。肌腱呈索条或扁带状,由平行的胶原纤维束构成,无收缩能力。肌腹表面由结缔组织外膜包裹,向两端则与肌腱融合在一起(图 2-1-1)。

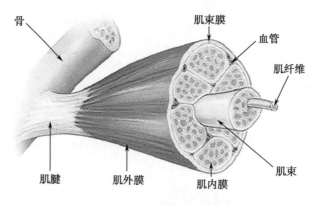

图 2-1-1　骨骼肌基本结构

2. 超微结构　每条肌纤维含有数百至数千条并列的肌原纤维,肌原纤维由许多粗肌丝和细肌丝组成。细肌丝包括 3 种蛋白:肌动蛋白、原肌球蛋白和肌钙蛋白。粗肌丝由肌球蛋白组成。肌纤维内部还有丰富的肌管系统,如横小管和纵小管。横小管可将肌膜的兴奋迅速传到每个肌节。纵小管的膜上有丰富的钙泵(一种 ATP 酶),有调节肌浆中 Ca^{2+} 浓度的作用。

3. 辅助结构　骨骼肌周围辅助结构主要有肌筋膜、腱鞘和韧带等,具有辅助肌肉收缩和舒张、传递肌力和协调肌肉运动的作用。

4. 肌纤维的类型　肌纤维主要分为红肌型(慢收缩氧化型)、白肌Ⅰ型(快收缩酵解型)和白肌Ⅱ型(快收缩氧化酵解型)。不同类型肌纤维在肌肉中所占比例不等。

5. 收缩机制及特性　目前公认的骨骼肌收缩机制是肌丝滑行学说。骨骼肌细胞在神经-肌接头处接受运动神经电刺激后,产生兴奋性冲动,通过肌管系统引起肌浆中 Ca^{2+} 浓度升高,细肌丝上肌钙蛋白与 Ca^{2+} 相结合,牵拉原肌球蛋白移位,将肌动蛋白上与横桥结合的位点暴露出来,引发横桥与肌动蛋白结合,继而激活横桥上的 ATP 酶,使 ATP 分解释放能量,横桥发生扭动,牵拉细肌丝向 M 线肌节中心方向滑行,结果是肌节缩短,肌纤维收缩。反之,当肌浆中 Ca^{2+} 浓度降低时,肌钙蛋白与 Ca^{2+} 分离,原肌球蛋白又回归原位、掩盖肌动蛋白上的结合点。横桥停止扭动,与肌动蛋白脱离,细肌丝滑出,肌节恢复原长度,表现为肌纤维舒张。骨骼肌具有物理特性(伸展性、弹性及黏滞性)和生理特性(兴奋性、传导性和收缩性)。

(二)骨骼肌的运动形式

1. 等张收缩(isotonic contraction) 又称动力性运动。指肌肉收缩时长度有缩短,但张力始终不变。包括向心收缩和离心收缩。一些与肢体运动有关的肌肉表现为不同程度的等张收缩。如肘关节屈曲时肱二头肌收缩是向心性收缩。与之相反,手握物体放下时肱二头肌作离心收缩。机体运动时很少是单一的向心和离心运动,多数情况下,肌肉先离心收缩,接着向心收缩,离心和向心收缩结合在一起形成自然的肌肉功能活动,称为牵拉-缩短周期。这是人行走、跑步等周期性运动中的运动形式,能有效增加肌力。

2. 等长收缩(isometric contraction) 又称静力性运动。指肌肉收缩时张力增大,但肌长度基本无变化,不产生关节运动的收缩。一些与维持身体固定姿势和克服外力有关的肌肉,如项肌等收缩时以产生张力为主。

3. 等动收缩(isokinetic contraction) 又称等速运动。指在整个关节活动范围内,肌肉收缩时的运动速度(角速度)保持不变。等动收缩不是肌的自然收缩形式,需人为借助等动训练装置而测定。

(三)影响骨骼肌运动能力的因素

1. 运动中枢的调控 生理状况下,即使在静息时,运动中枢发放低频冲动,维持骨骼肌轻度持续的收缩。当骨骼肌接受到运动神经元发放的高频神经冲动后,运动单位募集数目增加,肌肉收缩力量增强。反之,发放的冲动频率低,肌肉收缩力下降。

2. 肌肉自身因素 骨骼肌结构的完整性受损将影响其收缩功能,如先天性畸形,运动过程中肌肉拉伤或撕裂等;肌肉的生理横断面越大,所包含的肌纤维越多,收缩产生的肌力越大。力量训练可使肌的横断面增大,而限制机体的运动,将导致肌肉萎缩,生理横断面的减少,肌力下降;快肌纤维收缩速度快,产生力量大,但相对易疲劳。慢肌纤维收缩速度慢,产生的肌力小,但具有较强的抗疲劳性。肌纤维处于最适初长度或肌纤维走向与肌腱长轴成角越大时收缩力最大。

3. 其他因素 年龄、性别、肌肉收缩的方式、机体内环境(酸中毒与缺氧)、雄激素的分泌异常、肌细胞内 Ca^{2+} 浓度,以及某些影响神经突触传递的药物(如肉毒素)等因素均可影响骨骼肌的内在功能。

(四)骨骼肌运动障碍的表现

1. 肌张力异常 肌张力指肌肉静息状态下保持的紧张度,是维持身体各种姿势及正常运动的基础。肌张力异常是肌肉失神经支配(脊髓损伤)或调节功能障碍(脑损伤)的结果。主要表现为肌张力增高和肌张力低下。肌张力增高时肌肉僵硬,关节被动活动时阻力增加、活动范围缩小。锥体系、锥体外系损伤是其主要原因,低血钙及肌源性损伤也可引起肌张力的增高。肌张力低下时肌肉松弛,关节被动活动阻力感消失、活动范围增大。肌张力低下主要见于周围神经病、肌源性疾病及较严重的早期中枢神经系统疾病。

2. 肌力减退 肌力指随意运动时肌肉收缩的力量。肌力减退时肌肉收缩力量下降。

肌力减退包括神经源性(中枢性和周围性)和肌源性。前者多见于脑血管病、脑瘫、脊髓前角细胞及末梢神经损伤等。后者多见于肌营养不良、多发性肌炎,以四肢近端肌、肩胛带肌和骨盆带肌的肌力减退较明显,常伴有肌张力低下。神经-肌接头病变如重症肌无力所致肌力减退,主要累及神经-肌接头突触后膜上的乙酰胆碱受体。失用性肌力减退多见于心脑血管疾病、骨折固定等状态下制动所产生的障碍,以肌萎缩和肌力减退最明显,而肌电图检查一般正常。

3. 肌耐力减退　肌耐力指肌肉在一定负荷条件下保持收缩或持续重复收缩的能力。其大小可以用从开始收缩至出现疲劳时已收缩了的总次数或所经历的时间来衡量。通常受以下因素影响:肌纤维的类型;肌红蛋白的储备;酶的作用及肌力的大小等。肌耐力与运动强度有一定的关系,即运动强度越大,肌耐力越小。

二、心血管系统与运动

(一)心血管系统的基本构成与功能

心血管系统包括心脏、动脉、毛细血管和静脉。心脏是血液循环的动力器官。心脏通过不断地进行收缩和舒张交替活动以及由此而引起的瓣膜规律性开放和关闭,推动血液沿单一方向循环流动,实现泵血功能。衡量心泵功能的主要指标有心排血量、心指数和射血分数。动脉将心脏输出的血液运送到全身各器官,静脉则把全身各器官的血液带回心脏。毛细血管是位于小动脉与小静脉间的微细管道,管壁薄、通透性高,是进行物质和气体交换的场所。通过血液循环,血液的全部功能才得以实现,并随时调配血量,以适应机体器官、组织的需要,从而保证内环境的相对稳定和新陈代谢的正常进行。

(二)运动对心血管活动的影响

运动时,骨骼肌和心肌产生收缩,耗氧量明显增加。心血管系统的适应性变化是提高心排血量及重新分配组织器官血流量,以保证骨骼肌和心脏的氧需求。

1. 运动对心脏及泵血功能的影响　运动增加心肌细胞内的蛋白质合成,使心肌纤维增粗,心肌收缩力增强,心脏的每搏输出量增加。运动性增大的心脏,收缩力强,是对长时间运动负荷的良好适应。经常进行耐力性运动的人,以心室腔增大为主,心容积增大,但心室室壁却不增厚或仅轻度增厚;经常进行力量性运动的人,则表现为心室壁增厚。心脏泵血功能通常随机体的运动需要而成倍增长。运动初期心排血量快速增加,随后缓慢递增并逐渐达到稳定,机体血流与肌肉活动的代谢需求达到相对平衡的状态。同时由于肌肉的节律性舒缩和呼吸运动加强,交感缩血管中枢兴奋,容量血管收缩,增加回心血量以保证心排血量的增加。交感中枢兴奋促使肾上腺髓质分泌增多,循环血液中儿茶酚胺浓度升高,进一步增强心肌的兴奋性。

2. 运动对血管及血压的影响　长期运动可以增加血管壁的弹性,预防或缓解退行性高血压。有氧运动还可以增加心脏冠状动脉侧支循环的建立。运动对血压的影响是多种因素综合作用后的结果。运动时的动脉血压水平取决于心排血量和外周阻力两者之间的关系,并与运动强度和运动方式等有关。运动开始阶段,收缩压迅速升高,之后随着运动强度的增加而增加,最高可达到200mmHg以上。进行动力性运动时,由于心排血量增加,外周血管总阻力变化不大,故血压升高以收缩压升高为主;而静力性运动时,心排血量增加幅度较小,但由于肌肉持续收缩压迫血管及腹腔内脏血管收缩使外周总阻力升高,故血压以舒张压升高为主。与下肢大肌群运动相比,机体在完成相同最大摄氧量强度的上肢运动时,动脉血压变化明显。

3. 运动对血液成分及血量的影响 长期运动可增加血容量。主要是血浆蛋白总量增多,胶体渗透压升高,使得血浆容量有显著增加,血细胞比容相对减小,血液黏度下降,血流阻力减小,有利于血液的运输。并且血液内红细胞变形能力及衰老红细胞的淘汰率亦有增加。运动使得各器官血流量的重新分配,即通过减少对不参与活动的器官的血流分配,保证有较多的血流分配给心脏和运动的肌肉,维持一定的动脉血压。同时,运动还可加快循环血流速度和新陈代谢水平,增强机体能量物质的供应。

三、呼吸系统与运动

(一) 呼吸系统的解剖结构与功能

1. 呼吸系统的解剖结构 呼吸系统由呼吸道、肺和胸膜组成。呼吸道包括上呼吸道(鼻、咽、喉)和下呼吸道(气管和支气管),上、下呼吸道以环状软骨下缘为界。气管在隆突处(位于胸骨角)分为左、右两主支气管。右主支气管较左主支气管粗、短而陡直。肺位于胸腔内纵隔的两侧,表面被胸膜覆盖。通常左肺有上、下两叶,右肺有上、中、下三叶。支气管经多次分支后形成肺泡。肺泡是气体交换的场所。肺泡周围有丰富的毛细血管网,有利于气体交换。胸膜分为脏层、壁层,脏层紧贴在肺表面,壁层贴于胸壁内面,两层胸膜在肺根处相互移行构成潜在的密闭腔隙,称为胸膜腔。正常胸膜腔内为负压,腔内仅有少量液体起润滑作用。壁层胸膜有感觉神经分布。

2. 呼吸系统的生理功能 呼吸包括肺通气、肺换气、气体在血液中的运输和组织换气。肺通气指肺与外环境之间的气体交换,通过呼吸肌运动引起的胸腔容积的改变,使气体有效地进入或排出肺泡;肺换气指气体利用肺泡与肺毛细血管血液之间的分压差以弥散方式通过肺泡内呼吸膜;气体在组织交换时,细胞内物质氧化代谢,利用了动脉血中的氧气,并将产生的二氧化碳排入血液中。肺有双重血液供应,即肺循环和支气管循环。此外,呼吸系统还具有防止有害物质入侵的防御功能。如上呼吸道的加温、湿化和过滤作用;呼吸道黏膜和黏液纤毛系统净化空气和清除异物;咳嗽反射、喷嚏和支气管收缩等反射性防御功能等。

3. 肺通气的动力和阻力 肺通气的动力是由呼吸肌舒缩引起的呼吸运动(图2-1-2)。平静呼吸时,吸气是主动过程,呼气是被动过程。吸气时,膈肌和肋间外肌收缩。呼气时,上述肌肉舒张。用力呼吸时,吸气和呼气都是主动的。吸气时,除膈肌和肋间外肌收缩外,斜方肌、胸锁乳突肌等辅助吸气肌也参与收缩;呼气时,肋间内肌和腹肌也参与收缩。剧烈运动时,呼气可转为主动。肺通气的阻力包括弹性阻力(胸廓和肺的弹性回缩力)、非弹性阻力(气道阻力和组织的黏滞性)。弹性阻力是平静呼吸时的主要阻力。非弹性阻力以气道阻力为主。

(二) 运动对呼吸功能的影响

运动锻炼不仅增强了心血管功能,而且能增加肺部毛细血管开放数量,减少生理无效腔,扩大气体的弥散面积,有利于肺部气体交换及氧的运输,改善肺功能。

1. 运动对肺通气的影响 随着运动强度的增加,机体为了适应代谢的需求而消耗更多的氧气和排出二氧化碳,肺通气功能相应发生变化。主要表现为呼吸加深、加快,呼吸频率可由每分钟12~18次增加到每分钟40~60次,而潮气量从安静时的500ml增加到2 000ml

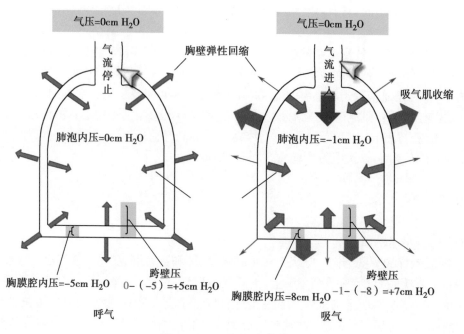

气压=0cm H_2O

气压=0cm H_2O

气流停止

胸壁弹性回缩

气流进入

吸气肌收缩

肺泡内压=0cm H_2O

肺泡内压=-1cm H_2O

胸膜腔内压=-5cm H_2O

跨壁压
0-（-5）=+5cm H_2O

呼气

胸膜腔内压=8cm H_2O

跨壁压
-1-（-8）=+7cm H_2O

吸气

图 2-1-2　呼吸的生理过程

以上,每分通气量较安静时增加 10~12 倍。一般情况下,中低强度的运动主要引起呼吸深度的增加,剧烈运动则主要引发呼吸频率的加快。肺通气量在运动开始后出现快速上升,随后出现持续的缓慢上升;运动结束时,肺通气量先出现快速下降,然后逐渐恢复到安静时水平。长期从事耐力训练的人,呼吸肌尤其是膈肌和胸部肌肉能得到很好的锻炼,膈肌的升降幅度明显增加,弹性阻力和气道阻力降低,呼吸加深。安静时呼吸频率可由原来的每分钟 16~18 次减少到 8~12 次,而潮气量增加到 850~1 500ml。

2. 运动对肺换气的影响　运动时各组织器官代谢加强,肺静脉血中的氧分压比安静时低,从而使呼吸膜两侧的氧分压差增大,氧气弥散速率加快;肺泡毛细血管前括约肌扩张,肺毛细血管开放增多,引起呼吸膜表面积的增大;血液中儿茶酚胺的含量增多,导致呼吸性细支气管扩张,通气肺泡的数量增大;另外,右心室泵血量增加使肺部血流增多,而肺通气血流比值仍维持在 0.84 左右。

3. 运动时呼吸模式　剧烈运动时,为减少呼吸道阻力,常采用以口代鼻或口鼻并用的呼吸。通过这种呼吸模式可以减少肺通气阻力,增强通气功能;减少呼吸肌为克服阻力而增加的额外能量消耗,延迟出现疲劳;暴露口腔,增加散热途径。运动时采用节制呼吸频率,在适当增加呼吸深度的同时注重深呼气的呼吸方法,更有助于提高机体的肺泡通气量。

四、制动对机体的影响

制动(immobilization)是临床最常用的保护性治疗措施。制动主要包括三种类型:①卧床休息;②局部固定(例如骨折或脱位后的石膏固定);③肢体和躯体神经麻痹或瘫痪。其本意是通过对人体全身或局部保持固定或限制活动,以减少体力消耗或脏器功能的损害,促进疾病的恢复。但制动的同时常导致一些负面效应，比如影响疾病的康复进程，增加并发症及新的功能障碍的出现，影响临床治疗。正确认识制动对机体的影响，处理好制动与运动之间的关系，是康复医学工作中的重要内容之一。

（一）制动对骨关节及肌肉的影响

1. 制动致骨代谢异常

（1）骨钙负平衡：骨钙负平衡在卧床早期即可发生，并可持续 36 周。尿钙在制动 1~2 天后即开始增高，7 周可达到高峰。由于大量钙随尿液排出，使血钙降低，低血钙继而动员骨组织中的钙转移至血中，出现骨钙负平衡。钙肠道吸收减少亦有一定关系。卧床休息 30~36 周，体钙丢失的总量大约为 4.2%。规律的等张运动、等长运动或斜床站立等，可延缓失用性骨质疏松。

（2）骨密度降低：制动使得相对或绝对骨质吸收超过骨质形成，特别是骨小梁和骨皮质的吸收增加，使骨密度减低，表现为骨质疏松。骨密度降低主要发生在承重身体的下肢骨和与维持躯干姿势相关的骨，以承重最大的跟骨骨密度减低最明显。骨密度降低的程度与制动程度有关，而患者的骨密度降低程度又比正常人显著。脊髓损伤后 6 个月，完全瘫痪肢体的跟骨骨密度丢失可以达到 67%，而健康人在同样的时间内卧床休息（制动相对不完全）后，跟骨的骨密度降低仅平均为 1.5%。

2. 制动致关节挛缩和退变

制动可导致关节周围的软组织、韧带和关节囊的异常，引起关节活动范围受限和关节挛缩。制动超过 3 周，关节可能产生严重退变，关节腔内出现结缔组织的纤维脂肪性增生，并伴有关节滑膜萎缩和骨骼退变，关节软骨的承重面出现坏死和裂隙，老年人的关节边缘常出现骨赘。关节长期处于固定位置和关节囊的挛缩，造成软骨面受压，软骨水分减少，引起退行性变性。肌纤维的纵向挛缩、滑膜关节囊的萎缩以及关节腔内粘连等原因，导致关节出现不同程度的活动功能障碍。长期制动后的典型改变是髋关节和膝关节的屈曲挛缩畸形，踝关节跖屈畸形。上肢挛缩畸形常表现为手指屈曲畸形、肘关节和腕关节屈曲畸形、肩关节内旋挛缩畸形，通常较下肢少见。

3. 异位骨化

异位骨化是指在软组织中出现成骨细胞形成骨组织，包括关节周围的异位骨质增生（heterotopic ossification）和肌中的骨化性肌炎（myositis ossification）。其发生机制尚不明确。脊髓损伤后异位骨化的发生率为 16%~58%，一般出现在损伤后 1~4 个月。主要累及髋关节，其次为膝关节、肩关节、肘关节及脊柱。

短期制动所致骨关节的改变可以较快逆转，但长期制动骨钙负平衡的恢复时间要比制动的时间长 5~10 倍。在制动期间进行运动锻炼（包括等长运动、等速运动和动力性运动）可以减轻骨质改变，但目前尚无研究证实是否能够阻止制动带来的影响。预防制动导致的骨质疏松需要及早负重和活动。

4. 骨骼肌代谢障碍

骨骼肌在制动后其代谢活动发生一系列改变。制动的最初几小时内，肌蛋白的合成速度开始下降。长期卧床使得肌肉线粒体密度减小、氧化酶活性降低、总毛细血管密度降低、毛细血管长度缩短，肌肉局部血流量减少，蛋白合成能力降低，而脂肪和结缔组织相对增多。另外，制动后肌肉疲劳性升高，可能与 ATP 和糖原储备降低，利用乳酸和脂肪酸的能力降低有关。

5. 骨骼肌萎缩

局部或全身制动均可造成肌肉失用性萎缩。肌萎缩速度为非线性的。制动早期肌萎缩最快，呈指数下降趋势。肌萎缩主要特点为：横截面减少，肌纤维纵向萎缩，萎缩肌肉中脂肪和结缔组织相对增多。肌萎缩程度的影响因素包括：①制动方式：神经性瘫痪重于石膏固定,而后者又较卧床休息明显;②肌纤维类型:快肌纤维横截面积减少超过慢肌纤维;③抗重力因素:姿势肌萎缩的程度要重于非姿势肌,下肢重于上肢;④年龄:年龄大者较年轻者明显。

6. 骨骼肌肌力下降 骨骼肌肌力下降的主要原因为肌萎缩、运动单元募集减少等因素。肌力下降的速度要比肌萎缩的速度快。3~5周内肌力下降可达20%~50%。下肢肌力减退较上肢明显。肌力下降和神经功能障碍是造成步态不稳和运动协调性下降的主要原因。

(二)制动对心血管系统的影响

短期制动对心血管系统的影响主要机制是体液转移、重力因素导致体液在卧位和直立位转换时发生变化。而长期制动则可导致心血管系统功能衰退。

1. 心率增加 在制动早期,基础心率每天约增加0.5次/min,3~4周后约增加4~15次/min。基础心率加快,心脏舒张期缩短,冠状动脉血流灌注减少,易导致心肌缺血。正常人卧床3周后,亚极量运动心率增加30次/min,而心排血量降低15%。心率增加主要与血容量减少、每搏输出量下降及自主神经功能失调等因素有关。

2. 血容量改变 血容量迅速减少是短时间卧床所造成的最显著的心血管改变。可能由于卧床后约有500ml血液从下肢回到胸腔,导致右心房负荷增加,刺激压力感受器,抑制抗利尿激素释放,继而增加了肾脏滤过率,引起循环血容量迅速降低。

3. 血流减慢 机体制动后每搏输出量、外周阻力、交感神经兴奋性及血液本身理化特性等的改变,可引起血流动力学上的一系列变化。除冠状动脉外,其余各动脉血流速度均有减少。股动脉血流速度减少50%,腹主动脉血流速度减少24.4%,大脑中动脉血流速度亦有所减慢。血流速度减慢,血容量减少,而血液中有形成分并不减少,血液黏滞度增加,血小板凝聚力和纤维蛋白原水平也有所增高等原因,为血栓形成(thrombogenesis)提供了条件。最常见的是下肢深静脉血栓。冠状动脉粥样硬化血栓形成的概率也会增加。卧床的脑血管意外患者发生深静脉血栓的危险性是可步行者的5倍,并且患肢发生血栓的危险是正常侧下肢的10倍。

4. 体位性低血压(orthostatic intolerance) 体位性低血压的机制目前尚未完全阐明。大部分研究认为体位性低血压与循环血浆容量降低和静脉回流不足有关。从卧位坐起或站起时,机体内血流立即重新分布,血液从胸腔流至双腿,足踝静脉压从仰卧时的1.47kPa增至直立时的11.76kPa。但正常情况下,机体能通过刺激交感神经反射,释放肾素和血管紧张素,收缩下肢血管和肠系膜血管,从而迅速恢复正常血压。病情严重者及老年人在完全卧床休息数天后即产生体位性低血压,但补充血容量并不能完全纠正体位性低血压,故有研究认为,体位性低血压可能与心血管自主神经功能改变有关。

5. 心脏泵血功能下降 卧床后的循环血容量减少、下肢静脉顺应性增加、肌肉泵作用降低等现象造成静脉回流减少,心室充盈量下降,每搏输出量减少。亦有学者认为心脏每搏输出量的下降与心肌萎缩或其他心肌退行性变化有关。每搏输出量的减少抵消了心率增加的影响,最终出现心脏的泵血功能下降。

6. 有氧运动能力降低 长期制动对最大摄氧量(VO_{2max})的影响主要与肌萎缩、肌力和耐力下降等因素有关。氧运载和利用率降低是除血浆量和心排血量因素外影响VO_{2max}的次要因素。长期制动不仅抑制红细胞中酶的活性和运氧能力,而且会影响红细胞总数及肌肉的氧利用能力。制动30天,VO_{2max}以每天0.9%的速度下降,这一速率接近于老年生理性衰退率。

(三)制动对呼吸系统的影响

1. 通气/血流比例失调 肺循环具有低压、低阻和顺应性大的特点。长期卧位时肺上部的血流量相对增加,通气却没有对应增加,由此出现通气/血流比值减小,产生动-静脉短路;而肺下部的血流量相对减少,通气却没有随之减少,肺泡无效腔增加,影响正常的气体交换。

2. 肺通气效率降低 机体处于卧位时,横膈上移,胸廓容积减小,膈肌的运动部分受阻,胸廓弹性阻力加大、扩张受限,再加上长期卧床后全身肌肉包括呼吸肌肌力衰退,肺顺应性下降,使得机体肺活量、有效通气量及最大通气量均显著减少,肺通气效率降低。

3. 坠积性肺炎 长期卧床制动时,气道平滑肌收缩无力,纤毛运动能力下降,加之患者呼吸运动受限和咳嗽无力或咳嗽反射减弱,不能有效地清除呼吸道内的分泌物,使得黏液分泌物聚积在下部支气管,引起细菌和病毒在肺内繁殖而发生坠积性肺炎。

(四)制动对消化系统的影响

长期卧床、缺乏活动通常引起机体食欲减退,消化道黏膜及腺体萎缩,吸收功能减退和营养性低蛋白血症。而且卧床后胃肠蠕动减弱,食物残渣长期停留在肠道内,水分吸收过多而变得干结,形成便秘。

(五)制动对泌尿系统的影响

1. 尿路结石 由于制动时大量的钙、磷等电解质随尿液排出,形成了高钙尿症和高磷尿症,而长期高钙尿症和高磷尿症是泌尿道结石形成的重要诱因。另外,反复尿潴留及尿路感染亦可导致肾盂或下尿路结石的产生。

2. 尿潴留 卧位时由于腹肌收缩无力,盆底肌松弛,以及部分神经损伤患者的神经支配异常等因素,致使机体膀胱括约肌与逼尿肌活动不协调,影响膀胱的排空,从而引发尿潴留。

3. 尿路感染 尿路结石的形成,膀胱功能受损、导尿次数的增多或长期留置尿管,加之饮水不足、尿液浓缩,极大增加了尿路感染的发生概率。

4. 肾衰竭 尿路结石等原因增加了尿路感染的概率,并影响抗生素的疗效,导致感染反复发作、难以治愈,严重者出现脓毒血症。长期尿路感染和结石可导致肾衰竭,甚至引起患者死亡。

(六)制动对内分泌代谢的影响

制动所引起的内分泌和代谢的改变较迟缓,有时甚至在恢复过程才表现出来。

1. 制动对内分泌系统的影响

(1)抗利尿激素分泌减少:卧床后静脉回心血量增多引起右心房负荷增加,刺激压力感受器,抑制了抗利尿激素释放。往往在卧床第2~3天即开始出现抗利尿激素分泌减少,尿量增加。

(2)糖耐量异常:制动后肌肉出现胰岛素受体抵抗,胰岛素敏感性降低,出现糖耐量异常。

(3)肾上腺皮质激素分泌增加:机体在制动后,产生应激性肾上腺皮质激素分泌增加,可达正常水平的3倍,尿氢化可的松的排出也随之增加。

(4)血清甲状腺素和甲状旁腺素异常:制动后血清甲状腺素和甲状旁腺素的异常或不稳,是造成高钙血症的主要原因之一。

(5)其他:缺少运动亦可致雄性激素分泌减少及精子生成减少。

2. 制动对代谢的影响

(1) 负氮平衡：制动造成组织分解代谢增加，尿氮排出增多，而长期卧床后食欲减退又可造成蛋白质摄入减少，最终出现负氮平衡，表现为低蛋白血症、水肿和瘦体重（lean body weight）降低。氮排出增加始于制动的第 4~5 天，第 2 周期间达到高峰。

(2) 水电解质异常：水电解质异常是制动后常见而又容易忽视的问题。卧床休息 4 周左右可以发生症状性高钙血症。早期表现为食欲减退、腹痛、便秘、恶心和呕吐。神经系统方面常出现无力、情绪不稳、反应迟钝，甚至昏迷。严重高血压也很常见。此外，血钠、血钾及血镁等均有增高。卧床后体钙丢失途径主要是尿，其次是粪便。

(七) 制动对认知情绪的影响

久病卧床不能活动或者社交活动减少，容易引发焦虑、抑郁。有的还会出现认知能力、判断力、学习能力、记忆力及警觉性下降。这可能与大脑内内啡肽代谢异常有关。严重者甚至可产生异常触觉、运动觉、幻觉等。生活质量受很大影响，往往悲观失望加重躯体疾病，形成恶性循环。应鼓励家人多去探望，与朋友交流，读书看报及自我娱乐。

（顾晓燕）

参 考 文 献

[1] McCrum C, Leow P, Epro G, et al. Alterations in leg extensor muscle-eendon unit biomechanical properties with ageing and mechanical loading. Front Physiol, 2018, 9: 150.

[2] Hackney AC, Viru M. Sports Physiology and Endocrinology (Endurance vs. Resistance Exercise) // Exercise and Human Reproduction. New York: Springer, 2016.

[3] Opondo MA, Sarma S, Levine BD. The cardiovascular physiology of sports and exercise. Clin Sports Med, 2015, 34(3): 391-404.

[4] Menuki K, Sakai A. Pathophysiology of immobilization osteoporosis. Clinical Calcium, 2017, 27(1): 31-37.

[5] 孙亚超. 心理干预对脑卒中长期卧床患者照顾者负性情绪的影响. 中国康复, 2014 (4): 250-252.

第二节　运动能量代谢

一、能量供应

(一) 腺苷三磷酸

1. 腺苷三磷酸（ATP）的结构及作用　ATP 是糖、脂肪和蛋白质代谢过程中合成的高能化合物，它是由 1 分子氮基、1 分子核糖和 3 分子磷酸构成的核苷化合物。ATP 的末端磷酸键是高能磷酸键，末端高能磷酸键水解可以释放出能量约 30.54kJ/mol，ATP 则变成腺苷二磷酸（ADP），ADP 继续水解就生成腺苷一磷酸（AMP），第二个磷酸键释放能量较少。ATP 在生物活动中起到能量载体作用，充当能量储存者和供应者双重身份，无论以何种物质和形式供能，ATP 均是最终的直接能量供应者。

2. ATP 来源　细胞内的 ATP 更新速度快，1 分子的 ATP 在 1min 内就被代谢完，而肌肉内储存的ATP含量也很少,因此ATP需要持续快速的合成以满足肌肉活动代谢需要,肌肉所使用的ATP由三种途径供应,分别是:磷酸肌酸(phosphocreatine,PC)穿梭、无氧糖酵解和氧化磷酸化。

(1) 磷酸肌酸穿梭:PC由1分子磷酸和1分子肌酸构成,它含有高能磷酸键,细胞内PC的含量较ATP大,在肌酸激酶催化下,ADP与PC发生反应,前者被磷酸化而生成ATP供细胞生物活动利用,同时产生的肌酸在线粒体内再次被磷酸化而储备能量。由磷酸肌酸穿梭产生的ATP主要在高强度运动的起始阶段功能。

(2) 无氧糖酵解:糖酵解是骨骼肌快肌纤维(Ⅱb)主要的功能方式,所使用的底物为葡萄糖和肌肉内存储的糖原,剧烈运动时糖原提供主要的糖酵解底物,运动时体内儿茶酚胺增加可以促进糖原分解。1分子葡萄糖糖酵解可产生2分子ATP。影响糖酵解过程中处于支配地位的限速酶是磷酸果糖激酶,另外乳酸脱氢酶和丙酮酸脱氢酶会影响乳酸生产。无氧糖酵解是高强度运动起始阶段最主要的供能形式。

(3) 氧化磷酸化:这是肌肉活动最重要的能量供能形式,参与该反应的供能物质包括糖、脂肪和蛋白质。机体首先利用体内的葡萄糖和糖原进行氧化磷酸化供能,当运动持续较长时间后,体内存储的糖含量极低时,脂肪和蛋白质就会进入此反应参与供能。细胞线粒体是氧化磷酸化的场所,在线粒体内ADP被磷酸化为ATP,三羧酸循环是氧化磷酸化的重要过程,也是糖、脂肪和蛋白质彻底氧化代谢的共同通路,乙酰辅酶A是进入三羧酸循环的底物,乙酰辅酶A可来自于丙酮酸,也可以由脂肪和蛋白质代谢生成,1分子葡萄糖经氧化磷酸化反应可释放出38分子ATP。

(二) 能量代谢与运动强度

在运动过程中机体代谢明显提高,其中骨骼肌需消耗大量能量,糖、脂肪是主要的能量供应者,蛋白质在某些特殊情况下也会参与少量能量供应。游离脂肪酸与葡萄糖对能量贡献与运动强度及运动时间有关。不同运动强度和运动持续时间,参与供能的主要物质不一样。

二、运动和糖代谢

(一) 对糖代谢的作用

碳水化合物是我们饮食的重要组成部分,葡萄糖和糖原(肝糖原和肌糖原)是碳水化合物在体内的存储形式。葡萄糖是运动时骨骼肌最重要的能量供应者之一。运动可以促进骨骼肌葡萄糖的吸收,提高糖代谢。运动对糖代谢的作用与运动强度和运动持续时间有关。

1. 运动强度对糖代谢的作用 空腹状态下,安静时骨骼肌能量主要来自于脂肪酸氧化。急性运动时,随着运动强度的增加,糖代谢供能的占比逐渐增加。低强度运动 ($<30\%\dot{V}O_{2max}$)时,糖供能仅占10%~15%。中等强度运动($40\%\sim50\%\dot{V}O_{2max}$)时,脂肪和糖约各为骨骼肌提供50%的能量。当运动强度达到$80\%\dot{V}O_{2max}$时,骨骼肌的供能者为肌糖原和血糖,约占总能量的80%以上。低强度运动时参与供能的糖主要来自于肝糖原分解和糖异生,而中等强度至高强度运动时,参与供能的糖主要来自于肌糖原分解代谢。

2. 运动时间与糖代谢的作用 固定中等运动强度下,在运动开始30min内糖代谢是骨骼肌的主要供能者,随着运动时间的延长(60min以上),在肌糖原的耗尽、胰岛素水平降低、胰高血糖素和儿茶酚胺水平增加等因素的作用下,糖代谢供能逐渐减少,而脂肪逐渐成为骨骼肌的主要供能者。研究显示 100min 的马拉松运动后,脂肪氧化功能逐渐占优势。耐力训练通过影响胰岛素依赖和非胰岛素依赖葡萄糖转运机制,改善葡萄糖的代谢、增加骨骼肌对葡萄糖的摄取。胰岛素依赖机制主要与运动增加肌细胞膜上的葡萄糖转运蛋白 -4(glucose transporter-4,GLUT-4)含量、提高 AMP 活化蛋白激酶(AMP-activated protein kinase,AMPK)活性有关,而非胰岛素依赖机制与一氧化氮(nitric oxide,NO)释放增加有关。胰岛素敏感性增加有利于肌糖原和肝糖原的合成。耐力训练还可以使机体产生适应性改变,包括 VO_{2max} 提高和骨骼肌氧化能力增强。后者与耐力训练提高细胞线粒体密度、丙酮酸脱氢酶和己糖激酶浓度有关。增加线粒体含量可以改变细胞能量代谢:减少糖原分解和糖酵解,提高脂肪氧化代谢率。

(二)作用机制

1. GLUT-4 调节　运动时骨骼肌细胞糖摄取明显增加,这与肌纤维膜上 GLUT-4 含量及其内在活性提高有关。肌纤维膜上 GLUT-4 含量提高的主要原因是 GLUT-4 从细胞内转移至细胞膜的数量增加。虽然在此过程中 GLUT-4 转运葡萄糖和细胞内 hexokinaseⅡ(HKⅡ)磷酸化作用二者间哪个是限速点还未完全清楚,但是 GLUT-4 从细胞内转移至细胞膜和 T 管在骨骼肌细胞糖代谢中的重要性已得到公认。动物实验表明,GLUT-4 基因敲除大鼠,运动和电刺激增加骨骼肌葡萄糖代谢的能力明显减弱。安静状态下,GLUT-4 主要存在于细胞内,肌细胞膜上较少。运动和胰岛素均可以诱导 GLUT-4 转移至细胞膜上,细胞内有两个 GLUT-4 存储池,分别受运动和胰岛素诱导转移至肌细胞膜上。运动与胰岛素调节 GLUT-4 转移的机制虽然不一样,但是这两者有交叉点。另外,运动还可以调节 GLUT-4 的表达量。单次运动后,人体骨骼肌细胞内 GLUT-4 mRNA 含量明显增加,并能在运动结束后维持数小时,GLUT-4 mRNA 含量的增加使得 GLUT-4 蛋白表达水平在运动后也提高。运动调节 GLUT-4 表达的信号通路可能包括:AMPK、P38 丝裂原活化蛋白激酶(P38MAPK)以及钙依赖蛋白激酶Ⅱ(CaMKⅡ)。关于运动调节 GLUT-4 转移的机制如图 2-2-1 所示。

(1) Ca^{2+}:骨骼肌收缩时肌细胞内 Ca^{2+} 浓度明显增加,研究显示咖啡因在不引起骨骼肌收缩的情况下即可增加 Ca^{2+} 释放而提高骨骼肌葡萄糖摄取。因此认为 Ca^{2+} 可以不依赖骨骼肌收缩而增加葡萄糖摄取。目前认为 Ca^{2+} 通过激活下游的钙依赖蛋白激酶Ⅱ(calmodulin-dependent protein kinases Ⅱ,CaMKⅡ)来调节葡萄糖摄取,因为抑制 CaMKⅡ活性,可以减弱肌肉收缩所引起的葡萄糖摄取。

(2) 肌动蛋白细胞骨架:肌动蛋白细胞骨架参与细胞内信号传导,参与细胞内和肌肉收缩诱导的 GLUT-4 转移与葡萄糖摄取的信号传导。

(3) 一氧化氮:运动和骨骼肌收缩可以提高肌细胞内一氧化氮合酶(nitric oxide synthase,NOS)和 NO 表达量。NO 调节运动相关的糖代谢与肌纤维类型有关,抑制 NOS 活性降低快肌纤维内肌肉收缩刺激的糖摄取,而对慢肌纤维无影响。

(4) 活性氧(reactive oxygen species,ROS):虽然运动可以增加骨骼肌内的 ROS,但目前认为 ROS 可以提高强烈电刺激所诱导的肌细胞糖摄取,而对生理运动下肌细胞糖摄取的作用不明确。

(5) 能量供应变化通路:运动骨骼肌收缩时,骨骼肌内能量供应发生相应变化:磷酸肌酸和 ATP 含量降低,而肌酸和 AMP 含量提高。这种能量供应改变会激活 AMP 活化蛋白激酶。AMPK 参与细胞内多个信号通路的调节,并影响基因转录和蛋白表达。现有的研究虽然认为激活 AMPK 可以提高骨骼肌细胞的糖摄取,但 AMPK 参与糖代谢的具体机制尚未完全

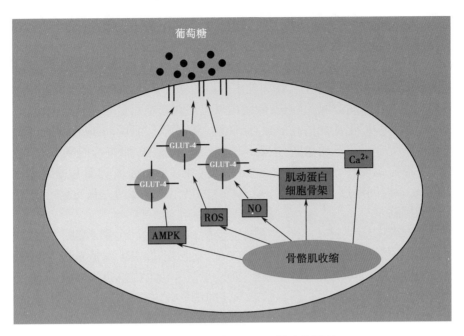

图 2-2-1　运动调节 GLUT-4 转移的机制

清楚。

2. 运动对糖原代谢的调节　糖原是运动中重要的功能物质,糖原磷酸化酶是糖原分解的重要调节因素。骨骼肌内的糖原主要存在于三个部位:肌原纤维之间、肌原纤维内和肌纤维膜下面,这些部位的糖原代谢与运动类型相关。运动过程中,局部因素(如骨骼肌内能量供应的改变 AMP/ATP)和全身因素(如儿茶酚胺分泌增多)等变化通过磷酸化酶激酶来激活糖原磷酸化酶,使糖原分解参与供能。运动结束后,骨骼肌内的肌糖原出现"超量恢复",即肌糖原的含量超过运动前的量。运动后肌糖原"超量恢复"机制尚未十分清楚,目前认为与运动后的进食、胰岛素水平及敏感性增加、GLUT-4 含量及体内激素变化相关。

三、运动和脂肪代谢

(一)对脂肪代谢的作用

脂肪以能量储备和构成细胞成分两种功能形式存在,其中能量储备形式包括脂肪组织中的甘油三酯(triglyceride,TG)、肌内甘油三酯(intramuscular triglycerides,IMTG)和血液里的游离脂肪酸(free fatty acids,FFA),体内脂肪可供能量总和是糖原总共能量的 60 倍以上,因此脂肪氧化功能是维持运动能力、延长糖原耗竭时间和降低低血糖风险的重要保障。脂肪组织、肌肉等组织中的甘油三酯首先需要脂解,生成 FFA,后者被肌细胞摄取,在肌细胞线粒体内氧化供能。运动对脂代谢的作用与运动强度及运动时间相关。

1. 运动强度对脂代谢的作用　安静空腹情况下,脂肪酸氧化供能占机体总需能量的大部分,此时参与供能的 FFA 主要来自脂肪组织的 TG 脂解产物。安静状态下,脂肪组织释放出的 FFA 量超过机体氧化供能的需要量,因此多余的 FFA 大部分在肝脏内被重新合成为 TG。在低、中等强度运动时,由于肌肉需要的能量增加和肌肉氧化脂肪酸的能力提高,使得脂肪氧化供能是安静状态下的 5~10 倍,但在高强度运动时,脂肪酸氧化功能却减少。随着运动强度的提高,脂肪酸氧化功能占总需能量比是逐渐下降的。高强度运动时脂肪氧化功能减少的机制尚未完全清楚,可能与脂肪组织血流减少至释放入血的 FFA 减少、骨骼肌摄取 FFA 减少、IMTG 脂解降低和 FFA 进入线粒体内减少有关。

2. 运动时间对脂代谢的作用　在固定中等运动强度下,脂肪酸氧化功能的绝对量和相对比均有变化。随着运动时间的延长,脂肪酸氧化功能的绝对量是逐渐增加的。运动开始后的 30min 内脂肪酸氧化功能的相对比(脂肪酸 / 糖)下降,而运动 60min 后脂肪酸氧化功能的相对比逐渐上升。在运动初期,主要是脂肪组织中的 TG 脂解为 FFA 后进入肌细胞氧化功能,但在耐力运动中,IMTG 却是重要的功能者。IMTG 虽然只占全身总脂肪量的 1%~2%,但当运动时间超过 90min 以上时,IMTG 的氧化功能却约占总功能的 25%。

（二）作用机制

1. FFA 的跨膜转运　FFA 跨肌细胞膜转运是 FFA 代谢的关键步骤,与 FFA 跨膜转运相关的蛋白较多,其中研究最多的是 FAT/CD36。动物实验表明,敲除 FAT/CD36 的转基因大鼠骨骼肌细胞摄取 FFA 的能力明显减小,而过度表达 FAT/CD36 的转基因大鼠,肌肉收缩诱导的 FFA 氧化能力明显增强。静息状态下,FAT/CD36 主要存在于细胞内,骨骼肌收缩和 AMPK 激活均可以促进 FAT/CD36 转移至细胞膜。人体持续进行 120min 的中等强度运动（60%VO$_{2max}$）后,肌纤维膜上的 FAT/CD36 含量明显提高。运动增加 FAT/CD36 易位至肌膜上的机制目前尚不明了。在静息状态下,认为 FAT/CD36 易位与 AMPK 激活相关,所以 AMPK 是位于 FAT/CD36 上游的调节因子。但目前认为骨骼肌收缩促进 FAT/CD36 易位的机制与 AMPK 激活不一样。运动可以激活肌细胞内的 ERK1/2 和 CaMKⅡ,分别抑制它们均可以减少 FAT/CD36 易位和 FFA 摄取。由于肌肉收缩时,CaMKⅡ激活与 FAT/CD36 易位几乎同步,所以目前对于 CaMKⅡ参与肌肉收缩调节 FAT/CD36 易位的认同性更高。FAT/CD36 对进入细胞内的 FFA 代谢去向没有明显的调节作用。

2. 细胞内 FFA 的代谢　进入细胞内的 FFA 有两条代谢通路:一是进入线粒体内参与三羧酸循环而氧化供能,二是在胞质内存储为 IMTG。静息状态下,血液中的 FFA 不直接参与氧化供能,而是先储存为 IMTG,运动和肌肉收缩时,外源性 FFA 和细胞内的 IMTG 均会参与氧化供能。IMTG 脂解的两个关键酶为:甘油三酯脂肪酶（adipose triglyceride lipase,ATGL）和激素敏感脂酶（hormone-sensitive lipase,HSL）。胞质内的 FFA 与脂肪酸结合蛋白结合后,经肉碱软脂酰转移酶转运至线粒体内,在线粒体内经 β- 氧化产生乙酰辅酶 A 进入三羧酸循环。

（三）糖与脂肪相互作用

糖和脂肪是体内两种最重要的能量物质,它们在氧化供能过程中可以根据细胞内、外环境的变化而相互影响,如体内激素的变化、可供氧化供能的物质、运动强度及时间等。运动开始前,通过静脉滴注 FFA 来提高血浆 FFA 浓度,可以增加运动中脂肪氧化供能而同时减少糖原氧化供能。另外,IMTG 含量会影响糖原氧化供能而不改变骨骼肌葡萄糖摄取。长期高脂饮食提高 IMTG 含量而降低运动中糖原氧化供能,相反,长期低脂饮食降低 IMTG 含量而增加运动中糖原氧化供能。运动前进食碳水化合物也会增加糖原氧化供能和降低脂肪氧化供能。糖与脂肪氧化代谢相互作用的机制尚未明确。血糖增高会导致胰岛素分泌增多,胰岛素有抑制脂肪脂解的作用。丙酮酸脱氢酶是糖氧化代谢途径中的关键酶,增加 FFA 会降低丙酮酸脱氢酶的活性。另外,提高可利用 FFA 会减少 ADP、AMP 的增加,同时降低糖原磷酸化酶,这可能也是 FFA 使糖原利用减少的原因。

四、运动和蛋白质代谢

(一) 对蛋白质代谢的作用

运动过程中氨基酸参与能量供应的比例是非常小的,中等强度运动糖原耗竭的情况下,氨基酸功能约占 5%~15%,包括丙氨酸、亮氨酸和异亮氨酸等,而其他一些氨基酸可以参与糖异生。运动对蛋白质的主要作用是蛋白合成。当蛋白合成超出蛋白分解时,即骨骼肌呈现净蛋白合成,表现为肌纤维增粗、肌力增加和线粒体功能增大等。运动对蛋白质代谢的影响与运动种类、强度有关。

1. 抗阻运动与蛋白质代谢 与休息状态相比,单次急性抗阻运动可以增加骨骼肌蛋白合成最高达 150%。运动后如果处于空腹状态,骨骼肌蛋白分解代谢会超过蛋白合成代谢,这其中的机制未明确,可能是为肌纤维蛋白合成提供氨基酸补给。如果运动后予以补充外源性必需氨基酸,骨骼肌蛋白分解代谢会较弱,而骨骼肌蛋白合成增加会持续至运动结束后48h。运动强度对蛋白合成代谢也有影响。普遍认为高强度抗阻训练增加肌肉体积,而对低强度抗阻训练对蛋白合成的作用却比较少,但也有较弱的提高肌力和促进肌肉代偿性肥大的作用。运动至疲劳也能有效促进骨骼肌合成。

2. 耐力训练与蛋白质代谢 由于耐力训练的方式及运动量的差异,因此不易评估耐力训练对骨骼肌蛋白质代谢的作用,不同对象运动后的效果也不同。如中等强度的运动平板训练可以提高普通人骨骼肌蛋白合成,而高强度的游泳训练对长期体育训练的人却没有促进骨骼肌蛋白合成的作用。目前普遍认为耐力训练可以增加骨骼肌细胞线粒体蛋白质合成,而对肌纤维蛋白合成作用较弱。

(二) 作用机制

1. 抗阻运动与细胞信号 抗阻运动中肌细胞的收缩诱导蛋白合成的具体机制还有待进一步阐明。动物实验表明黏着斑激酶(focal adhesion kinase,FAK)是潜在的传导运动刺激、诱导骨骼肌蛋白合成的负荷敏感蛋白。虽然运动后 6h 内 FAK 磷酸化活性未改变,但 10 周的抗阻训练可显著提高人体骨骼肌内的 FAK 活性,因此推测长久的运动刺激可以激活FAK。现在一些启动骨骼肌蛋白合成的肌膜下信号机制逐渐被阐明,一些重要的蛋白合成调节因子,如蛋白激酶 B、哺乳动物雷帕霉素靶蛋白(mammalian target of rapamycin,mTOR)、4E 结合蛋白 1(4E binding protein 1,4E-BP1)、70-kDa S6 蛋白激酶(70-kDa S6 protein kinase,p70^{S6K})以及核糖体蛋白 S6(ribosomal protein S6,rpS6),它们能够被运动即刻激活。长期抗阻训练可以提高静息状态下骨骼肌内的蛋白激酶 B、真核起始因子 4E、FAK及糖原合酶激酶 -β 的磷酸化活性。

2. 耐力训练与细胞信号 虽然耐力训练促进骨骼肌蛋白合成代谢的机制与抗阻训练相类似,但是耐力训练最明显的作用是提高骨骼肌有氧代谢能力,这与骨骼肌细胞线粒体含量增加有关。AMPK 信号通路与耐力训练促进线粒体内蛋白合成相关。

五、运动和非热能营养素代谢

(一) 水、电解质平衡的调节

1. 正常人体水、电解质平衡的调节 人体内的水、电解质对维持正常生理功能和运动功能至关重要。人体内的水是指体内的液体，即体液，约占体重的60%，其中2/3的体液位于细胞内，为细胞内液；另外1/3分布于细胞外，即细胞外液。细胞外液又分为血浆和组织液。人体内电解质包括Na^+、K^+、Cl^-及Ca^{2+}等，其中Na^+($NaCl$)是形成细胞外液渗透浓度的主要成分。人体内的水、电解质平衡主要是指细胞外液及其内的电解质稳态。体内水平衡主要是通过对细胞外液渗透浓度的调节来完成的，细胞外液渗透浓度主要通过对Na^+的调节来实现，Na^+的移动同时伴随着水分子的移动。参与水、电解质平衡调节的器官主要为肾脏。肾脏通过滤过、重吸收功能生成尿液，调节体液渗透压、电解质浓度、酸碱平衡，最终维持机体内环境的稳定。约65%的Na^+在肾脏的近端小管重吸收，髓袢、远端小管和集合管也能重吸收一部分Na^+。水也是大部分在近端小管重吸收，髓袢、远端小管和集合管重吸收小部分，远端小管和集合管对机体水平衡起重要作用，直接影响到尿量和尿渗透压。人体Na^+的调节受心肺感受器反射、动脉压力感受性反射、肾素 - 血管紧张素 - 醛固酮系统和心房钠尿肽多个系统的调节。心肺感受器位于心脏和肺循环的血管壁内，能够敏感感受到血容量的变化。肾素 - 血管紧张素 - 醛固酮系统是体内促进钠重吸收的重要系统，而心房钠尿肽是促进钠排出的重要系统。体内水平衡主要受血管升压素调节，后者最重要的调节因素是细胞外液渗透浓度，当血浆渗透浓度升高时，通过刺激下丘脑的渗透压感受器，进而引起神经垂体释放血管升压素，使得尿量减少。另外，血容量也可以调节血管升压素。

2. 运动对水、电解质平衡的影响

（1）脱水：运动时会发生一系列生理活动改变，包括肌肉收缩增强、参与收缩的肌肉增多、机体代谢增强等。这些生理活动改变均会使得机体产热增加，因此机体必须增加散热以免体温过高。出汗及汗液蒸发是人体增加散热的最重要方式。根据运动强度、时间及环境条件等，人体出汗量约为0.2~3.5L/h。出汗时伴随不同量的水分丢失，这是人体运动时最主要的水分丢失方式。运动时呼吸运动增强，通过呼吸道排出的水分也是水分丢失的方式之一。由于人体内没有充足的储备水源，因此运动过程中机体需要适当补充水分以抵偿丢失的水分。如果水分得不到及时有效的补充，机体会发生血容量减少、心率增高和心排血量减少等变化。如果失水量达到>2%体重，即可诊断为脱水。运动导致的疲劳与脱水及体温增高有显著关系。脱水还会导致糖原分解、糖酵解异常，抑制能量供应。

（2）低钠血症：出汗不但会导致水分丢失，还会导致电解质丢失。汗液中Na^+的含量约为20~80mmol/L，K^+含量为4~8mmol/L。虽然运动时因出汗所致血液浓缩可以使血液中Na^+浓度增高，但机体Na^+绝对总量是减少的。正常人体血液Na^+浓度为130~155mmol/L，当Na^+浓度<130mmol/L时，即为运动相关性低钠血症。Na^+主要位于细胞外，长时间运动和过量补充水分均易导致低钠血症。K^+主要位于细胞内，运动时K^+丢失较少，因此运动时发生低钾血症的概率很小。运动后血钾浓度也可能增高，原因其一是血液浓缩，其二是从骨骼肌、肝脏及红细胞释放的钾不能有效被泵入细胞内。另外，运动过程中钙、镁也很少丢失，因此这些电解质基本保持稳定。

（二）作用机制

运动中全身血液分配进行重新分布，骨骼肌血流量明显增加，而内脏血流量减少，肾脏血流量同样减少。运动还导致血容量减少和渗透压增高。血容量的改变可以引起一系列的生理改变：激活交感神经系统、容量感受器，刺激球旁细胞释放肾素，导致血管紧张素和醛固酮分泌增多，减少对下丘脑的抑制而促进血管升压素的释放。这些生理改变导致钠和水重吸收增加。另外，血浆渗透压增高同样可以刺激血管升压素分泌增加，增加水重吸收。体内钠含量减少,导致流经致密斑的钠减少,进而激活肾素 - 血管紧张素 - 醛固酮系统,增加钠和水的重吸收。血浆渗透压增高还可以刺激下丘脑处的渗透压感受器,引起渴觉,促进人体饮水。

(朱红军)

参 考 文 献

[1] Tam N,Noakes TD. The quantification of body fluid allostasis during exercise. Sports Med,2013,43(12): 1289-1299.

[2] Alvim RO,Cheuhen MR,Machado SR,et al. General aspects of muscle glucose uptake.　An Acad Bras Cienc,2015,87(1):351-368.

[3] Di Meo S,Lossa S,Venditti P. Improvement of obesity-linked skeletal muscle insulin resistance by strength and endurance training. J Endocrinol,2017,234(3):R159-R181.

[4] Morales PE,Bucarey JL,Espinosa A. Muscle Lipid Metabolism:Role of Lipid Droplets and Perilipins. J Diabetes Res,2017,2017:1789395.

第三节　运动与激素

一、胰腺

胰腺是人体重要的消化腺,位于腹腔内,胃后方、肝下方,根据其细胞组成及功能不同,可将胰腺分为外分泌腺和内分泌腺两部分。

(一) 外分泌腺

外分泌腺是由腺泡和导管构成的浆液性复管泡状腺,占胰腺的大部,分泌胰液,内含消化酶,如胰蛋白酶原、胰淀粉酶和胰脂肪酶,还有电解质、HCO_3^-等。胰液通过胰管排入十二指肠,消化食物。

(二) 内分泌腺

内分泌腺主要是散在于胰腺腺泡组织之间的 100 万 ~200 万个胰岛,约占胰腺体积的 1%,是直径为 20~300μm 的实质性细胞团块。这些细胞按形态及所分泌激素的种类可分为 α(A)细胞、β(B)细胞、δ(D)细胞及 PP 细胞。β 细胞约占胰岛细胞总数的 60%~70%,分泌胰岛素;α 细胞约占 25%,分泌胰高血糖素;δ 细胞约占 10%,分泌生长抑素;还有少量的 PP 细胞,可分泌胰多肽。此外,在胰岛还发现体积较小、呈卵圆或细长形的细胞,无 PP 细胞的免疫反应,能分泌血管性肠肽。

以前的观点认为胰腺的外分泌腺和内分泌腺之间并无功能上的直接联系。但随着对胰腺和消化系统激素内分泌的研究进展,逐渐认识到胰岛与胰腺腺泡之间存在着密切联系。在胰腺腺泡陆续发现胰岛激素的受体,发现胰岛分泌的几种激素可调节和影响胰腺腺泡的分泌及代谢活动,如胰岛素对胰腺腺泡活动的兴奋性作用和胰高血糖素、生长抑素与胰多肽等的抑制作用。胰腺的内分泌与外分泌功能在机体的营养摄取和细胞新陈代谢等方面共同参与调节机体的能量平衡。

二、运动和胰岛素

(一) 胰岛素的生理功能

胰岛素是由胰岛 β 细胞分泌的蛋白质类激素,是含有 51 个氨基酸残基的小分子蛋白质,分子量约为 6 000,由 A 和 B 两条多肽链组成。A 链有 21 个氨基酸,B 链有 30 个氨基酸,两链之间以两个二硫键连接(图 2-3-1),若二硫键断开,则失去活性。胰岛 β 细胞首先在内质网合成分子量为 11.5kD 的前胰岛素原(preproinsulin),然后除去前面由 24 个氨基酸组成的信号肽,成为分子量为 9kD 的胰岛素原(proinsulin);在高尔基体内,胰岛素原经酶的作用水解成为胰岛素及游离的连接肽(connecting peptide,C-peptide,C- 肽)。胰岛 β 细胞分泌胰岛素时,C- 肽与之一起释放。C- 肽虽没有胰岛素的生物活性,但其合成与释放和胰岛素同步,因此在临床或科研中常通过测定血中 C- 肽含量间接反映 β 细胞的分泌功能。

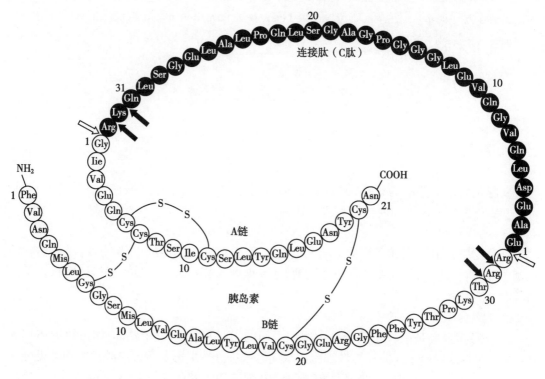

图 2-3-1　胰岛素肽链的氨基酸序列

成人胰岛素的分泌量约 40~50U/d(1.6~2.0mg/d)。空腹状态下,血清胰岛素水平约 10μU/ml(69pmol/L 或 40ng/dl),进餐后 8~10min 开始升高,30~45min 时达到高峰,可达餐前分泌量的 10 倍;此后,随着血糖水平降低,胰岛素的分泌量迅速下降,90~120min 后恢复到基础水平(图 2-3-2)。血中胰岛素半衰期只有 5~8min,主要经肝、肾及外周组织内的胰岛素酶灭活或通过受体内化终止效应。

胰岛素的生理功能一般可归纳为两方面:一是调节代谢;二是调节细胞的生长、增殖,抑制细胞的凋亡。

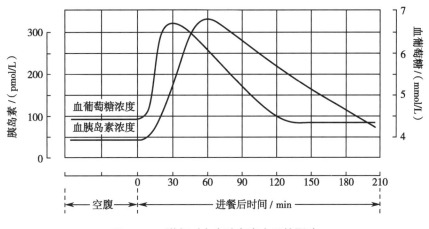

图 2-3-2　进餐对血中胰岛素水平的影响

1. 胰岛素是体内唯一降低血糖水平的激素　血糖维持正常水平对于机体的各种功能活动十分重要。多种激素从不同角度对血糖水平进行调节,共同维持血糖的稳态,而胰岛素是唯一能降低血糖的激素。胰岛素通过增加血糖的去路和减少血糖的来源使血糖浓度降低。其主要作用为:①促进组织细胞摄取葡萄糖,并加速葡萄糖在细胞中的氧化和利用;②促进糖原合成、抑制糖原分解;③抑制糖异生。

(1) 促进外周组织对葡萄糖的转运和利用:外周组织细胞通过葡萄糖转运蛋白(glucose transporter,GLUT)介导,以易化扩散方式转运葡萄糖,对胰岛素敏感的葡萄糖转运蛋白是 GLUT-4。GLUT-4 广泛存在于胰岛素敏感组织(如骨骼肌、心肌、脂肪等)胞质的囊泡中,胰岛素可通过磷酸肌醇 3- 激酶(phosphatidylinositol 3-kinase,PI3K)使靶细胞内的 GLUT-4 数量增加,并发生膜转位,促进靶细胞转运葡萄糖(图 2-3-3)。当胰岛素刺激停止时,GLUT-4 又通过内化机制返回胞质中。体育锻炼可使肌细胞膜的 GLUT-4 增加,以保证能量供给,适

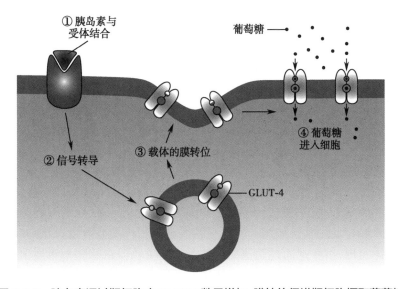

图 2-3-3　胰岛素通过靶细胞内 GLUT-4 数目增加、膜转位促进靶细胞摄取葡萄糖
GLUT-4:葡萄糖转运体 -4

应肌肉运动时的需要。胰岛素除了促进外周组织对葡萄糖的转运,还促进外周组织对葡萄糖的利用,如通过激活葡萄糖激酶、诱导糖酵解的关键酶——磷酸果糖激酶和丙酮酸激酶等加速葡萄糖在细胞中的氧化,生成 ATP。

(2) 促进糖原合成、抑制糖原分解:当血糖水平升高时,胰岛素可通过促进肝糖原合成、抑制糖原分解来维持血糖水平稳定。肝脏是维持血糖水平的重要调节器,当进入肝细胞的葡萄糖增加时,细胞内 6- 磷酸葡萄糖转变为 1- 磷酸葡萄糖,由糖原合成酶催化生成糖原。如果进入肝细胞内的葡萄糖超过其转化为肝糖原的能力,在胰岛素的作用下,多余的葡萄糖可转化为脂肪酸,并以甘油三酯的形式被包装在低密度脂蛋白中,经血液循环转运到脂肪组织中储备。当血糖水平降低时,胰岛素分泌减少,肝内的糖原可再转化为葡萄糖,从而维持血糖水平的稳定。

(3) 抑制糖异生:胰岛素能抑制糖异生途径中关键酶的活性,如葡萄糖 -6- 磷酸酶、果糖 1,6- 二磷酸酶等。另外,胰岛素激活细胞膜上的磷酸二酯酶,降低肝脏和脂肪组织中的 cAMP,拮抗胰高血糖素和儿茶酚胺促进糖原分解和糖异生的作用。

当胰岛素缺乏时,血糖浓度升高,若超过肾糖阈,则会出现尿糖。临床上称这种以高血糖为特征的代谢性疾病为糖尿病。

2. 胰岛素可促进脂肪合成、抑制脂肪分解

(1) 促进脂肪合成:胰岛素可通过以下几个途径提供脂肪酸和 α- 磷酸甘油等脂肪合成的原料:①活化肝细胞内乙酰辅酶 A 羧化酶、柠檬酸裂解酶、6- 磷酸葡萄糖脱氢酶、苹果酸酶,促进脂肪酸的生成,然后转运到脂肪细胞贮存;②促进葡萄糖进入脂肪细胞,除用于合成脂肪酸外,还可转化为 α- 磷酸甘油;③促进糖酵解和三羧酸循环,为脂肪酸的合成提供前体物质(柠檬酸);④刺激脂蛋白脂酶的活性,促进乳糜微粒及循环血液中的甘油三酯水解,使释放的游离脂肪酸供脂肪组织利用,加速对循环血液中甘油三酯的清除。最终,脂肪酸与 α- 磷酸甘油形成甘油三酯,将葡萄糖的能量以脂肪的形式贮存于脂肪细胞中。

(2) 抑制脂肪分解:胰岛素可抑制激素敏感性脂肪酶的活性,减少体内脂肪的分解和动员。另外,胰岛素还能通过降低细胞内 cAMP 水平,拮抗胰高血糖素和儿茶酚胺的脂解作用。

当胰岛素缺乏时,脂肪分解增加引起血脂升高,加速脂肪酸在肝内氧化生成大量酮体,可引起酮血症和酸中毒。

3. 胰岛素可促进蛋白质合成、抑制蛋白质分解 胰岛素可在蛋白质合成的各个环节上发挥促进作用:①加速氨基酸通过膜转运进入细胞内,为蛋白质合成提供原料;②加快细胞核的复制和转录过程,增加 DNA 和 RNA 的生成;③加速核糖体的翻译过程,使蛋白质合成增加。另外,胰岛素还可以抑制蛋白质分解,减少氨基酸氧化,抑制肝糖异生,阻止氨基酸转化成糖。

当胰岛素缺乏时,蛋白质分解增强,肌肉释放氨基酸增加,为肝糖异生提供原料,糖异生增强,因此体内蛋白质消耗增加,导致负氮平衡,身体消瘦。

4. 胰岛素能促进机体的生长 胰岛素是重要的促生长因子,可通过促进蛋白质合成和抑制蛋白质分解参与促进生长作用。胰岛素的促进生长作用有直接作用和间接作用,前者通过胰岛素受体实现,后者则通过其他促生长因子如生长激素和胰岛素样生长因子的作用实现。胰岛素单独作用时,对生长的促进作用并不很强,只有在与生长激素共同作用时,才能发挥明显的促生长效应。

除以上作用外,胰岛素还可透过血 - 脑屏障,影响神经系统的活动。对神经元具有营养、支持和抗凋亡的作用,对摄食行为、学习与记忆、认知活动及生殖能力等方面都有影响。

(二) 运动对胰岛素的影响

1. 运动时的胰岛素反应 运动时,随着运动强度的增加和运动时间的延长,血浆胰岛素浓度逐渐下降。降低程度与运动强度的大小和持续时间长短呈负相关。据报道 5min 慢跑即可使血浆胰岛素浓度降低,但胰岛素浓度的大幅度降低常见于持续 2~3h 达到力竭的赛跑后,其浓度可低于休息值一半以下。还有研究发现,运动开始后血浆胰岛素降低存在滞后期,较激烈的运动后 10~15min 血浆胰岛素浓度降低才较明显,运动强度越小滞后期也越长。

运动导致血浆胰岛素浓度下降的机制 1/3 归于胰岛 β 细胞分泌胰岛素减少,2/3 归于外周清除率的增加。引起运动时胰岛素分泌减少的主要原因是 α 肾上腺素能使活动增强,通过去甲肾上腺素作用于胰岛 β 细胞膜上的 α 受体,从而抑制胰岛素的分泌,应用 α 受体阻滞剂可阻断这种抑制作用,而应用 β 受体阻滞剂则不能。运动时外周清除率增加主要是由于收缩肌群或其他组织对胰岛素的摄取量增多。运动训练可使骨骼肌对胰岛素敏感性增高,使运动时在血浆胰岛素浓度较低的情况下,胰岛素仍可与肌细胞膜上的受体结合,促使葡萄糖转运。

2. 长期运动对胰岛素的影响 长期运动训练会使胰岛素对运动产生适应,表现出运动时激素的反应减弱。在同样的运动情况下,有训练者运动时胰岛素分泌的下降较无训练者少。原因可能是有训练者运动时内环境变化相对较小(如血糖水平更正常),可通过增加脂肪酸的利用和糖原异生更好地控制血糖水平。

长期运动训练可使机体对胰岛素的敏感性增加,改善胰岛素抵抗。有研究显示,经过 8 周游泳训练干预的糖尿病大鼠,胰岛素敏感性显著增强,胰岛素分泌功能显著改善。目前研究发现其主要机制为:骨骼肌糖原合成占全身葡萄糖代谢的 90%,作为外周葡萄糖代谢的重要场所,也是胰岛素抵抗发生的重要部位。长期规律运动可使骨骼肌产生适应性的改变,使肌肉的毛细血管数量增多,可使肌细胞膜上胰岛素受体的数量增加,并可促使胰岛素与肌细胞膜上的受体结合,增加葡萄糖的转运和弥散,同时促使肌细胞内 GLUT-4 含量增加,促进 GLUT-4 转位于细胞质膜,促进细胞对葡萄糖的转运和利用,提高肌细胞内合成酶的氧化代谢酶的活性,使肌糖原的贮存能力和氧化能力增强,使外周组织对胰岛素的敏感性增强,减轻胰岛素抵抗。还有研究发现,运动可能参与肌肉活动因子的释放(这种因子是一种具有类胰岛素结构的肽类,由收缩肌释放,具有类胰岛素样作用),从而增强胰岛素的作用,有助于降低血糖。另外,Oppeit 等还发现由运动所引起的长期能量负平衡可显著减少血浆胰岛素水平,并随腹腔内脂肪的减少,胰岛素敏感性增加。

因此,运动减轻胰岛素抵抗(IR)是治疗糖尿病的基本原则之一。运动疗法主要是提高组织对胰岛素的敏感性,改善糖和脂肪代谢,提高机体维持血糖稳定的激素调节能力,最终维持血糖平衡。并且通过运动改善外周胰岛素的抵抗状态,可减轻胰岛 β 细胞的负荷,减轻 β 细胞脂毒性,抑制脂性凋亡,使 β 细胞增殖数量增加,改善 β 细胞功能。Park 等还发现长期运动可提高 90% 胰腺切除大鼠胰腺组织胰岛素受体底物 2(IRS-2)的含量,提示运动还可能通过一系列信号通路直接作用于胰岛细胞,促进胰岛细胞的增殖和再生。Dela 等人通过对具有中等程度血清 C- 肽分泌能力的糖尿病患者进行血糖钳夹试验,也发现运动训练可以改善不依赖于胰岛素敏感性变化的 β 细胞功能,表明受损的 β 细胞功能以及胰岛萎缩是可逆的,特别是在疾病的早期阶段,这说明对糖尿病需尽早干预。我们课题组通过对链脲佐菌素(streptozotocin,STZ)诱导的糖尿病大鼠进行运动干预后也发现,为期 8 周的游泳运动可显著改善糖尿病大鼠的血清胰岛素水平,降低血糖,提高胰岛素含量,部分恢复胰岛形态,在器官和细胞层面提示了运动训练对胰腺有不可忽视的"中心效应"。

三、运动和升糖激素

(一) 运动与皮质醇

皮质醇(cortisol,C)是由肾上腺皮质的束状带和网状带分泌的一种固醇类糖皮质激素,是机体重要的升血糖激素之一,由下丘脑 - 垂体 - 肾上腺轴(HPA)调控。皮质醇主要在运动和应激情况下产生,故被视为应激性激素,对物质能量代谢发挥重要作用。皮质醇可促进肝外组织,尤其是肌肉组织的蛋白质分解,同时加速氨基酸进入肝组织进行肝糖原异生。另外,皮质醇可促进脂肪分解,促进肝组织利用脂肪酸进行糖原合成,有利于运动的持续进行。在肝脏,皮质醇能激活糖原异生有关酶活性,使糖原异生过程加强,同时拮抗胰岛素的作用,降低肌肉和脂肪组织对胰岛素敏感性,减少外周组织对葡萄糖的利用,导致血糖升高,为肌肉运动所用。因此,循环血皮质醇水平高时,血糖水平高,血糖消耗大时也影响皮质醇的行为。

皮质醇与运动关系密切,运动时皮质醇的变化规律受运动类型、运动强度、运动量、训练年限、性别和年龄等多方面因素的影响。

不同运动负荷对皮质醇会产生不同的影响。一般认为,当运动负荷达到有效强度时,才能引起下丘脑 - 垂体 - 肾上腺轴的反应。研究表明,只有当运动强度大于 $60\%\dot{V}O_{2max}$,持续时间大于 20min 才能引起下丘脑 - 垂体 - 肾上腺轴的反应,使血浆皮质醇浓度上升。因此认为此负荷为运动时引起血浆皮质醇浓度上升的强度阈。而低于 $60\%\dot{V}O_{2max}$ 强度的运动,则使血浆皮质醇浓度下降,如 $42\%\dot{V}O_{2max}$ 强度运动 60min 后,血中皮质醇水平只相当于运动前的 70%。关于长时间小负荷训练后皮质醇浓度下降的主要原因,可能是体内各组织增加了对皮质醇的摄取,或者是肾上腺皮质释放皮质醇减少,从而使血浆中皮质醇浓度下降。

力竭性运动后皮质醇呈下降趋势。如让受试者进行时间为 50min 的大强度力竭性运动,随着运动时间的延长,皮质醇逐渐下降。大多数人认为导致力竭性运动后皮质醇浓度下降趋势的主要原因是肾上腺衰竭,但 Viru 等人发现,运动到力竭时给豚鼠注射 ACTH,其血浆皮质醇浓度将升高,所以认为激烈运动中皮质醇浓度下降是"机体对能源致命性消耗所表现的一种防御性反应"。此时肾上腺并未衰竭,而是通过神经调节使垂体减少 ACTH 的释放,从而降低肾上腺皮质激素的分泌水平。

长期运动训练会使机体皮质醇对一次相同负荷运动的反应下降。但是,有耐力训练基础的个体在进行最大强度运动时,其 HPA 的活性高于未经训练的个体。研究显示,从事耐力项目的运动员,大运动量训练后皮质醇浓度明显高于平时。有人进行了有氧耐力训练后皮质醇浓度测试,发现超过 1 个月的耐力训练和递增负荷训练后,安静时测得的皮质醇浓度较高。但也有文献报道,划艇运动员大负荷训练后皮质醇浓度是下降的。Bonifazi 等人报道,游泳运动员随着训练量的增加,训练后即刻皮质醇浓度上升。另外,Carli 等人通过测定女游泳运动员训练开始后的第 4、12、24 周血浆皮质醇浓度发现,4 周后皮质醇浓度显著下降,12 周后有所回升,24 周后恢复到原有水平。认为这可能与训练产生了适应有关。

急性运动后皮质醇明显上升,而运动结束后能迅速降至基础值,加速疲劳恢复。一个周期训练后,相同负荷运动时,血清皮质醇浓度上升的幅度下降,是适应运动量的表现,表明训练负荷适中;如上升幅度增加,表明训练负荷过大。运动恢复期,血清皮质醇持续偏高,恢复到正常水平的时间加长,表明功能状态差或对负荷不适应。一般认为皮质醇在 276nmol/L (10μg/dl) 以下时,运动员的恢复能力良好。

运动强度与运动量同步增加的训练可以导致过度训练综合征(overtraining syndrome),并伴有运动过程中和休息期的皮质醇水平下降。这是因为过度训练会导致 HPA 功能失调,肾上腺皮质对 ACTH 的敏感性下降,皮质醇释放量减少。这是一种病理状态,而并非机体对训练强度的适应性表现。

在对运动员的不同研究所得出的结果有时不完全一致,可能是由运动员体内激素的个体差异和运动项目的差异造成的,并且运动员的竞技心理状态对皮质醇的分泌也产生一定的影响。但总的来说,长时间高强度的训练更能引起皮质醇分泌量的增加。人体对运动训练的应激,皮质醇水平的升高,会影响蛋白质合成和分解作用有关激素间的平衡。皮质醇水平偏高会引起肌肉蛋白质分解过多而影响运动能力。有资料表明在长期的运动训练中,血浆中皮质醇的浓度与运动负荷量呈正相关,并可以作为长期训练中适宜负荷量的监控指标,但这个指标不适合对白肌纤维起决定作用的速度性运动项目,因为皮质醇激素对肌纤维内蛋白质的分解是从白肌纤维开始的。

(二) 运动与儿茶酚胺

儿茶酚胺(catecholamine, CA)包括肾上腺素(adrenaline/epinephrine, AD)、去甲肾上腺素(norepinephrine, NE)和多巴胺(dopamine, DA),是由肾上腺髓质和交感神经元嗜铬细胞分泌的一类重要的神经递质,也是重要的激素物质。这些激素影响心、血管,加快心率,增高血压。运动中儿茶酚胺增高有利于血流合理分布,提高心肌收缩力,能量底物利用,肝糖原分解和脂肪组织的脂肪分解。儿茶酚胺是重要的升高血糖的激素,尤其是肾上腺素,能提高机体代谢率,使耗氧量升高,其升高血糖作用更为显著。

运动应激可刺激交感神经系统兴奋,改变儿茶酚胺的分泌。儿茶酚胺的分泌量,是最能反映交感神经系统活动的指标,可直接体现运动应激对运动员心理的刺激强度。而不同运动的特性,会造成交感神经系统兴奋特性的不同,影响儿茶酚胺的分泌。影响儿茶酚胺分泌的重要因素包括:体位、运动类型、运动持续时间、运动强度和心理应激。其他影响因素有年龄(相同运动强度下老年人分泌较多)、性别(在相同运动强度下男性高于女性)。

1. 体位对儿茶酚胺的影响 静息状态时,人体直立位儿茶酚胺的浓度高于坐位或卧位。直立位血浆肾上腺素和去甲肾上腺素浓度比其他体位平均增加 40%。运动时,体位也影响血浆儿茶酚胺的浓度,同等强度运动时,直立位的血浆去甲肾上腺素浓度显著高于卧位。

2. 运动类型对儿茶酚胺的影响 在同等氧耗的运动状态下,肾上腺素和去甲肾上腺素血浆浓度上肢运动要比下肢运动高。Davies 等人研究报道,在同等氧耗时,小肌群运动血浆肾上腺素和去甲肾上腺素浓度的增加显著高于大肌群运动。研究认为,在同等摄氧量水平下,小肌群比大肌群的摄氧量峰值百分比更高,更容易诱导儿茶酚胺浓度增高。

动力性运动(如跑步、自行车和游泳)会使血浆儿茶酚胺浓度明显上升,但如果短时间的动力性运动不使心率的增加超过 30 次/min,则血浆儿茶酚胺浓度不会出现显著增加。当心率显著上升时,血浆儿茶酚胺浓度也会显著上升,且去甲肾上腺素浓度的增高显著高于肾上腺素,这表明血浆儿茶酚胺浓度与心率和最大摄氧量具有较强的相关性。静力性运动也会使血浆儿茶酚胺浓度显著增高。如一侧下肢股四头肌进行最大肌力 40% 持续 2min 的等长收缩时,血浆去甲肾上腺素浓度可以从 1.24nmol/L 上升至 1.90nmol/L;肾上腺素浓度则从 0.55nmol/L 上升至 1.32nmol/L。儿茶酚胺浓度的增加可一直持续到力竭,其中肾上腺素的增加高于去甲腺素。但如果静力性运动的强度较小,心率较低时,血浆儿茶酚胺浓度也不会出现显著变化。

3. 运动持续时间对儿茶酚胺的影响　在亚极量动力性运动时,运动持续时间在交感肾上腺系统中发挥了相当大的作用。摄氧量保持恒定,血浆去甲肾上腺素浓度会持续增加,直至力竭,无论亚极量运动的强度如何。在小强度运动时,血浆肾上腺素和去甲肾上腺素浓度依然增加,但去甲肾上腺素浓度增加的速度比肾上腺素要更快。Moussa 等人观察未经训练者以相同负荷进行功率自行车冲刺运动发现,在 30s 结束时比 6s 结束时儿茶酚胺浓度增高更加明显。说明必要的运动持续时间是刺激儿茶酚胺浓度增加的必要条件,即使是在如急速冲刺这种非常高强度的运动中。

4. 运动强度对儿茶酚胺的影响　运动强度对交感肾上腺系统具有重要的影响作用。运动时间相同时,运动产生的应激与运动强度成正比;运动形式相同时,血浆儿茶酚胺浓度与运动强度密切相关。研究表明,血浆儿茶酚胺浓度与运动的输出功率呈正相关,当运动时间给定后,血浆儿茶酚胺浓度随运动强度增加呈指数增长,当达到 75% 最大有氧活动能力(maximal aerobic power,MAP)时,这种增加的程度会更加显著。当达到 MAP 时,去甲肾上腺素浓度可从 1.18nmol/L 上升至 17.7nmol/L。当运动强度超过 MAP 时,儿茶酚胺浓度显著增高。

5. 运动对儿茶酚胺分泌和清除的影响　研究发现,大强度运动时,当肾上腺素浓度增高 10 倍以上时,血浆儿茶酚胺清除率显著下降;而中等强度运动时,由于机体血流量的增加,儿茶酚胺的清除率增高。提示儿茶酚胺浓度的变化可能与儿茶酚胺分泌 / 清除率改变有关,儿茶酚胺浓度增高是由于循环系统中儿茶酚胺物质清除率下降所致。但有关去甲肾上腺素动力学的研究认为,机体恢复期儿茶酚胺的减少与清除率无关,且不同取血部位所测得儿茶酚胺的浓度和清除率均有所不同。这表明运动时血浆儿茶酚胺浓度值的上升,主要是反映了儿茶酚胺类物质具有较高的分泌,而不能体现儿茶酚胺清除率的下降。短时间、大强度运动后,对儿茶酚胺浓度的观察提示,血浆儿茶酚胺类物质数值上升的主要原因在于其分泌作用的增强。

6. 运动对肾上腺素受体的作用　儿茶酚胺在肝脏、骨骼肌等器官中扮演了重要的能量底物作用。而运动可以改变肝脏、骨骼肌中肾上腺素受体的表达水平。经过耐力训练后的大鼠骨骼肌氧化能力与 β 肾上腺素受体含量成正比,且这种适应性改变可被 β 肾上腺素受体阻断剂所阻断。耐力训练后,机体脂肪细胞中 β 肾上腺素受体敏感性增强,但受体数目没有改变,同时伴 α 肾上腺素受体敏感性下降。运动和衰老均不能改变心肌 β 肾上腺素受体的密度。训练后,人体最大摄氧量增加 18%,安静心率明显下降,但心脏 $β_1$ 受体对激动剂的反应不受影响,说明运动不能改变心脏 $β_1$ 受体的特性。通过平板试验发现长期运动或短期急性运动均不能改变心血管 $β_2$ 受体对激动剂的反应。

综上所述,运动的持续时间和强度是使儿茶酚胺浓度改变的主要因素,其中运动强度起到更为关键的作用。而短时间、大强度运动后儿茶酚胺浓度值的上升表明儿茶酚胺分泌水平的提高。

(三) 运动与甲状腺激素

甲状腺激素(thyroid hormone,TH)是酪氨酸的碘化物,包括四碘甲腺原氨酸(T_4,也称甲状腺素)、三碘甲腺原氨酸(T_3)和极少量的逆三碘甲腺原氨酸(rT_3)。T_3与T_4都具有生物活性。甲状腺分泌的甲状腺激素中90%以上是T_4形式,但T_3的生理活性为T_4的3~8倍。rT_3不具有甲状腺激素的生物活性。TH的主要作用是促进物质与能量代谢,促进生长和发育过程。TH可促进小肠黏膜对糖的吸收,增强糖原分解,抑制糖原合成,并加速肾上腺素、胰高血糖素、皮质醇和生长素的升糖作用,因此TH有升高血糖的趋势;但T_4与T_3还可以加强外周组织对糖的利用,也有降低血糖的作用。TH可促进脂肪酸氧化,可增强儿茶酚胺与胰高血糖素对脂肪的分解作用。T_4与T_3既促进胆固醇的合成,又可通过肝加速胆固醇的降解,但分解速度超过合成速度。甲状腺功能紊乱主要影响机体运动的耐受性,从而导致机体剧烈运动能力的降低。另外,运动本身也可直接或间接影响甲状腺功能,或者引起下丘脑-垂体-甲状腺轴(HPT)功能的急剧改变,或者导致甲状腺功能的长期改变。

运动时甲状腺功能的变化在一定程度上反映了机体在运动时复杂的生理反应。影响甲状腺功能变化的各种因素包括:运动的时间、强度和类型、环境温度、运动者的年龄、体质、营养状况等。

1. 一次性运动对甲状腺激素分泌的影响 多数实验表明,不同强度的一次运动后血中甲状腺激素浓度增加。如让未经训练的受试者进行61%$\dot{V}O_{2max}$强度的运动,血T_4浓度增加。非运动员以最大摄氧量强度运动至力竭,可使血T_3、游离T_4(FT_4)浓度显著升高,但T_4、FT_3浓度没有明显改变。运动员在9km越野滑雪运动后,血T_4浓度显著升高。动物实验也证明,一次性运动可以使未经训练的大鼠血浆中T_3、T_4浓度明显增加。

2. 长期运动对甲状腺激素分泌的影响 尽管训练有素的运动员表现出T_3、T_4的含量增高,但长时间的耐力运动并不影响其TH的基础水平。研究发现,长期运动训练会使HPT轴产生适应性,甲状腺激素变化消失。如让女性受试者进行为期20周的训练,其中,大学女划船队员为运动训练组,普通大学生为对照组。训练内容包括划船、跑步和力量练习。对训练期间血甲状腺激素浓度的变化进行测定,观察到训练组受试者中大部分在训练的第5、10周时,血浆FT_3浓度下降,20周时恢复至训练前水平,血浆促甲状腺激素(TSH)和瘦素的变化与FT_3的变化情况相同;也有受试者在训练期中血浆甲状腺素浓度始终没有明显变化的。

环境温度可影响机体甲状腺激素对运动的反应。如游泳运动员分别在20℃、26℃和32℃ 3种温度下进行30min的适度运动,会发现在20℃时运动员TSH和FT_4上升,在26℃时无变化,在32℃时下降;但是T_3的水平不受温度影响。

3. 能量平衡在机体TH对运动的反应中起着重要作用 能量平衡即机体摄入的总热量减去机体代谢、肌肉工作以及各个器官所消耗的能量。机体出现微小的能量平衡缺陷时就会影响TH的水平。如女运动员过度减重常常出现"低T_3综合征",从而导致运动性闭经及其他HPT轴功能的紊乱。健康女性以较低热量摄入进行有氧运动,能量平衡一旦产生紊乱,其TT_3、FT_3下降,rT_3上升。这种能量平衡紊乱时TH的改变可通过碳水化合物或葡萄糖的摄入而发生逆转,但不能通过降低运动强度来消除。

（四）运动与性激素

性激素包括雄激素、孕激素、雌激素三大类,其结构与胆固醇类似,故又被称为类固醇激素。主要由性腺分泌,受下丘脑、垂体分泌的激素调节,下丘脑、垂体及性腺的功能活动密切联系、相互影响,形成下丘脑-垂体-性腺轴。适宜负荷的运动或健身锻炼不会对下丘脑-垂体-性腺轴功能产生不利的影响,长期大负荷的运动训练会抑制该轴的功能,表现为训练后的恢复缓慢。

1. 运动与雄激素　体内雄激素主要有睾酮、雄烯二酮和去氢表雄酮等。其中,睾酮的活性最强,因此常被作为雄性激素的代表。有关血睾酮与运动的关系一直是人们关注的热点。男性睾酮的 90% 左右由睾丸间质细胞产生,其余部分在肾上腺皮质和其他组织生成。正常成年男性血睾酮浓度为 10~45nmol/L。女性睾酮由卵巢间质细胞和与肾上腺皮质合成及由肝脏、脂肪、皮肤等组织转换而来。女性血睾酮水平大约是男性的 1/10。

睾酮是体内重要的同化激素,促进机体合成代谢,在训练后的恢复中起着促进作用。生理剂量的睾酮可对血糖调节产生有益的作用。研究表明,运动引起血睾酮变化主要受运动的密度、负荷强度、负荷量、持续时间等因素影响。一次运动首先引起血睾酮升高,随运动时间延长会升高到一个峰值,随后下降,如果继续运动,血睾酮会明显低于运动前水平。运动后血睾酮恢复速度也受上述因素影响,如短时间大强度运动,中等强度 1~2h 的自行车运动或 12~14h 内完成一次 100km 跑,运动后 1 天左右血睾酮即可恢复;而 3~4h 内完成 42.2km 跑后 48h 内血睾酮仍不能恢复。适宜的训练或锻炼使安静状态下血睾酮有所升高或不变;长期大运动量训练或过度训练,常常会导致血睾酮下降,进而影响运动员体能,甚至出现运动能力降低或产生疲劳。

运动引起血睾酮升高的原因有多种解释。有研究者认为是由于运动使肝脏血流灌注量减少,睾酮的清除率下降所致。也有学者认为与代谢率下降有关。还有研究认为,运动引起血液浓缩,并促使雄烯二酮转变为睾酮,也是出现睾酮升高的原因。但是 1~2min 的运动就能引起血睾酮升高,用肝脏血流灌注下降、血液浓缩或雄烯二酮转变为睾酮等原因还是难以解释的。有学者认为交感肾上腺系统兴奋是运动引起血睾酮升高的重要原因,因为运动时血液中儿茶酚胺水平明显升高,β 受体阻断剂普萘洛尔能抑制运动引起的血睾酮升高反应,并且有实验证实睾丸间质细胞上存在 β 受体。

长时间力竭性运动使血睾酮浓度降低,与下丘脑-腺垂体轴的分泌活动受到抑制有关。因为剧烈运动时睾酮水平增高,但长时间的增高又可通过负反馈的调节作用,使下丘脑的促性腺激素释放激素(gonadotropin-releasing hormone,GnRH)和垂体激素的分泌受到抑制。这种大负荷量运动导致的睾酮分泌过度与合成相对不足很可能是持续性低血睾酮的原因。有实验表明,马拉松运动员训练后其 GnRH 生成量减少,黄体生成素(luteinizing hormone,LH)水平下降,最后导致血睾酮水平的下降。外国有学者发现,马拉松跑能导致运动员睾丸萎缩,分泌功能下降,睾酮水平可降至安静水平以下。当睾酮持续降低时,应考虑疲劳、过度训练或机体状态不佳,但此判断标准仍难以统一。有研究提出,由运动引起的男子血睾酮低于 3.47nmol/L,即出现过度训练状态。在运动训练过程中如果睾酮比原水平下降 25%~30%,且维持较低水平,就说明训练负荷可能安排不合理,应及时进行调整。所以科学进行运动训练、合理安排运动负荷量与必要的调整是防治运动性低血睾酮的首要环节。

2. 运动与雌激素　雌激素(estrogen,E)为甾体类激素,机体主要的雌激素是雌二醇(estradiol,E_2),主要由卵巢产生,睾丸、胎盘和肾上腺也产生少量雌激素。雌二醇在肝脏转化为雌酮(estrone,E_1)、雌三醇(estriol,E_3)和 16-表雌三醇等。雌激素可以通过生长激素的作用升高血糖,低生理水平雌激素可降低肝脏胰岛素的敏感性,产生高胰岛素血症,加重胰岛素抵抗。

短期运动后雌二醇水平上升,雌二醇的变化与运动的强度和月经周期的不同时相有关,黄体期升高较明显。有研究让 6 名健康女性以 70%$\dot{V}O_{2max}$ 运动至力竭,发现受试者雌二醇水平在黄体期上升得较卵泡期更为明显。还有研究观察到短期力量训练后在卵泡期和黄体期均出现了雌二醇的升高。短期运动后雌二醇水平的上升,可能是由于雌二醇的代谢清除率下降所致。

长期运动对女性雌二醇的影响国内外的报道不完全一致。国外多数报道认为长时间大强度的耐力运动可以导致雌二醇明显下降。还有研究发现,长期进行耐力运动如长跑者运动性月经失调的发生率较高。认为雌二醇下降的原因可能是进行长时间大强度运动训练导致下丘脑-垂体-卵巢功能紊乱,使黄体生成素(LH)、卵泡刺激素(follicle stimulating hormone,FSH)分泌减少,进而影响了雌二醇的分泌所致。国内研究发现,长期进行有氧健身操运动的中年女性血清雌二醇的基础分泌值明显高于不运动组,这可能与运动引起中枢、下丘脑-垂体-卵巢轴的适应性变化,延缓卵巢结构和功能衰退等有关。由此可见,长期运动对雌二醇的影响与训练的强度和受试者的月经状况有很大关系。高强度的训练可导致雌二醇的明显下降,而适度的有氧运动则会使更年期女性雌二醇含量明显提高。提示中年女性长期参加强度适当的全身有氧运动,对改善女性更年期激素水平具有积极的作用,但采用多大的运动强度、运动的持续时间应多长仍有待进一步研究。

(江钟立　陆建霞)

参 考 文 献

[1] Keshel TE,Coker RH. Exercise Training and Insulin Resistance:A Current Review. J Obes Weight Loss Ther,2015,5(5):S5-003.

[2] Schmidt S,Monk JM,Robinson LE,et al. The integrative role of leptin,oestrogen and the insulin family in obesity-associated breast cancer:potential effects of exercise. Obes Rev,2015,16(6):473-487.

[3] Bouaziz T,Makni E,Passelergue P,et al. Multifactorial monitoring of training load in elite rugby sevens players:cortisol/cortisone ratio as a valid tool of training load monitoring. Biol Sport,2016,33(3):231-239.

第三章

糖尿病评估

第一节 脏器评估

一、糖尿病合并心血管病变

心血管病变是糖尿病的常见并发症之一,其发生率是非糖尿病人群的 2~4 倍,是造成糖尿病患者死亡的主要原因。美国心脏病协会已经声明"糖尿病是一种心血管疾病"。中华医学会糖尿病学分会(CDS)曾经对全国三甲医院 2 型糖尿病住院患者合并慢性并发症的情况进行调查,结果发现糖尿病合并心血管病占 17.1%,合并高血压则高达 34.2%。目前认为,在糖尿病前期,大血管病变过程已经开始。而且老年糖尿病患者合并的大血管病变,病变广泛而且严重,但临床表现较轻或缺如,极易被年轻医师忽视,造成严重后果。因此糖尿病确诊时及以后,应至少每年评估心血管病变的风险因素,内容包括年龄、心血管病史、有无心血管风险因素(吸烟、肥胖特别是腹型肥胖、血脂异常、高血压和家族史、高尿酸血症、微量白蛋白尿等)、肾脏损害、心房颤动等。对大血管疾病风险较高的患者需要进一步检查来评估心脑血管病变情况,这对于心血管疾病的早预防、早发现、早诊断、早治疗,切实提高诊断率、治疗率、控制率。

(一)糖尿病动脉粥样硬化程度的评估

2 型糖尿病和动脉粥样硬化可能是同一个病理基础上平行发展的两种疾病,共同基础是过度氧化应激导致的炎症反应。糖尿病患者出现动脉粥样硬化的时间早、程度重、病变弥漫、进展快和预后差;而出现动脉粥样硬化性心血管病的患者有相当部分出现不同程度的糖调节异常。

静息时的心电图对 2 型糖尿病患者心血管疾病的筛查价值有限。目前临床广泛应用超声成像检测颈动脉管壁内中膜厚度(intima media thickness,IMT)、计算机断层扫描血管成像、心电图运动试验(electrocardiogram exercise test,EET)、冠状动脉造影术评估糖尿病患者动脉粥样硬化斑块形成情况。其中颈动脉超声检查具有简单安全、无创灵敏、易于重复等特点,是临床常用的反映出冠状动脉粥样硬化严重程度的筛查手段。临床常用 Crouse 积分与 Gensini 积分量化评价冠状动脉粥样硬化的严重程度,积分越高,提示动脉粥样硬化越严重。具体见表 3-1-1、表 3-1-2。

表 3-1-1 Crouse 积分评价颈动脉斑块数量和厚度

病变程度	得分	病变程度	得分
内膜中层厚度 >1.2mm	0 分	20%≤管腔狭窄 <50%	3 分
内膜中层厚度 ≤1.2mm	1 分	50%≤管腔狭窄≤99%	4 分
动脉硬化斑块出现且未造成明显狭窄	2 分	血管完全闭塞	5 分

表 3-1-2　Gensini 积分评价冠状动脉狭窄程度

冠状动脉狭窄程度	得分	冠状动脉狭窄程度	得分
≤25%	1 分	76%~90%	8 分
26%~50%	2 分	91%~99%	16 分
51%~75%	4 分	100%	32 分

通常临床上多使用冠状动脉造影术诊断冠心病,作为一种有创检查方式,可能会发生一些并发症,难以重复评估,并且血管造影仅能反映动脉管腔的变化,不能监测动脉壁斑块体积和成分的变化。随着影像学技术的发展,螺旋 CT 作为一种无创的检查手段,根据不同 CT 值定量描述不同组织的密度灰度,显示斑块不同的组成成分,而 MRI 增强扫描可根据斑块的信号变化分析斑块内的组织成分,对动脉粥样硬化斑块进行形态的定性和定量评估。近年来,临床还开始应用血管内超声来评价斑块消退,通过安装在心导管顶端的微型超声探头,置于血管腔内实时的血管截面图像,不仅可以分析血管壁的厚度、弹性、测量管腔大小及形态,还可以辨认钙化、纤维化和脂质池等病变,对组织进行三维测量。

大量研究发现,脂质代谢异常和炎症激活是动脉粥样硬化斑块形成进展的重要机制。因此可以应用脂质标记物和炎性标记物来预测动脉粥样硬化斑块的变化。血浆中胆固醇和 / 或甘油三酯浓度的升高,与斑块坏死核心的大小呈正相关。此外,临床上载脂蛋白 apoB/apoA-I 比值指标也可以评估斑块消退的情况。

(二) 糖尿病性心肌病的诊断

持续的高血糖状态可损害心脏,导致心肌组织出现相应的病理改变,在心肌代谢紊乱和心脏微血管病变的基础上引发心肌广泛局灶性坏死,进而进展为糖尿病心肌病(diabetic cardiomyopathy,DCM)。其有别于冠心病及高血压性心脏病,是一种独立的疾病,诊断时需排除风湿性心脏瓣膜病、高血压性心脏病及冠心病等其他原因引起的心力衰竭。通常表现为心脏收缩功能受损和舒张期充盈受阻为主的舒张功能不全,易发生充血性心力衰竭和各种类型的心律失常,并且多合并有其他微血管病变,如视网膜、肾血管病变。

对于存在呼吸短促、心悸、关节肿胀、疲劳和胸痛史的糖尿病患者,均须予以仔细的体格检查(表现为颈静脉怒张、关节肿胀、轻度肝肿大、肺部听诊湿啰音)、心电图和超声心动图检查(早期表现为舒张功能障碍,伴有心力衰竭或高血压可有左室增大)、蹬车运动试验和铊扫描成像检查,必要时行心肌活检检出特征性微血管病变和 / 或间质 pas 阳性物质沉积协助诊断,从而明确是否存在 DCM。

(三) 糖尿病合并高血压的筛查和诊断

糖尿病和高血压常常在同一患者身上合并存在,两者有着共同的发病机制(老龄化、肥胖、胰岛素抵抗等),两者并存使心血管事件、肾病及视网膜病变的发病风险明显增加,需要及早诊断和治疗。临床建议糖尿病患者中高血压的诊断标准同其他人群,见表 3-1-3。糖尿病患者一经发现,应常规测量血压,必要时进行动态血压监测以早期发现高血压患者和评价已诊断高血压患者的血压控制情况。

(四) 糖尿病患者心血管自主神经病变

糖尿病患者心血管自主神经病变多表现为静息时心动过速、冠状动脉舒缩功能异常、直立性低血压、晕厥、无痛性心肌梗死、心脏骤停或猝死。其发生多与长期血糖控制不佳有关,以往认为自主神经病变是糖尿病晚期并发症,现在认为在糖尿病早期患者即可合并自主神

表 3-1-3 糖尿病合并高血压的筛查和诊断标准

收缩压 /mmHg		舒张压 /mmHg	分级
≥180	和 / 或	≥110	高血压 3 级
160~179	和 / 或	100~109	高血压 2 级
140~159	和 / 或	90~99	高血压 1 级
≥140	和	<90	单纯收缩期高血压
120~139	和 / 或	80~89	正常高值血压
<120	和	<80	正常血压

经功能异常。由于小纤维受累,发生心绞痛或心肌梗死时可无心前区疼痛的表现,而发生严重心律失常时猝死的风险增加。

目前尚无统一诊断标准,常用的评估方法包括心率变异性、瓦尔萨尔瓦(Valsalva)试验、握拳试验、体位性血压变化测定等,详见表 3-1-4。依据动态心电图的心率变异性分析,较为敏感、客观、可靠,可以发现糖尿病心血管自主神经早期病变。

表 3-1-4 糖尿病患者心血管自主神经病变评估方法

检测项目	方法	结果判读
静息心率	静息时心率测定	>90 次 /min,排除心律失常、心功能不全提示心脏自主神经病变
R-R 间距变异	每分钟做深呼吸 6 次观察心电图上 R-R 间距变化。最短的和最长的 R-R 间距换算心率,并计算心率差	60 岁以下正常人每分钟心率差≥15 次,≤10 次为异常,提示可能存在自主神经病变
Valsalva 试验	深吸气后尽量屏气,然后以极快的速度吹气(15s 内吹气压力达 40mmHg 压力),观察最大的 R-R 间距与吹气时最小 R-R 间距比值	正常人最大心率与最小心率之比应≥1.21,1.11~1.20 为临界值,≤1.10 提示可能存在自主神经病变
握拳试验	持续握拳 5min 后立即测血压	正常人收缩压升高≥16mmHg,舒张压上升≥15mmHg,如≤10mmHg 提示心血管自主神经病变
体位试验	先测量安静时卧位血压,然后嘱患者立即站立,于 1min 内快速测量血压,观察卧位变立位的心率和血压变化	立卧位心率差 >15 次 /min 为正常,11~14 次 /min 为临界值,≤10 次 /min 为明显异常。由卧位变立位后收缩压下降≥30mmHg 和 / 或舒张压下降≥20mmHg(正常人≤10mmHg)即可诊断有体位性低血压

二、糖尿病合并脑血管病变

(一) 糖尿病合并脑梗死

糖尿病是脑卒中的主要危险因素之一,2 型糖尿病患者发生脑卒中的相对危险度增加 2~6 倍,在 55 岁以下的脑卒中人群中,糖尿病对发生脑卒中的相对危险度增加甚至超 10 倍之巨。糖尿病脑血管病变包括大血管病变和微血管病变。大血管病变主要表现为加速的动脉粥样硬化和血栓形成,而微血管病变的典型表现为微循环障碍、微血管瘤和微血管基底膜增厚。

临床上常用 CT 或 MRI 确定脑卒中病灶的部位、大小和性质。一般来说,MRI 可以更早、更好地显示病灶,T_1 呈低信号,T_2 呈高信号,通过 MRA 还可以发现闭塞血管和侧支循环的情况。

(二) 糖尿病合并认知功能障碍

2 型糖尿病合并认知功能障碍越来越受到临床重视。糖尿病认知障碍的主要表现为学习能力下降、记忆功能减退、推理能力缺失、智力减退等,可伴有神情淡漠、表情呆滞、反应迟钝,严重者生活不能自理。反复发作的低血糖患者常会出现反应时间延长和注意力的下降。此外,2 型糖尿病患者常存在焦虑抑郁情绪。具体机制尚待进一步明确,借助于先进的脑成像研究如 MRI、磁共振波谱(MRS)和单光子发射计算机体层成像等,糖尿病与认知功能障碍的关系有待解开。

三、糖尿病合并慢性肾脏病

(一) 诊断标准

糖尿病肾病是糖尿病常见的全身性微血管并发症之一,是糖尿病的重要并发症。病变可累及肾血管、肾小球、肾小管和间质。其中糖尿病性肾小球硬化症是糖尿病特有的肾脏并发症。2 型糖尿病患者在确诊糖尿病后每年均应做肾脏病变的筛查,诊断标准包括肾小球滤过率(glomerular filtration rate,GFR)低于 60ml/(min·1.73m^2)或尿白蛋白/肌酐比值(albumin excretion rate,ACR)高于 30mg/g 持续超过 3 个月。

(二) 临床分期

既往糖尿病肾病临床分为五期:Ⅰ期,肾小球高滤过,肾脏体积增大。Ⅱ期,间断微量白蛋白尿,患者休息时晨尿或随机 ACR 正常(男 <2.5mg/mmol,女 <3.5mg/mmol)。Ⅰ、Ⅱ期为临床前期,Ⅲ期,为早期糖尿病肾病,ACR 为男 2.5~30mg/mmol,女 3.5~30mg/mmol。Ⅳ期,为临床糖尿病肾病,ACR>30mg/mmol,或蛋白尿每日 >0.5g,可伴发低蛋白血症、水肿、高血压。Ⅴ期,肾衰竭期,GFR 进行性下降,最后 GFR 多 <10ml/min,伴随持续蛋白尿、低蛋白血症、水肿、高血压,常伴发代谢性酸中毒、尿毒症和心肌病变。

(三) 尿白蛋白与肌酐比值

早期进行微量蛋白尿的筛检极为重要,对新诊断的 2 型糖尿病及病程超过 5 年的 1 型糖尿病患者,推荐每年至少检测 1 次尿微量白蛋白排泄率(urinary albumin excretion rate,UACR)。测定晨尿或随机尿中 ACR,如结果异常,则应在 3 个月内重复检测以明确诊断,排除感染等其他因素,如三次 ACR 中有 2 次升高即诊断微量白蛋白尿。

(四) 肾小球滤过率 GFR 和 eGFR

评估肾小球滤过功能的经典"金标准"是菊粉清除率,^{99m}锝 - 二乙烯三胺五乙酸(^{99m}Tc-diethylene triamine pentaacetic acid,^{99m}Tc-DTPA)肾动态显像检查计算双肾肾小球滤过率(referred glomerular filtration rate,rGFR)是临床金标准,但是上述方法操作复杂,难以推广。目前对糖尿病肾病建议不管尿白蛋白排泄程度,应至少每年检测一次血肌酐估算肾小球滤过率(estimated glomerular filtration rate,eGFR)和进行慢性肾脏病分期,具体见表 3-1-5。常

表 3-1-5 **糖尿病肾脏病的分期**

GFR 水平 /ml·(min·1.73m²)⁻¹	慢性肾脏病分期	GFR 水平 /ml·(min·1.73m²)⁻¹	慢性肾脏病分期
≥90	1 期	30~44	3b 期
60~89	2 期	15~29	4 期
45~59	3a 期	<15	5 期

用预测公式采用改良肾脏病膳食改善实验（modification of diet in renal disease，MDRD）和瑞金公式进行估算，后者更适合于 2 型糖尿病患者早期肾功能的评估。但值得注意的是，血肌酐水平及尿微量白蛋白在部分患者并不能确切反映肾脏情况，必要时须进行肾脏 ECT 扫描。

改良 MDRD 公式：$GFR=175 \times Scr(mg/dl)^{-1.234} \times$ 年龄（year）$^{-0.179} \times 0.79$（女性）

瑞金公式：$GFR=234.96 \times Scr(mg/dl)^{-0.926} \times$ 年龄（year）$^{-0.028} \times 0.828$（女性）

Scr 换算公式：0.011 3mg/dl=1μmol/L

（五）肾穿刺和活检

病理检查在排除非糖尿病性肾病时具有重要参考价值。以下情况应考虑非糖尿病肾病：糖尿病病程较短、单纯肾源性血尿或蛋白尿伴血尿、短期内肾功能迅速恶化、不伴视网膜病变、突然出现水肿和大量蛋白尿而肾功能正常、显著肾小管功能减退、合并明显的异常管型。鉴别困难时建议通过肾穿刺病理检查进行鉴别诊断。

四、糖尿病神经病变

糖尿病神经病变是糖尿病在神经系统发生的多种病变总称，包括中枢神经系统、周围神经系统、运动神经系统和自主神经系统等，其中糖尿病性周围神经病变（diabeticperipheralneuropathy，DPN）最常见。

（一）糖尿病中枢神经病变

糖尿病中枢神经病变是指大脑、小脑、脑干及脊髓的神经元及其神经纤维的损伤。主要累及第Ⅲ、Ⅳ、Ⅵ和Ⅶ对脑神经，出现眼睑下垂、眼球运动障碍、复视、斜视、面瘫。大多数在数月后自愈。除了进行常规病史询问以外，必须进行仔细的神经系统检查。

（二）糖尿病周围神经病变

糖尿病周围神经病变（DPN）是指糖尿病患者在排除其他原因的情况下（如颈腰椎神经根压迫、椎管狭窄、颈腰椎退行性变、脑梗死、吉兰 - 巴雷综合征等），出现周围神经功能障碍相关的症状和 / 或体征。神经功能检查发现 60%~90% 的患者有不同程度的神经病变，其中 30%~40% 的患者无症状。在吸烟、年龄超过 40 岁以及血糖控制差的患者中神经病变的患病率更高。

临床上有明确的糖尿病病史，表现为双下肢麻木、胀痛、伴有针刺样、烧灼样异常感，难以忍受，可出现自发性疼痛或刀割样痛，可单侧，可双侧，可对称，可不对称。根据体格检查和神经电生理检查，观察患者四肢活动的灵活性、协调性、步态，有无肌肉萎缩，膝腱反射、跟腱反射。有临床症状者，5 项检查（踝反射、针刺痛觉、振动觉、压力觉、温度觉）中任 1 项异常，无症状者则需要 5 项检查中任 2 项异常，临床诊断为 DPN，详见表 3-1-6。根据以上检查仍不能确诊，需要进行鉴别诊断的患者，可做神经肌电图检查不同肌肉中运动神经传导速度与潜伏期。特别是当临床存在明显的肢体无力或神经电生理显示传导速度明显减慢时，诊断

表 3-1-6　糖尿病周围神经病变的评估

检测项目	检测方法	结果异常
踝反射	患者仰卧位,膝关节屈曲并外展,检查者把持患者足尖并使稍背屈,用叩诊锤叩击跟腱	踝反射的减退或消失
针刺痛觉	用大头针钝端接触皮肤检查患者对针刺的感觉	针刺痛觉降低
振动觉	用 128Hz 的音叉敲打后置放于患者踝关节处,判断患者有无感觉	振动觉降低
压力觉	10g 尼龙丝以一定的压力触压足部,判断接触部位有无感觉	不能感到压力
温度觉	用冷或温热的物体比如金属块或温热的毛巾,放在皮肤上检查患者对冷、热的感觉	温度觉降低

DPN 应该慎重。对于神经根或神经丛病变者,可选择影像学检查排除脊柱与椎管内病变和盆腔内占位性病变。

（三）糖尿病远端对称感觉运动性神经病变

糖尿病远端对称感觉运动性神经病变是糖尿病周围神经病变最常见类型,主要表现为患者出现双足对称性疼痛、麻木,往往从足趾前端开始,逐渐向上进展,双手也出现麻木。通常呈手套或袜套样分布,对称发生,呈长度依赖性,症状夜间加剧,但有时也表现为非对称性或者以手部症状为主,给临床诊断带来困难。

主要根据临床诊断,糖尿病患者足部皮肤色泽黯淡,汗毛稀少,皮温较低,痛温觉、振动觉减退或缺失,踝反射正常或仅轻度减弱,运动功能基本完好。有疑问时行神经传导功能检查。主要表现为感觉神经动作电位波幅降低,下肢远端更为明显,后期可出现复合肌肉动作电位波幅降低,传导速度轻度减慢。普通肌电图中神经传导速度主要反映大的髓鞘神经纤维的状态,感觉神经定量测量仪通过用不同频率的电流刺激进行定量检测,高频检测有髓鞘神经大纤维,低频检测无髓鞘神经小纤维功能。

（四）糖尿病自主神经病变

糖尿病患者出现自主神经病变非常普遍,其可累及心血管、消化、呼吸、泌尿生殖等系统,还可出现体温调节、泌汗异常及神经内分泌障碍。

心脏自主神经病变的评估详见相关章节。糖尿病胃肠道自主神经病变表现为上腹饱胀、胃部不适、便秘、腹泻、呃逆等。可选用食管测压、胃排空的闪烁图扫描(测定固体和液体食物排空的时间)及直肠局部末梢神经病变的电生理检查诊断。泌尿生殖系统自主神经病变出现为排尿障碍、尿潴留、尿失禁、尿路感染、勃起功能障碍等,超声检查测定膀胱内残余尿量,如排尿后残余尿量 >100ml 即可诊断有尿潴留。其他自主神经症状:如体温调节和出汗异常,表现为出汗减少或不出汗,从而导致手足干燥、开裂,容易导致继发感染。另外,由于毛细血管缺乏自身张力,致静脉扩张,易在局部形成"微血管瘤"而继发感染。对低血糖反应不能正常感知等。

（五）糖尿病局灶性神经病变

糖尿病局灶性神经病变,起病突然,主要与营养神经的血管梗死有关,常受累的神经有正中神经、尺神经、桡神经、股神经、大腿外侧皮神经、腓神经、足跖正中与外侧神经,出现手臂、臀部、小腿、大腿外侧、足背部皮肤麻木或疼痛感觉减退,甚至感觉消失。尺、桡神经受累还可发生腕管综合征。

五、糖尿病视网膜病变及眼部并发症

近期我国糖尿病患者迅猛增加,眼部并发症也随之增加。糖尿病常见的眼部并发症包括糖尿病视网膜病变、糖尿病性色素膜病变、糖尿病性白内障、糖尿病性视神经改变、糖尿病性视网膜脂血症、糖尿病性青光眼、糖尿病性屈光改变。其中最常见的是糖尿病视网膜病变(diabetic retinopathy,DR),是糖尿病高度特异性的微血管并发症,它是糖尿病致盲的重要原因。其次是糖尿病性白内障,也是糖尿病破坏视力最常见的合并症。因此2型糖尿病患者在确诊后应尽快进行首次眼底检查和眼科检查。无糖尿病视网膜病变患者推荐每年行一次检查,重度病变患者每3~6个月1次。

(一)糖尿病视网膜病变的诊断和分期

非增殖性糖尿病视网膜病变和黄斑水肿的患者可能无明显临床症状,患者视力的好坏并不是判断有无视网膜病变的标准。眼科检查包括最佳矫正视力、眼压,裂隙灯显微镜检查(如需要,应进行前房角镜检查排除房角新生血管)。散瞳后眼底照相是必要的,观察有无微血管瘤、视网膜内出血、硬性渗出、棉绒斑、视网膜内微血管异常、静脉串珠、新生血管、玻璃体积血、视网膜前出血、纤维增生等,进行严重程度分级,见糖尿病视网膜病变的国际临床分级标准(International Clinical Diabetic Retinopathy Disease Severity Scale)(表3-1-7)。

表 3-1-7　糖尿病视网膜病变的国际临床分级标准

分级	散瞳眼底所见病变
无明显视网膜病变	无异常
轻度非增殖期	仅有微血管瘤
中度非增殖期	微血管瘤,病变介于轻度和重度之间
重度非增殖期	出现视网膜出血、静脉串珠样改变或视网膜内微血管异常
增殖期	新生血管、玻璃体积血或视网膜前出血
高危增殖期	新生血管超过1/3视盘面积、玻璃体积血或视网膜前出血超过1/2视盘面积

(二)糖尿病性黄斑病变

糖尿病患者出现视网膜病变时,也会出现黄斑区渗出、水肿、出血和微血管瘤病变,影响患者视力。一旦出现黄斑水肿,需行彩色眼底照相、荧光造影和光学相干断层成像,动态反映血-视网膜屏障功能、毛细血管渗漏情况和循环情况。有临床意义的黄斑水肿包括:黄斑中心凹500μm内视网膜增厚;黄斑中心凹500μm内出现硬性渗出,并且与邻近的视网膜增厚相关;一处或多处≥1个视乳头直径的视网膜增厚,且距离黄斑中心凹<1个视乳头直径。

(三)糖尿病性视神经病变

糖尿病对视神经的损害不容忽视,视神经属周围神经系统的一部分,对缺血、缺氧及代谢紊乱非常敏感。糖尿病性视神经病变(diabetic optic neuropathy,DON)分为4类:视盘新生血管、前部缺血性视神经病变、糖尿病性视乳头炎及Wolfram综合征。特别是发生了糖尿病视网膜病变的患者应警惕糖尿病性视乳头病变,包括缺血性病变和新生血管形成。

临床表现为视力突然下降,眼底检查表现多种多样,无特异性,有时镜下观察视盘无明显异常,有时可发现视盘水肿、渗出,视野检查可见与生理盲点相连的扇形视野缺损或中心暗点。荧光素眼底血管造影检查部分视盘可见有荧光渗漏、充盈缺损、血管扩张等异常,是 DON 非常重要的检查手段。

(四) 糖尿病性眼肌麻痹

糖尿病累及眼球运动神经核及神经,则会出现相应眼外肌群功能障碍。在脑神经病变中 12 对脑神经中最常见的为动眼神经,其次为展神经,再次为滑车神经,分别为 47%、33% 和 11%。起病突然,多单眼发病,以复视为首发症状,部分伴有剧烈眼疼或头痛,可见相应的眼肌运动障碍,动眼神经麻痹者可有上睑下垂,瞳孔常可正常。需要详细询问病史,检查眼球运动、视力、裂隙灯、眼底检查及影像学检查协助诊断,并且注意与颅内肿瘤、颅内动脉瘤及肌麻痹性偏头痛等病鉴别。

(五) 糖尿病性白内障

糖尿病是一种慢性、终身性疾病,并发白内障高达 48%,大约是非糖尿病患者的 4 倍。发生迅速,多不能自行消退,需手术治疗。

(六) 糖尿病合并青光眼

糖尿病患者青光眼的发生率明显高于非糖尿病患者,由于前房角被阻塞,导致房水流出受阻,造成眼压升高、视神经损坏、视野缺损等,严重危害视力,是常见的致盲眼病。通过检测眼压、视力、前房角可以协助诊断。

六、糖尿病足

糖尿病足的定义是发生于糖尿病患者的与局部神经异常和下肢远端外周血管病变相关的足部感染、溃疡和 / 或深层组织破坏。足部是糖尿病的一个靶器官,约 15% 的糖尿病患者最终会发生足溃疡,处理不当,病情有可能急速进展,溃疡经久难愈,需要长期入院治疗,大约 85% 的截肢是由足溃疡引发的,严重者发生致残,甚至死亡。糖尿病足可防可治,因此临床对患者进行正确的分类和分级评估,有利于临床快速选择治疗方案,判断预后,提高诊疗质量。

(一) 分级

常用的评估糖尿病足分型和判断预后的方法包括:Wagner 分级法和美国 Texas 大学糖尿病足分类方法,详见表 3-1-8、表 3-1-9。其中有发生糖尿病足溃疡危险因素包括:以往有过足溃疡或截肢;老年、独居的生活状态,经济条件差,不能享受医疗保险,赤足行走、不合适的鞋袜、视力差、弯腰困难;有神经病变的症状,周围感觉迟钝、严重减退甚至感觉缺失;间歇

表 3-1-8 糖尿病足 Wagner 分级法

分级	临床表现
0 级	有发生足溃疡危险因素的高危足,目前无溃疡
1 级	浅表溃疡,但临床无感染
2 级	较深的溃疡,常合并软组织炎,无脓肿或骨髓炎
3 级	深度感染,伴有脓肿或骨髓炎
4 级	局部坏疽(趾、足跟或前足背)
5 级	全足坏疽

表 3-1-9　美国 Texas 大学糖尿病足分类方法

分级		分期	
1	溃疡史	A	无感染、缺血
2	浅表溃疡	B	感染
3	累及肌腱	C	缺血
4	骨、关节	D	感染合并缺血

性跛行、静息痛、足背动脉搏动明显减弱或消失;足畸形(榔头趾、骨性突起、关节有无外翻或突出、关节活动障碍);足皮肤的颜色苍白或潮红、干燥、皲裂及合并皮癣、足趾间皮肤糜烂、胼胝体,肌肉萎缩;合并肾脏病变等。

(二) 神经系统检查

糖尿病足的神经系统筛查可以通过 10g 的尼龙丝检查、128Hz 的音叉检查振动觉、神经电生理学检查等来评估患者是否有周围神经病变而造成的感觉缺失,具体方法见第十二章第一节周围神经病变。

(三) 周围血管检查

与非糖尿病患者相比,糖尿病患者发生下肢血管病变的危险性增加 2 倍,更常累及股深动脉及胫前动脉等中小动脉。其主要病因为下肢动脉粥样硬化(lower extremity atherosclerotic disease,LEAD),表现为下肢动脉管腔的狭窄、闭塞性病变,是引发糖尿病患者足溃疡、坏疽和截肢的重要原因之一。对于 50 岁以上的糖尿病患者,应该常规进行 LEAD 筛查。对于有足溃疡、坏疽的糖尿病患者,无论其年龄,应该进行全面的动脉病变检查及评估。伴有 LEAD 发病危险因素(如合并心脑血管病变、血脂异常、高血压、吸烟或糖尿病病程 5 年以上)的糖尿病患者应该每年至少全面细致的足部筛查一次。

筛查内容包括:问诊有无间歇性跛行、静息痛;抬高下肢 30~60s 后观察是否出现皮肤明显苍白,肢体下垂后可见足中部呈紫红色,或静脉充盈时间(足部皮肤由苍白转红润的时间)在 15s 以上;触诊患者足背动脉和 / 或胫后动脉搏动能否扪及,如足背动脉、胫后动脉搏动明显减弱时,则需要检查腘动脉、股动脉搏动。

采用多普勒超声检查踝动脉与肱动脉的比值(ABI)可以简便地量化判断有无严重周围血管病变。正常值为 1.0~1.4。静息 ABI≤0.9,提示有轻度缺血。运动时出现下肢不适且静息 ABI≥0.90 的患者,如踏车平板试验后 ABI 下降 15%~20%,应该诊断为 LEAD。0.5~0.7提示中度缺血,静息 ABI<0.5 或踝动脉压 <50mmHg 或趾动脉压 <30mmHg,提示重度缺血,但 ABI 指数并不是越高越好,ABI 超过 1.3 应该高度怀疑患者下肢动脉钙化。鉴于 ABI 指数在糖尿病患者中的可靠性较差,不应将其作为唯一的评估指标,必要时可进行经皮氧分压(transcutaneous oxygen pressur,TcPO$_2$)、血管超声、下肢血管造影或 CT、磁共振血管造影检查,判断患者血管的闭塞部位和程度,用于了解患者足背溃疡的预后,为截肢平面和血管再造手术做准备。

LEAD 一旦诊断,临床上应对其进行 Fontaine 分期,详见表 3-1-10。

(四) 经皮氧分压测定

经皮氧分压 TcPO$_2$ 是皮肤被经皮监测仪的特殊电极(Clark 电极)加热,氧气从毛细血管中弥散出来,扩散到皮下组织、皮肤,电极监测到皮肤的氧分压。正常情况下,皮肤毛细血管

表 3-1-10　糖尿病 LEAD 的分期

临床评估	分期	临床评估	分期
无症状	I	缺血性静息痛	III
轻度间歇性跛行	IIa	缺血性溃疡或坏疽	IV
中到重度间歇性跛行	IIb		

内的血氧弥散进入组织间隙,一部分包绕皮肤细胞周围,参与细胞代谢,其余散在于整个皮肤,形成的氧分压反映了皮肤血氧输送及皮肤细胞代谢消耗的相对速度。当皮肤血流速度较快,$TcPO_2$ 接近于动脉血氧值,当皮肤血流速度减慢时,$TcPO_2$ 下降,体现了皮肤组织细胞的实际氧供应量可以反映糖尿病患者的微循环状态。$TcPO_2$ 正常值大于 40mmHg,提示足溃疡可能愈合,单纯保守治疗即可。小于 30mmHg 提示足溃疡难以愈合,小于 20mmHg 则没有愈合可能,需要进行外科血管重建术或截肢。$TcPO_2$ 值处于 20mmHg 至 40mmHg 之间,抬高腿部 30°~40° 后,如 $TcPO_2$ 值下降小于 10mmHg,则 80% 的溃疡会愈合,如下降大于 10mmHg,80% 的溃疡不会愈合;在吸入 100% 纯氧后 $TcPO_2$ 值低于或等于 30mmHg 也预示溃疡将难以愈合。在具体操作上,$TcPO_2$ 也存在一些限制,测量的电极应该放置在毛细血管分布均匀区域,并且要避开大血管、皮肤损伤、毛发及骨骼凸出处,对周围环境温度也要求最好在 21~23℃,严重的水肿也可导致不可靠的检查结果。

（五）足底压力测定

足底压力异常是糖尿病足发生的独立危险因素,糖尿病足局部过高的机械应力反复作用于合并感觉神经病变失去感觉的区域引发足部溃疡。自主运动神经病变导致爪状趾畸形,跖趾关节的过伸增大跖骨头下压力,造成溃疡发生。

目前广泛应用的足底压力测试分析系统通常分为平板式足底压力检查和内置鞋垫式足底压力检查,平板式装置所检查的是赤足和地面之间的足底压力,内置鞋垫式装置所检查的是穿鞋状态下足与鞋的压力。糖尿病患者赤足以自然步态行走几次适应后正式测试,正式行走时采取来回行走方式,采集双足各 3 次动态足底压力,自动将足底分为足跟内侧（HM）、足跟外侧（HL）、足中部（MF）、第 1~5 跖骨（M1~M5）、跗趾（T1）、第 2~5 趾（T2~T5）共 10 个部位,测量后分析 3 次测量的各部位足底压力峰值。通过足底压力描述、分析成像、峰值压力曲线、足底接触时间及足底前后压力比值等,评估糖尿病患者与正常人足部受力差异及结构,预测潜在性溃疡高发区域,给临床治疗提供有效数据,矫正足的不规则运动或异常压,以减少足病的发生。

足底压力测试反映糖尿病患者双足压强,男性 > 女性,左足 > 右足,左足全足压强高于足底压强阈值,合并周围神经病变的糖尿病患者足底最大压力明显增高。平衡足底压力与步态稳定可有效防止糖尿病足的发生,降低足溃疡的发生率,对于早期糖尿病足具有良好的治疗效果。

（六）Charcot 关节的检查

Charcot 关节是一种合并神经损害,累及足踝、骨、关节和软组织,伴不同程度骨质破坏、关节脱位和足部畸形,常导致下肢稳定性下降、复发性溃疡并威胁下肢保全的进展性疾病。其特点是活跃期炎症反应后紧随不同程度跟骨结构永久性破坏。多见于成年人,以 40 岁以上患者多见,大部分发生于一个关节,少数可累及 2~3 个关节,中后部足部骨骼以及关节最容易受损,包括骨折、内侧楔骨错位、第 2~5 跗跖关节的横向错位、距舟关节脱位等。其患病率尚不明确,估计约0.8%~8%的糖尿病患者伴有Charcot足;伴有神经病变的糖尿病患者中,该病的发病率可高达10%,引起患者截肢、溃疡。起病隐匿,临床早期常常被忽视漏诊。

早期诊断主要依据病史、体格检查、影像学检查等而进行。临床表现主要为受累关节轻微疼痛或无痛性肿胀变形,患足皮温比对侧健足高2℃以上,活动异常,受累肢体麻木,走路不稳,后期出现经典舟状足畸形。如果患者长期血糖控制较差,特别是糖尿病神经病变、糖尿病肾病和糖尿病视网膜病变的患者或者合并外伤、足溃疡和有足外科手术史的患者,足部出现上述症状又不合并开放性溃疡时,应考虑是否存在Charcot关节。普通X线平片早期表现非特异性,病变进展时X线表现为关节破坏明显、紊乱,关节脱位或半脱位,关节内可见少量结构不清、大小不一的骨碎屑,并伴有明显的骨硬化和异位新骨形成。关节严重破坏与患者自觉症状极不相符是其临床特点。锝-99(^{99}Tc)骨扫描在Charcot关节病变不同阶段对疾病诊断的灵敏性都较高,但特异性较差。磁共振成像MRI可以很好地检测到Charcot关节早期症状,精细地区别关节和韧带异常、骨应力损伤及周围的软组织、关节和骨髓水肿情况,可确诊临床可疑患者。Charcot关节急性期的MRI检查与骨髓炎非常相似,铟-111标记的白细胞扫描术联合^{99m}Tc骨扫描可与骨髓炎进行鉴别诊断,提高诊断的灵敏性和特异性,但由于价格昂贵而不能广泛应用。Charcot关节有依据病程的Eichenholtz分期(详见表3-1-11)、根据受损关节的Sanders-Frykberg分型(详见表3-1-12)以及Rogers Bevilacqua分级法来评估截肢风险。该分级法X轴代表了病变解剖部位,1为前足、2为中足、3为后足及踝部;Y轴表示Charcot关节病变程度,A表示不伴畸形的急性Charcot关节,B表示伴畸形的Charcot关节,C为合并畸形及溃疡的Charcot关节,D包含骨髓炎。

表3-1-11 糖尿病Charcot关节的Eichenholtz分期

分期	病变程度
0期(急性炎症期)	局部皮肤温暖、充血水肿,X线表现非特异性,MRI可能发现骨髓水肿和压力性骨折
1期(进展期)	骨碎裂、关节脱位、骨折
2期(融合期)	关节硬化融合,骨折愈合,碎片吸收
3期(重建期)	受损的骨和关节进行重塑,异位新骨形成

表3-1-12 糖尿病Charcot关节的Sanders-Frykberg分型

分型	病变的解剖部位
Ⅰ型	前足趾间关节、趾骨和跖趾关节病变,X线片改变包括骨质减少、骨溶解、关节旁皮质骨缺损、半脱位
Ⅱ型	跗跖关节,包括跖骨、楔骨和骰骨可出现骨折、半脱位或脱位,呈现经典的"舟状足"畸形
Ⅲ型	跗横关节、舟楔关节病变,X线片表现为舟楔关节骨溶解,背侧或跖侧骨碎片
Ⅳ型	踝关节包含或不包含距下关节病变,X线片显示骨和软骨的侵蚀,广泛关节破坏
Ⅴ型	后部跟骨,常源自跟腱的撕脱伤

七、糖尿病性骨病

糖尿病性骨病也是糖尿病并发症之一,糖尿病发生骨折的风险显著高于非糖尿病人群。

临床上有多种表现形式,最常见的是糖尿病足、糖尿病性骨关节病、糖尿病颅底骨髓炎、糖尿病化脓性椎体骨髓炎和糖尿病性骨质疏松等。糖尿病性骨质疏松是糖尿病在骨骼系统的慢性并发症,具体定义为在糖尿病的基础上发生的单位体积骨量减少、骨脆性增加、骨折危险增高的一种全身性代谢性骨病。疼痛是骨质疏松症最常见的症状,以腰背痛多见,占疼痛患者的70%~80%。一般骨量丢失12%以上时即可出现骨痛,疼痛沿脊柱向两侧扩散,仰卧或坐位时疼痛减轻,也有患者椎体压缩性骨折致身高变矮或驼背畸形。需注意与转移性骨肿瘤、胸腰椎结核、多发性骨髓瘤、甲状旁腺功能亢进、慢性肾病 - 矿物质骨病等多种疾病鉴别。

(一) 骨量诊断

骨质疏松症的诊断有赖于 X 线片、单光子骨密度仪、双光子骨密度仪(DPA)、双能 X 射线吸收法(dual-energy X-ray absorptiometry,DEXA)、定量 CT 扫描(QCT)、超声骨密度仪等方法,其中 X 线照相并非骨质疏松症检查的敏感指标,当出现 X 线可见的改变时,骨密度流失已经在 30% 以上,而 DEXA 是目前国际公认的,也是临床最为常用的骨密度测量法。具有精确度好、准确度高、测量范围广、速度快、辐射量少等优点,已成为骨质疏松症诊断的金标准。

根据 WHO 推荐的诊断标准,骨矿含量或骨矿密度的检测结果可分为:骨量正常、低骨量、骨质疏松和严重骨质疏松四类。骨量正常:骨密度(bone mineral density,BMD)大于同性别峰值骨量平均值 ±1SD 以内。低骨量(或骨量减少):BMD 低于峰值骨量平均值 1~2.5SD。骨质疏松:BMD 低于峰值骨量平均值 2.5SD。严重骨质疏松:BMD 低于峰值骨量平均值 2.5SD 以上,同时伴有一处或多处骨折。BMD 测量的意义在于测量骨的矿物质含量,评估整个骨骼的强度,未将骨结构和材料特征等纳入,可预测未来发生骨折(腰椎和髋部)的风险,但并非决定骨强度的唯一因素,并且其对早期骨量减少不够灵敏,变化相对滞后,BMD 的增加要在抗骨质疏松治疗约 4 年后才能检测到变化;因此临床诊断需要综合各项指标。

(二) 骨质量诊断

除骨矿含量外可影响骨强度的其他一些因素被称为"骨质量",包括骨结构、骨矿化、骨有机基质及骨损伤情况等。骨的质量与数量共同决定着骨的强度。骨的数量过少,质量再好也无济于事;而骨质量极差,骨密度再高也同样易发生骨折。一个健康的骨骼应显示足够的骨量和高的生物力学质量,才能抵抗各种外力和骨折。骨组织形态计量学通过不脱钙骨的切片在显微镜下对骨组织进行定量分析,对于骨的显微结构,精确描述骨小梁网状系统、骨基质结构、骨表面、骨间质和骨转换。但由于其有创性,临床应用受限。

(三) 骨代谢状态诊断

骨骼的代谢活动包括骨形成和骨吸收,反映骨形成和骨吸收的指标很多,反映骨质疏松症的变化较 BMD 早,具有简便、快速、无创伤性的特点,弥补 BMD 检查的不足。

目前常用的骨形成标志物包括碱性磷酸酶(B-ALP)、血清骨钙素(OC)、1 型前胶原羧基末端肽(P1NP)、1 型前胶原羧基末端前肽(P1CP)、25- 羟维生素 D_3 等。①B-ALP 是成骨细胞的胞外酶,来源于成骨细胞,不受肝肾等疾病的影响,特异性和敏感性较高,是评价破骨细胞活性和骨吸收最有价值的方法之一。②骨钙素(OC)是成骨细胞分泌的一种特异性非胶原蛋白,由骨和牙齿中活跃的成熟成骨细胞合成,其主要功能是维持骨的正常矿化速度,并直接反映成骨细胞的活性,也直接反映成骨率和骨转换率,是骨转换的敏感指标。骨钙素和骨矿化同时出现,作为成熟的成骨细胞的标志。③骨基质主要由胶原组成,1 型胶原的含量占 90% 以上,其中 P1CP 和 P1NP 是由成骨细胞合成并释出前胶原纤维的细胞外分解产物,能特异地反映 1 型胶原的代谢水平,反映骨的合成代谢,是新骨形成特异和敏感的生化指标。④25- 羟维生素 D_3($25-OHD_3$)是调节骨代谢及钙稳态的活性维生素 D,可以促进钙磷吸收和预防骨质疏松的发生。$25-OHD_3$ 在血液中浓度最高,半衰期最长,是反映体内维生素 D 水平的重要指标,对于 DOP 的早期诊断有重要价值。

骨吸收标志物包括尿钙、尿羟脯氨酸(OHP)、羟赖氨酸糖苷、吡啶交联物、Ⅰ型胶原交联末端肽和抗酒石酸酸性磷酸酶(TrACP)。①Ⅰ型胶原交联末端肽是Ⅰ型胶原的降解产物,分为Ⅰ型胶原交联 N 末端肽(NTX)和Ⅰ型胶原 C 端末端肽(CTX),NTX 是评价骨吸收和骨丢失的具有高度特异性、敏感性的指标。CTX 是评价破骨细胞活性和骨吸收可靠的生化指标。且这两项指标均与 2 型糖尿病患者的长期高血糖有相关性。②血液中的 TrACP 主要来源于骨吸收时破骨细胞的释放,是碱性磷酸酶的一种同工酶。其活性与破骨细胞活性和骨吸收状况平行,且不易受外界因素影响。在糖尿病患者体内,由于胰岛素的相对或绝对缺乏,血液中 TrACP 活性增加。③尿胶原脱氧吡啶啉(DPD)存在较为局限,只存在于骨组织中,从尿液中排除,且 DPD 不受肝脏代谢和饮食影响,特异性高,是较好的评价骨吸收的指标。糖尿病患者体内代谢紊乱,长期高血糖导致尿胶原吡啶啉 / 肌酐比值增高,尿胶原脱氧吡啶啉排泄率明显高于正常。

在糖尿病康复治疗前对患者的各个脏器进行个体化的评估是非常重要的,将有助于康复治疗方案的制定和对预后的判断,表 3-1-13 将本章节的主要评估项目进行归纳总结,便于临床实践中快速选择。

表 3-1-13　糖尿病脏器评估主要项目表

脏器部位	评估项目
心脏	心电图、冠状动脉 CT 血管造影(CTA)、心电图运动试验、冠状动脉造影术、超声心动图检查、动态心电图,必要时行心肌活检
颈动脉	颈动脉彩超、血管内超声、磁共振 MRI 增强扫描
颅脑	颅脑 CT 或 MRI、磁共振波谱(MRS)和单光子发射计算机体层成像
肾脏	肾小球滤过率 GFR 和 eGFR、尿白蛋白 / 肌酐比值、24h 尿蛋白定量。必要时行肾穿刺和活检
周围神经	踝反射、针刺痛觉、振动觉、压力觉、温度觉测定,神经肌电图检查
自主神经	Valsalva 试验、握拳试验、体位性血压变化测定、食管测压、胃排空测定、膀胱内残余尿量测定
视网膜	视力检查、眼压测定、裂隙灯显微镜检查、散瞳后眼底照相、眼底荧光造影和光学相干断层成像
足	10g 的尼龙丝检查、128Hz 的音叉检查振动觉、多普勒超声检查踝动脉与肱动脉的比值(ABI)、经皮氧分压($TcPO_2$)、下肢血管超声、下肢血管造影或 CT、磁共振血管造影检查、足底压力测定、足摄片、骨扫描和磁共振成像
骨骼	骨量诊断、骨代谢指标测定

(刘莉莉)

参 考 文 献

［1］中华医学会糖尿病学分会微血管并发症学组．糖尿病肾病防治专家共识(2014年版)．中华糖尿病杂志，2014，6(11)：792-801.

［2］Uccioli L，Sinistro A，Almerighi C，et al.Proinflammatory modulation of the surface and cytokine phenotype of monocytes in patients with acute Charcot foot. Diabetes Care，2010，33：350-355.

［3］Mohamed Q，Gillies MC，Wong TY. Management of diabetic retinopathy：a systematic review. JAMA，2007，298：902-916.

［4］Cosman F，de Beur SJ，LeBoff MS，et al. Clinician's guide to prevention and treatment of osteoporosis. Osteoporos Int，2014，25：2359-2381.

［5］International Diabetes Federation. IDF Clinical Practice Recommendation on the Diabetic Foot：A guide for healthcare professionals. Diabetes Res Clin Pract，2017，127：285-287.

第二节 能力评估

一、运动能力

(一) 运动心肺功能测试

糖尿病影响大动脉、小血管和毛细血管。在糖尿病病程中难免会出现血管并发症，受累的往往是冠状动脉，进一步发展成缺血性心脏病。另外，下肢动脉也会发生动脉粥样硬化，严重者会导致下肢动脉闭塞。当糖尿病病情控制不佳时，氧解离曲线也会出现左移(糖化血红蛋白)。这些异常情况都会引起氧摄取量(oxygen uptake，$\dot{V}_{O_2}$)和无氧阈值(anaerobic threshold，AT)的降低。另外，有文献报道，1型糖尿病患者糖化血红蛋白(hemoglobin A1c，HbA1c)与运动心肺功能测试(cardiopulmonary exercise test，CPET)测得的$\dot{V}_{O_2}$呈负相关，具体机制尚需进一步研究。因此，运动心肺功能测试(CPET)是评价糖尿病患者是否存在心肌缺血，以及评价糖尿病患者运动耐力如何的有效而实用的检测方法。

CPET是综合评价人体心血管系统、呼吸系统、血液系统、神经系统以及骨骼肌系统对同一运动负荷的整体反应，通过测定人体在休息、运动及运动结束后恢复期每一次呼吸的$\dot{V}_{O_2}$、二氧化碳排出量(carbon dioxide output，$\dot{V}_{CO_2}$)和通气量(ventilation，$\dot{V}_E$)及心率、血压、心电图变化，患者运动时出现的症状，全面客观地把握患者对运动的反应、心肺功能储备(function capacity)和脏器功能受损程度的检测方法，是实施脏器康复的客观综合性指标。

CPET通过测定运动时的外呼吸状态即$\dot{V}_{O_2}$和$\dot{V}_{CO_2}$，与细胞内呼吸状态即氧耗量(QO_2)和二氧化碳生成量(QCO_2)通过循环相互偶联，反映人体的运动能力。外呼吸($\dot{V}_{O_2}$和$\dot{V}_{CO_2}$)的增加必须与内呼吸(QO_2和QCO_2)的增加紧密偶联。

1. 运动试验方案的选择 常用的测功计有踏车测功计和平板测功计。平板测功计在设定的测试速度和斜坡的坡度下，允许受试者以步行、慢跑或快跑的方式进行。活动平板测得的峰值摄氧量（peak $\dot{V}_{O_2}$）较踏车测功计高 5%~10%，但在收集或测定一些生理参数（尤其是血压）时没有踏车测功计方便，而且患者的体重、行走方式等都可能影响做功量。而踏车测功计可精确计算功率。可坐着或躺着进行，其安全性、舒适性和稳定性较好，易于观察和测定各项生理参数，如心电图监测、血压监测和抽取动脉血做血气分析及乳酸测定，且患者的做功量与体重无关。

（1）症状自限性最大递增运动试验：患者在踏车测功计（或平板测功计）上运动，同时测定气体交换。在静息、低水平运动 3min、功率每分钟递增或持续递增（斜坡式）时分别测定。运动负荷每间隔一定时间增加一定的负荷量，直至最大症状自限。运动负荷以斜坡式递增，其增幅视患者情况不同而不同，从每分钟递增 5~25W 不等。使总的递增运动试验时间维持在 5~10min 比较理想。具体步骤如下（以踏车测功计为例）：接好口器、血压袖带和心电图（ECG）导联后，休息 3min，无负荷热身 3min，踏车负荷以 5~25W/min 的速度递增，转速保持在 60r/min，直至出现呼吸困难、腿部肌肉酸痛、全身疲劳，不能再进行运动或转速 <40r/min，收缩压下降≥10mmHg，心电图出现心肌缺血改变，以 20W 恢复 1min，10W 恢复 1min，静息 3min 结束试验。

（2）恒定负荷运动试验：运动负荷在一定时间内（一般为 6min）维持在恒定水平，心率、摄氧量和每分通气量在 1min 内保持不变，则为达到恒定状态，常以负荷递增运动试验中最大运动负荷的 70% 作为其运动负荷。在某些特殊情况下（如诊断运动诱发支气管痉挛等）应用。

（3）平板运动试验：使用平板测功计实施分级递增运动负荷试验，是将运动强度分成不同的等级，每隔一定时间增加一次运动负荷，一直增加到极量运动为止。一般使用活动平板，常用的有如表 3-2-1 所示的 Bruce 方案（第一阶段使用的负荷为 5METs，增加的负荷 2~4METs）。如表 3-2-2 所示的 Naughton 方案（最初使用的负荷和增加的负荷为大于 1MET 小于 2METs），用 10 个 3min 的运动时段，每个运动时段之间间隔 3min 的休息时段。

关于功率计的选择，平板测功计适合于年龄较轻、未合并末梢神经损伤或下肢动脉疾病较轻的糖尿病患者。而踏车测功计较固定、稳定性好，比较适合用于老年糖尿病、下肢骨关节疾病、合并末梢神经损伤和糖尿病足的患者。因为糖尿病患者常常伴有缺血性心脏病和 / 或心功能受损，选择运动方案时，要慎重考虑。一般来说，选择平板测功计时，Bruce 方案适用于既往无缺血性心脏病和心功能受损的糖尿病患者，而 Naughton 方案适合于并发缺血性心脏病和心功能受损的糖尿病患者。如果选择踏车测功计，对于糖尿病患者，无论是否并发缺血性心脏病和 / 或心功能受损，功率递增方案都是比较适合的运动方案。

表 3-2-1 Bruce 方案

时间（3min/ 阶段）	速度 /mph	坡度 /%	时间（3min/ 阶段）	速度 /mph	坡度 /%
00:00	1.7	5 或 10	12:00	5.0	13 或 18
03:00	2.5	7 或 12	15:00	5.5	15 或 18
06:00	3.4	9 或 14	18:00	6.0	18
09:00	4.2	11 或 16			

1mph=1.609 344km/h

表 3-2-2　Naughton 方案

时段 (3min / 每时段)	速度 /mph	坡度 /%	时段 (3min / 每时段)	速度 /mph	坡度 /%
1	1	0	6	3	7
休息			休息		
2	1.5	0	7	3	7.5
休息			休息		
3	2	0	8	3	10
休息			休息		
4	2	3.5	9	3	12.5
休息			休息		
5	2	7	10	3	15
休息					

1mph=1.609 344km/h

2. 运动心肺功能测试的检测参数和意义

（1）氧摄取量（$\dot{V}_{O_2}$）、最大摄氧量（$\dot{V}_{O_{2max}}$）和峰值摄氧量（peak $\dot{V}_{O_2}$）：$\dot{V}_{O_2}$ 是指单位时间内机体摄取氧的毫升数。$\dot{V}_{O_{2max}}$ 是指人体在极量运动时的最大摄氧能力。也可以定义为功率逐渐增加试验中将达到机体疲惫时不能再正常随功率增加相应上升［<10ml/（min·W）］的 $\dot{V}_{O_2}$。根据 Fick 公式：$\dot{V}_{O_2}$=CO × AVDO$_2$。由此看出，达到 $\dot{V}_{O_{2max}}$ 时，心排血量也达到最大值，最大心搏出量是最大供氧量的保证。所以，$\dot{V}_{O_{2max}}$ 反映了心脏的储备功能。但是，有些时候机体在达到极量运动前，尽最大努力达到一个 $\dot{V}_{O_2}$ 峰值，此时经常观察不到 $\dot{V}_{O_2}$- 功率斜线（注：运动中 $\dot{V}_{O_2}$ 随着功率增加而增加的斜线）变平的情形，这个峰值 $\dot{V}_{O_2}$ 被称作 peak $\dot{V}_{O_2}$，反映机体的峰值摄氧能力，一般低于其最大摄氧能力，但在正常个体运动心肺功能测试中，常等同于实际的 $\dot{V}_{O_{2max}}$。通常由运动心肺功能测试测得的 $\dot{V}_{O_{2max}}$ 和 peak $\dot{V}_{O_2}$ 可用于评价机体的有氧运动耐力。

（2）无氧阈值（anaerobic threshold，AT）：AT 用 $\dot{V}_{O_2}$ 的单位来表示，也称之为乳酸阈值、气体交换阈值或通气阈值，是指运动过程中的一个 $\dot{V}_{O_2}$。当运动负荷增加时，$\dot{V}_{O_2}$ 增加，而 $\dot{V}_E$ 与 $\dot{V}_{CO_2}$ 成比例升高，其 $\dot{V}_E/\dot{V}_{CO_2}$ 比值保持不变，当功率进一步增加时，组织对 O_2 的需求超过了循环所能提供的 O_2，因而组织必须通过无氧代谢以提供更多的能量，其表现是虽然 $\dot{V}_{O_2}$ 仍随运动量和运动时间而线性上升，但 $\dot{V}_E$、$\dot{V}_{CO_2}$、血液乳酸水平却脱离原来的线性上升而骤然增加，即 $\dot{V}_E$ 比 $\dot{V}_{CO_2}$ 增加得更快，机体需通过增加通气来代偿运动所诱发的乳酸酸中毒。也就是说，当血乳酸水平开始升高时对应的 $\dot{V}_{O_2}$ 称为 AT。因此 AT 是反映心肺功能、运动耐力和机体利用氧能力的一个良好指标。常用于测定 AT 的方法是由 Davis 等提出的 V 斜率法。

（3）二氧化碳排出量（CO$_2$ output，$\dot{V}_{CO_2}$）：决定 CO$_2$ 排出量的因素包括血液的 CO$_2$ 携带能力、CO$_2$ 在组织之间的交换等。由于 CO$_2$ 在组织和血液中的溶解度远大于 O_2，而且 CO$_2$ 与水化合可形成相对较强的碳酸，因此 CO$_2$ 不需要特殊的运输蛋白。从呼吸中测得的 $\dot{V}_{CO_2}$ 比 $\dot{V}_{O_2}$ 与通气量更为相关。

（4）呼吸交换率（respiratory exchange ratio，$\dot{V}_{CO_2}/\dot{V}_{O_2}$：RER）：$\dot{V}_{CO_2}/\dot{V}_{O_2}$ 的比值叫做呼吸交

换率(RER)或气体交换率,RER 可经呼吸气体交换测定。CPET 中的 RER 可解释患者运动时的劳力水平:RER 超过 1.1 后结束试验的患者,通常认为达到了亚极量的运动试验;如果患者在 1.1 之前停止试验,表明限制试验的因素不是心脏原因。RER 也可为糖尿病并发心力衰竭患者提供重要的预后信息:在达到亚极量运动心肺功能测试时(峰值运动时 RER >1.1),peak $\dot{V}_{O_2}$<10ml/(min·kg),反映了该患者运动耐力的明显降低,而且有较高的死亡率。

(5) $\dot{V}_E/\dot{V}_{CO_2}$ 斜率($\dot{V}_E/\dot{V}_{CO_2}$ slope):$\dot{V}_E$ 和 $\dot{V}_{CO_2}$ 的关系可用 $\dot{V}_E/\dot{V}_{CO_2}$ 斜率表示,表明了换气效率,是糖尿病并发心力衰竭患者最有力的预后预测指标之一。

(6) 摄氧效率斜率(oxygen uptake efficiency slope,OUES):Baba 等学者提出 OUES 可用于评价儿科心脏病患者的心肺功能储备,之后,许多学者研究了 OUES 在成人冠心病、高血压及糖尿病患者的应用,认为 OUES 不仅可用于评价心脏病患者心肺功能,而且可用于评价糖尿病患者的心肺功能储备。

(7) 运动心电图及血压:运动试验中必须监测心电图和血流动力学变化。①心率(heart rate,HR):运动可达到的最大或峰值 HR 随年龄增长而下降。在成人,两个最常用的峰值 HR 预计公式为:220-年龄(岁)或者 210-0.65×年龄(岁)。心率储备(heart rate reserve,HHR)是指最大运动后心率的可增加程度,HHR=最大预测心率-最大运动时测得的心率。正常的 HHR 为 0。HHR 对不同疾病的诊断有帮助,在临床症状较轻的心肌缺血、心血管疾病及肺循环障碍患者,HRR 仍可表现为正常,而在糖尿病伴有外周动脉疾病和心脏传导功能不全的患者,HHR 常增大。但是临床应用时须谨慎使用 HHR 这一指标。②心律失常:运动中和运动恢复期心律失常的监测有助于心血管疾病的危险分层。③心肌缺血:运动时心电图动态改变,包括 ST 段的水平和下斜型的压低(≥0.1mV 持续 2min)以及 ST 段的抬高均提示运动诱发心肌缺血的出现,有助于疾病的危险分层。④血压反应:运动血压反映的异常包括过度升高,升高幅度减少或血压下降。运动试验过程中收缩压应该逐渐升高。运动时血压过度升高经常见于休息时高血压患者,但如果休息时血压正常,而运动时血压过度升高则预示血压控制不佳。运动诱发舒张压升高,是将发生高血压的一个早期表现。如果休息时血压正常,运动时血压 ≥ 220/95mmHg(29.9/12kPa)则被称为运动性高血压。这些人群中约有 30% 可能在 5 年内发展成为原发性高血压。

运动诱发的血压降低强烈提示交感控制血压异常或心脏原因。目前,运动性低血压的诊断标准尚未统一,一般把运动时的收缩压低于运动前血压水平的称为运动性低血压。如果随着运动强度的增加收缩压较前次测量值下降 >10mmHg,要立即终止运动试验,该反应提示可能存在较严重的异常,可以是心力衰竭、缺血或主动脉瓣狭窄、肺动脉疾病或中央静脉阻塞。

3. 运动试验的禁忌证 ①急性心肌梗死及不稳定型心绞痛;②明显的动脉或肺动脉高压;③严重的左室功能障碍;④严重心律失常(心动过速或心动过缓);⑤中度瓣膜性心脏病;⑥急性心包炎、心内膜炎;⑦电解质紊乱;⑧严重主动脉缩窄;⑨肥厚性心肌病;⑩精神疾病。

4. 运动风险评估 在运动负荷试验前要评估受检者的运动风险。糖尿病患者主要会产生的危险有:①低血糖。②是否合并缺血性心脏病、心脏功能不全或心律失常。③血压过高,大于 150/100mmHg。④有无增殖型视网膜病变。运动中血压增高,可引起玻璃体和视网膜出血。⑤是否合并末梢神经炎,因糖尿病合并末梢神经炎使下肢感觉减退,运动可造成创伤。

运动试验过程中收缩压应该逐渐升高。随着运动功率增大,如果收缩压升高少于20mmHg(或收缩压开始升高后下降幅度 >10mmHg 或由基线水平下降幅度 >10mmHg)提示左心室功能不全、心肌缺血、主动脉流出道梗阻或药物作用(例如 β 受体阻滞剂)。而且,运动引起低血压也可能与运动诱发心律失常有关。

运动中随着运动强度的增加心率应该呈线性增加。在亚极量运动试验中,如出现快速心率通常提示由于长期不运动导致去适应状态;如出现相对缓慢的心率可归因于运动训练,搏出量增加或药物(β 受体阻滞剂)作用。如运动试验时心率不能达到年龄预计最大心率的85%,提示窦房结变时性功能不良。

总之,通过测定心肺系统对运动的反应来评估体能和最大或峰值有氧代谢能力。由于运动心肺功能测试可提供在负荷状态下出现心肌缺血事件的证据,同时也反映运动能力是否受心脏或肺功能的限制,所以,该试验可以作为判断糖尿病是否并发心肌缺血的有用方法。CEPT 测定的 $\dot{V}_{O_2}$ 和 AT 等指标联合糖化血红蛋白也可用于糖尿病患者病情及运动能力的评定。根据运动心肺功能测试结果可制订相对安全有效的运动处方。

(二)6 分钟步行试验

在 20 世纪 60 年代早期,Cooper 提出了 12 分钟步行试验,后来 Butland 等发现 6 分钟步行试验(6 minute walk test,6MWT)与 12 分钟步行试验高度相关,而且大多数患者能耐受。6MWT 目前广泛用于测定中重度心肺功能障碍者的运动能力。在评价运动能力时经常问的问题是:"你能爬多少层楼梯?"。

尽管天气良好也可以在室外实施 6MWT,但仍然推荐在室内进行。需要一条 30m 的无坡度的行走路线或楼房的走廊,起始线需要标明,每隔 3m 做一个标记,在返回点设定锥形标志。准备一个计时秒表准确记录行走时间,还需要准备一把椅子以备受试者休息时用。

患者应当穿着舒适的衣服和步行鞋。在试验前 2h 不做剧烈运动。在试验前休息10min,并记录基线心率、血压和血氧饱和度。此试验不需要热身活动。由于存在学习效应,6MWT 是须重复试验的,而且第二次重复的 6MWT 的距离会更长,两次试验最短相隔不能短于 1h。第二次试验可以在第二天或者在 1 周内完成。

美国胸科协会(American thoracic society,ATS)规定给予受试者标准指令如下:"试验对象在 6min 之内能走多远就走多远。你可以在这条走廊上来回走。6min 步行时间是很长的,所以你可以自己发挥。你可能会喘不过气,感到疲惫。必要时允许你放慢速度,停止或休息。你可以靠墙休息,但你只要一能走就继续开始行走。围绕锥形标志来回行走。你应该围绕锥形标志迅速转身,毫不迟疑地返回相反的方向继续行走。现在我做示范。请注意我迅速转身的方式。"示范之后,问受试者:"准备好了吗?我将用这个计数器来记录你完成的圈数。每次你回到起始线我会按一下计时器。记住在 6 分钟内尽可能快走,但是不能奔跑或慢跑。现在开始或者你准备好了随时开始。"第 1 分钟过后,要对患者说"你做得很好,你还有 5 分钟",第 2 分钟过后,告诉患者"继续保持,你还有 4 分钟",3 分钟过后,告诉患者"你做得很好,你已经完成了一半",还剩下 2 分钟时,说"继续保持,你只剩下 2 分钟了",只剩下 1 分钟时,说"你做得很好,你只剩下 1 分钟了"。

在试验过程中,很重要的一点是不要引导或者催促患者,以免影响患者的速度。如果患者因为呼吸困难或者疲劳需要停下来,发出的指令应该是"你可以靠墙休息,然后当你感觉可以继续的时候继续行走。"在 6 分钟步行试验结束前 15s,应该告诉患者"一会儿我会告诉你停止,当我说停止时你只需要在原地停下来,我会走到你那去"。当 6min 结束,计时器响起声音时发出指令"停"。工作人员需走近患者,询问是否有什么不适。如果需要可提供一把椅子让患者休息。记录患者走过的距离,记录行走后呼吸困难的水平,询问是否有阻碍患者走得更远的原因。如果患者必须在 6min 前停止,而且不能继续行走,让患者坐在椅子上休息,终止试验,记录行走的最远距离和停止行走的原因。

实施 6MWT 的工作人员应该接受培训,能应用标准的 6MWT 方案,同时也应该接受心肺复苏的培训。如果患者在试验前或实验过程中需要吸氧,可以使用便携式吸氧装置,吸入氧流量保持一致。需要详细记录患者吸氧装置类型和吸入的氧流量。如果患者在服药,需要记录试验前所服药物名称、剂量和服药时间。

Chetta 等报道女性平均步行速度是 82~116m/min,男性是 96~133m/min。有报道肺减容手术后的 COPD 患者的 6MWD 可增加 20%,吸氧能使平均 6 分钟步行距离(6 minute walk distance,6MWD)增加 36m,而吸入皮质类固醇激素能使 6MWD 增加 8%。但是,也有报道对这些试验数据表示质疑。有研究报道,以 2 型糖尿病患者 160 例作为研究对象,患者分别进行踝臂指数(ankle brachial index,ABI)以及 6MWT 检测,探讨两者的相关性。结果显示不同 ABI 值的 2 型糖尿病患者的 6MWT 比较,差异有统计学意义(t=11.99,P<0.05),且 6MWT 与 ABI 呈正相关(r=0.827,P<0.01)。作者认为 6MWT 检测方法简单、方便、安全、廉价,适合相对"健康"的糖尿病患者进行早期的外周动脉疾病筛查。

6MWT 的重要适应证是用于康复治疗前后运动能力对比。6MWT 通常在康复治疗前后进行,由相同的人员来实施两次试验。除了报告客观增加的步行距离外,也应报告有显著改善的主观临床症状。

综上所述,6MWT 对于糖尿病患者的运动能力评定是有益的,但是应该认识到 6MWD 降低是非特异性的,没有疾病诊断意义。因为糖尿病患者常常合并有冠状动脉粥样硬化性心脏病、心力衰竭、慢性阻塞性肺疾病(chronic obstructive pulmonary disease,COPD)和下肢动脉疾病,所以当 6MWD 降低,应该进一步做全面的检查,包括肺功能、心功能,踝臂指数等以明确是否有糖尿病的合并症。

(三)肌力评定

肌力是指肌肉或肌群产生的张力,导致动态或静态收缩的能力,简单的也可以视为肌肉收缩的力量。影响肌肉力量的因素既有解剖学的、生理学的、力学的,也有心理因素。糖尿病患者由于乏力、易疲劳等,肌力往往是下降的。国内有研究报道利用人体成分分析仪对患者的双下肢肢体均衡程度和肌力进行检测,结果提示糖尿病组双侧下肢肢体非平衡人数比例显著高于对照组。另外,老年人糖尿病患者易并发肌少症,出现肌力下降,影响日常生活活动,降低生活质量。因此,有必要对糖尿病患者进行肌力评定。这里主要介绍徒手肌力评定和应用仪器测定肌力的等速运动测试。

1. 徒手肌力评定(manual muscle test,MMT)　是测定者借助重力或徒手施加外在阻力的情况下受试者所测肌肉或肌群产生最大收缩能力的一种测试方法。虽然随着科学技术的进步,计算机化的评定方法得以实现并应用于临床,但具有国际公认标准的徒手肌力评定仍被认为是一种操作简单、实用、临床应用最广泛的评定方法。

(1)要素:受试者待测肌肉(或肌群)处于适当准备姿势,评定者良好固定受试者肢体,引导受试者待测肌肉(或肌群)产生最大自主收缩(或正确运动),同时通过触摸所测肌肉的肌腹或肌腱收缩的感觉观察所测肌肉主动运动的幅度,对抗自身重力完成运动的能力,评定者施加阻力后完成运动的能力,根据评分标准来判断肌力的大小或等级。

（2）特点：以受试者节段重量作为评定的基准，可表达个体体格相对应的肌力，比测力计等测力绝对值更有价值。

（3）缺点：仅表明肌力大小，不表明肌肉收缩的耐力。定量分级相对粗略，主要依靠评定者的主观判断来评定，较难排除评定者主观判断误差。

（4）评定标准：有 Lovett 分级法、肌力百分数分级法和 M.R.C 分级法。

1）Lovett 分级法（表 3-2-3）

表 3-2-3　Lovett 分级法

级别	名称	标准
0 级	零（zero，0）	无关节活动，无肌肉收缩
1 级	微弱（trace，T）	有肌肉收缩但无关节活动
2 级	差（poor，P）	去重力情况下关节作全范围运动
3 级	可（fair，F）	抗重力情况下关节作全范围运动
4 级	好（good，G）	抗中等阻力关节作全范围运动
5 级	正常（normal，N）	能抗最大的阻力关节作全范围运动

2）肌力百分数分级法：以抗重力抗阻力幅度为依据，将肌力从 0%~100% 加以分级，与 Lovett 分级法相对应。

0 级——0%　　1 级——10%
2 级——25%　　3 级——50%
4 级——75%　　5 级——100%

3）M.R.C 分级法（表 3-2-4）

表 3-2-4　M.R.C 分级法

等级	英文简称	特征
5 级	N	能对抗与正常肌肉相同的阻力，且完成全范围关节活动
5-	N-	能对抗 5 级相同的阻力，但活动范围在 50%~100%
4+	G+	在活动的初、中期能对抗与 4 级相同的阻力，但末期能对抗 5 级的阻力
4 级	G	能对抗阻力，也能完成全范围活动，但阻力达不到 5 级水平
4-	G-	能对抗的阻力与 4 级相同，但活动范围在 50%~100%
3+	F+	活动能力与 3 级相仿，但末期能对抗一些阻力
3 级	F	能抗重力活动，也能完成全范围活动，但不能对抗任何阻力
3-	F-	能对抗重力运动，但活动范围在 50%~100%
2+	P+	能对抗重力，但活动范围小于 50%
2 级	P	不能对重力，但在消除重力影响后能完成全范围活动
2-	P-	能对抗重力运动，但活动范围在 50%~100%
1 级	T	触诊能扪及肌肉收缩，但不能引发任何关节活动
0 级	Z	无任何肌肉收缩

2. 等速运动训练及测试　　等速运动概念由 Hislop 和 Perrine 于 20 世纪 60 年代末首先提出,被认为是肌肉功能测试和训练技术的一次革命,在康复医学中主要应用于康复评价以及康复治疗。目前临床上常用的等速仪器不同种类,其功能基本相似。新一代等速仪除可提供详细的测试数值和清晰的力矩曲线外,在肌力训练方面,还可提供等速向心、等速离心、等长、等张、持续被动运动(continous passive motion,CPM)等不同运动方式的训练模式,从而提高了肌肉训练的水平。

(1) 等速测试在糖尿病康复评定上的应用:糖尿病患者易并发肌少症。肌少症是以肌肉含量减少、肌力下降和肌功能减退为特征的综合征。在康复评定中,有时仅凭单纯的徒手肌力评定往往不能发现肌力及耐力的下降,而等速测试系统对于徒手不易判定的肌力下降具有良好的评定结果,以指导康复训练,因此,对糖尿病患者的肌力评定及训练具有不可替代的意义。

等速测试系统主要由两部分组成,一部分是操作系统,它可提供肢体在预定速度下进行肌肉力量的测试;另一部分是电子计算机处理系统,它可以记录不同运动速度下、不同关节活动范围下,某个关节周围拮抗肌群的肌肉峰力矩、爆发力、耐力、功率、达到峰力矩的时间、角度、标准位置和标准时间下的力矩、屈/伸比值、双侧同名肌的力量相差值、肌力占体重的百分率等一系列数据,这些数据对运动损伤的诊断和治疗具有很大的意义,而这些数据除等速测试以外,其他测试方法是无能为力的。

等速技术的主要优势在于肌肉收缩时,它能提供可变的阻力而保证在整个关节活动中每一角度都能承受相应的最大阻力,产生最大张力,使肌肉训练具有高效性和安全性。虽然理论上等速技术有以上优势,等速运动的出现对康复医学起了很大的推动作用,但目前国内该类装置有限,测试当中对测试者及被测试者要求都很严格,以及测试前的准备等,在康复医学临床工作中并未得到广泛普及。这里只简单介绍等速肌力测试和训练技术的基本原理和方法。

(2) 原理:运动的速度恒定(等速)而阻力可变,运动中的速度预先由等速仪器设定,一旦设定,不管受试者用多大的力量,肢体运动的速度都不会超过预先设定的速度,受试者的主观用力只能使肌肉张力增高,力矩输出增加,而不能产生加速度(运动开始和终末的瞬时加速度和减速度除外)。测试中,等速仪器所提供的阻力与肌肉收缩的实际力矩输出相匹配,为一种顺应性阻力。这种顺应性阻力使整个关节活动中每一瞬间,或不同角度时,都能承受相应的最大阻力,产生最大张力和力矩输出。仪器自动将关节运动中瞬时的力矩变化都记录下来,通过计算机处理,得到力矩曲线及多项反映肌肉功能的参数,作为评定肌肉运动功能的指标。

(3) 方法:等速肌力测试的方案包括设定测试速度和测试次数。

1) 测试速度:等速肌力测试最主要的是设定测试中的运动速度(又称角速度),单位:度/秒(°/s)。为了了解肌肉神经不同性能,通常可选择几种不同运动速度测试。慢速测试:常用速度为 60°/s 或 30°/s,主要用于最大肌力的测试。快速测试:主要用于肌肉功率及耐力的测试,常用速度为 180°/s(患者多用),240°/s 或 300°/s(运动员多用)。如果测试中患者达不到上述建议的快速运动,可适当降低运动速度,如 90°/s 或 120°/s,在每种速度下先让患者试做几次最大重复收缩,以便找到能使患者产生力矩的最大运动速度。

2) 测试次数:测试速度设定后,再设定运动次数。对于慢速或中速运动(90°/s 或 120°/s),常设定 3~5 次重复运动,主要用于判断最大肌力和分析力矩曲线的形态。快速运动常用于肌肉耐力测试,一般重复运动 20~25 次,可观察到肌肉疲劳程度和衰竭曲线。两种运动速度测试之间需间歇 1min,以使肌肉收缩后有短暂休息。

(4) 指标

1) 峰力矩(peak torque,PT):指在整个关节活动中肌肉收缩产生的最大力矩输出,即力矩曲线上最高一点的力矩值。单位为牛顿·米(N·m)。PT 值与运动速度有关,随着运动速度增加,PT 值减小。PT 值具有较高的准确性和可重复性,被视为等速肌力测试中黄金指标和参照值。左右侧 PT 值相差 >10%~15% 被认为有临床意义。

2) 峰力矩体重比(peak torque to body weight ratio,PT/BW):指单位体重的峰力矩,代表相对峰力矩值,可进行不同体重个体与人群之间的肌力比较。

3) 峰力矩对应角度(angel of peak torque,AOPT):指力矩曲线中,峰力矩所对应的角度,也称最佳用力角度。

4) 设定角度的力矩值(peak torque at additional angles):等速测试仪可自动计算任意设定角度所对应的力矩值,通常可设定两个角度,目的在于比较两侧设定角度力矩值的差异。

5) 总做功(total work,TW)和单次最大做功(set total work,STW):做功为力矩乘以距离,即力矩曲线下的总面积。STW 表示肌肉一定次数重复收缩做功量之和;TW 表示肌肉重复收缩中的最大一次做功量。单位为焦耳(J)。正常状态下肌肉收缩做功量与峰力矩值具有一致性。但做功量大小还与关节活动范围有关。因此,为了比较肌肉做功量,应保证关节活动范围相同。

6) 平均功率(average power,AP):指单位时间内肌肉做功量,反映了肌肉做功的效率。单位为瓦特(W)。等速肌肉测试中,AP 值与运动速度有关,随着运动速度增加,AP 值增大,表明运动速度越快,肌肉做功效率越高。

7) 力矩加速能(torque acceleration energy,TAE):指肌肉收缩最初 1/8s 的做功量,即前 1/8s 力矩曲线下的面积。单位为焦耳(J)。TAE 反映了肌肉最初收缩产生力矩的速率,可代表肌肉收缩的爆发能力。

8) 主动肌与拮抗肌峰力矩比(peak torque ratio,PTR):指两组肌群峰力矩的比值。反映关节活动中两组拮抗肌群之间的肌力平衡情况,对判断关节稳定性有一定意义。不同关节的两组拮抗肌群的峰力矩比值不同。目前研究较多的是膝关节的屈肌与伸肌峰力矩比值,简称 H/Q 比值。正常人慢速运动时(60°/s)时,H/Q 约为 60%~70%,随运动速度不同,H/Q 略有改变。

9) 平均关节活动范围(average range of motion,AROM):测定关节活动范围可判断是否存在关节活动度障碍,或判断两侧肌群做功量差异是由于关节活动范围缩小,还是由于肌肉本身做功能力减弱所致。

10) 耐力比(endurance ratio,ER):指肌肉重复收缩时耐受疲劳的能力。不同的测试仪器有不同的计算方法,一种计算方法是做一组重复运动后,后半组肌肉做功量与前半组肌肉做功量之比;另一种是做一组重复运动后,最后 5 次肌肉做功量与最初 5 次肌肉做功量之比。

(四) 关节活动度评定

关节活动度(range of motion,ROM)又称关节活动范围,是指关节运动时所达到的最大弧度。它是评定运动系统功能态的重要手段。糖尿病患者如果出现明显的肌力下降,或同时出现骨关节问题以及有合并症时会出现关节活动度受限,将影响康复训练的进行。文献报道胰岛素依赖型年轻糖尿病患者存在关节活动度受限,而非胰岛素依赖型糖尿病患者与年轻正常人比较存在膝、肘关节活动度受限,与同年龄非糖尿病患者比较存在踝、髋、肩关节活动度受限。此时,进行关节活动度的训练也将是康复训练的内容之一,因此有必要对关节活动度的评定方法有所了解。

关节活动度检查分为被动检查和主动检查,被动检查是指通过外力的作用使关节运动达到最大的弧度,主动检查是指依靠关节的肌肉进行主动收缩产生。

1. 关节活动度检查常用术语

(1) 屈伸:使关节两端肢体趋向于成一直线的运动为伸,超过直线的部分称"过伸",使两端肢体间夹角减小的运动为屈。

(2) 内收,外展:离开身体正中线(肩、髋)或肢体正中线(指、趾)的运动为外展,向反方向为内收。

(3) 旋转:肢体的前缘向内转动为旋内或旋前,向外转动为旋外或旋后。

(4) 环转:肢体由前屈位经外展位、后伸位,回至前屈位或经相反方向的连续运动。

2. 影响关节活动度的因素

(1) 关节面的面积差:面积差越大,活动度越大。如:肩关节与髋关节。

(2) 关节囊的厚薄与松紧度:薄而松弛,活动度大,反之则小。如:肘关节。

(3) 关节韧带的强弱和多少:韧带少而弱,活动度大,反之则小。如:髋关节。

(4) 关节盘的介入:关节周围的肌肉和其他软组织的多少及弹性,肌肉弹性越好,活动度越大。

(5) 年龄、性别及训练水平:儿童 > 成人,女性 > 男性,训练水平高者 > 低者。

(6) 生理状态:麻醉或昏迷,一般来说,骨骼和韧带对关节的静态稳定起主要作用,肌肉则对动态稳定起主要作用。

3. 关节活动度异常的原因及表现

(1) 疼痛:关节及周围软组织疼痛,导致主动和被动活动均减少。如:骨折、关节炎症、术后等。

(2) 肌肉痉挛:中枢神经系统(central nervous system,CNS)病变引起的痉挛,常为主动运动减少,被动活动基本正常或被动活动大于主动活动。

(3) 软组织挛缩:关节周围的肌肉、韧带、关节囊等软组织挛缩时,主动和被动活动均减少。例如:烧伤,肌腱移植术后,长期制动等。

(4) 肌肉无力:无论是 CNS 病变引起的软瘫,还是周围神经损伤,或肌肉肌腱断裂,通常都是主动活动减少,被动活动正常,被动活动大于主动活动。糖尿病患者多属于此种情况。

(5) 关节内异常:关节内渗出或有游离体时,主动和被动活动均减少。

(6) 关节硬化:主动和被动活动均丧失。例如:关节骨性强直、关节融合术后。

4. 关节活动度评定方法　这里主要介绍临床上最常用的,由美国骨科学会关节运动委员会(Committee of Joint Motion,American Association of Orthopedic Surgeon)推荐的通用量角器(图 3-2-1)检查法。

(1) 评定步骤:首先将待测关节置于检查要求的适宜姿势位,使待测关节按待测方向运动到最大幅度,使量角器轴心对准该待测关节的骨性标志或关节中心,固定臂和移动臂分别与关节两端肢体纵轴平行。该方法优点是操作简便,读数直接。缺点是量角器中心及两臂放置位置不易精确定位,不易固定,易产生误差。

(2) 测量原则:关节的起始位是 0°,起始位一般为解剖位。测量前臂旋前旋后时,以肘

屈曲手掌呈矢状面的状态为0°。测量四肢
关节 ROM 时应注意与对侧关节相比较。若
对侧肢体已不存在,应与相同年龄、相似体
型个体的 ROM 比较;同样,脊柱的 ROM 也
要与相同年龄、相似体型的个体比较。每个
关节的 ROM 均应先测量主动 ROM,再测量
被动 ROM。关节活动可能会产生疼痛,要
让患者处于舒适无痛的体位,以获取较精确
的值。根据部位选择合适的量角器。

（3）注意事项:向患者解释检查的方法
和目的,以取得患者的理解和合作。在正确
的体位下操作,并注意两侧的对比。检查时
应尽量暴露检查部位,以免服装影响关节
ROM。同一患者应由专人测量,并记录日期、
检测中患者的体位等。查出主动 ROM 与被
动 ROM 不一致时,提示有关节外的肌肉瘫
痪、肌腱挛缩或粘连等问题,应分别测量主
动与被动 ROM,关节活动度通常以被动运
动幅度为准。

主要关节 ROM 的测量方法:这里只以
踝关节为例(图 3-2-2)。

1) 背屈、跖屈

体位:仰卧,膝关节屈曲,踝关节中立位。

量角器用法:轴心是腓骨纵轴与第5跖骨纵轴的交点,固定臂与腓骨纵轴一致,移动臂
与第5跖骨纵轴一致。正常值:背屈 0°~20°,跖屈 0°~50°。

2) 内翻、外翻

体位:俯卧,足位于床缘外。

量角器用法:轴心为踝关节后方,两踝中点,固定臂与小腿后纵轴一致,移动臂与轴心与
足跟中点连线纵轴一致。正常值:内翻 0°~35°,外翻 0°~25°。

（五）平衡功能评定

1. 概述　平衡是指人体所处的一种稳定状态,以及无论处在何种位置、运动或受到外
力作用时,能自动地调整并维持姿势的能力,即当人体重心偏离稳定的支持面时,能立即
通过主动的或反射性的活动使重心垂线返回到稳定的支持面内,这种能力就称为平衡
能力。

平衡的维持需要适当的感觉输入,包括视觉调节系统、躯体本体感觉系统和前庭系统,
三种感觉信息在多级平衡觉中枢中整合加工,信息加工后产生运动方案,在交互神经支配下
保持稳定,选择性地进行运动。

平衡功能分为静态平衡和动态平衡。静态平衡又称一级平衡,指人体在无外力作用下,
在睁眼和闭眼时维持某姿势稳定的过程,例如坐位和站位时平衡。自我动态平衡又称二级
平衡,指在无外力作用下从一种姿势调整到另外一种姿势的过程,在整个过程中保持平衡状

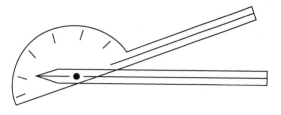

图 3-2-1　通用量角器

由移动臂和固定臂组成。移动臂(上有指针)与远
端(活动)肢体纵轴平行,固定臂(刻度盘)多与近端
肢体纵轴平行,有时也与垂直线或水平线吻合,两臂
以活动轴固定,轴为量角器中心

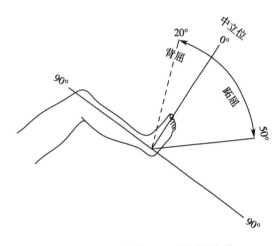

图 3-2-2　踝关节 ROM 的测量方法

态,例如行走过程的平衡。他人动态平衡又称三级平衡,指人体在外力的作用下(包括加速度和减速度)当身体重心发生改变时,迅速调整重心和姿势,保持身体平衡的过程。例如在行驶的汽车中行走。

研究已证明老年糖尿病患者跌倒发生率显著增高,可能与下肢力量的下降、本体感觉的障碍、协调功能的障碍有关。核心问题是平衡能力的下降。因此,有必要对糖尿病患者进行平衡功能的检测。

2. 评定方法　有观察法、量表法、平衡仪测试法,这里主要介绍 Berg 平衡量表法。

Berg 平衡量表(Berg balance scale,BBS)由加拿大 Katherine Berg 于 1989 年首先报道。随后,国外学者经过大量的信度和效度的研究后,对 BBS 予以充分的肯定,并因此而得到广泛的应用。BBS 测试时选择了 14 个动作对被测试者进行评定,每个动作又依据被测试者的完成质量分为 0~4 分五个级别予以记分,最高分 56 分,最低分 0 分,评分越低,表示平衡功能障碍越严重。

BBS 测试时仅需要一块秒表、一根软尺、一个台阶和两把高度适中的椅子即可完成,应用非常简便。但是,具体到对每个动作评分时,则需要依据比较细致的评分标准进行,所以要求测试者能熟练掌握方可保证评定结果的准确性。以下是量表中按先后顺序进行测试的14 个规定动作,至于每个动作的具体评分标准此处不一一叙述。

Berg 平衡量表测试:Berg 平衡量表评分方法是把平衡能力从易到难分为 14 项,每一项分为 5 级,即 0、1、2、3、4。最高为 4 分,最低为 0 分,总积分最高为 56 分,最低为 0 分,分数越高平衡能力越好。Berg 量表评分方法的 14 项内容如下:

(1) 从坐到站

指令:请站起来,尝试不用你的手支撑。

　　　4 不需要帮助独立稳定地站立

　　　3 需要手的帮助,独立地由坐到站

　　　2 需要手的帮助并且需要尝试几次才能站立

　　　1 需要别人最小的帮助来站立或保持稳定

　　　0 需要中度或最大帮助来站立

(2) 无支撑的站立

指令:请在无支撑的情况下站立 2min。

　　　4 能安全站立 2min

　　　3 在监护下站立 2min

　　　2 无支撑站立 30s

　　　1 需要尝试几次才能无支撑站立 30s

　　　0 不能独立站立 30s

(3) 无支撑情况下坐下,双脚放在地板或凳子上

指令:请合拢双上肢坐 2min。

　　　4 无靠背支持能安全地坐 2min

　　　3 无靠背支持地坐 2min,但需要监护

　　　2 无靠背支持地坐 30s,需要监护

　　　1 无靠背支持地坐 10s,需要监护

　　　0 无支撑的情况下不能坐 10s,需要监护

（4）从站到坐

指令：请坐下。

  4 轻松用手即可安全地坐下

  3 需用手的帮助来控制下降

  2 需用腿后部靠在椅子上来控制下降

  1 能独立坐下，但不能控制下降速度

  0 需帮助才能坐下

（5）转移

指令：摆好椅子，让受检者转移到有扶手椅子上及无扶手椅子上。可以使用两把椅子（一把有扶手，另一把无扶手）或一张床及一把椅子。

  4 需用手的少量帮助即可安全转移

  3 需要手的帮助才能安全转移

  2 需要语言提示或监护下才能转移

  1 需一人帮助

  0 需两人帮助或监护才能安全转移

（6）闭目站立

指令：请闭上眼睛站立 10s。

  4 能安全地站立 10s

  3 在监护情况下站立 10s

  2 能站 3s

  1 站立很稳，但闭目不能超过 3s

  0 需帮助防止跌倒

（7）双脚并拢站立

指令：请你在无帮助情况下双脚并拢站立。

  4 双脚并拢时能独立安全地站 1min

  3 在监护情况下站 1min

  2 能独立将双脚并拢但不能维持 30s

  1 需帮助两脚才能并拢，但能站立 15s

  0 需帮助两脚并拢，不能站立 15s

（8）站立情况下双上肢前伸距离

指令：将上肢抬高 90°，将手指伸直并最大可能前伸。上肢上举 90° 后将尺子放在手指末端。记录受检者经最大努力前倾时手指前伸的距离。如果可能的话，让受检者双上肢同时前伸以防止躯干旋转。

  4 能够前伸超过 25cm

  3 能够安全前伸超过 12cm

  2 能够前伸超过 5cm

  1 在有监护情况下能够前伸

  0 在试图前伸时失去平衡或需要外界帮助

（9）站立位下从地面捡物

  4 能安全容易地捡起拖鞋

3 在监护下能捡起拖鞋

2 不能捡起拖鞋但是能达到离鞋 2~5cm 处而可独立保持平衡

1 不能捡起,而且捡的过程需要监护

0 不能进行或进行时需要帮助他保持平衡预防跌倒

(10) 站立位下从左肩及右肩上向后看

指令:从左肩上向后看,再从右肩上向后看。检查者在受检者正后方拿个东西,鼓励患者转身。

4 可从两边向后看,重心转移好

3 可从一边看,从另一边看时重心转移差

2 仅能向侧方转身但能保持平衡

1 转身时需要监护

0 需要帮助来预防失去平衡或跌倒

(11) 原地旋转 360°

指令:旋转完整 1 周,暂停,然后从另一方向旋转完整 1 周。

4 两个方向均可在 4s 内完成 360° 旋转

3 只能在一个方向 4s 内完成旋转 360°

2 能安全旋转 360° 但速度慢

1 需要严密的监护或语言提示

0 在旋转时需要帮助

(12) 无支撑站立情况下用双脚交替踏台

指令:请交替用脚踏在台阶 / 踏板上,连续做直到每只脚接触台阶 / 踏板 4 次。

4 能独立、安全地在 20s 内踏 8 次

3 能独立、安全踏 8 次,但时间超过 20s

2 能监护下完成 4 次,但不需要帮助

1 在轻微帮助下完成 2 次

0 需要帮助预防跌倒 / 不能进行

(13) 无支撑情况下两脚前后站立

指令:将一只脚放在另一只脚正前方。如果这样不行的话,可扩大步幅,前脚后跟应在后脚脚趾前面。(在评定 3 分时,步幅不超过另一只脚长度)

4 脚尖对足跟站立没有距离,持续 30s

3 脚尖对足跟站立有距离,持续 30s

2 脚向前迈一小步但不在一条直线上,持续 30s

1 帮助下脚向前迈一步,但可维持 15s

0 迈步或站立时失去平衡

(14) 单腿站立

指令:不需帮助情况下尽最大努力单腿站立

4 能用单腿站立并能维持 10s 以上

3 能用单腿站立并能维持 5~10s

2 能用单腿站立并能站立 ≥3s

1 能够抬腿,不能维持 3s,但能独立站立

0 不能进行或需要帮助预防跌倒

3. 糖尿病并发症对平衡能力的影响研究　随着糖尿病病程延长,许多患者难以避免地出现诸多糖尿病并发症,学者们就糖尿病主要并发症包括糖尿病周围神经病变、糖尿病肾病、糖尿病视网膜病变、糖尿病大血管病变以及糖尿病治疗方案等其他因素与跌倒之间的相关性进行了深入研究。以下肢感觉神经功能异常为例,Schwartz 等研究显示老年女性糖尿病患者较非糖尿病患者的跌倒发生率高近 1.6 倍,而老年男性糖尿病患者跌倒发生率也较高,虽然未达统计学意义。引起糖尿病患者跌倒风险增加的因素排除外界干扰外,核心问题是平衡能力的下降。研究报道老年糖尿病患者跌倒人数、跌倒次数及人年均跌倒次数均显著高于健康对照组。

平衡能力减退可能和糖尿病各种急慢性并发症相关,包括低血糖、糖尿病周围神经病变、糖尿病肾病、下肢血管病变以及糖尿病的治疗方式和糖尿病相关的其他因素如体重指数、体型、直立性低血压等。这些因素可导致糖尿病患者在日常活动时出现步态异常、体态不稳和行走摇摆,而更容易在较恶劣的外界环境中受到伤害。

50% 的老年糖尿病患者合并糖尿病周围神经病变。该并发症可能会导致肢体远端感觉传导功能减退,研究发现合并糖尿病周围神经病变患者在日常活动行走时相对保守,踝关节活动度和肌力均减退,主要表现为行走速度减慢和步伐距离的缩小,对行走活动产生畏惧感。糖尿病周围神经病变患者肢体协调能力下降,尽管患者放慢了行走速度,但仍难以协调静止 - 行走 - 静止之间动作的连贯性。Lajoie 等研究了 45 例近期发生跌倒者和 80 名未发生跌倒者,发现跌倒组的 Berg 平衡量表分数显著低于未跌倒组,且该量表对跌倒发生的预测敏感性为 89%,特异性为 96%,表明该量表对平衡能力的评估具有较高的参考价值。

周围神经病变特点之一是感觉神经功能减退,Patel 等一项横断面回顾性研究中纳入了150 例社区糖尿病患者,其中在过去一年中跌倒的患者其振动觉振幅与未跌倒者相比差异有统计学意义。Schwartz 等在一项研究中对老年女性糖尿病患者行下肢周围神经病变检查,发现每年多次跌倒的患者其下肢振动觉阈值明显增高(OR=1.12,95%CI 1.05~1.19),压力觉明显减弱(OR=1.58,95%CI 1.34~1.87),同时发现老年糖尿病跌倒患者腓总神经复合肌肉电位下降(OR=1.71,95%CI 1.19~2.44)、下肢振动觉阈值升高(OR=1.38,95%CI 0.94~2.03)且尼龙丝触觉减退(OR=1.74,95%CI 1.10~2.78)。表明下肢感觉神经功能异常可能为影响平衡能力的主要因素之一。

二、步态分析

(一) 定义

步态分析(gait analysis)是利用力学原理和人体解剖学、生理学知识对人类行走状态进行对比分析的一种研究方法。步态是指人体步行时的姿势,步态分析通过分析人体行走时骨盆、髋、膝、踝关节以及足趾的活动状态,为康复治疗提供依据,以达到矫正步态的目的。

(二) 正常步态

正常人的步态是建立在正常的中枢神经系统及骨关节系统状态下,具有稳定性、周期性、方向性及协调性,不同个体之间的步态也具有差异。

1. 步态周期(gait cycle)　步态周期是指一侧下肢完成从足着地到再次着地的时间过程,每个步态周期根据下肢的位置分为支撑相(stance phase)和摆动相(swing phase)(图 3-2-3)。

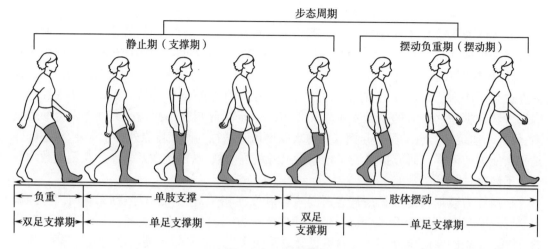

图 3-2-3 步态周期

（1）支撑相：是指下肢接触地面和承受重力的时间，当正常人进行合适速度下的步行时，站立相约占整个步态周期的 60%，相当于大部分的时间是单足支撑的状态，双足支撑是指两侧足底都与地面接触的状态，双侧支撑的时间占到 10%，这一数值随着走的速度变化而变化，步行与跑步的差别在于有无侧支撑的时间。支撑相又分为三期，分别为早期、中期和末期。

（2）摆动相：指足离开地面到再次落地的时间，占步行周期的 40%。摆动相也分为三期，分别为摆动相早期、摆动相中期和摆动相末期。

2. 步态的基本参数　步态的参数包括时空参数（步长、步幅、步宽、足角、跨步长等）、运动学参数（各关节在步行周期内位置状态）和动力学参数（步态周期中的力学状态）。

（1）时空参数：①跨步长（stride length），同侧足跟（或足尖）先后两次着地点之间的距离。②步长（step length），行走时左右两侧足跟或足尖之间的距离。③步宽（step width），双足弓之间的距离，通常是 7~9cm。④足角（step angle）：足跟中点到第 2 趾连线与前进方向之间的夹角，正常人大约是 7°。⑤步速（step velocity），以每秒平均行走的距离来表示。⑥步频（step cadence），单位时间内行走的步数。

（2）运动学（kinematic）参数：①骨盆的活动。在行走的过程中，骨盆主要是发生前倾及后倾，在进入单侧支撑相主要出现骨盆的前倾，而在双侧支撑相，开始出现骨盆的后倾。行走的速度加快时，下肢前移需要的长度增加，骨盆可以通过增加倾斜幅度来增长下肢。②髋关节的活动。髋关节在步态周期中主要是进行矢状面上的屈曲和伸展的运动。其中，屈曲的幅度大约是 30°，而伸展是 10° 左右。在摆动期，髋关节由伸展转向屈曲，而在站立相，从足跟触地开始，髋关节由屈曲转向伸展，并接受地面反作用力为前进提供动能。③膝关节的活动。在正常的步行状态下，满足行走的膝关节活动范围为 0°~60°。在站立相足跟触地时，膝关节屈曲 5°，随着足底与地面接触面积增大，膝关节屈曲角度增大到 15°，随后膝关节逐渐伸直到完全伸直。在摆动期，膝关节屈曲角度逐渐增大到 60°，以让下肢长度缩短而摆向前方。④踝足的活动。在整个步态周期中，需要踝关节有 10° 的背屈和 20° 的跖屈角度。在站立相，足跟触地时，踝关节处于轻度的跖屈位，而第 1 跖趾关节处于轻度过伸位。当膝关节轻度屈曲胫骨前移超过支撑足时，踝关节背屈增大到 10°。足跟离地后踝关节开始跖屈，最大达到20°。在摆动期,踝关节再次背屈直到中立位。⑤冠状面活动。在行走过程中,骨盆会在髋外侧肌群的作用下进行上升和下降的运动。而膝关节则出现内翻及外翻方向产生力矩。⑥横断面活动。在横断面上,骨盆会随着垂直轴产生旋转,跟随向前伸出的一侧下肢旋向前方,来加大下肢前移的长度。

(3) 动力学参数:①人体在行走过程中,受到重力的影响,足底和地面之间将产生反作用力(groid reaction force,GFR)。通过用测力平板记录在行走过程中足底在不同方向的力学情况。地面反作用力(GFR)在正常状态下呈双峰形态,首次触地时地面反作用力超过体重,表现为第一次高峰,身体重心越过重力线后GFR逐渐下降,直至对侧足底触地后到达最低点。当该侧足蹬离地面时逐渐增大达到最高峰,足离地时应力达到0。下肢承重能力下降或步行速度降低时,双峰形态消失,呈现单峰形态。②剪切力(shear force)在首次足底触地时方向向前,越过重心线后方向向后,为前后反向尖峰图形。③力矩(torque)是力与关节活动范围的乘积,是动力学与运动学的结合点,受肌肉力量和关节稳定度和运动方向的影响。

3. 能量代谢的定量参数计算 人类在步行时产生的能量消耗主要来源于三个方面。第一个方面,是参与步行的肌肉收缩耗能。第二个方面,是给机体提供血液和氧气的心脏及肺工作时需要耗能。第三,机体在静止状态下维持身体运转需要的基础能量。当然,能量代谢和体力活动之间的关系非常复杂,进行精确的能量计算很困难。之前通过比较不同速度下行走的耗氧量和基础状态下耗氧量的差异来测算能量消耗,但是这种方法很难消除一些其他额外消耗(心跳、呼吸)的影响,看上去用正常速度下的能量消耗作为基线与快速或慢速下的能量消耗比较更为合理。

目前采用计算单位时间内的能量消耗,以及单位距离内的能量消耗两种方法来测算步行中的能量消耗。

(1) 单位时间内的能量消耗(耗氧量):Inman 和 Rose 等人根据一系列研究的结果引出了该公式,来显示步行速度和能量消耗之间的关系,在该公式下步行速度越慢,消耗的能量越低。转成国际单位后的公式为:$EW=2.23+1.26V^2$,其中 EW 单位为 W/kg,V 为速度,单位为 m/s。举例,一名 70kg 重的男子以 1.4m/s 的速度行走,那么在单位时间内他的能量消耗为 330W。

(2) 单位距离内的能量消耗(耗氧量):每米消耗的能量,同步行速度之间并没有线性的联系,在快速或者慢速下行走的消耗的能量均超过中等速度行走。$Em=2.23/V+1.26V$,其中Em 单位为 J/(m·kg),V 为速度,单位为 m/s。举例,一名 70kg 重的男子以 1.33m/s 的速度行走,那么在单位时间内他的消耗为 235J/m。

以上两个公式仅适用于成人,而且可以根据性别、年龄、步态、所穿鞋的不同进行调整。有研究发现,糖尿病患者在进行步行时产生更多的能量消耗。

4. 测量方法 步态的测量方法主要分为目测分析法和定量分析法。

(1) 目测分析法:通过医务人员的目测观察,对个体行走时骨盆、髋、膝、踝等参与行走的关节进行运动学的分析,而评估患者步态的方法。此方法执行要求患者在一定距离范围内进行反复的行走,需要从前方、侧方及后方观察患者行走时关节、肌肉的运动学特点。该方法需要医务人员熟悉步态各个周期正常的运动学特点,并且能熟练地对异常步态进行鉴别和分析,从而达到指导步态训练的目的。此方法简单、易于进行,可以鉴别明显的步态异常,但是无法获得步态的各种量化参数,对于细微的步态异常不能做出客观的判断。

(2) 定量分析法:需要借助一定的仪器和设备,从而达到量化受试者步态中各关节运动学特点的目的。可以使用非常简单的器材,比如卷尺、秒表、量角器以及石灰、沙土等留下足印的物品。也可以是精密的现代设备,如步态分析仪、足底压力平板、便携式表面肌电仪器以及高速摄像机。所采集的量化数据,通过计算机软件进行分析,从而得到量化的步态指标。

定量分析主要是对步行中产生的各种数据进行分析,其中包括双足运动时不同的数据测量参数、肢体关节活动的角度相关参数以及在步行中产生的力学参数。此外,在步行中的能量消耗相关参数也越来越受到重视。

(三) 糖尿病患者的步态特点及障碍

糖尿病常常导致较多的并发症,包括周围神经病、糖尿病足,导致运动、感觉神经受损、视觉障碍、足部的结构异常,异常的功能与结构导致异常的步态。国内外研究发现,糖尿病患者跌倒的发生率要高于正常人,可能与下肢力量的下降、本体感觉的障碍、协调功能的障碍有关。除此之外,糖尿病足是糖尿病常见并发症,常常出现明显的足部感觉及运动障碍,部分患者出现踝足关节的畸形。以上诸多因素往往造成足底的异常压力,最终形成足底的溃疡,进一步影响患者的运动能力。研究糖尿病足患者的足底动力学特点,对于预防糖尿病足底溃疡的发生有一定价值,避免进一步的残障出现。

研究糖尿病患者的步态障碍的特点,对进一步预防跌倒的发生、预防并发症以及改善步行功能有重要意义。

1. 步态参数与跌倒　跌倒与个体行走时步行的能力直接相关。根据文献报道,糖尿病患者跌倒的风险大约是正常人的 2.5 倍。糖尿病引起的并发症,如糖尿病周围神经病引起的步态障碍已经被充分地进行探索,由于本体感觉的障碍引起的平衡功能障碍而引起步态的变化。而不伴有周围神经病变的患者中依然发现步态的改变,研究认为可能与视觉以及骨骼肌肉的变化有关。以上诸多原因引起的行走速度变缓、足廓清能力的下降、步态基底变宽及行走变异性变大,均可能引起行走过程中的跌倒。而步态分析可以明确患者行走过程中的障碍,从运动学、力学角度分析患者跌倒的原因。Liu 等人的研究发现,在进行跨越障碍的任务中,糖尿病患者摆动肢的足廓清能力(跨越障碍物时足趾距离障碍物的高度)下降,在足趾越过障碍物时出现更为大的骨盆前倾和站立相中足的背伸角度,以及更小的髋部外展角度。

2. 步态特点　糖尿病患者的步态研究结果发现,糖尿病患者的步态分析中显示出较慢的步速、步幅明显变短、跨步长变短以及站立相时间变长等特点。一些研究者认为,这些步态的变化同糖尿病周围神经病变相关。Menz 等人发现,糖尿病周围神经病变的患者相对于正常人而言,具有较低的步速、韵律和步长。Sawacha 等人对患有周围神经病变的糖尿病患者与正常人的步态对比研究中发现,步态参数存在明显差异,包括变长的跨步时间和站立相时间、缩短的摆动相时间。而不伴有周围神经病变的糖尿病患者参数则没有差异。

步态变异率是指个体的步态参数从一步到另一步的差异,低步态变异率提示个体能够进行稳定、安全的步行,而高步态变异率则提示中枢神经系统控制稳定步态的能力不够。步态变异率在老年人群中是一个临床不良事件风险相关的指标,一项前瞻性的研究观察了379 名社区居住老人,发现站立相时间变异率是一项独立的未来活动障碍预测指标。通过调整步行速度和其他混杂因素后发现,站立相时间变异率每增加 0.01s,相应增加 13% 的活动障碍发生。另一项研究发现,摆动相时间和跨步长度的变异率增加了跌倒的相关风险。Brach 等人研究发现,步长和站立相时间的变异率的增加,同更差的健康状态、功能状态和活动能力相关。部分研究发现,相对老年正常人而言,老年糖尿病患者在进行单任务和多任务下的步态中,跨步长的变异率显著增加。

3. 足底压力测试

(1) 概述:足底压力是单位面积的足底与地面之间的垂直总体相互作用力。当人的足底结构发生改变时或者步态出现异常时,足底压力就会出现相应的改变。足底压力测量是通过压力传感器对人体在静止或行走时的足底力学、几何学和时间参数进行测定。通过采集足底压力的相关参数,并进行分类、分析等研究,从而进一步寻找出压力异常的原因,并进行干预。随着足底压力测量技术的发现,足底压力的应用逐渐从研究转为临床。

(2) 检测方法:根据不同的技术可分为足印技术、足底形象化技术、测力平台、多负载单元测试技术、鞋垫测试系统。

1) 测力平台:该设备简单,可携带,可以对足底左右、前后及垂直上的力进行测量和分析,缺点是不能获得连续性压力参数。检测过程中受试者需要了解测试过程,并保证足底与感应器的中心相接触,有一定误差,较多应用于实验研究中。

2) 多负载单元测试技术:多负载单元内传感器数量越多,测试结果越精确,该仪器可以得到足底的二维压力图像。

3) 鞋垫测试系统:通过设置在鞋垫内的传感器,可以记录患者行走过程中的足底压力情况,患者穿上鞋后,可以进行各种功能状态下的力学测试,包括行走、上下楼梯及其他各种环境。可获得连续的足 - 鞋界面的压力情况,对评估鞋垫和鞋的使用及改进有重要作用。

(3) 影响因素

1) 神经病变:神经病变是引起足底压力增高的主要因素,国内肖辉盛等人研究发现,糖尿病周围神经病变是引起足底压力增高的主要原因,国外研究发现,运动、感觉和自主神经的病变同足底压力增高有关,而心脏自主神经病变同压力增高无关。

2) 关节活动受限:步态中的踝足关节活动,有利于缓冲体重对地面的压力,当踝关节或足部关节活动受限时,缓冲能力减弱,会引起局部的足底压力增高。Gluseppe 等人比较单纯糖尿病患者、患有周围神经病变的糖尿病患者、患有周围神经病变伴足底溃疡的糖尿病患者的步态时空参数和足部节段性运动学参数发现,患有足底溃疡的患者第 1 跖趾关节活动范围明显减少,可能是导致足底溃疡的原因,第 1 跖趾关节关节活动的减少也可以作为疾病进展的预测指标。

3) 足部畸形:足弓塌陷、高弓足、Charcot 畸形等足部畸形,会对足的运动产生一定的影响,足部畸形导致的足底压力异常多见。Cavanagh 等人通过研究足部的 X 线结果发现,足部 31% 的足跟压力增高和38% 的第 1 跖趾关节压力增高同足部的结构有关。Ahroni 等人通过研究退伍军人鞋内的足底压力发现,足畸形是预测足底压力的显著因素,但是这一因素常常同所穿鞋的合适程度相关。

4) 步速:步行的速度也会影响到足底压力的大小,步速越快,垂直方向的压力和前后向的作用力大小增大,足跟部、内侧跖骨头以及第 1 足趾的峰值压力增大,而第 5 跖骨头的峰值压力减小。

5) 体重:体重对足底压力的影响结论不统一,Drerap 等人研究发现,体重与足底峰值压力呈线性关系,主要是在足跟部和跖骨区域。也有研究发现,体重指数(body mass index,BMI)与足底压力呈负相关,BMI 值越高,皮下组织更厚,缓冲能力更好,反而导致足底压力更低。

6) 鞋、袜、鞋垫的影响:穿鞋后足内的压力分布,同鞋、袜以及鞋垫的合适程度相关,肖辉盛等人研究发现,穿尖头皮鞋的糖尿病患者,足底最大峰值压力要大于其他各组,但是差异与其他各组比较并无统计学意义。Sarnow 研究发现,行走时的足底压力在赤足时最高,但是穿鞋后压力值显著降低,与穿平底鞋相比,穿网球鞋足底压力可减少 31%~51%。Kastenbauer 比较了跑鞋和减压鞋对缓解足底压力的效果,发现跑鞋同样可以缓解足底压力,其中,在第 2 和第 3 跖骨区域能减低 47% 的足底压力,而穿减压鞋时,足底压力可以降低 50%。更多的研究发现,减压鞋垫能够更有效地缓解足底的压力增高,Lobbmann 研究了无足底溃疡的糖尿病患者,并对其进行减压鞋垫的干预,结果发现 2 周后患者的足底压力减低了 30%,而对照组则明显增高。加压鞋垫特别是针对足底局部的压力增高效果良好,Bus 等对比了平底鞋垫和减压鞋垫,发现减压鞋垫能够有效地降低跖骨区域的足底压力。

7) 胼胝:胼胝是皮肤长期受摩擦后局部皮肤扁平状的角质增生,好发于手及足部的骨突部位。自主神经病变导致汗腺分泌减少,足底干燥,长期的足底压力增高导致角化细胞活跃,有利于胼胝的形成。白娇娇等人对 256 例 2 型糖尿病患者进行检查发现,73.83% 的患者足底有胼胝。Lavery 等人发现患有胼胝的患者足底压力较无胼胝的要高 2.4 倍,胼胝造成足底软组织厚度减少,使跖骨头的压力增加。Pataky 研究发现,去除胼胝后,足底压力会下降 58%,表明对于足底压力增高的患者,去除角质层的重要性。

三、自我管理能力

糖尿病在病情控制不佳时可引起各种急慢性并发症,严重影响人们的生活质量,并为其带来沉重的心理和经济负担。病情控制不佳的关键原因是患者的自我管理处于中等或偏低的水平,只有了解患者自我管理的状态及影响因素,才能有效地提高其自我管理水平。

(一) 糖尿病自我管理

关于糖尿病患者的自我管理状态,可以参考由 Toobert 等发展的"糖尿病自我管理活动问卷",它共有 6 个维度、13 个条目,内容涉及饮食、运动、血糖监测、足部护理、遵医嘱服药及吸烟。询问患者在过去的 7 天内从事以上活动的天数,并以此作为该条目的分数。在每个维度内部计算诸条目的平均分作为该维度的得分。每个维度均单独计分,分数越高,代表患者的自我管理越好。经专家评定,内容效度指数(CVI)=1.00。

(二) 糖尿病自我管理的影响因素

1. **认知筛查** 认知是指人认识外界事物的过程,或者说是对作用于人的感觉器官的外界事物进行信息加工的过程。它包括感觉、知觉、记忆、思维、想象、言语,是指人们认识活动的过程,即个体对感觉信号接收、检测、转换、简约、合成、编码、储存、提取、重建、概念形成、判断和问题解决的信息加工处理过程。

(1) 简易精神状态检查量表(mini-mental state examination,MMSE):由 Folstein(1975)等人编制,是最具影响的标准化智力状态检查工具之一,可以对糖尿病患者进行初步认知筛查,了解其是否有影响糖尿病自我管理的认知因素。该量表包括时间与地点定向、语言(复述、命名、理解指令)、计算、即时记忆与延迟记忆、结构模仿等项目,满分 30 分,耗时 5~10min,分界值为 23 分。该量表项目内容容易受到受试者受教育程度的影响,对文化程度较高的老人有可能出现假阴性,即忽视了轻度认知损害(mild cognitive impairment,MCI),而对低教育及操作方言者有可能出现假阳性。

(2) 蒙特利尔认知评估量表(Montreal cognitive assessment,MoCA):由 Nasreddine 等人

根据临床经验并参考 MMSE 的认知项目设置和评分标准制订,并在临床中不断修改,于 2004 年 11 月确定最终版本。是一种快速、全面地用于轻度认知损害(MCI)筛查的评估量表,其敏感性和特异性高,能全面实现 MCI 患者认知损害领域的筛查。该量表包括视空间执行能力、命名、记忆、注意、语言流畅、抽象思维、延迟记忆、定向力等多个方面的认知评估,由 12 道题组成,共 30 个单项,每项回答正确者得 1 分,回答错误或答不知道者评 0 分。量表总分范围为 0~30 分,分界值为 26 分,若受教育年限低于 12 年,为 25 分。

2. 执行功能 执行能力与日常生活中的适应性行为密切相关,它强调与环境相互作用的重要性,要求机体能够排除或抑制无关信息干扰,选择必要的信息输入,并从长时记忆中提取有关信息对其进行比较、整合,从而产生协调有序的动作和行为,完成上述具有目的性、协调有序的动作或行为所必需的高级认知功能就是执行功能,简单来说,执行功能就是个体对思想和行动进行有意识控制的心理过程。

(1) 执行缺陷综合征行为学评价测验(behavioral assessment of the dysexecutive syndrome, BADS):Wilson 等人在 1996 年,在综合比较了多种执行功能的研究方法后发展而来的,其最大的特点是具有很好的生态效度,即有生态有效性,可测查和预测在日常生活中的执行功能障碍,这是目前其他执行功能的研究方法所不具备的。包括 6 个测试项目:规则转换卡测试、程序性动作测试、搜索钥匙测试、时间判断测试、动物园分布测试、修订的六元素测试。其中规则转换卡测试是应用 21 张螺旋装订的扑克牌,主要检查受试者对一种规则正确反应能力和从一种规则转换到另一种规则的能力;程序性动作测试主要考察受试者的计划能力,要求受试者应用配置的工具将试管中的软木塞取出,受试者必须事先计划好,然后实施操作;搜索钥匙测试主要考察受试者的问题解决能力,要求受试者在矩形区域内画出寻找钥匙的计划图;时间判断测试要求受试者回答四个估计某项活动需要多长时间的问题,问题涉及一些常识,从几秒(例如,吹一个气球的时间)到几年(例如,大多数狗的存活时间)不等;动物园分布测试包含两个版本,考察受试者的计划能力,要求受试者遵循规则计划一条到达动物园内指定地点的路线;修订的六元素测试考察计划、组织和监督行为的能力,也涉及前瞻性记忆,要求受试者在 10min 内按照规则完成指定任务,完成任务的表现不重要,重要的是受试者如何组织时间。

(2) 中文版成套执行功能检查手册:由中日友好医院谢欲晓教授等人修订,包括:数—字测验、词语联想、画图流畅、反常句复述、主题知觉、记忆/分心测验、干扰/命名颜色测验、自动行为 1、自动行为 2、抓握反射、社交习惯、动作维持、唇部反射、指—鼻—指测验、Go/No—Go 任务、听令非仿 1、Luria 手动序列 1、Luria 手动序列 2、捏指测验、听令非仿 2、复合指令测验、系列连减测验、数鱼测验、运用行为、效仿行为。共 25 项,有明确的指导语与评分标准,具有很好的内部一致性、评分者信度、同时效度及区分能力,可作为评估中国老年人执行功能的床旁工具。

3. 自我效能 根据 Bandura 的自我效能理论,个体的自我效能与行为水平间的关系是相互作用、相互促进的动态发展关系。因此,自我效能较高的患者,越可能选择并持之以恒地执行自我管理活动,患者的自我效能受到直接经验、替代性经验、他人的评价、劝说,以及情绪、生理状态的影响。

由 Lorig 等发展的"糖尿病自我效能量表",共 8 个条目,内容涉及饮食管理、运动管理、血糖管理和病情控制等内容。采用 1~10 级评分法,各条目分数相加的总分代表该量表的得分,分数越高,代表患者的自我效能水平越高。经专家评定 CVI=1.00。

4. 糖尿病知识　糖尿病知识掌握得越好,患者的饮食自我管理越好,吸烟率越低。Corbett 认为,糖尿病知识是患者进行有效自我管理的基础,只有了解疾病相关知识才能开展自我管理。许多研究表明,健康教育能增加患者的疾病知识,从而促使患者的健康行为发生变化。患者掌握了较多的疾病相关知识后,会重新认识和评价现状。

"糖尿病知识问卷"由 Fitzgerald 等发展,问卷涉及糖尿病的饮食、运动、血糖检测、足部护理、并发症预防及胰岛素应用的注意事项,共 23 个问题,总分是 14 分或 23 分。其中 1~14 题是普适性问题,15~23 题专门针对应用胰岛素的患者。

5. 简易疾病认知　疾病的自我调节模型认为,患者对疾病的认知是决定患者行为的关键,也可能与机体趋利避害的本能有关。有研究发现,患者对疾病的认知影响患者的吸烟率,患者认为疾病越严重,对机体威胁越大,则吸烟率越低。

"简易疾病认知问卷"由 Broadbent 等发展,共 9 个条目,其中前 8 个条目采用 0~10 级评分法,条目 3、4、7 采用反向计分,分数相加得到问卷的总分,分数越高,代表患者认为糖尿病对其机体造成的危害越严重。第 9 个条目为开放性问题,询问患者对病因的认识。经专家评定,CVI=1.00。

6. 社会支持　社会支持水平影响患者的血糖监测自我管理。在患者到医院或居家进行血糖监测的过程中,家人或朋友可以起到督促、在物质上为患者提供便利、帮患者完成监测过程的作用,所以,社会支持越好的患者,其血糖监测越好。

"社会支持问卷"可以选用糖尿病管理评定量表(diabetes care profile,DCP)中的第 5 部分——社会支持量表例,由患者自行填写,该量表共 19 个条目,分为 3 个维度(各维度均有 6 个条目)和 1 个开放性问题,各条目采用 1~5 级评分法,得分范围为 18~90 分。分数越高,代表患者的社会支持越好。量表的 Cronbach α 系数为 0.73。

7. 心理状态　"综合性医院焦虑抑郁量表"有 14 个条目,包括焦虑和抑郁 2 个亚量表,分别针对焦虑和抑郁问题各 7 个条目。0~7 分属无症状,8~10 分属可疑存在,11~21 分属肯定存在。1993 年叶维菲等在中国人群中进行信效度测试,测得焦虑亚量表的 Cronbach α 系数为 0.92。抑郁亚量表的 Cronbach α 系数仅为 0.84。

8. 其他　①年龄越大的患者,运动自我管理越好,原因与年龄较大的患者多退休在家,有充足的时间从事规律的运动有关。另外,老年患者自我保健意识较强,这可能也是在多因素分析中,年龄大的患者的吸烟率低于年龄较小者的原因。②性别对患者的饮食、足部护理自我管理具有影响。女性患者的饮食自我管理好于男性,而足部护理自我管理比男性差,考虑原因与不同性别的个性特点、生理、心理和社会因素有关。女性较男性更注重身体形象,所以,在热量控制方面等优于男性;且在女性患者中,由于雌激素的保护作用,足部并发症的发生率低于男性,使男性更多地参与到足部护理中。③随着病程的延长,患者出现糖尿病足的概率随之升高,患者受到足部问题的困扰后,会及时给予反馈,从而做好日常足部护理。④住院次数多的患者能更多、更系统地接受健康教育,所以住过院的糖尿病患者,其血糖监测自我管理状况较没有因此住院的患者好。

四、日常生活活动

(一)定义

日常生活活动(activities of daily living,ADL)是指一个人为了独立生活而每天必须反复进行的、最基本的、具有共同性的身体动作群,即进行衣、食、住、行、个人卫生等的基本动作和技巧。ADL 分为基础性日常生活活动(basic activities of daily living,BADL)和工具性日常生活活动(instrumental activities of daily living,IADL)。

1. 基础性日常生活活动(BADL) 指人维持最基本的生存,如每日生活中与穿衣、进食、保持个人卫生等自理活动和坐、站、行走等功能性移动有关的基本活动。

2. 工具性日常生活活动(IADL) 指人们在社区中独立生活所需的关键性的、较高级的技能。如家务杂事、炊事、采购、骑车或驾车、处理个人事务等,大多需借助工具进行。

BADL 评定的对象为住院患者,而 IADL 评定则多用于生活在社区中的伤残者及老人。

(二)评定目的

确定日常生活活动的独立程度;确定哪些日常生活活动需要帮助,需要何种帮助以及帮助的量;为制定康复目标和康复治疗方案提供依据;观察疗效,评定医疗质量;进行投资 - 效益比分析。

(三)临床意义

日常生活活动能力评定是从实用角度来进行的,包括自理和功能性移动,是一种综合活动能力的测试,对每个人都是至关重要的。对于健康人来说,这种能力是极为普通的,而对于残疾者而言,往往是难以进行的高超技能。对于糖尿病患者在未出现并发症之前,由于乏力、易疲倦等原因,患者的日常生活活动能力会受到一定的限制,例如择业与保险等;而当出现眼、脑、心、肾、大血管和神经并发症时,则日常生活活动能力将严重受限,如失明或糖尿病足等。因此,糖尿病患者日常生活活动能力差距还是很大的。一般来说,残疾的程度越重,对 ADL 的影响就越大。以全面恢复人类天赋权力为宗旨的康复医学对 ADL 能力的重视是不言而喻的,康复训练的根本目的就是要改善患者的 ADL 能力,使他们能够在家庭、工作和社会生活中最大限度地获得自理。研究提示,ADL 可以全面、有效地评估老年糖尿病患者的功能残疾程度,在以患者为中心的医学中心可以用于研究对患者风险的管理和评估。在入院患者的分级护理中也很重要。

(四)评定方法

1. 评定方法的选择

(1)提问法:是通过提问的方式来收集资料和进行评定。包括口头提问和问卷提问。可以在电话中进行,或邮寄问卷。提问时应尽量让患者本人回答问题。适用于对患者的残疾状况进行筛查。

(2)观察法:是指检查者通过直接观察患者 ADL 实际的完成情况来进行评定的。该方法能够克服或弥补提问法主观性强,可能与实际表现不符的缺陷。

(3)量表检查法:是采用经过标准化设计,具有统一内容、统一评价标准的检查表评定ADL。经过信度、效度及灵敏度检验,其统一和标准化的检查与评分方法使得评定结果可以对不同的患者、不同的治疗方法以及不同的医疗机构之间进行比较。因此,量表检查法是临床中观察康复治疗前后判断疗效的常用手段。

2. 常用评价工具和使用方法 常用的 ADL 量表评定方法有五级分级法、八级分级法、Katz 指数、Barthel 指数(表 3-2-5)、五级 20 项日常生活活动能力分级法、PULSES 及功能独立性量表(FIM)等。根据糖尿病导致 ADL 受限的特点以及各量表的特点,还有国内外的使用情况等方面考虑,此处重点介绍目前国际公认并通用的 Barthel 指数和功能独立性量表。

(1)Barthel 指数评定:Barthel 指数产生于 20 世纪 50 年代中期,由美国 Florence

表 3-2-5 Barthel 指数评定等级

项目	评分	评分
进食	10 分——独立完成	5 分——需要帮助(切割食物)
洗澡	5 分——独立完成	
修饰	5 分——洗脸,刷牙、刮脸	
穿衣	10 分——独立完成脱衣,扣纽扣	5 分——需要帮助
控制大便	10 分——无失禁	5 分——偶尔每周低于 1 次
控制小便	10 分——无失禁	5 分——偶尔每 24h 低于 1 次
如厕	10 分——独立完成	5 分——需要帮助
床椅转移	15 分——独立 10 分——最小量帮助	5 分——能坐起,需要大量帮助
平地行走	15 分——45m 10 分——小量帮助 45m	5 分——不能行走,但是能操作轮椅行走 45m
上下楼梯	10 分——独立完成,可用辅助具	5 分——需要帮助

注:Barthel 指数评分标准分四个等级——0、5、10、15 分,总分 100 分。达到 100 分,基本日常生活能力可以自理,但是不一定能够独立生活,不能做饭,与人接触。60 分可以自理,60~40 分需要帮助,40~20 分需要很大帮助,20 分以下生活需要完全帮助

Mahoney 和 Dorothy Barthel 设计并应用于临床,是国际康复医学界常用的方法。Barthel 指数评定简单,可信度高,灵敏度也高,使用广泛,而且可用于预测治疗效果、住院时间和预后。通过对进食、洗澡、修饰、穿衣、控制大便、控制小便,如厕、床椅转移、平地行走及上楼梯 10 项日常活动的独立程度打分的方法来区分等级。分为 0~100 分。>60 分——有轻度功能障碍,能独立完成部分日常活动,需要部分帮助;60~41 分——有中度功能障碍,需要极大的帮助方能完成日常生活活动;≤40 分——有重度功能障碍,大部分日常生活活动不能完成或需他人服侍。

(2) 功能独立性量表:功能独立性量表(functional independence measure,FIM)是由美国纽约州立大学功能评估研究中心的 Carl Granger 设计,1987 年完成并正式投入使用。FIM 设计原则是:建立可综合反映患者功能和独立生活能力,评估和比较患者残疾严重程度,评估各阶段治疗效果,简便易行,各种评估者均可操作,不受单位、专业和条件限制的残疾评定方法。FIM 有认知功能和社会功能部分,在反映残疾水平或需要帮助的量的方式上更为精确,在美国已作为衡量医院管理水平与医疗质量的一个客观指标。FIM 应用广泛,可用于各种疾病或创伤者的日常生活活动能力的评定。

FIM 评价内容(表 3-2-6)包括六个方面,共 18 项,其中包括 13 项运动性 ADL 和 5 项认知性 ADL。评分为 7 分制,最高 7 分,最低 1 分。总积分最高 126 分,最低 18 分。FIM 评分标准如表 3-2-7 所示。

FIM 所测量的是残疾人实际做什么——活动的现实情况,不要评价在某种条件下可能可以做什么,利用 FIM 考察的是患者目前的实际状况,而不是症状缓解时能够做什么。

表 3-2-6　FIM 评价内容

Ⅰ. 自理活动	1. 进食;2. 梳洗修饰;3. 洗澡;4. 穿上衣;5. 穿下衣;6. 如厕
Ⅱ. 括约肌控制	7. 排尿管理;8. 排便管理
Ⅲ. 转移	9. 床椅间转移;10. 转移至厕所;11. 转移至浴盆或淋浴室
Ⅳ. 行进	12. 步行 / 轮椅;13. 上下楼梯
Ⅴ. 交流	14. 理解;15. 表达
Ⅵ. 社会认知	16. 社会交往;17. 解决问题;18. 记忆

表 3-2-7　FIM 评分标准

	能力	得分	评分标准
独立	完全独立	7	不需修改或使用要辅助具;在合理的时间内完成;活动安全
	有条件的独立	6	能独立,要辅助具,时间长,考虑安全
有条件的依赖	监护或准备	5	活动时需要帮助,没有身体接触,只有提示或帮助穿戴矫形器
	最小量接触性身体的帮助	4	帮助限于轻触,患者付出 75% 的努力
	中等量帮助	3	帮助多于轻触,患者付出 50%~74% 的努力
完全依赖	最大量帮助	2	患者主动用力完成 25%~49% 的活动
	完全帮助	1	患者主动完成 <25% 的活动,或完全由别人帮助

五、案例分析

本案例为糖尿病伴有外周动脉疾病。

（1）临床表现:65 岁,男性,主因"行走速度受限伴下肢疼痛 4 年"就诊。4 年前开始出现行走速度受限,同时伴有双侧小腿疼痛和左侧大腿疼痛。偶有轻度咳嗽,少量白痰。否认胸痛、气短、喘息、水肿或皮肤疾病。吸烟史 30 年,糖尿病病史 10 年。否认高血压、心脏病及慢性气管炎病史。否认药物过敏史。查体:四肢皮肤温度和颜色良好。心、肺未见异常体征。腹部无异常。腿部触诊,仅有微弱的右侧股动脉搏动。双下肢无肌肉萎缩及水肿。神经系统查体:膝反射和踝反射正常,病理反射阴性。化验空腹血糖为 7.2mmol/L,餐后 2h 血糖为 12.5mmol/L,糖化血红蛋白为 7.5%。胸部螺旋 CT 检查未见冠状动脉钙化,肺部无异常发现。心电图（ECG）:窦性心律、未见 ST-T 改变。

（2）运动试验:患者在功率踏车上完成运动试验。采用 ramp 方案。以 60r/min 的速度在无负荷状态下踏车 3min。然后以 15W/min 的速度递增,直至其运动耐量。持续监测 ECG 及血压变化。在静息期、运动过程中和恢复期记录 12 导联 ECG、每分钟用血压计测量血压。该患者近期最大努力运动,因双侧大腿和小腿疼痛而终止运动。否认胸痛及其他不适。ECG 显示,运动前、运动中及运动后未见心律失常和缺血型 ST 段改变。选定的呼吸功能数据如表 3-2-8 所示,选定的运动数据如表 3-2-9 所示。

表 3-2-8 选定的呼吸功能数据

测定项目	预计值	实测值	测定项目	预计值	实测值
年龄 / 岁		65	Vc/L	3.43	3.6
性别		男	IC/L	2.44	3.1
身高 /cm		170	FEV_1/L	2.74	2.47
体重 /kg	74	88	FEV_1/FVC/%	79	68
血细胞比容 /%		42	MVV/(L/min)	110	91

表 3-2-9 选定的运动数据

测定项目	预计值	实测值
peak $\dot{V}_{O_2}$/(L/min)	2.04	1.08
HR_{max}/(次 /min)	155	136
最大氧脉搏 /(ml/beat)	13.2	8
$\triangle \dot{V}_{O_2}/\triangle WR/(ml \cdot min^{-1} \cdot W^{-1})$	10.3	7.1
AT/(L/min)	>0.95	0.8
血压(静息,最大)/mmHg		165/89,220/100
最大 $\dot{V}_E$/(L/min)		32
运动呼吸储备 /(L/min)	>15	58

(3) 分析:患者糖尿病诊断明确,且血糖控制欠佳。peak $\dot{V}_{O_2}$ 和 AT 降低(表 3-2-9)表明运动能力下降,同时考虑可能有心脏病、外周动脉疾病、肺血管疾病、贫血、伴有 O_2 流量问题的肺病。进一步分析,呼吸储备增高(表 3-2-9)和 AT 点的 $\dot{V}_E/\dot{V}_{CO_2}$(27.8)正常,可以除外肺源性 O_2 流量问题。血细胞比容正常,提示有心血管紊乱合并低 O_2 脉搏。运动中血压升高、腿痛、$\triangle \dot{V}_{O_2}/\triangle WR$ 降低、而心率储备增高,ECG 正常都支持外周动脉疾病的诊断。

(吴学敏 段亚景)

参 考 文 献

[1] Moreira Bde S,Sampaio RF,Furtado SR,et al. The Relationship Between Diabetes Mellitus,Geriatric Syndromes,Physical Function,and Gait:A Review of the Literature. Curr Diabetes Rev,2016,12(3):240-251.

[2] Brown S,Boulton A,Bowling F,et al. Benefits,Challenges,and Potential Utility of a Gait Database for Diabetes Patients. J Diabetes Sci Technol,2016,10(5):1065-1072.

[3] Petrovic M,Deschamps K. Is the metabolic cost of walking higher in people with diabetes? J Appl Physiol,2016,120(1):55-62.

[4] 李寿霖,孟申,陈思远,等 . 摄氧效率斜率:评价成人心肺功能储备的新指标 . 中国康复理论与实践,2009,15(7):668-670

[5] Yi LC,Sartor CD,Souza FT,et al. Intralimb Coordination Patterns in Absent,Mild,and Severe Stages of

Diabetic Neuropathy:Looking Beyond Kinematic Analysis of Gait Cycle. PLoS One,2016,11(1):
e0147300.

第三节　社　会　评　估

一、职业评定

由于现代社会生活节奏的加快、饮食不规律及运动缺乏,越来越多的工人出现身体健康的问题。依据美国糖尿病协会2005年的统计报告,美国有1 800万的糖尿病患者,平均年龄在45岁,每年针对糖尿病治疗的费用支出约1 320亿美元,当中约400亿的费用与残疾、失业和过早死亡有关。2013年我国山东省曾有关于成年居民的糖尿病患病、知晓、治疗和控制状况的报道,其中,糖尿病患病率为8.8%,男性(9.8%)高于女性(7.8%),知晓率、治疗率、控制率和治疗控制率分别为34.8%、30.1%、25.2%和24.4%。而比较我国1990年和2010年归因于糖尿病费用增加的负担绝对不容忽视。因此,糖尿病引发的问题已经引起了社会的高度重视。在美国,单纯的糖尿病患者本身并不会纳入职业康复范畴,但是,当患者因为糖尿病而有并发症时,患者可以接受职业康复服务。糖尿病的并发症主要有心脏病、脑卒中、高血压、视力减退或盲、肾病、神经系统疾病和截肢。在一项有10 023位糖尿病患者参与的流行病学研究中,结果发现,前三位首要的糖尿病患者损伤的问题包括身体损伤(49.9%)、盲或视力损伤(23.8%)、一般的身体残疾(18.7%)。而且,该研究发现,糖尿病患者如果为女性、视力问题严重且年龄在55岁左右,该类型患者很大程度上会结束工作生涯,回归家庭。因此,针对糖尿病患者进行针对性的职业评定很有必要。

针对糖尿病患者进行的职业评定主要有两种类型:一是目前处于失业状态,准备再就业;二是目前有劳动合约,但是不清楚是否需要调岗或能否保持该工作状态。该两种类型的职业评定工作存在相同点和不同点(表3-3-1)。

表3-3-1　就业类型与工作内容侧重点

评定类型	工作内容相同点	工作内容不同点
再就业类型	1. 都需要进行首次评估面谈,了解患者的一般个人资料、病史、工作经验等 2. 基本的身体功能的评估 3. 患者的个人期望	职业兴趣、工作倾向、技术技能特长、工作准备、基线功能性能力评估
维持工作或调岗类型		工作分析、特指功能性能力评估、工作模拟评估、工作现场人体工效学分析

根据糖尿病主要的并发症及导致的身体功能问题,以下评估的内容是在糖尿病患者身体功能是否与工作任务要求相匹配的问题上进行考虑,从而指导其再就业或工作安置。

(一) 首次评估面谈及资料收集

首次评估面谈及需要收集的资料包括:一般的人口统计学资料、家庭背景(经济状况)及社会支持、工作的经历、医疗历史及个人工作期望。一般情况下,面谈的时间约为45~60min,面谈可以分两次完成。面谈过程中必须遵循"以患者为中心"的原则,注意面谈过程中环境的因素。首次面谈是建立良好医患关系的第一步,所以,必须加以重视。而且,面谈过程中掌握的资料,例如医疗历史及个人工作期望,可以有效指导后续评估所采用的不同策略。

（二）工作分析

工作分析是指观察和描述工作任务和特别工作状态,并将工作任务逐步分解的一个系统过程。工作分析的目的是:逐步分解指定的工作任务;找出指定工作的主要工作要求;确定导致人体功效方面压力的原因,该原因可能与工作方法、工作场所设置、工具使用或设备的设计有关。分析改良设备的需要、工作方法或工作场所,这样可使被评估者的工作更加安全有效率。分析某项工作是一个非常复杂的过程,因为它需要考虑到多方面的因素和不同的水平。职业治疗师必须根据所定义的工作,熟悉掌握所涉及的有关身体上、能力上、环境和性格上的要求,职业治疗师要成为一个真正的关于工作分析方面的专家,需要经过较多工作经验积累。

工作分析可以根据美国《职业名称词典》(DOT)工作分析系统的要求进行。以下特性必须尽量进行评估及了解:

1. 具体/特定的职业培训(specific vocational preparation,SVP) 了解患者是否从事过某工作岗位时所需接受的各种训练,如岗前培训、进修或学徒训练等,帮助我们更好地掌握患者的技术技能特长,以便于更好进行工作安置。

2. 普通教育程度(general education development,GED) 主要分为推理能力、数学能力、语文能力三大类。根据面谈的结果,我们可以知道患者的教育程度水平。但是,如果患者涉及认知方面的问题,需要重点应用认知评估的量表,例如 NCSE,来对患者的认知水平作进一步的筛查。

3. 工作倾向性(aptitudes) 是指学习某种职业的潜在能力,主要包含了 9 个倾向性,包括:一般学习能力、语文、数字、空间、图形知觉、文书知觉、动作协调、手指灵巧、手部灵巧。每个工作倾向性都有不同的等级要求。以上工作倾向性说明与工作中所要求的某种能力的复杂程度有关。例如:空间倾向性要求最低的职业特性为零件的组合或查看电器用品的线路;其上一等级是根据检查报告来维修仪器或依顾客的喜好来裁制衣服;再上一等级是工程图的绘制或电视机的修理;而最高等级所能胜任的工作内容则是办公住宅的设计或广告、杂志的插图制作。

4. 职业兴趣(interests) 是指喜欢从事某种活动的倾向,包括:艺术(artistic)、科学(scientific)、动植物(plants & animals)、保卫(protective)、机械(mechanical)、工业生产(industrial)、企业业务(business detail)、销售(selling)、个人服务(accommodating)、社会福利(humanitarian)、领导影响(leading influencing)、体育表演(physical performing)。关于职业兴趣的测量,可以考虑应用霍兰德职业兴趣量表来进行评估。

5. 工作气质(temperaments) 由于职业特性的不同,从业人员若具备某些特殊气质,将有助于他/她在该职业上的适应和发展。十二种工作气质包括:管理/指导能力(directing)、情感表达(feeling)、影响说服(influencing)、经验判断(judgment)、测量评估(measurable)、服务人员(deal with people)、重复性工作(repetitive)、压力下工作(stress)、严谨精确(tolerance)、单独工作(work alone)、具变化性(variety)、服从(obedience)。

6. 体能需求(physical demands) 体能需求包括体力负荷与工作姿势、攀爬、平衡、躯干活动、上肢活动、言语能力、感官功能等动作,每一个动作根据其能力的高低及需要执行的时间频率又被分成三个等级(高、中、低)。

(1)体力负荷:分为四种:提举(搬运)、运送、推、拉。

（2）工作姿势：主要分为站立、步行、坐和其他。评估标准以各姿势所占一天工作时间的百分比而定。

（3）攀爬及平衡。

（4）躯干活动：含有背部肌肉及下肢的活动，例如：弯腰、跪着、蹲伏、爬行、仰／俯卧。

（5）上肢活动：包含手臂、手、手指的动作及触摸感觉，例如：伸手、抓握、抓取、触感觉。

（6）感官功能，包括：视觉、嗅觉味觉、深感觉、色彩辨别、视野。

（7）环境条件（environmental conditions）：环境状况包括场所、照明、空气、声响、温湿度、危险性、工作速度和工作时间等因素，每一个因素再根据个别情况进行分级。在工作现场人体工效学评估中，这些因素的评估尤其重要。

简化版的工作分析表格可以参考表 3-3-2 来进行评估。

表 3-3-2　工作分析内容问卷

工作分析表格	姓名： 住院号： 性别：M／F　　年龄：　　评估日期：		
过往工作历史			
工作名称 （最近两份工作）	主要任务	起止时间	离职原因

　　受伤前工作状况：

　　工作名称：

　　工作描述：

工作时间：h/d　　　　平均收入：元／月

工资收入：□月薪□周薪□时薪□按件计算

工具使用：

需要处理材料：

环境因素　□室内　□室外　□不一定

地板或地面情况：□1 不平坦　□2 易滑　□3 平坦　□4 不滑

工作空间大小：□1 开放　□2 封闭　□3 都有

噪音程度：□1 佳　□2 尚可　□3 差

照明程度：□1 佳　□2 尚可　□3 差

暴露于灰尘、气味、瓦斯程度：□0 没有　□1 有

接近何种移动物品或机器：□0 没有　□1 有

续表

工作风险因素：□ 1 重复性工作(手指、腕、肘、肩关节、颈)
　　　　　　　□ 2 手部力量(重复或静止)
　　　　　　　□ 3 不当姿势
　　　　　　　□ 4 接触压力
　　　　　　　□ 5 震动
　　　　　　　□ 6 环境(照明或气温)
　　　　　　　□ 7 工作任务控制
　　　　　　　□ 8 其他

主要的工作任务	相应的身体要求	必要具备的身体能力

身体要求：　　　主要工作要求　　　　　　　　　　　　　　　　　目前　　适合？

坐	不需要	偶尔	经常	常常	是 / 否	
站立	不需要	偶尔	经常	常常	是 / 否	
行走	不需要	偶尔	经常	常常	是 / 否	
驾驶	不需要	偶尔	经常	常常	是 / 否	
蹲下	不需要	偶尔	经常	常常	是 / 否	
重复地蹲	不需要	偶尔	经常	常常	是 / 否	
坐位下弯身	不需要	偶尔	经常	常常	是 / 否	
站位下弯身	不需要	偶尔	经常	常常	是 / 否	
跪下	不需要	偶尔	经常	常常	是 / 否	
蹲伏	不需要	偶尔	经常	常常	是 / 否	
伸手拿取	不需要	偶尔	经常	常常	是 / 否	
坐位下扭腰	不需要	偶尔	经常	常常	是 / 否	
站位下扭腰	不需要	偶尔	经常	常常	是 / 否	
平衡	不需要	偶尔	经常	常常	是 / 否	
爬行	不需要	偶尔	经常	常常	是 / 否	
利用手指工作	不需要	偶尔	经常	常常	是 / 否	
操作	不需要	偶尔	经常	常常	是 / 否	
触摸	不需要	偶尔	经常	常常	是 / 否	
爬梯	不需要	偶尔	经常	常常	是 / 否	
爬楼梯	不需要	偶尔	经常	常常	是 / 否	
提举(地面至腰间)	轻微	轻	中等	重	非常重	是 / 否
提举(腰至过头)	轻微	轻	中等	重	非常重	是 / 否

续表

提举(水平)	轻微	轻	中等	重	非常重	是 / 否	
运送(右手)	轻微	轻	中等	重	非常重	是 / 否	
运送(左手)	轻微	轻	中等	重	非常重	是 / 否	
运送(双手)	轻微	轻	中等	重	非常重	是 / 否	
推　kg	轻微	轻	中等	重	非常重	是 / 否	
拉　kg	轻微	轻	中等	重	非常重	是 / 否	

N——不需要	O——有时(1/3 工作时间)
F——经常(1/3~2/3 工作时间)	C——常常(2/3 以上工作时间)

级别	代码	偶尔	经常	常常
轻微	S	<10 磅	—	—
轻	L	<20 磅	<10 磅	—
中等	M	20~50 磅	10~25 磅	<10 磅
重	H	50~100 磅	25~50 磅	10~20 磅
非常重	V	>100 磅	>50 磅	>20 磅

1 磅 =0.45kg

(三) 功能性能力评估

功能性能力评估是针对某人从事与工作任务相关的某一项工作能力而进行的一项综合及客观的测试。一般来说,功能性能力评估的目的是明确患者在安全和可靠的基础上可以做什么工作。一般情况下功能性能力评估主要包括两种类型的评估,它们分别是基线能力评估及特指工作能力评估,其区别主要是评估内容的程度和评估的目标。

1. 基线能力评估(baseline functional assessment)　如果没有特别指定工人会返回某一工作岗位,一个总的功能性能力评估可以在参考美国《职业名称词典》里已量化的工人特征的基础上进行。包括一般的身体能力测试,但不仅仅局限于这些,它们包括:坐、站、步行、平衡、攀爬、跪地、弯腰、蹲、够取、提举、运送、推、拉、运动协调、手部灵活性、抓握和捏力。

2. 特指工作能力评估(job capacity evaluation)　如果已知某人会返回某一指定工作,已知功能上工作的描述或经过工作分析已明确了主要的工作要求,这样我们应该进行特指工作能力评估。与基线功能评估比较,特指工作能力评估的不同主要是目标不同。基线能力评估是一般的评估,而特指工作能力评估主要是评估个人身体功能与工作要求间相匹配的程度。

在功能性能力评估中,功能上的测试我们按照测量的指标和功能的重要性分成三部分,第一部分主要包括:提举、运送、推、拉;第二部分主要包括:攀爬、平衡、步行;第三部分主要包括:弯腰、跪地、蹲、坐、伸手拿取、操作、手指精细动作、触摸。第一部分测试的指标主要是范围 / 距离、重量 / 力量、频率、持续时间。第二和第三部分测试的指标主要是距离和频率。在这里,美国《职业名称词典》(DOT)分别根据工作的特性对重量 / 力量、频率作了分类和说明(见表 3-3-2)。举例说,偶尔(少于 1/3 的工作时间)运送少于 10 磅重物的工作量称为轻体力劳动级别。除了以上的功能测试项目,有些内容如语言能力、听力、视力在功能性能力评估中不是经常需要评估到的,但可通过观察在报告上列出。此外,功能性能力评估还包含了如下的测试内容:

(1)疼痛的测试:疼痛的测试可以采用 0~10 数字疼痛强度量表(表 3-3-3)表示疼痛的分级水平。但要注意一点的是,必须在评估前和评估后对疼痛的程度作出说明,以便于监控评估过程中患者对评估内容的反应。

表 3-3-3 0~10 数字疼痛强度量表

	不疼	剧痛
刻度	0	10
评估前	0	10
评估后	0	10

(2)感觉的测试:感觉测试主要包括浅感觉、深感觉和复合感觉的测试。

(3)关节活动度测试:由于人类的劳动主要涉及人体上肢的活动,所以关节活动度测试主要是以肩关节、肘关节、腕关节、掌指关节、指间关节为主,具体测量方法请参考其他康复有关书籍。

(4)上肢功能测试:上肢功能测试主要包括手的灵活性测试、握力、捏力(指对指捏、三指捏和侧捏)的等长肌力测试,腕关节的屈伸,肘关节的屈伸,前臂的旋前旋后,肩关节屈伸和内外旋的等长肌力、爆发力、耐力的测试。

(5)下肢功能测试:主要包括平衡、姿势转移、站立及步行耐力的测试。

(四)工作准备评估

工作准备的评估包括患者的工作意愿及工作行为评估。工作行为的评估主要评估患者的动机,外表是否得体、出席 / 守时、对工作任务的注意力、自信心、监管下的反应、能否接受建设性批评、人际关系和生产能力、心理、压力和对挫折承受力。

除此以外,我们可以利用林氏就业准备评估量表(Lam assessment of employment readiness)来初步判断患者的就业意愿(表 3-3-4)。

(五)工作模拟评估

工作模拟评估主要根据各种基于工作任务而涉及的身体活动,尽量设计和仿效在现实工作生活中真正的工作任务,从而得出能否重返工作岗位的职业能力建议。工作模拟评估一般可以利用工作模拟训练器、工作模拟样本或设计模拟的工作场所来进行。

工作模拟训练器利用多种工具配件来模拟大部分工作上所需的上肢基本动作,工具配件可根据工作的实际需要而采用不同的阻力进行评估,此类器械一般都能打印出评估数据、日期、持续时间等资料,可作为治疗师和医院所开出的评估结果的凭证。

Valpar 工作模拟样本包含 20 多种不同设备,主要用来进行评估和训练,可以独立使用或与设备间配合使用。该设备可以帮助我们预测一个人的工作能力是否适合于大部分工业或生产行业的要求。正如每个指定的工作都需要一些特定的技能,每个工作任务都需要一些指定的技巧,才能取得满意的工作成效。该方法就是被称为方法 - 时间测量(methods-time measurement,MTM)的方法。该工作模拟样本需配合美国劳工局的《职业名称词典》进行评估工作。

表 3-3-4　林氏就业准备评估量表中文译本

姓名：　　　　　性别:□男　□女　　　　评估日期:

评估者:

此问卷可帮助我们更了解你的需要。每个句子描述了一个人开始求职服务计划时的感觉。请在适当的方格用(√)号指出你对每个句子的同意程度。请依照你现在的感觉去决定你的选择,而非你过去或将来的感觉	非常不同意	不同意	不确定	同意	非常同意
1. 我觉得我已经准备好去复工。					
2. 我正开始行动准备去复工。					
3. 我认为花时间在复工上是值得的。					
4. 我已预留时间准备在未来数星期内开始复工。					
5. 我根本无工作能力,我不明白为何要参加这康复计划。					
6. 我终于开始为复工做一些功夫。					
7. 我想现在是我复工的适当时机。					
8. 我正在寻找关于复工的资料。					
9. 我根本没有工作能力,所以为自己做好准备去复工是浪费时间的。					
10. 虽然我觉得没有工作是不太好,但现在我无能为力。					
11. 我知道我需要复工,我亦认为我必须努力去复工。					
12. 我现在正尝试寻找复工的途径。					
13. 其他人告诉我应该要复工,但我并不同意。					
14. 任何人都可以说自己想复工,但我就不同,我实际上正在努力复工。					
15. 我准备在数星期内开始复工。					
16. 所有这些关于复工的问题都好闷,为什么不让我自己一个人静一静。					
17. 我正在积极地去复工。					
18. 我根本不想去复工,为复工做准备根本是浪费时间。					

　　治疗师特别为工人设计不同的工作场所,如地盘工场、木工工场及办公室场所等,从实际或近似真实的工作场所中,评估工人的工作潜能或当前面对或应付一般工作要求的能力表现。进行该类评估时,可以在评估前先对患者的工伤前工作环境进行现场工作探访,既可以从其雇主或同事口中得出更详尽的工作任务安排,也可以实地了解其工作环境,便于回去设计更真实的工作场所进行评估。

　　在工作模拟评估过程中,治疗师可以用量表或观察的方法对糖尿病患者的社会心理及工具操作的能力进行评估。研究发现残疾的程度和能否重返工作岗位的影响因素中,除了躯体功能上的因素外,心理社会因素也起着非常重要的作用。功能评估问卷和 Duke 健康概况问卷是其中的部分评估工具,它们都可以用来评估与残疾相关的多变量预测因子。疼痛是很难客观定量、即使治疗也很难消灭的症状。尽管在测量疼痛的过程中有主观上的因素,我们仍然可以使用一些工具对其进行测量,如目测类比法、McGill 疼痛问卷和 Oswestry 腰背痛残疾问卷。

治疗师会利用实物测试患者利用手部使用工具的能力,例如螺丝刀、铁锤、扳手、六角匙等。例如,对于一位从事开木料工作的木工,因工伤导致右手(利手)第 1 掌骨基底部的骨折,治疗师会评估其常用工具的使用情况,如铁锤、刨子等,是否会因某些功能方面的障碍而影响了正常工具的使用,进而影响其能否重返工作岗位。除了利用实物测量外,治疗师也可利用自评问卷评估的方法,根据患者自我评估工具使用能力的情况,从而预知患者的工具使用能力。一般的工具使用自评量表如家居操作能力自评问卷(LLUMC)等。

(徐艳文)

二、环境评定

(一)环境与活动和参与

1. 环境的概念　环境(environment)是指围绕着人类的生存空间,是人类赖以生存和发展的外部条件的综合体,是可以直接、间接影响人类生存和发展的各种自然因素及社会因素的总体。《国际功能、残疾和健康分类》(International Classification of Function, Disability and Health, ICF)将环境因素定义为构成个体生活背景的外部或外在世界的所有方面,并对个体的功能发生影响。

2. 环境的分类　ICF 中将环境分为物理环境(人造环境、自然环境、设备、技术),社会环境(社会支持和社会态度),文化、制度和经济环境等方面。并从①用品和技术;②自然环境和对环境的人为改变;③支持和相互联系;④态度;⑤服务体制和政策等方面进行分别限定。

3. 环境与活动和参与的关系　环境与活动和参与的关系密不可分。一方面,人类的所有活动都发生在相应的环境之中,人们通过活动和参与去适应、影响和改造环境,使之更适合人类的生存和需要,当然不恰当的活动会对环境产生不利影响,如污染。另一方面,环境也在一定程度上支持和限制着人类的活动和参与,使人类的活动符合相应的环境条件。如,无障碍的环境为残疾人的活动和参与创造了良好的条件;良好的家庭和社会支持利于患者重新参与社会活动。反之,不佳的环境限制着人类的活动,如偏远山区的环境让残疾者出入困难,限制了他们参与社会活动;人们对残疾者的好奇、不理解甚至歧视让他们产生社会参与退缩。

4. 糖尿病患者与环境　普通糖尿病患者在环境方面多不会受到太大的限制,但出现并发症,如糖尿病足及其导致的截肢,心脑血管病变及周围神经病变导致运动功能障碍,微血管病变导致视力障碍等,则会对环境的要求提高,环境的限制就会体现出来,所以需对糖尿病患者进行环境的评估。

5. 环境评定的目的　①了解糖尿病患者在家庭、社区以及工作环境中的功能水平,安全性以及舒适和方便程度;②找出影响功能活动的环境障碍因素;③针对不同的环境障碍,为患者、家属、雇主甚至政府提供符合实际的解决方案;④评定患者是否需要使用适应性辅助用具或设备;⑤协助患者和家属为出院做准备。

(二)无障碍环境的基本要求

1. 无障碍环境　无障碍环境(accessibility)是指在任何环境里进行任何活动都没有障碍。

2. 无障碍环境的基本要求　①可及性：可达（achieve）、可进（entrance）、可用（usable）；②安全舒适；③符合使用者的特征；④有利于提升残疾人的能力。

3. 居家环境的要求　根据中华人民共和国《无障碍设计规范》（GB 50763—2012）及患者功能情况，无障碍环境具体要求如下：

（1）出入口：为方便使用轮椅的患者，出入口应平坦，如有高度差则应为斜坡形，倾斜角度为5°左右，或比例为斜坡长度与坡高比为12∶1，或每长30cm升高2.5cm，宽度120cm，表面进行防滑处理，两侧要有5cm高的突起围栏，以防轮子滑出，最好两侧设有扶手。入口外如有斜坡则应在入口处设一个至少150cm×150cm的平台，以利于使用轮椅者进出门时的安全，平台上方应有雨棚。如与斜坡并行有一部分台阶，则台阶的高度不应大于15cm。

（2）电梯、楼梯：电梯的深度至少为150cm，门宽不少于90cm，电梯迎面应有镜子，以便患者观看自己的进出是否已经完成。楼梯每阶高度不应大于15cm，深度为30cm，两侧均需有离地面65~85cm高的扶手，梯面要用防滑材料，楼梯至少应有120cm的宽度。

（3）走廊：通过一个轮椅和一个行人的走廊至少需宽120cm，双拐步行时通道需90~120cm，单拐步行时所需宽度为70~90cm；轮椅旋转90°所需空间应为135cm×135cm；以车轮为中心旋转180°时一定要有170cm×170cm的空间；偏瘫患者用轮椅和电动轮椅360°旋转时需有210cm×210cm空间；转90°需150cm×180cm的空间，供轮椅出入的门至少应有80cm以上的有效宽度。

（4）厕所：大便池一般采用坐式马桶，高40~45cm，两侧安置扶手，两侧扶手相距80cm左右，若要供合并单侧偏瘫患者应用，扶手也可采用可以移动的，移开一侧以便轮椅靠近。单设坐式马桶的厕所需2m²的总面积。厕所的门最好是双开门（向外开）或趟门，以免开关时引起麻烦。如必须使用单开门应开向外侧以确保安全。

（5）洗手间：如需使用轮椅，洗手池底最低处应不低于69cm，以便患者的大腿部能进入池底，便于接近水池洗手和脸，池深不应过深（不超过10cm）。手功能有障碍者水龙头采用感应式或长手柄式，以便操作。洗手间镜子中心应在离地105~115cm处以便轮椅使用者应用。

（6）浴室：盆浴时盆沿离地面的高度应与轮椅座高40~45cm相近，盆周与盆沿同高处应有一些平台部分，以便患者转移和摆放一些洗浴物品，地面和盆底应有一些防滑措施，盆周应有直径约4cm的不锈钢扶手；沐浴时用手持沐浴头，喷头最大高度应该位于坐在沐浴专用轮椅上的患者能够得着处。同时具备浴盆、沐浴的面积在2m×2m左右。

（7）室内安排：室内地板不应打蜡，地毯应尽量除去；卧室内桌前、柜前以及床的一边应有160m的活动空间，以便轮椅可做360°旋转以应付各种需要；如床头一侧放床头柜，此侧离床应有80cm以使轮椅进入。由于坐在轮椅上手能触及的最大高度一般为122cm，因此木柜内挂衣架的横木不应高于122cm，衣柜深度不应大于60cm，坐在轮椅上时向侧方探的合适距离为1.37m，因此柜内隔板和墙上架板不应大于此高度；墙上电灯开关也应如此，而且为了方便，低于92cm更好；侧方伸手下探时最低可达高度约为30cm，因此最低层的柜隔板、抽屉不应低于此高度；墙上插座以离地30cm以上为宜；侧方水平或稍向外探时，能达到合适距离为60~65cm，合适高度为90cm，最大高度为120cm左右，设计落地台柜时要充分考虑。室内外的照明要好，除视力清晰外还有心理因素。

（8）厨房及餐厅：一般性考虑包括通道、房间大小、台面的高度和深度、碗架的高度，能否开关水龙头，电灯开关的种类及高度。台板的高度对轮椅使用者应是合适的，上肢休息台应能放在台面的下面。台面较理想的高度不应大于 79cm,从地面到膝部的间隙应是 69~76cm,台子的深度至少有 60cm。台面应是光滑的,有利于重物从一个地方移到另一个地方。桌子应能使轮椅使用者双膝放到桌下,其高度可以升降更好。

（三）糖尿病患者环境方面的特殊考虑

如前所述,当糖尿病患者出现并发症时,对环境则提出了更高的要求,需进行特别考虑。

1. 并发运动障碍及截肢者　步行困难者应特别考虑地面的设计,注意有无地毯及其他可能导致步行时阻力增加或可能导致跌倒的因素,如保持地面平坦干净,地面进行防滑处理,特别是洗手间地面更应进行防滑处理,物品摆放合理。需使用轮椅者居家环境需满足本节"无障碍环境的基本要求"之"居家环境的要求"。

2. 合并感觉障碍者

(1) 视觉障碍者:室内光线、照明要合理,通道畅通无杂物,物品摆放合理,开关、按钮等应设置在方便触及之处,严重者需使用触觉识别标识或声音提示物品或装置。

(2) 听觉障碍者:使用视觉代替物,如闪光门铃。

(3) 触觉及温度觉障碍者:室内物品摆放合理,不放尖锐物品,冷热水用明显的标识区分,如需使用温度计探查则温度计应放于方便使用的位置。

（四）非标准化评估

非标准化评估指的是使用非标准化的自制量表或描述性的评估方法进行的评估,主要是使用自制的评估表格对周围的环境进行评定,其优点是可以根据当地的实际情况、文化背景等进行环境评估,具有方便灵活、针对性强的特点。但缺乏统一标准,信度和效度也难以保证。

通常非标准化评估内容包括居住楼层、有无电梯、房间面积、出入口尺寸、过道宽度、客厅、卧室、厨房、厕所等尺寸及布置等,针对糖尿病视力障碍者还需评估光线、环境布置、有无触觉识别系统、有无声音提醒装置、通道及室内物品是否有锐利的角等。医务人员可根据本单位的具体情况、患者特点以及工作人员的情况自行设计评定表格及内容,以便对患者所处的环境尤其是居家环境进行整体的评估,方便出院计划及家庭康复方案的制定。

（五）标准化评估

使用标准化量表进行评估,由于标准化量表是较成熟且一定范围内公认的量表,评估的准确性高,利于比较、研究和交流。但仍缺乏公认的统一的量表,使用者需根据具体情况进行选择,常用的标准化环境评定方法有很多,本节仅介绍居家、社区、工作环境的一些代表性的量表:

1. ICF 中的环境评定　ICF 中对环境因素用"障碍"或"辅助"来表示,采用 5 级评定(0~4分),0 分表示完全无障碍,4 分表示完全障碍。用辅助表示时应用"+"号表示,0 代表无需辅助,+4 代表完全辅助,具体见表 3-3-5。

2. 加拿大的康复环境和功能安全检查表(safety assessment of function and the environment for rehabilitation and safer home,SAFER-HOME)　为应用最为广泛的标准化评估量表,评估内容包括居住状况(3 个方面),行走交通(10 个方面),环境的风险(13 个方面),厨房(8 个方面),家务(9 个方面),饮食(2 个方面),自我照顾(8 个方面),浴室和厕所(11个方面),服药、成瘾和滥用(3 个方面),休闲(1 个方面),交流和作息(3 个方面),游走徘徊(3个方面)12 个大项,按照评估地点和项目的不同,分为无问题、轻度问题、中度问题和重度问题等。见表 3-3-6。用时约 45~90min。

表 3-3-5　ICF 环境评定分级

级别	障碍		辅助		百分比
	障碍状况	障碍分值	辅助状况	辅助分值	
0 级	无障碍(没有,可忽略)	0	无需辅助	0	0%~4%
1 级	轻度障碍(一点点,低)	1	轻度辅助	+1	5%~24%
2 级	中度障碍(中度,一般)	2	中度辅助	+2	25%~49%
3 级	重度障碍(高,很高)	3	重度辅助	+3	50%~95%
4 级	完全障碍(全部)	4	完全辅助	+4	96%~100%

表 3-3-6　康复环境和功能安全检查表(SAFER HOME)

姓名:　　　　住房的类型:　　　公寓　　　独立的房子　　　其他

检查日期:

(1) 无问题:经过观察、面谈和 / 或实际环境作业活动检查,在检查时没有发现安全问题,包括不适用的项目。

(2) 轻度问题:检查时发现的是隐患,将来有发展成问题的趋势(1%~33% 的机会有不良后果)。

(3) 中度问题:一个要引起注意的安全问题,但不是立即就会对患者和 / 或所处的环境造成危险(34%~66% 的机会有不良后果)。

(4) 重度问题:要立刻引起注意的安全问题,或对患者、其他人或他们所处的环境会造成即时的危险(67%~100% 的机会有不良后果)。

		没有	轻度	中度	重度	建议
	居住状况					
1	保安和荧屏 / 容许探访					
2	居住条件 / 占有者					
3	支持的质素 / 可获得性					
	总计					
	行走交通					
4	步行 / 助行器					
5	轮椅 / 滑行车 / 转移					
6	椅 / 床转移					
7	体位 / 体位调整					
8	门口的可进出性					
9	室内楼梯 / 斜坡 / 扶手					
10	室外楼梯 / 斜坡 / 扶手					
11	室外的风险					
12	公共 / 可获得的交通工具					
13	汽车 / 驾驶 / 转移					
	总计					

续表

		没有	轻度	中度	重度	建议
		环境的风险				
14	杂乱					
15	电热毯 / 发热垫					
16	电线 / 插座 / 电拖板					
17	消防出口					
18	炉子 / 取暖器 / 壁炉					
19	鼠虫患 / 不卫生的情况					
20	光线 / 夜间照明					
21	宠物					
22	小块地毯 / 室内地面					
23	烟 / 一氧化碳感应器					
24	吸烟 / 点蜡烛 / 火烧的痕迹					
25	危险物品的存放					
26	悬垂的电线 / 绳					
	总计					
		厨房				
27	开水壶 手动 / 电动 / 自动					
28	烤面包炉 / 小用具					
29	微波炉					
30	煤气炉 / 电炉					
31	橱柜 可及性 / 安全性					
32	刀具 / 剪刀的存放 / 使用					
33	食物供给 / 储存					
34	垃圾存放 / 处置					
	总计					
		家务				
35	准备热饮					
36	做饭					
37	端茶水 / 饭菜					
38	整理床铺					
39	清洁					
40	洗衣 / 烫衣					
41	室内 / 室外的维护					
42	购物					
43	钱财的管理					
	总计					

续表

		没有	轻度	中度	重度	建议
	饮食					
44	进食 / 吞咽					
45	营养					
	总计					
	自我照顾					
46	穿衣 / 脱衣					
47	选择适当的衣服					
48	选择适当的鞋袜					
49	头发护理					
50	指甲护理					
51	口腔卫生					
52	剃须					
53	女性卫生					
	总计					
	浴室和厕所					
54	泡澡 / 淋浴的方法					
55	泡澡 / 淋浴的转移					
56	座椅设施					
57	泡澡 / 淋浴的扶手					
58	防滑的辅助用具					
59	大 / 小便的控制					
60	如厕的方法					
61	厕所的转移					
62	加高的坐厕					
63	厕所的扶手 / 安全栏					
64	锁门 / 开门					
	总计					
	服药、成瘾和滥用					
65	处方药 / 非处方药					
66	成瘾的行为					
67	顾客 / 自我 / 他人滥用					
	总计					
	休闲					
68	爱好 安全 / 工具 / 方法					
	总计					

续表

		没有	轻度	中度	重度	建议
交流和作息						
69	电话使用 / 紧急电话号码					
70	能够知道时间					
71	能安排作息时间					
	总计					
游走徘徊						
72	监护					
73	环境					
74	游走记录 / 回来的计划					
	总计					

SAFER HOME 总结表：

分类（项目的数量）	安全问题的数量			
	没有	轻度	中度	重度
居住状况(3)				
行走交通(10)				
环境的风险(13)				
厨房(8)				
家务(9)				
饮食(2)				
自我照顾(8)				
浴室和厕所(11)				
服药、成瘾和滥用(3)				
休闲(1)				
交流和作息(3)				
游走徘徊(3)				
总计				
加权分数		×1	×2	×3
		=	=	=

SAFER HOME= 得分：

总结：

作业治疗师的签名和职位

日期（月 / 日 / 年）

3. **环境测定家庭观察**（home observation for measurement of the environment, HOME） 是由 Bettye C 1984 年设计制定的,包含了对儿童生活的家庭环境的评定,用时约需 90~120min。

4. **家庭和社区环境评估**（home and community environment instrument,HACE） 由 Keysor 等 2005 年设计,用于评估成年人及老年人的居家和社区环境。

5. **工作环境影响量表**（work environment impact scale,WEIS） 由 Kielhofner 等 1998 年设计,主要评估成人工作环境方面,用时大约 30 分钟可完成评估。

（六）实地探访

1. **居家环境实地探访** 实地探访应该是环境评估最重要的内容之一,不管是采用标准化评估还是非标准化评估都应进行,实地探访评估应包括物理测量、自然观察(包括人和非人的因素)、自我报告(患者或家庭成员)和现实表现观察(如条件允许)。实地探访的内容应包括家庭周围环境、社区环境、家庭环境中的通道、斜坡、台阶、出入口、门、地面、厨房、厕所、卧室、台面、家具物品布置等是否符合患者的需要,是否需要进行环境改造等。最好进行拍照和摄像以便分析对比。

2. **社区环境的评定和探访** 对于期望回归和参与社区生活的残疾者来说,社区环境的评定十分重要。社区探访的重点是糖尿病患者能否外出,能否利用交通工具,以及能否参与社区活动。商店、剧院、餐馆、会议厅、学校体育场馆等是否有无障碍通道,走廊的宽度、残疾者是否能进入并使用洗手间、能否使用公用电话等均需进行评估。

3. **工作环境探访** 对工作环境进行评定是环境评定中的重要组成部分,一般包括:

（1）外环境的评定:包括停车场与办公地点之间的距离;停车场有无残疾人专用停车位及其标志;残疾人停车位面积是否足以进行轮椅转移;残疾人停车位是否便于停放和进出;残疾人专用停车位数量;停车场与路沿之间有无斜坡以便过渡;建筑物入口有无供轮椅使用者专用的无障碍通道以及入口标志。

（2）工作区评定:检查被评定者的工作区,包括照明、温度、座椅种类、工作台的种类、高度和面积;被评定者坐在轮椅中的活动空间以及双上肢的水平和垂直活动范围等。

（3）公共设施的评定:公共设施的评定也是工作环境评定的一部分。残疾者除了在自己的工作区活动,还要去工作区以外的地方活动,如上下电梯、去洗手间、使用公用电话等,这些地方是否障碍,同样是制约残疾者返回工作岗位的重要因素。

三、案例分析一

（一）案例介绍

1. **病史** 王某,女,65 岁,家庭主妇,主因糖尿病足致右小腿截肢伴活动障碍半年门诊咨询。患者 10 年前体检时发现血糖、尿糖高,当地医院诊断为"2 型糖尿病",规律口服降糖药,9 个月前右足皮肤破损,伤口经久不愈,于半年前行"右小腿中远端截肢术",术后残肢愈合良好,但皮肤易破损,现可使用右小腿假肢独立步行,但由于担心皮肤破损,每次使用时间不超过 1h。近距离外出使用假肢,远距离外出及居家大部分时间使用轮椅,发病以来饮食睡眠可,大小便正常,未诉其他不适。

2. **查体** 右小腿远端 1/3 以远缺失,残端近圆锥形,愈合可,但皮肤较薄,并可见条索状手术瘢痕。右髋膝关节活动度基本正常,右下肢主要肌群肌力 4+ 级,左侧 5 级,可自行穿戴假肢步行。听力可,视力较差,大部分活动需佩戴老花镜。

3. 检查 无特殊。

4. 诊断 2型糖尿病;右小腿截肢术后功能障碍。

（二）康复评定

1. 功能检查

（1）康复需求评定:应用加拿大作业活动测评表(COPM)进行评估,王阿姨认为最重要的 5 项活动依重要性高到低分别是做饭、买菜、家中清洁、洗澡、打麻将(表 3-3-7)。

表 3-3-7 康复需求评定

活动内容	重要性	表现	满意度
做饭	10	5	5
买菜	9	5	6
家中清洁	8	4	4
洗澡	8	6	5
打麻将	7	8	9

（2）ADL 能力:Barthel 指数评分 95 分,生活基本自理,部分活动需穿戴小腿假肢或使用轮椅完成;Lawton IADL 评定量表得分 22/27 分,主要在乘坐交通工具、做饭、家务、简单维修等方面存在一定困难。

（3）环境评估:居家环境方面,住 3 楼,无电梯,与老伴共同居住两房一厅单元,子女在外地工作,家中养一小宠物狗。①家访所见:家中活动空间可,但物品较多,部分摆放杂乱;通风可,光线偏暗,特别是厕所及厨房光线偏暗(开灯情况下亦不足);客厅及房间出入口无障碍,厕所门口宽度 60cm;通道无障碍物,客厅有一小块地毯易滑动,厨房及厕所地面较湿滑;床、开关、插座高度可;厨房台面下轮椅无法进入,厕所设坐厕,无扶手,沐浴处无扶手;小狗会随主人到处跑动;社区活动公共活动空间小但地面平坦,活动无明显障碍。②SAFER HOME 评分 58 分,无环境方面安全问题 35 项,轻度问题 22 项,中度问题 15 项,重度问题 2 项(浴室及厕所地湿滑、无扶手)。主要风险为家中跌倒风险。

（4）其他评定:包括截肢残端、力量、关节活动度、步行、感觉、心理等,本节不进行详细介绍。

2. 障碍分析 王阿姨为右小腿截肢,运动功能及 ADL 能力尚可,主要问题为截肢残端皮肤易破损而不能长时间使用假肢,部分活动需借助轮椅完成。王阿姨所关注而又存在困难或风险的主要活动为做饭、买菜、居家清洁等。环境方面的主要障碍及风险为:

（1）家住三楼,无电梯,虽能上下楼梯但较耗时和费力,且有摔倒风险。

（2）家中光线偏暗,物品较多,部分摆放杂乱,加之视力较差,影响家中活动并有跌倒风险。

（3）厨房、厕所地面湿滑,有活动地毯,跌倒风险较高。

（4）厕所门口宽度不足,轮椅无法进入,未穿戴假肢时会使用腋拐单脚进入,甚至有时会单脚跳着进入厕所,除不方便外跌倒风险非常高。

（5）厨房台面下空间不足,使用轮椅不便,站立做饭及清洁较费体力且穿戴假肢时间长可能影响截肢残端。

（6）进行地面清洁困难。使用轮椅不方便，使用假肢担心滑倒，所以经常坐地上清洁。

（三）康复处方（本节仅从环境方面进行考虑，其他方面略）

1. 宣教 进行居家安全、家中活动方法和技巧、环境安全方面教育，特别是预防跌倒方面，包括为小狗加铃铛提醒主人，避免绊倒等。

2. 环境调适

（1）建议如有条件更换至有电梯房间或一楼房间。

（2）采光方面进行调整，增加家中灯的亮度甚至加装照明灯，特别是厨房和厕所；家中物品有序摆放且不影响日常活动安全。

（3）厨房、厕所地面进行防滑处理，去除地毯。

（4）增加厕所门口的宽度至80cm以确保轮椅可方便进入及使用拐杖进入时的方便和安全；坐便器旁、淋浴处、洗手盆处加装无障碍扶手；增加淋浴椅，坐位下洗澡以节省体力和安全；强调不可单脚跳着进行任何活动。

（5）厨房改造，台面下留出轮椅或椅子坐位时腿部可进入空间，物品柜、地面、门等均需符合无障碍要求。

（6）建议使用自动化家务工具，如扫地机器人、电动吸尘器等以节省体力、减少劳损和预防跌倒。

（李奎成）

四、案例分析二

李某，男，52岁，在某铁路集团公司从事铁路道口工长工作，每天工作8h，每星期工作5天，节假日需要加班。家住8楼无电梯，骑电动车上下班，单程约0.5h。主要工作任务：①安全巡查：骑电动车前往负责的5个铁路道口巡查，处理突发事件及保修损坏设施，监督安排人员工作，巡查5个铁路道口共需要约2h，每巡查一个点需要签名；②办公室办公：办公室工作，接收火车行车信息，传达车讯至各个铁路道口。相对应身体要求：①坐(C)；②站立(O)；③步行(O)；④平衡(O)；⑤手眼协调(O)；⑥沟通协调(O)；⑦下蹲(O)。由于工作中偶尔需要推动及搬抬12kg重的物料，工作属于中等体力劳动强度。2017年9月1日因交通意外摔倒致左侧胫骨平台及左腓骨头骨折，在综合医院行复位后内固定术。受伤后发现患有2型糖尿病及高血压1级。2017年12月骨折愈合后开始接受职业康复训练，共28天。职业康复介入措施包括功能性能力评估、复工动力性面谈。评估发现个案的移动能力、平衡能力及姿势变化能力部分受限，工作模拟评估发现个案符合约75%的原工作能力要求。就业意愿处于行动阶段，期望回到原公司原工作岗位。在取得个案同意后，复工协调员与个案人力资源的上司电话沟通后取得共识，公司表示如果个案的身体能力符合工作的要求，可以进行复工安排。由于个案工作性质比较特殊，职业康复治疗师也到工作现场进行了人体工效学评估，以准确评估工作的能力要求及工作风险。

职业康复治疗师发现个案重视下肢功能的康复，但是，对于糖尿病及高血压的认知不足。治疗师联合营养师对个案进行糖尿病健康宣教，营养师协助制订糖尿病饮食套餐。经过工作强化训练及疾病认识教育，工作能力配对结果显示个案目前功能情况大部分符合原公司原"道口管理人员"岗位的工作任务要求，因此出院建议个案重返公司原岗位，但需要调整部分工作任务。重返工作建议如下：给予2~4周工作适应期；道口之间巡查时避免超过 40min 长距离不平路面行走,降低再次受伤风险;办公室工作期间尽量采用坐站结合的方式,促进下肢血液循环,休息期间按照治疗师建议进行 10min 左右的牵伸训练;建立良好的饮食习惯,定期复查血糖指标。出院后 3 个月复工协调员电话跟进个案复工情况,个案表示与上司及同事关系良好,除道口路面行走有不舒服外,其余工作任务都可以完成。饮食规律,血糖控制稳定。

（徐艳文）

参 考 文 献

[1] Woodring J,Foley S,Miller L. Diabetes and Vocational Rehabilitation Employment Services and Outcomes. Research to Practice,2005,38:1-3.

[2] 张高辉,胡军,陈希,等 .2013 年山东省成年居民糖尿病患病率、知晓率、治疗和控制状况分析 . 中国慢性病预防与控制,2017,25(12):881-884.

[3] 曾新颖,周脉耕,李镒冲,等 .1990 年和 2010 年中国糖尿病的疾病负担研究 . 中国慢性病预防与控制,2015,23(12):904-907.

[4] 卢讯文,徐艳文,伍尚锟,等 . 我国工伤职业康复的发展现况分析 . 中国康复医学杂志,2014,29(8):760-762.

[5] 徐艳文,罗筱媛,卢讯文,等 . 林氏就业准备量表在工伤职业康复中信度和效度的研究 . 中国康复理论与实践,2014,20(6):592-596.

[6] 南登昆 . 实用康复医学 . 北京:人民卫生出版社,2009.

[7] Xu YW,Cheng ASK. An onsite ergonomics assessment for risk of work-related musculoskeletal disorders among cooks in a Chinese restaurant. Work,2014,48(4):539-545.

[8] Crepeau EB,Cohn ES,Schell BAB. Willard & Spackman's Occupational Therapy.11th ed. New York:Lippincott Williams & Wilkins,2009.

[9] 中华人民共和国住房和城乡建设部 . 无障碍设计规范(GB50763—2012). 北京:中国建筑工业出版社,2012.

[10] 李奎成 . 作业疗法 . 广州:广东科技出版社,2009.

[11] 窦祖林 . 作业治疗学 . 北京:人民卫生出版社,2013.

[12] 吴英黛 . 辅具评估专业技术手册 . 北京:华夏出版社,2009.

[13] 世界卫生组织 . 国际功能、残疾和健康分类 . 日内瓦:世界卫生组织,2001:1-283.

[14] 王玉龙 . 康复功能评定学 .2 版 . 北京:人民卫生出版社,2013.

第四节 《国际功能、残疾和健康分类》评估量表

一、概述

（一）ICF 定义

1. 健康 WHO 定义健康为"身体上,精神上和社会上的完好状态,没有疾病或病痛",

但实际上临床使用时很少有人使用上述定义。对于大多数人而言,健康意味着在日常生活中能做什么或不能做什么,也就是指日常生活中的功能状态。为了说明健康的积极和实用的方面,WHO 使用了"功能(functioning)"一词,2001 年 5 月第 54 届世界卫生大会上通过了修订《国际功能、残疾和健康分类》(International Classification of Functioning, Disability and Health,ICF)的决议。

2. **功能** 是对身体功能、身体结构、活动和参与的一个概括性术语。它表示在个体(有某种健康情况)和个体所处的情景性因素(环境和个人因素)之间发生交互作用的积极方面。这些功能领域通过 ICF 分类的各个类目展现。

3. **残疾** 是对损伤、活动受限和参与局限性的一个概括性术语。它表示在个体(有某种健康情况)和个体所处的情景性因素(环境和个人因素)之间发生交互作用的消极方面。在每一个领域,残疾是从功能完全具备到完全缺失范围内的某一个确定临界值之下的功能水平。

(二) ICF 理论框架

1. **理论模式图** 见图 3-4-1。

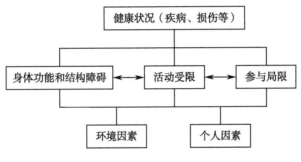

图 3-4-1 ICF 理论模式框架

2. **健康状况** 是对疾病(急性或慢性)、障碍、损伤或创伤的一个概括性术语。健康情况还包括如妊娠、老年、应激、先天性畸形或遗传变异等其他状况。健康情况用 ICF 进行编码。

(1) 健康要素:ICF 已从最初的"疾病的结局"分类转变为一种"健康的成分"分类。"健康的成分"确定了健康的构成要素,而"结局"则着重于疾病的影响或由此可能产生的其他健康状况。同时,ICF 包含了一系列用来描述个体生活背景的环境因素,为研究健康"决定因素"或"危险因素"提供了工具。这一新的分类系统是建立在交互作用模式基础上的。运用这种交互作用模式,将功能和残疾作为一种交互作用和演进的过程,从而为研究和临床以及其他方面提供了一种多角度方法。

(2) 交互作用:该理论的核心概念是个体在特定领域的功能是健康状况和背景性因素(即环境和个人因素)间交互作用和复杂联系的结果,即干预一个方面可能导致一个或多个方面的改变。这种交互作用是独特的,不是一一对应的关系。同时也是双向的,残疾的存在可能改变健康状况本身。不能简单地从一种损伤或多种损伤去推测能力受限或活动表现的局限。例如:①有损伤而没有能力受限(例如:麻风病导致毁容但对个人的能力没有影响);②活动表现和能力受限但没有显著的损伤(例如:由于许多疾病可能降低日常活动表现);③有活动表现问题但没有损伤或能力受限(例如:HIV 呈阳性的个体或患精神病后康复出院的患者在人际交往或工作时可能会面对社会歧视);④在无辅助的情况下有能力受限,但在现实环境中没有活动表现问题(例如:存在活动受限的个体可以通过社会提供的辅助技术克服活动受限状况);⑤同时也有一些相反的情况(例如:肢体缺乏活动可以引起肌肉萎缩;住进专门机构可能造成丧失社会技能)。

(3) 残疾模式:ICF 将残疾作为一种社会性问题,建立了一种残疾性的社会模式。残疾不仅是个人的特性,也是由社会环境形成的一种复合状态。因此,对残疾问题的管理强调社会集体行动,要求改造环境以使残疾人充分参与社会生活的各个方面。

3. 身体功能和身体结构

(1) 身体功能:是身体各系统的生理功能(包括心理功能)。"身体"指作为一个整体的人的机体,包括大脑。因此,精神(或心理)功能也属于身体功能的亚类。这些功能的标准被看作人类的统计常模。

(2) 身体结构:是身体的解剖部位,如器官、肢体及其组成成分。这些结构的标准被看作人类的统计常模。

(3) 损伤:是身体结构或生理功能的丧失或异常。生理功能包括精神功能。这里的异常严格来说是指与所确立的统计常模有显著的差异(即在所测量的标准常模范围内与总体的平均值有偏差),并仅用于此意义。

4. 活动与参与

(1) 活动:是由个体执行一项任务或行动。它代表了功能的个体方面。

(2) 活动受限:是个体在进行活动时可能遇到的困难。活动受限根据在完成活动时的质和量或对没有达到健康情况者期望的程度可以有从轻微到严重偏差的变化范围。

(3) 参与:是投入到一种生活情景中,它代表了功能的社会方面。

(4) 参与局限性:是个体投入到生活情景中可能经历到的问题。是否出现参与局限性要通过比较个体的参与和在相同的文化或社会中无残疾个体所期望的参与来决定。

5. 影响因素

(1) 环境因素:组成了 ICF 的一种构成成分,指构成个体生活背景的外部或外在世界的所有方面,并对个体的功能发生影响。环境因素包括自然界及其特征、人造自然界、与个体有不同关系和作用的其他人员、态度和价值、社会体制和服务以及政策、规则和法律。

(2) 个人因素:是与个体相关联的背景性因素,如年龄、性别、社会阶层、生活经历等。当前这在 ICF 中没有进行分类,但使用者可以在使用 ICF 中结合这些因素。①有利因素:是个人环境中的各种因素,通过其存在或不存在,可以改善功能或降低残疾程度。包括如无障碍的自然环境、可以获得相应的辅助技术、对残疾人积极的态度以及旨在提高全部生活领域中存在健康情况的所有人参与的服务、体制和政策。缺乏某种因素也可能是有利的,例如不存在歧视或消极的态度。尽管个体存在活动能力问题,但由于改善了实际的活动表现,有利因素可以防止损伤或活动受限演变成参与局限性。②障碍因素:是个人环境中的各种因素,通过其存在或不存在,限制功能的发挥和形成残疾。包括如有障碍的自然环境、缺乏相应的辅助技术、对残疾人消极的态度以及没有或阻碍全部生活领域中存在健康情况的所有人参与的服务、体制和政策。

(3) 能力:作为一项限定值,是显示个人与既定时刻在活动和参与列表的功能领域中可能达到最高水平的结构。能力可以在统一或标准的环境中进行测量,这样反映出个体在环境中的调节能力。环境因素成分可以用来说明这种统一或标准环境的特征。

(4) 活动表现:作为一项限定值,是描述个体在现时环境中做了什么,并按此种方式引导在生活情景中个体参与方面的结构。现时环境也可以用环境因素成分加以说明。

(三) ICF 与国际疾病分类的关系

1. 国际疾病分类（ICD）　作为国际第一个疾病分类版本在 1893 年被国际统计机构所采用。ICD-10 自 1990 年颁布以来，已在全球 100 多个国家运用。ICD 是疾病和健康状况的一个国际性标准，也是所有临床和研究目的的一个诊断分类标准。ICD 定义了疾病、失调、损伤和其他与健康相关的情况，用于发病率的监测，疾病的流行，资源分布趋势，同时追踪健康指南。具有以下特点：①容易储存，检索和分析基于证据的决策的健康信息。②在不同医院、地域、机构和国家之间进行健康信息的分享和对比。③在同一个地区不同时期可进行数据的对比。

2. ICF　是要提供一种统一和标准的语言与框架来描述健康状况及与健康有关的状况，反映了国际社会对健康以及内在功能状况的关系，并由此影响到世界各国的卫生政策。疾病是发展的消耗，对健康的投资是对经济发展的具体投入。提升个体以及人群的健康水平不仅仅是为了降低疾病死亡率，健康也是人类的功能状态，是个人作为个体和社会成员完成全部生活的能力。ICF 是一种通用的国际性的描述和测量健康的框架，测量健康以及由于采用一些干预方法所带来的健康状态的变化。ICD 是对造成死亡原因的疾病进行分类，而 ICF 是对健康进行分类，两者为我们提供了非常广泛然而又非常准确的工具来认识人群健康和个体及其所处环境如何阻碍或促进其生活以实现最大的潜能发挥。该工具对于发展中国家超越经济状况限制，提高健康水平，以及工业化国家在面临人口寿命发生变化时限制投入并提供公正和有响应的服务都是非常重要的。

3. 相互关系　ICF 是对身体、个体和社会 3 个水平的健康状态所发生的功能变化及出现的异常进行分类，采用不同的方法试图把握与卫生状态有关的事物。卫生状态是个体的一种健康状态，会影响到日常生活，并且与卫生服务密切相关。ICD 是对疾病、障碍或损伤等非健康状态进行分类。因此，ICD 和 ICF 是相互补充的，如有必要，可以同时使用这两种由 WHO 提出的国际性的分类方法。无论是 ICF 还是 ICD，均是从人体系统出发。残损涉及人体结构和功能的改变，这些改变常常是疾病过程中的一部分，因此，它们使用 ICD 分类系统；同样，ICD 分类系统也把残损（作为征兆或症状）作为分类体系的一部分。ICD 的分类采用生物医学模式，而 ICF 将残损作为结果，将其看作残疾现象的一部分，使用的是生物 - 心理 - 社会医学模式。

4. 临床意义　ICF 提供了一种新的理论与应用模式，它不仅可以对疾病进行诊断，注意健康状态的结果，并且建立了一种国际性的术语系统。这将促进国际性的比较研究与制定国际性的政策。该分类也将满足世界上处于残疾状态人们的需要，使残疾人成为卫生工作者的合作者，并为制定有关社会政策发挥作用。

二、组套介绍

(一) ICF 类目

1. 类目名称　ICF 包括两大部分，分别是功能和残疾以及背景性因素。共 1 454 个类目，组成了 ICF 分类的基础单元。

（1）功能和残疾：包含身体功能 493 个类目，身体结构 310 个类目，活动和参与 384 个类目。

（2）背景性因素：包含环境因素 253 个类目，个人因素尚未分类。

2. 编码方式 ICF 类目采用编码的方式表述。每个编码前包括前缀字母、数字和限定值。前缀字母 b、s、d、e 分别代表身体功能（body function）、身体结构（structure）、活动和参与（activity and participation）、环境因素（environment）。首字母 d 指明在活动和参与的成分中的领域。根据使用者的情况，可以用 a 或 p 替代首字母 d 以分别指明活动和参与。这些字母后接数字，1 位数字代表第一级分类，3 位数代表第二级分类，4 位数代表第三级分类，5 位数代表第四级分类。例如，b2 感觉功能和疼痛（1 级水平类目），b210 视功能（2 级水平类目），b2102 视觉质量（3 级水平类目），b21022 对比感觉（4 级水平类目）。采用编码方式可以成为计算机体系可识别的语言，作为全球功能数据库的基础。编码不仅可以反映个体在某一时刻的状况，也可以应用于多时段点，描述一段时间的变化过程。

（二）评定原则

1. 限定值（qualifier） 使用限定值是 ICF 编码的一个重要特点。ICF 编码只有在加上一个限定值后才算完整，限定值用于显示健康水平的程度（即问题的严重性）。限定值是在小数点后的一位、两位或多位数字。使用任何编码应该至少加上一位限定值，没有限定值的编码没有意义。同样，针对不同的功能成分，其限定值评估的维度也不一样。

（1）一级限定值：描述了功能障碍的严重程度，用于评价"身体功能"的功能状态。在"环境因素"中，一级限定值既可以用于说明环境的积极作用，即有利因素的程度，也可以用于说明环境的消极作用，即障碍因素的程度。两者均运用同样的 ICF 等级量表，但为了说明有利因素，用 + 号代替小数点，如：e110+2。

（2）二级限定值：描述了"活动和参与"的活动表现和能力。一级限定值记录表现。二级限定值记录能力，表现和能力之间的差别反映了环境因素对功能状态的影响。①表现（performance）：表述个体在环境因素影响下（包括物理、社会和周围人的态度等）能够完成活动的水平，及患者实际完成功能任务的情况。②能力（capacity）：表述个体完成任务或行动的生理能力，即患者的生理功能，不能使用任何辅助器具。

（3）三级限定值：描述了"身体结构"的病理损害和部位。一级限定值表述损伤的范围，二级限定值表示损伤的性质、三级限定值表示损伤的部位。

2. 量化分级 ICF 类目限定值的量化采用 0~4 级分类（表 3-4-1、表 3-4-2）。

表 3-4-1 ICF 限定值量化分级评定方法

分级	标准	功能障碍状态	障碍比例
0	没有障碍	无、缺乏、微不足道	0%~4%
1	轻度障碍	较轻障碍，或者需要轻微辅助	5%~24%
2	中度障碍	中等程度障碍，或者需要单人辅助	25%~49%
3	重度障碍	严重障碍，或者需要两人以上辅助	50%~95%
4	完全障碍	功能基本丧失	96%~100%
8	未特指	缺少足够的信息描述问题的严重度	
9	不适用	某个类目不适合于特定患者的评定	

注：分级 8 和 9 不纳入数据统计分析。例如，无法评定昏迷患者的说话功能时，评分为 8；男性患者不能评定其月经功能，此时应为 9

表 3-4-2 环境因素评估方法

阻碍因素		促进因素	
0	无障碍	0	无促进
1	轻度障碍	+1	轻度促进
2	中度障碍	+2	中度促进
3	重度障碍	+3	重度促进
4	完全障碍	+4	完全促进
8	未特指		
9	不适用		

(三) ICF 核心组合解读

ICF 拥有 1 400 多条类目,非常详尽地涵盖了构成功能体验的健康领域。但是过于详尽的分类往往比较复杂,以致在日常实践中无法使用。为此,WHO-ICF 研究中心开发 ICF 核心分类组合。根据特定疾病或者健康问题,结合疾病的特殊时期(急性期、亚急性期或恢复期),挑选最密切相关的类目,称之为 ICF 核心组套。ICF 核心分类组合描述在特定卫生保健情境下(急性期、亚急性期及慢性期)经历特定健康状况人们的功能和残疾情况。目前,已经开发了 31 种 ICF 核心分类组合。根据临床应用的目的又分为综合核心组套(comprehensive core set)和简要核心组套(brief core set)。综合核心组套用于指导多学科间的评估,简要核心组套应用于临床研究。

1. **糖尿病 ICF 综合核心组套** 包括了处于某种健康状况或特定卫生保健情境下,可能面临的典型问题的 ICF 类目。综合版糖尿病 ICF 核心要素 99 项,具有 85 个二级类目,14 个三级类目。糖尿病综合核心组套可以作为糖尿病患者的检查表进行功能评定,防止使用遗漏某些重要的功能问题。由于类目广泛,ICF 综合核心组套提供了完整的跨学科功能评估(表 3-4-3)。

表 3-4-3 糖尿病 ICF 综合核心组套

ICF 分类 / 编码	ICF 类目名称	ICF 分类 / 编码	ICF 类目名称
b110	意识功能	b270	与温度和其他刺激有关的感觉功能
b130	能量和驱力功能	b280	痛觉
b1300	能量水平	b410	心脏功能
b1302	食欲	b415	血管功能
b134	睡眠功能	b420	血压功能
b140	注意力功能	b430	血液系统功能
b152	情感功能	b435	免疫系统功能
b210	视功能	b455	运动耐受功能
b260	本体感受功能	b4550	一般身体耐力
b265	触,觉功能	b4551	有氧耐受力

ICF 分类/编码	ICF 类目名称	ICF 分类/编码	ICF 类目名称
b4552	易疲劳性	d240	控制应激和其他心理需求
b515	消化功能	d440	精巧手的使用
b530	体重维持功能	d450	步行
b540	一般代谢功能	d455	到处移动
b545	水、矿物质和电解质平衡功能	d475	驾驶
b555	内分泌腺功能	d520	护理身体各部
b610	尿液形成功能	d570	照顾个人的健康
b620	排尿功能	d620	获得商品和服务
b630	与泌尿功能相关的感觉	d630	准备膳食
b640	性功能	d750	非正式社会关系
b660	生殖功能	d760	家庭人际关系
b710	关节活动功能	d770	亲密关系
b730	肌肉力量功能	d845	得到、保持或终止一份工作
b810	皮肤的保护功能	d850	有报酬的就业
b820	皮肤的修复功能	d920	娱乐和休闲
b840	与皮肤有关的感觉	d9201	运动
s140	交感神经系统的结构	d9204	业余爱好
s150	副交感神经系统的结构	d9205	社会活动
s220	眼球的结构	e110	个人消费用的用品或物质
s410	心血管系统的结构	e115	个人日常生活用的用品和技术
s4100	心脏	e310	直系亲属家庭
s4101	动脉	e315	大家庭
s4102	静脉	e320	朋友
s4103	毛细血管	e325	熟人、同伴、同事、邻居和社区成员
s550	胰的结构	e330	处于权威地位的人
s610	泌尿系统的结构	e340	个人护理提供者和个人助手
s6100	肾	e355	卫生专业人员
s630	生殖系统的结构	e360	其他专业人员
s750	下肢的结构	e410	直系亲属家庭成员的个人态度
s7502	踝和足的结构	e415	大家庭成员的个人态度
s810	各部位皮肤的结构	e420	朋友的个人态度
s830	甲的结构	e425	熟人、同伴、同事、邻居和社区成员的个人态度

ICF 分类 / 编码	ICF 类目名称	ICF 分类 / 编码	ICF 类目名称
e430	处于权威地位个人的态度	e560	媒体的服务、体制和政策
e440	个人护理提供者和个人助手的个人态度	e570	社会保障的服务、体制和政策
e450	卫生专业人员的个人态度	e575	全社会支持的服务、体制和政策
e455	与卫生有关专业人员的个人态度	e580	卫生的服务、体制和政策
e465	社会准则、实践和观念	e585	教育和培训的服务、体制和政策
e510	消费品生产的服务、体制和政策	e590	劳动和就业的服务、体制和政策
e550	法律的服务、体制和政策	e595	政治的服务、体制和政策
e555	社团和组织的服务、体制和政策		

注:b——身体功能,s——身体结构,d——活动和参与,e——环境因素

2. 糖尿病 ICF 简要核心组套 糖尿病 ICF 简要核心组套来源于糖尿病 ICF 综合版分类组合,适用于所有罹患糖尿病的患者(表 3-4-4)。简要版糖尿病 ICF 核心要素 28 项,均为二级类目。因此糖尿病 ICF 简要版仅适用于需要进行简单功能评估的情况,提供与疾病或某种医疗情境相关的临床资料。同时,ICF 简要核心组套也是临床和流行病学研究中有效描述功能及残疾的最低标准。

表 3-4-4　糖尿病 ICF 简要核心类目的临床解释

ICF 分类 / 编码	ICF 类目名称	定义	问诊要点
b130	能量和驱力功能	驱使个体以持久的方式为满足特殊需要和总目标而不懈追求的生理和心理机制的一般精神功能	精力、内驱力、食欲、冲动控制
b210	视功能	与感受存在的光线和感受视觉刺激的形式、大小、形状和颜色等有关的感觉功能	任何视觉异常
b270	感觉功能	感受温度、振动、压力和有害刺激的感觉功能	除触痛觉以外的感觉异常
b410	心脏功能	以适当或所要求的量和压力将血液泵出流到全身的功能	心律失常、胸闷、气急、胸痛等
b420	血压功能	维持动脉内血液压力的功能。	血压高或低
b415	血管功能	将血液输送到全身的功能	动脉硬化或斑块、动静脉血栓
b455	运动耐受功能	与呼吸和心血管能力有关的适应持续体力消耗的功能	身体耐力、易疲劳、易感冒
b530	体重维持功能	维持适当体重的功能,包括发育阶段体重的增加	体重减轻或增加
b540	一般代谢功能	人体必需成分如碳水化合物、蛋白质和脂肪的调节、相互转化及分解成能量的功能	糖、脂、蛋白代谢指标异常

续表

ICF 分类/编码	ICF 类目名称	定义	问诊要点
b545	水、矿物质和电解质平衡功能	水、矿物质和电解质在体内调节的功能	水钠潴留、高钾、低钾
b610	尿液形成功能	过滤和采集尿液的功能	少尿、多尿
s220	眼球的结构	结膜、巩膜、脉络膜;角膜;虹膜;视网膜;眼球的晶状体;玻璃体等	缺陷或损伤
s410	心血管系统的结构	心脏、动脉、静脉、毛细血管、其他心血管系统的结构	缺陷或损伤
s550	胰的结构		缺陷或损伤
s610	泌尿系统的结构	肾、输尿管、膀胱、尿道、其他泌尿系统结构	缺陷或损伤
s750	下肢的结构	大腿、小腿、踝足的骨、关节、肌肉、韧带和筋膜等	缺陷或损伤
d240	控制应激和其他心理需求	进行简单或复杂及协调性的活动以调节和控制为完成具有重大责任并涉及应激、分散精力或发生危险的任务时的心理需求,如在交通拥挤道路上驾驶汽车或照顾许多儿童	应激与情绪的控制
d450	步行	靠脚在地面一步步走动,总是一只脚在地面,如漫步、踱步、向前、后或两侧行走	长距离(>1km)及不同路面的步行能力
d520	护理身体各部	护理身体各部位,如皮肤、面部、牙齿、头皮、指甲和生殖器,这些部位不仅需要清洗和擦干,还需要护理	皮肤、足、牙齿、外阴部清洁护理
d570	照顾个人的健康	使个人保持舒适、健康的身体和良好的身心状态,如维持平衡的膳食、身体活动、保持温暖或凉爽、避免损害健康、实施安全的性行为、如使用避孕套,获得免疫力,定期体检	生活习惯、起居营养、自我保健
e110	个人消费用的用品或物质	为摄取而收集、加工或制造的任何天然或人造的物品或物质。为改善残疾人功能的任何适应性或专门设计的用品、工具、设备或技术	食品、保健品、药品
e115	个人日常生活用的用品和技术	人们日常活动中使用的设备、用品和技术,包括那些适应性或特殊设计的,放在使用者体内、身上或附近的物品	血糖仪、胰岛素笔、血糖自我管理技术
e310	直系亲属家庭	与出生、结婚或其他文化传统上认可属于直系亲属家庭关系有关的个体,如配偶、父母、兄弟姊妹、子女、养父母、继父母和祖父母。提供物质或情感上的支持、养育、保护、协助和相互关系	家庭成员间相互支持
e355	卫生专业人员	所有在卫生系统背景中工作的提供服务的人员,如医师、护士、理疗师、职业医疗师、语言医疗师、听觉医疗师、假肢矫形师或医疗社会工作者	亲戚朋友中有卫生专业人员

ICF 分类/编码	ICF 类目名称	定义	问诊要点
e465	社会准则、实践和观念	在社会背景中形成并且影响或产生社会和个人实践和行为的习惯、实践、规则及抽象的价值和标准信仰体系(如观念、标准世界观和道德哲学思想),如社会道德准则和宗教行为或礼仪;宗教学说及导致的实践准则;管理仪式或社会集会的准则	宗教文化、家族生活习惯影响
e570	社会保障的服务、体制和政策	向由于年老、贫困、失业、健康状况或残疾原因而需要得到公众救助的人们提供收入支持的服务、体制和政策,所需资金可以通过一般税收或捐赠项目获得	本人享受公费、医保、农保服务,或个人支付
e580	卫生的服务、体制和政策	在社会背景中形成并且影响或产生社会和个人实践和行为的习惯、实践、规则及抽象的价值和标准信仰体系(如观念、标准世界观和道德哲学思想),如社会道德准则和宗教行为或礼仪;宗教学说及导致的实践准则;管理仪式或社会集会的准则	接受社区保健康复医疗服务
e585	教育和培训的服务、体制和政策	在社会背景中形成并且影响或产生社会和个人实践和行为的习惯、实践、规则及抽象的价值和标准信仰体系(如观念、标准世界观和道德哲学思想),如社会道德准则和宗教行为或礼仪;宗教学说及导致的实践准则;管理仪式或社会集会的准则	健康教育知识培训

注:b——身体功能,s——身体结构,d——活动和参与,e——环境因素

三、应用展望

(一) 卫生保健决策

1. **统计工具** ICF 用于数据的收集和记录(如用于人口研究和调查或用于管理信息系统)。

2. **研究工具** 测量与功能、残疾和健康有关的结果、生活质量或环境因素。

3. **临床工具** 用于需求评定、为特定状况选择治疗方法、进行职业评定、康复及其结果评估。

4. **社会政策工具** 用于社会保障计划、赔偿系统和政策的制定与实施以及评估等多方面。

5. **教育工具** 用于课程设计和提高社会意识及采取社会行动。

(二) 临床康复指导

1. 功能评估

(1) 糖尿病 ICF 综合核心组套:可以直观反映疾病功能变量间的相互关系,为临床康复提供指引。我们采用糖尿病 ICF 综合核心组套调查了 200 例糖尿病患者,对 99 个分类项目变量进行图建模,绘制出了糖尿病功能地形图,直观地表现出了功能类别之间复杂的关系结构。这些关系结构既可以从临床知识中寻找到依据,也可以为应用 ICF 指导糖尿病康复的

临床实践和科学研究提供线索。

(2) 糖尿病 ICF 简要核心组套:反映了疾病不同维度的功能状态,既可作为康复病史采集的依据,又可作为规范康复病历的标准。通过对糖尿病 ICF 简要核心组套的评估(表 3-4-5),再与糖尿病 ICF 综合核心组套比对,可以为患者提供个性化的临床康复治疗策略。

2. 康复治疗　由于 ICF 功能条目之间存在相关性,一方面可以通过构建功能地形图使临床实践者直观地观察到各种功能所受到的限制与其所产生的影响,另一方面,通过计算功能变量间的权重值确定治疗靶点,靶向干预后受其影响的其他功能也会随之改善。例如我们前期糖尿病 ICF 图模研究发现,有 6 个要素变量可能会限制"d450"(步行)或受到步行功能限制:"s220"(眼球的结构)、"s4103"(毛细血管)、"b260"(本体感受功能)、"d455"(到处移动)、"d620"(获得商品和服务)、"e420"(朋友的个人态度)。假如确定治疗靶点为"d450",实施步行训练,其他相关变量要素也会随之或多或少地发生改变,而步行实际上也正是糖尿病运动疗法的常用手段之一。

为此,糖尿病 ICF 综合核心组套反映了疾病功能变量间的相互关系,通过建立糖尿病 ICF 核心组套数据库,形成一个功能地形图,当某个功能出现问题,可以将影响这个功能的要素提取出来,作为一个临床治疗的切入点,制定靶向干预方案,为临床康复治疗提供指引。

四、案例分析

(一) 康复评定案例

1. 基本情况　患者,男性,55 岁,公司职员,有医保(e570)。

2. 主诉　发现血糖升高 3 个月。

3. 现病史　中年起发胖,无多饮、多食、多尿症状(b545、b610),体检时发现空腹血糖增高,空腹胰岛素高(b540),确诊为 2 型糖尿病,现口服二甲双胍降血糖(e110)。自觉爬楼时有气喘、乏力(b455、d450)。工作紧张,应酬多,生活不规律(b130)。发病后精神紧张、失眠(d240),服用镇静药帮助睡眠。家庭饮食口味偏甜(e465)。

4. 既往史　有高血压病史,不服药时血压在 140/90mmHg(b420),用药后控制在 125/85mmHg。甘油三酯 2.2mmol/L(b415),未服药。

5. 体格检查　身高 170cm,体重 80kg,BMI27.7kg/m^2(b530)。视力正常(b210),痛温觉等感觉正常,心肺无特殊(b410),下肢肌力、关节活动度正常(s750)。右踇趾底部皮肤破溃(b270、d520),无疼痛。

6. 辅助检查　眼底检查无异常(s220),B 超查肝胆胰(s550)脾肾、输尿管、膀胱无异常(s610),心电图、超声心动图无异常(s410)。

7. 诊断　①2 型糖尿病;②高血压;③糖尿病足。

8. 目前状态　因足部溃疡换用减压鞋。平时生活无需他人照顾(d570),能独自处理日常生活事务。购买了血糖仪,参加过糖尿病培训班(e585),掌握血糖自我检测技术(e115)。平时由妻子监督其饮食起居(e310),亲属朋友中无医务卫生人员(e355),但会定期去社区医院随访,咨询相关问题(e580)。

9. 功能评估　采用糖尿病 ICF 简要核心组套量表评估,结果如下。

(1) 身体功能和结构评估结果:见表 3-4-6。

表 3-4-5 糖尿病 ICF 简要核心组套临床评估表模板

整体目标：

服务目标：

周期目标 1：

周期目标 2：

周期目标 3：

ICF 条目		评估 ICF 限定值								目标关联	目标值	评估 ICF 限定值								目标完成
		0	1	2	3	4	8	9				0	1	2	3	4	8	9	
身体功能、结构、活动和参与																			
b130	能量和驱力功能																		
b210	视功能																		
b270	与温度和其他刺激有关的感觉功能																		
b410	心脏功能																		
b415	血管功能																		
b420	血压功能																		
b455	运动耐受功能																		
b530	体重维持功能																		
b540	一般代谢功能																		
b545	水、矿物质和电解质平衡功能																		
b610	尿液形成功能																		
s220	眼球的结构																		
s410	心血管系统的结构																		

续表

	影响										
	积极				中性			消极			
	+4	+3	+2	+1	0	1	2	3	4	8	9
s550 胰的结构											
s610 泌尿系统的结构											
s750 下肢的结构											
d240 控制应激和其他心理需求											
d450 步行											
d520 护理身体各部											
d570 照顾个人的健康											

环境因素

	影响										
	积极				中性			消极			
	+4	+3	+2	+1	0	1	2	3	4	8	9
e110 个人消费用的用品或物质											
e115 人们日常生活用的用品和技术											
e310 直系亲属家庭											
e355 卫生专业人员											
e465 社会准则、实践和观念											
e570 社会保障的服务、体制和政策											
e580 卫生的服务、体制和政策											
e585 教育和培训的服务、体制和政策											

个人因素

表 3-4-6 身体功能和结构评分结果及其说明

编码	条目	评分	说明
b130	能量和驱力功能	2	工作紧张,应酬多,生活不规律
b210	视功能	0	
b270	与温度和其他刺激有关的感觉功能	3	右蹬趾底部皮肤破溃
b410	心脏功能	0	
b415	血管功能	1	有高血压,甘油三酯 2.2mmol/L
b420	血压功能	1	不服药时血压在 140/90mmHg,用药后控制在 125/85mmHg
b455	运动耐受功能	1	自觉爬楼时有气喘,乏力
b530	体重维持功能	2	BMI27.7kg/m^2
b540	一般代谢功能	2	空腹血糖高,空腹胰岛素高
b545	水、矿物质和电解质平衡功能	0	
b610	尿液形成功能	0	
s220	眼球结构	0	
s410	心血管系统结构	0	
s550	胰腺结构	0	
s610	泌尿系统结构	0	
s750	下肢结构	0	

（2）活动和参与评估结果:见表 3-4-7。

表 3-4-7 活动和参与评分结果及其说明

编码	条目	评分（C/P）	说明
d240	控制应激和其他心理功能	1/3	C:发病后精神紧张、失眠 P:服用镇静药后睡眠改善
d450	步行	3/3	C:自觉爬楼时有气喘、乏力 P:没有环境改变,症状同上
d520	护理身体各部	1/3	C:右蹬趾底部皮肤破溃 P:已换用减压鞋
d570	照顾个人健康	0/0	无障碍

注:C. 能力（capacity）;P. 表现（performance）

（3）环境因素评估结果:见表 3-4-8。

表 3-4-8 环境因素评分结果及其说明

编码	条目	评分	说明
e110	个人消费用的用品或物质	+3	口服二甲双胍降血糖
e115	个人日常生活用的用品和技术	+3	掌握血糖自我检测技术
e310	直系亲属家庭	+3	平时由妻子监督其饮食起居
e355	卫生专业人员	3	咨询相关问题
e465	社会准则、实践和观念	3	家庭饮食口味偏甜
e570	社会保障的服务、体制和政策	+2	有医保
e580	卫生的服务、体制和政策	+2	定期社区医院随访
e585	教育和培训的服务、体制和政策	+2	购买了血糖仪,参加过糖尿病培训班

（4）糖尿病 ICF 简要核心条目评估和康复目标：见表 3-4-9。

表 3-4-9 糖尿病 ICF 简要核心条目评估和康复目标

评估

| 整体目标:控制血糖,预防并发症 |
| 服务目标:控制血糖,预防并发症 |
| 周期目标 1:缓解情绪,控制血糖 |
| 周期目标 2:治疗足部溃疡,提高运动耐力 |
| 周期目标 3:调整生活方式,预防血管并发症 |

ICF 条目	ICF 限定值							目标关联	目标值
身体功能、结构、活动和参与	0	1	2	3	4	8	9		
b130 能量和驱力功能									
b210 视功能									
b270 与温度和其他刺激有关的感觉功能									
b410 心脏功能									
b415 血管功能									
b420 血压功能									
b455 运动耐受功能									
b530 体重维持功能									
b540 一般代谢功能									
b545 水、矿物质和电解质平衡功能									
b610 尿液形成功能									
s220 眼球的结构	1 级 /2 级 /3 级								
s410 心血管系统的结构									
s550 胰的结构									
s610 泌尿系统的结构									

续表

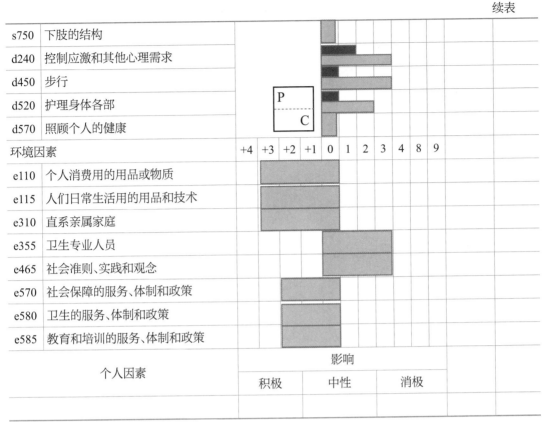

		+4	+3	+2	+1	0	1	2	3	4	8	9
s750	下肢的结构											
d240	控制应激和其他心理需求											
d450	步行											
d520	护理身体各部											
d570	照顾个人的健康											

P / C

环境因素		+4	+3	+2	+1	0	1	2	3	4	8	9
e110	个人消费用的用品或物质											
e115	人们日常生活用的用品和技术											
e310	直系亲属家庭											
e355	卫生专业人员											
e465	社会准则、实践和观念											
e570	社会保障的服务、体制和政策											
e580	卫生的服务、体制和政策											
e585	教育和培训的服务、体制和政策											

个人因素	影响		
	积极	中性	消极

注:C. 能力;P. 表现

(二)功能地形图

1. 背景和目的 ICF 的分类项目可以看作人类实现功能活动的要素或变量,而每种疾病都有可能存在许多变量与之相关。Strobl 等提出以图建模(graphical modeling)作为构建 ICF 功能地形图的手段,这种功能地形图以网络的形式呈现,其中的节点是 ICF 条目,而节点之间的连线则表示 ICF 条目之间的风险相关性。我们的前期研究对糖尿病 ICF 综合组套进行了图建模,探讨了功能变量间的结构关系,为 ICF 在糖尿病康复中的应用提供新的依据。

2. 方法 收集 200 名糖尿病患者的便利样本,男女各 100 名,2 型糖尿病 180 例,1 型糖尿病 10 例,分型数据缺失 10 例。年龄(61.40 ± 15.45)岁,体重指数(24.54 ± 3.70)kg/m²,病程(12.97 ± 7.75)年。以糖尿病 ICF 综合核心组套中的 99 个分类项目为变量进行图建模。缺失值以多重填补法进行填补,采用"最小的绝对缩减和变量选择算子"发掘变量之间的条件依存关系,采用自举法重采样技术和置信区间检验法强化模型的信度和效度,以 R 软件和 Pajek2.04 进行建模和分析。

3. 结果 在 99 个分类项目中,有 61 个相互联系构成了功能地形图中的最大的独立结构,并且可以解析出一个由 44 个分类项目组成的 2- 核。"s220"(眼球的结构)、"s6100"(肾)、"d760"(家庭人际关系)、"d455"(到处移动)和"d450"(步行)因连接范围较大而居于地形图的中心地位(图 3-4-2)。

4. 结论 图建模所绘制的糖尿病功能地形图可以揭示功能类别之间的复杂的关系结构。这些关系结构既可以从临床知识中寻找到依据,也可以为应用 ICF 指导糖尿病康复的

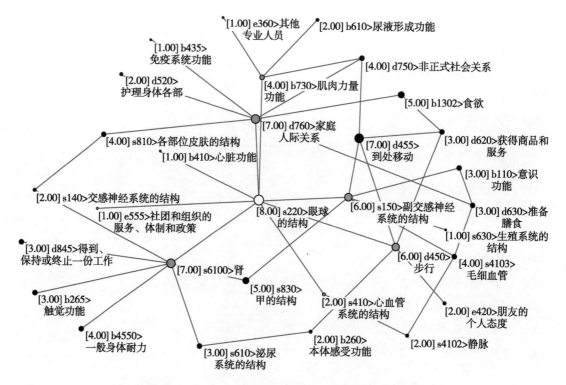

图 3-4-2　以"s220"(眼球的结构)为中心的两层关系

灰色节点为第一层,黑色节点为第二层。节点的大小与该节点在图中拥有连线的数量成正比(连线数标注于方括号中)。以">"指示 ICF 编码简称

临床实践和科学研究提供线索。

(江钟立　吴亚岑)

参 考 文 献

［1］王萍,江钟立,林枫,等.应用肥胖国际功能、失能和健康分类综合核心组合描述肥胖型多囊卵巢综合征的疾病特征.中华物理医学与康复杂志,2015,37(1):20-23.

［2］林枫,江钟立,吴亚文,等.糖尿病国际功能、残疾和健康分类综合核心组套的图建模.中国康复医学杂志,2012,27(4):308-314.

［3］林枫,江钟立,王萍,等.超重和肥胖多囊卵巢综合征功能变量关系结构解析.中国康复医学杂志,2012,27(8):713-719.

第四章　饮食治疗

糖尿病的治疗应是教育、饮食、运动、心理、药物几方面相互配合,综合治疗的过程。饮食调整是治疗糖尿病的基本方法,无论 1 型糖尿病还是 2 型糖尿病、初发糖尿病还是糖尿病并发症的患者、使用口服降糖药还是注射胰岛素治疗的患者,都需要进行饮食调整。合理的饮食调整可以达到以下目的:其一,有助于有效地控制血糖,减少药物的用量,甚至可以不用药物;其二,可以预治糖尿病合并眼、肾、心脏、神经、皮肤等慢性并发症的发生及发展;其三,达到并维持理想血脂和血压;其四,达到并维持理想体重或合理体重;其五,通过合理的营养调整,改善人体健康状况,提高生活质量,从事正常的生活、工作、学习;其六,使糖尿病患儿健康生长、发育。由此,饮食调整是治疗糖尿病的基石。

第一节　循证证据

一、热能

(一) 热能的来源

新陈代谢是生命活动的基本特征。生命活动如心脏搏动、肌肉收缩、肠蠕动、体温的维持、细胞的不断更新等新陈代谢活动均需要热能参与。人体的新陈代谢包括物质代谢与气体代谢,物质代谢过程中伴有能量释放、转移和利用组成了整个能量代谢过程,也是生命活动的最基本要素。

人体活动就是不断从外界摄取食物,摄取人体必需的三大产能营养素,经消化道消化、吸收、入血,合成能量,一部分供生命活动需要,另一部分储存在肝脏、脂肪组织中以备供用。

衡量热能大小的单位为焦耳(Joule,J)或千卡(kcalorie,kcal),1 千卡 (kcal) 等于 1kg 纯水从 15℃升高 16℃所吸收的能量,即每升纯水升高 1℃所吸收的能量。1J 相当于 1 牛顿(N)的力使 1kg 物体移动 1m 距离所消耗的热能,营养学常用千焦(kJ)或兆焦(MJ)作为热能单位,换算关系为:1kcal=4.084kJ,1MJ=239kcal。

人体中产能营养素有碳水化合物、蛋白质及脂肪三大营养素。1g 碳水化合物、蛋白质和脂肪在人体内氧化分解代谢产生的热能分别为 17.15kJ(4.10kcal)、23.64kJ(5.65kcal) 和 39.54kJ(9.45kcal) 的热能。然而,食物中的营养素在人体消化道并非 100% 的吸收,往往进食时,食物中碳水化合物、脂肪及蛋白质同时进入体内,这种混合膳食中碳水化合物的吸收率为 98%、脂肪为 95%、蛋白质为 92%,故此,三种产能营养素在人体内氧化分解实际产生的能量为:

1g 碳水化合物　　17.15kJ×98%=16.8kJ(4.0kcal)

1g 脂肪　　　　　39.54kJ×95%=37.56kJ(9.0kcal)

1g 蛋白质　　　　18.2kJ×92%=16.7kJ(4.0kcal)

此外,酒精也能在体内产生热能,1g 纯酒精(乙醇)分解产生 29.29kJ(7kcal)

（二）热能的消耗

人体热能的消耗主要由基础代谢率、体力活动热能消耗及食物特殊动力作用三方面构成，对生长发育期的婴幼儿、儿童、青少年尚需额外补充热能以补充生长发育需要，对孕产妇需要额外补充满足胎儿生长发育及哺乳的热能。

1. **基础代谢率**（basal metabolism rate，BMR） 是维持生命活动的最低能量消耗。即人体在清醒安静、卧床、空腹（进食后 12~14h）、思想放松、室温（18~25℃）时维持心跳、呼吸、体温、腺体分泌活动、肌肉紧张的等生理活动所消耗的热能。基础代谢率是指单位时间内人体每平方米体表面积所消耗的基础代谢热能，表示单位用 $kJ/(m^2 \cdot h)$，或 $kcal/(m^2 \cdot h)$。影响基础代谢率的因素主要有以下四方面：

（1）年龄：婴幼儿、青春期基础代谢率高，成年后，随着年龄增长，其体内体脂成分增加，而去脂体重或者组织代谢活动减少，基础代谢率也逐渐降低。

（2）性别：同一年龄、同一体表面积的男性由于激素不同、体内的脂肪组织少于女性，其基础代谢率高于女性。

（3）体型和机体构成：由于体内去脂组织或称为瘦体质（lean body mass）越多，基础代谢率也越高，由此一般情况下瘦高体型者基础代谢率高于矮胖者。

（4）内分泌：甲状腺激素分泌增加，基础代谢率随之增加，甲状腺激素分泌减少，基础代谢率随之减低；去甲肾上腺素分泌增加，基础代谢率下降 25%。

另外，诸如环境温度、应激状态、种族、神经紧张度、营养状态及疾病等均会影响基础代谢率。

20 世纪 80 年代 WHO 提出以静息代谢率（resting metabolism rate，RMR）代替 BMR。即要求全身处于休息状态，进食后 3~4h 后测量此状态下机体所消耗的热能，这种状态比较接近人们正常生活中处于休息的状态。RMR 一般占总热能消耗的 60%~75%。

2. **体力活动热能消耗** 体力活动热能消耗又称运动生热效应（thermic effect of exercise，TEE）。人们每天从事各种体力活动如走路、做家务、机动车驾驶、电工操作、体育运动、装卸物品等，这些活动的强度、持续时间、动作的熟练程度都影响热能的消耗。体力活动又分为职业活动如职业篮球运动员、地质采矿员、社会活动、家务活动和休闲活动，其中职业活动消耗的热能差别最大。

通常各种体力活动多消耗的热能占人体所需要热能的 15%~30%。影响体力活动热能消耗的因素主要有：肌肉越发达者活动消耗越多；劳动强度越大、持续越久，消耗越多。

WHO 将职业劳动强度分为三分等级，估算不同等级劳动强度的综合热能指数，分为轻、中、重劳动强度及体力活动水平（physical activity level，PAL）。具体见表 4-1-1。

表 4-1-1 建议中国成人活动水平分级及 PAL

活动水平	职业工作时间分配	工作内容举例	PAL 男	PAL 女
轻	75% 时间坐或站立 25% 时间站立活动	办公室工作、修理电器钟表、讲课 售货员、酒店服务员、化学实验操作	1.55	1.56
中	25% 时间坐或站立 75% 时间站立活动	学生日常活动、机动车驾驶、电工安装 车床操作、金工切割等	1.78	1.64
重	40% 时间坐或站立 60% 时间站立活动	非机械化农业劳动、炼钢、舞蹈、体育运动、装卸、采矿等	2.10	1.82

3. 食物特殊动力作用 由进食引起额外热能消耗的现象称为食物特殊动力作用（specific dynamic action，SDA），又称食物的热效应（thermic effect of food，TEF）。

人体在进食中，对食物中营养素的消化、吸收、代谢和转化，这些过程均需要热能的消耗，食物特殊动力作用引起的热能额外消耗平均约为 627.6kJ（150kcal）~836.8kJ（200kcal），相当于总热能的 10%。

4. 生长发育 婴幼儿、儿童、青少年发育期形成新的组织需要额外增加热能，妊娠期、哺乳期需要的热能均增加。每增加 1g 体重需要的热能因个体不同而异，一般在 4.9~8.2kcal/g。

（三）热能的供应

1. 热能需要量 1985 年 WHO 对热能需要量定义：能长期保持良好的健康状态，具有良好的体型、机体构成和活动水平的个体达到热能平衡，并能胜任必要的经济和社会活动所需要的热能摄入。

由于 BMR 占总热能的 60%~70%，它是估算成年人热能需要量的基础。目前世界多采用"要因加算法"估算能量需要，即成人热能需要量 =BMR × PAL；儿童、孕妇、哺乳期女性等特殊人群还需增加其额外的热能。

2. 热能平衡 正常体重成人体内代谢的最佳状态是达到摄入的能量与消耗的能量相等，能量平衡是保持健康和胜任生活、工作的保证。能量代谢失去平衡，如能量长期摄入不足或消耗过多，则出现消瘦，影响细胞的代谢与更新，影响儿童生长发育，而能量摄入过多或消耗过少，则出现肥胖，患糖尿病、心血管疾病的风险增加。

衡量能量营养状态常用的指标是体重指数（body mass index，BMI），BMI= 体重（kg）/ 身高（m）^{2}，WHO 建议 BMI<18.5kg/m^2 为消瘦（营养不良），18.5kg/m^2≤BMI≥23.9kg/m^2 为正常；24kg/m^2≤BMI≥27.9kg/m^2 为超重；BMI≥28kg/m^2 为肥胖。

3. 糖尿病患者热能需要量的供给 控制总热能的摄入是糖尿病饮食调整的首要原则。理想状态下总热能摄入应与人体消耗（运动）能量应平衡，摄入食物热能与人体内代谢活动消耗的能量应一致。对于超重及肥胖的糖尿病患者，应减少其热能的摄入，有助于减轻胰岛 β 细胞分泌胰岛素的负担，有效控制血糖，同时减少高脂血症的发生，以降低冠心病、高血压、脑卒中等心脑血管疾病的发生率。同时，"摄入热量过少同样有害"！不科学的过低热量饮食将引起体重下降、消瘦，出现营养不良，甚至免疫功能下降、抵抗力减退，给细菌及病毒感染打开了"绿灯"，影响正常生活、工作和学习，使生活质量大打折扣。

热能摄入因人而异。热能的摄入量应考虑以下几个因素：性别、年龄、身高、体重、劳动强度、疾病状态（表 4-1-2）。男女性别不同，机体内的代谢率不同，需要的热能不同，年龄不同，机体内的代谢率不同，如儿童、青少年处于生长发育期，同等体重下需要的热能高；而老年人器官功能退化，同等体重下需要的热能少；身材高大的人，体表面积大，散热多，需要热能相应增加；而建筑工人及搬运工，劳动强度大，人体消耗多，热能供给量应比坐办公室工作人员提高；糖尿病合并甲状腺功能亢进或合并妊娠时，机体代谢率增加，热能供给量也该随之提高，计算热能时，首先要知道患者理想体重，再计算出患者的体型，理想体重应用下列公式：

成人男性：理想体重（kg）= 身高（cm）–105cm

成人女性

<50 岁：理想体重（kg）= 身高（cm）–（105–2.5）cm

≥50 岁：理想体重（kg）= 身高（cm）–105cm

根据患者的体型（BMI）、年龄、劳动强度等计算出其所需要的热能，每天需要摄入的总

热量 = 理想体重 × 表 4-1-2 中对应的热卡数据。

表 4-1-2　不同人群能量供给标准　　　　　　　　单位:kcal/(kg·d)

劳动强度	举例	消瘦	正常	肥胖
卧床		25~30	20~25	15~20
轻体力劳动	办公室职员、教师、售货员	35	30	20~25
中体力劳动	学生、司机、电工、外科医师	40	35	30
重体力劳动	农民、建筑工、搬运工、舞蹈表演	45~50	40	35

注:>50 岁,每增加 10 岁热能摄入相应减少 10%

儿童按照 1 000+年龄 ×(70~100)kcal 的公式计算每日所需能量,其中 70~100 是由年龄、胖瘦、活动量决定:

3 岁以下 ×(95~100)。

4~6 岁 ×(85~90)。

7~10 岁 ×(80~85)。

10 岁以上 ×(70~80)。

二、碳水化合物

(一) 碳水化合物的概念

碳水化合物(carbohydrate)也称为糖类,是由碳、氢、氧组成的一类营养素,碳水化合物是人类能量的主要来源,人类膳食 40%~80% 的能量来源于碳水化合物,随着营养学研究的不断深入,对碳水化合物的认识已经从"提供能量"扩展到调节血糖、降血脂、改善肠道菌群等多种功能。

碳水化合物分类:营养学将碳水化合物分为单糖、双糖、寡糖和多糖四类。

(1) 单糖:单糖含有 3~7 个碳原子,不能水解为更简单的糖。食物中的单糖主要有葡萄糖、果糖和半乳糖。①葡萄糖:它是构成食物中各种糖类的最基本单位,淀粉完全由葡萄糖构成,而蔗糖则由葡萄糖与其他糖化合而成。②果糖:主要存在于蜂蜜和水果中,人工制作的玉米糖浆富含果糖达 40%~90%,它是饮料、果糖蜜饯、果酱的重要原料。一些食材如蒲公英、牛蒡草、菊苣等含有较多的由果糖聚合的多糖——菊粉,它有助于通便。果糖的甜度是蔗糖的 1.2~1.5 倍。口服果糖比葡萄糖吸收慢,易被人体吸收,而且不依赖胰岛素分泌,对血糖影响小,可用于葡萄糖代谢异常或肝功能不全的患者补充部分能量。果糖吸收后,一部分经过肝脏转变为葡萄糖能被人体利用,另一部分转化为肝糖原、乳酸和脂肪。③半乳糖:它是哺乳动物乳汁中乳糖的构成成分。

(2) 双糖:双糖是由 2 个分子单糖缩合而成。天然食物中存在的双糖主要有:蔗糖、乳糖和麦芽糖。①蔗糖:它是由 1 分子蔗糖和 1 分子果糖链接构成。甘蔗、甜菜和蜂蜜中含量较多。日常食用的白糖即蔗糖,它是由甘蔗或甜菜加工提取获得的产品。②麦芽糖:它是由 2 分子葡萄糖链接组成。淀粉中加入酶在一定温度下可分解产生大量的麦芽糖。制糖、制酒工业中在淀粉中加入酶的原理制酒。③乳糖:它是由葡萄糖和半乳糖链接组成,乳糖只存在于各种哺乳动物的乳汁中,浓度约为 5%,人体消化酶中的乳糖酶可将乳糖分解为相应的单糖。④海藻糖:由 2 分子葡萄糖链接组成,如食用蘑菇中含量较多。

(3)寡糖:寡糖又称为低聚糖。目前几种重要的寡糖有棉籽糖、水苏糖、异麦芽低聚糖、低聚果糖、大豆低聚糖,其甜度只是蔗糖的 30%~60%。①低聚果糖:它主要存在于蔬菜、水果中,如洋葱、大蒜、香蕉等。低聚果糖难于被人体消化吸收,是一种可溶性膳食纤维,但它能被肠道中的益生菌——双歧杆菌利用,促进双歧杆菌的增殖。②大豆低聚糖:主要成分是水苏糖、棉籽糖和蔗糖,存在于大豆中,具有促进双歧杆菌增殖的作用,它能部分代替蔗糖应用于酸奶、乳酸饮料、冰激凌、面包等食品中。

(4)多糖:由 10 个以上单糖组成的大分子聚合物称为多糖。具有重要作用的多糖有淀粉、糖原及非淀粉多糖。①淀粉:它是人类的主要食物,存在于谷类、根茎类及杂豆类食材中。淀粉是人类碳水化合物的主要食物来源,也是最廉价、易获取的能量营养素。淀粉由葡萄糖聚合而成,由于聚合方式不同分为直链淀粉和支链淀粉。直链淀粉在热水中可以溶解,遇碘产生蓝色反应,天然食物中,直链淀粉仅占 19%~35%;支链淀粉难溶于水,遇碘产生棕色反应,在食物淀粉中,一般占 65%~81%。②糖原:肝脏和肌肉是合成与储存糖原的器官。肝脏储存的糖原以维持合适的血糖,而肌糖原则可提供肌肉运动时需要的热能,尤其是在高强度和持久运动时的热能供给。③非淀粉多糖:又称为膳食纤维。由植物细胞壁组成,它不能被人体消化吸收,但它有重要的生理功能。根据其可溶性不同,分为可溶性膳食纤维和不溶性膳食纤维。

(二)碳水化合物对人体的作用

碳水化合物是生命细胞构成的成分,也是新陈代谢的主要热能来源,且具有调节细胞代谢活动的重要功能。

1. **供给和储备热能** 1g 碳水化合物可提供 16.7kJ(4.0kcal)热能,它是人体热能的主要来源。维持人体健康所需的热能中的 50%~60% 由碳水化合物提供。糖原是肌肉和肝脏储存碳水化合物的形式,肝脏储存人体内 33% 的糖原,当人体血糖低时,肝糖原分解为葡萄糖进入血液循环,维持适宜的血糖水平,保证人体尤其是红细胞、大脑神经组织代谢活动的热能需要;而肌糖原只提供自身活动的需要。碳水化合物在人体内释放能量快、产能快,对维持神经系统和心脏的正常供能、增强耐力、提高工作效率有益。

2. **构成组织和重要生命物质** 碳水化合物是构成机体组织的重要物质,也参与细胞新陈代谢活动,主要以糖脂、糖蛋白和蛋白多糖的形式存在。细胞繁殖物质——DNA、RNA 具有核糖分子;另外,如抗体、酶和激素的组成,也含有碳水化合物。

3. **抗生酮作用** 正常情况下,脂肪分解为脂肪酸,脂肪酸再分解产生的乙酰基与草酰乙酸结合进入三羧酸循环,最终被分解为 CO_2 和 H_2O,当膳食中碳水化合物供应不足或不能被利用时,人体分解脂肪来产生人体所需的能量,则脂肪分解产生乙酰乙酸增加,而草酰乙酸缺乏,导致脂肪酸不能彻底氧化而产生的酮体,酮体不能被及时氧化在体内蓄积,产生酮血症和酮尿症,对人体造成伤害。膳食中供给足够的碳水化合物可以防止以上现象的发生,因而具有抗生酮作用。

4. **节约蛋白质作用** 人体新陈代谢活动需要能量,当主要供能营养素碳水化合物不足时,则机体通过糖异生途径分解蛋白质产生葡萄糖供应能量,当碳水化合物供应充足,可以预防人体内蛋白质分解消耗,具有节约蛋白质作用。每日碳水化合物 100~150g 较适宜。

5. **解毒作用** 它是体内重要的结合解毒剂。它合成为葡糖醛酸,在肝脏中与许多有害物质如细菌毒素、酒精、砷等结合,消除或减轻这些物质的毒性,起到了解毒的作用。

6. 增强肠道功能　非淀粉类碳水化合物如纤维素和果胶、抗性淀粉、功能性低聚糖的等抗消化的碳水化合物,能刺激肠蠕动,增加结肠内物质的发酵,产生的短链脂肪酸促进肠道益生菌增殖,稀释肠道毒素的浓度,减少结肠毒素的吸收,促进排便,有助于减肥、降低血糖血脂,可以减少结肠癌的发生。

（三）糖尿病患者对碳水化合物的选择

糖尿病患者碳水化合物摄入量应该固定,一般来说,成人轻体力劳动强度每天碳水化合物摄入量为 200~300g,相当于主食 300~400g,肥胖者可控制在 150~250g,如果低于 100g,可能出现低血糖症状如头晕、心慌、出冷汗甚至发生酮症酸中毒。

随着人们对碳水化合物的深入研究,发现碳水化合物的品种与血糖水平息息相关(图 4-1-1)。1981 年 Jenkins 等观察发现摄入不同的食物,引起血糖变化不同,如摄入等量的玉米、荞麦、莜麦等粗粮、杂粮后血糖升高的值低于摄入白米、白面血糖值,由此提出食物血糖生成指数(glycemic index,GI)。GI 指摄入某种食物(含 50g 有价值的碳水化合物)的 2h 后血糖应答水平与摄入等量葡萄糖引起的血糖应答水平的比值。GI 这一概念提出了不同种类的碳水化合物有不同"质量",即含有等量碳水化合物的不同食物,因其消化及吸收率的不同,引起血糖反应也是不同的。

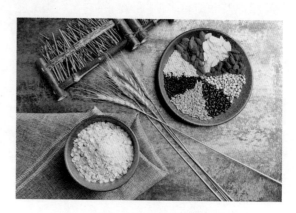

图 4-1-1　碳水化合物

根据 GI 分为高血糖生成指数(GI>75)食物、中等血糖生成指数(55≤GI≤75)食物、低血糖生成指数(GI<55)食物(表 4-1-3)。

表 4-1-3　常见食物血糖生成指数(GI)

GI≥75
麦芽糖　葡萄糖　棍子面包　牛肉面　馒头　白面包　糯米饭　绵白糖　大米饭、　烙饼　煮红薯

55≤GI<75
大米粥　全麦粉面包　玉米片　馒头+黄油　荞麦面馒头　荞麦面条　油条　土豆　苏打饼干土豆泥　南瓜　米饭+芹菜+猪肉　黑豆汤　胡萝卜

GI<55
小麦粉面条　煮玉米　黄荞麦　荞麦方便面　玉米面粥　黑麦粉面包　燕麦麸面包　黑米粥　通心粉混合谷物面包　甘薯　蒸芋头　魔芋　藕粉　山药　爆玉米花　柚子　樱桃　猕猴桃

国内外均有用不同血糖生成指数食物控制血糖作用的实验。国外 Salmeron 等对42 000 名男性随访 6 年的研究发现,食用高 GI 饮食的个体患 2 型糖尿病的危险性与低 GI 饮食个体相比增加了 37%;长期摄入低 GI 饮食,血糖水平降低和尿 C- 肽(胰岛素分泌指数)减少,达到改善糖尿病患者血糖控制能力的目的。

Miller 用低 GI 膳食控制糖尿病患者血糖水平研究发现,低 GI 食物与传统的高 GI 食物相比,降低了 HbA1c 水平(HbA1c 反映近 2~3 个月血糖指数控制状况的综合指标),对糖尿病患者的中长期血糖控制具有一定临床价值。研究观察还发现 HbA1c 每降低 1%,糖尿病并发症(如心肌梗死、脑卒中、截肢、视网膜脱落、白内障)发病率下降 21%,说明恰当控制血糖可预防糖尿病患者发生微血管并发症的危险,即长期低 GI 饮食可以减少糖尿病患者的慢性并发症。

国内一些观察发现,与传统的糖尿病饮食方法比较,用 GI 知识教育及摄入低 GI 食物,糖尿病患者的血糖、血脂更容易达到理想水平。另有研究发现,睡前食用低 GI 食物,第二天清晨空腹血糖维持稳定并防止了夜间低血糖的发生。

对糖尿病尤其是 2 型糖尿病患者,保持稳定的血糖浓度,血糖波动小及尽可能保存胰腺中残存的 β 细胞(分泌胰岛素的细胞)功能才是理想状况。摄入燕麦、荞麦、玉米等全谷类低 GI 食物,其在肠道消化缓慢、吸收少,葡萄糖进入血液的峰值低,下降速度慢,减少整体胰岛素需求,有助于控制血糖,同时保护了残存的 β 细胞,延缓糖尿病的进展。由此,糖尿病患者经常吃些低 GI 的食物,可以有效控制血糖,减少慢性并发症发生;同时可以扩大食物的选择范围。但值得提醒的是,糖尿病患者应做到固定碳水化合物量,兼顾碳水化合物品种,摄入低 GI 食物的数量应不超过每日规定摄入的碳水化合物的数量。

《中国糖尿病医学营养治疗指南》(2013 年版)提出糖尿病患者每日碳水化合物供能比 45%~60%,如碳水化合物的来源为低 GI 食物,其供能比可达 60%。

三、蛋白质

(一) 蛋白质对人体的作用

蛋白质是人体必需的营养素,从自然界动物、植物组织中获取的蛋白质,其元素组成有:碳、氢、氧、氮、硫,有些蛋白质还含有磷、铁、锌、碘等,蛋白质是人体氮的唯一来源,碳水化合物和脂肪不能替代。大多数蛋白质的含氮量接近,平均为 16%,每克氮相当于 6.25g 蛋白质。人体蛋白质处于动态平衡,以达到组织始终处于不断更新及修复状态的目的,肠道与骨髓内蛋白质更新速度最快,通常,人体每天约更新 3% 蛋白质。

1. **构成人体组织成分** 蛋白质是构成人体组织、器官的重要成分,人体组织中如肌肉、心脏、肝脏、肾脏含有丰富的蛋白质,骨骼、牙齿、指甲、毛发等也含有较多的蛋白质,除水分外,蛋白质占细胞内物质的 80%,细胞膜到细胞内各种结构均含有蛋白质。

2. **构成人体内新陈代谢重要物质** 酶是蛋白质的表现形式,它在体内促进一切物质的合成与分解,如胰岛素,它是调整血糖,促进脂肪及蛋白质合成的酶;许多激素也是少不了蛋白质,如甲状腺激素、肾上腺激素、性激素等含有丰富的蛋白质,它们对于调节生理过程、维持体内环境稳定必不可少;人体内抗体的形成不可缺少蛋白质,抗体对抵御外来微生物的侵害发挥着重要的作用;细胞膜和血液中蛋白质承担着各类物质运输及交换的任务,血液的凝固、防治出血需要凝血酶的参与;体液渗透压及酸碱平衡的维持、视觉形成、听觉形成、人体运动、心脏的波动等均需要蛋白质的参与,由此,蛋白质是生命的物质基础,是生命的存在形式。

3. **供给热能** 当碳水化合物供给不足或人体需要热能增加时,蛋白质可以分解释放出热能供人体需要,1g 蛋白质在人体内分解产生 16.7kJ(4.0kcal)的热能。

(二) 蛋白质的来源

蛋白质的来源可分为动物蛋白和植物蛋白两大类。

1. 动物蛋白　包括畜肉类、家禽肉类、水产类（图 4-1-2）、蛋类、奶及其制品类。

（1）畜肉类：如猪、牛、羊等新鲜肌肉含有蛋白质达 15%~22%，畜肉中还含有较多的磷、硫、钾等，钙的含量不高，但吸收利用率很高；畜肉的脂肪以饱和脂肪酸为主，胆固醇在畜类瘦肉中含量较低，每 100g 含有胆固醇 70mg 左右。

（2）禽肉类：如鸡、鸭、鹅、鹌鹑、鸽等新鲜肌肉含有蛋白质 16%~20%，禽肉类脂肪含有较多的亚油酸，熔点低，易于消化；水产鱼类蛋白质

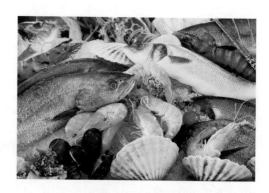

图 4-1-2　水产类

含量平均为 18% 左右，脂肪含量平均为 5%，鱼类脂肪多由不饱和脂肪构成，达 60% 以上，熔点低，通常呈液态，消化率为 95% 左右。

（3）蛋类：包括鸡蛋、鸭蛋、鹅蛋、鹌鹑蛋、鸽蛋等，其蛋白质含量为 12% 左右，蛋类蛋白质氨基酸组成与人体需要的氨基酸最接近，最易被人体吸收，生物效价最高达 94，是其他食物蛋白质的 1.4 倍左右。蛋黄中的胆固醇含量高，同时蛋黄中含有磷脂、甜菜碱，具有降低血脂和预防动脉粥样硬化的作用。

（4）奶及其制品：包括牛奶、羊奶、酸奶、奶粉等。牛奶的蛋白质含量约为 3%。

2. 植物蛋白　包括谷类含蛋白质 8%~10%，大豆含蛋白质 36%~40%，大豆蛋白质氨基酸组成比较合理，易被人体吸收，是植物蛋白质中非常好的蛋白质来源。

（三）糖尿病患者蛋白质的供给

糖尿病患者摄入蛋白质占总热能 15%~20% 为宜，成人按每天 1.0~1.2g/kg；孕妇、哺乳期女性如肝肾功能良好，每天按 1.5~2.0g/kg；儿童处于生长发育期，每天蛋白质摄入量 2.0~3.0g/kg；糖尿病合并肾功能不全时，蛋白质摄入量应减少。根据肾功能指标中的血肌酐指数的水平，每日按 0.5~0.8g/kg 给予，同时动物蛋白摄入量增加至 2/3，植物蛋白摄入量为 1/3，也就是说此时，不仅减少蛋白质摄入量，而且减少黄豆、豆腐、百叶、面筋等植物蛋白质摄入量，以达到减轻肾脏负担。

四、脂肪

（一）脂肪对人体的作用

脂类是人体必需的营养素，重要的脂类主要有甘油三酯、磷脂和固醇类。食物中的脂类 95% 是甘油三酯，5% 是其他脂类。人体贮存的脂类中甘油三酯高达 99%。通常说的脂肪包括脂和油，常温下呈固体状态称"脂"，呈液体状态称"油"。脂和油均由碳、氢、氧三种元素组成。日常人们食用的动、植物油如猪油、牛油、菜籽油、花生油、大豆油、芝麻油都属于脂肪和油。

1. 脂类包括脂肪和类脂　脂肪又称甘油三酯，它是由 1 分子甘油和 3 分子脂肪酸结合而成。膳食脂肪主要为甘油三酯。天然脂肪酸的种类很多，不同脂肪酸组成的脂肪对人体的作用有所不同。通常由 4~12 个碳原子组成的脂肪酸称为饱和脂肪酸，碳链更长并且增加 1 个甚至 2 个以上双键，称为不饱和脂肪酸。

类脂包括磷脂和固醇类。①磷脂：有两类。一类是磷酸甘油酯，包括磷脂酸、卵磷脂、脑

磷脂等,另一类为神经鞘脂。②固醇类:它是一些固醇类激素的前体,如 7- 脱氢胆固醇即为维生素 D_3 的前体。胆固醇是人体中主要的固醇类化合物。

2. 脂类对人体的主要作用 脂类与碳水化合物、蛋白质共同组成人体三大产能营养素。脂类也是构成人体细胞的重要成分,如细胞膜、神经鞘膜均须由脂类参与构成。

(1)构成身体成分:正常人体按体重计算含脂量为 14%~19%,肥胖者可达 30%,甚至高达 60%。脂类绝大部分以甘油三酯形式储存于脂肪组织中。脂肪组织中含有的脂肪细胞,多分布在腹腔、皮下、肌纤维间,这部分脂肪称为贮存脂肪,可受营养状况和机体活动的营养而增减,又称为可变脂。皮下脂肪可以起到保温作用,以保持正常体温;而内脏的脂肪对器官的支撑与衬垫,保护内脏受外力损伤。脂类,特别是磷脂和胆固醇,是所有生物膜的重要组成部分,生物膜上许多酶蛋白均与脂类结合发挥重要的作用。

(2)供应热能:储存的脂肪常处于分解供能与合成贮能的动态平衡中。1g 脂肪在人体内氧化分解可产生 37.56kJ(9kcal)热能。

(3)提供必需脂肪酸:必需脂肪酸包括亚油酸、亚麻酸,亚油酸是合成前列腺素的前体,它在体内有多种生理功能;亚麻酸是合成视网膜光受体物质合成中的前体。若长期必需脂肪酸摄入不足,可引起生长缓慢、生殖障碍、皮肤受损(出现湿疹)等。

此外,脂肪还可促进脂溶性维生素的吸收;节约蛋白质;脂肪还可增加膳食美味和增加饱腹感。

(二)脂肪的来源

脂肪来源包括食用油、动物性脂肪和坚果类(图 4-1-3)。动物性食物中畜肉类脂肪含量最高,达 30%~90%,且为饱和脂肪酸;禽肉的脂肪含量一般不超过 10%;鱼类的脂肪含量在 10%以下,且不饱和脂肪酸为主;全蛋的脂肪含量为10% 左右。植物性食物中以坚果如花生、瓜子、芝麻等含脂肪量较高,可达 50% 以上,但其脂肪组成以亚油酸为主,是不饱和脂肪酸的重要来源。

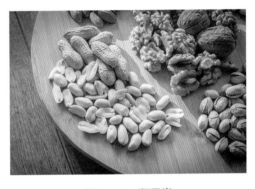

图 4-1-3　坚果类

(三)糖尿病患者脂肪的供给

糖尿病患者脂肪摄入过多,容易造成热能摄入超量,阻碍血糖控制,此外,容易引起血脂代谢紊乱,即高胆固醇血症和高甘油三酯血症,发生动脉粥样硬化,引发心脑血管疾病。现已证实:血液中一种损坏血管的胆固醇,又称"坏"胆固醇——低密度脂蛋白(low-density lipoprotein,LDL)升高,同时一种保护血管的胆固醇,又称"好"胆固醇——高密度脂蛋白(high-density lipoprotein,HDL)降低,增加冠心病、高血压等心脑血管疾病的发生。多项研究分析表明,膳食脂肪调整方案一:给予每日饱和脂肪酸(SFA)占总热能 10%,胆固醇摄入量小于 300mg 时,血浆总胆固醇下降 10%,LDL 下降 12%,甘油三酯下降 8%;膳食脂肪调整方案二:给予 SFA 占总热能 7%,胆固醇摄入量小于 200mg 时,血浆总胆固醇下降 13%,LDL下降 16%,甘油三酯下降 8%。结果显示 SFA 和胆固醇摄入量是引起糖尿病患者血浆 LDL 和总胆固醇升高的主要膳食因素。由此,糖尿病患者脂肪调控的首要原则是限制 SFA 和胆固醇摄入量。随着人们对不同脂肪酸认识的深入,研究发现适量增加单不饱和脂肪酸(MUFA)摄入量,可降低血浆 LDL 和胆固醇水平;多不饱和脂肪酸(PUFA)与 SFA 比较研究表明,PUFA 组的血浆 LDL 和总胆固醇水平均较 SFA 组显著下降。此外,调查显示反式脂肪酸摄入增加,具有升高血浆 LDL 水平,降低血浆高密度脂蛋白(HDL)。

对糖尿病患者,在总脂肪摄入限定范围,适量增加单不饱和脂肪酸供热能均应大于10%,饱和脂肪酸以及多不饱和脂肪酸供热能均应不超过 10%,单不饱和脂肪酸提供10%~15% 热能,胆固醇摄入应小于 300mg/d。限制看得出的脂肪摄入,如每日植物油用量20~25g 较适宜,控制猪、牛、羊等畜肉脂肪的摄入;同时也要减少看不出的脂肪摄入,如排骨汤、蹄髈汤、高油鸡汤等荤汤的摄入;此外,应减少反式脂肪酸的摄入。对于糖尿病合并高胆固醇血症患者,每日胆固醇摄入量小于 200mg。

五、膳食纤维

(一) 膳食纤维的定义和分类

1. **定义** 一类含有纤维素、β- 葡聚糖、果胶等物质不能被人体消化、吸收的碳水化合物。

2. **分类** 目前认为难于被小肠消化分解的多糖成分有:非淀粉多糖,包括纤维素、半纤维素;亲水胶体物质,如树胶和海藻多糖等;抗性淀粉、糖醇、低聚糖、木质素、氨基多糖,也称甲壳素。根据膳食纤维能否溶于水的,将它分为可溶性膳食纤维和不溶性膳食纤维(表 4-1-4)。

表 4-1-4　食物纤维种类、来源和主要功能

食物纤维种类	来源	主要功能
不溶性		
木质素	所有植物	
纤维素	所有植物麸皮中	增加粪便体积
半纤维素	小麦、黑麦、大米、蔬菜	促进胃肠蠕动
可溶性		
果胶、树胶、黏液	柑橘类,燕麦制品	延缓胃排空时间

(1) 可溶性膳食纤维:常存在于植物细胞组织中,它既可以溶解于水,又可吸水膨胀,并能被结肠中细菌分解利用。①果胶:存在于水果和蔬菜中,果胶在柑橘类和苹果中含量较多。②树胶:树胶和黏胶由不同单糖及其衍生物组成。阿拉伯胶、瓜尔胶均属于此类。③抗性淀粉:是通过工业加工改造使淀粉结构发生改变,以达到保健的目的。如加工成的直链淀粉 -脂质复合物,低能量淀粉、糖醇等,由此制出的食物可取得降低血糖的效果(即低血糖指数食品)。抗性淀粉类似于膳食纤维,不能被小肠酶溶解,但能被大肠的益生菌分解利用,益于益生菌的增殖,并且抗性淀粉的保水性低,能保持食品的干燥脆感。在日常食材中,全谷类食物如全麦、燕麦、玉米,杂豆类(图 4-1-4)如红豆、绿豆、芸豆等含有一定量的抗性淀粉,有助于稳定血糖、降低血脂,有减肥的作用。

(2) 不溶性膳食纤维:它主要包括纤维素、半纤维素和木质素。①纤维素:它是植物细胞壁的主要成分,纤维素不能被小肠消化酶分解,也不能被大肠益生菌分解,但它具有亲水性,在肠道内具有吸收水分的作用。②半纤维素:为谷类膳食纤维的主要成分,由多种糖基组成

的多糖。包括戊聚糖、木聚糖、阿拉伯木糖和半乳聚糖等,半膳食纤维能被大肠内益生菌分解。谷类中如燕麦含有可溶半纤维素中的一些成分如戊聚糖、1-4β-D 葡聚糖溶于水,可形成黏稠液,它具有降低降低血糖、血脂的功效。半纤维素大部分为不可溶性多糖,具有吸水性,可以增加大便体积,促进肠蠕动,防止便秘及减少结肠癌发生的风险。

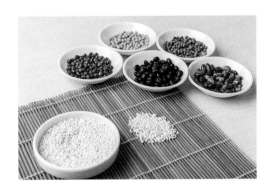

图 4-1-4　杂豆类

(二)膳食纤维的作用

1. 增加肠蠕动,利于排便,利于减少毒素和致癌物质的产生　膳食纤维中的半纤维素如 β- 葡聚糖,可溶性纤维素如果胶、树胶具有较强的吸水性,使得结肠内容物增加,刺激肠壁增加肠蠕动,利于排便。研究显示粪便的重量与食物纤维来源有关,食物中的非淀粉多糖和抗性淀粉是增加粪便重量的主要成分,麦麸中的不溶性膳食纤维增加粪便重量最多,蔬菜和蔬菜增加粪便重量次之。另外,膳食纤维中未被小肠消化的多糖部分运到大肠中被其中的细菌酵解,使大便变得松软,粪便量的增加加速其在结肠内转运,利于排便。

膳食纤维中多糖在结肠中被细菌利用酵解产生短链脂肪酸,如乙酸、丙酸、丁酸,短链脂肪酸尤其是丁酸又使结肠细胞的能量能被利用,发酵过程使肠道 pH 值降至 4.8~5.0,减少了毒素和致癌物的产生,另外,膳食纤维增加粪便的体积及促进肠蠕动排便,起到了稀释肠内毒素及加快毒素排出的作用。

2. 有助于降低血糖、血胆固醇　大多数可溶性膳食纤维如树胶、果胶及 4β-D 葡聚糖可减少小肠对糖、脂的吸收,由此减少胰岛素的分泌,胰岛素分泌、释放减少了,肝脏合成胆固醇的能力降低。另外,膳食纤维进入肠道,加快了肠蠕动,肠道中胆汁酸重吸收进入肝脏的数量减少,合成胆固醇的原料较少,起到了降低胆固醇的作用。

研究显示抗性淀粉对降低血糖效果明显。对 2 型糖尿病患者,抗性淀粉主要减低餐后血糖。大量研究已显示:用一部分富含膳食纤维的全谷类食材代替部分精加工的碳水化合物,具有降低餐后血糖,减少胰岛素的分泌,同时降低血脂的作用。

(1)控制体重和有利于减肥:可溶性膳食纤维具有较强的吸水性,增加容量,同时膳食纤维如 4β-D 葡聚糖溶于水,形成黏性溶液,膳食纤维增加了食糜的黏度,使消化酶与食糜的接触面积减小,降低了肠营养物质的消化与吸收,膳食纤维的黏稠度越大,使小肠内葡萄糖和氨基酸转运的速度减慢,有研究显示:膳食纤维黏稠度高的多糖,使糖耐量试验的血糖曲线变得平坦,由此,摄入一定量的膳食纤维,增加了胃容量,同时又减缓了食物由胃排空的速度,以此产生了饱腹感而减少热能摄入,达到了控制体重及减肥的目的。

(2)减低患结肠癌的风险:研究表明,膳食纤维具有预防结肠癌的发生。膳食纤维在肠道中被微生物发酵产生短链脂肪酸,尤其是丁酸。流行病研究显示摄入较多的含抗性淀粉的食物可减少结肠癌的发生,其主要原因是丁酸能抑制体内肿瘤细胞 G1 阶段的生长与繁殖;也具有诱导肿瘤细胞分化产生与正常细胞相似表型的作用。

(3)膳食纤维副作用:过多摄入膳食纤维会引起腹部不适,增加肠蠕动和增加产气量,影响人体对蛋白质、维生素和微量元素的吸收。

（三）糖尿病患者膳食纤维的供给

《中国糖尿病医学营养治疗指南》2013年版建议，糖尿病患者膳食纤维摄入量应达到并超过健康人群的推荐量，具体摄入膳食纤维25~30g/d，或建议每1 000kcal能量补充10~14g膳食纤维，用全谷类食物代替部分精白米面作为主食，多吃蔬菜。有益于改善餐后血糖，增强胰岛素的敏感性从而改善体内胰岛素抵抗，有益于长期的糖尿病控制。

六、维生素及其他元素

（一）糖尿病患者维生素的补充

《中国糖尿病医学营养治疗指南》2013年版建议：

（1）补充B族维生素，可改善糖尿病神经病变。

（2）补充α-硫辛酸300~600mg可改善神经传导速度及周围神经症状。

（3）已确诊糖尿病患者补充烟酸具有调节血脂、降低血磷的作用。

（4）联合补充维生素C和维生素E、镁及锌。可能有助于糖尿病患者的血糖控制，并改善肾小球功能，降低血压。

（二）糖尿病患者无机盐和微量元素的补充

《中国糖尿病医学营养治疗指南》2013年版建议：

（1）限制糖尿病患者食盐摄入量可明显降低血压。其效果接近于单用降压药物的控制水平。

（2）糖尿病患者缺乏钙和维生素D时可能对血糖产生负面影响。联合补充可有助于改善糖代谢。

（3）在有铬缺乏的糖尿病或肥胖症患者，补铬可能有益。

（4）膳食摄入足够锌可降低空腹血糖水平。

（5）膳食摄入足够镁可有助于预防胰岛素抵抗及2型糖尿病。

（曾　珊）

第二节　饮食营养处方

一、制定处方原则

糖尿病的治疗提倡综合治疗原则，其中营养干预是重要组成部分，制定一个适宜的膳食营养处方，应是能有效控制血糖在合理范围，使血压、血脂在合理区间，维持适宜体重，满足生理、生长的营养素需要，且患者能接受，乐意实施的个性化医学营养处方，其目的是能维持正常生活、学习、工作所需要的营养素，预防或延缓糖尿病并发症的发生，保持正常的生长发育。由此，在制定具体膳食调整前，需要调查评估患者的膳食营养摄入情况、患者的活动强度、体格检查、实验室检查指标、生理状况及年龄，以便更针对性地制定出营养处方。

（一）膳食营养摄入调查

需详细调查日常膳食营养摄入情况，掌握饮食习惯、膳食能量及各类营养素摄入量。而后基于糖尿病膳食治疗原则，参照"中国居民膳食营养素参考摄入量"（DRIs），评价其日常膳食摄入是否满足个体营养需要,了解饮食行为存在的主要问题。全面细致的膳食营养摄入调查不仅可以优化患者个性化营养治疗方案的可操作性,还能够为改善营养状况提供可靠依据。

1. **调查内容** 了解被调查者每日摄入食物的种类和数量,分析并计算全天总能量和供能营养素的摄入比例,详细了解所摄入营养素的数量和比例是否合适。掌握其既往饮食习惯、烹调方法和餐次安排等情况,分析其合理性并发现其中的主要问题,以在制定营养方案时加以纠正。

2. **调查方法** 最常用的是 24h 回顾法。既通过问答方式回顾性地了解调查对象过去 24h 食物实际摄入情况,并对其膳食摄入进行计算和评价,调查时,借助食物模型(或实物)和测量工具,对食物摄入量定量核算(表 4-2-1)。

表 4-2-1 24h 回顾法膳食调查表

姓名　　　　　　性别　　　　　　年龄　　　　　　联系电话
工作类型　　　　调查日期　　　　调查者

进餐时间	进餐地点	食物名称	原料名称	原料重量	烹调方法
早餐	家	牛奶	牛奶	250g	
	家	青菜包子	小麦粉	30g	蒸
			青菜	25g	
			菜籽油	2g	
			盐	1g	
	家	煮鸡蛋	鸡蛋	60g	煮
早加餐	家	苹果	苹果	200g	
午餐	家	米饭	粳米	50g	煮
	家	芹菜炒肉丝	芹菜	50g	炒
			瘦猪肉	20g	
			菜籽油	5g	
			盐	2g	
	家	糖醋包菜	包菜	100g	炒
			白糖	5g	
			食醋	2g	
			菜籽油	5g	
			盐	1g	
	家	青菜豆腐汤	青菜	50g	炖
			豆腐	25g	
			盐	1g	
午加餐	家	无盐腰果	腰果	10g	
晚餐	家	米饭	粳米	50g	煮
	家	清蒸鲈鱼	鲈鱼	50g	蒸

续表

进餐时间	进餐地点	食物名称	原料名称	原料重量	烹调方法
晚餐			料酒	2g	
			姜	2g	
			香葱	1g	
			蒸鱼豉油	2g	
		凉拌莴笋	莴笋	100g	拌
			盐	1g	
			芝麻油	2g	
晚加餐					

3. 结果评价　全日营养素摄入计算:将各食物原料按餐次、种类和可食部重量记入全日营养素摄入量统计表中,结合"食物成分表"计算每种食物所含营养素的量,并将所有食物中所含各类营养素累计相加,得到 24h 各类营养素的摄入量总和后,将计算结果与 DRIs 中同年龄、同性别、同劳动强度人群的水平比较,结合糖尿病膳食治疗原则,恰当评价营养素摄入水平和饮食习惯。统计分析后评估,分别评价患者能量、蛋白质、脂肪及碳水化合物三大产能营养素摄入是否合理,维生素及矿物质摄入是否合理,膳食的食物组成、能量来源及分布情况,评价被调查者膳食结构是否合理,分析饮食行为存在的主要问题并评价其与糖尿病是否存在潜在相关性。

(二) 人体体格检查

1. 测量身高、血压

2. 测量体重　标准体重又称理想体重,我国常用的标准体重计算公式如下:

Broca 改良公式:标准体重(kg)= 身高(cm)−105。

3. 计算体重指数(BMI)判断体型

计算公式:

$$BMI=\frac{体重(kg)}{[\,身高(m)\,]^2}$$

评价标准见表 4-2-2。

表 4-2-2　我国成人 BMI 评价标准

BMI/(kg/m^2)	营养状况	BMI/(kg/m^2)	营养状况
≥28.00	肥胖	17.00~18.49	轻度消瘦
24.00~27.99	超重	16.00~16.99	中度消瘦
18.50~23.99	正常	<16.00	重度消瘦

(1) 腰围(WC):腰围可在一定程度上反映受测者腹部皮下脂肪的厚度,是间接反映人体脂肪分布状态的简单实用的指标。国际糖尿病联盟强调了代谢综合征的诊断中腰围的核心作用,向心性肥胖是诊断代谢综合征的首要条件。我国原卫生部疾病控制司颁发的《中国成人超重和肥胖症预防控制指南》(2006 年版)中推荐,男性腰围≥85cm、女性腰围≥80cm 为

腹部脂肪蓄积的上限,即为诊断向心性肥胖的切点。

(2) 人体成分:用生物电阻抗法(BIA),基于人体相应部位的不同频率的阻抗值与一些人体成分参数的相关性,结合人体体重、年龄、性别等自然参数,建立相应阻抗与相应人体成分的经验公式,并由此推算人体成分(图 4-2-1)。人体成分测量不仅能获取更直观精确的体组成(蛋白质、脂肪、水分、无机盐等),定量分析上述成分,而且能通过分段阻抗测量法将左上肢、右上肢、左下肢、右下肢和躯干部位不同的人体成分分布准确描述。因此,人体成分测量是当今医疗健康检测领域的重要手段,其有利于糖尿病等慢性疾病的防治,同时也对合理制定营养治疗方案、科学合理健身锻炼、帮助促进疾病预后等方面起有利作用。

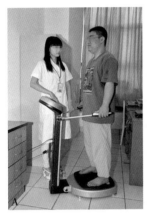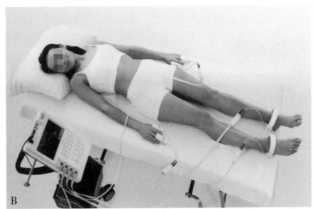

图 4-2-1　生物电阻抗法

(三) 实验室检查

由糖尿病引发的脂代谢紊乱会刺激脂肪大量分解,酮体生成增多,血胆固醇增高,血甘油三酯增高,从而诱发糖尿病血管并发症。血清甘油三酯、胆固醇、脂蛋白和一些酶学指标的测定均可反映机体的脂代谢状况和肝胆功能,为预防和治疗代谢综合征及其并发症提供依据。

血脂及肝功能代谢指标评价如下。

(1) 血清甘油三酯(TG):正常范围 <2.25mmol/L。

(2) 血清总胆固醇(TC):正常范围 <6.20mmol/L。

(3) 血清脂蛋白(a)[LP(a)]:正常范围 <300mg/L。

(4) 血清高密度脂蛋白胆固醇(HDL-C):1.03~1.55mmol/L。

(5) 血清低密度脂蛋白胆固醇(LDL-C):2.60~4.10mmol/L。

(6) 尿微量白蛋白≤30mg/L。

(四) 活动情况

中国营养学会将我国居民劳动强度分为轻、中、重体力活动水平三级,成人能量的推荐摄入量用基础代谢率(BMR)乘以不同体力活动水平系数(PAL)进行计算(具体见表 4-1-1)。

制定营养处方的原则归纳起来,进行膳食调查、体格检查、实验室检查、活动情况及生理状况(如妊娠期)、疾病状况(如糖尿病合并甲状腺功能亢进、糖尿病合并结核病、糖尿病围术期)的检测评估,根据患者的年龄、身高、体重与体型、活动强度及生理状况制定个性化的营养处方,应能达到有效控制血糖在合理范围,使血压、血脂在合理区间、维持适宜体重、满足生理、生长的营养素需要,且患者能接受,乐意实施的个性化医学营养处方,其目的是能维持正常生活、学习、工作所需要的营养素,预防或延缓糖尿病并发症的发生,保持正常的生长发育。

二、膳食营养处方的结构

人体新陈代谢需要三大产能营养素(蛋白质、脂肪和碳水化合物)、维生素、矿物质、水及膳食纤维,这些营养素人体不能合成或合成不足,必须从食物中获取。

不同的食物所含有的营养素不同且不全面,应从自然界摄入多种不同的食物,并且这些食物应合理搭配,方能满足人体的生理需要,并有益于健康。我国《黄帝内经》就提出"五谷为养,五果为助,五畜为益,五菜为充",这是我国倡导膳食平衡模式的先导。

随着时代的发展、科技的进步,人们的物质生活水平极大提高,劳动的机械化、生活的机械化,使人们生活方式发生了巨大的改变,我国民众膳食消费和营养状况由此发生了变化。2014年中国营养学会依据近年我国民众膳食营养问题和膳食模式分析及食物与健康科学证据报告,参考国际组织和其他国家膳食指南修订的经验,对我国《中国居民膳食指南(2007)》进行修订,最终形成了《中国居民膳食指南(2016)》,于2016年6月向公众发布,并推出平衡膳食宝塔。

平衡膳食直观地告诉民众每日应摄入的食物种类、合理的数量及适宜的身体活动量,使民众合理地选择食物,适当进行身体活动,以改善人们的营养和健康状况,减少或预防慢性疾病的发生,提高民众的健康素质。食物多样是平衡膳食模式的基本原则。

每天的膳食应包括谷薯类、蔬菜水果类、畜禽鱼蛋奶类、大豆及坚果类食物。糖尿病患者膳食营养摄入应以《中国居民膳食指南(2016)》为基础,同时又有它的特点。

2017年5月中国营养学会发布《中国糖尿病膳食指南(2017)》推出8项饮食建议:

(1) 吃、动平衡,合理用药,控制血糖,达到或维持健康体重。

(2) 主食定量,粗细搭配,全谷物、杂豆类占1/3。

(3) 多吃蔬菜,水果适量,种类、颜色要多样。

(4) 常吃鱼、禽,蛋类和畜肉适量,限制加工肉类。

(5) 奶类、豆类天天有,零食加餐合理选择。

(6) 清淡饮食,足量饮水,限制饮酒。

(7) 定时定量,细嚼慢咽,注意进餐顺序。

(8) 注重自我管理,定期接受个体化营养指导。

(一)成人糖尿病膳食营养处方的特点

糖尿病成年患者的膳食营养的原则是控制总热能的摄入,减轻胰岛分泌胰岛素的负担,有助于控制血糖,维持适宜的体重,预防和减少并发症的发生,能进行正常的学习、工作、娱乐。

1. 热能 糖尿病成人的热能推荐=理想体重 × 不同活动强度不同体型所需要的热能(具体见表4-1-2)。

2. 碳水化合物 每日碳水化合物供能比为45%~60%;膳食纤维摄入量可高于健康成人推荐量,推荐25~30g/d 或10~14g/1 000kcal;不推荐常规蔗糖摄入;不推荐在糖尿病饮食中添加大量果糖作为作为甜味剂,过量的果糖不利于血脂代谢。

3. **脂肪** 膳食总脂肪摄入占总热能的 25%~30% 为宜,对超重或肥胖患者脂肪供能比应控制在 30% 以内;限制饱和脂肪酸与反式脂肪酸的摄入量,饱和脂肪酸的摄入量不应该超过供能比的 10%;单不饱和脂肪酸供能宜大于总热能的 12%;多不饱和脂肪酸不宜超过供能比 10%;每日胆固醇摄入量不宜超过 300mg。

4. **蛋白质** 对肾功能正常的糖尿病,推荐蛋白质的适宜摄入量占总热能 15%~20%,大豆蛋白较动物蛋白更有利于降低血脂水平;高蛋白膳食在短期内(3 个月内)有助于减轻体重;不建议超重或肥胖者长期食用高蛋白膳食。

根据以上提供的热能、蛋白质、脂肪、碳水化合物及其他营养素,折合成每日应摄入的食物。按照中国居民平衡膳食宝塔(2016),膳食宝塔共分五层,膳食宝塔各层位置和面积不同,反映出各类食物在膳食中的地位和应占的比例。谷薯类位于塔底第一层,成年人每人每日 250~400g;蔬菜和水果位于宝塔第二层,其中每人每日蔬菜 300~500g,水果 200~350g;畜禽、水产及蛋类动物性食物位于宝塔第三层,其中每人每日畜禽肉 40~75g,水产品 40~75g,蛋类 40~50g;奶、大豆及坚果类位于宝塔第四层,其中每人每日奶及奶制品 300g,大豆及坚果类 25~35g;盐和食用油位于宝塔第五层,其中每人每日烹调油 25~30g,盐小于 6g,另外,强调饮水,在宝塔的最底层,在温和气候条件下生活的轻体力活动的成年人每人每日饮水 1 500~1 700ml,宝塔中还建议成人每日进行相当于步行 6 000 步的身体活动。

(二)老年人糖尿病膳食营养处方的特点

老年糖尿病患者的膳食营养原则不必过度限制热能摄入,维持适宜体重,避免去脂体重丢失,供热热能应以碳水化合物为主,占总热能 45%~60%,多选用能量密度低且富含膳食纤维、低血糖生成指数(GI)的食物,以改善糖代谢和降低心血管疾病发生风险,供给足够的蛋白质,改善胰岛素分泌。减轻年龄相关的肌肉减少。

1. **热能** 老年糖尿病患者不必过度限制热能摄入及减轻体重,以避免去脂体重丢失;超重和肥胖者可保持体重稳定,推荐总热能摄入约为 30kcal/(kg·d)。

2. **碳水化合物** 供能应以碳水化合物为主,占总热能 45%~60%;无需过度严格禁食含蔗糖食物;多选择能量密度低且富含膳食纤维、低 GI 的食物,以改善糖代谢和降低心血管疾病风险。

3. **蛋白质** 蛋白质摄入建议为 1.0~1.3g/(kg·d),以优质蛋白为主,可改善胰岛素分泌,减轻年龄相关的肌肉减少等。

4. **脂肪摄入** 同成人。

5. **维生素和无机盐** 特别针对长期食物或营养素摄入不足的老年糖尿病患者,每日补充负荷维生素和无机盐可能有益。

按照中国居民平衡膳食宝塔(2016),老年人谷薯类每人每日 200~350g;每人每日蔬菜 300~500g,水果 200~350g;每人每日畜禽肉 25~75g,水产品 40~75g,蛋类 40~50g;每人每日奶及奶制品 300g,大豆及坚果类 25~35g;盐和食用油位于宝塔第五层,其中每人每日烹调油 20~30g,盐小于 6g,另外,强调饮水,老年人每人每日饮水 1 500~1 700ml,应少量多饮,主动饮水,首选温热的白开水。

(三)儿童、青少年糖尿病膳食营养处方的特点

儿童、青少年处于生长发育过程当中,孩子的饮食习惯不尽相同,这就需要结合糖尿病患儿的饮食习惯、营养需要来选择食材,制定适合不同年龄段的饮食,来满足儿童、青少年的健康成长。在食物选择上坚持食物多样和平衡膳食,学会合理搭配。

1. **热量及三大能量营养素与供能比**　国际儿童青少年糖尿病协会(International Society of Pediatric and Adolescent Diabetes,ISPAD)建议的能量分配比例为:碳水化合物占 50%~55%,为中等量蔗糖(高达 10% 总能量)。脂肪占 30%~35%,为 10% 的饱和脂肪酸 + 反式脂肪酸;10% 多不饱和脂肪酸;10% 单不饱和脂肪(高达 20% 的总能量);n-3 脂肪酸(顺式构型)0.15g/d。蛋白质占 10%~15%,婴儿 2g/(kg·d),幼儿期至青春前期 1g/(kg·d),青春后期 0.8~0.9g/(kg·d)。我国专家推荐,能量分配比例为:碳水化合物占 50%~60%,2 岁的儿童或青少年的脂肪量不应该超过总能量的 30%,饱和脂肪的比例低于 10%,多不饱和脂肪低于 10%,单不饱和脂肪占 10%~15%,蛋白质占 15%~20%。

2. **不同年龄糖尿病患儿能量估算**　根据糖尿病医学营养治疗原则,糖尿病患儿每天提供能量和营养素充足平衡的处方如表 4-2-3 所示。

表 4-2-3　儿童和青少年每天所需能量的计算方法

年龄 / 岁	能量需要
0~12	每目总热量:应供给充足,按照以下公式进行计算,随年龄增长及时调整:全日总热卡 =1 000+ 年龄 ×(70~100),决定 70~100 系数的因素,与年龄、胖瘦程度、活动量大小以及平日饮食习惯有关。年龄较小的用量较大,较胖儿童热量给予较低,活动量大应适当增加热能摄入。可以参考以下系数安排每日热能。≤3 岁: ×(95~100);4~6 岁: ×(85~90);7~10 岁: ×(80~85);>10 岁: ×(70~80)
12~15	1 500~2 000kcal,1 2 岁以后每年增加 100kcal
15~20	女性:2 000~2 500kcal,12 岁后每年增加 200kcal;男性:29~33kcal/kg 理想体重 女性为 29~33kcal/kg 理想体重;男性为 33~40kcal/kg 理想体重

3. **不同年龄段每天摄入总热量及饮食分配**　为了便于安排患儿的饮食,结合《中国居民膳食指南(2016)》和一些糖尿病相关资料,制定了"不同年龄段每天摄入总热量表",可以作为参考(表 4-2-4)。

表 4-2-4　不同年龄段每天摄入总热量表

年龄 / 岁	每日热量 / kcal	谷类 / g	蔬菜类 / g	水果 / g	畜禽肉类 / g	水产 / g	蛋类 / g	豆类 / g	牛奶 / g	植物油 / g
1	1 000	75	250	150	25		25	5	500	15~20
2	1 100	100	250	150	25		25	5	500	15~20
3	1 200	100	250	150	50		25	15	500	15~20
4~5	1 300	125	250	150	50		25	15	300	20~25
6~7	1 400	150	500	150	75		25	25	300	20~25
7~8	1 500	175	500	200	75		25	25	300	20~25
8~9	1 600	200	500	200	75		25	25	300	20~25
9~10	1 700	200	500	200	50	50	50	25	300	25
10~11	1 800	225	500	200	50	50	50	25	300	25
11~12	1 900	250	500	200	50	50	50	25	300	25

续表

年龄/岁	每日热量/kcal	谷类/g	蔬菜类/g	水果/g	畜禽肉类/g	水产/g	蛋类/g	豆类/g	牛奶/g	植物油/g
12~14	2 000	250	500	300	75	75	50	25	300	25
14~18	2 200	275	500	300	75	75	50	25	300	25
	2 400	300	500	300	75	75	50	25	300	30

注:由于个体存在差异,根据年龄选择热量仅仅作为参考,具体可以医师及营养师指导下制定个体化的饮食方案

表 4-2-4 中食物为生长可食部分,谷类食物中最好 1/2 以上为全谷类,可以部分用薯类代替,绿色蔬菜应占 1/2 以上,豆类的量相当于干黄豆的量,蔬菜以含糖 1%~3% 的蔬菜为代表,奶类可以选择低脂或脱脂奶(2 岁以上儿童)。

(四)妊娠糖尿病膳食营养处方特点

妊娠糖尿病营养的目的是使血糖控制在正常范围,保证孕妇和胎儿合理营养摄入,减少母儿并发症的发生。

1. 热能摄入应适度,以保证适宜体重增加,孕期不宜出现体重下降,对妊娠糖尿病超重或肥胖者,应合理控制体重增长速度。

2. 应加强代谢监测以避免脂肪动员造成的饥饿性酮症或酮症酸中毒,脂代谢异常或其他孕期并发症。

3. 少量多餐,选择低 GI 食物或应用糖尿病适宜配方的营养代餐,有助于妊娠糖尿病血糖控制及围生结局,并降低发生低血糖及能量摄入不足的风险。

4. 孕前及孕早期在平衡膳食的基础上每日额外补充 400μg 叶酸,以降低糖尿病母亲子代中发生神经管缺陷和先天畸形的风险。

5. 孕期和哺乳期应维持良好的微营养素摄入,必要时补充铁剂、钙剂和适合孕期的为营养素负荷制剂。

6. 妊娠糖尿病是未来发生 2 型糖尿病的重要危险因素,建议分娩后注意改善生活方式,进行必要的体力活动和营养治疗。

按膳食宝塔,孕早期膳食其他营养摄入如同未妊娠的同龄女性,其中强调每日需要提供 130g 碳水化合物的主食,如全麦粉 200g,以保证保组织对葡萄糖的需要,预防酮症酸中毒对胎儿的危害。

孕中晚期适量增加奶、鱼、蛋、瘦肉的摄入。孕中期开始,胎儿生长加速,需要增加营养的摄入。孕中期每日每人谷薯类 200~250g,蔬菜类 300~500g;水果 200~400g;鱼、蛋、瘦肉类 150~200g;牛奶 300~500ml;大豆类 15g,坚果 10g;烹调油 25g;食盐 6g。

孕晚期除了每日每人鱼、蛋、瘦肉类 200~250g 外,其余同孕中期。

三、膳食营养处方实践

(一)适宜体重人群营养处方中三大产能营养素及食物品种和数量搭配

1. **糖尿病成人热能推荐** 理想体重 × 不同活动强度所需要热能。

2. **碳水化合物** 每日碳水化合物供能比为 45%~60%;膳食纤维摄入量可高于健康成

人推荐量,推荐 25~30g/d 或 10~14g/1 000kcal;不推荐常规蔗糖摄入;不推荐在糖尿病饮食中添加大量果糖作为甜味剂,过量的果糖不利于血脂代谢。

3. 膳食总脂肪摄入　占总热能的 25%~30% 为宜,限制饱和脂肪酸与反式脂肪酸的摄入量,饱和脂肪酸的摄入量不应该超过供能比的 10%;单不饱和脂肪酸供能宜大于总热能的12%;多不饱和脂肪酸不宜超过供能比 10%,每日胆固醇摄入量不宜超过 300mg。

4. 推荐蛋白质适宜摄入量　占总热能 15%~20%,具体食物选择:以 1 800kcal/d 为例。

谷薯类:225g,其中粗杂粮 100g,薯类 200g,米面 75g。

蔬菜类:300~500g,包括绿叶菜占 1/2。

水果:200g。

畜禽肉:50g;水产:50g;蛋类:50g。

大豆类:25g。

牛奶:300ml。

烹调油:25g。

(二) 肥胖人群营养处方中三大产能营养素及食物品种和数量搭配

1. 糖尿病肥胖者热能推荐　理想体重 × 肥胖者不同活动强度所需要热能。

2. 碳水化合物　每日碳水化合物供能比 45%~60%;膳食纤维摄入量可高于健康成人推荐量,推荐 25~30g/d 或 10~14g/1 000kcal。

3. 膳食总脂肪摄入　占总热能的 25% 为宜,限制饱和脂肪酸与反式脂肪酸的摄入量,饱和脂肪酸的摄入量不应该超过供能比的 10%;单不饱和脂肪酸供能易大于总热能的 12%;多不饱和脂肪酸不宜超过供能比 10%;每日胆固醇摄入量不宜超过 300mg。

4. 推荐蛋白质适宜摄入量　占总热能 15%~20%,具体食物选择:以 1 400kcal/d 为例。

谷薯类:150g,其中粗杂粮 50g,薯类 200g,米面 50g。

蔬菜类:300~500g,包括绿叶菜占 1/2。

水果:150g。

畜禽肉:25g;水产:50g;蛋类:25g。

大豆类:25g。

牛奶:300ml。

烹调油:20g。

(曾珊　穆娟　王瑾)

第三节　等值热能食物交换份

食物的营养价值是指某种食品所含营养素和能量能满足人体营养需求的程度,其高低取决于该种类食物中营养素种类是否齐全、各营养素数量多少、相互配比是否合适以及是否容易被消化吸收和利用。对于糖尿病患者而言,制定饮食处方除了需要考虑各类食物所含营养素的种类及含量、营养素的质量、食物利用率以外,该食物的血糖指数与血糖负荷是另一个关注重点。由于不同种类的食物所含营养素种类和数量不同,故其营养价值也不尽相同,并且人类饮食属于复合膳食模式,需要合理选用、搭配多种食物种类。根据各类食物相近的营养素组成,参考《中国居民膳食指南(2016)》,在此将食物分为六大类,第一类为谷、薯、杂豆类,第二类为蔬菜类食物,第三类为水果,第四类为肉类、鱼类、虾类、蛋类食物,第五类为豆类、乳类及其制品类食物,第六类为油脂类及坚果类食物。

一、常食用等值谷、薯、杂豆类食物交换表

详见表 4-3-1、图 4-3-1。

表 4-3-1　常食用谷、薯、杂豆类食物交换表（每种食物每份热能为 90kcal）

类别	代表食物	每份重量/g	能量/kcal	蛋白质/g	脂肪/g	碳水化合物/g	硫胺素/mg	钙/mg
谷类	大米	25	90	1.9	0.15	19.0	0.04	2.75
	面粉	25	90	2.8	0.38	17.9	0.07	7.75
	荞麦	25	90	2.6	0.64	18.6	0.04	13.16
	白馒头	41	90	2.9	0.52	18.7	0.02	15.58
	粳米饭	77	90	2.0	0.23	20.0	0.00	0.00
薯类	马铃薯	100	90	2.4	0.24	19.5	0.09	9.44
	山药	160	90	3.0	0.32	18.6	0.08	25.60
	南瓜	409	90	2.9	0.41	18.4	0.12	65.44
杂豆	红豆	29	90	5.9	0.17	16.2	0.05	21.46
	豌豆	29	90	5.9	0.32	16.1	0.14	28.13

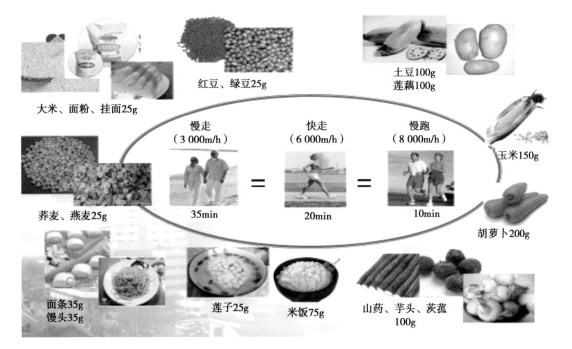

图 4-3-1　常用谷、薯、杂豆类食物热能

二、常用蔬菜类食物交换份法

详见表 4-3-2。

表 4-3-2　常用蔬菜类食物交换表(每种食物每份热能为 90kcal)

类别	代表食物	每份重量 /g	能量 /kcal	蛋白质 /g	脂肪 /g	碳水化合物 /g	胡萝卜素 /μg	核黄素 /mg	维生素C/mg	钠 /mg	钾 /mg	钙 /mg	铁 /mg
叶类	青菜	600	90	9.0	1.8	9.6	10 080	0.54	168	441	1 068	540	11.4
	菠菜	375	90	9.8	1.1	10.5	10 950	0.41	120	320	1 166	248	10.9
	苋菜	290	90	8.1	1.2	11.9	4 321	0.29	87	123	986	516	8.4
根茎	白萝卜	429	90	3.9	0.4	17.2	86	0.13	90	265	742	154	2.1
	胡萝卜	243	90	2.4	0.5	18.7	10 035	0.07	31	173	462	78	2.4
瓜茄	番茄	474	90	4.3	0.9	16.6	2 607	0.14	90	24	773	47	1.9
	葫芦	600	90	4.2	0.6	16.2	240	0.06	66	4	522	96	2.4
	甜椒	410	90	4.1	0.8	16.4	1 394	0.12	295	14	582	57	3.3
鲜豆	四季豆	321	90	6.4	1.3	13.5	674	0.22	19	28	395	135	4.8
	扁豆	243	90	6.6	0.5	14.8	365	0.17	32	9	433	92	4.6
花芽	绿豆芽	500	90	10.5	0.5	10.5	100	0.30	30	22	340	45	3.0
	豌豆苗	265	90	10.6	2.1	7.2	7 068	0.29	178	49	588	106	11.1
菌藻	草菇	391	90	10.6	0.8	10.6	0	1.33	0	285	700	66	5.1
	木耳 (水发)	430	90	6.5	0.9	14.6	0	0.00	4	37	224	146	23.7
	海带	750	90	9.0	0.8	12.0	0	1.13	0	65	1 845	345	6.8

三、常用水果类食物交换份法

详见表 4-3-3。

四、常食用等值肉类、鱼类、虾类、蛋类食物交换份

每种食物每份热能为 90kcal,详见表 4-3-4。

五、常用豆类、乳类及其制品类食物交换份法

详见表 4-3-5。

六、常用油脂类及坚果类食物交换份法

详见表 4-3-6。

表 4-3-3 常用水果类食物交换表（每种食物每份热能为 90kcal）

代表食物	每份重量/g	能量/kcal	碳水化合物/g	蛋白质/g	脂肪/g	胡萝卜素/μg	核黄素/mg	维生素C/mg	钠/mg	钾/mg	钙/mg	铁/mg	锌/mg
苹果	173	90	21.3	0.3	0.3	35	0.03	7	2.8	206	7	1.0	0.33
香蕉	100	90	20.8	1.4	0.2	60	0.04	8	0.8	256	7	0.4	0.18
猕猴桃	161	90	19.2	1.3	1.0	209	0.03	100	16.1	232	43	1.9	0.92
鸭梨	209	90	20.9	0.4	0.4	21	0.06	8	3.1	161	8	1.9	0.21
柑橘	176	90	20.2	1.2	0.4	1 566	0.07	49	2.5	271	62	0.4	0.14
桃	188	90	20.5	1.7	0.2	38	0.06	13	10.7	312	11	1.5	0.64
鲜枣	73	90	21.2	0.8	0.2	178	0.07	180	0.9	204	16	0.9	1.12
葡萄	209	90	20.7	1.0	0.4	105	0.04	52	2.7	217	10	0.8	0.38
樱桃	196	90	19.4	2.2	0.4	412	0.04	20	15.7	455	22	0.8	2.41
芒果	281	90	19.7	1.7	0.6	2 521	0.11	65	7.9	388	0	0.6	0.25
鳄梨	56	90	4.1	1.1	8.6	0	0.07	4	5.6	335	6	0.6	0.24
西瓜	360	90	19.8	2.2	0.4	1 620	0.11	22	11.2	313	29	1.1	0.36

表 4-3-4 等值肉类、鱼类、虾类、蛋类食物交换份

类别	代表食物	每份重量/g	能量/kcal	蛋白质/g	脂肪/g	碳水化合物/g	维生素A/μg	硫胺素/mg	核黄素/mg	钙/mg	铁/mg	锌/mg	硒/mg
畜类	猪肉(肥)	11	90	0.3	9.7	0.0	3.2	0.00	0.01	0.33	0.11	0.08	0.86
	猪肝	70	90	13.5	2.5	3.5	3 480.4	0.15	1.46	4.20	15.82	4.05	134.47
	猪肾	66	90	10.1	5.3	0.0	30.4	0.19	0.46	1.32	3.04	1.31	103.47
	牛肉(肥瘦)	72	90	14.3	3.0	1.4	5.0	0.03	0.10	16.56	2.38	3.41	4.64
	羊肉(肥瘦)	44	90	8.4	6.2	0.0	9.7	0.02	0.06	2.64	1.01	1.42	14.17
禽类	鸡	54	90	10.4	5.1	0.7	25.9	0.03	0.05	4.86	0.76	0.59	6.35
	鸡肝	74	90	12.3	3.6	2.1	7 706.4	0.24	0.81	5.18	8.88	1.78	28.53
	鸡肫	76	90	14.6	2.1	3.0	27.4	0.30	0.09	5.32	3.34	2.10	8.01
	鸭	38	90	5.9	7.5	0.1	19.8	0.03	0.08	2.28	0.84	0.51	4.66
	鹅	36	90	6.4	7.2	0.0	15.1	0.03	0.08	1.44	1.37	0.49	6.36
	鸽子	45	90	7.4	6.4	0.8	23.9	0.03	0.09	13.50	1.71	0.37	4.99
鱼类	鲫鱼	77	90	15.3	3.2	0.0	9.2	1.54	0.05	48.51	0.77	0.82	20.41
	青鱼	76	90	15.3	3.2	0.0	31.9	0.02	0.00	23.56	0.68	0.73	28.85
	鳊鱼	67	90	12.3	4.2	0.8	18.8	0.01	0.05	59.63	0.47	0.60	7.77
	鲈鱼	86	90	16.0	2.9	0.0	16.3	0.03	0.15	118.68	1.72	2.43	28.43
	鳕鱼	102	90	20.8	0.5	0.5	14.3	0.04	0.13	42.84	0.51	0.88	25.30
	鲑鱼	65	90	11.2	5.1	0.0	29.3	0.05	0.12	8.45	0.20	0.72	19.16
蛋类	鸡蛋	63	90	8.4	5.5	1.8	147.4	0.07	0.17	35.28	1.26	0.69	9.03
	鸭蛋	50	90	6.3	6.5	1.6	130.5	0.09	0.18	31.00	1.45	0.84	7.84

表 4-3-5　常用豆类、乳类及其制品类食物交换表（每种食物每份热能为 90kcal）

类别	代表食物	每份重量/g	能量/kcal	蛋白质/g	脂肪/g	碳水化合物/g	硫胺素/mg	核黄素/mg	钙/mg	铁/mg	磷/mg
大豆类	黄豆	25	90	8.8	4.0	4.7	0.10	0.05	47.75	2.05	116.25
	豆浆	643	90	11.6	4.5	0.0	0.13	0.13	64.30	3.22	192.90
	北豆腐	92	90	11.2	4.4	1.4	0.05	0.03	126.96	2.30	145.36
	南豆腐	158	90	9.8	4.0	3.8	0.03	0.06	183.28	2.37	142.20
	豆腐干	64	90	10.4	2.3	6.8	0.02	0.04	197.12	3.14	174.72
	豆腐乳	58	90	6.8	4.3	6.1	0.01	0.01	36.96	13.05	185.60
乳类	人乳	138	90	1.8	4.7	10.2	0.01	0.07	41.4	0.14	17.94
	牛乳	167	90	5.0	5.3	5.7	0.05	0.23	173.68	0.50	121.91
	羊乳	153	90	2.3	5.4	8.3	0.06	0.18	125.46	0.77	149.94
	酸牛乳	125	90	3.1	3.4	11.6	0.04	0.19	147.50	0.50	106.25
	全脂奶酪	27	90	6.9	6.3	1.0	0.02	0.25	216.73	0.65	88.02
	全脂奶粉	19	90	3.8	4.0	9.8	0.02	0.14	128.44	0.23	89.11

表 4-3-6　常用油脂类及坚果类食物交换表（每种食物每份热能为 90kcal）

类别	代表食物	每份重量/g	能量/kcal	蛋白质/g	脂肪/g	碳水化合物/g	硫胺素/mg	核黄素/mg	维生素E/mg	钙/mg	硒/mg
油脂类	猪油	10	90	0.0	10.0	0.0	0.00	0.00	0.5	0.0	0.0
	牛油	10	90	0.0	10.0	0.0	0.00	0.02	0.5	0.0	0.0
	羊油	10	90	0.0	9.9	0.1	0.00	0.00	0.0	0.0	0.0
	橄榄油	10	90	0.0	10.0	0.0	0.00	0.00	0.0	0.0	0.0
	花生油	10	90	0.0	10.0	0.0	0.00	0.00	4.2	1.2	0.0
	菜籽油	10	90	0.0	10.0	0.0	0.00	0.00	6.1	0.9	0.0
	色拉油	10	90	0.0	10.0	0.0	0.00	0.00	2.4	1.8	0.0
坚果类	花生仁（生）	16	90	4.0	7.1	2.6	0.02	0.02	2.9	6.2	0.6
	核桃（干）	14	90	2.1	8.2	1.3	0.02	0.02	6.0	7.8	0.6
	杏仁（炒）	15	90	3.9	7.7	1.4	0.02	0.11	0.0	21.2	0.0
	腰果	16	90	2.8	5.9	6.1	0.04	0.02	0.5	4.2	5.4
	西瓜子（炒）	16	90	5.2	7.2	1.6	0.01	0.01	0.2	4.5	3.8

七、不同热能食物交换份一览表

详见表4-3-7。

表4-3-7 不同热能食物交换份

热能/kcal	交换份	谷薯类	蔬菜类	水果类	畜禽水产	肉蛋类	乳类	豆类	油脂类
1 200	14	6.5	1	0.5	2		1.5	1	1.5
1 300	15	7.0	1	0.5	2		2.0	1	1.5
1 400	16	7.5	1	0.5	2.5		2.0	1	1.5
1 500	17	8.0	1	0.5	2.5		2.0	1	2.0
1 600	18	8.5	1	0.5	3		2.0	1	2.0
1 700	19	9.0	1	0.5	3		2.0	1.5	2.0
1 800	20	9.5	1	0.5	3.5		2.0	1.5	2.0
1 900	21	10.0	1	0.5	3.5		2.5	1.5	2.0
2 000	22	10.5	1	0.5	4.0		2.5	1.5	2.0

每一类食物每份热能 =90kcal

（曾 珊 王 瑾）

第四节 案例分析

一、成人糖尿病案例

患者基本资料:某某,男,52岁,身高173cm,体重78kg,办公室工作,体检发现:空腹血糖7.6mmol/L,餐后2h血糖11.6mmol/L,血压130/80mmHg,胆固醇4.3mmol/L,甘油三酯1.1mmol/L,余均在正常范围内。

1. 营养评价

(1) 标准体重 =173–105=68kg。

(2) BMI=78kg/1.73m^2=26.1kg/m^2,为超重体型。

2. 患者热能供给 患者是轻体力劳动,故热能 =68×25kcal/(kg·d)=1 700kcal/d。查上见表4-4-1。

表4-4-1 不同热能食物交换份一览表

热能/kcal	交换份	谷薯类	蔬菜类	水果类	畜禽水产	肉蛋类	乳类	豆类	油脂类
1 700	19	9.0	1	0.5	3		2.0	1.5	2.0

查上谷薯类交换份,谷薯类:9份≈荞麦2份50g,大米3份75g,面粉1份25g,红薯2份240g,红豆1份30g。

蔬菜类:1份500g,其中绿叶蔬菜300g,菌菇100g,其他蔬菜100g。

水果类:0.5份100g(见水果交换份)。

畜禽水产:3份,瘦猪肉1份50g,鲫鱼2份160g,鸡蛋1份60g。

乳类:2份220ml。

大豆类:1.5份200g。

烹调油:2份20g。

具体食谱举例:

早餐:	荞麦馒头	1个75g	(荞麦面25g+面粉25g)
	牛奶红豆羹	300ml	(牛奶220ml+红豆30g)
	卤鸡蛋	1个(60g)	
	拌青花菜	100g	(生抽3ml,麻油3ml,蒜2~3瓣)
9:30	茶水或黄瓜		
中餐:	二米饭	150g	(荞麦25g+大米50g)
	蘑菇青椒炒肉丝		(蘑菇50g+青椒100g+肉丝25g+胡萝卜少许)
	炒青菜	150g	
	鲫鱼豆腐汤		(鲫鱼100g+豆腐100g+木耳1g)
	食盐	2~3g	
	烹调油	10~12g	
15:30	苹果	约100g	
晚餐:	大米饭	75g	(大米50g)
	蒸芋头	约220g	
	芹菜豆干炒肉丝		(芹菜100g+豆干50g+肉丝25g)
	蒜香空心菜	150g	
	鲫鱼豆腐汤		(鲫鱼100g+豆腐100g+平菇50g)
	食盐	2~3g	
	烹调油	10~12g	

食谱交换:可按上各类食物交换份表进行相应的交换,使得每日摄入食物的种类不低于12种,每周不低于25种,达到平衡膳食的要求,满足人体各种营养素的需要。

二、儿童糖尿病案例

(一)1型糖尿病饮食安排案例

1. **患儿基本资料** 患儿小东(化名),男,4岁8个月,因"多饮多尿20天,呕吐伴精神反应差3天"到儿童医院内分泌科就诊,多次随机血糖>11.mmol/L,最高可达30mmol/L,尿葡萄糖2+,糖化血红蛋白9.5%,胰岛素10.45mU/L,C-肽0.062nmol/L。结合检查,最后确诊为1型糖尿病。患儿体重21.0kg,身高110.7cm,平时活动多。

2. **患儿营养状况评估** 小东的体重21.0kg,身高110.7cm(1.107m),根据我国的身高标准,他的身高、体重均在正常范围。根据公式,该患儿的体重指数为:$21/1.107^2 (kg/m^2)=17.1 (kg/m^2)$,也属于正常范围。

3. **患儿热能的供给** 根据糖尿病医学营养治疗,每天提供能量和营养素充足平衡的处方见表 4-2-3。

按照公式，全日总热卡 =1 000+ 年龄 ×(70~100)，4~6 岁的系数为 85~90，由于该患儿活动量较大，按 90 计算，每天应摄入热量约为：1 000+4 × 90=1 360kcal。

4. 患者食物交换份和食物品种及数量搭配　谷类 175g（全谷类占 1/2 以上），蔬菜 500g，水果 150g，禽畜肉、蛋类、海产品共计 150g，奶类 300g，大豆及制品 15g，坚果 10g，植物油 20g，盐 <4g。

5. 食谱举例

(1) 早餐：全麦面鸡蛋饼（全麦面 55g，鸡蛋 50g），拌黄瓜丝（黄瓜 100g，芝麻油 2g，盐 0.5g），低脂牛奶 200ml，核桃 10g，猕猴桃 50g。

(2) 中餐：大米黑米饭（大米 30g，黑米 30g），肉末烧豆腐（肉末 25g，豆腐 30g，菜籽油 5g，盐 1g），笋瓜西红柿炒肉片（笋瓜 100g，西红柿 100g，肉片 25g，菜籽油 5g，盐 1g），紫菜汤（紫菜 5g），葡萄 50g。

(3) 晚餐：大米小米饭（大米 30g，小米 30g）、清蒸鲈鱼（鱼肉 50g，盐 0.5g），炒素三鲜（莴笋 60g，平菇 30g，胡萝卜 10g，菜籽油 6g，盐 1g），拌菠菜（菠菜 100g，芝麻油 2g），苹果 50g。

(4) 晚上加餐：低脂牛奶 100ml。

6. 食谱营养素分析

(1) 营养素计算：见表 4-4-2。

表 4-4-2　营养素计算

能量	1 350kcal	钙	679mg
碳水化合物	186g	铁	19mg
蛋白质	59.6g	锌	8.54mg
脂肪	41.1g	维生素 C	101mg

(2) 三大能量来源比：见表 4-4-3。

表 4-4-3　三大能量来源比

碳水化合物	55%	蛋白质	18%	脂肪	27%

(3) 三餐供能比：见表 4-4-4。

表 4-4-4　三餐供能比

早餐	33%	中餐	34%	晚餐	33%

（二）2 型糖尿病饮食安排案例

1. 患儿基本资料　患儿小梅（化名），女，13 岁，因"多饮多尿半个月余"到儿童医院内分泌科就诊，随机血糖 16.7mmol/L，尿葡萄糖 +++，糖化血红蛋白 10.5%。患儿体重 65.0kg，身高 153.0cm，平时饭量较大，较少有活动。结合临床多项检查，最后确诊为 2 型糖尿病，同时伴有脂肪肝。请为患儿制定一个较为合理的参考食谱。

2. 患儿营养状况评估　患儿体重 65.0kg，身高 153.0cm（1.53m），根据我国的身高体重标准，她的身高在正常范围，体重明显超过同龄儿童。根据公式，该患儿的体重指数为：

65/1.532（kg/m²）=27.8（kg/m²），属于肥胖。

3. 患者热能的供给 由于该患儿属于肥胖，理想体重为45kg，根据糖尿病医学营养治疗原则，每天饮食提供能量和营养素充足平衡的处方见表4-2-3。

根据推荐，12~15岁女性每天总热量2 000~2 500kcal，对于已经肥胖的小梅，结合实际情况，每天可安排1 600kcal的热量，达到一定的减肥效果以后根据具体情况再进行调整，具体可咨询临床医师或临床营养师。

4. 患者食物交换份和食物品种及数量搭配 具体如下：谷类225g，蔬菜500g，水果200g，禽畜肉、蛋类、海产品共计150g，低脂奶300g，大豆及制品15g，坚果10g，油25g，盐<6g。

5. 食谱举例

（1）早餐：全麦面鸡蛋饼（全麦面75g，鸡蛋50g），拌黄瓜丝（黄瓜100g，芝麻油5g，盐0.5g），低脂牛奶200ml，核桃10g，猕猴桃50g。

（2）中餐：大米黑米饭（大米40g，黑米35g），肉末烧豆腐（肉末25g、豆腐30g、菜籽油5g、盐1g），笋瓜西红柿炒肉片（笋瓜100g，西红柿100g，肉片25g，菜籽油5g，盐1g），紫菜汤（紫菜5g），葡萄75g。

（3）晚餐：大米小米饭（大米40g，小米35g）、清蒸鲈鱼（鱼肉50g，盐0.5g），炒素三鲜（莴笋60g，平菇30g，胡萝卜10g，菜籽油6g，盐1g），拌菠菜（菠菜100g，芝麻油4g），苹果75g。

（4）晚上加餐：低脂酸奶100ml。

6. 食谱营养素分析

（1）营养素计算：见表4-4-5。

表4-4-5 营养素计算

能量	1 593kcal	钙	692mg
碳水化合物	228.3g	铁	21mg
蛋白质	64.4g	锌	9.54mg
脂肪	46.9g	维生素C	101mg

（2）三大能量来源比：见表4-4-6。

表4-4-6 三大能量来源比

碳水化合物	58%	蛋白质	16%	脂肪	26%

（3）三餐供能比：见表4-4-7。

表4-4-7 三餐供能比

早餐	34%	中餐	34%	晚餐	32%

三、妊娠糖尿病案例

1. 患者基本资料 经产妇，37岁，身高1.68m，机关工作者。孕前体重71kg，现体重

75kg。停经 24 周,行 OGTT 检测,结果如下:空腹血糖值 5.5mmol/L。

2. 患者营养状况评估 该患者诊断妊娠期糖尿病并伴有体内脂超标、内脏脂肪超标。

3. 患者热能的供给 该患者为轻体力劳动者,故每日能量摄入为(168–105)kg × 30kcal/kg+200kcal=2 100kcal。

4. 患者食物交换份及食物品种及数量搭配 每日能量 2 100kcal,共有约 23 个交换份。粮谷类 275g,蔬菜类 500g,豆制品 100g,禽肉类 130g,奶类 500g,食盐 6g,油 30g。

5. 食谱举例 见表 4-4-8。

表 4-4-8 食谱举例

餐次	菜名	食物名称	数量 /g
早餐	拌黄瓜	黄瓜	80
	豆腐脑	豆腐脑	100
	植物油	混合油	2
	杂粮面馒头	五谷	50
早点	麦麸面包	麸皮	10
		小麦粉	25
	低脂奶	牛乳	200
午餐	二米饭	小米	35
		稻米	40
	西芹百合	芹菜	100
		百合	25
	鸽肉银耳汤	鸽	50
		银耳	5
	青花菜牛柳	牛肉	50
		青花菜	100
		黄瓜	200
午点	莲子百合汤	莲子	15
		百合	15
晚餐	清蒸鲈鱼	鲈鱼	100
	炒苋菜	苋菜	150
	植物油	混合油	10
	玉米渣饭	玉米糁	35
		稻米	40
	平菇鸡蛋汤	鸡蛋	50
		平菇	100
晚点	咸切片面包	咸面包	25
	无糖酸奶	酸奶	200
其他	盐	精盐	6

6. 食谱营养素分析 见表4-4-9。

表4-4-9 营养素摄入量

营养素	摄入量	单位	营养素	摄入量	单位
能量	2 109.7	kcal	镁	676.3	mg
蛋白质	101.5	g	钠	3 567.9	mg
脂肪	64.7	g	钾	3 107.9	mg
碳水化合物	298.8	g	磷	1 714.2	mg
膳食纤维	19.1	g	胆固醇	517	mg
钙	1 137.8	mg	维生素A	2 057.8	μg
铁	33.9	mg	维生素E	17.9	mg
锌	16.9	mg	维生素B_1	1.0	mg
硒	81.5	μg	维生素B_2	2.0	mg
铜	2.5	mg	维生素C	170.2	mg
锰	6.7	mg			

四、老年人糖尿病案例

1. 患者基本资料 某某,男,70岁,身高170cm,体重50kg,退休在家,2型糖尿病5年,平素未用降糖药,饮食调整,每日行走1km。一周体检示:空腹血糖6.5mmol/L,餐后2h血糖9.5mmol/L,HbA1c6.4%,血压130/80mmHg,胆固醇4.3mmol/L,甘油三酯1.1mmol/L,余均在正常范围内。

2. 营养评价

（1）标准体重=170−105=65kg。

（2）BMI=50kg/1.70^2m=17.3kg/m^2,为消瘦体型。

3. 患者热能供给 患者是消瘦体型轻体力劳动者,故随着年龄增加,50岁以后,每增加10岁,其基础代谢率下降,热能消耗减少10%,则70岁时,热能消耗减少20%,故该患者热能给予(图4-4-1):热能=65×35kcal/(kg·d)×80%=1 820kcal/d≈1 800kcal/d。

查上见表4-4-10。

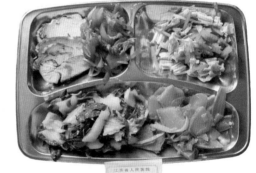

图4-4-1 1 800kcal食物举例

表4-4-10 不同热能食物交换份一览表

热能/kcal	交换份	谷薯类	蔬菜类	水果类	畜禽水产	肉蛋类	乳类	豆类	油脂类
1 800	20	9.5	1	0.5		3.5	2.0	1.5	2.0

查上谷薯类交换份,谷薯类:9.5 份≈荞麦 2 份 50g,大米 3 份 75g,面粉 1 份 25g,红薯 2 份 240g,山药 0.5 份 50g,红豆 1 份 30g。

蔬菜类:1 份 500g,其中绿叶蔬菜 300g,菌菇 100g,其他蔬菜 100g。

水果类:0.5 份 100g(见水果交换份)。

畜禽水产:3.5 份,瘦猪肉 1 份 50g,鲫鱼 2 份 160g,鸡蛋 1 份 60g,乳清蛋白粉 0.5 份 10g。

乳类:2 份 220ml。

大豆类:1.5 份 200g。

烹调油:2 份 20g。

具体食谱举例:

早餐: 燕麦片牛奶羹		(燕麦片 50g+ 牛奶 110ml)
小菜包	1 个(35g)	(面粉 25g+ 青菜 20g+ 木耳少许)
卤鸡蛋	1 个(60g)	
拌胡萝卜干丝		(胡萝卜 50 克 + 干丝 15 克 + 生抽 3ml,麻油 3ml)
9:30 乳清蛋白牛奶红豆羹		(牛奶 110ml+ 红豆 30g+ 乳清蛋白粉 10g)
蒸山药	50g	
中餐: 二米饭	100g	(荞麦 25g+ 大米 25g)
蒸红薯	120g	
蘑菇笋瓜炒肉丝		(蘑菇 50g+ 笋瓜 100g+ 肉丝 25g+ 胡萝卜少许)
炒茼蒿	150g	
鲫鱼豆腐汤		(鲫鱼 100g+ 豆腐 100g+ 木耳 1g)
食盐	2~3g	
烹调油	10~12g	
15:30 苹果	约 100g	
晚餐: 大米饭	75g	(大米 50g)
蒸红薯	约 120g	
包菜豆干炒肉丝		(包菜 100g+ 豆干 50g+ 肉丝 25g)
蒜香生菜	150g	
鲫鱼豆腐汤		(鲫鱼 100g+ 豆腐 100g+ 平菇 50g)
食盐	2~3g	
烹调油	10~12g	

食谱交换:可按上各类食物交换份表进行相应的交换,使得每日摄入食物的种类不低于 12 种,每周不低于 25 种,达到平衡膳食的要求,满足人体各种营养素的需要。

另外,老年糖尿给患者应予软烂的食物,少量多餐,易于食物的消化吸收,并进行适宜的锻炼,使体重适当增加,提高生活质量。

(曾 珊 刘长伟 穆 娟)

参 考 文 献

［1］孙桂菊,李群 . 护理营养学 . 南京:东南大学出版社,2013.

［2］杨月欣,王光亚,潘兴昌 . 中国食物成分表 2002. 北京:北京大学医学出版社,2002.

［3］蔡东联 . 实用营养学 . 北京:人民卫生出版社,2005.

［4］中国营养学会 . 中国居民膳食营养素参考摄入量速查手册(2013 版). 北京:中国标准出版社,2014.

［5］中国营养学会 . 中国居民膳食指南(2016). 北京:人民卫生出版社,2016.

第一节　运动疗法机制及效果

运动疗法是糖尿病最重要的防治方法之一,具有易操作、受环境限制少、费用低、副作用少等优点。近年来,运动疗法治疗和预防糖尿病的机制相关研究较多,包括外周机制和中枢机制两部分,具体如下述。

一、运动疗法机制

(一) 外周机制

其外周机制主要从运动疗法预防糖尿病发生、治疗糖尿病及预防糖尿病并发症发生三个方面分别阐述。

1. 运动疗法预防糖尿病发生的机制

(1) 降低外周骨骼肌和肝细胞内脂质积聚:肥胖状态下,脂肪细胞内的激素敏感性脂肪酶(hormone-sensitive lipase,HSL)活性增强,导致脂肪细胞脂质水解增强,血浆内游离脂肪酸浓度显著升高,进而导致外周非脂肪细胞(如:骨骼肌细胞)内脂质集聚,进而引起这些非脂肪细胞胰岛素抵抗。具体机制包括以下两个方面:首先,骨骼肌细胞或肝细胞内游离脂肪酸及其潜在的代谢产物(如:酰基辅酶 A、神经酰胺及甘油二酯等)可作为信号分子来激活诸如蛋白激酶 C、JUN 激酶、核因子抑制物激酶 B 等蛋白激酶,这些激酶能够通过对胰岛素受体底物(IRS)的丝氨酸进行抑制性磷酸化,来破坏胰岛素信号传导,最终引起骨骼肌细胞和肝细胞等外周靶细胞的胰岛素抵抗;其次,游离脂肪酸还可以通过直接激活 Toll 样受体 -4 来激活自然免疫反应,从而通过炎症反应途径来诱发胰岛素抵抗。Toll 样受体家族在微生物致病体的识别方面发挥重要作用的高度保守蛋白,该受体信号激活可导致促炎性因子表达增加,在全身炎症介导方面发挥重要作用。研究表明先天缺乏 Toll 样受体 -4 的小鼠能够免受全身脂质灌注诱导的胰岛素抵抗。

运动能够通过促进儿茶酚胺的分泌,增加激素敏感性脂肪酶(HSL)活性,从而促进脂肪细胞内脂质水解,水解代谢产物(如:游离脂肪酸)会从脂肪细胞转移,并被骨骼肌细胞摄取至线粒体中进行氧化,该过程中也会使游离脂肪酸进入骨骼肌细胞。目前关于运动是否能减少肥胖个体骨骼肌内的脂质积聚尚存争议,有研究表明运动联合节食并不能减少肥胖患者骨骼肌细胞内升高的脂质积聚;但也有学者认为运动能够改善游离脂肪酸的转移、摄取和氧化三者之间的协调性,从而减少骨骼肌细胞内的脂质积聚,最终改善骨骼肌细胞内脂质积聚引起的胰岛素抵抗。

(2) 减少炎症反应:全身性炎症反应是肥胖相关糖尿病的重要发病机制之一。有研究表明如肿瘤坏死因子 -α、白介素 -6、C 反应蛋白等炎性标志物在胰岛素抵抗和肥胖个体中的浓度是明显升高的,而且也有研究表明在白色脂肪组织中巨噬细胞也是有显著聚集的,这从另外一个方面提示了肥胖个体脂肪组织炎症的发生。目前认为上述炎症标志物介导胰岛素抵抗主要通过以下机制：首先，包括肿瘤坏死因子 -α 在内的多个炎性刺激可通过激活 JUN 的 N 端激酶 -1，进而导致全身多个靶组织的胰岛素受体底物 -1 的丝氨酸磷酸化，最终降低胰岛素的作用；其次，核因子 κB 激酶抑制物 β(inhibitor of nuclear factor kappa-B kinase, IκKβ) 也是肿瘤坏死因子 -α 诱导胰岛素抵抗的介导因子，研究表明转基因小鼠肝细胞内 IκK 低水平表达所致的核因子 κB 激活可以引起全身中等程度的胰岛素抵抗。IκKβ 可通过直接磷酸化胰岛素底物 -1 的抑制性丝氨酸残基和磷酸化核因子 κB(NF-κB) 的抑制物，进而激活转录因子核因子 κB，从而刺激包括肿瘤坏死因子 -α、白介素 -6 在内的多个炎性介导因子的产生。这可能会激发一个强化炎性反应的恶性循环，最终增强上述的胰岛素信号传导通路的负性调控。

近年来，研究表明运动的抗炎效应是运动防治糖尿病重要机制，主要包括以下三个方面的可能机制：①通过使减少腹腔脂肪储存，降低促炎性细胞因子(如：肿瘤坏死因子、瘦素、视黄醇结合蛋白 -4、脂质运载蛋白 -2、白介素 -6、白介素 -18、CC 趋化因子配体 -2、CXC 趋化因子配体 5 和血管生成素样蛋白 -2)的产生，最终减轻这些促炎性细胞因子引发的胰岛素抵抗；②运动时收缩的骨骼肌中产生和释放的抗炎性细胞因子增多。研究表明运动时血液中白介素 -6 水平的短暂增加好像是导致血液中抗炎性细胞因子(如：白介素 -10 和白介素 -1 受体拮抗剂)增加的原因，它也能通过刺激肾上腺释放皮质醇达到抗炎作用。③运动能够降低单核细胞和巨噬细胞上的 Toll 样受体表达，进而抑制下游促炎性细胞因子的产生、单核细胞和巨噬细胞浸润、脂肪组织及脂肪组织中巨噬细胞表型转换，并能降低血液中促炎性单核细胞的数量和增加血液中 T 调节细胞的数量，最终达到减轻全身炎性反应的程度。

(3) 运动对胰岛 β 细胞功能的影响：胰岛 β 细胞功能障碍是指 β 细胞不能通过葡萄糖转运蛋白 -2 将葡萄糖转运至细胞内或刺激胰岛素合成，导致葡萄糖刺激的 β 细胞胰岛素分泌下降的一种病理状态，在 2 型糖尿病的发病过程中发挥着重要作用，其主要原因包括肥胖、胰岛素抵抗、细胞因子诱导的炎症、过度摄取饱和脂肪酸和游离脂肪酸等。这些原因所致 β 细胞功能障碍的具体机制十分复杂，彼此之间多有交叉。例如：肥胖本身就可导致全身性炎症反应和机体高游离脂肪酸血症，全身性炎症反应产生的促炎性因子可以通过浸润胰腺组织介导胰腺 β 细胞破坏，高游离脂肪酸又可通过增加氧化应激来抑制 β 细胞线粒体内电子传递链来损害胰腺 β 细胞。

正像上述引起 β 细胞功能的功能障碍的原因是多样化的，运动对 β 细胞功能的影响可能也是多重机制的。首先，运动可能通过改善外周组织的胰岛素敏感性，从而减少对胰岛素分泌量增加的需求，来减低胰腺 β 细胞的负担。其次，动物实验结果表明运动能够减少肥胖型致 2 型糖尿病大鼠胰腺组织中的促炎性因子(如白介素 -6 和肿瘤坏死因子 -α)的聚集，达到对胰腺 β 细胞的保护机制。另外，运动也能通过减低高血糖及高血脂对胰腺 β 细胞诱发的活性氧簇蓄积，来减少对 β 细胞造成的后续损害。

2. 运动疗法治疗糖尿病的机制 上述运动预防糖尿病发生的机制同样也在运动治疗糖尿病的过程中发挥着作用。例如：运动能够通过增加机体能量的消耗，降低脂肪细胞内脂质的储存，从而减少由于肥胖导致的机体全身炎症反应，最终减少由于炎症因子对胰岛素信号传导蛋白磷酸化的抑制，增强胰岛素的生理作用。还有研究表明运动能够通过对胰岛素底物 -1 基因的转录调控和 PI-3K 表达的转录后调控的正效应，来增强胰岛素信号通路的生理效应。

除此之外,运动尚可作为单独刺激因子促进葡萄糖转运蛋白 -4(GLUT-4)转位至细胞膜上,增强对葡萄糖的摄取。具体机制如下:在基础状态下,GLUT-4 绝大多数位于细胞内的 GLUT-4 囊泡上,只有少数位于细胞膜上。细胞内 GLUT-4 囊泡分为两种类型,对运动刺激敏感的 GLUT-4 囊泡和对胰岛素刺激敏感的 GLUT-4 囊泡,分别由运动和胰岛素刺激使 GLUT-4 由细胞内的 GLUT-4 囊泡上转位至细胞膜上而发挥转运葡萄糖的作用。并且研究表明介导运动诱导 GLUT-4 囊泡上转位至细胞膜的信号通路并不同于介导胰岛素诱导 GLUT-4 囊泡上转位至细胞膜的信号通路,前者是通过腺苷酸活化蛋白激酶(5′ AMP-activated protein kinase)途径,后者则是通过磷酸肌醇 3- 激酶(PI-3K)途径,这也提示运动和胰岛素在使 GLUT-4 由 GLUT-4 囊泡转位至细胞膜上具有相互协同作用。从另一角度来说,也解释了运动疗法作为轻度糖尿病的基础疗法,对于中重度糖尿病可以减少糖尿病患者对胰岛素的需要量。

近年来随着现代生物分子学技术的发展,发现一些新的生物因子(如:瘦素、解偶联蛋白、脂联素、抵抗素等)与糖尿病糖代谢紊乱有关系。

3. 运动预防糖尿病并发症发生的机制　糖尿病患者慢性并发症主要有糖尿病脑血管病变、糖尿病心血管病变、糖尿病足、糖尿病肾病、糖尿病视网膜病变及糖尿病周围神经病变,这些并发症很大程度上主要是由于大血管或微血管病变所致。研究表明内皮功能障碍和异常血管生长在上述糖尿病并发症的发生中起着关键的作用,而这些病理生理变化与糖尿病时血管壁暴露于高血糖及高血脂,导致血管壁组织细胞内活性氧过度产生和抗氧化能力受损密切相关。

研究表明继发于糖尿病时血管壁内活性氧簇的蓄积可通过激活应激敏感的细胞内信号传导通路,如蛋白激酶 C、核因子 κB、P38 *丝裂原活化蛋白激酶*、JNK/SAPK 通路、己糖胺及多羟基化合物通路,这些细胞内信号传导通路的激活会促使一些与糖尿病并发症发生相关的下游基因的表达,进而促使糖尿病并发症的发生。研究表明蛋白激酶 C 通路激活可通过诱导血管收缩,加速血管内平滑肌细胞增殖、过度生长及血管外基质蛋白的合成加速,在糖尿病动脉血管粥样硬化的发生和进展中发挥重要作用。另外,核因子 κB 信号传导通路激活表达的血管内皮生长因子,促使异常微小血管的生长,这一机制与糖尿病肾病、视网膜病变及周围神经病变的发生有着重要的关系。

运动作为糖尿病并发症的治疗方法,主要能通过以下机制发挥作用:首先,运动能够通过增加血流介导的剪切力来上调血管内皮型一氧化氮合酶(eNOS)活性,增加一氧化氮(NO)的合成,从而使外周血管扩张和阻力下降,改善外周组织的血流灌注。其次,长期慢性规律运动尚能通过减少 NAD(P)H 氧化酶的表达,刺激自由基清除系统的抗氧化能力,来降低糖尿病个体血管壁内的活性氧簇聚集,最终延缓糖尿病血管病变的发展。另外,尚有研究显示运动能够降低主动脉的血管僵硬度,目前确切机制尚不清楚,可能与运动能降低血管壁内 I、III 型胶原的含量及转化生长因子 -β 的表达有关。

(二)中枢效应机制

大量的研究表明下丘脑 - 垂体 - 肾上腺轴(hypothalamic-pituitary-adrenal axis,HPA)功能状态与糖尿病的发生及发展关系密切。较多研究显示 2 型糖尿病患者存在 HPA 功能紊乱,主要表现为皮质醇和促肾上腺皮质激素昼夜节律紊乱,皮质醇功能亢进。皮质醇作为 HPA 的终末靶腺分泌激素,能够与糖皮质激素受体结合后促进蛋白质分解进行糖异生,从而导致肝糖输出增加;另外,皮质醇尚可拮抗胰岛素诱导的外周细胞内葡萄糖转运蛋白向细胞膜上转运,降低外周细胞对葡萄糖的摄取和利用,同时,也可直接抑制葡萄糖刺激的胰岛 β 细胞释放胰岛素,最终引发胰岛素抵抗。伴有 HPA 功能紊乱的 2 型糖尿病患者其空腹血糖、糖耐量试验中餐后 2h 血糖明显高于不伴 HPA 功能紊乱的患者。

目前关于运动对糖尿病个体 HPA 功能的影响尚未完全阐明。较多研究提示短时、强度为 60%$\dot{V}O_{2max}$ 或以上的运动应激能够刺激 HPA,增加应激激素的分泌和释放,如皮质醇,这种效应会持续至运动后几小时。然而研究发现长期、规律的运动能够维持正常,甚至降低 HPA 的活动水平,这可能与慢性规律运动诱导的在脑和肾上腺水平上的适应相关。Campbell 等研究将 6 周大的 Zucker 糖尿病肥胖大鼠分成基线组、静息组和运动组 3 组,运动组大鼠经过 10 周的跑轮训练,结果发现静息组在试验第 7 周时出现高血糖,运动组血糖整个试验过程维持在正常水平,运动组大鼠在前 3 周血浆皮质酮浓度持续下降,之后的 7 周浓度较静息组,持续维持在显著低的水平,在第 10 周时,静息组大鼠下丘脑处促肾上腺皮质激素受体量较运动组下降了 40%,提示静息组 HPA 负反馈受损。另外,静息组和运动组体内促肾上腺皮质激素浓度较基线组均明显升高,但静息组肾上腺促肾上腺皮质激素受体和类固醇合成快速调节蛋白含量较运动组明显升高,提示常规运动能够通过下调肾上腺对促肾上腺皮质激素的敏感性来防止糖皮质激素的升高,最终起到预防 Zucker 糖尿病肥胖大鼠发生糖尿病的作用。

运动除了能够影响 HPA 的活动水平之外,尚可能通过其他中枢机制来影响糖尿病个体糖、脂肪代谢,其中涉及的生物因子可能有瘦素(leptin)、食欲调节肽,但其中的机制非常复杂,尚待深入研究。

现有研究表明,瘦素由外周脂肪细胞分泌蛋白,可作用于下丘脑神经核团上的瘦素受体,通过抑制神经肽 Y(neuropeptide Y,NPY)/ 刺鼠相关蛋白(agouti-related peptide,AgRP),活化厌食欲肽(α-melanocyte-stimulating hormone,α-MSH)和可卡因 - 苯丙胺调节转录肽(cocaine-and-amphetamine-regulated transcript,CART)的表达,来实现抑制食欲、增加能量消耗。同时,瘦素还作用于下丘脑激活交感神经系统引起血压增高。研究表明肥胖及 2 型糖尿病患者血清瘦素水平较正常个体显著增高,但这些患者的食欲并未减退,提示这些患者存在瘦素抵抗。运动干预能够导致 2 型糖尿病和肥胖患者的血清瘦素水平下降,但相关性分析表明运动引起这些患者的胰岛素敏感性改善并不与瘦素水平下降相关。

另外,食欲亢进是糖尿病患者的临床表现之一,主要受下丘脑处促食欲肽和厌食欲肽调控。有研究显示动物实验表明链脲佐菌素(streptozotocin,STZ)诱导的糖尿病大鼠在下丘脑室旁核和弓状核处 NPY 表达显著增高,运动干预能够降低 STZ 大鼠室旁核和弓状核处的 NPY 表达,从而可能在降低糖尿病个体食物摄取方面的欲望。Carnier 等研究发现除了临床支持、营养控制及心理综合干预外,6 个月的有氧运动联合抗阻训练组能够降低肥胖青少年血清 AgRP 水平,而单纯有氧训练组在 12 个月时才出现血清 α-MSH 浓度的上升,进一步提示运动能够调节糖尿病发病前期人员的食欲。

二、运动疗法效果

较多研究表明规律科学的运动几乎对每一个人的健康都有利,其中也包括糖尿病患者。具体而言,目前关于运动疗法治疗糖尿病效果方面的研究主要包括运动疗法治疗 1 型、2 型糖尿病,以及预防糖尿病发生、治疗糖尿病并发症几个方面,具体如下:

（一）运动疗法治疗 1 型糖尿病的效果

由于 1 型糖尿病本身发病人数较少,所以关于运动疗法治疗 1 型糖尿病的证据仍不充分。Yardley 等的荟萃分析显示 6 项随机试验,共 323 例 1 型糖尿病患者,运动频率从每周 2 次至每天进行,强度为 50%~90% 最大摄氧量,每次训练时间为 20~120min,其中 4 项试验报道运动训练可以降低 HbA1c,3 项试验显示运动能够改善 1 型糖尿病患者的心肺功能,提高患者的最大摄氧能力。1 项试验显示运动训练可以降低胰岛素用量,但 6 项试验中有 5 项试验被认为可能存在未知偏误风险,1 项试验存在高度偏误风险。尽管如此,最终结论认为运动训练是治疗 1 型糖尿病有希望的方法之一。

Häyrinen 等通过调查研究分析 99 例 1 型糖尿病患者运动量与糖尿病特异性生活质量之间的相关程度,结果发现在中等活动组和积极活动组的体重指数、HbA1c 之间没有差异,在不同运动量三组之间的糖尿病特异性生活质量方面也没有显著差异,提示运动并不能改善 1 型糖尿病患者的生活质量,分析原因可能与运动导致 1 型糖尿病患者构成更多的情感性应激有关。

（二）运动疗法治疗 2 型糖尿病的效果

美国糖尿病协会推荐 2 型糖尿病患者进行运动治疗的益处主要包括以下几个方面:降低血糖、增加胰岛素敏感性、调节血脂、减轻体重、降低胰岛素和口服药物的用量。Loreto 等对 340 例 2 型糖尿病患者进行运动健身教育和指导,与 158 例常规治疗组进行比较,2 年后随着身体活动量的增加,运动健身教育和指导组较对照组 BMI 和 HbA1c 显著改善。孙莉敏等观察长期定量运动对 2 型糖尿病患者的疗效。通过对上海市某社区 35~74 岁常住居民进行入户问卷调查,筛选出 2 型糖尿病患者 52 名,经心电图、尿常规、眼科等检查排除运动禁忌证,最后有 27 名糖尿病患者参与了为期 1 年的运动干预治疗,同时选另一社区的 29 名 2 型糖尿病患者作为对照组。结果显示 1 年运动治疗后干预组的空腹血糖较 1 年前有显著降低,平均降低 1.75mmol/ L,与对照组同期空腹血糖变化相比有显著差异。运动干预后 2 型糖尿病患者的甘油三酯和胆固醇水平降低明显,HDL 水平虽有所升高,但差异不显著。干预组的体重指数、腰臀比和血压在干预前均超过正常值,1 年干预后都有显著下降。这些表明运动是一项有效控制糖尿病患者血糖的治疗手段。

除此以外,研究尚发现运动能够改善 2 型糖尿病患者的动脉血管功能、血小板功能及心肺运动能力。Montero 等通过系统回顾分析显示 5 项随机对照研究运动对 2 型糖尿病患者动脉血管功能的影响,运动组平均每周运动 3.6 次,每次 67.5min,平均运动强度达 74.4% 最大心率,结果表明运动组臂丛动脉反映动脉内皮功能的血流介导血管扩张指数较对照组明显改善(2.23%;$P<0.000\ 1$)。研究还提示糖尿病患者较健康人群血小板更易于黏附于血管内皮并聚集,表现为血小板功能障碍,这主要是由于糖尿病状态下血小板不再对血管内皮细胞产生的一氧化氮和前列环素敏感,导致一氧化氮和前列环素的抗凝聚作用减弱,另外,糖尿病时血小板表面的黏附分子和受体表达增加,血栓素和凝血酶产生增多也参与其中。Trovati 等研究表明运动能改善糖尿病患者的血小板功能缺陷。较多研究显示有氧运动能够提高 2 型糖尿病患者的最大摄氧能力($\dot{V}O_{2max}$),并且提高的程度与平时的运动强度呈正相关。Boule 等通过对七项 2 型糖尿病患者运动研究结果进行荟萃分析,结果发现在运动强度在 $50\%~75\%\dot{V}O_{2max}$ 区间内,运动强度越大,最大摄氧量增加越明显。

在运动能够改善 2 型糖尿病患者的血糖控制、糖化血红蛋白及器官功能的基础之外,研究发现运动能够改善糖尿病患者的心理状况和生活质量。Cugusi 等观察了 18 例 2 型糖尿病患者经过 3 次 / 周,连续 12 周的运动强度为 50%~75% 最大氧气消耗的社区水上运动后,这些患者健康调查量表 36(36-item short form health survey,SF-36)评分项目中心理成分总和(mental component summary,MCS)显著增加,糖尿病问题指数(problems area in diabetes index)显著下降,体力活动水平明显增加。Williamson 等研究表明,以减轻原先体重 7%、中等强度的运动每周达到 175min 以上为目标的生活方式干预,12 周后,能明显改善肥胖或超重的 2 型糖尿病患者健康相关生活质量(health-related quality of life,HRQOL)和抑郁症状。这些研究均提示运动可以使 2 型糖尿病患者的生活质量提高。

(三) 运动疗法预防糖尿病发生的效果

运动疗法还可用于糖尿病的预防,主要是预防 2 型糖尿病的发生,这一方面的证据较多。美国糖尿病预防计划(diabetes prevention program,DPP)和芬兰糖尿病预防研究(the Finnish diabetes prevention study)研究结果发现通过控制饮食和增加体育运动等生活方式的改变可使糖尿病发生率减少 58%,在 DPP 研究中生活方式改变组比二甲双胍治疗组效果更好,二甲双胍组可使糖尿病发生率减少 31%。由此可见,运动缺乏是糖尿病主要发病因素之一,在糖尿病发病中扮演着很重要的角色。美国的一项前瞻性群组研究分别以体重指数(BMI)<30kg/m² 的 50 277 名女性和 68 497 名非糖尿病女性为对象,观察 6 年间肥胖和 2 型糖尿病的发生率。结果显示看电视的时间和运动量是肥胖及糖尿病发生的独立危险因素。每天多看电视 2h,肥胖发生增加 23%,2 型糖尿病患病风险增加 14%,疾病危险程度明显升高。同样每天增加 2h 坐位工作,肥胖发生增加 5%,糖尿病患病增加 7%。相反,每天快步走 1h,肥胖发生减少 24%,糖尿病发生减少 34%。最终研究者估计每周看电视时间 < 10h,每天步行 > 30min,肥胖发生可减少 30%,糖尿病发生可减少 43%。大庆市 629 例非糖尿病人群 6 年随访中发现,基线血糖正常、血糖水平相似的人群中 BMI>27kg/m² 者的糖尿病发病率为 BMI<24kg/m² 者的 4 倍。肥胖 2 型糖尿病患者体重减轻 10%~20% 可显著改善血糖控制和胰岛素抵抗,因此,以健康饮食和增加体力活动为主要内容的生活方式干预将有助于高危人群预防糖尿病。

(四) 阻止和预防并发症的循证医学证据

2010 年,据美国糖尿病协会(ADA)统计数据显示,3 年以上的糖尿病患者,出现并发症的概率在 46% 以上;5 年以上的糖尿病患者,出现并发症的概率在 61% 以上;10 年以上的糖尿病患者,出现并发症的概率高达 98%。2001 年中华医学会糖尿病学分会对我国大城市 24 496 例内分泌科住院糖尿病患者的并发症患病率研究结果显示,高血压为 31.9%,脑血管病变为 12.2%,心血管病变为 15.9%,糖尿病足为 5%,眼部病变为 34.3%,肾脏病变占 33.6%,神经病变为 60.3%。运动疗法作为糖尿病最重要的防治方法之一,能够通过改善外周组织的胰岛素敏感性,在预防和治疗糖尿病并发症中发挥作用。Hordern 等研究发现 1 年的运动干预能够改善 2 型糖尿病患者的心肌组织收缩和舒张速度(P<0.01),这种改变见于中等和高运动强度患者。Balducci 等研究发现连续 4 年 4h/ 周、运动强度为 50%~85% 最大心率储备的快速步行对下肢糖尿病神经病变发展的影响,结果显示对照组出现运动和感觉神经病变的概率明显高于运动干预组(17% vs 0.0%,P<0.05,以及 29.8% vs 6.45%,P<0.05),4 年内对照组的出现振动感觉阈值增高的概率显著高于运动干预组。这提示长期运动能够防止糖尿病周围神经病变的发生。Francia 等研究发现 12 周的监督下运动训练能够明显改善糖尿病足患者踝关节的跖屈和背伸的关节活动度,以及背伸和跖屈的肌肉力量,并使患者的步行速度提高 0.28m/s。

(吴军发)

参 考 文 献

[1] Hordern MD,Coombes JS,Cooney LM,et al. Effects of exercise intervention on myocardial function in type 2 diabetes. Heart,2009,95(16):1343-1349.

[2] Balducci S,Iacobellis G,Parisi L,et al.Exercise training can modify the natural history of diabetic peripheral neuropathy. J Diabetes Complications,2006,20(4):216-223.

[3] Francia P,Anichini R,De Bellis A,et al.Diabetic foot prevention:the role of exercise therapy in the treatment of limited joint mobility,muscle weakness and reduced gait speed. Ital J AnatEmbryol,2015,120(1):21-32.

第 二 节　运 动 处 方

一、运动处方原则

(一) 运动习惯调查

运动锻炼作为糖尿病治疗的"五架马车"之一,被看作一种最有效的非药物治疗方式,已经越来越得到广大糖尿病患者的肯定,在糖尿病并发症的预防和治疗中起着不可替代的作用。

通过国内的学者调查研究发现,目前我国老年糖尿病患者比较乐意选择的日常活动项目为散步、上楼梯、下棋、跳舞、打牌、骑单车、打羽毛球、园艺劳动、跑步、打乒乓球,对于老年糖尿病患者来说,散步、跳舞、骑单车、园艺劳动、跑步等运动属于中低强度运动锻炼项目,适当地进行这些运动有益于糖尿病的治疗。而下棋、打牌对降低血糖没有直接的作用,打羽毛球和乒乓球对于老年糖尿病患者来说,强度过高,但这四项活动项目占据了较大的比重,说明目前老年糖尿病患者日常运动锻炼项目的选择在科学性和安全性方面还有待于进一步改善。因此建议对老年糖尿病患者应积极宣传适宜的运动锻炼项目。

在我国患有包括糖尿病、冠心病等几种常见慢性病的老年人中,只有 56% 的慢性病患者坚持长期运动。老年糖尿病患者作为老年人群的弱势群体,长期带病状态对老年人的躯体、心理和日常活动功能的损害较大,运动的耐受能力下降较快,导致对运动产生倦怠感,运动意愿降低,运动行为怠慢,加上运动疗法的起效较缓慢,对运动的长期坚持产生较大影响。

我国目前糖尿病运动教育仍停留在常规的原则性教育阶段,距个体化运动方案的实施尚有较大差距。糖尿病量化运动处方为实施个体化运动干预提供了更多选择。我国糖尿病患者普遍知晓运动对血糖水平的影响,但对运动作用认知不够全面,对尿糖与血糖的关系认识较为模糊。研究表明,大多数 2 型糖尿病患者对运动疗法的意识和积极性都较薄弱,自我效能水平不高。由于运动疗法是非药物干预方法,较难持之以恒,且起效较慢,老年患者往往有挫败感,认为锻炼对治疗糖尿病针对性不强,还有患者认为只需饮食控制和药物治疗即可,无需进行运动。医务人员要与患者建立良好的沟通关系,树立其信心,尽量鼓励患者采用其力所能及的健身方案,如晨练、气功、太极拳等,消除患者对运动疗法的顾虑。方蕾指出,多样化、个性化的社区护理干预能有效提高患者运动积极性。对于部分坚持性差和自制力不佳的患者,可让家属监督和配合。帮助其更好地遵从医嘱,通过运动治疗有效控制血糖。2 型糖尿病患者有 29.26% 的患者从不参加专门锻炼,能坚持每天锻炼的人只有 30%~40%。说明 2 型糖尿病患者大都没形成运动惯性。老年患者运动知识缺乏,自我管理水平弱,多合并多种慢性疾病;在健身过程中可能会出现一些不良反应或意外损伤,因病程长而抑郁心理加重,对不能马上见效的运动疗法失望等,均可妨碍患者的锻炼习惯,影响了血糖的稳定。

综上所述,我国 2 型糖尿病患者运动方面自我管理能力较低,虽能掌握一定的运动知识,但对包括胰岛素使用在内的运动前后注意事项认知远远不够,运动依从性较差,大部分患者没有形成运动习惯。可见提高患者运动自我管理能力任重而道远,糖尿病管理与教育者应高度重视,对患者进行规范、细致、个体化的运动教育与干预,与饮食控制、药物治疗有机结合,并持之以恒,以达到长期控制血糖、预防并发症、提高生活质量的目的。

2012 年中华医学会糖尿病学分会制定的《中国糖尿病运动治疗指南》中指出,对于没有并发症的糖尿病患者建议进行中高强度的运动锻炼;合并心脑血管病变的糖尿病患者应该尽可能在有监督的心脏康复计划下进行适宜强度的运动;合并周围神经血管病变而没有急性溃疡形成的糖尿病患者可以进行中等强度、以活动下肢为主的运动;合并增殖性视网膜病变的糖尿病患者,应避免会明显增加眼内压及出血风险的运动;合并有轻度肾脏病变的糖尿病患者应进行低强度的运动训练。对于老年糖尿病患者应结合病情、病程及并发症等因素,考虑制定因人、因时、因病的运动治疗方案。建议针对糖尿病患者不同并发症发生情况进行相应强度的运动锻炼指导,以改善器官功能和生活质量,避免不运动。

（二）适应证

从原则上来讲,糖尿病康复的适用范围非常广泛,几乎涵盖了所有糖尿病及相关危险因素,凡是生命体征相对稳定的糖尿病患者都可以积极参与到糖尿病康复中来。所以下面列出了糖尿病康复的适应证,但是我们同时强调,糖尿病患者的适应证并非绝对,每个患者的情况会非常个体化,同时也会有进展和好转。因此,临床工作者要根据具体情况具体分析,不能一概而论。

建议开展糖尿病康复的医疗机构从下列疾病做起,积累经验,逐步扩展:

（1）病情控制稳定的 2 型糖尿病患者,血糖平稳,无低血糖,无严重并发症。

（2）体重超重的 2 型糖尿病通过运动可以降低体重。

（3）有动脉硬化、高血压、冠心病等糖尿病合并症,但病情较轻。

（4）1 型糖尿病患者在血糖平稳、无低血糖、无严重并发症,病情平稳的情况下可以进行运动。

（5）稳定期的妊娠糖尿病,在血糖平稳,胎儿稳定的情况下,可以进行运动。

（三）禁忌证

但由于糖尿病康复也存在着一定的风险,因此列出以下禁忌证供参考:

（1）血糖 >14~16mmol/L 或血糖波动较大。

（2）明显的低血糖症。

（3）糖尿病酮症酸中毒。

（4）合并糖尿病急性并发症。

（5）严重糖尿病肾病(血肌酐 >1.768mmol/L)。

（6）严重糖尿病足。

(7) 严重眼底病变。

(8) 伴有心功能不全、心律失常，且活动后加重。

(9) 新近发生的血栓。

(10) 高血压未被控制。

(11) 经常出现脑供血不足症状。

（四）运动处方制定的基本原则

1. 安全性 指合理的运动治疗改善糖尿病症状的同时，避免发生因不恰当的运动形式或强度造成的心血管事件、代谢紊乱以及骨关节韧带损伤。因此，糖尿病的运动治疗要严格掌握适应证和禁忌证。首先，医师或者专业运动治疗师，应该根据患者的心率、血压、血糖、体能、用药和并发症情况，制定糖尿病康复运动处方，实施运动时要考虑患者的运动能力和水平，运动前后要有准备运动，以避免心脑血管意外或肌肉骨骼系统损伤，以保证运动过程的安全性。安排适合的运动时间以避免一些特殊情况，并防止运动过度造成的肝肾损伤。

2. 科学性，有效性 糖尿病患者的运动必须讲究科学性，提倡患者进行中等强度以下的运动。高强度运动一方面促使心率、血压进一步升高；另一方面还促使血浆过氧化脂质增多，使机体处于氧化应激状态，加重原有脏器功能损伤。以有氧训练为主，可适当辅以力量训练，对于肥胖的糖尿病患者建议以消耗能量为目的，取长时间、低中强度的有氧耐力运动；而骨骼肌萎缩的以重建骨骼肌为主，取抗阻训练。并且运动间隔时间不宜超过 3 天。糖尿病患者应该每周至少进行中等强度有氧体力活动（50%~70% 最大心率）150min。对无禁忌证的糖尿病患者鼓励每周进行 3 次耐力运动。

3. 终身性、趣味性、多样性 糖尿病康复的运动方式应根据患者自身实际情况和喜好选择，强调多样性和趣味性，运动项目要和患者的年龄、病情、社会、经济、文化背景及体质相适应，并将有益的体力活动融入日常生活中，才能有利于糖尿病患者开始和维持运动治疗。糖尿病患者进行运动训练应持之以恒并维持终身。

4. 个体化 根据糖尿病患者的病程、严重程度、合并症等糖尿病本身的特征，并综合考虑患者的年龄、个人条件、社会家庭情况、运动环境等多种因素，制定运动方案。每个人的生活方式和运动习惯各有差异，经济文化背景、居住环境以及病情特点如并发症情况也不相同，运动处方必须体现个性化的原则。

5. 专业人员指导 专业人员包括内分泌科医师、康复医师、运动治疗师，依并发症不同可有选择性如神经科、肾科、眼科、心理科医师等。糖尿病患者进行运动治疗首先应由运动医学或康复医学专业人员进行效益 / 风险评估，了解现病史、家族史以及现有主要并发症情况，调查患者的个人生活习惯、饮食营养状态、日常生活热卡消耗分析，据此判断是否适合进行运动治疗。

6. 糖尿病康复的高危人群 包括胰岛素缺乏或血糖控制不佳；糖尿病足；增殖性视网膜病变或玻璃体积血；缺血性心脏病（IHD）；脑卒中；明显精神紧张；冠心病；外周血管疾病；没有控制的代谢性疾病如甲状腺功能亢进、黏液水肿等；神经肌肉及骨关节病；糖尿病肾脏病变；自主神经病变；安装固定型心脏起搏器者；严重电解质紊乱；急性或慢性感染性疾病。对高危人群制定运动处方需要特别慎重。

（五）注意事项

运动对于糖尿病康复是非常积极、有益的，可以改善患者的心理素质和生理状态，从而提高患者的生活质量。运动有助于控制血糖和心血管疾病的危险因素，降低病死率，延长生存时间。

糖尿病患者在进行运动时需要注意运动可能带来的相关问题，比如运动损伤。糖尿病患者容易发生下肢的应力性骨折，主要是存在神经病变、血管疾病和相应的骨密度降低。糖尿病患者也容易发生上肢损伤。例如糖尿病患者的肩周炎发病率明显高于非糖尿病人群，这些上肢问题通常是双侧的，而与神经病变无关。所有的患者在运动前需要接受周围神经病变、足部畸形和关节退行性病变的筛查，避免运动损伤。

骨骼肌损伤与运动时间和强度密切相关。这可能是由于反复的高强度碰撞损伤所致，而非急性损伤。参加正规运动项目的患者中，有 12% 的患者出现某种损伤，但是这些通常比较轻微，不会造成严重后果。向患者交代这些风险，告诉他们如何采取方法避免损伤仍然非常重要，可以通过设定实际训练目标、限制运动强度和运动时间来实现。

2 型糖尿病患者在进行剧烈运动时，特别是有胰岛素缺乏或血糖控制不佳的患者，运动可以导致短暂或者长时间的高血糖状态。而低血糖的情况通常存在于 2 型糖尿病患者在使用磺脲类或胰岛素进行治疗过程中，通常在运动当时或之后的一段时间里发生，也可能延迟到运动的 24h 后。

大部分 2 型糖尿病患者由于存在并发症或生理障碍而不能参加运动，在缺乏运动的人群中，约 15% 的人有糖尿病足、脑卒中或关节病变，30% 的人有缺血性心脏病。这些在实际情况下不推荐参加运动，运动对于这类人群来说是一种不切实际的目标。

另外，需要注意的是，从理论上讲，剧烈运动会对糖尿病相关的微血管并发症产生影响。如果患者有增殖性视网膜病变或者玻璃体积血，需要非常谨慎地避免参加剧烈的体育运动，低强度的有氧运动比较适合这类人群。对于那些糖尿病肾脏病变或者有伴随的自主神经病变的患者来讲，运动量也需要受到限制。

二、运动处方结构

(一) 运动处方概述

1. 运动形式 就目前关于运动与糖尿病的研究成果来看，有氧耐力训练和力量性训练是糖尿病患者运动方式的良好选择，建议 2 型糖尿病患者的最佳运动方案为有氧耐力训练与间歇力量性训练相结合。有氧运动和阻力运动的混合运动对 2 型糖尿病控制血糖效果更好，尤其对于血糖控制不良者。每周最好进行 2 次肌肉运动如举重训练，训练时阻力为轻或中度。联合进行抗阻运动和有氧运动可获得更大程度的代谢改善。虽然有氧运动在代谢的其他方面有改善作用，但在糖耐量和血糖长期控制方面作用并不显著。相对于常规有氧运动，完善的力量性练习方案，可动员更多的肌群参与运动。

糖尿病患者的有氧耐力运动项目以中低强度的节律性运动为好，可选择散步、慢跑、骑自行车、游泳以及全身肌肉都参与活动的中等强度的有氧体操，如医疗体操、健身操、木兰拳、太极拳等。还可适当选择娱乐性球类活动，如门球、保龄球、羽毛球等。

餐后 90min 进行运动与餐后 60min 或 30min 相比，对 T2DM 患者的即时降糖作用最强，不同运动方式对患者运动前后的血糖及血糖差值差异不大，提示运动方式并不是糖尿病患者血糖控制的决定因素，不同的运动方式只要热卡消耗相等，运动降低血糖的效果是一样的。

肥胖型糖尿病患者的运动疗法可以选择上述各类活动。但运动强度宜偏低，运动时间宜适当延长。患者可根据自己特点和爱好进行选择。

2. 运动强度　2型糖尿病患者运动时的运动强度以采用中等强度较为适宜,即相当于最大摄氧量的40%~60%。以心率表示则运动时有效心率范围为(220-年龄)×(50%~70%);而肥胖型糖尿病患者运动时的运动强度以采用较低强度为好,以利于体内脂肪的利用和消耗,即相当于最大摄氧量的40%~50%或最大心率的50%~60%,即(220-年龄)×(50%~60%),其中(220-年龄)为最大心率。运动时运动强度的大小直接关系到2型糖尿病和肥胖型糖尿病不同的锻炼效果,应注意区别对待。运动强度较低的运动,能量代谢以利用脂肪为主;运动强度中等的运动,则有明显的降低血糖和尿糖的作用。为确保锻炼安全有效,运动强度必须控制在已确定的有效范围之内,超过80%$\dot{V}O_{2max}$的运动存在一定的危险性;小于50%$\dot{V}O_{2max}$的运动对老年人和心脏病患者适宜。中老年糖尿病患者,由于并发症较多,以50%~60%$\dot{V}O_{2max}$的强度运动比较适宜。美国运动医学会(ACSM)原则上要求糖尿病患者年龄大于40岁、病程超过10年、有心血管病症状与体征应当通过运动试验获得靶心率。

自觉疲劳程度量表(rating of perceived exertion,RPE)分20级,其中12~13级相当于最大心率的60%,16级相当于90%,所以参与运动的糖尿病患者应当在11~13级的范围内运动。开始运动时,糖尿病患者在一定的心率和RPE水平的运动强度运动,掌握了心率和RPE之间的对应关系后,就可以利用RPE来调节运动强度和修订运动处方。

3. 运动时间　糖尿病患者运动应根据服药和就餐的时间开展,一般可在进餐后或者服药/注射胰岛素半小时到1小时后开展。开始阶段可以稍短,5~10min/次,以后随着机体对运动逐步适应,运动时间视患者身体条件不同逐渐延长。每次应有运动前5~10min的准备活动及运动后至少5min的放松活动。运动中有效心率的保持时间必须达到10~30min。由于运动时间和运动强度配合,影响运动量的大小,所以当运动强度较大时,运动持续时间应相应缩短;强度较小时,运动持续时间则适当延长。对于年龄小、病情轻、体力好的患者,可采用前一种较大强度、短时间的配合,而年老者和肥胖者采用一种运动强度较小、持续时间较长的运动较为合适。

血糖峰值时间前30min开始运动、持续40min和3.3METs运动强度可使2型糖尿病患者餐后峰值血糖显著降低。在所设定的各种条件下,餐后运动均可使血糖曲线下面积降低,运动改善糖尿病病史5年以上和BMI值大于26kg/m²患者血糖的效果更明显。

4. 运动频率　2型糖尿病的防治依赖于有条理的生活模式,包括减少热量摄取(如每日减少500kcal)、规律的每日锻炼(30min的有氧锻炼)、减少大于7%的体重。运动应该持之以恒,如果运动间歇超过3~4天,已经获得的胰岛素敏感性会降低,运动效果及积累作用就减少。运动频度一般以1周3~5次为宜,具体视运动量的大小而定。如果每一次的运动量较大,可间隔一两天,但不要超过3天,如果每次运动量较小且患者身体允许,则每天坚持运动一次为最理想。

（二）有氧训练运动处方

1. 运动方式选择　糖尿病患者执行运动处方时所选择的运动方式应基于每个人的健康程度和平时运动习惯。其中最有效的有氧运动是运用大群肌肉完成持续或间歇的运动。主要包括走路、慢跑、快跑、骑自行车、游泳、跳绳、划船和爬楼梯。运动方式的选择还取决于是否有相关的运动设施可供使用,如体育场馆、游泳池、健身中心等。

2. 运动频率　合理的运动频率是每周3~4次。如果每周训练次数大于3次,最大摄氧量的提高会达到平台期,同时,出现运动损伤的概率会显著增加。尽管对体力不佳的患者来说每周训练 1~2 次可能改善心肺功能,但是会引发体重的轻微降低以及对精力和耐力的影响。对于条件允许的患者来说,如果每周运动次数小于 2 次,对心肺健康的改善作用可能会非常微弱。

3. 运动持续的时间 对于提高心肺功能和最大摄氧量的耐力训练的要求与强度要求正好相反。强度越大,就越会缩短实现提高心肺功能的耐力训练。低强度、长时间的运动计划可以收到与高强度、短时间一样的效果。目前推荐 20~60min 的有氧运动,但不包括热身和结束后的整理运动。因为频率的关系,如果耐力运动超过 45min,会增加关节损伤的概率。为了避免急性损伤,应该在数周到 1 个月的周期运动后逐渐增加频率、时间和运动强度。

4. 运动强度 运动强度是一个运动处方中最重要的因素,运动强度应该根据患者的目标而量身定制。对于有氧运动来说,合理的强度应该是最大摄氧量的 50%~85%。身体状况欠佳的患者应从最大摄氧量的 40%~50% 开始。

训练强度可以运用几种方式安排,最常用的包括目标心率(THR)、计算最大摄氧量、血乳酸浓度,自觉疲劳程度量表(RPE)范畴的设定。因此,多数情况下是通过心率间接推测患者摄氧量。

计算 THR 的替代方法是使用储备心率(HRR)等式。第一步,计算 MHR,女性用 220 减去年龄,男性用 205 减去年龄的一半。第二步,决定静态心率(RHR)。第三步,计算储备心率(HRR)。HRR 是 MHR 减去 RHR。THR 是训练强度(TI)(通常为 60%~80%)与 HRR 的乘积再加上 RHR。

$$[\text{THR}=(\text{MHR}-\text{RHR})\times\%\text{TI}+\text{RHR}]$$

最大心率 =220- 年龄(女)/ 205- 年龄(男)

储备心率 = 最大心率 – 静态心率

目标心率 = 储备心率 × 训练强度 + 安静心率

心率:次 /min;年龄:岁;训练强度:最大摄氧量百分比

在运动实施过程中应遵守以下 RPE 数值。

5. 运动处方参考实例

(1) 低强度有氧耐力运动处方。①运动目的:增强有氧运动能力、降低心血管疾病风险、降低体重和减少体脂含量,同时减少患者胰岛素用量,提高机体组织对胰岛素的敏感性。②运动项目:健身走或慢跑。③运动强度:低、中,目标心率(40%~60% 最大心率)、RPE<12(轻度)。④最大摄氧量或运动测试最大功率的 40%~60%。⑤运动时间:10~15min。⑥运动频度:3~4 次 / 周。

(2) 中强度耐力运动处方。①运动目的:增强有氧运动能力、增强循环呼吸功能,增加糖和脂质代谢,降低心血管疾病风险、减体重和降低体脂含量,减少患者胰岛素用量,提高机体组织对胰岛素敏感性。②运动项目:健身走或慢跑。③运动强度:中、高,目标心率(60%~75% 最大心率)、RPE=12~13(中等),最大摄氧量或运动测试最大功率的 60%~75%。④运动时间:30min。⑤运动频度:4~5 次 / 周。

(3) 高强度间歇运动处方(患心血管病合并者禁用)。①运动目的:提高有氧和无氧运动能力,增强循环呼吸功能,增加糖和脂质代谢,降低疲劳感,减轻体重和降低体脂含量,减少患者胰岛素用量,提高机体组织对胰岛素敏感性。②运动项目:功率车或中速跑。③运动强度:高,目标心率(75%~90% 最大心率)、RPE=14~16(重度),最大摄氧量或运动测试最大功率的 75%~90%。④运动时间:2~5min,3~6 组,每组间间隔 1~2min,间隔期可以休息,也可以将强度降低（20%~30% 最大心率）。⑤运动频度：4~5 次 / 周。

（三）抗阻训练运动处方

针对于糖尿病患者的康复，早期进行抗阻力量训练的重点是给肌肉、骨骼适应的时间以减少肌肉过度疼痛和损伤的可能性。最初的抗阻负荷应设定在一个适度的水平，允许患者在没有训练的情况下达到指定的可重复范围，这对于糖尿病患者尤为重要。对糖尿病患者，训练强度应当适度降低，重复次数适当增加。一次包括 8~10 项内容的综合性训练，在15~20min 内完成，并且在充分的有氧锻炼后进行。近几年，价格便宜的训练方法已在大多数患者中得到应用，如弹力带练习、轮滑拉力器、哑铃和捆绑式沙袋等。在所有类型的抗阻力量训练中，建议参与者注意安全，预防过度训练。

1. 力量训练的运动处方实施

（1）第一步热身运动（warm up）：包含全身大肌群的静态（static）或动态（dynamic）牵伸，包含肩部肌群、肱二头肌、肱三头肌、股四头肌、腘绳肌、腓肠肌、比目鱼肌、腰腹肌群，15~30s/ 次。

（2）第二步全身大肌群抗阻力量训练：如坐姿上肢前推、肱二头肌屈伸抗阻训练、肱三头肌屈伸抗阻训练、下肢负重屈伸抗阻训练、腹肌抗阻训练、俯卧腿弯举抗阻训练、坐位下肢屈伸抗阻训练、腓肠肌抗阻训练等。

（3）第三步整理运动（cool down）：包含全身大肌群的静态（static）或动态（dynamic）牵伸，包含肩部肌群、肱二头肌、肱三头肌、股四头肌、腘绳肌、腓肠肌、比目鱼肌、腰腹肌群，15~30s/ 次。

当出现肌力下降的情况时，我们可以通过一些肌力训练的方法来增强患者的肌力，通常我们会根据个体情况以及不同的肌肉部位开出相应的运动处方。糖尿病患者康复应当选择合适的运动负荷，每次锻炼应包括 8~10 项综合性训练，在 15~20min 内完成，组间休息1~2min。

2. 力量训练处方参考实例

（1）肱二头肌屈伸抗阻训练。①运动目的：增强臂部肌肉力量、防止日常活动减少后产生的肌力下降和肌萎缩，增加机体糖脂代谢，减少骨骼肌间脂肪沉积。②运动项目：身体自然站立位，起始位双手自然下垂，手握合适重量的哑铃（<40% 1RM，RM 指最多重复次数），缓慢匀速屈肘至 90°，再缓慢放下，重复。③运动强度：（10~15）下 ×1 组。④运动时间：2min。⑤运动频度：2 次 / 周。

（2）俯卧腿弯举抗阻训练。①运动目的：增强大腿部位肌肉力量、防止日常活动减少后产生的肌力下降和肌萎缩，增加机体糖脂代谢，减少骨骼肌间脂肪沉积。②运动项目：俯卧位，选择合适负荷的弹力带（<40% 1RM），一端固定在床头，另一端固定在踝关节附近，缓慢匀速屈膝至 90°，再缓慢放下，重复。③运动强度：（10~15）下 ×1 组。④运动时间：2min。⑤运动频度：2 次 / 周。

（3）上腹肌抗阻训练。①运动目的：增强腹部肌肉力量、防止日常活动减少后产生的肌力下降和肌萎缩，增加机体糖脂代谢，减少骨骼肌间脂肪沉积。②运动项目：仰卧位，选择合适负荷的哑铃（<40% 1RM），双手上举握住哑铃保持位置，缓慢匀速卷腹至上半身与床面呈30°，再缓慢放下，重复。③运动强度：（10~15）下 ×1 组。④运动时间：2min。⑤运动频度：2 次 / 周。

（4）腓肠肌抗阻训练。①运动目的：增强小腿后群肌肉力量、防止日常活动减少后产生的肌力下降和肌萎缩，增加机体糖脂代谢，减少骨骼肌间脂肪沉积。②运动项目：长坐位，选择合适负荷的弹力带(<40% 1RM),一端手部固定,另一端固定在脚掌,缓慢匀速做跖屈动作,即用脚掌踩弹力带,再缓慢放松,重复。③运动强度:(10~15)下 × 1 组。④运动时间:2min。⑤运动频度:2 次 / 周。

(四) 柔韧性训练运动处方

柔韧性锻炼能扩大关节韧带的活动范围,有利于改善身体的灵活性和协调性,在意外事件发生时有可能避免和减轻损伤。糖尿病患者通过柔韧性锻炼可使僵硬的肌肉得到松弛,防止肌肉痉挛,减轻肌肉疲劳。在经过柔韧性锻炼后加强了肌肉韧带的营养供应,可以延缓肌肉韧带的衰老,还能延缓血管壁的弹性下降和皮肤的松弛。

1. 增强肩部柔韧性训练

(1) 运动目的:增强肩部柔韧性、防止日常活动中产生肩部肌肉拉伤。

(2) 运动项目:站立位,俯身寻找一个稳定的支持物,面对支持物,手扶一定高度,上体前俯,做下振压肩动作。

(3) 运动强度:(5~8)下 × (2~3)组。

(4) 运动时间:15min。

(5) 运动频度:3~4 次 / 周。

2. 增强腰部柔韧性训练

(1) 运动目的:增强腰部柔韧性、防止日常活动中产生腰部肌肉拉伤。

(2) 运动项目:长坐位,坐在垫子上,两腿伸直、挺胸,向前折体弯腰,两手尽量伸向前方,使胸部贴近腿部,并持续 15~30s。

(3) 运动强度:(5~8)下 × (2~3)组。

(4) 运动时间:15min。

(5) 运动频度:3~4 次 / 周。

3. 增强腿部柔韧性训练

(1) 运动目的:增强腿部柔韧性、防止日常活动中产生腿部肌肉拉伤。

(2) 运动项目:站立位,面对肋木或高的支撑物,单腿提起,脚跟放在上面,两腿伸直、立腰、收髋,上体前屈,向前向下振压,左右腿交替进行。

(3) 运动强度:(5~8)下 × (2~3)组。

(4) 运动时间:15min。

(5) 运动频度:3~4 次 / 周。

4. 柔韧性训练注意事项

(1) 要持之以恒,循序渐进。

(2) 训练前要充分做好准备活动,提高肌肉温度,避免肌肉、韧带拉伤。

(3) 柔韧性训练要适度,要注意全面协调发展,防止过分发展柔韧性,引起关节和韧带变形。

(五) 平衡协调训练运动处方

1. 平衡协调训练运动处方参考实例

(1) 增强坐位平衡能力的训练。①运动目的:增强坐位平衡能力、改善运动功能,降低日常生活中跌倒的可能性。②运动项目:交替屈髋(练习者坐在椅子上,伸手去触摸训练者放置在正前方、侧前方、正上方、侧上方、正下方、侧下方等不同的方向的物件)。③运动强度:(10~20)下 × (2~3)组。④运动时间:15min。⑤运动频度:3~4 次 / 周。

(2) 增强站立平衡能力的训练。①运动目的:增强站立平衡能力、改善运动功能,降低日常生活中跌倒的可能性。②运动项目:抛接球(练习者自然站立,伸手去接训练者从不同的角度抛来的球,并逐渐增加抛球的距离和力度)。③运动强度:(10~20)下 × (2~3)组。④运动时间:15min。⑤运动频度:3~4 次 / 周。

(3) 增强肩部协调性的训练。①运动目的:增强肩部协调性、改善运动功能,降低日常生活中受伤的可能性,提高反应判断力,发展平衡能力及协调能力。②运动项目:肩部绕环(由直立双臂上举开始。一臂直臂向前、向下、向后、向上画圆摆动,同时另一臂向后、向下、向前、向上画圆摆动,均以肩关节为轴依次进行)。③运动强度:(10~20)下 × (2~3)组。④运动时间:15min。⑤运动频度:3~4 次 / 周。

(4) 增强腿部协调性的训练。①运动目的:增强腿部协调性、改善运动功能,降低日常生活中受伤的可能性,提高反应判断力,发展平衡能力及协调能力。②运动项目:交替屈髋(仰卧于床上,膝关节伸直,左右侧交替屈髋至 90º,逐渐加快速度)。③运动强度:(10~20)下 × (2~3)组。④运动时间:15min。⑤运动频度:3~4 次 / 周。

2. 平衡和协调训练注意事项

(1) 平衡功能训练适用于具有平衡功能障碍的患者,也适用于正常人群。

(2) 当患者具有严重的糖尿病足、足部畸形和关节退行性病等,则暂不宜进行平衡训练。

(3) 训练时,要在患者旁边密切监护,以免发生跌倒;并且在训练中要给患者口令,以提示、指导或鼓励患者完成相应的动作或任务;要让患者面对镜子进行姿势矫正。

(4) 训练前、训练中和训练疗程结束后,要注意平衡功能评定,以了解存在的问题、制定或修改训练方案。

(5) 平衡协调功能训练不是孤立进行的,要同时进行相应的肌力训练、平衡功能训练等其他训练。

三、注意事项

(一) 一次运动训练课的安排

糖尿病康复在运动处方的实施过程中,每一次训练课都应包括三个部分,即准备活动部分、基本部分和整理活动部分。

1. 准备活动部分 准备活动部分的主要作用是:使身体逐渐从安静状态进入到工作(运动)状态,逐渐适应运动强度较大的训练部分的运动,避免出现心血管、呼吸等内脏器官系统突然承受较大运动负荷而引起的意外,避免肌肉、韧带、关节等运动器官的损伤。

在运动处方的实施中,准备活动部分常采用运动强度小的有氧运动和伸展性体操,如:步行、慢跑、徒手操、太极拳等。

准备活动部分的时间,可根据不同的锻炼阶段有所变化。在开始锻炼的早期阶段,准备活动的时间可为 10~15min;在锻炼的中后期,准备活动的时间可减少为 5~10min。

2. 基本部分 运动处方基本部分是运动处方的主要内容,是达到康复或健身目的的主要途径。运动处方基本部分的运动内容、运动强度、运动时间等,应按照具体运动处方的规定实施。

3. 整理活动部分 每一次按运动处方进行锻炼时,都应安排一定内容和时间的整理活动。整理活动的主要作用:避免出现因突然停止运动而引起的心血管系统、呼吸系统、自主神经系统的症状,如:头晕、恶心、"重力性休克"等。常用的整理活动有:散步、放松体操、自我按摩等。整理活动的时间一般为 5min 左右。

(二) 锻炼中运动强度的监控

在运动处方的实施过程中,应注意对运动强度的监控。一般常采用的方法有:自觉疲劳程度量表(RPE)、靶心率、MET 值及其热卡消耗等。

在使用 RPE 数值时遵循以下原则:

RPE <12(轻度),40%~60% 最大心率。

RPE=12~13(中等),60%~75% 最大心率。

RPE=14~16(重度),75%~90% 最大心率。

RPE 是一个非常实用的工具,尤其是对那些对测量脉搏感觉不适的人,主要包括心律失常患者(房颤、房扑)以及需要使用药物控制心率的患者(β受体阻滞剂、钙离子通道拮抗剂)。自觉疲劳程度量表(RPE)(表 5-2-1)可以在不干扰有氧运动的同时有效且准确地评估。

表 5-2-1 RPE

评分	用力程度	评分	用力程度
6	完全没有用力的感觉	14	
7	非常轻松	15	累
8		16	
9	很轻松	17	很累
10		18	
11	较轻松	19	非常累
12		20	
13	有点累		

研究表明,有氧运动心率有一个特定的范围,而且在运动中,最好还要使心率维持在这个特定的范围内,并延续一定的时间,才能获得锻炼的理想效果。在运动处方实施过程中,一般来说达最大运动强度时的心率称为最大心率,达最大功能的 60%~70% 时的心率称为"靶心率"或称为"运动中的适宜心率",日本称为"目标心率",是指能获得最佳效果并能确保安全的运动心率。为精确地确定各个患者的适宜心率,须做运动负荷试验,测定运动中可以达到的最大心率或做症状限制性运动试验以确定最大心率,该心率的 70%~85% 为运动的适宜心率。用靶心率控制运动强度是简便易行的方法,具体推算的方法有:

以最大心率的 65%~85% 为靶心率,即:靶心率 =(220- 年龄)× 65%(或 85%)。年龄在 50 岁以上,有慢性病史的,可用:靶心率 =170- 年龄;经常参加体育锻炼的人可用:靶心率 =180- 年龄。例如:年龄为 40 岁的健康人,其最大运动心率为:220-40=180 次 /min;适宜运动心率为:下限为 180×65%=117 次 /min,上限为 180×85%=153 次 /min,即锻炼时心率在 117~153 次 /min 之间,表明运动强度适宜。

另外,我们在表 5-2-2 中给出了不同运动所对应的 MET 值及其热卡消耗以供参考。

表 5-2-2　不同运动的能量消耗

运动项目	METs	kcal/(60kg·h)
安静(不活动)	0.9	54
步行	2.8~4.5	168~270
划船	4.4~5.2	264~312
家务活动	1.4~3.6	84~216
自行车(<16km/h)	4.0	240
自行车(16~19km/h)	5.9	354
羽毛球	4.5~6.9	270~414
游泳(10~20m/min)	3~4.25	180~255
游泳(20~50m/min)	4.25~10.2	255~612
跳绳(慢速)	7.8	468
跳绳(中速)	10.0	600
跳绳(快速)	11.9	714
手球	7.8	468
长距离行走	3~7	180~420
跑步(跑走结合)	5.9	354
跑步(慢跑)	6.9~7.8	414~468
跑步(200m/min)	12.4	744
原地跑(140 步 /min)	21.47	1 288.2
有氧舞蹈	5~6.9	300~414
太极拳	4.66~5.15	279.6~309
溜旱冰	6.9	414
滑雪(滑雪器,一般)	9.5	570

注:1MET=1kcal/(kg·h),该表中第三列按 60kg 体重来计算

(三) 运动中的医务监督

在运动处方的实施过程中,应该对治疗性运动处方的实施进行医务监督。具体注意事项如下:

(1) 在一个运动处方刚刚开始时,应检测患者运动前、运动中和运动后的血压、心率及血糖水平;

(2) 在运动开始前的 30~60min 调节水分和糖的摄入,如血糖 <5.56mmol/L(100mg/dl)应适当补充糖水或甜饮料;

(3) 当血糖过高(>13.3mmol/L)时,应待血糖控制后再开始运动;

(4) 避免在空腹时或使用降糖药物 60~90min 后进行运动,以防低血糖的发生;

(5) 避免在参与运动的骨骼肌部位注射胰岛素;

(6) 尽量避免晚上运动,以免引发夜间低血糖发生的危险;

(7) 应注意前一天的运动和休息状态。

（四）低血糖的处理

低血糖在临床上主要表现为颤抖、多汗、软弱、心慌和饥饿感，进一步会出现幻觉、虚脱、思维缓慢、头晕等症状。

糖尿病患者在进行运动康复训练中应对低血糖的发生，首先要做到的是预防措施，需要对患者进行糖尿病和运动相关的教育，告知低血糖的紧急处理方式。

在按照运动处方所建议的运动进行训练时应特别注意时机的选择，不要在注射胰岛素和/或口服降糖药物发挥最大效应时做运动训练；胰岛素依赖型糖尿病患者不要在空腹时进行运动。糖尿病患者多为餐后血糖增高，为了预防糖尿病患者发生运动性低血糖现象，建议患者运动应在餐后 1~3h 内为宜，运动过程中要注意避免低血糖的发生，运动前胰岛素或口服降糖药减量者，运动中需注意补充糖分（如糖水或甜饮料等），避免低血糖昏迷的发生。胰岛素注射部位原则上以腹壁脐旁为佳，尽量避开运动肌群，以免加快该部位的胰岛素吸收从而诱发低血糖。明显的低血糖症或者血糖波动大，发作时血糖低于 4mmol/L，暂时不宜运动，应待血糖稳定后再运动。

一旦在运动中发生低血糖事件或运动后发生迟发性低血糖，均应立即进食含 10~15g 糖类的食物，15min 后血糖如果仍 <3.9mmol/L，再予以同等量的食物。进食后未能纠正的严重低血糖应送医疗中心急救。

（五）运动损伤的预防和处理

糖尿病康复的核心内容是运动锻炼，由于大多数糖尿病患者为中老年人，同时可能并发很多其他方面的退行性疾病，如慢性肺部疾病、肌肉骨骼系统退变，再加上老年人是跌倒的高危人群，因此糖尿病患者在进行运动锻炼时除了要重视血糖问题以外，其他的运动损伤问题也必须引起重视。如果患者在康复过程中，经常发生运动不适或损伤，不仅影响康复的效果，也会造成不良的心理影响。因此，在糖尿病康复过程中，患者对运动损伤的预防比治疗更为重要，要预防运动损伤的发生，运动时的主动与被动保护具有非常重要的意义。

1. 预防运动损伤的基本原则 糖尿病患者应该首先选择适合于自己的运动项目和健身方式。每项运动都有自己的技术特点。每位患者的身体条件也各不相同。要根据自身的年龄、性别、肌肉力量、关节灵活程度及伤病情况选择正确的活动方式。

（1）糖尿病患者运动前，进行充分的准备活动：在每次运动前，要充分活动各个关节、肌肉，使各个关节最大限度地得到充分活动，以增加关节的柔韧程度和灵活度，天气越冷，热身需要的时间越长。只有经过充分的准备活动才能使肌肉和关节达到最佳的状态并投入运动中，以此减少运动伤害。

（2）在进行运动康复时需遵循科学的运动原则：①在运动康复时，应循序渐进，先易后难，运动量应先小后大，逐渐加量。②在运动康复时要注重身体基本素质锻炼。要适当进行肌肉力量练习，以加强肌肉力量，增加肌肉感受性，这样可以更好地保持关节稳定性，延长运动时间。③加强运动安全教育，克服麻痹思想，提高预防意识。

（3）糖尿病康复的运动过程中应该防止过度疲劳和劳损：身体某一部分组织，进行长期的、单调的练习，而不注意调整，则容易损伤。这种损伤多见于关节、肌腱、腱的附着部和负重的骨组织。防止积累性损伤，单纯地依靠医学治疗往往难以收到理想的效果。

（4）糖尿病康复的运动过程中注意运动细节：如穿轻便、舒适的运动鞋和透气、快干的运动服，以避免关节因过度运动而引起肌肉损伤。

（5）糖尿病康复过程中应加强保护与帮助，特别要提高自我保护能力：如摔倒时，立即屈肘低头,团身滚动,切不可直臂或肘部撑地。由高处跳下时,要用前脚掌着地,注意屈膝,弯腰,两臂自然张开,以利于缓冲和保持身体平衡。

2. 常见的运动损伤处理　软组织损伤可分为开放性损伤和闭合性损伤。前者有擦伤、撕裂伤等;后者有挫伤、肌肉拉伤等。

（1）擦伤

1）原因与症状:因运动使皮肤受损致伤。运动时身体摩擦器械或者摩擦鞋子受伤。擦伤后皮肤出血或组织液渗出。糖尿病康复的患者常见于耐力训练的上下肢关节的突出部位,足部与手部最为常见。

2）处理:小面积擦伤,用红药水涂抹伤口即可。大面积擦伤,先用生理盐水洗净,再涂抹红药水,用消毒布覆盖,最后用纱布包扎。面部擦伤最好不用甲紫等染色剂涂抹,因为用后可能在数月内染色不退,有碍美观。如膝关节处皮肤擦伤,先要洗净,然后用消炎油膏涂抹,盖上无菌纱布,黏膏固定,必要时缠上绷带。

（2）撕裂伤

1）原因与症状:常发生在剧烈运动或者未做好充分的热身运动时。在剧烈运动时,造成肌肉撕裂。主要以闭合性损伤为多见。常见有跟腱撕裂、大腿肌肉撕裂等。闭合伤触及时有凹陷感和剧烈疼痛。

2）处理:轻中度闭合伤,应立刻停止运动,静养制动,加压包扎,促进血肿吸收,伤口修复;如未吸收,则可以抽出血肿,加快愈合速度。重度闭合伤,可以手术治疗。

（3）挫伤

1）原因与症状:康复运动过程中,因撞击器械或康复者之间相互碰撞而造成挫伤。单纯挫伤会在损伤处出现红肿、皮下出血,并有疼痛。内脏器官受伤时,则会出现头晕、脸色苍白、出虚汗、四肢发凉等现象,严重者甚至出现休克。

2）处理:在 24h 内冷敷或加压包扎,抬高患肢或外涂中药。24h 以后,可按摩或理疗。进入恢复期可进行一些功能性锻炼。如果怀疑内脏损伤,则临时处理后,送医院检查和治疗。

（4）肌肉拉伤

1）原因与症状:通常在外力直接或间接作用下,使肌肉过度主动收缩或被动拉长时引起肌肉拉伤。特别是由于准备活动不充分,动作不协调以及肌肉弹性、伸展性、肌力差者更易拉伤,损伤后伤处肿胀、压痛、肌肉痉挛,触诊时可摸到硬块。严重的肌肉拉伤是肌肉撕裂。

2）处理:轻者可即刻冷敷,局部加压包扎,抬高患肢。24h 后可施行按摩或理疗。如果肌肉已大部分或完全断裂者,在加压包扎急救后,固定患肢,立即送医院手术缝合。

（5）关节、韧带扭伤:扭伤是由于受到外力的冲击,使关节和韧带产生非正常的扭动而致伤。

1）原因与症状:受外力的触击或撞击;运动时身体落地重心不稳,向一侧倾斜或踩在他人足上或高低不平的地面上而致伤。伤后局部能力立即丧失,有明显肿胀、疼痛等。

2）处理:遵循 P. R.I.C.E. 原则(protection 防护;rest 休息;ice 冷敷;compression 压迫;elevation 抬高),伤后立即抬高患肢,伤情严重的要立即冷敷或用自来水冲淋,加压包扎,固定休息;使毛细血管收缩,防止肿胀。24h 后即可拆除包扎,可采用热敷、理疗,使毛细血管扩张,促进血液循环。

3）如发生严重扭伤:韧带断裂,关节脱位,应尽快到医院缝合或做固定处理。

（六）运动资料的管理

糖尿病康复患者的运动处方资料管理目前分为五大部分：个人状况调查、患者健康体适能评价、运动体适能干预、干预效果评估、体适能教育及指导。

1. **个人状况调查**　以软件及互联网的形式收集将用于健康体适能管理和评估中涉及的个人基本信息、疾病危险性调查、运动和饮食习惯等客观信息。

2. **健康体适能评价**　根据个人信息制定运动试验方案，选择测评设备，对心肺耐力、肌肉力量和肌肉耐力、柔韧性、体成分、骨密度、国民体质监测项目、人体能量、血管功能等健康体适能及相关指标的测评得到个性化的评价。

3. **运动体适能干预**　根据个人健康体适能评价，结合个人运动饮食习惯等客观信息综合制定个性化和科学化的运动处方和健身计划，并在执行过程中根据具体情况给予调整。

4. **效果评估**　定期对患者健康体适能和相关指标进行测评，分析运动效果，调整运动处方和健身计划。

5. **体适能教育及指导**　在以上所有过程中应安排不同程度的教育和指导，可以是一对一的，也可以是一对多的，形式可以是语言交流、纸媒、DIY 软件或互联网等。

实际运行中不同患者的健康体适能管理机构应有各自的特点，有移动式或固定健康管理机构的区别，有以患者健康体适能评价为主，与健康体适能干预机构的签约共享会员；也有以健康体适能干预为主，借助临床医院和运动医学研究机构配合完成患者运动疗效评价等。

四、运动与药物

（一）运动与糖尿病常用口服药

糖尿病患者经常使用除胰岛素以外的口服降糖药，口服降糖药与运动对糖尿病治疗的交叉效果相关文献比较少。口服降糖药对血糖的影响与降糖药物类型、患者的血糖水平、运动方式、运动时间和运动强度有很大的关系。

（1）口服降糖药的调整首先以糖尿病运动治疗的主要原则为前提；

（2）综合考虑降糖药的类型、服用方法、剂量，饮食和运动水平，根据患者血糖监测的结果做医疗决定；

（3）大剂量的运动，在计划饮食情况下可以考虑暂停口服药治疗；对小剂量的运动，口服降糖药可不作调整；

（4）注意临床常用的不同类型的口服降糖药在运动治疗中的特点：①磺脲类降糖药能促进胰岛 β 细胞释放胰岛素而降低血糖。服用这类降糖药的患者，在漏餐、长时间的运动或剧烈运动时要考虑发生低血糖的可能性。格列吡嗪控释片引起低血糖的可能性比格列苯脲引起低血糖的可能性要低。②格列奈类降糖药也能促进胰岛 β 细胞释放胰岛素，但其机制与磺脲类药物不同，其作用时间比较短，具有血糖依赖性。但该类药仍然有引起低血糖的可能，患者在服用该类药后运动需要监测血糖并注意防止低血糖的发生。③对于肝功能受损或饮酒的糖尿病患者，服用二甲双胍后在运动时肝糖输出会减少而有诱发低血糖的可能。④口服阿卡波糖的糖尿病患者，合并运动治疗时能明显改善患者的血糖控制和降低心血管事件的发生。如果单用阿卡波糖合并运动治疗糖尿病，未见有低血糖发生的报道，但联合胰岛素或其他降糖药有低血糖发生的可能。⑤对于胰高血糖素样肽-1类似物、二肽基肽酶Ⅳ抑制剂及其他非促泌剂类型的口服降糖药,相关研究文献较少或目前还没有证据认为在运动治疗中会出现低血糖事件及需要进行药物剂量的调整。

(二)运动与胰岛素

不同类型运动增加了胰岛素的敏感性和骨骼肌对葡萄糖的转运,正常人在运动时胰岛分泌胰岛素量是减少的,从而减少运动中低血糖的发生。对于注射胰岛素的糖尿病患者来说,血液中胰岛素的浓度无法受到及时调控。这样,在实施运动治疗时及时调整胰岛素治疗的策略,防止低血糖事件的发生以及其他继发的不良事件具有重要的意义。

由于不同患者的生活方式,精神状态,治疗策略,运动形式、强度、时间,胰岛素使用方法、种类以及对胰岛素的敏感性存在个体差异,所以很难有一个标准的模式来决定患者在运动治疗过程中胰岛素调整的方法、剂量、剂型。

(1)胰岛素的调整首先以糖尿病运动治疗的主要原则为前提;

(2)通常情况下,糖尿病患者经过运动治疗后其胰岛素使用剂量都有减少;

(3)通过培训的糖尿病患者或者医务工作者对运动前、运动中和运动后的血糖监测,并根据观察的结果进行个体化的胰岛素调整;

(4)对有计划的运动治疗,首先调整运动中的饮食治疗方案再考虑调整胰岛素治疗方案;对无计划的运动,以调整胰岛素的剂量为主和/或饮食调整和胰岛素调整同时进行;

(5)胰岛素剂量调整原则以防止低血糖事件为主,剂量调整应遵循"由大剂量至小剂量""由粗调至细调"的调整方法;

(6)大剂量(高强度/长时间)的运动通常需要减少胰岛素剂量50%;小剂量(低强度/短时间)的运动,胰岛素剂量可以不作调整。

在保证运动治疗糖尿病中胰岛素调整遵循个体化原则不变的情况下,不同的运动形式、运动强度和运动时间对血糖控制良好的注射胰岛素患者来说,胰岛素剂量的调整可以参考表5-2-3来进行调整。

表 5-2-3 运动模式与胰岛素剂量的调整

运动模式	胰岛素调整
早餐前运动	减少运动前一天睡前中效或长效胰岛素剂量 20%~50%
	减少餐前胰岛素剂量 30%~50%
餐后运动	宜在胰岛素注射后 1~2h 后运动
	根据运动强度和运动时间,个体化减少餐前和餐后的胰岛素剂量
长时间的运动	如果参加全天的徒步运动,减少运动前一天睡前基础胰岛素剂量 50% 和运动当天的餐前胰岛素及运动后的胰岛素剂量 30%~50%
	减少参加全天运动后的当天睡前胰岛素剂量 10%~20%
间断的高强度运动	减少餐前胰岛素剂量 70%~90%
	如果运动时间小于 60min,可以不减少餐前胰岛素的剂量
胰岛素泵	在运动前 30~60min 及运动中减少基础胰岛素剂量 50%~75%
	如果运动在餐后 1~3h,个体化减少餐前胰岛素的剂量
	可以在运动过程中停泵,但注意再次启用时泵管的堵塞
	减少夜间的基础胰岛素剂量 10%~30%

五、不同类型糖尿病的运动处方特点

(一) 1型糖尿病运动处方特点

1型糖尿病患者在确诊后首先要实施胰岛素治疗和饮食控制,待血糖控制稳定后才能实施运动疗法。且1型糖尿病大多为儿童及青少年,因此运动锻炼尤为重要,运动可以帮助患者提高胰岛素敏感性,减少对胰岛素的需求,有助于血糖控制,降低胆固醇,减少心血管病的风险。

在制订运动处方时需要考虑以下特点:

1. 运动目的 对抗因疾病而导致的运动不足,改善体力;保持成年患者的工作和生活能力,促进幼年患者的生长发育,增强心血管系统及运动系统功能;有效控制血糖,预防或延缓糖尿病慢性并发症的发生,降低死亡率和致残率。

2. 运动种类 1型糖尿病患者的运动种类可以根据患者的年龄、病情、兴趣爱好和运动能力来决定。由于适度的运动可以改善机体对葡萄糖的利用,因此,从能量代谢的角度分析,1型糖尿病患者的运动疗法以选择持续时间较长、有节律、低强度的有氧运动为好,如步行、跳跃、上下楼梯、爬山、太极拳、游泳及各种具有趣味性的游戏活动等。

3. 运动强度 1型糖尿病患者由于体内胰岛素绝对不足,血糖浓度波动较大,不易稳定控制。因此,为避免运动对机体造成不良影响,运动时的强度宜选择小强度为好,做一些轻微的活动。由于运动强度的大小可以从机体耗氧量的多少反映出来,而运动时的心率和机体的耗氧量呈正相关,所以,实际锻炼中,心率作为评定运动强度最实用的生理指标已为国内外普遍认可并采用。在这里,(220- 年龄)为最大心率;(220- 年龄)×(40%~60%)为运动适宜心率值。运动中有效心率的监测通常采用自测脉率的方法:即测 10s 脉搏数乘以 6,则为 1min 脉搏数。由于个体差异的存在,每个人的运动感觉亦有所不同,运动强度的掌握必须因人而异。一般从最小有效运动强度开始,如(220- 年龄)×40%($HR_{max}40\%$)。1型糖尿病患者运动强度的掌握较为复杂,锻炼中必须时时监督病情变化,随时进行调整。若在锻炼过程中血糖出现较大波动,病情有加重趋势以及运动后明显感觉劳累等情况,则应减小运动强度或立即停止锻炼。

4. 运动时间 每次锻炼时间除去准备活动和整理活动持续 10~30min,其中运动适应心率保持时间为 10~20min。

5. 运动频率 每星期锻炼 2~3 次不等。锻炼过程中,患者应随着体力的改善、病情的变化及对运动的适应情况等,随时调整运动强度。若血糖稳定,病情向好的方向转化,运动强度可逐步加大,锻炼时间可适当延长,每周锻炼次数增至 3~4 次。但注意运动心率不要超过适宜运动心率值上限,即最大心率的 60%($HR_{max}60\%$)。

6. 运动注意事项

(1) 1型糖尿病患者病情大多较重,运动前应进行身体检查或运动耐力试验,在征得医师同意后方可实行运动疗法。对于血糖波动较大而未得到有效控制及有各种合并症的患者,应禁止或在医师的严格监督下采用运动疗法。

(2) 对于1型糖尿病患者来说,运动引起低血糖、进行性高血糖及酮症酸中毒的比例更大,症状也更加严重,要做好预防和处理的工作。

(3) 运动的原则为循序渐进,量力而行,持之以恒,因人而异。在运动量得到合理、有效控制的前提下,患者可根据自身的情况再行选择,在保证安全的前提下完成。

（4）每次锻炼前后,必须分别做好准备活动和整理活动,以防意外。

（5）学会自我管理与自我监测,以便为调整运动量提供依据。

（6）定期进行体检和体力测定,以便评价运动效果、制定下一阶段的运动处方。

（7）运动时应及时补充水分,避免在极冷和极温的情况下运动。

（二）2 型糖尿病运动处方特点

大量研究已经证实有氧运动和抗阻运动对糖代谢、脂代谢、胰岛素抵抗及体重都有不同程度的改善,对于 2 型糖尿病患者,有氧运动联合抗阻训练是最佳运动方案。在实际临床应用中,首先应了解其病情,判断有无运动禁忌证,评估当前的身体状况和运动水平,为患者制定个体化最优运动处方,逐渐增加运动强度和运动量,保证运动的安全性、可行性、有效性和持续性。

在制订运动处方时需要考虑以下特点:

1. 运动目的 减轻外周组织对胰岛素的抵抗,提高肌肉组织对葡萄糖的利用率,调节糖代谢,降低血糖,减少尿糖;促进脂肪组织分解,纠正脂肪代谢紊乱,减少体内脂肪,降低血脂,调节体重而减肥;提高体力,促进健康,预防和控制感染及其他并发症的发生。

2. 运动种类 从目前运动与糖尿病的研究成果来看,有氧运动联合抗阻训练不仅可增强运动效果,而且因为方式多样,避免了运动的单一、枯燥,是 2 型糖尿病患者的最佳运动方案,有氧运动可改善心肺功能;抗阻运动可改善胰岛素抵抗、提高胰岛素敏感性、增加瘦体重、调节脂代谢和糖代谢。运动处方中除了有氧运动和抗阻运动外,还应限制静坐时间。静态生活方式包括静坐时间过长和低能量消耗活动是 2 型糖尿病发生的独立危险因素。建议 2 型糖尿病患者增加日常身体活动和低强度运动,每天静坐的时间不超过 2h。

3. 运动强度 运动强度是 2 型糖尿病康复运动处方的核心。运动强度的判断通常用最大心率或心率范围来表示。但心率作为运动处方的强度不适宜,因为消耗相同热卡,血糖下降水平也相同,但运动靶心率有显著差异。2012 年糖尿病运动治疗指南提出运动强度还可以通过运动时的自觉疲劳程度来判断,合适的运动强度包括:运动时呼吸和心跳加快,但呼吸不急促;能持续运动 5~30min,微微出汗,稍感累但能坚持运动;第二天起床后无疲劳感。目前有氧运动强度分为低等、中等、高等。多项研究表明低等、中等、高等强度运动均能提高胰岛素敏感性,从而降低血糖。对于有氧运动而言,糖尿病患者运动强度应区别对待:肥胖的糖尿病患者以低等运动强度为好,以利于体内脂肪的利用和消耗;而体型正常的糖尿病患者以中等运动强度为宜,以利于血糖的改善。

4. 运动时间 对于糖尿病患者,每周至少需要 150min 中等强度运动,每次运动时间持续 10min 以上,多次累计 150min 以上也可达到降血糖作用。对于肥胖的 2 型糖尿病患者建议每周累计运动时间 250min 以上。除了有氧运动外,2 型糖尿病患者还应参加中等至高等强度的抗阻运动,每次 5~10 个由多关节参与的大肌肉群抗阻运动,每个运动做 3 组,每组重复 10~15 次,组间间隔 1~2min,或每周累计抗阻运动时间 60min,分配到 2~3 天完成,每天 20~30min。因此,2 型糖尿病患者为了达到运动效果的最优化,每周应包括 150min 的有氧运动和 60min 的抗阻运动。

5. 运动频率 一般以每周 3~5 次为宜,具体视运动量大小而定。如果每次运动量较大,可间隔一两天,但不要超过 3 天;如果每次运动量较小,且患者身体情况允许,则坚持每天运动 1 次最为理想。

6. 运动注意事项

（1）运动前最好进行运动耐力试验，以获得最佳运动适宜心率范围，保证锻炼安全、有效；

（2）运动前做好准备活动，使机体适应运动状态。运动后进行整理活动，切忌突然停止不动，以防不测；

（3）改变不良的生活方式，严格饮食控制，充分认识到运动是一种基础疗法，养成经常锻炼的习惯；

（4）定期检查身体，检测血糖尿糖，时时关注自己的体重，评价锻炼效果，不断地修改、完善运动处方；

（5）掌握适宜的运动强度，选择适合自己的运动项目和运动方式。

（6）运动中加强医务监督，若出现血糖波动、并发症、疲劳难以恢复等，应立即停止运动。

（三）妊娠糖尿病运动疗法特点

1. 糖尿病合并妊娠与妊娠糖尿病的区别　前者是指在原有糖尿病的基础上合并妊娠。后者是指在妊娠期间发生或首次发现的糖耐量减低（IGT）或糖尿病。需要强调的是，妊娠早期糖耐量正常者，并不表明以后不发生糖尿病。本病常见于妊娠 24~28 周，孩子出生以后血糖可能恢复正常。建议在妊娠 24~28 周及以后，对尚未诊断糖尿病的孕妇筛查空腹血糖（FPG）或行 OGTT 试验，若空腹及服糖后 1h、2h 的血糖分别 $\geqslant$5.1mmol/L、10.0mmol/L、8.5mmol/L，即可诊断为妊娠糖尿病（gestational diabetes mellitus，GDM）。GDM 的发病的危险因素包括：①生活方式相关的危险因素：营养不良及饮食、超重及肥胖、久坐、过度紧张；②不可改变的高危因素：种族及地域、高龄孕妇（>35 岁）、既往有 GDM 史、有多囊卵巢综合征、糖尿病家族史、妊娠高血压等。既往有 GDM 病史的女性再次怀孕，GDM 的发生率将增加 30%~60%。

2. 运动疗法的作用　可以从母体及胎儿两方面进行阐述。

（1）对母体而言：①运动疗法可以改善机体代谢紊乱，通过调节脂肪细胞分泌来控制体重，改善骨骼肌的肌纤维分布及肌肉体积来调节糖脂的代谢状态，控制血糖水平趋于正常。②可以提高胰岛素的敏感性，改善胰岛素抵抗状态。③对于孕前及孕中期进行的运动锻炼，可以有效预防 GDM 的发生。妊娠 20 周内进行休闲体育运动，可以降低 48%~78% 的 GDM 诊断。针对 24~28 周 GDM 患者，有研究指出，通过适当的抗阻训练及水上有氧训练可以明显更好的控制血糖水平。④已经证实，运动疗法是预防、减少及延迟胰岛素使用必要性的一个有效途径。⑤休闲类运动可以改善母体的情绪及心理健康。

（2）对胎儿而言：①可以降低突发的母体运动时的心率反应；②增加羊膜液；③改善胎盘生存能力和增加胎盘体积；④增加血管功能；⑤胎盘生长速度加快和绒毛组织加大；⑥提高活动耐力。

高血糖的胎盘环境加大了巨大胎儿的风险，有效的运动训练可以降低出生时对母体产道的伤害，同时降低胎儿出生过程中臂膀损伤的风险。

3. 运动处方制定原则　目前尚无针对 GDM 的运动康复指南，参照国内外大量文献，GDM 的运动处方强调有氧运动原则及小幅度的抗阻训练，制定运动处方之前应参考母体既往体力活动情况、心肺功能及力量强度。需要注意的是，任何处方的制定都需以安全为前提，尤其是运动过程中胎儿的安全。

（1）种类：低强度运动（如瑜伽、柔韧性运动）、中等强度的运动（如有氧运动、慢跑）、低强度的抗阻力量训练(如器械抗阻、自身重力抗阻训练、弹力绳抗阻训练等)对于孕妇来说都是安全的。特定的骨盆肌的训练也可以降低产后尿失禁、膀胱无力的风险。另外,中等强度的水疗训练也是建议的,因为水疗能减少肌肉骨骼关节损伤的风险,并能缓解怀孕引起的腰背部疼痛不适。为了安全考虑,以下形式的活动应尽量避免:暴力碰撞或者坠下的体育活动(如篮球、橄榄球、骑马和体操)、妊娠 3 个月后的仰卧位运动(会阻碍下腔静脉血流)、长时间一动不动地站立、潜水(增加胎儿减压病风险)等。

(2) 强度:大多数指南建议中等强度的有氧运动,但是低强度的运动(如瑜伽、太极等)有助于改善孕妇心情、平衡能力、腰背疼痛及小便失禁。其他的运动强度还包括短时间高强度的间歇运动、小强度的抗阻力量训练。应避免高强度的抗阻训练,同时必须注意运动不能诱导产生 Valsalva 动作。抗阻力量训练建议 50% 1RM 强度(体健者 75%~80% 1RM),8~15 次 / 组,5~10 组,每组增加 1~2 个 SET。中等强度的力量 / 弹力绳训练:12 个为一组,每天 8~10 组,3 天 / 周。活动时心率增加控制在 10~15 次 /min,或者根据年龄预测最大心率的 60%~90% 的水平。具体请见表 5-2-4。也可以根据 Berg 自感劳累分级标准进行监测运动强度,见表 5-2-5。

(3) 时间:有氧运动应开始于每次连续 15min、每周 3 次逐渐递增到每次连续 30min、每周 ≥4 次,运动开始前进行 5min 的热身运动,运动结束后再进行 5min 的整理运动,拉伸运

表 5-2-4　孕妇有氧运动心率的变化范围

母体年龄 / 岁	心率波动范围 / (次 /min)	心率波动范围 / (次 /10s)	心率波动范围(SOwt/ SOb)/(次 /min)
<20	140~155	23~26	—
20~29	135~150	22~25	102~124
30~39	130~145	21~24	101~120
≥40	125~140	20~30	

SOwt:sedentary overweight,久坐超重者;SOb:sedentary obese,久坐肥胖者

表 5-2-5　妊娠糖尿病康复的运动处方建议

类型	强度	时间	频率
有氧运动(全身大肌群有节律的运动):散步、跑步、游泳、骑自行车	适度的 60%~90%APHRM RPE:12~14 久坐者应从 20%~30% APVO$_2$R 开始 体健者:14~16 RPE	持续时间 30min (自学者≤45min)	不运动时间连续不超过 2 天
抗阻力量训练(大肌群多关节的运动):哑铃、弹力绳、孕期普拉提运动	适度的 50% 1RM 5~10 组运动 每组重复 8~15 次 每组增加 1~2 个 SET	60min	≥2 次 / 周,理想是:3 次 / 周

APHRM:年龄预测的最大心率值;RPE:自觉疲劳程度量表;APVO$_2$R:年龄预测的耗氧储备量;RM:repetition maximum,最多重复次数

动和柔韧性训练恰好相反,可以作为运动训练的热身及整理运动。每次运动持续时间不建议超过 45min,因为可能会增加胎儿的体温,不利于发育。对于孕前不爱运动者建议从妊娠 3~6 个月开始运动,但早期运动可以降低 GDM 的风险。

(4) 频率:由于运动改善胰岛素活性和促进葡萄糖吸收的作用最久持续至运动后 48h,故不运动时间连续不应超过 2 天。抗阻训练的频率≥2 次 / 周,理想的是 3 次 / 周。

4. 运动处方特点 GDM 康复运动处方的制定应遵循个体化原则,运动时间、频率和强度应随着孕周的改变而调整。调整年龄因素后,健康孕期女性应进行中等强度运动即 60%~80% 峰值耗氧量,孕前经常参加剧烈运动者可适当增加强度至上限,孕前为久坐生活方式者宜适当降低运动强度至 60%~70% 峰值耗氧量。孕早期运动宜进行低强度运动即低于 60% 峰值耗氧量,至孕晚期(≥28 周)时宜结合自身情况逐渐减低运动强度。

5. 注意事项 妊娠糖尿病(GDM)管理最主要的目的是优化血糖控制及改善妊娠结局。目前推荐 GDM 管理的"五驾马车"包括:母亲的健康教育、饮食改变、运动训练、药物、胎儿监测。胰岛素注射已经被证实是 GDM 最安全的药物治疗,辅以饮食调节和运动训练能使优化作用达到最佳。需特别注意运动中或运动后低血糖的发生,建议餐后 1h 进行运动,运动前血糖≤4.0mmol/L 时应取消运动。当发生以下情况时,应终止训练:阴道出血、头晕、胸痛、肌肉无力、早产(或临产征兆)、胎动减少、羊水外漏、小腿疼痛或肿胀、安静状态下呼吸困难等。同时需注意运动中母体及胎儿的安全。

第三节 案 例 分 析

一、1 型糖尿病运动处方

(一) 案例介绍

张某,男性,1997 年 11 月出生,出租车司机。2 个月前因口干、多饮、多尿,体重下降 6kg 前来医院就诊。当时测血糖为 27.9mmol/L,尿糖(+),尿酮体(+++),血气分析:pH 值 7.258(酸中毒),进行疾病相关功能查体无明显异常。诊断为"1 型糖尿病,糖尿病酮症酸中毒",立即住院治疗。治疗后予以出院,出院时嘱其继续注射胰岛素。2 天前因停用胰岛素后出现恶心、呕吐、头晕、腹痛,急诊再次以糖尿病酮症酸中毒收住入院,再次经胰岛素及补液等综合治疗措施干预,现病情稳定,转入康复医学科行康复治疗。

(二) 康复评定

1. 功能检查 无不适合运动的相关禁忌证;ADL:Barthel 指数 100 分;心电运动试验:阴性;心理行为、职业、家居和工作环境无特殊。

2. 障碍分析

(1) 有氧和无氧运动能力下降。

(2) 糖和脂质代谢功能下降。

(3) 胰岛素依赖程度高。

(三) 康复处方

1. 饮食疗法 平衡膳食,在总热量控制的前提下,尽可能做到谷类、肉、蛋、奶、蔬菜及水果种类齐全,以便获得均衡营养。需要严格限制的食物主要包括:蔗糖、糖果、蜂蜜和含蔗糖较高的甜食以及含糖饮料等。

2. 运动疗法

（1）目的：提高有氧和无氧运动能力，增加糖和脂质代谢，减少患者胰岛素用量，提高机体组织对胰岛素敏感性。

（2）种类：主要为低强度、有节律、持续时间较长的有氧运动：步行、慢跑、跳跃、登楼梯、健身操等，患者可根据情况自行选择其中 2~3 项。

（3）强度：心率控制在 90~120 次 /min，相当于最大摄氧量 30%~50%。

（4）频率：每次运动持续时间为 10~30min；每周运动次数为 3~4 次（或 1 次 /d）。

（5）注意事项：准备活动如各种简单的徒手运动 5~10min。整理活动包括低强度的四肢及全身放松运动 5~10min。运动后心率恢复时间：10~15min。

3. 药物治疗　根据医师建议注射胰岛素。

4. 健康教育

（1）心情舒畅，避免精神紧张，保持情绪稳定。

（2）饮食原则：低盐低脂糖尿病饮食，良好的饮食控制是一切降糖治疗的基础。

（3）可食用纯牛奶，避免饮用酸牛奶等含糖量高的食品，禁甜食、水果，禁食粥类，尤其是勾兑有芡、面粉的粥。

（4）三餐定时定量，减少主食量，适当增加蔬菜种类。

（5）控制饮食基础上，按时服药，推荐胰岛素疗法，副作用相对较少。

（6）学习自我监测快速血糖，了解血糖控制情况。了解低血糖的表现，避免低血糖发生。

（7）控制危险因素：严格控制血压达标，120/80mmHg；定期复查血脂水平；戒烟、限酒。

（8）定期查颈动脉彩超，了解血管状况；查心电图或冠脉造影了解糖尿病大血管病变；定期查肾脏彩超，肾功能、尿常规等，了解是否有糖尿病肾损害；定期查眼底，评估是否有糖尿病微血管病变。

二、2 型糖糖尿病运动处方

（一）案例介绍

胡某，女性，1962 年 9 月出生，文员。4 年前因口干、多饮在当地医院被诊断为糖尿病，给予口服降糖药格列齐特和二甲双胍片治疗。1 年前因血糖控制不佳（空腹血糖为 10~13mmol/L），改为精蛋白生物合成人胰岛素 50R（诺和灵 50R）注射治疗。近 1 个月来感觉视物模糊、四肢乏力。门诊检查空腹血糖为 13.8mmol/L，其他疾病相关功能查体无明显异常。现以"2 型糖尿病"收住入院进一步治疗。另有高血压病史 3 年，未规律服用降压药，也未监测血压。

（二）康复评定

1. 功能检查　身高 162cm，体重 81kg。BMI30.8kg/m²，肥胖；无不适合运动的相关禁忌证；Barthel 指数 100 分；心电运动试验阴性；心理行为、职业、家居和工作环境无特殊。

2. 障碍分析

（1）肥胖。

（2）有氧和无氧运动能力下降。

（3）糖和脂质代谢功能下降。

（三）康复处方

1. 饮食疗法 平衡膳食,在总热量控制的前提下,尽可能做到谷类、肉、蛋、奶、蔬菜及水果种类齐全,以便获得均衡营养。需要严格限制的食物主要包括:蔗糖、糖果、蜂蜜和含蔗糖较高的甜食以及含糖饮料等。

2. 有氧运动处方

（1）目的:①促进脂肪代谢,降低血脂和体重;②改善糖代谢,减少血糖和尿糖;③提高体力,增强体质和抵抗力。

（2）种类:主要是中等强度的耐力运动,常用的有步行、慢跑、功率自行车等,或中等强度的各种徒手、器械医疗体操。

（3）强度:运动中有效心率控制在 90~130 次/min,相当于最大摄氧量的 40%~60%;伴有肥胖者心率控制在 90~110 次/min,相当于最大摄氧量的 40%~50%。

（4）频率:每日或隔日 1 次(视运动量大小而定)。

（5）注意事项:运动时间开始 20~30min,以后可逐渐延长至 1h;准备活动时间 5~10min,项目包括各种简单的徒手运动或肢体活动;整理运动时间 5~10min,项目包括各种关节肌肉的放松运动。运动后心率恢复时间不超过 15min。

3. 抗阻运动处方

（1）目的:增强各部位肌肉力量、防止日常活动减少后产生的肌力下降和肌萎缩,增加机体糖脂代谢,减少骨骼肌间脂肪沉积。

（2）种类:身体各大肌群抗阻训练,可采用哑铃、沙袋和弹力带作为负荷器械。

（3）强度:阻力负荷 <40% 1RM,（10~15）次 × 1 组。

（4）频率:2~3 次/周。

（5）注意事项:运动时间 2~5min;准备活动时间 5~10min,项目包括各种简单的徒手运动或肢体活动;整理运动时间 5~10min,项目包括各种关节肌肉的放松运动。

4. 药物治疗 口服降糖药,超体重或肥胖者常有高胰岛素血症和胰岛素抵抗,最好选用二甲双胍。

5. 健康教育

（1）保持心情舒畅,避免精神紧张,保持情绪稳定。

（2）低盐低脂糖尿病饮食,良好的饮食控制是一切降糖治疗的基础。

（3）三餐定时定量,减少主食量,适当增加蔬菜种类。

（4）控制饮食基础上,按时服药,推荐胰岛素疗法,副作用相对较少。

（5）学习自我监测快速血糖,了解血糖控制情况。了解低血糖的表现,避免低血糖发生。

（6）控制危险因素:严格控制血压达标,120/80mmHg;定期复查血脂水平;戒烟、限酒。

三、妊娠糖尿病运动处方

（一）案例介绍

李某,女性,1987 年 7 月出生,自由职业者。患者初孕,孕龄 28 周时感觉疲劳,偶有恶心,无呕吐,长时间站立后腿部肿胀,无多尿、烦渴,孕期体重增加 15kg。孕前 BMI 指数为 27.2kg/m²,现在为 29.2kg/m²。医师采用 75g 口服葡萄糖负荷试验筛查患者血糖水平时发现,患者空腹血糖值 5.28mmol/L,1h 血糖值 10.67mmol/L,2h 血糖值 9.17mmol/L。患者既往有多囊卵巢综合征病史,其母 52 岁确诊患有 2 型糖尿病,其父有高血压、高脂血症,其姐在第二次怀孕是被确诊为 GDM。体检示:血压 109/92mmHg,脉搏 89 次 /min,呼吸频率 18 次 /min;BMI29.8kg/m²。患者有黑棘皮病 / 黑线。耻骨上 30cm 触及子宫体,其他正常。现诊断为"妊娠糖尿病"收治入院,行药物及运动康复治疗。

（二）康复评定

1. 功能检查　进行完善的运动评估,包括血压、血糖、心电图等,无不适合运动的相关禁忌证;Barthel 指数 100 分;心电运动试验阴性;心理行为、职业、家居和工作环境无特殊。

2. 障碍分析

（1）糖和脂质代谢功能下降。

（2）体重过重。

（3）有氧和无氧运动能力下降。

（三）康复处方

1. 饮食疗法　饮食原则是既能满足孕妇及胎儿能量的需要,又能严格限制碳水化合物的摄入,维持血糖在正常范围,而且不引起饥饿性酮症的产生。早孕期,糖尿病孕妇每日热卡需要量与孕前相同,中晚孕期每月增加 300kcal,或者根据体重计算:30kcal/（kg·d）;其中碳水化合物占 50%~55%,蛋白质 25%,脂肪 20%~25%;应实行少量多餐,每日分 5~6 餐。需要严格限制的食物主要包括:蔗糖、糖果、蜂蜜和含蔗糖较高的甜食以及含糖饮料等。

2. 有氧运动处方

（1）目的:增强有氧运动能力、降低体重和减少体脂含量,同时减少患者胰岛素用量,提高机体组织对胰岛素敏感性。

（2）种类:上肢阻力踏车。

（3）强度:踏车负荷:20W,靶心率:133 次 /min。

（4）频率:3 次 / 周。

（5）注意事项:慢步走 5min 热身运动,20min 内完成上肢功率计规定负荷的运动,整理运动为慢步走 10min 恢复至热身前的呼吸和心率。注意监测胎心和母亲心率以及子宫的收缩情况;注意运动时有否胸痛、胸闷、气急、心慌等不适,如果存在请立即停止运动,必要时与医师联系。

3. 抗阻运动处方

（1）目的:增强下肢骨骼肌力量和耐受力,减少跌倒,改善平衡,增强独立生活能力。

（2）种类:坐位弹力带抗阻练习（低强度的红色弹力带）。

（3）强度:低,靶心率 70 次 /min,不超过 RPE 分级的 11。上肢训练:弹力带拉伸 10%（弹力带坐位飞鸟训练、弹力带坐位侧平举训练）。下肢训练:弹力带拉伸 30%（从 10% 增加到 20%,主诉没有不适,心率增加不明显,最终增加到 30%,心率仅增加 5 次 /min,故抗阻处方定于 30%）（弹力坐位前踢、弹力带坐位髋内收、弹力带坐位髋外展）

（4）频率:每组姿势训练练习 6 次,每组重复 2 次,间隔休息 1~2min。每组姿势间休息 2~3min。3 次 / 周。

（5）注意事项:最佳运动时间为餐后 1~2h;运动方式孕妇注意避免下肢负重训练;注意监测胎心和母亲心率以及子宫的收缩情况;监测运动前后血糖变化。

4. 药物治疗　在医师指导下使用降糖药。显性糖尿病患者孕期胰岛素量较非孕期增加,并且随孕周变化,需要量不断增多,血糖调到正常后,仍应每周监测血糖变化,以便及时调整胰岛素用量。

5. 健康教育

(1) 做好心理护理,了解妊娠合并糖尿病的有关知识、降糖治疗的必要性和孕期血糖控制稳定的重要性,孕期保持心情舒畅是最好的胎教。

(2) 糖尿病孕妇的热量(饮食)控制可适当放宽,以免胎儿营养不良或发生酮症而危害胎儿。

(3) 控制饮食基础上,按时服药。

(4) 学习自我监测快速血糖,了解血糖控制情况。了解低血糖的表现,避免低血糖发生。

(5) 做好产科常规护理。

(6) 加强孕期管理。

(王 磊 陈珍珍)

参 考 文 献

[1] 申翘璇,楼青青,张丹毓,等.抗阻运动在 2 型糖尿病治疗中的研究进展.中华护理杂志,2012,47(4): 367-369.

[2] 杨晓辉,杨波.糖尿病倾向与糖尿病防治.南京:江苏科学技术出版社,2015:182.

[3] 戴霞,郭晓蕙,楼青青,等.2 型糖尿病患者运动自我管理现状调查与分析.护士进修杂志,2013,28(1): 13-15.

[4] 方蕾.老年糖尿病患者社区护理干预的效果分析.护士进修杂志,2012,27(3):276-278.

[5] 刘莉莉,孙子林.中美糖尿病运动指南对比.中国医学前沿杂志(电子版),2013,5(5):12-14.

第六章 心理行为干预

第一节 概　述

一、糖尿病心理康复概况

（一）康复心理学的概念

康复心理学（rehabilitation psychology）是运用心理学的理论和技术研究揭示康复中的心理活动、心理现象及规律的学科。是针对解决康复对象的一系列的心理障碍，帮助他们接受并逐渐适应现实，挖掘潜能，重新回归社会的交叉学科。

世界卫生组织（WHO）将健康定义为人们身体、心理、社会适应和道德品质的良好状态。应运而生的医学模式——生物-心理-社会医学模式是一种系统论和整体观的医学模式，要求医学把人看成是一个多层次的、完整的连续体，在健康和疾病的问题上，要同时考虑生物、心理以及社会的各种因素的综合作用。第二次世界大战后，美国政府采取了一系列的措施使得康复医学得到迅猛发展，康复的目标也由只重视生理功能向心身并重的整体功能的康复转变。

根据国际糖尿病联合会所述，糖尿病是21世纪全球最大的卫生紧急情况之一，在这一特定的历史条件下，糖尿病心理康复成为适应新的医学模式的产物，它是内分泌学、康复医学、医学心理学三个学科的交叉，是侧重于研究心理因素在糖尿病康复中的作用，并运用心理学技术促进康复的过程。

（二）研究对象

心理康复所依据的是康复心理学，糖尿病康复心理学主要是运用心理学的理论和技术研究揭示糖尿病患者康复中的心理活动、心理现象及规律的学科。糖尿病康复心理学的目的是解决糖尿病患者的一系列心理障碍，帮助他们接受并逐渐适应糖尿病，挖掘他们的潜能，使他们重新回归社会。在临床心理康复实践中需要系统的理论和方法，主要涉及以下几个方面：

1. 从个体角度出发　糖尿病心理康复的过程是让糖尿病患者建立个体心理调节机制的过程，通过系统的心理干预，逐渐适应生活发生的变化，能够积极应对可能出现的困难，保持心理健康。

2. 从个体环境出发　糖尿病患者周围相关人员的态度对其心理状态有着重要的影响，主要包括家属、照顾者以及社区医护人员，因此，糖尿病心理康复不仅要重视患者本人的心理状态及其变化，还需要注意相关人员的心理状况，让他们理解疾病造成的心理问题，从而为糖尿病患者的心理康复创造良好的心理氛围。

（三）研究内容

糖尿病心理康复既是医学部分的内容，也是心理学部分的内容。从医学角度出发，糖尿病心理康复研究医学中糖尿病患者的心理或者行为特征，以及糖尿病各个时期的心理或者行为变化。从心理学角度出发,糖尿病心理康复研究如何把心理学的系统知识和技术应用于糖尿病康复的各个方面,包括在疾病过程中如何应用有关心理科学知识和技术来解决医学问题。总的来说,糖尿病心理康复的研究内容主要包括:

1. 研究糖尿病患者在不同的疾病时期的心理特征;
2. 研究心理康复在糖尿病患者中的应用;
3. 研究糖尿病患者心理状态的评定;
4. 研究各种康复措施对糖尿病患者及其家属情绪和行为的影响;
5. 研究糖尿病患者相关的心理咨询和心理治疗;
6. 研究糖尿病患者心理障碍的药物治疗;
7. 研究糖尿病患者心理康复对疾病预后的影响。

（四）糖尿病心理康复的目的和意义

1. 早诊断,早治疗,减少并发症,改善预后　大约 1/3 的糖尿病患者伴发心理或者社会问题,阻碍了其糖尿病自我管理的能力,从而导致严重的疾病并发症,包括失明、肾衰竭甚至是截肢。因此对于糖尿病患者进行心理康复能够达到早日诊断,早日治疗,减少并发症,改善预后的目的。

2. 综合治疗,减少医疗投入,提高生活质量　近几年,对糖尿病治疗采取了多种创新的整合治疗措施,包括心理康复和血糖控制在内的综合治疗方法,不仅改善了患者的躯体状态,而且提高了患者心理健康水平。还减少了患者不定期的门诊复诊次数及相关的医疗费用。

3. 减轻政府财政支出,更好地利用资源　糖尿病是非常普遍的健康问题,在西方国家尤甚,在英国则占去了整个国家医疗服务体系开支的十分之一,而其中 80% 是用于管理糖尿病并发症的,而这原本是可以避免的。因此对于糖尿病患者进行心理康复,减少了并发症及相关的费用,从而使资源得到重新利用。

二、糖尿病伴发情绪障碍的流行病学资料

对于糖尿病伴发情绪障碍的研究近几年得到蓬勃的发展,体现生物 - 心理 - 社会医学模式,由于躯体疾病的发生、发展、临床表现及治疗转归均与社会文化、心理因素等密切相关,所以对躯体疾病的研究仅限于本学科的研究是不够的,要加深对躯体疾病机制的理解,需要扩大研究范围,进行躯体疾病共病的研究。其中伴发情绪障碍是近几年发展起来的多学科交叉领域。对糖尿病伴发情绪障碍的流行病学研究可以用来描述伴发情绪障碍在糖尿病人群中的分布情况,作为糖尿病制订防治措施的依据,以及探索发病诱因及影响病程及预后的因素。

（一）流行病学的研究方法

流行病学研究方法按研究设计类型可划分为描述性研究、分析性研究、实验性研究。

1. 描述性研究（descriptive studies）　描述某地区、某特定人群中某种疾病发生或死亡的频度及其变化趋势,包括描述疾病的各种分布特点、可疑的流行因素、防治措施落实情况等。可分为横断面研究和纵向研究等。常用表示疾病频度的指标有患病率和发病率。

患病率（prevalence rate）为某一时点受检人口中患有某种疾病人数的比例。是用来衡量某一时点人群中某种疾病存在多少的指标。对于反复发作、迁延不愈的慢性疾病可用终

身患病率(lifetime prevalence)描述。

$$患病率 = \frac{受检人群中检出的某患病的病例数}{受检人口数} \times 100\%$$

发病率(incidence rate)表示在某一时期内,暴露人口中发生某病新病例的频率。是用来衡量某时期一个地区人群发生某种疾病危险性大小的指标。

$$发病率 = \frac{某地某时期某人群中发生某病的新病例数}{相同时期暴露人口数} \times 100\%$$

2. 分析性研究(analytic studies)　检验可疑因子与疾病之间是否有统计学关联的研究方法。在研究开始前的设计中,已经设立了可供比较分析的两个组,通过比较分析两组资料的差异,并借助于病因推断技术,从而达到探索和检验有关疾病病因假设的目的。可分为病例对照研究和群组研究。

3. 实验性研究　将研究对象随机地分配在不同的组,也就是将同质人群分为若干组,然后对其中某些组进行干预,其他一些组作为对照,观察其结果。四个基本特征:设立对照组;随机分组;人为干预;前瞻追踪。

(二) 方法学

尽管流行病学研究已经取得了显著的成就,但是方法学的争论可能影响我们对资料的解释,诊断工具在其可靠性、有效性和使用广泛性上有很大不同,即使研究是在很认真地执行,但是有些资料就会受很多因素的影响。

1. 诊断标准和标准化精神检查工具的选择　近年来,国际上使用的精神疾病分类和诊断标准主要有两大类,WHO 国际诊断分类标准系统的 ICD-10 和美国精神病学会制订的《精神疾病诊断与统计手册(第 5 版)》(DSM-Ⅴ)。随着国际精神疾病研究的发展,越来越多的精神病学家们认识到国际通用的诊断和分类系统、标准化精神状况检查工具以及统一的精神病学词汇的使用,对于促进国际精神病学研究信息的交流和对精神疾病广泛而深入的研究有着至关重要的作用。中国的精神疾病分类系统经过多次修改更进一步向这两大系统靠拢。在流行病学调查时,需要严格按照所制定的疾病分类和诊断系统进行确诊和分类,以利于资料间的比较。

标准化精神检查是检查者采用定式或半定式检查工具,应用统一的术语、词汇和分类诊断标准按照规定进行询问和检查,然后对结果进行评分,确定症状有无及严重程度。国际上流行病学研究常用的精神科的标准化检查工具包括:

(1) 精神现况检查(present state examination,PSE):这一检查工具形成于 20 世纪 50 年代后期,第 9 版本(PSE 9)是首次公开出版,至少有 35 种语言版本在各国广泛使用。其主要原则是,尽管晤谈已成定式但保留实际临床检查的特点。因为需要由调查员判断各项症状的有无,因此要求由精神科专业人员使用,且使用前需要经过专门的训练。

(2) 神经精神病学临床评定表(schedules for clinical assessment in neuropsychiatry,SCAN):是以 PSE 10 为核心的标准化精神检查工具。属半定式检查表,评分需要对症状进行判断,也需要精神科专业医师培训后使用。

(3) 诊断用临床定式检查(structured clinical interview for DSM,SCID):是为做出 DSM 的诊断而设计的诊断评估程度,属半定式诊断用工具,供接受过培训的精神科专业医师对受检者会谈使用。

（4）复合性国际诊断交谈检查表（composite international diagnostic interview, CIDI）：是由 WHO、美国酒精药物滥用和精神健康服务管理局共同制订的。属定式会谈问卷，检查项目的顺序和评分标准严格按照流程进行，不需要检查者进行判断评分，非专业人员经过培训即可掌握。

2. 测量工具的标准 进行流行病学研究，不管采用哪种方法学，病例的诊断是关键，往往需要一个敏感性高的标准化测量工具，目前各种精神、心理测量工具及用于筛查、评定、诊断的工具很多，而且不断有新的工具出现，对工具的选择特别重要，标准化是基础，必须具备常模、信度和效度三个基本要素。（详见心理评估相关内容）

3. 实施调查的过程 必须遵循一定的规则和条件，才能保证调查结果的有效性。

（1）在实施调查之前，需要做好准备工作，在确立调查设计方案的基础上，编写调查手册，印刷各种调查表格，并熟悉调查的程序，做好人员培训以及经济预算。

（2）在实施调查的过程中，使得群众了解调查的意义，配合调查，并取得知情同意。

（3）做好预调查，发现问题，总结经验后开展全面调查。

（三）国内外的流行病学研究概况

由于有了国际通用的诊断分类系统，标准化精神检查工具，糖尿病伴发情绪障碍的流行病学资料的研究在近几年取得了迅猛发展。世界卫生组织预计至 2030 年糖尿病患病病人数将达 3.5 亿人，且越来越年轻化，造成巨大的疾病负担和生产力的损失。流行病学资料显示糖尿病人群中情绪障碍的发生率远高于一般人群。因此世界精神卫生调查组（WMH）对 18 个国家或地区的糖尿病人群进行情绪障碍的调查，历时 4 年（2001—2004 年）。精神检查采用结构式诊断访谈，诊断标准采用 DSM-Ⅳ。（表 6-1-1、表 6-1-2）

表 6-1-1　糖尿病患者与非糖尿病患者的情绪障碍患病率

国家或地区	抑郁症			心境恶劣		
	非糖尿病患者	糖尿病患者	OR（95%CI）	非糖尿病患者	糖尿病患者	OR（95%CI）
哥伦比亚	6.1	8.1	1.3（0.7, 2.5）	1	1.8	1.5（0.3, 8.0）
墨西哥	3.9	9	2.2（1.4, 3.6）*	0.9	1.6	1.5（0.5, 5.1）
美国	8.3	8.3	1.3（0.8, 2.0）	2.2	3.5	1.7（1.0, 2.9）
日本	2.2	3.2	1.4（0.5, 4.5）	0.6	2.1	1.7（0.3, 8.5）
北京	2.4	3.1	1.6（0.2, 12.3）	0.4	0.5	0.8（0.1, 7.4）
上海	1.7	1.5	0.8（0.1, 7.7）	0.4	0	-（-,-）
新西兰	6.7	5.5	1.4（0.9, 2.1）	1.8	2.2	1.5（0.9, 2.6）
比利时	5.7	2.9	0.6（0.1, 3.0）	1.3	0.8	0.4（0.1, 3.8）
法国	6.1	6.4	1.8（0.6, 5.0）	1.6	1.5	0.9（0.1, 5.3）
德国	3	5.4	3.1（1.1, 8.8）*	0.9	1.8	1.4（0.2, 8.6）
意大利	3	6	1.9（0.7, 5.4）	1.1	0.6	0.3（0, 2.9）
荷兰	5.4	3.3	0.9（0.3, 2.5）	1.8	1.1	1.0（0.2, 6.1）
西班牙	4.1	3.8	0.9（0.4, 1.7）	1.3	2.2	1.3（0.6, 2.9）
乌克兰	9.2	19.5	1.5（0.7, 3.2）	4.1	7.3	0.9（0.4, 2.3）

国家或地区	抑郁症			心境恶劣		
	非糖尿病患者	糖尿病患者	OR（95%CI）	非糖尿病患者	糖尿病患者	OR（95%CI）
黎巴嫩	1.7	3.1	3.2（0.6,16.0）	0.6	2.3	4.8（0.6,39.5）
尼日利亚	1.1	0	-（-,-）	0.2	0	-（-,-）
以色列	5.9	7.5	1.3（0.9,2.0）	1.3	1	0.6（0.2,1.7）
南非	4.9	4.3	0.8（0.4,1.6）	0.1	0	NE
合并的比值比	-	-	1.4（1.2,1.6）*	-	-	1.3（1.0,1.7）

－意指未获得相关信息；NE 意指未评估；* 意指样本只局限于世界精神卫生调查数据

表 6-1-2　糖尿病患者与非糖尿病患者的情绪障碍患病率

国家或地区	广泛性焦虑			惊恐障碍		
	非糖尿病患者	糖尿病患者	OR（95%CI）	非糖尿病患者	糖尿病患者	OR（95%CI）
哥伦比亚	1	2.2	2.3（0.5,10.4）	2.2	1.1	0.4（0.1,2.2）
墨西哥	0.5	1.4	2.7（0.6,11.4）	1.3	1.7	1.2（0.5,3.2）
美国	4	4.6	1.3（0.8,2.2）	3.5	5.4	2.0（1.3,3.1）
日本	1.5	2.9	1.3（0.3,5.1）	0.7	0.5	1.0（0.1,9.2）
北京	1.2	0.3	0.2（0.0,1.7）	0.4	0	NE
上海	0.8	0	NE	0	3	NE
新西兰	3	3.9	1.8（1.1,2.9）*	2.2	2.9	2.2（1.2,3.8）*
比利时	1	1.3	1.6（0.1,17.6）	1.6	0	NE
法国	2.1	0	NE	1.4	0.2	0.3（0.2,2.5）
德国	0.5	0	NE	1.1	0	NE
意大利	0.5	0	NE	1	1.1	1.2（0.2,7.0）
荷兰	1.1	0.3	0.3（0.1,2.3）	1.6	2.4	2.1（0.5,9.7）
西班牙	1	0.9	0.8（0.3,2.3）	0.8	0.8	0.9（0.3,3.0）
乌克兰	2.2	5.8	1.7（0.8,3.5）	1.8	3.1	1.2（0.3,4.4）
黎巴嫩	0.2	0.2	0.7（0.1,6.6）	0.2	0	NE
尼日利亚	0	0	-（-,-）	0.3	0	-（-,-）
以色列	2.4	4.9	2.1（1.2,3.6）*	0.9	1	0.8（0.3,2.3）
南非	1.8	4.9	2.0（1.0,4.1）*	5.5	6.8	1.2（0.7,2.0）
合并的比值比	-	-	1.6（1.3,2.0）*	-	-	1.5（1.1,1.9）*

－意指未获得相关信息；NE 意指未评估；* 意指样本只局限于世界精神卫生调查数据

调查数据显示在校正过年龄和性别后，糖尿病患者中抑郁障碍是非常常见的，患病率从上海的 1.5% 到乌克兰的 19.5%，大部分地区的抑郁障碍患病率在 3%~8%，心境恶劣的患病率相对较低。糖尿病患者中抑郁障碍的患病率明显高于非糖尿病患者。在本次调查的 18 个国家或地区的关于糖尿病人群中焦虑障碍的调查显示其患病率低于抑郁障碍，但是焦虑障碍与抑郁障碍类似,与糖尿病都有一定的联系。

这份调查是有史以来最大规模的关于糖尿病患者中情绪障碍患病率及其之间联系的研究,18 个国家或地区,文化、语言、人种和社会经济水平不同,重要的发现是相对于非糖尿病患者而言,糖尿病伴发情绪障碍的风险明显增高,抑郁障碍和焦虑障碍显示出与糖尿病有着类似的联系。但是本次调查的局限在于未区分糖尿病的分型。

三、医患双方对心理康复的认知

随着物质生活水平的提高和医疗卫生技术的发展,20 世纪 50 年代以来在全球大多数国家出现了显著的流行病学转变或健康转变,其主要特征是慢性非传染性疾病取代急性传染性疾病成为主要的疾病负担和死亡原因。目前慢性疾病在我国全部疾病负担中所占比重为近 80%,与 1990 年疾病负担比较,我国 2010 年以失能调整生命年(disability-adjusted life year,DALY)计算的总疾病负担有所下降,但精神与行为障碍的疾病负担不仅没有降低,而且还增加了 4.2%;占总疾病负担的比例也从 1990 年的 6.7% 增加到 9.5%。改革开放以来,中国精神医学得到迅猛发展,尤其是与临床相关的药物治疗、诊断分类系统、生物精神病学的某些研究方面与国际进展紧密连接,社会文化及心理因素受到的关注虽也日益增加,但总体上发展得还不够。

(一) 自我心理康复的意识

1. 医务人员对心理康复的意识 由于医学模式还没有完全转型,生物医学模式不全面、不精致,形成今天医疗服务生硬、冷漠的形象;忽略社会、文化、心理学,不讲艺术,单方面追求"硬科学"。然而最近几十年有关糖尿病与心理功能紊乱之间关系的文献量迅速增加,得出了许多可靠的量化数据。如今大型的随机对照试验(RCT)研究结果都常规包含有详细而有效的心理功能测试,在接下来的数年内,这些研究将有助于我们进一步清楚地了解糖尿病患者心理方面的动态改变,而且更重要的是将使我们对糖尿病的治疗有更深一步的认识。在此基础上组建一个医疗团队,进一步开发适用于伴有情绪障碍、血糖控制差患者的综合性生物心理干预治疗项目。

2. 患者对心理康复的认识 公众对精神卫生服务的主观需求出现较大幅度上升。世界各国的经验都表明,对精神卫生服务的需求是随着社会经济的发展而提高的。随着社会经济的发展而将一些生理、行为和社会问题重新定义为精神障碍并要求接受精神医学服务。近二三十年来抑郁障碍的患病率增加,以前不寻求服务的、严重程度较轻的精神障碍患者积极寻求精神卫生服务,人们将不再满足于基本的、低水平的精神卫生服务,而是要求包括心理咨询、心理治疗、社会服务在内的全方位、高质量的精神卫生服务。

国内一些学者调查分析了武汉、深圳部分居民对心理卫生服务的需求,了解到 85.26% 的人愿意接受心理卫生服务,并且 75.79% 的人认为需要心理卫生服务,67% 的人希望开展专家咨询和定期讲座。但由于目前公众与某些政府部门对于躯体疾病伴发心理问题的忽视导致目前公共卫生服务体系尚未将心理健康教育工作涵盖进去,导致很多患者错过了早期诊治的机会,严重影响了患者的治疗效果。

(二) 糖尿病伴发情绪障碍的影响因素

1. 年龄 不同年龄层次的糖尿病患者遭受心理疾病的困扰会不同,比如儿童、青少年的心理问题多为厌学、抽动、品行障碍等;成年人的心理问题多为工作压力、家庭关系等导致的精神衰弱、焦虑、抑郁、失眠、药物滥用等；老年人因为身体功能的衰退、子女离家、伴侣生病或死亡出现的老年痴呆、空巢、孤独等问题，因此不同的年龄对心理卫生服务的认知和需求不同。

2. 文化教育　一定的社会文化背景，如风俗习惯、道德观等，以一种无形的力量影响着人们的观念，反映在人们的价值观、信念、世界观、动机、需要、兴趣等心理品质上。对于文化程度高的地区和人群，对健康的关注度较高，相对会采取健康的生活方式，如对糖尿病的预防、饮食运动控制等，对心理卫生服务的需求较高；对于文化程度低、文盲较多的地区和人群，不太关注身体的健康，对心理卫生服务的需求少，有些地区较多开展迷信活动。此外，社会媒体，如影视、报刊、书籍、网络等以媒介的形式对人的心理健康的认知产生影响，健康的信息有助于个体心理健康的发展。

3. 经济水平　经济水平影响个体的躯体健康状况是显而易见的，经济水平高，生活水平提高，人们对卫生服务的需求量和利用量会明显增加，并且会提出新的需要。中国近几年的普查发现，城市个体的卫生服务需求量明显高于农村。心理卫生服务的价格在目前是按时间收费，对于经济水平落后的地区和人群，没有经济能力来支撑这样的费用，也缺乏这样的意识和需求。

4. 疾病病程　心理康复应该及时介入，与糖尿病康复同步进行，但是在不同的疾病阶段，患者及其家属，对疾病的认识、接受和采取的应对措施，都是不一样的，因此他们观察、检验自己情绪问题的时机也不同。糖尿病是一种终身疾病，在漫长的康复历程中，大部分患者能够接受疾病并且主动进行康复治疗，但也许仍感到悲伤和愤怒，血糖的控制也不尽如人意，感觉自己无法调整自己的生活，影响各种学习时就希望能得到专业人士的帮助，摆脱这样的困境。

5. 婚姻与家庭　婚姻的稳固有利于心理健康，家庭结构的完整和父母的教养方式对于子女的心理健康影响较大。对于糖尿病伴发情绪障碍的患者来说，家庭幸福，则有更多的社会支持，能够帮助患者积极应对各种应激；若家庭破裂，家庭关系紧张，则对心理健康产生影响，对心理服务的需求也会增加。

四、糖尿病心理康复的展望

近年来，中国糖尿病的患病率迅速增加。2007—2008 年的大规模流行病学调查显示，中国已经成为全球糖尿病患者最多的国家，因此，在中国，糖尿病防治形势十分严峻，对糖尿病患者进行心理健康干预成了现阶段对疾病防治的必要项目。然而我国庞大的糖尿病患病人群和相对紧缺的医疗卫生资源决定了患者自身必须承担大部分自我管理的工作。国际上已有大量的研究证实：采取以健康教育为主要手段的综合措施，能提高糖尿病患者及其家庭的自我管理能力，激发患者自身潜能，进行自我血糖控制，预防和控制并发症，改变不良生活方式，最终战胜疾病，提高生活质量。

（一）糖尿病患者的自我管理

自我管理理论来源于心理行为治疗领域，其原理是患者自身可以在改变行为、促进健康的过程中发挥重大作用，从而逐步形成主动进行自我行为管理的趋势。

糖尿病患者的自我管理方法起源于 20 世纪 60 年代的美国，并被广泛应用。具体是指通过系列健康教育课程教给患者自我管理所需的知识、技能以及与医师交流的技巧，帮助糖

尿病患者在得到医师有效的支持下,主要依靠自己解决糖尿病给日常生活所带来的各种躯体和情绪方面的问题。其内容包括:

1. 树立健康观念　　教育患者以正确的态度对待疾病,帮助患者树立战胜疾病、早日康复的信念,积极配合医师的治疗,并了解糖尿病为慢性疾病,治愈需要一个漫长的过程,应当在日常生活中,尽量戒掉不良嗜好,生活规律、控制饮食、适当锻炼。研究表明,心理平衡可激发身体分泌有利于产生健康的物质来对抗致病的物质。

2. 理解糖尿病相关知识　　主要包括糖尿病的症状、类型及其并发症,需要定期监测的指标及其意义,可选择的药物和非药物的治疗方式及其优缺点,急慢性并发症的预防和处理,带病生活包括工作、学习和旅行的注意事项等。

3. 掌握自我管理技能

(1) 控制糖尿病病情所需的技能:如按时用药、饮食控制、运动调整、改变不良习惯等。

(2) 继续正常生活的技能:如工作、学习、社会交往等。

(3) 应对不良情绪的技能:如抑郁、恐惧、焦虑、失眠等。

(二) 对糖尿病患者心理康复的健康教育

由于目前糖尿病患者及家属还没有充分认识到心理康复的重要性,当遇到不能妥善解决的问题时,患者很容易出现心理问题,而严重的心理问题对糖尿病患者日常的生活、工作和学习等均有不利的影响,如果不能及时调整,会产生一系列的负面作用。严重的心理问题会导致糖尿病患者治疗依从性差,血糖控制差,并增加短期甚至长期的躯体疾病并发症的风险,生活质量下降。可以看出,心理因素对糖尿病的发展及转归有着重要的影响,良好的心理状态更有利于调动患者的主观能动性,有助于病情的稳定,延缓病情的恶化,促进身心健康,提高患者的生活质量。《柳叶刀》杂志在 2015 年发表的关于糖尿病患者心理康复的系列文章则提出,对于糖尿病患者伴发抑郁障碍的患者,对于抑郁的治疗优先于糖尿病的降糖治疗,其原因在于抗抑郁治疗反应期一般是 2~4 周,而降糖治疗的反应期则需要数月,而且优先抗抑郁治疗的患者治疗依从性更好。近年来德国及英国对于糖尿病治疗指南里也明确制定了糖尿病伴发抑郁障碍的相关规定。因此对糖尿病患者心理康复的重要性显而易见,对糖尿病患者的心理健康教育则显得尤为重要。

健康教育是通过有计划、有组织、有系统的社会教育活动,使得人们自觉地采纳有益于健康的行为和生活方式,消除和减轻影响健康的危险因素,预防疾病,促进健康,提高生活质量。对糖尿病患者心理康复的健康教育则是以糖尿病患者的心理康复为目标,有计划、有组织地开展心理健康教育活动,养成良好的卫生行为和生活方式,提高糖尿病患者的心理健康水平。糖尿病患者心理康复的健康教育内容主要包括:

1. 树立良好的自我意识　　在糖尿病的不同时期,患者的心理特征和心理需求是不一样的,因此患者需要有良好的自我意识,确切地认识自己,对自己有适当的评价。自知、自爱,最大限度地发挥自己的潜能是良好的自我意识的核心。当感觉自己心理失衡时,可以先进行自我调节,也可以寻求专业的心理咨询师或心理治疗师接受心理咨询或心理治疗,还可以通过学习相关的心理学知识,来指导自己调整。

2. 正确看待糖尿病及疾病的发展　　在糖尿病患者中,很多患者对糖尿病存在错误的认知,认为糖尿病就是不治之症,还有可怕的并发症,比如失明、截肢、早死等,不能再随意吃喝,还需要一辈子用药,觉得患了糖尿病就是灾难性的,有的甚至会破罐子破摔,压根就不去控制自己的血糖,听之任之。因此需要纠正患者的不良认知,以正确的态度来看待疾病及疾病的发展,积极配合医师的治疗,树立糖尿病是可控可治的疾病的意识,以积极的心态来面对。

3. 养成良好的生活习惯　相关荟萃分析结果显示在躯体疾病伴发情绪障碍的治疗初期,可以采用非药物治疗的方式,包括戒烟戒酒、适当锻炼、饮食调整、减重等,而相应的这些均是糖尿病患者本身需要养成的良好的生活习惯。行为治疗最新的研究显示糖尿病伴发情绪障碍的治疗中,基于行为激活理论的包括运动干预在内的综合干预可以改善抑郁症状,同时也能控制血糖。弥补了单纯使用抗抑郁剂或者心理治疗只能改善抑郁,不能够影响血糖控制的不足。

4. 积极应对生活中的应激　在糖尿病伴发抑郁障碍的病因机制研究中发现,不管是 1 型糖尿病还是 2 型糖尿病,糖尿病与抑郁障碍可能存在一些共同的病理机制,应激即是其中一条。心理社会应激是抑郁障碍发病机制中较常见的因素,创伤和应激可以激活体内的下丘脑 - 垂体 - 肾上腺皮质轴(HPA),而后者的激活在糖尿病发生中发挥着重要的作用。HPA 紊乱和皮质醇增多导致代谢障碍。此外,慢性应激还会导致免疫系统的损失,促炎细胞因子增多,而大量的促炎细胞因子与胰岛 β 细胞相互作用,导致胰岛素抵抗,最终导致 2 型糖尿病的发生。因此学会积极应对生活中的应激对于糖尿病伴发情绪障碍的患者而言是重要的一课。积极应对需要具备三大重要因素:有足够的信息量,感觉到能控制一切,还有来自他人的支持。

5. 觉察及应对负面情绪　当首次被诊断糖尿病时以及在糖尿病的治疗过程中,患者都会体验到各种各样的负面情绪。负面情绪影响着理智、自制力和生活方式,因此我们需要及时觉察出存在的负面情绪,并采用积极的方式来应对。对于糖尿病患者来说,常见的负面情绪包括:悲观沮丧、对立抗拒、焦虑、抑郁、恐惧、愤怒。常用的应对负面情绪的有效方法包括:①深呼吸缓解法——这是一种最简单,也是最有效的方法,每次进行 3~5min,保持节奏舒缓,并使身体放松。②肌肉放松法——体会肌肉结束紧张状态的舒适、松弛的感觉,同时配合呼吸。③向家人或朋友倾诉——家人和朋友的支持及鼓励,能使患者体会到关心和爱护,获得归属感和安全感。如果负面情绪持续存在,可以主动寻求专业人士的帮助,进行心理咨询 / 心理治疗,必要时可以采取药物治疗。同时要注意观察患者自暴自弃的念头和行为,防止过激行为的出现。

6. 学会带病生活　很多患者在得知自己患糖尿病后,都觉得生活会变得很糟糕,因此必须要学会带着疾病去生活,提前做好准备工作,正常生活、工作、学习。从饮食角度出发,糖尿病患者需要按照指南规定的最佳饮食方案进行健康饮食的调整,并且尽量避免进食高热量的食物。外出就餐,需要注意食材及进食的时间;外出旅行,需要准备充足的药物和零食。工作中,需要定时监测自己的血糖并随身携带零食以备不时之需。当一切都让患者觉得可以控制的时候,则会有更多的自信和执行力。

对于一个健康的社会来说,预防、诊断和治疗健康问题是重中之重,然而,世界卫生组织提出警示"精神疾病所导致的疾病负担和预防、治疗精神疾病的资源之间仍存在巨大的鸿沟,在中、低收入的国家大约有 4/5 的精神疾病患者未得到心理健康服务"。对于糖尿病患者而言,很多伴发情绪障碍的患者并没有得到识别和诊断,因此对于糖尿病患者这样的群体而言,需要多学科协作,开展综合干预模式,其中最关键的是治疗患者的心理健康问题,从而控制血糖,减少疾病并发症及疾病负担。

(贺丹军　丛晓银)

第二节　患病的心理特征

一、患者角色和角色行为

（一）患者的内涵及与患者相关的概念

希波克拉底曾经说过："了解什么样的人患病,比了解一个人患了什么病更重要"。因此,在临床工作中充分了解患者在患病或发生主观不适后,伴随着诊断、治疗以及护理过程中所发生的一系列的心理反应或心理变化是非常必要的。为了准确把握患者的心理,就应该正确理解患者定义的内涵以及与患者心理有关的基本概念,如疾病、病感以及患者角色等。

1. 患者的内涵　患者(patient),其词源和词义引申自"忍耐"(patience),是指一个忍受着病痛的人。在不同的医患模式下,患者定义的内涵也不同。

传统的生物医学模式将具有求医行为或正处于医疗中的人称为患者,其更多地强调患者的生物学属性。众所周知,患病通常使人去求医,但并非所有患病者都有求医行为而成为"患者",如某些人患有躯体疾病(如龋齿、皮肤病、骨质增生等),他们未必认为自己患病,而与健康人一样正常工作并承担社会责任,但事实上他们的状况属于疾病的范畴;此外,也并非所有有求医行为者一定是医学上的患者,如部分因为某些具有不良求医动机的诈病者,他们常常是为了取得病假证明、伤残鉴定证明或获得法律纠纷赔偿等。

随着社会的发展,健康和疾病的概念发生了转变,现代生物 - 心理 - 社会医学模式认为健康不仅仅是没有躯体疾病,并且是在躯体、心理以及社会功能三个方面的完善和谐状态。因此,一些患有心理疾患的人,在传统的医学模式下并不认为自己患有任何疾病,但临床心理医师却诊断其患有心理疾病并予以治疗。还有一些心理疾病患者因为医学心理学知识的缺乏或经济条件的局限等原因导致其并不存在求医行为,但他们其实也是患者。所以,新的医学模式同时关注了患者的心理、社会属性,其内涵更加丰富和全面。

总而言之,对"患者"的定义的全面理解应该包括:患有各种躯体疾病、心身疾病或各种精神障碍的人,无论其是否存在求医行为,均可统称为患者。

2. 患者相关的基本概念　以下是与患者相关的几个基本概念:

（1）疾病:疾病(disease)是一个生物学意义上的医学术语,是生物学和生理学上的判断。它是一种影响人体组织和器官功能的生物学过程,以结构、机制以及理化的病理改变为特征,并以症状和体征的形式表现出来。医务人员可以通过体格检查以及实验室检查等科学方法,经综合判断分析并明确诊断,使疾病成为人人可见的客观事实。

（2）病感:病感(illness)又译为"不适""病痛",是指个体患病的主观体验,常常无法客观验证,并总是以症状形式表现出来,其属于心理学范畴。病感可以源于躯体疾病,也可由心理社会因素所致。它常常影响人的整个心理活动甚至心身状态,导致感觉不适或某种病痛,自认为患有某种疾病,可感到情绪异常以及影响正常的工作和生活,成为人们求医的主要原因。病感主要是一种心理感受,但并不直接等同于患有某种疾病。

（3）患病:是指一种社会状态,属于社会学的概念,即一个人处于被社会认可的非健康的状态之中。

（二）患者角色的定义及一般特征

角色（role）源于戏剧用语，指在舞台上所扮演的人物。20世纪20年代，美国心理学家Mead GH将角色这一术语引入社会心理学，称为社会角色（social role）。个体在生活中需要承担很多的社会角色，每一种社会角色都对应相应的义务或责任，并具有一定的特征性。

1. **患者角色**（patient's role） 又称患者身份，是指被医师和社会确认的患病者应该具有的心理活动和行为模式。当一个人患病后，便会受到不同的对待，同时需要承担起"患者角色"，人们期望他具有与患者身份相符合的心理和行为。

2. **特征** 患者角色具备一定的特征，1951年美国社会学家T.Parsons提出了患者的四种角色特征：

（1）免除或部分免除社会职责。

（2）不必对疾病负责。

（3）寻求帮助。

（4）恢复健康的义务。

因此，其作为一种特殊类型的社会角色，应该同时具有一定的社会规范。

（三）患者角色的适应与类型

人的一生都有进入患者角色的可能，甚至可能与患者角色终身相伴。这也意味着个体在承担并发展一个新角色的过程，常常被称之为"角色转变"。对患者而言，随着病情的发展与转归，他的角色也会产生各种变化，通常患者角色转变有以下几种类型：

1. **角色适应**（role adaptation） 指患者基本上能够与患者角色的"指定心理活动和行为模式"相符合。表现为可以客观、冷静地面对患病的事实，遵医嘱，关注自身的疾病，并主动采取必要的措施来减轻病痛。这常常有利于疾病的快速康复。

2. **角色缺如**（role scarcity） 指缺乏患者角色的"指定心理活动和行为模式"，未能正常进入患者角色，其原因为患者不能接纳现实而采用否认心理。表现为意识不到患病或否认病情的严重程度，这常常与患者个性特质以及由于疾病会影响就业、升迁、入学或婚姻等因素相关。这往往会阻碍疾病的治疗和康复，需要医务人员多注意疾病知识的宣教，使其正确面对疾病及其不良影响，尽快适应角色并获取及时的治疗。

3. **角色冲突**（role conflict） 指个体在适应患者角色过程中与患病前的各种角色产生心理冲突，出现焦虑不安、烦恼、痛苦甚至恐惧的情绪体验。患病意味着正常社会角色向患者角色的转变，但这并不意味着正常社会角色的完全消退。当某种非患者角色强度超过其求医动机时，心理冲突就非常容易发生。非患者角色的重要性、紧迫性以及个性特质等因素会影响冲突的强度，使患者角色适应困难或发生反复。

4. **角色强化**（role intensification） 指患者由于适应了患者角色的生活，产生了对疾病的习惯心理，即衣食有人操心、生活有人照顾、按医嘱办事等行为模式。尽管躯体疾病已经康复，但患者对自己的能力自信不够，对承担患病前的正常社会角色惶恐不安，安心于已经适应的患者生活模式，不愿重返病前的生活环境。常常多发生于由患者角色向正常社会角色转化之时。

5. **角色减退**（role reduction） 指已经进入患者的行为角色，因为强烈的感情需求、环境、家庭以及工作等因素，或由于正常社会角色的责任、义务的诱导，使得患者试图重返某些社会角色从而导致患者角色行为减退。此时，患者往往不顾病情的严重程度而从事力所能及的活动，表现出对疾病的考虑不充分或不重视，从而影响疾病的治疗和康复。

6. 角色异常(role abnormal) 患者角色适应中一种严重的异常状态类型。是指患者无法承受患病或患不治之症的挫折与压力,出现冷漠、悲观、绝望等情绪,对周围环境缺乏情感反应,若不及时干预和疏导,不仅对病情不利,甚至可能发生拒绝治疗、自杀等严重不良事件,需要引起关注。

(四)患者的角色行为

当患者在进入患者角色以后,会以角色行为的方式表现出来。患者的角色行为分为求医行为和遵医行为。

1. 求医行为 是指人们感到不适或心身痛苦后寻求医疗帮助的行为。一个人患病后有义务寻求帮助并遵医治疗。学习求医行为的原因、类型以及影响求医行为的原因,对于患者的治疗和康复有着重要的指导意义。

(1)求医的原因:①躯体原因。主要与个体生物学相关的原因导致其产生求医行为。表现为个体的躯体不适症状的求医行为、慢性病和老年病患者的规律求医行为以及急性意外伤害事件如交通事故、自然灾害等导致机体创伤而至医疗机构求医等。②心理原因。随着经济的发展和社会的进步,使得人们心理压力越来越大。过多的精神应激,以致个体出现紧张、焦虑、抑郁、恐惧等不良情绪反应,导致心身疾病、精神障碍的发病率持续增长,因而使个体产生求医的行为。③社会原因。随着医学模式的转变,社会因素在疾病发生过程中的作用越来越引起人们的关注。人们的家庭生活、工作环境、社会秩序、文化水平以及经济收入等社会因素均会影响个体的心身健康,导致亚健康状态或疾病的发生,从而使人们产生求医行为。因此,求医的原因也必然会反映出社会因素的影响。

(2)求医类型:求医行为源于个人的意识,同时也受各种因素的相互制约和影响。据此,可以分为以下三种求医类型。①主动求医型。是指当个体感到躯体不适或产生病感以后,在自我意识支配下积极主动寻求医疗帮助的类型。这往往与社会经济及文化的发展、个体的社会地位、经济收入以及文化水平相适应。②被动求医型。是指自我意识发育不成熟、意识丧失或缺乏自知力的患者,由其家长、家属或他人做出决定而产生求医行为的类型。婴幼儿、儿童期个体、老年人、意识障碍的患者以及缺乏自知力的精神障碍患者均属于这一群体。③强制求医型。是指某些对社会人群健康存在严重危害的特殊患者,虽本人不愿求医,但社会必须对其给予强制隔离或医治的类型。某些严重的传染病患者、具有危险性或伤害性行为的精神障碍患者都属于这一群体。

(3)影响求医行为的因素:①对疾病或症状的主观感知。个体产生求医动机起初源于对自身变化或痛苦的体验和感知,也就是所谓的病感。它是求医行为的起因,也是影响个体求医行为的主要因素。此外,个体对疾病的认知程度也是影响求医行为的重要因素。②症状质和量的严重程度。症状在个体或特定人群中出现的频率、个体对其的熟悉和重视与否、症状或疾病的预后是否易于判断以及它的威胁和对社会功能的影响都会影响着患者的求医行为。③心理社会因素。个体的个性特质、疾病体验以及生存动机会影响其求医行为;个体的文化水平、对医学常识的熟悉和了解以及对症状或疾病严重性的认知也会影响其求医行为。这些都属于心理社会因素的范畴。④个体的既往求医经历。患者既往的求医经历尤其是反复求医的患者常常会对其求医行为产生继发性影响。求医经历主要包括患者对所求助医院、医护人员的满意程度、诊疗效果如何以及一些诊疗措施是否留下深刻伤痛回忆等体验。

2. 遵医行为 是指患者遵从医务人员开具的检查、治疗护理处方或其他医嘱进行检查、治疗和预防疾病。它主要反映的是患者依从性的范畴。研究患者遵医行为的规律和影响因素,从而提高患者遵医的自觉性,有效执行医嘱,是医学康复实践中必须重视的问题。

(1) 影响遵医行为的因素:①患者方面的因素。由于各种原因的存在使得患者不可能全部接受医务人员的医嘱。患者疾病的轻重缓急的程度、患者的年龄、性别、职业状况、受教育程度和社会地位,以及患者对疾病的认知经验等均会影响其遵医行为。②医护人员方面的因素。患者的执行能力与医护人员的要求可能存在一定的差距。医务人员所制定的治疗方案的复杂程度、对患者的解答是否完整清晰等均会影响患者的遵医行为。

(2) 提高遵医率的方法:遵医率是指患者在求医过程中所遵从医嘱的比率。提高遵医率对尽快有效地治疗疾病确保其疗效有着十分重要的意义。提高遵医率的方法有:①关注医疗体制改革,加强医德医风建设,改善服务态度,提高医疗质量和患者的满意度,为患者提供一个良好的诊治环境。②注意医疗工作的艺术性,耐心解释和说明,提高患者对医嘱的理解和识记水平。③尽可能让患者及家属共同参与治疗的选择和执行。④调动患者的主观能动性,简化治疗方案和程序,要抓住重点并分阶段进行。⑤与患者达成协议并制定目标,鼓励患者自我检测,有利于提高遵医率。⑥对遵医行为适当的行为奖励,提高患者对医务人员的信赖程度,建立良好的医患关系,即可提高遵医率。

二、患病及心理过程

个体患病以后,从正常的社会角色进入患者角色,其心理表现如心理反应、心理需要以及心理冲突等往往都具有一定的规律性。因此,患者常常具有一些自身的心理特征。

(一) 患病后的一般心理特征

1. 患者的认知活动特征 个体患病以后,其注意力由外部世界转向自身的体验和感受,感知觉的指向性、选择性以及范围都会相应发生变化,常常会表现出迟钝或感觉过敏的表现;由于疾病应激的影响,患者往往存在不同的程度的记忆异常,有些患者表现为不能准确地回忆病史,表现为近事遗忘;此外,部分患者的逻辑思维能力也会受到影响,表现为分析判断能力的下降。少部分患者还会出现时间知觉异常、空间知觉异常或内感性不适等。

2. 患者的情绪变化特征 面对疾病对健康的威胁以及其所带来的痛苦体验和感受,患者往往都会出现情绪活动特征的变化以及不同程度的情绪反应。

(1) 情绪活动特征的变化:①情绪活动的强度。很多情形下,患者对消极刺激的反应强度大于正常人。极少数患者情绪反应减弱,甚至缺乏反应,这意味着患者病情较重或伴发了严重的精神障碍。②情绪活动的稳定性。部分患者患病后变得情感脆弱、易激惹,有时候甚至因为小事而气愤、激动或悲伤不已。③情绪活动的持续时间。由于病痛的影响,积极情绪往往比较短暂,而消极情绪则持续较久。④主导心境。患病后个体主体心境往往不及健康状态时,常易表现为紧张不安、郁郁寡欢。

(2) 常见的情绪反应:①焦虑。是指一种消极的情绪反应,常常表现为对疾病的过度担心和不安,可表现为简单的担忧、多虑到惶惶不可终日。引起焦虑的因素较多,一般包括对疾病的病因、转归、预后的担忧,或对一些特殊检查的担忧等。焦虑为一种基本生存状态,轻度的焦虑有利于疾病的康复,过度的焦虑往往会阻碍疾病康复。②恐惧。是指面对自我评估为具有威胁或危险的刺激时的情绪反应。恐惧的程度常常与患者的年龄、性别以及对疾病疼痛的害怕等相关。患者恐惧情绪的产生与认知评价相关,患者的恐惧常常伴随疑虑,对诊断的怀疑、治疗方法和治疗效果的怀疑,担忧会被误诊误治、药物的不良反应以及手术并发症等。③抑郁。即所谓的"反应性抑郁",主要是源于患病前后角色的变化以及患病的应激相关,常常表现为情绪低落、兴趣减退、乏力、易疲劳、悲观失望甚至对自我丧失信心并伴有消极行为等。患者的抑郁主要与治疗不太顺利、有效相关,导致患者缺乏治疗的信心和勇气,也可能与患者年龄、家庭社会因素等相关。持续较久的严重的抑郁不仅会影响医疗行为的执行,也会导致患者免疫力低下,影响原有疾病的康复。④愤怒。愤怒的情绪反应往往与挫折反应相关,常常多见于治疗受挫的患者。患者的愤怒可源于医院和医疗之外。治疗受挫的原因主要包括医疗条件的限制、医务人员的服务水平、个体的躯体状况以及所患疾病的严重程度和预后等。

3. 患者的意志活动特征 个体患病以后,需要配合医务人员的治疗,力求达到康复并恢复社会功能,这对患者的意志其实是一个不小的考验。治疗疾病的挑战可激发患者的意志努力,反之也会引起患者意志的不良变化。个体患病以后,自理能力下降,渴望得到周围人的帮助和关心,易产生依赖心理,这是正常的心理反应。但是如果患者变得过度依赖,则可能是意志活动变化一种不良表现,应加以关注和干预。

4. 患者的行为反应特征 患者常见的行为反应主要包括依赖行为、不遵医行为、退化行为(退缩行为)以及攻击行为等。

(1) 依赖行为:患者患病后成为了人们关心和帮助的对象,处处得到医护人员和家属的照料,易于产生依赖行为。常常表现为依赖别人,对自我日常行为能力和生活管理能力的信心不足,主动性减低,被动性增加。部分患者甚至出现个性的变化或者行为退缩,表现为幼稚化。

(2) 不遵医行为:在疾病的治疗和康复过程中,患者积极主动的配合至关重要。由于医源性因素、药物及医疗技术因素和患者本身因素导致约30%的患者不遵从医嘱,而精神障碍患者的不遵医行为比例更高。

(3) 退化行为:患者患病后退化行为非常常见,是指患者使用早年的、幼稚的行为来应对当前的困难。退化行为主要表现为以自我为中心、兴趣变得狭隘、情感的依赖性增强以及对自我机体功能的过度关注等特征。

(4) 攻击行为:是一种易于导致严重不良后果的行为反应,常常与治疗受挫和愤怒情绪相关。其攻击的对象可以为自身,也可以为导致其治疗受挫的人或事物(如家属、医务人员或医疗设施等)。有时候患者亦会使用"转移性机制"将攻击矛头指向无关的人或事物。

5. 不同时期患者的心理特征

(1) 急性期患者的心理特征:急性期患者大多病情危重,患者的心理反应往往非常强烈。常见的主要为情绪反应和相应的行为反应。情绪反应主要包括焦虑情绪和恐惧情绪。行为反应主要是由于应激对患者的影响,患者可能会使用一些不成熟的心理防御机制,以减轻心理压力。急性期患者常常会出现退化行为,患者表现为情感幼稚,易激惹,治疗配合程度差。

(2) 慢性期患者的心理特征:慢性期一般是指病程持续3个月以上,患者常常会出现明显的心理反应和自我意识的变化。患者在慢性期常常会出现主观感觉的异常,常常将注意力转向自身,感觉异常敏锐,对自己身体细微的变化感受性明显增高,会不断诉说自己的各种不适。患者在慢性期常常还会利用否认的心理防御机制以减轻不愉快的症状和情绪体验,同时回避疾病的危害性。在慢性期患者还会出现患者角色强化、药物依赖心理和拒药心理。

(3) 康复期患者的心理特征:在康复期中患者心理行为的康复具有重要的社会意义。康复期患者常常会出现错误的认知,如否认功能异常、认同的延迟以及失能的评价。渐而容易伴发焦虑抑郁情绪,常常伴发孤独感,导致个性孤僻、自卑,甚至出现拒绝治疗、攻击性强以及自杀自伤行为。

(二) 患者的心理需要

需要(need)是指个体对某种目标的渴求和欲望。对于患者而言,患病以后存在物质与医疗服务的需要,但心理需要显得更为重要。这其中也往往存在一些共性的特征。

1. 对信息了解的需要 现代社会,瞬息万变的信息对人们身心发展有着重要的影响。患者患病以后对信息的需要明显增加,主要集中于他们自身疾病范围信息的关注。这主要包括医院相关的信息、疾病诊断、治疗和预后的信息以及院外相关的信息如家庭及工作单位的情况、医疗费用的支付等信息。提供适当的信息不仅可以消除患者的疑虑,还可避免产生过度的消极情绪反应。

2. 适当活动和心身刺激的需要 患者住院以后,其活动范围缩小,兴趣减少,若长时间如此,易于导致患者躯体和心理的不适。因此,医务人员应根据医院和患者的主客观条件,安排适当的活动和有一定新鲜感的刺激以满足其适当活动和心身刺激的需要。

3. 安全感和疾病康复的需要 为了早日康复,恢复社会功能,几乎每一位患者都把安全感视为主要需要。这也是患者求医的终极目标。大多数患者在诊治过程中疑虑较多,缺乏充分的安全感,医务人员应避免任何影响患者安全感的行为,对任何诊断和治疗都要尽量与患者及家属沟通,耐心解释,以减少疑虑和恐惧,帮助患者建立充分的安全感,以满足其安全感和疾病康复的需要。

4. 社会交往和联系的需要 患病以后,患者需要被关心和接纳,需要社会交往和联系。患者除了与医护人员和病友交往,还需要与家庭成员沟通,与同事和朋友保持联系及交往。

5. 被尊重与归属的需要 一般而言,每个患者都希望自己能够被认识和得到应有的尊重。从心理学角度来说,有些患者认为赢得更多尊重就意味着可以获取医务人员更多的重视和关注,便可得到更多的关怀和治疗。医务人员必须一视同仁地对待每一位患者,以高尚的医德行为、亲切和蔼的态度、高超的技术来满足患者被尊重的需要。此外,患者也有归属的需要。他们往往主动适应病房环境,努力成为病房中受欢迎的人。他们会努力改善与医务人员的关系,希望引起医务人员的重视从而得到良好的对待,医务人员应尊重其归属的需要,并为此付出相应的努力。

三、1 型糖尿病患者的心理特征

1 型糖尿病是一种内分泌代谢性疾病,多发于儿童和青少年,起病急,病程长,并发症多,首选胰岛素强化治疗,往往需要终身治疗,患病后每日均需注射胰岛素,并严格控制饮食,还要频繁地进行血糖、尿糖监测等,这些治疗措施不仅影响患儿,家长也要承受疾病本身的心理痛苦,更要面临巨大的经济负担,多种应激因素导致患儿及其家庭成员出现焦虑、抑郁等情绪障碍,严重影响患儿及其家庭的生活质量。

(一) 认知特征

患有 1 型糖尿病的儿童、青少年确诊后常常缺乏糖尿病自我保健知识,对药物治疗、饮食、运动和自我监测等认识粗浅。1 型糖尿病患者易出现述情障碍,以无法识别情感、无法将躯体唤醒感觉与内部感受相区分、无法交流情感、缺乏想象力、外向性思维为主要特征。

有研究表明,患儿常常存在信息处理和接受方面的缺陷,不同程度地存在学习、记忆方面的问题,男孩较女孩明显,那些早期发作和有严重低血糖病史的患儿尤其严重。有研究表明,患儿确诊 1 型糖尿病后 2 年即会出现认知功能的改变,包括获取信息的速度、概念推理能力、获取新知识的能力不同程度地下降;4 年内视觉空间功能、记忆力和学习能力下降;12 年内工作性记忆下降。

(二) 情感特征

抑郁是 1 型糖尿病患者最主要的心理健康问题,严重危害患者的心理健康,降低患者的生活质量,并对患者的病情具有负面影响。因为需要终身治疗,儿童及青少年患者在明确诊断后存在一个较长的心理适应阶段,处于心理障碍发生的高风险期。糖尿病为慢性终身性疾病,需要通过长期的药物与饮食控制治疗,且病情易反复,血糖水平波动频繁且易产生并发症和焦虑、抑郁等心理疾病。青少年正处于心理发展的重要时期,得知没有根治的可能,加之必须终身使用药物控制血糖,常有愤怒的心理状态,对生活失去信心、情绪低落,整日沉浸在悲伤之中。情感脆弱导致对治疗采取消极的态度。有些青少年还认为是父母遗传的,将愤怒的情绪转向父母。糖尿病治疗过程烦琐,包括规律服药、注射胰岛素、定期门诊、血糖监测等,加之需要改变生活模式(饮食、运动调整),且难以治愈,常会使患者产生悲观、失望的心理。

由于 1 型糖尿病疾病治疗的终身性,对生活影响较大。如果血糖控制不佳,随着病程的进展还会出现多种并发症,加之对糖尿病认识的不准确,导致患者产生焦虑和恐惧的心理,担心疾病的发展会影响自己一生,惧怕死亡等;或对治疗过分关心甚至出现感觉过敏、精神高度紧张、失眠等。

1 型糖尿病患者常常易出现外向投射心理,是指个人将自己的思想、态度、愿望、情绪、性格等个性特征,不自觉地反映于外界事物或者他人的一种心理作用,也就是个人的人格结构对感知、组织以及解释环境的方式发生影响的过程。这类患者常常以自我为中心,怨天尤人,表现为敏感、多疑、任性、爱挑剔、易受激惹。埋怨他人未尽心治疗、护理或照顾不周。由于糖尿病迁延不愈,长期的治疗带来的经济负担以及严格的饮食控制都加剧了患者的心理变化,使其敏感、爱挑剔、对治疗失去信心、多抱怨而致人际关系紧张等。

(三) 意志行为特征

由于 1 型糖尿病患者长期受病痛的折磨,生活自理能力明显下降,于是产生了一味要求他人关心照顾的依赖,或者产生了药物依赖而忽视饮食治疗及运动疗法。此外,由于 1 型糖尿病患者大多是儿童或青少年,父母大多会给予更多的关心、照顾甚至溺爱,长久会形成患儿依赖父母的心理。有研究发现,1 型糖尿病儿童情绪障碍与家长心理健康状况相关,当家长心理健康状况不良时易导致儿童情绪障碍。所以,可以判断 1 型糖尿病患儿的依赖心理很大程度受家庭因素的影响。另外,有些患者错误地认为糖尿病只有通过胰岛素或其他降糖药物进行治疗,产生了药物依赖,而忽视了饮食以及运动对疾病治疗的积极作用。

四、2 型糖尿病患者的心理特征

(一) 认知特征

2 型糖尿病患者认知功能易受到损害。研究认为 2 型糖尿病患者认知功能的某些方面较差,最常受累的是词语记忆力。糖尿病与认知功能减退存在着相关性,其中老年女性糖尿病患者认知功能的减退最显著,且会随着糖尿病病程的延长而加重。在老年人群中,2 型糖尿病患者认知功能会随着病程延长而减退,甚至对于尚未达到糖尿病诊断标准者,只要存在持续的糖耐量减低,也与轻度的认知功能障碍存在着相关性。

（二）情感特征

1. 怀疑、拒绝、不接受心理 常常出现于确诊的早期,患者症状较轻或无症状时,错误认为糖尿病就是血糖高,无大妨碍,不影响健康,身体无任何不适,对疾病采取不在乎的态度,拒绝治疗和饮食习惯的改变,从而直接影响到疾病的预后及康复。

2. 愤怒、悲观和失望的心理 当患者得知糖尿病是一种难以治愈的终身疾病,没有根治的可能,对人类健康和生命质量的影响大,他们原本梦想着辛苦一辈子后好好享受生活,开心快乐地度过晚年。可现在却不仅这不能吃,那不能吃,而且几乎天天得吃药、打针、上医院,给个人、家庭、社会带来了巨大的负担,常有一种愤怒情绪,对生活失去信心,情感脆弱,对治疗采取消极的态度。

3. 急躁、不安情绪 亦多见于初诊的 2 型糖尿病患者。此类患者一经确诊,易产生急躁情绪,恨不得有灵丹妙药,于朝夕之间把病治好。表现出对疾病格外敏感、关心,四处寻求有关信息。

4. 猜疑心理 表现为对血糖监测和药物疗效的怀疑。猜测医师、护士、家人对自己隐瞒病情,对周围的事情非常敏感,对同室病友的病情结果进行无故的病情联想,常常对号入座,导致终日身心疲惫。

5. 焦虑、抑郁心理 导致 2 型糖尿病患者焦虑、抑郁的因素主要包括:①担心严重的并发症使生活质量下降。糖尿病有多种并发症,如糖尿病肾病、糖尿病眼病、心肌梗死等严重并发症,会影响患者正常生活和活动,严重者可造成患者自理能力缺陷、肢体功能障碍或缺失,导致患者生活质量下降。②需要长期控制饮食、药物治疗。目前糖尿病还没有根治的方法,只能依赖长期的控制饮食和药物治疗,这些都改变了患者原有的生活方式,给生活带来不便。③血糖控制不理想。饮食、药物、情绪的影响易使血糖波动,使患者产生烦躁、焦虑情绪,这种负性情绪会使血糖更高,形成恶性循环。④剥夺了正常饱餐、享受美味的权利。将血糖控制在理想范围离不开良好的饮食控制,偏离患者的主观意愿。糖尿病患者长期不能食用喜欢的食物,产生了心理压力。⑤糖尿病花去太多的精力和体力。糖尿病是慢性终身性疾病,需要经常奔波于医院和家庭之间,耗去了许多时间、精力和财力。2 型糖尿病以中年人居多,患者患病后不能照顾家庭,长期治疗花费了大量金钱,造成了家庭经济困难而感到自责内疚甚至会出现消极自杀行为。

（三）意志行为特征

2 型糖尿病患者患病后会出现拮抗心理行为,常常表现出对疾病的满不在乎,经常违背医嘱,尤其是在病情好转后,不能持之以恒,导致回避、失约,甚至放弃治疗等不遵医行为。他们对治疗用药产生对立的态度,认为无药可医早晚会死,自暴自弃,放弃治疗,对医护人员采取不理不睬、不信任、不配合的态度。

五、糖尿病伴发的精神症状

（一）情感症状

情感是指个体对客观事物的态度和随之而产生的相应的内心体验。情感症状主要表现为三个方面:情感性质的改变、情感稳定性改变以及情感协调性改变。

1. 情感性质的改变

(1) 情感低落:常常表现为表情忧愁、心境苦闷、唉声叹气,觉得前途灰暗,对自我丧失信心。严重者会出现悲观绝望,甚至自杀观念和行为。

(2) 情感高涨:情感活动明显增高,表现为不同程度的病态喜悦,自我感觉良好,产生与环境不相符合的过度的愉快和欢乐。

(3) 焦虑:是指在缺乏相应的客观因素下,患者总是表现为紧张担忧、顾虑重重,似有大祸临头的感觉,惶惶不可终日,常常伴有心悸、出汗、手抖等自主神经功能紊乱的症状。

(4) 恐惧:是指面临不利的或危险的处境时所出现的情绪反应。表现为紧张、害怕、提心吊胆,常常伴有心悸、气急出汗、四肢发抖等自主神经功能紊乱的症状。

2. 情感稳定性改变

(1) 情感不稳:表现为情感反应极易变化,从一个极端波动至另一极端,显得喜怒无常,变幻莫测。

(2) 情感淡漠:指对外界刺激缺乏相应的情感反应,即使对自身密切相关的事情也同样漠不关心。常常面部表情呆板,内心体验贫乏。

(3) 易激惹:表现为极易因为小事而引起明显的情感反应,持续时间一般较短暂。

3. 情感协调性改变

(1) 情感倒错:是指情感表现与其内心体验或处境不协调,甚至完全相反。

(2) 情感幼稚:是指情感退化,成人的情感反应如小孩,变得幼稚、缺乏理性控制,反应迅速而且强烈,没有节制和遮掩。

(二) 行为症状

1. 精神运动性兴奋

(1) 协调性兴奋:动作和行为的增加与思维、情感活动协调一致,并和环境密切联系。

(2) 不协调性兴奋:指患者的言语动作增多与思维及情感不协调。患者动作单调杂乱,缺乏动机及目的性,与外界环境不相符合,使人难以理解。

2. 精神运动性抑制

(1) 木僵:指动作行为和言语活动的完全抑制或减少,并经常保持一种固定姿势。严重的木僵称为僵住,患者不言、不动、不食、面部表情固定,大小便潴留,对刺激缺乏反应,如不予治疗,可维持很长时间。轻度木僵称作亚木僵状态,表现为问之不答、唤之不动、表情呆滞,但在无人时能自动进食,能自动大小便。

(2) 蜡样屈曲:是在木僵的基础上出现的,患者的肢体任人摆布,即使是不舒服的姿势,也较长时间似蜡塑一样维持不动。如将患者头部抬高似枕着枕头的姿势,患者也不动,可维持很长时间,称之为“空气枕头”,此时患者意识清楚,病好后能回忆。

(3) 缄默症:患者缄默不语,也不回答问题,有时可以手示意。

(4) 违拗症:患者对于要求他做的动作,不但不执行,而且表现抗拒及相反的行为。若患者的行为反应与医师的要求完全相反时称作主动违拗,例如要求患者张开口时他反而紧闭口。若患者对医师的要求都加以拒绝而不作出行为反应,称作被动违拗。

(三) 认知症状

1. 感知觉障碍

(1) 感觉过敏:是指对外界一般强度的刺激感受性增加,感觉阈值降低,如感到声音特别刺耳,轻微的触摸皮肤就会感到疼痛难忍等。

（2）感觉减退：是指对外界一般刺激的感受性降低，感觉阈值增高，如对强烈的刺激感觉轻微或完全不能感知。

（3）内感性不适：也称之为体感异常，是指躯体内部产生的各种不适或难以忍受的异常感觉，如牵拉感、游走感、蚁爬感等。性质难以描述，缺乏明确的局部定位，可继发疑病观念。

（4）错觉：是指对客观事物歪曲的知觉。如谵妄的患者将输液皮条看成一条蛇。

（5）非真实感：患者对周围事物和环境感到发生了变化，变得不真实，视物如隔着一层纱，周围似没有生命的木偶等。

（6）幻觉（见精神病性症状）。

2. 思维障碍

（1）思维奔逸：也称观念飘忽，是指联想速度加快、数量增多、内容丰富生动。如患者表现为健谈，讲话滔滔不绝，感到头脑反应加快等。

（2）思维迟缓：即联想抑制，思维联想速度减慢、数量减少和联想困难。患者表现为言语缓慢、语量减少，反应迟缓。

（3）思维贫乏：指联想数量减少，概念和词语贫乏。患者感到头脑空洞无物，没什么内容可想。

（4）病理性赘述：是指思维活动停滞不前，迂回曲折，联想枝节过多，做过分详尽的赘述，无法简明扼要地解释和说明。

（5）妄想：见精神病性症状。

3. 注意障碍

（1）注意增强：是指主动注意的增强。如疑病观念的患者把注意指向身体的细微变化，过分关注自己的健康状况。

（2）注意减退：是指主动及被动注意兴奋性减弱，注意广度缩小，注意的稳定性也显著下降。

4. 记忆障碍

（1）记忆增强：是指病态的记忆增强，对病前不能够回忆且不重要的事及细节都能回忆起来。

（2）记忆减退：是指记忆的基本过程普遍减退，轻者表现为近事记忆减弱，严重时远事记忆也会减退，如回忆不起之前的个人经历。

（3）遗忘：是指部分或全部不能回忆以往的经历。包括完全性遗忘、部分性遗忘、顺行性遗忘、逆行性遗忘症等。

（4）虚构：是指由于遗忘，患者以想象的未曾亲身经历过的事件来填补记忆缺损。虚构的患者常常存在严重的记忆障碍。

5. 智能障碍　痴呆是一种综合征，是后天获得的智能、记忆以及人格的全面受损，但不存在意识障碍。其发生往往具有脑器质性病变的基础。

（四）精神病性症状

1. 幻觉　属于知觉障碍的范畴，是指没有现实刺激作用于感觉器官时出现的知觉体验，是一种虚幻的知觉。幻觉是临床上最为常见的而且重要的精神病性症状，常常与妄想合并存在。根据所涉及的感官，幻觉分为幻听、幻视、幻嗅、幻味、幻触、内脏性幻觉。

（1）幻听：最为常见，患者可听到单调的或复杂的声音。幻听常常影响思维、情感和行为，包括评论性幻听、议论性幻听以及命令性幻听。

（2）幻视：为常见的幻觉形式，内容十分多样，从单调的光、色各种形象到人物、景象、场面等。多见于谵妄状态。

2. 妄想　是一种病理性的歪曲信念，是病态的推断和判断，常常具有一些特征：信念的内容与事实不符合，但患者坚信不疑、妄想内容均涉及患者本人，总是与个人利益相关、妄想具有个人独特性以及妄想内容因文化背景和个人经历而有所差异等。妄想按照起源和与其他心理活动的关系可分为原发性妄想和继发性妄想；按照妄想结构可分为系统妄想和非系统妄想。

（1）被害妄想：最常见的妄想，患者坚信他被跟踪、监视等。如怀疑吃的饭被下毒等。患者受妄想的支配可拒食、自伤或伤人等。

（2）关系妄想：患者将环境中与他无关的事物都认为是与他有关，如周围人谈话时在议论他，别人的一举一动是在针对他等。常常与被害妄想伴随出现。

（3）疑病妄想：是指患者毫无根据地坚信自己患了某种严重的躯体疾病或不治之症，因而到处求医，即使通过一系列检查和多次反复的医学验证都无法打消患者的疑虑。

3. 紧张综合征　是指一种心理、生理双重紊乱的综合征。常常表现为患者全身的肌张力增高，包括紧张性木僵和紧张性兴奋两种形式。紧张性木僵常有违拗症、刻板语言、刻板动作、模仿语言、模仿动作以及蜡样屈曲等。紧张性木僵状态可持续数日或更久，可无任何原因转入兴奋状态。但兴奋状态持续较短暂，往往是突然爆发的兴奋激动和异常行为，然后进入木僵状态或缓解。

（曹秋云　杨海龙）

第三节　心理评估与心理诊断

一、心理评估的基本概念和特点

（一）心理评估的基本概念

心理评估是指依据心理学的理论和方法对个体的心理过程、人格特征等心理品质及水平所做出的评定。其评定内容包括情绪状态、记忆、智力以及性格等。心理评估和心理干预是临床心理学的两大基本任务，心理评估是心理干预的前提和依据，心理评估还可以对心理干预的效果作出判定。

（二）心理评估的性质及特点

1. 间接性　心理评估有别于临床医学检验，主要是根据个体的举止言行和外显行为在心理调控下进行活动的原理，分析个体对评估项目的反应，间接推断出受试者的心理活动规律及心理现象特征。

2. 相对性　心理评估的结果必须按照相应的评估模式进行比较分析，也必须与大多数的人的样本进行比较。因此，人们对心理测量结果的数据分析，无论是从横向还是纵向来看都不存在绝对的标准，仅仅是相对性。

3. 客观性　客观性是对心理评估的基本要求，它贯穿于评估的全过程，主要体现在以下几个方面：测试工具选择的客观性、主试者资格的客观性、测试过程的客观性以及受试者自身状况的客观性。

二、心理测量的基本要素和实施过程

(一) 心理测量的基本要素

心理测量中由于测量误差的影响会极大地干扰测量结果的正确性和可靠性。因此,需要关注以下 4 个基本要素:

1. 施测条件 测量环境的好坏及各种条件是否一致会给测量结果带来很大影响。环境的嘈杂、过多的干扰、测量标准的不一致等属于施测条件的范畴。

2. 主试者因素 施测条件和方法都是由主试者来把握,因此,测量的准确与否与主试者有着很大的关系。主试者的主观因素也会影响测量误差。因此,主试者需要经过一定的标准化的训练后方可成为合格的心理测量主试者。

3. 受试者因素 主要包括应试动机、测验焦虑以及生理状态。受试者应试动机的强弱会直接影响测试成绩;测试焦虑是受试者在测验前或测验中的一种紧张的情绪体验,如果过度焦虑则会影响测量结果;受试者在施测过程中的生理状态也会影响测量结果,因此,应选择受试者身体健康、体力充沛的状态下进行,避免测量时间过久。

4. 常模、信度和效度

(1) 常模:即可比较的标准,是指某种心理测验在一定群体中的标准量数,不同的群体其常模标准不同。测量结果是否可靠,在很大程度上取决于常模样本的代表性。常模包括多种形式,如均数、标准分、百分位、划界分以及比率等。

(2) 信度:即测量结果的可靠性和稳定性,是指一测量工具在对同一对象多次测量中所得结果的一致程度。它通过对测量分数测量误差的计算来估计。信度主要包括分半信度、α 系数、正副本相关系数、重测信度以及评分者一致性检验等。

(3) 效度:即测量结果的有效性和正确性,是指一个测量工具是否测查到其所要测试内容以及在何种程度上测查了所要测查的内容。效度主要包括内容关联效度、效标关联效度以及结构关联效度等。

(二) 心理测量实施过程

见图 6-3-1。

1. 决定评估内容 根据评定者或代理人(家庭成员、医师)的要求,以及被评定者所表现的问题,决定评估内容。评估者可从多种水平来评估被评定者的问题。主要包括认知过程、情绪、外显行为以及情景刺激中的心理生理反应等。

2. 确定评估目标 心理评估应该围绕既定的目标进行,主要包括心理障碍的诊断和筛查、确定心理障碍的严重程度、预测个体心理问题出现的风险以及评价疗效。

3. 选择评估结果的参照标准 评估结果的参照标准可以是与评估者相符合的某个人群样本资料,也可以是被评估者某一个阶段的情况,以评定被评估者某些心理品质在特定人群中的位置或在某个阶段的变化情况。

4. 收集评估资料 为了实现评估目标,需要采用系统的方法来收集资料,并作详细记录。收集的方法主要包括结构性或非结构性临床访谈、个人

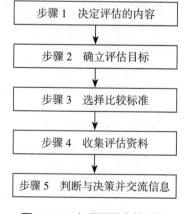

图 6-3-1 心理测量实施过程

既往回顾、行为观察、心理测验等。

5. 做出决策并交流信息　即对所收集的被评估者的资料进行分析,形成初步印象或临床诊断,制定治疗措施。同时与被评估者以及相关人员进行交流和解释。

三、常见心理评估量表的应用

(一)情绪相关量表

1. 焦虑自评量表(SAS)　由 Zung 于 1971 年编制。该量表由 20 个与焦虑有关的条目组成,用于评定患者的焦虑感受。评定项目包括正向评分和反向评分,每个问题后有 1~4 级的评分选择,即:①很少有该症状;②有时有该症状;③大部分时间有该症状;④绝大部分时间有该症状。SAS 主要统计指标为总分,即 20 个项目的各个得分相加,可以得到粗分,经过换算成标准分。标准分大于 50 分即表示存在焦虑可能。SAS 适用于成人焦虑症状的评定,也可用于流行病学调查。

2. 汉密尔顿焦虑量表(HAMA)　是由 Hamilton 于 1959 年编制,适合于焦虑症状严重程度的评定。HAMA 有 14 个条目,采用 0~4 级评分法,0 表示无症状,1 表示轻度,2 表示中等,3 表示重度,4 表示极重度。HAMA 主要用于当时或近 1 周焦虑的评定,也可以用于比较干预前后的症状和病情的变化。HAMA 的总分可以反映焦虑的严重程度,同时还可以分为躯体性焦虑和精神类焦虑两大因子结构进行评分和比较。HAMA 评分小于 6 分,没有焦虑;超过 7 分表示可能存在焦虑;超过 14 分表示肯定有焦虑;超过 21 分表示存在明显焦虑;超过 29 分表示可能为严重焦虑。HAMA 适用于有焦虑症状的成年人,特别是焦虑性神经症患者。

3. 7 项广泛性焦虑障碍问卷(GAD-7)　为自评量表,2006 年由 Spitzer 等编制而成。GAD-7 一共有 7 个条目,分别评定紧张焦虑、不能控制的担忧、过分担忧、不能放松、静坐不能、易激惹以及不祥预感。本量表为 0~3 分,4 级评定。以近 2 周内,出现靶症状的天数评估:0 分表示无症状;1 分表示为有过几天;2 分表示为半数以上日子出现,3 分表示几乎每天都有。本量表主要统计指标为 7 个项目的总分。GAD-7 总分范围为 0~21 分,0~4 分为无临床意义的焦虑,5~9 分为轻度焦虑,10~14 分为中度焦虑,大于等于 15 分为重度焦虑。用作焦虑症状辅助诊断时,其分界值为大于等于 10 分。

4. 抑郁自评量表(SDS)　由 Zung 于 1965 年编制而成,因使用简便,应用较为广泛。该量表由 20 个与抑郁症状有关的条目组成,用于评定患者的抑郁症状及其严重程度。评定项目包括正向评分和反向评分,每个问题后有 1~4 级的评分选择,即:①很少有该症状;②有时有该症状;③大部分时间有该症状;④绝大部分时间有该症状。SDS 主要统计指标为总分,即 20 个项目的各个得分相加,可以得到粗分,经过换算成标准分。标准分大于 50 分即表示存在抑郁可能。SDS 适用于成人抑郁症状的评定,也可用于流行病学调查。

5. 汉密尔顿抑郁量表(HAMD)　是由汉密尔顿(Hamilton)于 1960 年编制,为临床上评定抑郁症状使用最为普遍的量表。本量表共有 17 项、21 项以及 24 项 3 种版本。本书介绍 24 项版本的 HAMD,共有 24 个条目,采用 0~4 级评分法,0 表示无症状,1 表示轻度,2 表示中等,3 表示重度,4 表示极重度。少数条目采用 0~2 分的 3 级评分法,分级标准为:0 表示无;1 分表示轻 - 中度;2 分表示重度。HAMD-24 主要用于当时或近 1 周的焦虑的评定,也可以用于比较干预前后的症状和病情的变化。HAMD-24 主要的统计指标是总分,抑郁越轻总分越低,反之总分越高抑郁越严重。HAMD 可归纳为7类因子结构:焦虑/躯体化、体重、认知障碍、昼夜变化、阻滞、睡眠障碍以及绝望感等。这7类因子可以更加清晰地反映患者的病情实际特点。HAMD-24 评分总分小于 8 分表示没有抑郁症状,超过 20 分表示可能存在轻度或中度的抑郁,超过 35 分表示存在严重抑郁。

6. **医院焦虑抑郁量表(HAD)**　由 Zignond AS 与 Snaith 于 1983 年编制而成。主要应用于综合性医院患者中焦虑和抑郁情绪的筛查。HAD 共由 14 个条目组成,其中 7 个条目评定焦虑,7 个条目评定抑郁。项目中 A 代表焦虑量表,D 代表抑郁量表。每一项均采用 0~3 分 4 级评分,分别为:0 表示无该症状;1 分表示自觉有轻度该症状,对受检者无影响或轻度影响;2 分表示自觉有该症状,对受检者有一定影响;3 分表示自觉有症状,频度和强度很严重,对受检者有严重影响。国内叶维菲等翻译的大陆版本 HAD 评分标准,焦虑和抑郁 2 个分量表的分值划分认为大于 9 分具有较好的敏感性和特异性。

7. **9 项患者健康问卷(PHQ-9)**　自评量表,是由 Spitzer 等于 1999 年编制的患者健康问卷中的抑郁模块。PHQ-9 一共包括 9 个条目,分别评定:兴趣减退、情绪低落、睡眠障碍、疲劳感、进食障碍、自卑感、注意力集中困难、精神运动迟滞以及自杀症状。本量表为 0~3 分,4 级评定。以近 2 周内,出现症状出现的频度评估:0 表示无症状;1 分表示为有过几天出现症状;2 分表示为 7 天以上有症状,3 分表示几乎每天都有症状。本量表主要统计指标为 9 个项目的总分。PHQ-9 总分范围为 0~27 分,0~4 分为无具临床意义的焦虑,5~9 分为轻度抑郁,10~14 分为中度抑郁,大于等于 15 分为重度抑郁。用作焦虑症状辅助诊断时,其分界值为大于等于 10 分。

(二) 生活质量评估

生命质量量表包括通用生活质量量表和专用生活质量量表两大类。通用生命质量量表可以适用于不同种类疾病,可以对不同疾病进行比较,但为包括与特定疾病特征有关的条目,因而它用于某些特殊疾病的信度有待验证。专用量表是专门为某一特定疾病制定,但由于文化传统等因素,它也具有一定的局限性。本书主要介绍目前国内外最为广泛的通用生命质量测量工具——健康调查量表 36(SF-36)和世界卫生组织生命质量测定量表 100 项简表(WHOQOL-BREF)。

1. **健康调查量表 36(SF-36)**　是目前国际上最为常用的生命质量标准化测量工具之一。SF-36 共 36 项,测量有关健康的 8 个方面:躯体功能、躯体健康问题导致的角色受限、躯体疼痛、总体健康感、生命活力、社交功能、情感问题所致的角色受限以及精神健康。SF-36 可以自评,其计分方法是根据各个条目不同权重,计算量表中各条目之和,得到分量表的粗分,将粗分转换为 0~100 的标准分,量表分数越高,表明生命质量越高。

2. **世界卫生组织生命质量测定量表 100 项简表(WHOQOL-BREF)**　能够详细地评估与生命质量有关的各个方面,但是显得有些冗长。基于此目的,世界卫生组织发展了 WHOQOL-BREF。WHOQOL-BREF 与 WHOQOL-100 中的问题编号是相同的,两种具有可比性。主要包括 4 个领域的得分和两个独立分析的问题条目:Q1(G1)和 Q2(G4)。领域得分按正向计分(即得分越高,生命质量越高)。4 个领域主要包括:生理领域、心理领域、社会关系领域和环境领域,两个独立分析的问题条目分别是总体健康状况和生命质量。量表分数越高,表明生命质量越好。

(三) 社会功能相关量表

1. **功能缺陷评定量表(WHO DAS-Ⅱ)**　该量表是由世界卫生组织评价、分类、流行病学组制作完成,与 WHO 功能、残疾评价及健康分类相适应。WHO DAS-Ⅱ 是一个总体健康状况测量工具,用于评定由健康状况导致的社会功能障碍。该量表包括 36 个项目,评定 30 天中健康状况影响生活困难及功能受限情况,每个项目分 5 级评分:1 表示无功能缺陷;2 表示轻微功能缺陷;3 表示中度功能缺陷;4 表示严重的功能缺陷;5 表示极重的功能缺陷或无法完成测试。WHO DAS-Ⅱ 主要包括以下 6 个维度:认知、运动能力、自理能力、人际互动、生活活动以及参与社会。本量表给出的是 0~100 分的总分,0 表示无功能损害,100 表示完全损害。目前国内尚无常模,大样本测试平均分达到 32.07~39.48 可认为存在功能障碍。

2. 希恩残疾量表(Sheehan disability scale) 是由美国南佛罗里达州大学 David Sheehan 医师于 1983 年编制而成,主要用于评定焦虑障碍患者的职业、社会以及家庭功能受损的程度。该量表一共由 3 个项目组成,分别评定工作、社会生活/闲暇活动、家庭生活/家庭责任 3 个方面的功能情况。每个项目均为 0~10 分,11 级评分制,1~3 分表示轻度受损,4~6 分表示中度受损,5~9 分表示显著受损,10 分表示极重。也可将 3 个项目相加,制成一个总体功能缺陷的评价工具,评分在 0~30 分,0 表示无损害,30 分表示受损严重。

(四) 症状自评量表及睡眠相关量表

1. 90 项症状自评量表(SCL-90) 是由 90 个反映常见心理症状的项目组成。每个项目按照 1~5 级计分,1 表示没有该症状;2 表示很轻;3 表示中等;4 表示偏重;5 表示严重。量表中的"轻、中、重"表示的是症状所致的痛苦和烦恼,也包括症状所造成的心理社会功能损害。SCL-90 一共包括 10 个因子:躯体化、强迫、人际敏感、抑郁、焦虑、敌意、恐怖、精神病性以及其他项目(饮食、睡眠状况)。该量表统计指标主要包括总分与因子分。总分即 90 个单项分相加之和,阳性项目数及单项分大于等于 2 的项目数,总分反映病情的严重程度。因子分即每项因子的总分除以该因子的项目数等到的平均分,一般因子分大于等于 2 即表示该因子存在异常。因子分反映症状群特点,还可以反映靶症状群的治疗效果。

2. 匹兹堡睡眠质量指数(PSQI)**评分** PSQI 是评估睡眠状况的主要评价指标,包括睡眠质量、入睡时间、睡眠时间、睡眠效率、睡眠障碍、催眠药物和日间功能障碍 7 个因子,共 18 个自评条目,每个因子按 0~3 等级计分,累计各成分得分为 PSQI 总分,总分范围为 0~21 分,得分越高,表示睡眠质量越差。PSQI 可用于评定目前睡眠状况,也可以用于治疗前后睡眠状况改善的评估。

(五) 认知评估

1. 简易精神状态检查量表(MMSE) 是目前应用和研究最为广泛的认知损害筛查工具。其优点是简洁、易于操作和在评定者间信度高。但是,MMSE 并不适用于轻度认知损害及局灶性认知功能损害(遗忘、失语和视空间功能障碍等)的检测,并且对额叶功能障碍也不敏感。MMSE 得分低于 24 分被认为可以用来鉴别认知功能是否存在损害,且敏感度和特异度均可。但 MMSE 的评分也受年龄、教育程度以及经济社会状况等影响,因此不同的年龄和文化程度的标准亦稍有差异。

2. 蒙特利尔认知评估量表(MoCA) 是由加拿大学者 Nasreddine 于 1996 年首先编制,后已经被翻译成至少 35 种语言版本,被用于检测不同种族、不同地区人群的认知功能。MoCA 项目容易理解,可操作性强,耗时短。与 MMSE 相比,MoCA 更加强调对执行功能和注意力方面的认知功能的评估,这使其增加了检出皮质下认知功能损伤的敏感性。其检测轻度认知损害(MCI)的敏感性明显高于 MMSE。中文版 MoCA 多数以 26 分作为认知功能障碍出现的划分界限,受教育年限小于等于 6 年者总分加 1 分。

3. 临床痴呆评定量表（CDR）　于 1982 年由美国学者 Hughes 首先报道,1993 年美国学者 Morris 等进一步规范了其评分方法。CDR 为半定量式量表,由医师分别面对照料者和患者后,对患者记忆力、定向力、判断与解决问题能力、社会交往能力、家庭生活和业余爱好及自理能力 6 项功能进行评估,并根据一定的规则得出总分,其结果用 0、0.5、1、2、3 分别表示,分别判定为认知正常、可疑痴呆、轻度痴呆、中度痴呆和重度痴呆。CDR 可以用于描述痴呆的严重程度,也可以用于痴呆的诊断,现已成为阿尔茨海默病临床和科研广泛应用的量表。

四、糖尿病伴发精神障碍的临床表现及诊断要点

(一) 躯体疾病伴发精神障碍的识别和诊断要点

根据《中国精神障碍分类与诊断标准第三版》(CCMD-3),躯体疾病伴发精神障碍是指由于各种躯体疾病,如躯体感染、内脏器官疾病、内分泌障碍、营养代谢疾病等影响脑功能所致的精神障碍。急性躯体疾病引起急性脑病综合征(如谵妄),慢性躯体疾病则引起慢性脑病综合征(如智能损害、人格改变等)。从急性期过渡到慢性期间,可有抑郁、躁狂、幻觉、妄想、兴奋木僵等精神症状,并在躯体疾病的整个过程中,具有多变和错综复杂的特点。

1. 症状标准

(1) 通过病史、躯体及神经系统检查、实验室检查发现躯体疾病的证据。

(2) 精神障碍的发生、发展及病程与原发躯体疾病相关,并至少有下列一项:①智能损害;②遗忘综合征;③人格改变;④意识障碍(如谵妄)⑤精神病性症状(如幻觉、妄想,或紧张综合征等);⑥情感障碍(如抑郁或躁狂综合征等)⑦神经症样症状;⑧以上症状的混合状态或不典型表现。

(3) 无精神障碍由其他原因导致的足够证据(如酒精或药物滥用、应激因素)。

2. 严重标准　社会功能受损。

3. 病程标准　精神障碍的发生、发展及病程与原发性躯体疾病相关。

4. 排除标准　排除精神分裂症、情感性精神障碍的严重躁狂发作或抑郁发作。

(二) 糖尿病伴发精神障碍的临床表现和诊断要点

1. 内分泌疾病所致精神障碍　由内分泌疾病引起内分泌功能亢进或低下导致的精神障碍。可分为 3 类:①内分泌疾病本身引起精神障碍,特征是情感激越或迟钝,食欲、性欲、睡眠等本体活动亢进或减退,人格改变和精神活动的周期性改变。一般无智能损害。②疾病严重影响脑代谢,造成急性脑病,如甲状腺危象、糖尿病昏迷等。③慢性内分泌疾病常造成持续的弥漫性脑病,导致慢性脑病综合征。诊断标准:①符合躯体疾病所致精神障碍的诊断标准;②有内分泌疾病和内分泌功能亢进或低下的证据,精神症状随原发疾病的严重程度变动。

2. 谵妄状态(急性脑病综合征)　是一组以急性、广泛性认知障碍,尤以意识障碍为主要特征的综合征,常因脑部弥漫性感染、短暂的中毒或代谢紊乱等因素诱发。多种术语表达:意识混浊、意识模糊、精神错乱、急性脑综合征、急性器质性综合征等。综合医院老年住院患者的发生率为 38.5%。65 岁以上以躯体病住院时,约 10% 表现有谵妄。美国的 1 项社区研究表明,55 岁以上的患病率为 1.1%,老年精神科住院患者患病率达 5%~10%。

谵妄状态最常由各种感染性疾病(肺部感染)社会心理因素诱发。作用及发病机制尚不太明确,缺血、缺氧、中毒、水、电解质和酸碱平衡异常,维持脑细胞正常活动的内稳态异常最

终使脑细胞不能正常工作,功能紊乱从神经递质上看,与胆碱能递质有关。

谵妄状态的常见临床表现为:急性起病,短时间内意识紊乱;意识障碍(清晰水平或觉醒水平降低);精神恍惚、注意涣散、定向障碍;感知障碍:感觉过敏、错觉和幻觉;继发性的片段性妄想、情感和行为反应;即刻和近事记忆、思维结构松散;摸索、拉扯、挣脱约束、职业性习惯动作;不协调性的精神运动性兴奋、少数患者活动减少;不自主运动,如震颤、扑翼样震颤;昼夜节律变化;持续数小时或数天,也可持续数周;好转后全部或大部分遗忘。

3. 神经性呕吐 是指一组以自发或故意诱发反复呕吐为特征的精神障碍,呕吐物为刚刚吃进的食物。不伴有其他明显症状,呕吐常常与心理社会因素有关,无器质性病变为基础,可有害怕发胖和减轻体重的想法,但体重无明显减轻。诊断标准:①自发的或故意诱发的反复发生于进食以后的呕吐,呕吐物为刚刚吃进的食物;②体重减轻不显著(体重保持在正常平均值得 80% 以上);③可有害怕发胖或减轻体重的想法;④这种呕吐几乎每天发生,并至少已持续 1 个月;⑤排除躯体疾病所致的呕吐,以及癔症或神经症等。

(三)糖尿病与抑郁

随着对糖尿病的研究深入,人们开始认识到糖尿病的发生不仅仅与生物学因素相关,也与心理、社会因素明显相关,因此被定性为心身疾病。抑郁症是一种以心境低落、兴趣减退或疲乏感为主要特征的精神障碍,具有较高的发病率和自杀率,严重危害人类身心健康。在糖尿病患者中抑郁症的发病率明显高于一般人群。抑郁会严重影响糖尿病患者血糖的控制以及患者的生活质量,合并抑郁的糖尿病患者的治疗难度显著增加,依从性不高,对其进行早期识别和干预已经成为当前糖尿病治疗的重点之一。

1. 抑郁与糖尿病具有生物学相关性 糖尿病引发抑郁症的原因主要是神经内分泌异常和血糖紊乱。高血糖可导致应激样改变,升糖激素分泌增加,长期的高血糖可能引发皮质醇活性的改变,而这种改变又反过来作用于某些糖尿病患者,使之出现抑郁症或抑郁情绪。另外,糖尿病患者饮食控制、运动和治疗要求消耗大量的精力,再者经济因素如收入减少、支出增加及社会支持减少等均可以导致糖尿病人群抑郁的发生。随之而来的是患者自我照料能力的下降,使血糖失控,又使情绪和日常生活状况进一步恶化,由此形成恶性循环。

2. 抑郁对糖尿病的影响 抑郁患者进食不规律、体重增加、躯体活动减少,治疗的依从性差等因素引起肥胖和胰岛素抵抗,增加 2 型糖尿病发生的危险。在生物学上抑郁还可抑制胰岛细胞的分泌,降低患者糖代谢的调节能力。多项研究表明,抑郁的糖尿病患者比无抑郁的糖尿病患者血糖水平显著增高,抑郁加重糖代谢紊乱和胰岛素抵抗。

3. 糖尿病与抑郁的生物学相关性 抑郁的体验源于下丘脑,抑郁发作可激活下丘脑 - 垂体 - 靶腺轴,使雌激素、生长激素分泌异常,产生胰岛素抵抗。另外,抑郁情绪诱发的神经内分泌如肾上腺或自主神经系统的活性增加会引起代谢紊乱。这些同时也是糖尿病发生的危险因素。

近年来,针对糖尿病患者的多项负性情绪(抑郁、躯体化、强迫、焦虑因子)的得分均升高。同时与正常人相比,糖尿病患者经历的抑郁、焦虑等情感障碍事件也明显增多。这些负性情绪不仅导致血糖升高、治疗的依从性下降,还可加速并发症的发生,对病情和预后都有着显著的不良影响。此外,血糖控制不佳又会加重患者的抑郁程度,导致恶性循环,值得我们大家关注。

(曹秋云 杨海龙)

第四节　影响因素及认知行为分析

糖尿病是一种严重危害患者身心健康的慢性心身疾病,多年来的大量研究发现,糖尿病的发生、发展、转归不仅与生物学因素有关,还和心理社会因素有着非常密切的关系,对糖尿病康复产生影响的主要因素有:情绪障碍、人格特征、生活事件、社会支持等。

一、糖尿病康复过程中出现心理障碍的影响因素

(一)1型糖尿病

1型糖尿病患儿大多在青少年时期发病,起病急,病程长,儿童的心理发展受到影响,而这种影响大多数是负面的,患儿容易出现心理障碍,使糖尿病的发展以及转归都受到影响,文献报道糖尿病儿童心理障碍发生率可达10%~30%,其中抑郁情绪最突出,患儿疾病状态、个体特征、家庭因素以及社会因素是影响1型糖尿病患儿心理行为的重要因素。

1. **疾病状态**　1型糖尿病(T1DM)患儿要忍受疾病本身引起的躯体上的不适,在治疗过程中的注射、抽血、穿刺等创伤性治疗,给患儿带来肉体上的痛苦,也使患儿感到恐惧。少数1型糖尿病患儿因为治疗需要停课,甚至休学,日常活动、饮食也会因疾病而受到限制,以上种种与正常儿童的不同,容易引起患儿持久的心理障碍。部分1型糖尿病患儿对治疗的认知不正确,视疾病为一种惩罚,当他们与其他孩子一起的时候,又无法与健康儿童一样进行活动,这会使得他们的内心非常痛苦。英国一项随访8年的队列研究显示,在糖尿病发展过程中,代谢控制达最佳水平时,患儿的精神敏感性控制水平也是最佳状态,二者变化峰谷是相一致的;血糖控制差的患儿行为问题严重,血糖控制不佳带来心理负担,而情绪的波动可明显影响大脑皮质功能,通过自主神经系统、内分泌系统及神经递质系统等中介而导致多种可能拮抗胰岛素的激素(如促肾上腺皮质激素、皮质激素、肾上腺素、生长激素及胰高血糖素等)分泌增加,使血糖增高,形成恶性循环。对1型糖尿病儿童和对照人群进行的跟踪观察发现,刚开始患病时,患病组具有更多的抑郁、依赖性及内向性特点;患病1年时,两组之间的差异没有显著性,而到患病2年时又出现了抑郁、依赖性和内向性的状况。这一研究说明病程对患者的心理行为状态是有影响的。

2. **个体特征**　糖尿病造成长期的治疗、反复住院等会使患儿感到厌烦、内心焦虑不安,影响大小又因患儿性别、年龄、性格等个体特征不同而存在差异。关于1型糖尿病患儿合并焦虑抑郁障碍比例,一项1型糖尿病患儿的跨文化研究发现,合并焦虑的比例在乌克兰为17%,在美国为5%;合并抑郁的比例在乌克兰为9%,美国为7%,确诊1型糖尿病的第1年内以及青春期是患儿心理社会问题的高危时期。大多数研究报道焦虑、抑郁随患儿年龄增长而增高,11~14岁和16~18岁两个年龄段的患儿抑郁、焦虑程度出现两个高峰;女孩在10~16岁时比男孩心理发育更成熟、情感更敏感和细腻,故1型糖尿病女孩较易陷入焦虑中,且患病后体能受到影响、社会活动或体育活动受限,出现社会退缩现象。

3. **家庭因素**　家庭是儿童接触社会的第一场所,也是他们认识社会的准则和建立行为规范的第一课堂,良好的家庭环境是维护儿童、青少年健全心理的基础。1型糖尿病儿童及家长是一个特殊的群体,孩子患上1型糖尿病这一终身性疾病,对大多数家长来说都是巨大

的精神压力,部分家长出现明显情绪问题如过分焦虑、抑郁,以致把儿童患病后的不利因素夸大,低估儿童自己的适应能力而采取过分包办、过多保护,父母对患儿会投以更多的注意,他们在饮食、生活、学习上对患儿的要求、标准都会与正常健康儿童不同,不让孩子参加家务劳动、锻炼和某些社会活动等,由于缺少自身的锻炼与外部世界的交流,易助长子女对父母的依恋行为,而且限制了他们适应社会的能力,这将导致儿童的依赖性和婴儿化。内疚心理使得家长总想给子女补偿,也是过度保护的原因之一。

美国曾对1型糖尿病患儿进行调查研究,研究表明,患儿与父母的亲子关系不良,则对药物的依赖性较强,通过行为治疗,虽然不能缓解其病情,但可以通过改善亲子关系,从而减低对药物的依赖程度;患儿父母文化素质越高,掌握疾病有关知识程度越高,患儿血糖控制状况越理想。

4. 社会因素 长期患病使儿童本身及其家庭都面临着极大的社会心理危机。儿童是处于生长发育期的脆弱人群,其认知和个性发展还不完善,对外界的不良刺激敏感,对挫折和失败的耐受性差,因而疾病事件可能会严重影响儿童的社会心理功能的发展,使患儿出现较多的心理行为问题。长期患病影响了儿童的学业和社会活动,不只反映在对学习时间、精力等多方面的影响,更为严重的是长期患病大大减少了其活动范围,使其远离了学校生活或其他社会活动,处于被照顾的位置,这些变化致使患儿感到自卑、孤独、被孤立和被控制,这是致使患儿行为问题增多的重要因素。患病儿童由于其自身疾病和不定期住院导致经常误课,甚至休学或留级,对于正处在10~16岁学龄期儿童来说,这些因素引起的学习能力下降和学习评价不佳是导致患儿自我意识发展损害的主要原因。

疾病或住院引起的学校出勤率较低、社会活动和体育活动受限也是影响患儿自我观念发展的重要因素。儿童自我意识的发展和形成受周围环境及个体对环境体验的影响,而家庭经济状况在很大程度上决定了其生活的环境。家庭的经济收入在很大程度上对子女的心理发育会产生影响。一般而言,收入较一般水平高的家庭给子女提供了更为优越的物质条件、家庭环境和良好的学习条件,日常生活中子女能得到更好的满足,并接触到更为有利于其发展的大环境,在智力、学习、幸福与满足感方面量表得分高。优越的物质环境为他们的智力发育提供了条件,良好的教育保证了他们在学习方面较为突出,同时自己各方面的要求大部分能得到满足使得他们对生活的满意度较高。家庭经济水平较好在一定程度上促进了儿童自我意识的健康发展。

对1型糖尿病患儿及其父母给予更多有关糖尿病知识的教育,给予更多社会及经济的支持,对于有心理问题的家长给予心理学干预,或同时改善家长与患儿的互动模式,构建和谐的亲子关系,对控制1型糖尿病有重要意义。

(二)2型糖尿病

2型糖尿病(T2DM)又称成人发病型糖尿病,多在35~40岁之后发病,占糖尿病患者90%以上,病因未明,但心理、行为、社会因素在2型糖尿病的发生、发展和转归过程中起到重要作用。

1. 社会因素 卫生习惯、医疗卫生状况、生活条件、居住环境、人口流动、风俗习惯、医疗水平等社会因素在糖尿病的发生、发展过程中起到重要作用。流行病学和回顾性研究均发现糖尿病的发生与生活事件应激有一定关系,急性应激可使正常人的饱餐后血糖反应峰值延迟,心理应激后糖尿病患者和正常人可出现短暂性血糖增高反应;在地震、重大火灾后,糖尿病的发生率较灾前明显增加。

生活事件对个体的影响程度受遗传、个体认知应对方式、社会支持等因素影响,由于影响心身健康的生活事件与个体所处时代、文化背景、社会制度有关,故国内外各生活事件造成的应激强度有差别。研究发现,生活事件与糖尿病的发生存在一定联系,糖尿病患者在患病前2年半时间内发生的生活事件和工作经济问题及总频数显著高于正常人群。对糖尿病高危人群前瞻性多因素分析研究后发现:"家庭主要成员死亡""家庭主要成员患重病或遭遇意外事故""子女升学困难"等重度长期应激在糖耐量减低转糖尿病过程中起重要作用,与年龄、体重指数相比较,生活事件强度是糖耐量减低转糖尿病的第一位危险因素,应激性事件的发生频度和强度在糖尿病的发生过程中具有明显作用。社会支持和应对方式对糖耐量减低者的血糖转化也有显著作用。

2. 人格特征 多个研究表明糖尿病患者具有内倾型、不稳定型及掩饰型个性特征,这些人格特征与糖代谢紊乱有显著性关联,研究报道2型糖尿病的血脂水平与人格相关,有神经过敏、焦虑、愤怒、敌意、抑郁、情感脆弱等性格特征的糖尿病患者血脂水平明显高于对照组;合并饮食障碍的糖尿病患者具有更为明确的病态人格特征。国内外对糖尿病患者的艾森克人格问卷调查均发现患者神经质因子分较高,其特征有掩饰型、内倾型、不稳定型及个性等,提示糖尿病患者具有情绪压抑、自卑、心胸狭窄、倔强、急躁易怒等特征,糖尿病患者缺乏自主性,总是抱怨生活的不适。明尼苏达人格问卷调查发现糖尿病患者具有情绪不稳定、过分关注身体状况、多种躯体不适等类神经质表现,常以否认或压抑来应对压力,常常表现为情绪不稳定、心情烦躁、焦虑、紧张,对外界反应激烈、孤独、缺乏同情心、拥有敌意等。卡特尔16种人格因素问卷分析发现,糖尿病患者情绪稳定性差,焦虑、紧张、敏感、易激动。说明糖尿病患者个性特征为内倾不稳定型,其特点为压抑、焦虑和刻板、小心谨慎,容易出现负性情绪,从而引起迷走神经兴奋,内分泌变化而导致疾病发生,认为糖尿病患者均有性格缺陷,称之为"糖尿病个性",主要表现为偏执、固执己见、认识不到自己的缺陷、心理易受挫折、急躁、性情不稳定,其个性特点可能是心身疾病的危险因素。也有研究提示糖尿病患者在人格特征方面并无特殊,所谓的"糖尿病个性"可能是患者病后的情绪变化所导致的,并不是特有的个性所在,特殊人格特征与糖尿病发生的关系尚需进一步研究。

3. 情绪因素 糖尿病在治疗上要求患者密切配合、按时服药、定期就诊检查,改变患者生活习惯和饮食行为方式,糖尿病并发症多且严重,涉及全身各器官、系统和代谢过程,个体难以预测和控制,上述这些问题常常迫使患者处于超负荷的应对状态,造成各种心理情绪问题,糖尿病患者总体的心理健康水平较差。大量研究报道糖尿病患者易合并抑郁、焦虑负性情绪症状,糖尿病与负性情绪之间可互相影响。抑郁、焦虑会加重糖尿病的病情,另有学者认为,糖尿病患者出现的负性情绪应当被看作一种严重的、特殊的并发症,在糖尿病患者的诸多心理问题中,抑郁最为常见。

需要明确的是糖尿病与血糖浓度的波动是两种不同性质的生理病理状态,也就是说血糖波动离糖尿病的发生尚有差距。而且研究者多以糖尿病患者为研究对象,以患者的血糖波动作为观察指标,无法窥知心理因素是否直接导致了糖尿病的发生。抑郁和高血糖显著相关,高血糖是发生糖尿病长期并发症的危险因素,针对糖尿病患者抑郁症状的治疗很重要,治疗抑郁对血糖控制的长期效果尚需进一步研究。

4. 应对方式与心理防御机制 应对方式是个体在应激时所反映出的认知行为,积极的应对方式有益于心身健康,而消极的应对方式则对心身健康有害。研究发现应对方式对应激的影响具有缓冲作用,乐观、勇敢地面对疾病,自信、坚持不懈的积极应对方式与良好的代谢控制相关,可以降低应激对机体的不良影响,而无效应对方式如压抑、愤怒与敌对的受试者对应激事件有较强的应激反应,应激后血糖控制不良,2型糖尿病伴情绪障碍的患者积极应对减弱、消极应对加强;应激处理训练可降低糖化血红蛋白,血糖的控制水平与患者的家庭血糖监测及处理应激的策略密切相关。以上研究均表明降低应激或应激反应可改善血糖控制,减少血糖波动,增加胰岛素的效应和利用。2型糖尿病患者血糖控制不理想,与焦虑严重、频繁使用不成熟防御方式有关。焦虑状态与不成熟的防御方式对2型糖尿病患者血糖的控制有不良作用,中间型防御方式有良好作用,成熟防御方式效果最佳,伴明显焦虑症状的糖尿病患者使用躯体化和退缩等不成熟防御机制的得分明显高于不伴有焦虑的糖尿病患者及正常人,说明心理防御机制导致不良情绪和行为。

5. 睡眠障碍 许多糖尿病患者存在睡眠问题。美国一项多中心研究中,调查了5874名志愿者,发现糖尿病患者的睡眠问题远多于非糖尿病者,印度、日本等国的调查结果与上述情况类似,发现2型糖尿病患者睡眠质量差者占52.5%。实验研究和流行病调查的证据证明,睡眠障碍或睡眠质量差可能对血糖调节产生负面影响,引起糖耐量减低和胰岛素敏感性下降,从而可能诱发2型糖尿病,一项对健康年青人为期一周的研究结果显示:经过一周的睡眠限制(每晚睡眠4h,然后有一周的恢复时间),这些人出现糖耐量减低,夜间的肾上腺皮质激素水平升高,交感神经系统兴奋性增强;另有研究表明睡眠时间每晚小于6h是诱发胰岛素抵抗的一个重要因素。睡眠障碍对糖尿病的发生发展起着十分重要的作用,反之,糖尿病也可能对睡眠产生影响,2型糖尿病患者睡眠差的原因可能是并发症引起的身体不适、心理社会因素、血糖水平波动和胰岛素水平下降。糖尿病可导致多个器官受损,从而影响中枢神经系统的神经递质,导致自主神经功能紊乱,进而诱发睡眠障碍,如由并发症引起的神经痛、夜尿增多等都有可能导致或加重睡眠障碍。这些睡眠障碍不但影响患者的生活质量,也会加重抑郁和焦虑的情绪,使糖尿病控制的难度加大。

二、糖尿病对认知行为的影响

长期慢性高血糖的影响下,全身各重要器官均可受累,包括中枢神经系统,我们将糖尿病引起的不同程度的认知功能损害称为"糖尿病脑病",糖尿病脑病已成为不可忽视的糖尿病并发症之一,研究发现,糖尿病患者发生轻度认知损害的概率与非糖尿病患者相比增加1.5倍,发生痴呆的风险甚至高于正常人3倍。

(一)临床表现

糖尿病患者认知功能障碍的临床表现多样且无特异性,目前尚无诊断的金标准。主要表现为记忆功能减退、学习能力下降,语言、理解、判断等能力受影响,可伴有神情淡漠、表情呆滞、反应迟钝,严重者生活不能自理。不同类型糖尿病患者认知功能障碍的临床表现略有差异。T1DM患者认知功能障碍多由于反复发作的严重低血糖所致,低血糖引起的认知改变多出现在需要持久的注意力、快速决定能力、头脑灵活性和手眼动作协调能力的活动中。反复发作低血糖的患者联想记忆、学习技能及注意力常受到损伤。T2DM患者的认知功能障碍主要表现在结构功能、注意力、视空间记忆、词语记忆、词语流畅度、整体智能状况、运动速度、学习及抽象分析能力等方面的异常,特别在词语记忆或复杂信息处理功能方面具有明显的异常。老年糖尿病患者的日常生活记忆和实验记忆比正常老年人明显减退,特别是日常生活记忆下降幅度更大。糖尿病认知功能障碍可使糖尿病患者对饮食、运动和药物治疗的依从性变差,容易发生严重高血糖、低血糖、脱水等糖尿病急性并发症。严重低血糖可加剧认知功能障碍,痴呆可掩盖低血糖或高血糖的临床症状。糖尿病和认识功能障碍互相影响,互相促进,形成恶性循环。

糖尿病病情与认知功能减退之间存在着相关性,随着糖尿病的病程增加可能会引起病情加重:①认知功能与糖尿病病期、并发症、血脂水平、精神质、情绪性、健康自评等因素相关,并且健康自评越差,精神质和情绪性越强,认知功能障碍就越严重;②注意力不集中,思维和分类概括能力明显下降;③记忆力下降,给学习新的知识带来很大的不便,旧的知识也很容易忘记。

（二）评估方法

对糖尿病患者认知功能障碍进行评估的手段主要有神经认知测试、诱发反应电位、脑电图、磁共振成像、功能磁共振成像、单光子发射计算机体层成像(SPECT)、正电子发射体层成像(PET)等。神经认知测试由于操作简便、花费少在临床应用较多,既有测试整体认知水平的简易精神状态检查量表(MMSE)、蒙特利尔认知评估量表(MoCA),亦有针对各种不同认知领域的测试,如针对执行功能的威斯康星卡片分类测试,针对记忆的听觉词语学习测试、数字广度测试,针对注意的 Stroop 测试等。其中 MMSE 是目前最具有影响的认知功能筛查工具,在国内外被广泛使用。MMSE 包括对定向力、记忆力、计算力、语言、视觉空间能力等方面的评估,主要评估总体认知功能。MoCA 则更强调执行功能与延迟回忆的评估,主要用于辅助鉴别不同类型的痴呆,且能敏感发现 T2DM 轻度认知损害,但其在各项认知领域的设计难度较大,因此不适用于认知功能受损较严重的人群,有学者建议将两者结合用于认知功能筛查。如何选择适合中国人群的评估工具,尚需要较大规模的临床循证依据。

（三）病理机制

糖尿病认知功能障碍的发病机制亦至今未能完全阐明,多种因素可能同时作用于机体,彼此相互作用,导致中枢神经系统损伤。研究发现,以下因素可能共同参与糖尿病脑病的形成:①脑内代谢异常;②Ca^{2+} 稳态失衡;③Aβ 沉积、tau 蛋白磷酸化、脑血管的损伤;④氧化应激与细胞凋亡:包括死亡受体途径、caspase 家族、丝裂原活化蛋白激酶通路、核因子 κB、内质网应激反应途径、Bcl-2 家族等;⑤肾素 - 血管紧张素系统(RAS)激活:与胆碱能神经系统、氧化应激和神经细胞凋亡、长时程增强效应、胰岛素及其信号传导通路、脑灌注不足等关系密切;⑥下丘脑 - 垂体 - 肾上腺轴(HPA)功能亢进;⑦糖尿病患者认知功能缺损直接原因可能是局限性脑血流的低灌注,对 1 型糖尿病患者进行多功能脑血流灌注显像研究发现:2 型糖尿病患者存在着局部脑血流的低灌注(额叶、颞叶等脑区的血流灌注减少,半定量分析发现脑皮层某些功能区的血流减少,尤其是额叶和顶叶)。这些因素共同作用,破坏神经细胞的正常生理功能,损伤中枢神经系统,从而导致 2 型糖尿病认知功能障碍。

三、社会功能影响

糖尿病患者对社会功能总体及其各领域的主观满意度均较正常人群低,特别是在精力、负性情感、药物依赖性、家庭支持、经济收入、社交等方面差异显著。与其他慢性病相比,糖尿病患者的社会功能稍高于慢性阻塞性肺疾病和类风湿关节炎患者,社会功能与患者病死率呈负相关。Grandy 等研究了 2 型糖尿病患者及其高危、低危者社会功能后发现,2 型糖尿病患者社会功能与其高危者明显接近,并且与低危组相比社会功能明显降低,提示社会功能是影响 2 型糖尿病高危患者发病的一个重要因素,可导致患 2 型糖尿病的风险增加。

影响糖尿病患者社会功能的因素主要有以下几个:

1. 人口统计学因素 研究显示,文化程度低、个人收入低的患者社会功能低。可能与其经济收入相对较低,没有较好的生活和医疗保障,社会支持较低有关。另外,文化程度越低,对疾病及自我保健重要性的认识能力则越差,提示应提高患者保健意识。此外,有研究显示女性糖尿病患者的社会功能低于男性。可能与男性对糖尿病治疗满意度高于女性、因病对工作及休闲活动产生的影响程度较女性小有关。另外,糖尿病抑郁症和焦虑症的发病率男性也低于女性。

2. 疾病相关因素 病程、病情严重程度均影响社会功能,特别是并发症及合并症对糖尿病患者社会功能的影响最大。病程越长,发生并发症的可能性越大,对家庭及社会造成的负担越重,对患者心理情绪影响也越大,其社会功能下降越明显。因而,预防和减少并发症是提高糖尿病患者社会功能的关键因素。但血糖控制对社会功能的影响,研究报道不一致。

3. 认知行为因素 国外学者对患者服药依从性、知识、态度及社会功能进行研究,结果显示对患者服药依从性进行干预并且增加患者服药知识,可以提高患者社会功能,健康行为越多的糖尿病患者拥有更好的社会功能。

4. 糖尿病防治知识和态度 糖尿病防治知识和态度对患者社会功能有较大的影响,尤其是患者的防治态度。健康教育可改变患者的防治态度,健康教育的形式可以采取集中健康教育为基础加上个体化教育,针对不同个体、不同时间、不同健康状态和心理状态,有的放矢地针对患者进行全面的健康教育,能够提高自我控制疾病、自我保健的能力。对患者家属进行教育,可以对患者日常饮食、运动、服药、注射胰岛素、监测血糖等进行督促,使患者更容易坚持良好的行为,提高患者应对技巧、减轻心理压力。

除了分析社会功能影响因素外,社会功能还可作为临床治疗效果的一个评价指标,从而指导临床实践。对比研究持续皮下注射胰岛素和每日混合胰岛素注射的 1 型糖尿病患者的社会功能后发现,持续皮下注射胰岛素的患者社会功能高于每日混合胰岛素注射者,并且在代谢指标控制等方面的治疗满意度高。提示持续皮下注射胰岛素的治疗效果可能优于混合注射。

四、糖尿病的认知行为分析

(一) 认知分析

合并抑郁、焦虑情绪的糖尿病患者往往采用消极的方式来看待和处理一切事物,他们的观点往往与现实大相径庭,并带有悲观色彩。一般来说,患者特别容易犯概念或抽象性错误,基本的认知错误有:任意推断、选择性概括、过度引申、夸大或缩小、全或无思维。

糖尿病患者的自动思维是自发地涌现的,然而其背后隐含的患者的信念,可以以语词形式、视觉形式或两种形式同时出现;患者通常对自动思维信以为真而不加思考与评估。虽然有些自动思维是正确的,但很多思维是错误的。典型的错误自动思维包括:

(1) 全或无思维:用两分法看待事物而不是将事物看作一个连续体。常见的表达:“没有达到血糖控制目标就意味着失败。”健康的表达:“失败是成功之母,看看什么原因导致血糖控制不好,去改进。”

(2) 灾难化:消极地预测未来而不考虑其他的可能结局:例如:“如果我血糖没控制好,我就会出现并发症,就离死不远了。"

（3）贬低化：忽略自己的成绩和进步而片面地低估自己的能力和魅力的思维倾向。例如："我有糖尿病,我是病人,我什么都干不了。"

（4）情绪化推理：因为感觉很强烈就认为某件事合乎现实,无视或轻视反面的证据。例如："与别人讲话时,我没力气,别人一定看出我病得很重。"

（5）标签化：从人的整体上给自己或别人贴上固定的大标签,不顾实际情况下结论。例如："我是一个病人,谁也不愿与我交往。"

（6）最大化/最小化：在评价自身、他人或一件事时不合理地夸大消极面或缩小积极面。这种思维常常导致"长别人志气,灭自己威风"。例如："糖尿病是慢性病,得受一辈子罪,我宁可得个脑出血、出个车祸,来个痛快的。"

（7）精神过滤（选择性注意）：不看整体,仅将注意力集中于消极的细节上,常常导致自我挫败。例如："今天血糖又高了,怎么就控制不好呢,我真是无能。"

（8）度人之心：以自己的想法替代别人的想法,坚信别人也像自己一样看待自己的言行举止,而不考虑其他可能性。例如："看我有气无力的、面色浮肿,别人一定会认为我是个重病人、废人。"

（9）过度概括：不是就事论事而是在一个更大范围里得出一个概括性的消极结论。这是一个以偏概全的思维倾向。如"降糖药都伤肝、伤肾""副作用大"。

（10）应该倾向：有一个精确、固定的观念认为自己和别人应该怎么做,高估了不这样做的严重后果。这种思维常常表现为专横的自我苛刻,做事一定要求自己达到规定的标准,否则,就认为不该,产生自责内疚。例如："我的血糖就应该控制在正常范围,不能有波动。"

糖尿病患者常见的不合理信念可归结为三大类：对自己的不合理信念、对他人的不合理信念、对周围环境及事物的不合理信念。这些不合理信念具有三个特征：①要求绝对化。如"得了糖尿病,一点糖都不能吃""得了糖尿病不能吃水果""一味追求能'去病根'的糖尿病特效药,去寻找'灵丹妙药'",殊不知,包括饮食、运动和药物的糖尿病综合疗法是人们与糖尿病长期斗争的智慧结晶,是经过严格证明、确实有效的方法。②过分概括化；这是一种以偏概全、以一概十的思维方法。如"得了糖尿病就必然会失明、肾衰等"。③糟糕透顶；当一个人做了一件事,没达到自己满意的标准时,他就认为会导致可怕的或灾难性的后果。如"得了糖尿病就完了,终身吃药,一辈子就废了""得了糖尿病就等于判了死缓""这几天血糖没控制,估计药物耐药了,完了,快得并发症了"。

糖尿病患者负面的核心信念本质上属于两个主要的范畴：①与无助无能相关的信念；如"我是病人,不能胜任任何工作"；②不可爱相关的信念,如："我是慢性病,不会被任何人喜欢"。一般来说,处于严重情绪痛苦的患者比其他人更易表达他们的核心信念,如合并严重抑郁的糖尿病患者经常感到自己是一个多余的人、拖累了家人。

（二）行为分析

2型糖尿病是由内分泌代谢障碍引发的慢性终身性疾病,其特点是慢性高血糖,伴胰岛素分泌不足和/或作用障碍,其发生、发展和预后均与不良行为方式密切相关。研究显示,2型糖尿病的发生与吸烟、饮酒和缺乏体力活动等不良行为方式有关,不良行为方式会加速2型糖尿病并发症的发生和发展,不同特征患者的不良行为方式流行率有不同,女性、糖尿病知识得分越高和有糖尿病健康需求与不良行为方式呈负相关；同未婚患者相比,已婚、离婚和丧偶患者吸烟的可能性较高,而已婚患者饮酒的可能性较小；年龄越大、家庭月均收入越高,业余时间体力活动缺乏的可能性就越小。医护人员应开展各种形式糖尿病健康教育,提升患者对糖尿病的认知,纠正其不良行为方式,从而提高治疗效果和延缓并发症的发生。糖尿病患者常见不良行为及原因有:

(1) 饮食行为控制不佳:吃得多、吃得不健康、饮食时间不规律。随着人们生活水平的提高和生活方式的改变,糖尿病的发生率逐年上升,饮食控制、运动锻炼、降糖药物的应用、血糖监测和患者及其家属的教育等对于糖尿病的治疗非常重要,缺一不可。其中饮食控制的重要性约占 30%,但是大多数糖尿病患者常常不能坚持,进食具有对于满足饱腹感的正强化作用和对缓解饥饿感的负强化作用,以及患者往往存在侥幸心理,认为遇到好吃的,偶尔多吃一点没关系,造成对饮食自控力差。糖尿病合并抑郁、焦虑情绪的患者更容易出现暴饮暴食行为,主要与饱腹感可暂时缓解焦虑、烦躁的负强化作用有关。

(2) 不良嗜好:嗜烟酒、熬夜多。随着社会的发展,压力增大,应酬需要增加,嗜烟酒的人数比例有增高趋势,糖尿病本身也是压力,容易使患者产生抑郁、焦虑情绪,部分糖尿病患者明知嗜烟酒对糖尿病治疗不利,但却难以自控,主要原因有:烟酒具有暂时的兴奋、产生欣快感的正强化作用,又有暂时抗焦虑、抗抑郁的负强化作用,长期反复使用还会成瘾,为避免戒断反应,患者往往难以控制。

(3) 运动少:糖尿病患者对自己"病人"角色的过分强化,认为自己是"病人"、体质弱,不适合运动,运动少造成体质下降,形成恶性循环;另外,患者的自卑感也可导致其不愿参加运动。

(4) 体重控制不佳:进食油腻食物过度、运动少等不良行为习惯,容易造成糖尿病患者体重超重,患者容易产生体型自卑感,更加不愿出门、不愿运动,造成恶性循环。

(5) 监测血糖不及时:部分患者为避免频繁刺破手指带来痛苦的负面刺激、对监测血糖的重要性认识不够等原因,导致监测血糖不及时,血糖水平不稳定。

(6) 用药依从性差:源于患者对用药知识认识的不科学,过分担心药物副作用,害怕成瘾,对于"一旦用药就要终身用药"的恐惧,害怕天天注射而害怕用胰岛素,认为"打针不如吃药安全"等错误观念,还有的患者对糖尿病认识不足,存在侥幸心理,发现血糖正常了,就认为可以停止用药了。

(7) "病人"角色过分强化:表现为过分依赖、被动、顺从、情感脆弱甚至带点幼稚的色彩、变得没有主见、没有信心、爱和归属感增加,希望得到更多亲友的探望,希望得到更多的关心和温暖,原因是患者可由此获得原发性获益和继发性获益,继发性获益是指患者通过生病,而得到了亲人的额外关注、享有一些在家庭、社会义务方面的优先权和豁免权。

(贺丹军　李勇)

第五节　心理干预和药物治疗

随着社会的发展,疾病谱的改变、医学模式的转变,单纯用药物治疗糖尿病已远远不够,必须采用综合干预方法,糖尿病综合治疗的"五驾马车"包括饮食控制、运动锻炼、降糖药物的应用、血糖监测以及患者及其家属的教育,这些都离不开心理行为干预的介入。对于糖尿病的心理干预指的是以改变患者不良的认知、情绪和行为等,从而增强战胜疾病的信心,减少或消除导致病人痛苦的各种紧张因素、消极情绪和异常行为,通过心理行为干预,使病人的精神和躯体状态获得改善而达到治疗的目的。干预方式包括支持性心理治疗、人际治疗、团体治疗、认知行为干预、糖尿病教育等,研究结果显示心理行为干预可使糖尿病患者的治疗依从性提高,代谢控制改善,自我管理能力提高,生命质量改善。

建立良好的治疗关系是所有治疗的基础,可以说没有良好的治疗关系就无法开展心理干预,无论怎样强调治疗关系的重要性都是不过分的。信任是必不可少的,是干预成功的关键。因为只有信任,患者才能将内心的痛苦向医师倾诉;也只有信任,患者才能接受医师的解释、支持、鼓励;真诚、开明、开放的态度,认真的倾听、准确共情、专业的解释、恰当的言语行为等是建立良好治疗关系的保证。但是治疗关系又不同于友情,并且心理干预不鼓励甚至反对将治疗关系向友情发展。

一、支持性心理治疗

支持性心理治疗:支持技术包括解释、鼓励、保证、指导、促进环境的改善,其原则是提供患者所需要的心理上的支持,包括同情体贴、鼓励安慰、提供处理方法与要诀等,以协助患者度过困境,应付心理上的挫折,还包括提高糖尿病患者的应对能力,鼓励患者采取较为成熟的适应方式以及帮助患者善用各种社会支持系统资源。对 2 型糖尿病这类慢性心身疾病,支持性心理治疗一般作为其他心理治疗技术的辅助治疗或基础治疗。

(一) 认真倾听,稳定情绪

情绪在心理异常中起着核心的作用,所以调整情绪是必要的。以下方法有助缓解不良情绪:适当宣泄不良情绪,然后让患者静下来,冷静地思考一下问题,这一过程,实际上就是在进行情绪调整;如患者想与人吐露自己对患糖尿病的内心感受,渴望生活能够尽快安定,恢复到正常状态时,倾听者应耐心地倾听,给予患者更多的理解与支持。

(二) 接纳现实,面对自我

不能正确对待糖尿病,病情的良好控制就无从谈起。面对糖尿病,有的人是对糖尿病"满不在乎",对糖尿病采取不承认、不检查、不治疗、听之任之的做法,这是一种逃避心理,其结果只会加重病情的发展;也有的人是"过分在乎",这种人对糖尿病是怨天尤人、悲观失望,或者是紧张焦虑,会使病情也得不到有效控制。有一句话说得好"我们没有办法阻止事情发生,但我们可以决定怎样面对这件事。"糖尿病患者对待糖尿病,也应该采取"既来之,则安之"的态度,敢于接纳现实,面对自我,保持开朗、平静的心态。采取"在战略上藐视,在战术上重视"的原则。

(三) 调整认知,改变行为

糖尿病初期患者,有的人因对疾病知识了解不多,担心自己再也不能和常人一样生活、工作,因此而心灰意冷、痛不欲生。对这样的患者应通过学习相关知识,让其主动掌握有关防止或延缓各种糖尿病并发症发生、发展的知识,改变不良认知,了解病情变化及规律,使其认识到目前糖尿病虽然还不能根治,只能做到有效控制,但只要采取积极的治疗措施,保持乐观的心态,提升自己的生活质量,也会享有正常人的寿命和生活质量。

(四) 社会支持保护健康的机制

1. 缓冲作用假说　该假说认为社会支持本身对健康无直接影响,而是通过提高个体对日常生活中伤害性刺激的应对能力和顺应性,从而消减应激反应,起到缓冲生活事件的作用。

2. 独立作用假说 认为社会支持本身可以维持个体良好的情绪进而促进健康。与健康人相比,2 型糖尿病患者在社会学特征上更具有孤独性、无子女或独生子女、提前退休等倾向,这些倾向的共同特点就是缺乏广泛的社会关系和相应的社会支持。研究发现,某些糖尿病患者用常规治疗不能有效地控制代谢,而在改善家庭环境或脱离原来的家庭环境后病情迅速得到控制。

(五) 健康教育

加强健康教育知识是减轻糖尿病患者胰岛素抵抗的重要措施之一。2 型糖尿病健康教育通过传导糖尿病相关知识,使患者及亲属正确认识糖尿病的特点,建立 2 型糖尿病相关的合理信念及态度、行为方式,配合医务人员控制好糖尿病及防止并发症的发生和发展。研究结果显示,糖尿病知识教育和训练可使患者不仅对糖尿病的相关知识水平有明显提高,而且生活质量、家庭关系有显著改善。经过健康教育患者了解糖尿病的同时也重视了运动、治疗、饮食,并且在运动的时间上也慢慢的持久,患者的空腹胰岛素、空腹血糖、胰岛素敏感指数等得到明显的改善。可见健康教育帮助患者做到了良好的生活习惯,同时也有效地控制了患者的血糖。

二、人际心理治疗

20 世纪 70 年代,Klerman 及其同事创立人际心理治疗(interpersonal psychotherapy, IPT),是基于 Meyer 的精神生物学理论、Sullivan 的人际关系理论和 Bowlby 的依恋理论,以及关于生活事件和社会性支持的实证研究。Klerman 等将人际心理治疗设置成一种有时间限制、基于操作手册和生活事件、诊断指向的实证性心理治疗方法。即强调生活事件和情感症状之间的关联。人际心理治疗认为生活事件要么引发或者维持了情感症状,要么是情感症状的结果。这并不是要强调两者之间的因果关系,而是将这种关联作为治疗的焦点。人际心理治疗的生活事件也就是人际关系事件。人际心理治疗认为解决患者的人际危机,改善人际功能,将改善患者的社会功能并解除情感症状。

人际心理治疗将人际关系事件划分为 4 个问题领域:悲哀、人际冲突、角色转换和人际缺陷。人际心理治疗将从问题领域中选出 1 到 2 个作为治疗的焦点,所以有时候也称问题领域为人际焦点。悲哀是一种复杂的无法释怀的感情,通常是因为一个重要他人(如家庭成员)的去世引起的。治疗师要帮助患者接纳这种丧失带来的痛苦情感,建立新的依恋,以取代失去的人际关系。人际冲突是一个常见的问题领域,指患者与一个重要他人(如父母、配偶、朋友或同事)之间的冲突,相互间缺乏互惠性的期望。治疗师将首先帮助患者确认冲突的存在,然后选择一个行动计划,调整非适应性的交流方式,或者重新评估对双方关系的期望值,或者两者兼顾。角色转换出现在患者无法应付生活改变时,这种改变可能是地理位置或文化环境的变化、生涯改变、一段亲密关系的开始或结束、生病等。对此的治疗主要有 4 个任务,包括放弃旧角色、表达由角色转换带来的情感、学习新的技巧并寻求新的依恋和支持、确认新角色的积极方面。人际缺陷指患者的社会关系枯竭、不充足或者不能维持有效的人际关系。它在人际心理治疗中应用最少,通常是在患者缺乏生活事件时才选用。对它的治疗将着重于患者过去的人际关系,以及患者与治疗师之间的人际关系,帮助患者改善社会支持网络和学习社会技能。

人际心理治疗过程一般设置为每周 1 次,每次 50min~1h,共 12~16 次,分 3 个阶段:早期、中期和结束。以 16 次治疗为例,三阶段安排如下:早期通常是治疗的第 1~3 次或 4 次,主要任务有建立治疗师和患者之间的治疗性联盟、回顾和评估症状、完成人际关系调查、赋予患者"病人"角色、将症状和人际关系背景相联系、确认问题领域和治疗焦点等。中期是指治疗的第 4~12 次,根据人际心理治疗的基本原则采用各种策略解决治疗早期决定的问题领域。结束是指第 13~16 次,强调治疗的结束,妥当地处理因治疗结束产生的丧失、角色转换等问题,并商讨将来疾病复发的可能性和对策,必要时转向每月一次的维持治疗等。

人际心理治疗可帮助糖尿病患者增进社会支持系统,例如家庭支持方面,可改进患者与家庭成员之间的关系,促进家庭成员对患者给予情感及行为支持,有了家庭的支持、理解、督促,就更有利于患者治疗,尤其是饮食控制方面;

社区支持方面,可帮助糖尿病患者组织起来,让其走出家门,扩大交往,建立一些糖尿病治疗的小群体,比如有的称为"糖友会",共同抵御疾病,也是一种简便、有效的方式,能使患者之间互相鼓励、互相支持,对他们长期控制疾病很有益处。

三、认知行为疗法

认知行为疗法(cognitive behavioral therapy,CBT)是根据认知过程影响情感和行为的理论假设,通过认知和行为技术来改变患者的不良认知,从而使患者的情感和行为得到相应改变的一类心理治疗方法。所谓不良认知,是指歪曲的、不合理的、消极的信念或思想。

相当多的糖尿病患者存在一些不良认知,可通过认知治疗技术来进行分析,鉴别非理性的认知,以家庭作业的方式帮助患者发现和分析自己的认知偏差,同时,强化合理认知,让患者在现实的刺激中选择更理性的方式面对。在认知疗法领域,艾利斯(A.Ellis)的合理情绪疗法和贝克(A.T.Beck)的认知疗法最为著名。

(一) 合理情绪疗法

合理情绪疗法以强烈矫正患者的不合理信念,激励适应的合理的信念产生为目标,结合行为矫正技术来改变患者的行为和认知。它的理论基础是心理功能失调的 A-B-C 理论,这个理论假设:心理失调并不是事件(events)或生活境况直接引起的,而是由个体对它们的解释或评价所引起,A 代表个体在环境中所感受的刺激事件(activating events),B 代表个体认知领域的观念系统(belief's system),C 代表个体在刺激作用下产生的情绪上、行为上的后果(emotional and　behavioral consequences),C 并不是 A 直接导致,而是以 B 为中介所致。由于情绪来自思考,所以改变情绪或行为要从改变思考着手,既然是人们对事件的错误判断和解释造成了问题,那么人们也能够通过接受理性的思考,改变自己的不合理思考和自我挫败行为。合理情绪疗法就是促使患者认识到自己的不合理信念及这些信念的不良情绪后果,通过修正这些潜在的非理性信念,最终获得理性的生活哲学。

糖尿病患者常见的不合理信念参见本章第四节"四、糖尿病的认知行为分析"。

为了矫正糖尿病患者的不合理信念,治疗者扮演一位积极的指导教师的角色,劝说、诱导患者对那些心理失调赖以存在的假设、推理、人生观进行反思。成功的治疗不仅是改变人们处理问题的思维方式,而且包括转变行为方式,为此,治疗者可给患者布置家庭作业,保证患者从事一些能加强合理人生观的行动。

(二) 认知疗法

贝克的认知疗法是以认知模型和情绪障碍的认知模型为基础的,认知系统中由表及里地区分出三类观念：自动思维、中间信念和核心信念，这三者在认知系统中的支配作用的大小、发生改变的难易程度也是依次增加的，它们都会受情境的影响，会不同程度地影响一个人对某种情境或刺激的情绪反应。（图6-5-1）

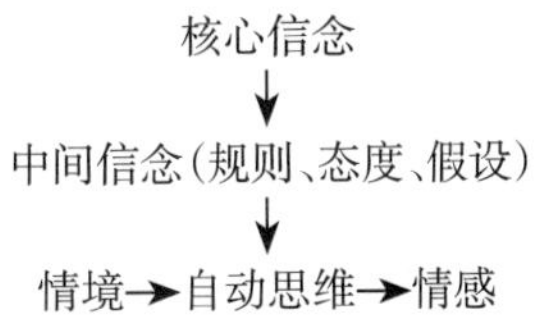

核心信念
↓
中间信念（规则、态度、假设）
↓
情境→自动思维→情感

图6-5-1 认知层次

1. 基本概念

（1）自动思维：是非常简洁的，似乎是自发涌现的，可以以语词形式、视觉形式或两种形式同时出现；人们通常对自动思维信以为真而不加思考与评估。虽然有些自动思维是正确的，但很多是不正确的。

（2）核心信念：是人们从童年开始形成的对自己、他人及世界的观念中的核心部分。通常人们不能清晰表达，却根深蒂固地认为这些信念是绝对真实和正确的。核心信念是信念的最根本环节，它们是整体的、牢固的和被全面概括的。负面的核心信念本质上属于两个主要的范畴：①与无助无能相关的信念，如"我不能胜任任何工作"；②不可爱相关的信念，如"我不会被任何人喜欢"。一般地处于严重情绪痛苦的患者比其他人更易表达他们的核心信念，如抑郁发作患者经常感到自己是一个多余的人。

（3）中间信念：是介于核心信念与自助思维之间的信念，核心信念影响着信念中间阶段的发展，中间信念包括态度、规则和假设。

核心信念支配、影响中间信念，自动思维是中间信念的具体表现，是个体认知系统中最浅表的认知。

2. 情绪障碍的认知模型 贝克根据对抑郁症的临床观察和前人对情绪的认知研究，在20世纪60年代中期提出了情绪障碍的认知模型，在70年代中期进一步发展成一套认知治疗技术，旨在改变抑郁症患者的认知，取得了明显的成功。情绪障碍的认知模型（图6-5-2），包含两个层次，即浅层的负性自动想法和深层的功能失调性假设或图式。深层的功能失调性假设或图式相当于上述所指的中间信念和核心信念。贝克认为，人们从童年期开始通过生活经验建立起来的认知结构或图式，是一种比较稳定的心理特征，人们能根据图式指引新信息的加工，理解现实、做出判断，预测事件的发展，把客观现实赋予某种意义，形成对自己和世界的假设，人们倾向于选择与图式一致的信息，忽略无关的、不一致的信息。人们有些假设或图式是僵硬的、极端的、消极的，当消极的期望与积极的现实相矛盾时，图式排斥与它不符的经验，常否定最近的经验去证实以前的信念，导致认知不协调。比如，一个人抱着自己不善于演讲这种消极的自我图式，那么即使群众对他的演讲报以热烈鼓掌，他也不相信自己取得了成功；认为自己必须把所有的事情都做成功才有价值的人可以出色地完成工作，但对失败和挫折过度敏感，一旦受挫则易于产生消极情绪反应；而那些认为被人珍爱才是幸福的人，在谈恋爱被异性拒绝后易发生抑郁反应。贝克认为，抑郁患者早年形成的这种潜在的认知结构存在于潜意识内，是潜在的假设，通常不予表达，但它们支配人们的日常行为和处理事情的方式，使他们倾向于采取消极的评价和解释事件的方式，构成了抑郁的易患倾向，在抑郁症的发生发展中起着决定性作用。临床上也将它们称为功能失调性态度。贝克把功能失调性假设进一步归为三类，即：成就（需要成功、高的操作标准）、接纳（被人喜欢、被人爱）和控制（要左右事物的发展变化、要成为强者等）。

潜在功能失调性假设可为生活事件所激活，产生的大量"负性自动想法"。负性自动想法具有一些特点：①是自动的，不经逻辑推理突现于脑内，不能由自己的意愿选择或排除；②内容消极，常和不良情绪相联系，患者却信以为真，不能认识它正是情绪痛苦的原因；③随

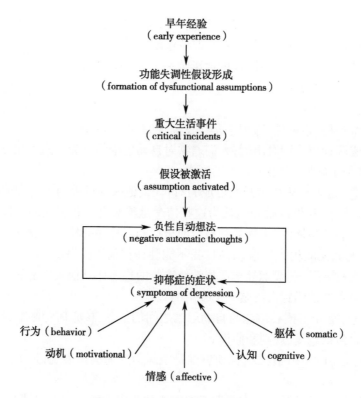

早年经验
（early experience）

功能失调性假设形成
（formation of dysfunctional assumptions）

重大生活事件
（critical incidents）

假设被激活
（assumption activated）

负性自动想法
（negative automatic thoughts）

抑郁症的症状
（symptoms of depression）

行为（behavior）
动机（motivational）
情感（affective）
认知（cognitive）
躯体（somatic）

图 6-5-2　抑郁症的认知模型示意

时间、地点而变化，能为意识所察觉，具有认知过程的特征，为临床表现的一部分；④存在于意识边缘，稍纵即逝。负性自动想法导致了情绪障碍的症状，情绪障碍又使负性自动想法更加频繁和强烈，形成恶性循环。不同的心理障碍中，负性自动想法有不同的主题或特殊的认知内容，如抑郁症出现抑郁认知三联症，患者消极地看待自己的过去经验和未来；焦虑症则以危险或威胁为其认知内容。

有两点需要强调：第一，抑郁、焦虑等情绪障碍患者的认知曲解和我们正常人并无本质的差异，只是他们认知曲解的程度更大，认识这一点对形成治疗师与来访者之间的平等协作关系很重要；第二，认知作为情绪反应的中介之一，在发生情绪障碍时起着激发、增强和维持情绪障碍症状的作用，对它们进行干预成了治疗的关键，但情绪障碍并不仅仅是负性想法引起的，而是生物、发育、心理、社会的素质性和诱发性因素相互作用的结果。

3. 基本技术

（1）识别自动性想法：自动性想法是介于外部事件与个体对事件的不良情绪反应之间的那些思想，大多数患者意识不到在不愉快情绪之前会存在着这些想法，在认识过程中，患者首先要学会识别自动性想法，尤其是那些在愤怒、悲观和焦虑等负性情绪之前出现的特殊想法。治疗医师可以采用提问、指导患者想象或角色扮演来发掘和识别自动性想法。

（2）识别认知性错误：焦虑和抑郁患者往往采用消极的方式来看待和处理一切事物，他们的观点往往带有悲观色彩，与现实大相径庭，一般来说，患者特别容易犯概念或抽象性错误。基本的认知性错误有任意推断、选择性概括、过度引申、夸大或缩小、全或无思维。大多数患者比较容易学会识别自动性想法，但识别认知性错误却相当困难。因此，为了识别认知性错误，治疗师应该听取和记下患者诉说的自动性想法以及不同的情景和问题，然后要求患者归纳出一般规律,找出其共性。

(3) 现实性检验:识别认知性错误以后,接着治疗师鼓励患者将其自动性想法作假设看待,同患者一起设计严格的现实性检验方案,检验并诘难这种假设,结果他可能发现,在95%以上的调查时间里他的这些消极认知和信念是不符合实际的。

(4) 摆脱注意:大多数抑郁和焦虑患者感到他们是人们注意的中心,他们的一言一行都受到他人的"评头论足"。如某一患者认为他的服装式样稍有改变,就会引起周围每一个人的注意和非难,治疗计划要求他衣着不像以往那样整洁地去沿街散步、跑步,然后记录发生不良反应的次数,结果他发现几乎很少有人会注意他的言行。

(5) 观察苦闷或焦虑水平:许多慢性焦虑患者往往认为他们的焦虑会一成不变地存在下去,但实际上,焦虑的发生是波动的。如果人们认识到焦虑有一个开始、高峰和消退过程的话,那么人们就能够比较容易地控制焦虑情绪。因此,鼓励患者对自己的焦虑水平进行自我监测,促使患者认识焦虑波动的特点,增强抵抗焦虑的信心,是认知疗法的一项常用手段。

(三) 行为治疗

行为治疗(behavioral therapy)是以学习理论为基础的一类心理治疗方法,即在治疗联盟的前提下,应用学习原则来克服精神和心理障碍。治疗直接针对某一障碍的体征和症状(靶问题),特别强调目前存在的心理问题及其社会人际因素,不太注意过去因素对疾病的影响。首先对患者的病理心理及其有关功能障碍进行行为方面的确认检查,并对环境因素进行分析,然后确定操作性目标,制订干预措施,目的是改善患者的适应功能。行为治疗中,个人体验的各个方面均可以作为治疗的目标,如情感、社交关系、认知、想象,以及其他的心理生理指标。例如行为矫正通过有步骤、有计划的教育方案,指导精神发育迟滞和孤独症患者学会自我料理和交往的一般技巧,可以减轻患者的残疾程度。

1. 一般原则 在行为治疗中患者需要有较强的求治动机,能够认识到接受这种方法能使他的问题得到有效解决,并学会矫正自己的行为;医师的工作是帮助患者确定哪些自助技术需要学习,以便在每次会谈中布置一些家庭作业,让患者坚持每天练习以巩固新习得的行为。各种行为治疗方法均应遵循一些基本原则。

(1) 循序渐进:要逐步给予一系列的练习作业,让患者在处理比较简单的问题中获得信心,最后有能力处理较严重的问题。让患者既要认识到治疗的艰巨性,又能体验到成功的喜悦。

(2) 行为分析:了解、监察症状和行为表现是行为治疗的一个重要部分。可以使用日记或量表评定的方式来记录何时出现症状及其行为类型(B),有何诱因及可能的促发因素(A),会出现何种后果及可能的强化因素(C)。这种对与事件有关的行为进行详细检查的方式称为行为分析ABC。在治疗期间,日记和量表也作为疗效进展和重新考虑治疗方案的一种检查工具。

(3) 实践或练习:将行为作业看成实验来实践完成,如果达到目的,说明治疗成功,没有达到目的则意味着需要更多地了解和认识问题,考虑下一步的治疗方案。例如,行为暴露作业让患者进入会引起恐惧的场合并待在那里直至焦虑减轻,如果患者因过度焦虑而不能继续,说明这一场合导致的焦虑程度较估计的高,应降低引起焦虑的等级,同时表明还有一些引起焦虑的内容未被发掘出来,需要进一步了解有哪些潜在的因素存在。

2. 常用的行为治疗方法

(1) 系统脱敏:是由 J.Wolpe 所创立的采用深度肌肉放松技术拮抗条件性焦虑的方法,

用于治疗焦虑患者。先同患者一起制订一份导致焦虑的境遇等级表,然后在治疗中用习得的放松状态来抑制焦虑反应,这一过程又称交互抑制。因此,系统脱敏包含了三个步骤:放松训练、制订等级脱敏表,及两者的配合训练。

1) 放松训练:放松可以产生与焦虑反应相反的生理效应,如心率减慢、外周血流量增加、呼吸平缓,以及神经肌肉松弛。在系统脱敏中最常用的是 Jacobson 最先描述的渐进性放松技术,即让患者按照固定的顺序进行肌肉先紧张后放松的练习。通常由头面部开始,逐步放松。有些医师应用催眠帮助某些患者进行放松,也可配合录音磁带让患者自己练习放松。

2) 等级脱敏表:在这一步骤里,治疗医师需要确定引起患者焦虑的所有诱因(刺激源),并将这些诱发条件列出来,按照产生焦虑严重程度的顺序列一份 10~20 个有关场景的等级表。

3) 脱敏:脱敏过程是由轻到重一步一步进行的。让患者在深度放松的状态下,生动逼真地想象自己身临等级表上的场景,从而完成对接触这一组情景所致焦虑的脱敏。每一场景的想象可能需要重复数次才能使焦虑降到轻微水平,患者对现在给予的场景只有很轻微的焦虑时,再进入下一场景的想象。当患者能够生动地想象身临等级表中诱发焦虑程度最重的场景时仍旧很镇静,他们在身临现实生活中的情境时就很少再发生焦虑。在治疗过程中,让患者实际进入一些在想象中已克服恐惧的现实场合,会有助于治疗过程进一步深入,但是不应强迫患者过早地进入高焦虑的场景,因为这样做可能会使患者产生更严重的恐怖症状,强化回避行为,失去已经取得的疗效。

系统脱敏适用于典型的恐怖症患者,还可用于治疗许多行为障碍,如口吃、强迫症、心理生理障碍,以及某些性问题等。一般来说,如果能够确定引起焦虑的诱因,而这种焦虑又可引起适应不良性行为的话,就可以采用系统脱敏。

(2) 暴露疗法

1) 满灌疗法:逃避诱发焦虑的境遇实际上是条件反射性地强化了焦虑,而焦虑症状不可能持续高水平地发展下去,它是波动变化的,即有一个开始、高峰和下降的过程。根据这些理论,满灌疗法是让患者面临能产生强烈焦虑的环境或想象之中,并保持相当时间,不允许逃避,直到心情平静和感到能自制为止,从而消除焦虑和预防条件性回避行为发生。每次治疗 1~2h,一般共约 5 次,很少超过 20 次。其疗效取决于每次练习时患者是否能坚持,不能坚持到底实际上就等于逃避治疗。

2) 逐级暴露:许多患者拒绝接受满灌疗法,而且它对不能耐受强烈焦虑反应的患者禁忌使用,近期曾有冠状动脉血栓形成的患者在高焦虑情境下发生心律失常的报道。对于这些患者可用逐级暴露法,由轻到重逐级进入引起焦虑反应的实际生活情境。它与满灌疗法不同,可避免突然发生强烈的焦虑反应,又不像系统脱敏,没有特别的放松训练,且治疗往往是在实际生活环境中进行,而非想象训练。

3) 参与示范:参与示范是让患者通过模仿,即观察他人的行为和行为后果来学习。研究发现,儿童回避小动物或者害怕登高是通过观察他人在这些情况下出现的恐惧表现和回避行为而后天习得的,因此可以用同样的方法来帮助患者克服恐怖和焦虑。例如 1 型糖尿病患儿害怕肌内注射胰岛素,可以让他看一个与他相同年龄和性别的、有成功治疗经验的糖尿病患儿如何接受肌内注射,然后鼓励他按照同样的方式一步一步地做。改良的方法也可用于成人。可以是以一次长疗程治疗便告结束,也可以制定等级表分几个疗程进行,为了预防症状反复,在等级表的后几项练习中需要延长间歇期反复训练。

(3) 厌恶疗法:根据操作条件反射理论,如果在一种行为之后得到奖赏,那么这种行为在同样的环境条件下就会持续和反复出现。如果行为之后得到的是惩罚或者是根本就没有反应,那么这种行为就会在同样的环境条件下减弱或不再出现。

在某一行为反应之后紧接着给予一个厌恶刺激(如电击、催吐剂、体罚等),最终会抑制和消除此行为。厌恶疗法常用于治疗酒依赖或药瘾、性欲倒错(如同性恋、恋物癖、窥阴癖等),以及其他冲动性或强迫性行为障碍,也可用于治疗糖尿病患者暴饮暴食、不喜运动等不良行为。应该注意,给予的厌恶刺激必须足够使患者产生痛苦(不仅是生理上的,而且是心理上的),且持续时间足够长,否则难以见效。

(4) 阳性强化:所谓阳性强化,就是给患者一定的奖赏来强化其适应性行为。常用的如代币法(token economy),一旦患者出现按时监测血糖、按时服药等适切的行为时就可以获得一定数量可以代币的筹码,他可以用这些筹码来换取自己需要的东西或得到一些享受,如看电影和外出游玩等;如果患者出现了不良行为,如暴饮暴食、运动太少等,将被罚扣除或交出筹码。

(5) 松弛疗法:是通过一定程式的训练达到精神及躯体上,特别是骨骼肌放松的一种行为治疗方法,具有良好的抗应激效果。常采用的松弛疗法分为渐进性放松、自主训练和静默法,另外还有音乐疗法。在松弛状态下,求治者表现为全身骨骼肌张力下降,呼吸频率和心率减慢,血压下降等客观体征,并有四肢温暖、头脑清醒、心情轻松愉快、全身舒适的主观感受。临床观察发现,紧张因素对糖代谢控制有一定影响,而松弛疗法使紧张程度降低对糖代谢有控制作用。

(6) 生物反馈治疗:是生物反馈疗法与放松疗法相结合的一种心理治疗方法,借助生物反馈仪将人体内各系统、各器官等许多人们在一般情况下不能被感知到的生物活动变化的信息,例如肌电、皮肤电、皮肤温度、血管容积、血压、胃肠 pH 值和脑电等加以记录处理、放大并转换成为能被人理解的信息,以听觉或视觉的信号显示出来,个体通过对这些反馈信号加以认识和体验,学会有意识地自我调控这些生物活动,达到调整机体功能和防病治病的目的,适用于多种应激和应激有关的疾病。在常规治疗的基础上使用生物反馈放松训练干预2 型糖尿病患者的糖代谢,结果发现生物反馈训练能改善 2 型糖尿病患者代谢,有效控制血糖波动,坚持放松训练者效果更好。

四、团体心理治疗

团体心理治疗又称集体心理治疗,是相对于个别心理治疗而言,指的是由 1~2 位治疗者主持的、以集体为对象的心理治疗。治疗者运用各种技术,并利用集体成员间的相互影响,以达到消除来访者的症状并改善其人格与行为的目的。

一般认为现代集体心理治疗由普拉特(Pratt)首创。在 20 世纪初,对肺结核仍没有特效药,患者终身带病且会传染给别人,被社会所惧怕和回避,因此患了肺结核而常年住院的患者大都意志消沉,心情抑郁。普拉特自 1905 年开始召集住院的肺病患者办班,给他们讲解有关肺病的常识、治疗与疗养方法,鼓励大家,激发大家的信心,并且组织讨论,还把班中取得明显进步者选作"明星",普拉特的做法在患者中引起强烈反响,他们纷纷报告受益匪浅。1919 年,精神科医师马什(March)将普拉特的做法在住院的精神病患者中运用,改良精神病院的日常活动,使之变成治疗性的环境,马什成为环境治疗的先驱。第二次世界大战后,大批士兵因战争创伤出现心理问题,但当时精神病学家、心理学家的数量无法满足需要,而且普通士兵也无法承受个别治疗所需的费用,所以集体心理治疗因其经济、简捷和高效率的特点被广泛用于治疗士兵的精神病态或心理障碍。此后,各不同学派的治疗者根据各自学派的理论,发展了各种各样的集体心理治疗的技术和理论,现在集体心理治疗已逐步在心理治疗领域中确立了自己的地位。

1. 集体心理治疗的原理　集体心理治疗究竟如何帮助来访者? 它起作用的机制是什么? 这与集体所具有的治疗功能,即集体效能有关。有许多研究资料显示,集体心理治疗可以发挥一些个体治疗无法达到的作用。近年来集体心理治疗家一般认为有以下的治疗机制在起作用。

(1) 团体的情感支持

1) 被他人接纳:在生活中,一个人假如不被家人、朋友或社会上其他人所接纳,比如有人因身心缺陷而被排斥,则会感到孤苦伶仃,无所依托。在治疗团体中,患者常会由于同病相怜而相互同情与接纳,参与者感到自己被团体成员接受,自己是团体的一分子,从而产生归属感。

2) 被保护的倾诉:集体心理治疗可以提供被保护的环境,即不被嘲笑,可以获得适当的关心与安慰的环境,让成员倾诉心事,如苦闷的心情、所受的冤屈、不能向别人轻易透露的秘密或令人兴奋的好消息等,使成员间可以共知共享。

3) 相同性的发现:在进入治疗性集体之前,许多患者往往把自己的问题看得过于严重和独特,以为只有自己一个人不幸患了病,只有自己才遭遇不可告人的尴尬,因而更加重心灵上的负担与痛苦。但是在集体心理治疗时,通过成员间彼此交流,认识到别人也有与自己相同或相似的问题,发现自己不过跟别人一样,遇到了人类共同的困难和问题。这种“共同性”的发现具有治疗功能,患者的看法和心情都会因此改变,体会到不用太过自怜、自责,不必把自己当成与众不同的另类。

4) 培养信心与希望:在治疗集体中,通过互相分享经验,每位患者都有机会亲眼看到其他人做出的较好的适应和进步,从而使他对自己的状况抱有希望和信心。这种态度会促使患者继续留在集体中接受治疗,促进问题的解决,使治疗产生效果。

(2) 群体的相互学习

1) 交流信息与经验:小组是传达信息的平台。成员间的交往可以增进患者的内省力、自我理解水平和交往能力。通过角色转换,可以看到别人眼中的自己,增加对他人的知觉敏感性,并可提高自我表达能力,学习如何解决冲突。对于成长中的青少年们,以及因成长环境不佳而缺乏各种人生知识和社会生活经验的一些人来说,团体治疗的功用之一,就是通过团体会谈的机会,在成员之间进行社会学习。集体的作用通常是在亲密、坦诚、信任的气氛中发挥作用的,小组的内聚力如何,决定了小组成员间信息交流的质量。

2) 模仿适应行为:不仅成员间可以交换认知上的经验,成员间还可直接观察并模仿别人的一举一动,包括如何向别人讲话,如何劝别人,如何帮助别人等。这种观察与学习也包括向治疗者的模仿,可以在不知不觉中进行。

探视现实的界限与反应:团体治疗的可贵在于成员间可爽直地说出自己的想法与意见,让每个人去听取及体验别人的知觉与见解如何,跟自己的看法相比较。这对于生活经验不多的年轻人很重要,能了解异性或年长对象想些什么,关心什么,如何反应,如何要求,可帮助年轻人成长。对于有妄想性格或自恋倾向的人,或者患有边缘性格障碍的人,可经组内成员们的反应而获得现实的界限与反应。

3）通过团体了解自己的社会行为：团体治疗的另一功能，是能使各个成员在团体治疗的场合了解及检讨自己在群体中的行为表现。换句话说，团体治疗的场所变成为"社会行为的微小宇宙"或观察舞台，在治疗者的协助指导下供给成员们"显微镜的镜头"去察看，去观察分析，经由这种实验场所表现的资料或舞台上呈现的事实，去体会自己平常在社会环境里如何与人相处，容易发生何种摩擦与问题，进而可以研讨如何去改善，并就地练习改变。

（3）正性群体体验

1）享受群体团聚性：有些人自小没有经历过幸福的家庭生活或体会亲近的亲友关系，对于人际关系持有负性的看法与态度。对于这样的人，很需要去尝试正性的群体经验，享受人与人之间的互助互爱关系。在治疗者的指导下，参加团体治疗的成员能逐渐建立起群体团聚性，团结一致，相互帮助，有共同的利害感；能体会到成员间的相互关心，从而形成对人与人的关系的健康态度。

2）领悟互助原则：在集体中，患者有机会帮助别人，也就有机会付出自己，外展、延伸自我的功能，这是一种促进成长的有效途径。集体心理治疗通过提供很多彼此帮助的机会，一方面帮助患者体会到"人人需要互助"的人生道理，肯帮助别人，为别人着想，以便利人利己，求得共同的幸福生活，在这个过程中，还使患者有机会发现自己对他人的重要性，这种被他人需要的体验可以促使患者提高自信。

3）重复与矫正"原本家庭经验"与情感　所谓"原本家庭群体"是指每个人在年幼的时候所经验的家庭关系。家庭是个体最早体验的群体，所以称为"原本"的群体经验。由于每个人所经历的家庭有所不同，人人都有不同的原本群体经验。有些人得到父母的关爱与照顾，经历充满温暖的家庭经验；有些人却饱受遗弃与虐待，存留下不愿回想的过去。有心理困难的人往往经历过不愉快的原本家庭经验。

团体治疗的特点是让成员在不知不觉中重复表现他们在原本家庭经验里养成的心理反应及行为表现。换句话说，团体治疗的形式使得其成员不自觉地把团体当作自己的原本家庭，重复表现自己年幼时对自己的父母与同胞们的态度及行为。比如像与兄弟姐妹竞争吵架似的，跟其他成员争吵；或者像反抗自己的父母似的，与团体治疗对抗。个别心理治疗主要靠患者去描述自己的原本家庭及行为模式，在团体治疗中却能以实际行为表现出来，因此不但可以具体地观察及发觉问题行为的根源，还可以运用现场机会，帮成员去更改与以往经历有关的病态行为。

支持体验"感情纠正经验"——所谓"感情纠正经验"是精神分析家亚历山大于1946年所提出的观念。他认为单靠认知领悟往往不能改善问题，还得经过感情上的纠正与更换才可以。最好让患者去重复面对过去曾遭遇的心理创伤或面对问题的处境，在治疗者的理解与保护下去重复处理，以便能经过应对创伤或处理问题，去纠正与抛弃过去遗留下来的不良感情。

2. 集体心理治疗的基本过程　集体心理治疗以聚会的方式出现，每周可一次，每次时间约 1.5~2h，治疗次数可视患者的问题和具体情况而定，一般为 6~10 次。在治疗期间，集体成员就大家所共同关心的问题进行讨论，观察和分析自己和他人的心理行为与反应、情感体验和人际关系，从而使自己的行为得以改善。集体心理治疗的主要特色在于，随着时间的进展，集体成员自然形成一种亲近、合作、相互帮助、相互支持的集体关系氛围。这种关系为每一位患者都提供了一种与集体其他成员相互作用的机会，使他们尝试以另一种角度来面对生活,通过观察别人的问题而对自己的问题有更深刻的认识,并在别人的帮助下解决自己的问题,这一点在个体心理治疗中是难以做到的。

(1) 集体成员的选择:选择适宜的治疗对象是集体心理治疗的一项重要工作。实际上,这一工作在正式治疗之前就进行了,治疗者对集体成员的选择,一方面是根据自己所持的理论和将要组成的集体的性质来进行,另外也有一些多数集体心理治疗所共有的选择原则,如参加者应有谋求得到别人帮助的愿望,愿意向他人倾诉自己的问题,并具有基本的与别人相处的能力,同时在身体状况上也适合加入集体。

多年的研究和临床经验表明,以下的人是不适宜参加集体心理治疗的:脑损伤患者;妄想狂;极端自恋的人;具有严重社会道德问题或违法行为的人;支配性强,一定要垄断集体讨论的人;有病态的防御行为的人。

(2) 集体的同质性与异质性:这是一个经常被争论的问题。主张同质性集体的人所依据的是"团体凝聚力理论"。他们认为,选择各方面有相同或相似特点的人参加治疗,集体更具有凝聚力和协调性。主张异质性的人所依据的是社会缩影理论,他们认为,治疗集体作为现实和社会的缩影,其问题的复杂性越高,差别性越大,也就越能反映患者的实际生活情境,成员才有充分的机会学习和改变。也有的治疗者对集体组合的各种因素的同质性或异质性做不同的处理,例如认为在年龄、社会成熟度、主要问题等方面,较易选择同质性的成员;而在成员性别、生活环境、职业背景等方面选择异质性的成员较合适。

(3) 集体的封闭性与连续性:治疗集体包括封闭性和连续性两种。在封闭式集体中,成员一旦确定下来就不再更换,除非有特殊情况。而连续性集体中的成员则可以是随时变化的,每一位成员离开后,可以再补充新的成员进来。

封闭式集体的主要优点在于可以不断积累资料,整个集体因流动量少而显得稳定可靠;而连续性集体的优点则在于新成员往往会重新激起集体内的竞争意识使整个集体显得较有活力,而且由于原来的成员已经获得了许多积极的集体经验,新成员在他们的帮助下往往会迅速地成长和发展。

(4) 四个治疗基本阶段:虽然各种集体心理治疗方法所依据的理论差别很大,对具体的治疗过程和所使用的技术也难以有一致性的描述,但从总体上看,多数集体心理治疗工作都必须经历以下四个阶段。

1) 治疗准备阶段:这一阶段主要是治疗前的准备工作。治疗者根据自己所持的理论确定集体心理治疗的性质和目的,选择适合参加集体心理治疗的对象。对于个别成员可以先进行几次个别治疗,对其问题做到心中有数。

2) 关系形成阶段:这一阶段的工作从集体的第一次聚会开始,治疗者的主要任务是让各个成员对彼此的情况有所了解,努力促使大家形成一种适合集体工作发展的关系和气氛,同时使他们对集体的结构和性质有一定的认识。

3) 治疗阶段:这一阶段的工作是整个集体心理治疗的重心。在这一阶段,各个成员通过集体获取其他成员所提供的接受、支持、希望,以及各种有关信息和资料;发现和体验到自己与他人的共同点;在互助的气氛中去帮助别人,通过与其他成员的相互反馈来进行彼此的仿效与学习;同时,他更可以获得感情上的净化,能够有机会彻底处理自己人生的一些创伤;加上实际经验和享受到在集体各成员之间的凝聚力,他就会在这种互助的过程中取得治疗改善。

4) 结束阶段:在集体心理治疗即将结束前,治疗者要和集体成员一起总结集体工作,组织讨论通过集体心理治疗每一位患者都有哪些收获,原来不适应的情绪或行为有哪些改善,人际交往的能力是否有提高,还存在哪些未解决的问题。这种总结式的讨论往往能强化患者在治疗中所获得的积极的集体经验,并帮助他们在治疗后能够更好地适应现实生活。

3. 几种常用的集体心理治疗 20世纪40年代以来,国外发展了许多集体心理治疗,它们的特点为:以各自的心理学理论为指南,采用特殊的心理治疗技术,治疗者需要进行专门的训练,治疗对象的问题主要是人际关系问题。

(1) 动力-相互关系法:这是一类在英美最具影响、最为广泛应用的集体心理治疗技术。其基本理论和技术借鉴精神动力学说和心理分析技术,但作了许多为适合应用于集体环境的修正。对患者的童年体验和以往经历并不作深入挖掘。只有当它们和解决当前困难有密切关系时才加以讨论。治疗者们相信,不良人际关系的主要原因是患者错误地、不切实际地想象他人对自己的看法,治疗者的重要目标之一,是通过集体的心理动力作用消除这类错误的假设。治疗可分几个阶段:

1) 治疗初期:患者们还不习惯在集体中自我表达和相互讨论,对治疗者过分依赖,总是希望医师给予指导,教他们如何去处理日常生活中的困难,怎样在集体中做出比较合适的表现。如果治疗是在门诊进行的,不久就会有一定比例的患者失约或迟到,他们或者是因为对集体心理治疗的方式感到不自在,或者是因为进步不明显而怨恨或愤怒。

2) 治疗中期:集体中的成员彼此已较为熟悉和了解,他们已习惯在集体中讨论自己或他人的问题。这是治疗中最重要的时期,正是在这一阶段可能取得重大的进展。治疗者鼓励和引导患者,把讨论的重点引到他们当前的问题,特别是人际关系问题,让集体成员对一般性的或特殊的问题坦率地谈出自己的感受。治疗者还可对在集体中发现的问题及其心理动力学过程加以评论和解说。

3) 治疗后期:主要问题是有些心理依赖强烈的病员,力图掌握整个集体,并希望延长疗程,这对治疗而言是不利的。为了避免这类情况的发生,应该提前几个星期告诉患者疗程即将结束,使患者心理上有所准备,共同为实现治疗目标而努力。

(2) 相互关系集体心理治疗:这是一类由Berne(1966)所创立的集体心理治疗方法,旨在促进患者对自己同他人交往方式的了解。他认为人际关系有3种组成成分:一是童年早期与父母交往的方式,二是童年期小朋友之间的交往方式,三是成人间相互交往形式。有些患者常产生人际关系紧张,和他人发生矛盾,主要是应用前两种形式进行成人间人际交往的结果。治疗一般分为4个阶段:

1) 结构分析:引导患者分析自己人际交往行为的层次。

2) 相互关系分析:引导患者分析他们在集体中的相互关系,哪些像亲子交往方式,哪些属于青梅竹马式,哪些才是成熟的成人交往方式。

3) 游戏分析:进行各种治疗性游戏,目的是为了帮助参加游戏活动的人们及旁观者,分析在游戏中出现的相互关系。

4) "原型"分析:原型是指那些在童年建立起来的,并持续到成年期的非适应性相互关系,使患者通过分析认识到病态或不健康行为的根源和性质。

(3) 分析性集体心理治疗:上面提到的动力——相互关系法,虽然也源自精神分析学说,但正统的精神分析学派认为,他们走得太远,失去了精神分析的精髓。代表人物为Floukes和Anthony等,主张保持个别精神分析的主要内容,包括集体中移情的产生及其分析,无意识的内容及其分析等。他们把集体看作个体成员的会合点,集体内的活动提供了一些可供分析的材料。

（4）经验性集体心理治疗：包括一大类要求和强度不一的治疗方法，其共同点为强调个体在集体中获得的经验。罗杰斯（Rogers）基于人本主义的观点，主张让人际关系敏感的患者在参加集体活动的过程中取得直接的经验。罗杰斯不主张用"治疗"一词，患者在"活动"中能"自我觉醒"，然后让他们在集体中谈出自己的感受和体验，既教育自己也教育了集体中的其他成员。有些方法要求患者无拘无束地暴露自己的思想和感情，同时要心甘情愿地接受其他患者的坦率评论。而另外一些方法则更进一步要求集体成员间的接触和冲突，包括直言不讳的、带强烈感情色彩的评议和争论，以及对其他人的抚摸、按摩、移动体位等身体接触，以加深人际"交往"，更有甚者，有些治疗为了加强"集体感"，让患者在集体中活动一整天，甚至更长时间，称为"马拉松式"集体活动。一般而言，多数患者在治疗中可获得一定程度的进步，而且那些较为直接、偏激式的方法，效果也较为突出；但要注意，少数患者可能受不了这样剧烈的集体压力而产生情绪方面的症状。

五、危机识别及处置

心理危机是指人们遇到事件或境遇无法应对时所构成严重的应激状态，而导致的一系列生理、心理和行为反应。这种反应不仅会表现为焦虑、恐惧、沮丧、情绪抑郁或高涨狂躁，对自己的能力极度怀疑，甚至丧失生活的信心和勇气，而且还可表现为全身不适、胸闷、心痛等濒死感觉。导致心理危机的原因有因病或疑病、突发事件、心理冲突、他伤和伤他心理困扰、迁怒等。心理干预是通过心理技术对其超常的恐慌、悲哀、易怒、攻击和躯体症状进行调整，重建或恢复心理平衡状态的过程。以往，综合医院对心理危机的干预研究较少，甚至把干预等同于心理安慰。随着心理学科的发展，人们自我保护意识的提高，综合医院患者中认识到心理危机的存在并主动寻求专业干预的人越来越多。

1. **综合医院心理危机干预的特点**　与精神科患者相比，综合医院的患者及其家属更关注躯体反应，多就诊于急诊科、心内科、呼吸科、外科等，其目的是祛除躯体疾病；而且综合医院心理危机者多发于伤害性的应激事件之后，与躯体疾病共存，两者之间互为影响，可形成一恶性循环；此外，普通科室的临床护理人员缺乏心理学方面的专业知识，对应激后的认知、情感和行为功能失调及社会功能紊乱的治疗、护理关注较少。但是若对心理危机患者能早期诊断和干预，不仅能缓解其不良情绪，还能有效促进躯体的康复，使患者的身心状态进入相互促进的良性循环。

2. **心理危机干预模式的临床效应**　心理危机实质上是一种严重的急性焦虑，是人对事物不恰当的反应形式，是因为没有足够的信心和能力去处理和面对所造成的。这种过强、持久的反应使人产生难以忍受的痛苦，妨碍正常功能的发挥。以往采用的安慰方式可以暂时缓解患者的焦虑情绪。但不能重建信心结构。心理干预的目的不仅是缓解患者的焦虑情绪。而且要重建认知结构，促其成长。因此，本研究的干预模式首先是探究患者情绪危机或躯体症状发生的原因，有目的地实施情绪发泄。减少生理上的痛苦反应；其次是还原心理危机事件发生的情节，在从头认识和体验当时的情境中，重新认识自己与客观环境的关系，同时也可起到一次脱敏的效果；再者，让其接受目前心理危机时心理、生理反应"规律化"的过程，以面对现实，增加恢复的信心；最后利用现有的资源，并适当承诺，恢复内环境的稳定性。以及适当行为训练和药物辅助，以抵抗焦虑、抑郁情绪，转移注意力，增强患者信心。

3. **综合医院心理危机干预应注意的问题** ①临床心理干预时,护理人员须从患者的立场出发去认识问题。在干预过程中,许多患者不愿回忆和重新体验创伤情景,为此我们多给予线索启动,对出现的强烈情绪反应给予理解和支持,对自责、自卑情结反应给予科学的解释,多利用个体的优势互补激发出潜能,把握早期最佳恢复的时机。②在心理危机干预中,有效的心理支持是必需的,给求助者创造一个安全和自信的环境。如以情绪反应为主导症状的可以用疏导,以躯体症状反应的可用行为发泄,由躯体疾病引起的可以用认知干预。③适当分担被干预者的痛苦与悲哀,同时适当保持一定的心理距离,以防被干预者滋生绝望或过分依赖的心理。

六、常见精神科药物的使用

糖尿病患者合并抑郁、焦虑、幻觉、妄想等精神心理问题在临床上比较常见,由精神/心理科具有精神病学执业资质的医师明确诊断后,可选择适宜的精神科药物,治疗和改善患者的情绪或精神症状,从而有利于提高糖尿病患者治疗依从性、改善血糖控制水平、减缓并发症的发生、提高患者生活质量。常用药物有以下几种:

(一)单胺氧化酶抑制剂(MAOI)

分为不可逆性和可逆性,前者始于 20 世纪 50 年代,临床用药有异丙肼、苯乙肼、异卡波肼等少数几种,由于其可引起肝脏毒性、高血压危象等严重不良反应,已较少应用。可逆性单胺氧化酶抑制剂以吗氯贝胺为代表,不良反应低,不需要低酪胺饮食,无明显的抗胆碱能副作用,抗焦虑及抗抑郁作用都较好,大剂量时有恶心、口干、头痛、失眠、体位性低血压等不良反应,注意不能与选择性 5- 羟色胺(5-HT)再摄取抑制剂合用。

(二)三环类抗抑郁药(TCA)

属于第一代单胺再摄取抑制剂。不仅可抑制 5-HT 和去甲肾卜腺素(NA)突触前膜再摄取,而且具有抗胆碱作用,适用于各类抑郁症,且疗效明显优于 MAOI。此类药品的不良反应主要来自抗胆碱作用. 如口干、便秘、尿潴留、视力模糊及眼内压升高等,最严重的是心脏毒性,尤其老年患者更易发生,如体位性低血压、心律失常,房室传导阻滞、心力衰竭、心肌梗死等。临床用药有氯米帕明、阿米替林、丙米嗪、多虑平等。

(三)选择性 5-HT 再摄取抑制剂(SSRI)

因对 5-HT 选择性高,耐受性好,临床上常作为抗抑郁药的首选,该类药品适用于各种类型抑郁症,是临床主要应用的抗抑郁药,常见的有氟西汀、帕罗西汀、西酞普兰、舍曲林、氟伏沙明、艾司西酞普兰等 6 种。

1. **氟西汀(fluoxetine)** 是 SSRI 的典型代表,能选择性抑制突触前膜对 5-HT 的再摄取,对 NA 的再摄取影响较小。药效与 TCA 相似,而抗胆碱作用及心血管不良反应较 TCA 小。氟西汀的口服吸收良好,血浆半衰期为 2~72h,服用剂量为 20~40mg/d,最大日剂量为 80mg。老年抑郁症和躯体疾病伴随的抑郁症,因内脏器官功能减退,常使 TCA 和 MAOI 得应用受到限制,而该药抗胆碱作用较少,故服药后对患者的日常生活影响较小。

2. **帕罗西汀(paroxetine)** 是强力、高效的 SSRI,其抗抑郁和治疗强迫性神经症、惊恐障碍及社交焦虑症的疗效被认为与其具有特异性抑制脑神经的 5-HT 再摄取有关。化学结构上帕罗西汀属于苯基哌啶类化合物,具有亲脂性,可广泛分布于机体各组织中,包括中枢神经系统,仅 1% 存在于体循环。该药作为一种新型抗抑郁药,其特点是起效快耐受性好,可用于治疗各种类型的抑郁症。对严重抑郁症以及其他抗抑郁药治疗无明显疗效的患者，该药仍有效。因其安全数据尚不完善，故对孕妇、儿童一般不推荐使用。对伴有严重肝、肾损害或严重心脏损害的患者应限定在最低治疗量。用法为每日早晨服用 1 次，每次 20mg。2~3 周后根据病情调整剂量，可以 10mg 递增，每日最大剂量为 50mg。老年患者每日最大剂量不宜超过 40mg。长期应用需逐渐减量，不宜骤停。

3. 西酞普兰（citalopram） 该药对 5-HT 再摄取抑制作用强，选择性高，对其他神经递质及其受体的影像较小，不影响认知和精神运动性行为。尤其适用于躯体疾病伴发抑郁且需多种药物合用者，如脑卒中后抑郁。剂量范围为每日 20~60mg。因其在 SSRI 中对肝脏细胞 P450 酶的影响最小，因此，药物配伍的禁忌比较少。

4. 舍曲林 是一种强效特异性神经突触前神经元 5-HT 再摄取抑制剂，对突触后 5-HT 受体、肾上腺素受体均无影响。服药后 6~8h 血药浓度达峰值，该药主要用于治疗抑郁症和强迫症。每日早晨顿服 50~100mg，也可根据病情每日增至 200mg。此外，该药可增加多巴胺（DA）释放，较少引起帕金森综合征、泌乳素增多、疲乏和体重增加，能改善患者的认知和注意力。该药对女性和老年抑郁症患者尤为适适宜，也有证据表明 6 岁以上儿童和少年应用该药安全。

5. 氟伏沙明（fluvoxamine） 能选择性抑制突触前膜 5-HT 的再摄取，对 NA 及 DA 影响较弱，为已知选择性较高的 5-HT 再摄取抑制剂之一。该药有镇静、兴奋、抗胆碱及抗组胺作用，对单胺氧化酶无影响。常规剂量为每日 100mg，睡前服用。临床经验显示，它能有效治疗各种类型的抑郁症，是 SSRI 中较好的抗强迫症药，并能有效治疗社交焦虑症、惊恐性障碍、身体变形障碍，且在 SSRI 中引起性功能障碍较少。此外，6 岁以上儿童和少年应用该药安全。

6. 艾司西酞普兰（escitalopram） 除了选择性地与突触前膜 5-HT 结合位点结合外，还去除了外消旋西酞普兰中所含西酞普兰右旋异构体对其左旋对映异构体与突触前膜变构位点结合的干扰，使得艾司西酞普兰既增强了对 5-HT 的再摄取抑制，同时又增加了 5-HT 的释放，因此，也可能使临床起效的时间缩短。艾司西酞普兰的常用剂量为 10~20mg/d。

（四）选择性 NA 再摄取抑制剂（NARI）

NARI 能阻断中枢神经突触前膜对 NA 的再摄取。使 NA 系统功能得以平衡，但不影响 5-HT 的再摄取，适用于内源性抑郁症、心因性抑郁症及更年期抑郁症。

1. 马普替林（maprotiline） 是四环结构，且为抑制突触前膜对 NA 再摄取的抗抑郁药，有较强的抗抑郁、中度的抗胆碱及镇静安定作用，适用于有明显特征的抑郁症。常用剂量为每日 75~225mg。对单相抑郁效果较好，其次为双相抑郁。药物起效时间比 TCA 快，不良反应较 SSRI 多。

2. 瑞波西汀（reboxetine） 是第一个完全意义上的 NARI，通过抑制神经元突触前膜 NA 再摄取来增强中枢神经系统 NA 功能，从而发挥抗抑郁作用。对 5-HT 递质没有影响或影响较小。药理和生理实验表明，该药有较弱的抗胆碱活性，对大脑中的其他受体几乎没有亲和力。该药无镇静作用。不影响认知功能，与酒精无相互作用，可增加快速眼球运动睡眠潜伏期。虽然有关该药的临床资料有限，但已有资料表明其治疗抑郁症安全、有效。常用剂量为每日 4mg。

（五）选择性 5-HT 及 NA 再摄取抑制剂（SNRI）

SNRI 能同时阻滞 5-HT 和 NA 的再摄取。并轻度抑制 DA 的摄取，可与 TCA 交替治疗抑郁症。

1. 文法拉辛（venlafaxine） 主要药理机制为抑制神经突触前膜 5-HT 及 NA 的再摄取．增强中枢 5-HT 及 NA 神经递质的功能,发挥抗抑郁作用。而与组胺、胆碱及肾上腺素受体几乎无亲和力,不良反应较轻。由于该药具有双重阻滞作用的特殊药理作用。其缓释剂口服吸收好,相对生物利用度在 96%~104%,该药治疗抑郁症安全、有效、患者依从性好,这有利于抑郁症患者的长期维持性治疗。虽然少数患者可能出现失眠,但加用小剂量镇静催眠药后,一般能得到明显改善。

2. 度洛西汀（duloxeting） 对 5-HT 和 NA 再摄取具有很强的抑制作用,使大脑和脊髓中的 5-HT 和 NA 浓度升高。其在脑部升高 5-HT 和 NA 浓度,可改变患者的疾病症状,并通过 5-HT 和 NA 两种神经递质在调控情感和疼痛的敏感程度方面得作用,提高机体对疼痛的耐受力。

（六）非典型抗精神病药

20 世纪 60 年代末出现了氯氮平（clozapine）,因与多种受体有亲和力而被称为非典型抗精神病药,又称第二代抗精神病药。受氯氮平的启发,人们开发了一系列的非典型抗精神病新药,如利培酮（risperidone）、奥氮平（olanzapine）、喹硫平（quetiapine）、齐拉西酮（ziprasidone）、阿立哌唑（aripiprazole）、帕利哌酮（paliperidone）、伊潘立酮（iloperidone）等。这类药物对精神分裂症有比较好的疗效,在阳性、阴性症状或认知功能方面的治疗作用比较强,较少或不会引起锥体外系反应,较少因催乳素水平升高而导致内分泌不良反应,如月经紊乱、溢乳等,具有一定的临床优势。由于安全性好、不良反应少,普遍认为非典型抗精神病药物应作为治疗精神分裂症的一线药物,且应在患者首次发病时优先应用。

非典型抗精神病药物在综合医院多用于躯体疾病患者合并精神症状时,比如谵妄状态、幻觉、妄想、精神运动性兴奋、躁狂状态等,当精神症状明显影响患者疾病治疗和康复时,权衡利弊,用药个体化,药量宜小,短期应用,对症处理为主,精神症状消失可撤药。

（七）其他类

1. 曲唑酮（tmzodone） 曲唑酮是一种已在临床应用多年的药物．其抗抑郁及镇静作用明显,同时具有抗焦虑作用,对性功能影响小,甚至能治疗男性勃起功能障碍。曲唑酮口服易吸收,血药浓度达峰值时间为 1~2h。适用于老年患者及伴有焦虑失眠的患者,对心脏功能无影响。常用剂量为每日 100~300mg。

2. 米氮平（mirtazapine） 米氮平是一种 NA 能和特异 5-HT 能抑制剂外周作用轻微,不产生明显的心血管系统反应,半衰期较长。每日单次用药,具有镇静作用,有利于睡眠,特别适宜老年患者和心血管疾病患者。在正常剂量范围内。该药呈线性药动学,推荐的初始剂量为每日 15mg,睡前服用 1 次。有效剂量为每日 15~45mg。该药对性功能几乎没有影响。

3. 天然药物与中草药 neurostan 是圣·约翰草的提取物,为一种天然药物,其药理作用机制复杂。从多处积累的临床资料来看,该药对轻、中度抑郁症有良好疗效,同时能改善失眠及焦虑。研究发现,半夏厚朴汤、加味逍遥散和柴胡汤等经典药方,通过整体调节可达到治疗抑郁症的目的。近年经研究又发现,银杏、贯叶金丝桃、儿茶酚、柴胡、佛手、人参、大麻、葡萄柚等都具有明显的抗抑郁作用。

（八）苯二氮䓬类

多为 1,4- 苯并二氮䓬的衍生物。临床常用的有 20 余种。虽然它们结构相似,但不同衍生物之间,抗焦虑、镇静催眠、抗惊厥、肌肉松弛和安定作用则各有侧重,按照各药物作用持续时间的长短。

1. 苯二氮草类 可分为长、中、短效三种类型。

(1) 长效苯二氮草类药物:此类药物的半衰期长达 20~50h,作用较慢,治疗时间长,因而易有蓄积作用和延续反应,容易抑制呼吸。主要用于睡眠易醒、不实或早醒患者,但不宜连续使用。该类药物有地西泮(安定)、氟西泮、硝西泮、氯硝西泮和夸西泮等。其中氟西泮或夸西泮还有一定的抗焦虑作用,因而对白天有焦虑症状的患者较为适用。

(2) 中效苯二氮草类药物:此类药物的半衰期多在 10~20 小时,主要用于以睡眠不实、多醒为主,兼有入睡困难的患者。常用的药物有艾司唑仑(舒乐安定)、替马西泮、阿普唑仑、劳拉西泮等。用量较大时有延续反应,其中替马西泮为安定的代谢产物,吸收较为缓慢,比较适合治疗老年人以维持睡眠困难为主要症状的失眠。

(3) 短效苯二氮草类药物:此类药物的半衰期多不满 10 小时,作用迅速而短暂,因此一般无延续反应,主要用于入睡困难者,特别是白天需要头脑高度清醒的失眠患者,此类药物易形成依赖,且撤药后易产生反跳失眠。常用的药物有:三唑仑、奥沙西泮、溴替唑仑、咪达唑仑、氯普唑仑等。

2. 药理作用

(1) 抗焦虑作用:苯二氮草类药物小剂量对人有良好抗焦虑作用。作用发生快而确实,能显著改善患者恐惧、紧张、忧虑、不安、激动和烦躁等焦虑症状。地西泮的抗焦虑作用选择性高,对各种原因导致的焦虑症均有效,且可产生暂时记忆缺失,麻醉前给药,可缓解患者对手术的恐惧情绪,减少麻醉药用量,增加其安全性,使患者对术中的不良刺激在术后不复记忆。这些作用优于吗啡和氯丙嗪。临床也常用于心脏电击复律或内镜检查前给药,多用地西泮静脉注射。

(2) 镇静催眠作用:苯二氮草类随着剂量加大,出现镇静催眠作用。对人的镇静作用温和,能缩短诱导睡眠时间,提高觉醒阈,减少夜间觉醒次数,延长睡眠持续时间。苯二氮草类可诱导各类失眠的患者入睡。苯二氮草类对快动眼睡眠(REMS)影响较小,停药后出现 REMS 反跳性延长较巴比妥类轻,因而停药后多梦较巴比妥类少见。此外,苯二氮草使非快动眼睡眠(NREMS)的 2 期延长,4 期缩短,可减少发生于 4 期的夜惊或夜游症,巴比妥类则无此作用。一般来说,苯二氮草类催眠作用较近似生理性睡眠。

(3) 抗惊厥、抗癫痫作用:苯二氮草类药物有抗惊厥作用,其中地西泮和三唑仑的作用尤为明显,临床用于辅助治疗破伤风、子痫、小儿高热惊厥和药物中毒性惊厥。

(4) 中枢性肌肉松弛作用:动物实验证明本类药物对去大脑强直有明显肌肉松弛作用。对人类大脑损伤所致肌肉僵直也有缓解作用。但有报道认为其疗效并不优于其他中枢抑制药。

七、案例分析

(一) 案例一

1. 案例介绍

(1) 病史:周某某,女,42 岁,高中文化,务农,因"多饮、多尿、消瘦 6 个月,悲观、乏力 1 个月"来诊。6 个月以来患者无明显原因,逐渐出现口干、多饮、多尿,进食量增加,体重下降

5kg,1 个月前,在当地医院检查发现血糖升高,诊为"糖尿病",之后情绪低落、悲观、自责,感到肩背部及双下肢酸胀痛,乏力,对糖尿病治疗缺乏信心,不愿配合治疗,当地医院建议来临床心理科就诊。

(2) 查体:精神萎,焦虑面容。消瘦。皮肤黏膜、瞳孔、头颅未见明显异常,心肺听诊正常,腹软,四肢肌力、肌张力正常。

(3) 辅助检查:头颅 CT 检查未见明显异常,全胸片正常,心电图检查大致正常,肝肾功能正常。血糖偏高。

(4) 精神检查:神清,对答切题,语量少,语速慢,情绪抑郁,未及幻觉、妄想,无悲观厌世,自知力存在。

(5) 诊断:糖尿病,抑郁状态。

2. 心理测验 汉密尔顿焦虑量表(14 项版本):18 分;汉密尔顿抑郁量表(24 项版本):29 分;艾森克人格问卷(标准分):P 因子分 40 分,E 因子分 75 分,N 因子分 70 分,L 因子分 35 分。

认知分析:患者存在以下不良认知:"糖尿病是绝症,得了糖尿病就完了,终身吃药,一辈子就废了""得了糖尿病就等于判了死缓""得了糖尿病不能吃西药,一旦吃上就停不下来了""降糖药都伤肝、伤肾""得了糖尿病,一点糖都不能吃、水果也不能吃,只能吃素""是不是诊断错了?听说中药能除根""生病了,什么都不能干了,要躺在家里养病"。

3. 治疗 治疗医师首先以尊重、真诚、开明、开放、温暖的态度,仔细认真地倾听了患者的想法,并没有急于纠正患者明显的认知错误,反而把患者一些正确看法加以肯定,并给予鼓励,让患者建立希望,逐渐建立了良好的治疗关系,在之后的治疗中,帮助患者把自己对糖尿病的看法逐条写下来,分析这些看法是否合理,犯了什么类型的错误,合理的看法应该是什么,并提供认知分析表格、布置家庭作业,让患者逐渐养成分析、纠正自己不合理信念的习惯,同时,配合抗抑郁药物草酸艾司西酞普兰 20mg/d 治疗,治疗 3 周左右,患者情绪明显好转,愿意配合降糖药物治疗,对治疗的信心增加,治疗 8 周左右,患者不良认知已明显减少,血糖控制平稳,运动锻炼增加,人际交往明显改善,愿意参加广场舞等娱乐活动。

(二) 案例二

1. 案例介绍

(1) 病史:小熊(化名),男,15 岁,因"口干、多饮、多尿,2 个月来体重下降 5kg"来医院就诊。

(2) 查体:精神萎靡。消瘦。皮肤黏膜、瞳孔、头颅未见明显异常,心肺听诊正常,腹软,四肢肌力、肌张力正常。

(3) 辅助检查:头颅 CT 检查未见明显异常,全胸片正常,心电图检查大致正常,肝肾功能正常。血糖为 27.8mmol/L,尿糖(+),尿酮体(+++),血气分析:pH 值 7.257(酸中毒)。

(4) 精神检查:神清,对答切题,语量少,语速慢,情绪抑郁,未及幻觉、妄想,无悲观厌世,自知力存在。

(5) 诊断:1 型糖尿病,糖尿病酮症酸中毒,抑郁状态。

2. 心理测验 汉密尔顿焦虑量表(14 项版本):20 分;汉密尔顿抑郁量表(24 项版本):34 分;艾森克人格问卷(标准分):P 因子分 65 分,E 因子分 35 分,N 因子分 70 分,L 因子分 30 分。

3. 治疗 立即住院。经胰岛素及补液等综合措施治疗后,病情好转并稳定,予以出院,出院时嘱其继续注射胰岛素。1型糖尿病患者需要获得合适的血糖、血压和血脂水平,这不仅需要胰岛素的注射,也需要终身复杂的生活方式的转变、定期随访医师,以及自我管理的技术(比如血糖监测、足检等),这仅仅依靠患者,尤其儿童患者是困难的,家人无论在情感、经济还是行为上都承担着重任。当确诊1型糖尿病后,小熊的父母非常震惊,不愿相信,非常担心,小熊说:"家人比我更难过,作为父母宁可病的是他们自己。"家人把关爱转为到处寻医问药、处处管制、时刻提醒,对患者来说,也是一种无形的压力,因为小熊更想被看成是正常人,他感到压力非常大,情绪低落,烦躁不安,失眠,特别是当父母催促他监测血糖和注射胰岛素时,于是离家出走,停用胰岛素两天,出现恶心呕吐、头晕、腹痛,急诊发现再次发生糖尿病酮症酸中毒而收住入院。

内分泌科发现患者情绪抑郁、焦虑,失眠,不配合治疗,请临床心理科会诊。临床心理科医师诊为"青少年情绪障碍,抑郁状态",给予抗抑郁药"盐酸舍曲林"100mg/d,并安排小熊参加医院临床心理科和内分泌科共同组织的"糖友会夏令营"集体心理治疗小组,糖友会夏令营以聚会的方式进行治疗,连续5个周末,每周末2天,每天约2h。这个小组由10名青少年1型糖尿病患者、1名内分泌科医师和1名心理医师组成,在治疗的开始阶段,小患者们还不习惯在集体中自我表达和相互讨论,对医师有些依赖,总是希望医师给予指导,教他们如何去处理日常生活中的困难,在医师积极引导下,慢慢使孩子们明白,集体心理治疗是让大家就所共同关心的问题进行讨论,观察和分析自己和他人的心理行为与反应、情感体验和人际关系,从而使自己的行为得以改进。几次聚会以后,小组成员们形成了一种亲近、合作、相互帮助、相互支持的集体关系氛围,这种氛围为每一位患者都提供了一种与集体其他成员相互作用的机会,使他们尝试以另一种角度来面对生活,通过观察别人的问题而对自己的问题有更深刻的认识,并在别人的帮助下解决自己的问题,比如如何正确看待1型糖尿病、如何和父母相处、如何和父母讨论病情、如何预防和发现酮症酸中毒、如何进行饮食控制、血糖监测、如何使用磅秤等。组员们不仅交换认知上的经验,还可直接观察并模仿别人的一举一动,包括如何向别人讲话、如何劝别人、如何帮助别人等。这种观察与学习也包括向治疗者的模仿,在不知不觉中进行;通过让治疗效果较好的患者给大家分享经验、现身说法,每位患者都有机会亲眼看到其他人做出的较好的适应和进步,从而使他对自己的状况抱有希望和信心。

夏令营孩子们的父母也在另一个会议室参加了4场讲座,由内分泌科医师、心理医师分别讲解了1型糖尿病的科学常识、治疗方法、注意事项、孩子心理特点、亲子关系、如何沟通等。

在集体心理治疗即将结束前,治疗引导者和小组成员一起总结,组织大家讨论通过治疗每一位组员都有哪些收获,原来不适应的情绪或行为有哪些改善,糖尿病自我监测和自我治疗的能力和人际交往的能力是否有提高,还存在哪些未解决的问题,总结的目的是强化患者在治疗中所获得的积极经验,并帮助他们在治疗后能够更好地适应现实。

经过一个疗程的集体心理治疗,小熊及其父母对1型糖尿病的认识更加科学,不仅学到自我治疗的技能,而且改善了亲子关系,对病情控制更加有效。

(贺丹军　李勇)

第六节　医患关系及医患沟通

多年来全科医疗实践的研究课题探讨了关于医师常开的药物有哪些,结果发现,到目前为止,在全科实践中使用最为频繁的"药物"是医师本身,医师开药的方式及患者接受的整个氛围都是有"药效"的。随着城市化的进程,很多人背井离乡,失去了他们的根与联系,具有复杂且亲密的大家族模式渐渐消失,个体愈加变得自立及孤独,遇到挫折及应激,很难求得建议和安慰,在这样的处境下,挫折及应激伴随的躯体不适往往求助的是医师,看病和对医师诉苦往往成为最为频繁的出口。我国古代"药王"孙思邈在《大医精诚》的开篇即说到:"凡大医治病,必当安神定志,无欲无求,先发大慈恻隐之心,誓愿普救含灵之苦。"对于医者来说,除了精湛高超的医学技术,同样重要的是对患者的同情、关心和呵护。美国著名的外科医师特鲁多大夫就有一句名言:"有时,能治愈;常常,去帮助;总是,去安慰。"(To cure sometimes,to relieve often,to comfort always)。George L.Engel(1913—1977)在 1977 年的 *Science* 上发表了一篇文章,推荐医学中应该是生物 - 心理 - 社会医学模式,他认为,无论是生物学因素还是心理发育和社会环境,都在疾病的发生和治疗中起着作用,而社会环境包括卫生系统和医患关系。

一、人际关系及医患关系

(一)人际关系

1. **定义**　指在社会交往过程中形成的、建立在个人情感基础上的人与人之间相互吸引或排斥的关系,反映人与人之间在心理上的亲疏远近距离。

2. **理论基础**

(1)社会认知理论:社会认知是个体对他人的心理状态、行为动机、意向做出理性分析与判断的过程。包括感知、判断、推测和评价等心理过程,人际关系的建立时以社会认知结果为基础的。

(2)人际吸引理论:人际关系以人际交往作为基础,而人际吸引是人际交往的第一步。人际吸引是人与人之间产生的彼此注意、欣赏、倾慕等心理上的好感,从而促进人与人之间的接近并建立感情的过程。

(二)医患关系

1. **定义**　从两个维度进行解释,狭义的医患关系特指医师与患者之间在诊疗过程中发生的各种关系,这是医患关系最基本的内涵。广义的医患关系是指以医务人员(医师、护士、医技人员等)为主体的群体与以患者为主体的群体之间所建立起来的人际关系,这是近现代所指的医患关系。

2. **基本模式**　1976 年,美国学者萨斯(Thomsas Szasz)和霍伦德(Mare Hollender)在《医学道德问题》杂志上发表《医患关系的基本模式》。按照诊疗过程中医师与患者各自的地位以及参与程度,将医患关系分为三种模式:

(1)主动 - 被动型:特点是在医疗活动中医患双方之间不是双向作用,医务人员处于完全主动地位,患者处于完全被动的地位。医师根据疾病病情,运用所学专业知识及技能对患者的病情做出判断,并决定采取何种治疗措施,而患者严格遵照医嘱,被动地接受。这种模式类似于父母与婴幼儿之间的关系模式——"医师为患者做些什么",优点是有利于充分发挥医务人员的积极性,缺点是忽视了患者的主观能动性及个人意愿。在目前的临床工作中,这种模式常见于患者在昏迷、休克、严重精神病、严重智力低下以及婴幼儿等难以表达个人意愿的状况之下。

(2) 指导 - 合作型:特点是在医疗活动中医患双方是弱的双向关系。医患双方都是主动地位,但是并不平等。仍然是医务人员为主,具有权威性,是指导者。患者可以述说病情、反馈治疗效果、提出建议和要求,但是患者的行为必须配合医师、执行医师的意愿。这种模式类似于父母与儿童之间的关系模式——"医师告诉患者做什么和怎么做"。这是以生物 - 心理 - 社会医学模式及疾病治疗为指导思想而建立的医患关系。也是目前社会广泛存在的一种模式,能够较好地发挥医患双方的积极性、主动性,有利于提高诊疗水平,并能够及时地纠正医疗过错。

(3) 共同参与型:特点是在医疗活动中医患双方是双向关系,且都具有近似同等的权利和地位,患者不仅要与医师合作、配合医师进行治疗,还可以提出自己的意见和想法,与医务人员共同制定具体的医疗方案。这种模式类似于成人与成人之间的关系模式——"医师帮助患者自我恢复",优点是有利于在诊疗方法和效果方面达到双方满意的效果,增进医患之间的理解,促进和谐医患关系的建立。缺点是这种模式对患者医学专业知识的要求较高,大多数患者不太适应这样的模式。在目前临床工作中,这种模式常见于慢性病患者及早期肿瘤患者。

3. 重要性　米歇尔·巴林特曾说:"一种令患者觉得有益的关系是对治疗预后最重要的非特异性作用因素。"当今的医患关系是由健康状态情况、医学技术可能性、医患之间交流的信息洪流和人口金字塔的问题决定的。卫生系统的结构和个人的人际动力学都对医患关系产生着重要的影响。而从中产生的情绪,如焦虑、不安、不信任、无助、生气、愤怒、超负荷、效率低下等,均可进入医患关系。自身超负荷的医师不会给予不信任医师的患者以注意和共情,感觉不安全的患者那里也无法期待治疗的依从性。医学是以如何保护和促进人类身体健康、预防和治疗疾病为主要研究对象的科学,医学的发展与进步,依赖于医患双方密切配合、通力协作,共同深入开展研究。

4. 常见问题

(1) 体制及社会因素方面:一段时期以来,我国医疗行业出现的管理混乱、医患关系紧张均与不合理的医疗卫生体制有关,近几年来医疗卫生改革不断取得进步,但距离健康发展还存在一定的差距。同时政府投入不足、医疗资源有限、法律制度不健全、社会大环境、舆论导向等均使得医患关系更加紧张。

(2) 医疗机构方面:有些医疗机构管理问题突出,医疗环境脏、乱、差,医务人员专业技术水平不高,个别人员医德、人文素养欠缺。此外,医务人员职业收入低、工作压力大,收入与付出不成比例,工作积极性大打折扣,同时压力太大,出现职业倦怠现象,这些无疑也给医患关系带来不利影响。

(3) 患者方面:尽管医疗机构及医务人员是医患关系的主体,但是患者方面也存在一些常见问题,如不信任心理,对医务人员持有戒备与防范心理,无端怀疑甚至有攻击行为。由于文化背景及专业知识的不对等,一些人不了解医学的高度复杂性,一知半解、道听途说,对治疗抱有过高的期望,或者仅凭自己的主观臆断或者推测就妄下结论。同时由于疾病的状态伴发情绪障碍,出现明显的焦虑、抑郁等状态,对疾病过度恐慌或者悲观绝望,出现破罐子破摔,不配合治疗等现象,甚至将愤怒转向医务人员。

二、康复过程中医患关系的特点

在康复过程中,康复对象在躯体疾病的同时常常伴发各种情绪体验,如恐惧、担心、抑郁、愤怒等,因此,理解患者的情绪,及时感知和应对,把握好康复过程中的治疗关系,促进医患关系的和谐发展是促进康复的重要内容。

(一) 医师在医患关系中的角色及功能

1. 治疗师的角色 在康复治疗中,治疗师的角色是多重的,不仅直接指导、帮助患者康复之外,还需要引导其认知的改变、情绪的调整、行为的矫正等。

2. 教育者的角色 大部分患者了解的医学知识是有限的,因此需要对患者进行有关促进健康和维持健康知识的健康宣教。医疗工作不仅仅是治疗,治疗师还需要掌握教与学的原理和方法,在治疗关系中起到教育者的角色。许多研究表明,向患者提供信息的方式对医疗服务的某些方面具有重要影响。比如在治疗前,对治疗有充分了解的患者与没有充分了解治疗的患者相比,治疗效果更好,对医疗服务的满意度更高,治疗依从性也越好。

3. 照顾者的角色 治疗师的工作是与患者接触,但是治疗工作不仅仅是单纯的技术和专业知识,还需要照顾到患者在治疗过程中的各种需要,通过态度和行为来表达对患者需要及其利益的关心,把患者当作一个人而存在,而不是一种疾病,或者一个床号。

4. 咨询师的角色 在康复治疗中,我们不仅需要对患者的躯体疾病进行治疗性服务,同时需要对患者的心理状态能够及时识别和处理,给予健康知识的咨询,帮助患者应对各种心理应激和社会问题,分析不同的行为方式,鼓励和支持患者,从而重新获得对自己生活的控制感。

5. 医师的角色 康复治疗中,治疗师归根结底是作为医师的角色对患者进行治疗,诊断评估患者的状态,给予合适的治疗方案,并及时根据病情随时调整。

(二) 糖尿病康复期治疗医患关系的特点

糖尿病康复治疗的时间较长,且需要医务人员的态度温和、亲切。因此糖尿病康复治疗中的医患关系有其自身的特点。

1. 目的明确性 医患关系是为解决患者的健康和疾病方面的问题而建立的人际关系,医师与患者之间建立一个共同的治疗联盟,患者信任、尊重医师,医师对患者进行诊疗,消除患者的痛苦,促进健康。具备这样的医患关系,才具备了医疗服务的基本条件,所有的诊疗过程才能得以开展。

2. 职业性 医患关系是职业行为中出现的一种特殊的人际关系,有着职业的界限,医师通过劳动获得报酬,患者付费获得治疗,这种关系有发生、发展和结束的过程。在康复治疗的过程中,因时间较长,伴有情绪症状或者遇到社会应激的康复患者,往往将自己的治疗师,当作自己生命中的重要人物,产生移情,因此对于这样的情况,医务人员需要做好合适的应对。如果没有职业界限,医师可能会逐步出现职业倦怠。

3. 时限性 从患者求医开始到诊疗结束,医患关系也经历了开始、发展、结束等不同的阶段,有别于其他人际关系的就是医患关系有一个明确的特点——时限性,随着患者诊疗结束,这种医患关系也随之结束。从治疗关系上来讲,在长期的康复过程中,治疗师需要设身处地地理解患者,了解其感情的痛苦,但需要把握好分寸。

4. 动态性 医患关系不是一成不变的,随着医疗服务的进程,医患关系可随着患者的满意程度呈现动态发展的变化,良好的医患关系可能因为治疗结局的不可预期性而变成患者对医师恶言相向,甚至攻击医师等不和谐的医患关系,也可能因从痛苦的疾病状态经过治疗后症状消失而发展出良好的、和谐融洽的医患关系。因此在治疗的进程中,维护良好的医患关系,是医师最基本的技能。

(三) 糖尿病康复治疗关系影响因素

康复治疗关系既有一般的人际关系特点,又有其独特之处,并受许多因素的影响。比如患者的经济水平、文化背景差异、患者及家属对治疗结果的预期以及人格差异。

1. 经济水平 患者的经济水平是影响治疗关系的重要因素之一,对于家庭经济困难的患者,在治疗上需要选择价格较低、疗效也不错的治疗方案,患者会因为医务人员选择了他所能接受的治疗方案而信任对方。

2. 文化背景差异 文化背景是人们长期文化的沉淀,包括沟通主体稳定的价值取向、思维模式和心理结构。一般来说,文化程度高的患者有机会接触到医学知识,在面对疾病时能够查阅相关资料,重视身体的健康,及时就医。而文化程度低的患者面对疾病时,往往不能够给予足够的重视,因医疗资源的有限,也不能得到及时的救治,有些患者患病后寻求所谓的民间偏方,最终可能耽误了病情。在治疗关系中,医务人员需要了解患者的文化背景,站在患者的角度去理解他们的行为方式,并客观地提供有关的科学道理,有针对性地进行沟通,从而在让患者理解的前提下改变自己的行为。

3. 患者及家属对治疗结果的预期 患者及家属带着种种不同的期待来寻求康复治疗,很多患者及家属认为,自己进了最好的医院,找到了最好的医师,花了很多的钱,享受到了最好的医疗服务,那么自己的病就一定能治好。但是现实往往是钱花了,病情也许没有改善,反而危重了、残障了,甚至不治身亡。于是,产生了各种不理解、不信任的心态。事实上,医学只不过是帮助人们在有限时空里活出品质、活出尊严的科学,生老病死是人生的自然规律。因此,需要在治疗开始,让他们知道医务人员能为他们做什么,这样使他们最大限度地利用医疗资源,帮助他们建立客观的期待,避免过高的期待而造成失落等。有些时候,对于身处绝境的患者或家属,医务人员是可以给予一些希望的。但这恰恰也是需要很强技巧性的,正确而恰当的安慰与鼓励,可以缓解患者焦虑的情绪,重拾信心,有可能最终帮助他们战胜疾病。但如果表达方式不当,则可能事与愿违。因此,需要避免不负责任的肤浅的安慰,说些不符合实际的言语。

4. 人格差异 治疗师和患者都不可避免地将自己的人格特点带入治疗中,人格的差异会使得彼此之间为人处世、行为方式等都有明显不同,有时甚至会导致误解的产生。比如性格内向的患者在治疗中少言寡语、情感不外露,对治疗师的治疗缺少相应的反馈,如果遇到的治疗师个性敏感、神经质,则可能觉得患者对他的努力不感兴趣或者不信任自己,严重的会对患者冷眼相待,从而导致治疗关系的恶性循环。因此,治疗师在工作状态中,需要保持自我觉察,有能力认识自己和自己服务对象的人格特质,接受不同个体的独特性,理性对待彼此之间的差异。

三、医务人员的基本要求和自身素养

(一)基本要求

医学职业对医务人员的基本要求包括：①甘于献身医学事业，救死扶伤，忠于职守；②有矢志不移的科学精神，钻研医术，精益求精；③具有悲天悯人的人文素养，品德高尚，礼仪文明；④具有高贵的职业操守，清正廉洁，遵纪守法；⑤做一个诚实守信，保守秘密，让人信赖的医师；⑥同行相重，互尊互学，团结协作。

(二)医务人员的品质

1. 有清晰的自我认知 医务人员面对的是广泛人生阅历的患者，因此，作为医师必须有能力觉察个人的感受、行为与反应。很多不良事件的发生与当事双方的情绪管理有着密不可分的关系，因此作为医务人员，提高自我情绪的觉察能力，妥善应用积极情绪应对，避免消极情绪的破坏作用。同时，对自己有肯定性的理解并自我接受，才可能接受患者的不同理念及个体独特性。认识自我的过程是极其不易的，在接受自我局限的同时，努力改变局限的行为或行为方式。

2. 有明确的自我界限 医务人员也是普通人，除了工作之外，还有家庭、生活、婚姻、恋爱等多重角色，任何一方的挫折或者不顺，都会导致烦恼或者不良情绪，需要杜绝将这些不良情绪带入工作，保持明确的职业界限，同时为自己也创造一个美好的生活空间。此外，个人价值观与自身的家庭环境、朋友、文化教育、生活经历等有关，它揭示对一个人来说什么是有价值的，什么是有意义的，价值观对人们的日常生活行为的决策提供理论框架，在职业过程中，需要澄清自己的价值观，有助于防止将自己的价值观强加于患者，只有在明确的自我界限下，医务人员才能与患者保持良好的医患关系。

3. 利他精神 反映处处以患者为中心的指导思想，医学是为了治病救人而存在的，但凡医者，都要以患者为中心，一切以患者的需要为出发点，不以患者为谋取个人利益的对象，具有高尚的品德。一切为患者着想，提高自己的医疗技术水平，做到技术精湛，为患者提供最优质的医疗服务，同时保护患者隐私，尊重患者。在医疗工作中，医务人员的利他是建立在对人类的兴趣和博爱的基础之上，满足人类自身的福利需要，促进社会发展。

(三)医务人员的心理素养

每一个行业都对从业者的素养和能力有一定的要求，比如艺术家需要丰富的想象和敏锐的观察，律师需要缜密的思维和善辩的口才，作为医务人员，也有职业内在的规范和要求，在生物 - 心理 - 社会医学模式之下，医务人员除了要精通本学科、专业的理论知识，也要掌握社会学、伦理学、心理学等学科知识，真正把患者当作有思维、情感和生理变化的人。医务人员良好的心理素养是医患关系融洽的重要因素，体现高尚的医德医风和文明的医疗氛围。

1. 合理的认知 医疗纠纷的发生和发展与医务人员、患者及家属的情绪状况密切相关，特别是在应激状态之下，双方的消极负面情绪都会导致纠纷的升级，甚至演化成恶劣的事件，因此，作为医务人员需要具备客观地观察、思考和评价患者及其家属的情绪状态，同时能够自我评价，减少认知歪曲造成的消极情绪和不当行为。正确认识医患之间的关系，并相信医患之间可以建立彼此信任的关系，患者是可以交流和沟通的。

2. 稳定的情绪 职业倦怠带来的负面情绪会导致医患关系的紧张，医务人员需要在临床工作及生活中及时发现自身的负面情绪,并及时进行调整,同时也需要在工作中不断找到乐趣及成就感,热爱工作,学会合理安排作息,避免过度疲劳,让自己更有活力和更高效地投入工作,尽量避免职业倦怠的发生。

3. 合适的言行举止　在工作中,医务人员面对形形色色的患者,往往容易被患者所感受和评价,因此需要注意到自身的行为必须与自己的职业角色和工作环境相适应,体现自身的职业形象。

(四) 康复团队的人际环境

1. 合作程度　医学是一个复杂的科学和人文体系,临床医学的分科越来越细,但是健康的问题是多学科之间的融合,任何单一的学科或者手段都难以承担重任,因此多学科之间的合作是必然的。康复团队往往是多学科合作的团队,需要医务人员互相学习、互帮互助、团结协作。合作程度越高,则治疗效果愈好。反之,则相反,且会加剧医患之间的矛盾。

2. 默契程度　一个团队成功与否的关键除了合作程度的高低,还有合作的默契程度,团队越默契,效率越高,治疗的效果亦是如此。

四、沟通中的原则

沟通的英文"communication"一词来源于拉丁语,意为"告知、传授、交换思想和知识"。在医疗工作中,沟通是建立医患关系的第一步,医患沟通是为了实现医疗目的,建立良好的医患关系所进行的特定的人际交流,不仅包含医疗和疾病方面知识的交流,而且包括医患双方在情感上的互动。

(一) 良好的沟通

良好沟通能力包括:①热情、有同情心;②平易近人;③交谈时先自我介绍;④自信;⑤倾听患者的诉说并对患者的语言暗示有所反应;⑥提问易懂且具体;⑦不重复提问。

有证据显示,良好的沟通对患者的身体状况有正面的影响,而患者最有可能产生不满的也是医患沟通,而不似乎医疗服务的技术层面。对医师常见的投诉是:①不听患者诉说;②不告知患者病情及相关信息;③对患者缺乏关心和尊重。因此,如何获得良好的沟通是每一个医学生需要掌握的。

(二) 言语沟通原则

言语交流是医患沟通的一个重要形式,希波克拉底曾说过:"医务人员有三宝——言语、药物、手术刀。"在医患沟通中,医务人员注意言语沟通的原则,会使得医患之间的谈话氛围显得轻松且融洽,对患者的治疗和康复都有很大的帮助。

1. 尊重与接纳　对患者的尊重与接纳是医患沟通的开始,无论患者的年龄、性别、身份、地位,均应用符合患者文化背景的方式表达对患者的尊重和接纳。

2. 及时反馈　当患者把自己的症状或者感受表达出来后,作为医务人员需要及时给予反馈,包括谈话内容的反馈及谈话时情绪的反馈,会给患者被关注、被理解的感受,使其更愿意表达内心真实的想法。

3. 目标明确　有效的沟通需要传递与沟通目标相关的信息,每一次沟通都应有明确的沟通目标,围绕目标进行信息的收集,并采用简练、清晰、通俗的语言,少用医学术语。

(三) 非言语沟通原则

非言语沟通又称体态语言沟通,用身体的形式或者姿态表达需要传递的信息,也是医患沟通的重要形式。

1. 穿着仪表 医务人员一般情况下会穿职业装——白大褂,但需要规范,避免随意,如穿白大褂不系扣子、袖口挽起、下身配短裤或拖鞋等,同时需要注意个人卫生,保持白大褂清洁与整齐,避免过多的污渍或者皱褶。女性避免浓妆艳抹等。

2. 面部表情 医务人员亲切自然的面部表情会给患者留下良好的印象,并使患者对医务人员的医疗活动产生信心。在医患沟通中,最常用、最有效的表情是微笑,医务人员的微笑能消除患者的陌生感,缩短医患之间的心理距离。但是,也要注意不要一味盲目的微笑,不该微笑时就需要保持严肃、得体。

3. 目光接触 眼睛是心灵的窗户,医务人员在对患者进行病情解释或者健康宣教时,可以利用实物、手势等辅助手段,同时还要用自己的目光引导患者。在患者恐慌时,医务人员镇定的目光可使患者感到安全;在患者感到孤独的时候,医务人员热情的目光可使患者感到温暖,在患者沮丧时,医务人员鼓励的目光,可使患者感到信心。因此目光接触对患者可产生很多积极的影响,充分理解并能熟练运用目光接触,是医务人员进行良好医患沟通的基本功。但是需要切记不可长时间凝视,对视的时间一般是 2~3s,再移开 1~2s,如此循环。

4. 肢体动作 医患之间进行沟通时,需要保持合适的坐姿或者站姿,坐姿时保持身体微微前倾,以表示尊重和认真倾听,站姿时身体保持直立,双手自然下垂,以示平等,忌姿势随意,如二郎腿或者身体歪斜等。同时可以有适当的身体接触,如搀扶行动不便的患者,轻触高热患者的额头等,但对于年轻异性之间的肢体接触需要掌握分寸,避免不必要的麻烦。

5. 人际距离 人际距离取决于彼此之间的亲密程度,人们常常依据彼此关系的情况来保持和调节相互之间的距离。一般分为亲密距离(约 0.5 米以内)、朋友距离(0.5~1.2 米)、社交距离(1.2~3.5 米)和公众距离(3.5~7 米)。医患沟通中,应采取朋友距离或者社交距离方式,以表示医务人员对患者的关爱,也便于患者听清医嘱。对于老人和儿童,距离可以适当靠近,以示尊敬或者亲密。年轻异性则距离不宜太近。

6. 语音语调 中国语言博大精深,一句话的语音语调不同,其意义可能相反,因此,在临床上,语音语调的过高过低都会不同程度地影响医患关系,良好的医患关系要求语音温和、语调平稳、语速适中,条理清楚,吐字清晰,对于老人儿童来说,尽量以鼓励赞赏的语气交流来增进治疗的配合度。

五、沟通技能

医务人员面对的说话对象是非健康状况的患者,因此医患沟通需要医务人员有人文、心理的理念和技术。作为医患沟通中的主要沟通者,需要通过患者和家属看似简单的语言和行为,领会他们的真实意思,并用合适的言语行为传递给他们,达到有效沟通,因此需要医务人员熟悉和掌握相关的沟通技能。

(一) 基本技能

1. 选择合适的沟通环境 在各种情况下,都应努力创造一个有利于沟通的环境,保护个人隐私是最基本的要求。还要保证照明和温度让人感觉舒适,座位的安排也很重要。与病床上的患者交谈时,也需要注意尽量避免居高临下,可以拉一把椅子坐下,这样与患者就在同一高度上了。

2. 提问技术　与患者交谈的目的之一是获得与患者疾病相关的信息,这些信息必须尽量准确、完整、与疾病相关。最明显、最直接的方式就是提问。常用的提问方式分为开放式提问和封闭式提问两种。

开放式提问通常使用"什么""怎么样""如何"等词来发问,让患者将他们自己的故事,从而获得大量的信息,一般谈话开始或转移话题时大都采用开放式提问,这样能在有限的时间内获得更多有关的信息,患者会感到更主动而且可以说出他们对疾病的所有担心与忧虑。但是前提是建立在良好的医患关系的基础之上,否则其真实性也许有所保留。

封闭式提问通常使用"是不是""对不对""有没有"等词来发问,而回答也是简单的"是"或"否"即可。一般用来收集资料并加以条理化,澄清事实,获得重点,缩小讨论范围。这样所获得的信息局限于所问的问题,谈话由医师控制,医师决定问题的内容。

在医患沟通中,封闭式提问与开放式提问相结合才能起到最佳效果,且避免审讯式提问。

3. 倾听技术　在与患者交谈的过程中,患者会对认真听他们诉说的医师心存感激,并对医师的提问给予正面的回应。倾听时医患沟通过程中最显而易见的组成部分,需要用心去听,去理解,去感受对方,并做出积极的反应。但是,主动的、有效的倾听也是最难掌握的技能之一。可能的方法包括:做记录;要求患者重复或澄清没听清或没听懂的内容;通过重复或者总结核实信息的准确性。面对患者时,很重要的一点是要表现出你在专心听,并努力理解患者所讲的内容及其当时的感受。理解患者说过的话对患者来说意味着什么,对语言或非语言做出适当的反应。

4. 解释技术　在医患沟通中,解释通常是医务人员运用自己所学的医学知识将患者的病情进行解释的过程,好的解释能让患者系统全面的正确看待病情,不然就会导致患者过度紧张或者忽视病情,从而影响康复。对于不同的人群,解释工作也要因人而异,对于文化程度较高的患者,可以解释的深入系统一些;而文化程度低、理解能力有限的,需要采用通俗易懂的语言进行解释,尽量浅显易懂,少用专业术语。

(二) 注意事项

1. 明确沟通内容　要达到有效的沟通,必须明确沟通内容,对于患者而言,他想知道什么,以及他现在的想法是什么,而这些信息的获得需要耐心的倾听。

2. 掌握对方的心理行为特点　对于性格及气质迥异的患者,沟通需要有所区别,避免因言语、行为不当而刺激对方,影响下一步的沟通和治疗。

3. 对于特殊情况的沟通　如病情变化较大,需要转诊的患者,则需要深入沟通,确保充分知情,做出合理的引导性建议,对于不冷静的家属,沟通时最好有同行陪伴,必要时有安保人员在场,建立自身安全防范意识。

(贺丹军　丛晓银)

参 考 文 献

[1] 张明圆,何燕玲.精神科评定量表手册.长沙:湖南科学技术出版社,2015.

[2] 郭起浩,洪震.神经心理评估.2版.上海:上海科学技术出版社,2016:72-79.

［3］Badescu SV,Tataru C,Kobylinska L,et al. The association between diabetes mellitus and depression. Journal of Medicine and Life,2016,9:120-125.

［4］Schneider KL,Panza E,Handschin B,et al. Feasibility of pairing behavioral activation with exercise for women with type 2 diabetes and depression:The Get It Study Pilot Randomized Controlled Trial. Behavior Therapy,2016,47:198-212.

［5］赵国庆,张晨,陈俊. 抑郁症与代谢综合征关系的研究进展. 中华精神科杂志,2016,49(4):261-264.

［6］Tareen RS,Tareen K. Psychosocial aspects of diabetes management:dilemma of diabetes distress. Transl Pediat,2017,6(4):383-396.

［7］Pamungkas RA,Chamroonsawasdi K,Vatanasomboon P. A Systematic Review:Family Support Integrated with Diabetes Self-Management among Uncontrolled Type Ⅱ Diabetes Mellitus Patients. Behav Sci,2017,7:62.

［8］Beverly EA,Ritholz MD,Shepherd C,et al. The Psychosocial Challenges and Care of Older Adults with Diabetes:"Can't do what I used to do:can't be who I once was". Curr Diab Rep,2016,16(6):48.

第七章　教育和日常生活指导

第一节　护理技术培训

一、血糖监测技术

(一) 血糖监测意义

目前常用的血糖监测手段主要有指血血糖监测、动态血糖监测和糖化血红蛋白检测,分别监测的是血糖的"点""线""面",即特定时间点的血糖、3 天内的血糖曲线和 3 个月内的血糖总体水平。

1. 自我血糖监测(SMBG)　患者进行 SMBG 是血糖监测的基本形式,可以反映实时血糖水平,评估餐前、餐后高血糖、生活事件(饮食、运动、情绪及应激等),以及药物对血糖的影响,发现低血糖,有助于为患者制订个体化生活方式干预和优化药物干预方案,提高治疗的有效性和安全性。

2. 动态血糖监测(CGM)　CGM 是指通过葡萄糖感应器监测皮下组织间液的葡萄糖浓度而间接反映血糖水平的监测技术,可以提供连续、全面、可靠的全天血糖信息,了解血糖波动的趋势,发现不易被传统监测方法所检测到的高血糖和低血糖,是传统血糖监测方法的一种有效补充。

3. 糖化血红蛋白(HbA1c)　HbA1c 是反映既往 2~3 个月平均血糖水平的指标,在临床上作为评估长期血糖控制状况的金标准,也是临床决定是否需要调整治疗的重要依据。

(二) 血糖管理目标

血糖控制标准应在最少发生低血糖风险的情况下使患者的血糖尽可能接近正常水平。对于个体患者而言,血糖控制目标的制定应考虑到以下方面:年龄、病程、预期寿命、并发症或合并症、病情严重程度等进行综合考虑(表 7-1-1、表 7-1-2)。

表 7-1-1　T1DM 患者的血糖控制目标

	正常	理想	一般		高风险		理想
治疗方案		维持	建议/需要调整		必须调整		维持
HbA1c/%	<6.1	<7.5	7.5~9.0		>9.0		<7.0
血糖/(mmol/L)ᵃ							
空腹或餐前	3.9~5.6	5~8	>8		>9		3.9~7.2
餐后	4.5~7.0	5~10	10~14		>14		5~10.0
睡前	4.0~5.6	6.7~10	10~11	<6.7	>11 或	<4.4	6.7~10
凌晨	3.9~5.6	4.5~9	>9	<4.2	>11 或	<4.0	

表 7-1-2　T2DM 患者的血糖控制目标

指标		目标值
血糖 /（mmol/L）[a]	空腹	4.4~7.0
	非空腹	10.0
糖化血红蛋白 /%		<7.0

注:[a] 毛细血管血糖

（三）血糖监测频率

血糖监测的频率和时间要根据患者病情的实际需要来决定。血糖监测的频率选择一天中不同的时间点,包括餐前、餐后 2h、睡前及夜间(一般为凌晨 2:00~3:00)。

1. 胰岛素治疗患者的血糖监测方案　目前大多数指南均推荐胰岛素治疗的患者需要每日至少 3 次的血糖监测,可根据不同的治疗制订个体化的监测方案。

（1）胰岛素强化治疗患者的血糖监测方案:胰岛素强化治疗(多次胰岛素注射或胰岛素泵治疗)的患者在治疗开始阶段应每天监测血糖 5~7 次,建议涵盖空腹、三餐前后、睡前。如有低血糖表现需随时测血糖。如出现不可解释的空腹高血糖或夜间低血糖,应监测夜间 2:00~3:00 血糖。达到治疗目标后每日监测血糖 2~4 次,主要涵盖空腹、睡前血糖,必要时测餐后(表 7-1-3)。

表 7-1-3　多次胰岛素注射治疗患者的血糖监测方案

血糖监测	空腹	早餐后	午餐前	午餐后	晚餐前	晚餐后	睡前
未达标	×	×		×		×	×
已达标	×				×	×	×

（2）基础胰岛素治疗患者的血糖监测方案:使用基础胰岛素 1 次,建议复诊前 1 天加测 5 个时间点血糖谱;在血糖达标后每周监测 3 天血糖,每天测 3 次,即空腹、早餐后和晚餐后,每月复诊 1 次,建议复诊前 1 天加测 5 个时间点血糖谱(表 7-1-4)。

表 7-1-4　基础胰岛素治疗患者的血糖监测方案

血糖监测	空腹	早餐后	午餐前	午餐后	晚餐前	晚餐后	睡前
未达标							
每周 3 天	×						
复诊前 1 天	×	×		×		×	×
已达标							
每周 3 天	×	×				×	
复诊前 1 天	×	×		×		×	×

（3）每日 2 次预混胰岛素治疗患者的血糖监测方案:使用预混胰岛素的患者在血糖达标前每周监测 3 天空腹血糖和 3 次晚餐前血糖,每 2 周复诊 1 次,建议复诊前 1 天加测 5 个时间点血糖谱;在血糖达标后每周监测 3 天血糖,每天测 3 次,即空腹、晚餐前和晚餐后,每月复诊 1 次(表 7-1-5)。

表 7-1-5　每日 2 次预混胰岛素治疗患者的血糖监测方案

血糖监测	空腹	早餐后	午餐前	午餐后	晚餐前	晚餐后	睡前
未达标							
每周 3 天	×				×		
复诊前 1 天	×	×		×		×	×
已达标							
每周 3 天	×				×	×	
复诊前 1 天	×	×				×	×

注:× 需测血糖的时间

2. 非胰岛素治疗患者的血糖监测方案　非胰岛素治疗的 2 型糖尿病患者,应根据治疗方案和血糖控制水平决定血糖监测频率和方案,一般可每周监测 3 天,在特殊情况下进行短期强化监测。

（1）非胰岛素治疗患者的短期强化监测方案:短期强化血糖监测适用于:有频发低血糖症状;感染等应激状态;调整治疗方案等情况。监测方案为每周 3 天,每天监测 5~7 个时间点血糖,包括餐前、餐后及睡前（表 7-1-6）。在获得充分的血糖数据并采取了相应的治疗措施后,可以减少到交替血糖监测方案（表 7-1-7）。

表 7-1-6　非胰岛素治疗患者的短期强化血糖监测方案

血糖监测	空腹	早餐后	午餐前	午餐后	晚餐前	晚餐后	睡前
周一							
周二							
周三	×	×		×	×	×	
周四	×	×		×	×	×	
周五				×	×	×	
周六							
周日							

表 7-1-7　非胰岛素治疗患者的交替自我血糖监测方案

血糖监测	空腹	早餐后	午餐前	午餐后	晚餐前	晚餐后	睡前
周一	×	×					
周二			×	×			
周三					×	×	
周四	×	×					
周五			×				
周六					×	×	
周日	×	×			×	×	

（2）非胰岛素治疗患者的餐时配对方案：餐时配对方案建议每周 3 天,分别配对监测早餐、午餐和晚餐前后的血糖水平(表 7-1-8),帮助患者了解饮食和相关治疗措施对血糖水平的影响。

表 7-1-8　非胰岛素治疗患者的餐时配对血糖监测方案

血糖监测	空腹	早餐后	午餐前	午餐后	晚餐前	晚餐后	睡前
周一	×	×					
周二							
周三			×	×			
周四							
周五							
周六					×	×	
周日							

注:× 需测血糖的时间

（四）血糖监测操作流程

1. 操作前准备

（1）操作者准备:操作者着装整齐,符合要求。

（2）用物准备:治疗盘、75% 酒精消毒片、血糖仪、匹配的血糖试纸、采血针、血糖记录单、笔。

（3）患者准备:患者理解血糖监测目的,评估餐前和餐后高血糖以及生活事件(锻炼、用餐、运动及情绪应激等)和降糖药物对血糖的影响,发现低血糖,积极配合操作。测血糖前30min 内无剧烈活动,情绪平稳。

（4）环境准备:安静、整洁、温湿度适宜。

2. 操作步骤　见图 7-1-1~ 图 7-1-8。

（1）携物品至患者床旁。

（2）采用至少两种方法核对床号、姓名,核对姓名是由患者自己说,护士同时核对腕带上的床号、姓名,无腕带者核对床头牌;无法沟通的患者由护士核对腕带、床头牌或与家属核对。

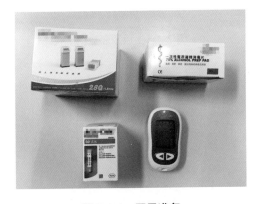

图 7-1-1　用品准备

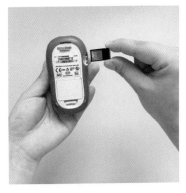

图 7-1-2　插入密码牌

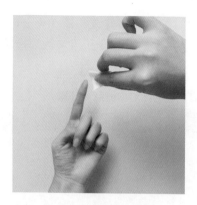

图 7-1-3 擦拭酒精棉

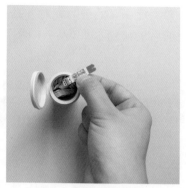

图 7-1-4 取出试纸

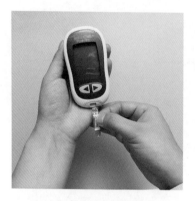

图 7-1-5 取出试纸开机

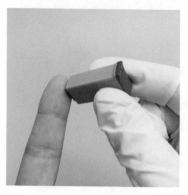

图 7-1-6 指尖侧边采血

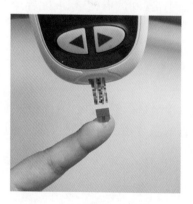

图 7-1-7 试纸前端自动吸血

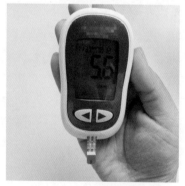

图 7-1-8 显示血糖值

（3）帮助患者取合适体位。

（4）检查患者的手指指腹,取合适手指末端侧面,75% 酒精消毒片消毒手指,待消毒液完全蒸发。

（5）打开血糖仪,屏幕上显示出一个号码,调试该号码与将要使用的试纸瓶上的号码一致。

（6）屏幕上闪现插入试纸提示时,轻轻插入试纸。

（7）将一次性采血针固定在手指欲采血部位(一次性采血针在手指上压得越重,则采血针将刺得越深),按下中间钮。

(8) 用过的采血针放入物品收集器中。

(9) 轻轻从采血远端向近端挤压手指,将血液吸入试纸测试孔。

(10) 足够量的血正确吸入后,不要涂抹、移动试纸,等待屏幕上显示血糖的测试值。

(11) 告知患者测试结果,记录。

(12) 从血糖仪上取下用过的试纸,关闭血糖仪。

(13) 整理用物。

(14) 按垃圾分类处理用物。

(15) 洗手、记录。

(五) 影响血糖的因素

1. 血糖仪常采用毛细血管全血葡萄糖,而实验室检查的是静脉血清或血浆葡萄糖,采用血浆校准的血糖仪检测数值空腹时与实验室数值较接近,餐后或服糖后毛细血管葡萄糖浓度会略高于静脉血浆糖,若用全血校准的血糖仪检测数值空腹时较实验室数值低 12% 左右,餐后或服糖后毛细血管葡萄糖浓度与静脉血浆糖较接近。

2. 由于血糖仪采用血样大多为全血,因此血细胞比容影响较大,相同血浆糖水平时,随着血细胞比容的增加,全血葡萄糖检测值会逐步降低。若有血细胞比容校正的血糖仪可使这一差异值减到最小。

3. 目前血糖仪核心技术主要采用生物酶法,主要有葡萄糖氧化酶(GOD)和葡萄糖脱氢酶(GDH)两种,而 GDH 还需联用不同辅酶,分别为吡咯喹啉醌葡萄糖脱氢酶(PQQ-GDH)、黄素腺嘌呤二核苷酸葡萄糖脱氢酶(GDH-FAD)及烟酰胺腺嘌呤二核苷酸葡萄糖脱氢酶(GDHNAD)3 种。GOD 血糖仪对葡萄糖特异性高,无糖类物质干扰,易受高浓度氧影响。GDH 血糖仪反应无需氧的参与,无氧浓度的干扰,但因联用不同辅酶可能对非葡萄糖类物质有交叉反应。

4. 内源性和外源性药物的干扰,如对乙酰氨基酚、维生素 C、水杨酸、尿酸、胆红素、甘油三酯、氧气、麦芽糖、木糖等。当血液中存在大量干扰物时,血糖值会有一定偏差。常见的可能使血糖测定值假性升高的干扰物质:非葡萄糖的其他糖类物质、维生素 C、高胆红素;常见的可能使血糖测定值假性降低的干扰物质:高尿酸。

5. 适宜的 pH 值、温度、湿度和海拔高度都是血糖仪最佳工作状态的必要条件。

6. 操作不当,血量不足,局部挤压,更换试纸批号但校正码未换或试纸保存不当等都会影响血糖监测的准确性。

二、用药指导

(一) 口服药物注意事项

口服降糖药根据作用效果的不同可分为以促进胰岛素分泌为主要作用的药物(磺脲类、格列奈类、二肽基肽酶 -4 抑制剂)和通过其他机制降低血糖的药物(双胍类、噻唑烷二酮类、α 葡萄糖苷酶抑制剂、SGLT2 抑制剂)。

1. 磺酰脲类胰岛素促泌剂 磺脲类药物属于胰岛素促泌剂,主要药理作用是通过刺激胰岛 β 细胞分泌胰岛素,增加体内的胰岛素水平而降低血糖。目前在我国上市的磺脲类代表药物主要为:①第一代已被淘汰;②第二代:格列齐特、格列吡嗪和格列喹酮;③第三代:格列吡嗪控释片、格列美脲。

常见不良反应：

(1) 低血糖反应：此类药物的降糖作用强而持久，特别容易发生低血糖，尤其在肝、肾功能不全和老年患者使用时要特别小心。

(2) 胃肠道症状：恶心、上腹胀满等。

(3) 皮肤过敏反应：不常见，较轻。

用药指导：

(1) 第二代药物饭前 30min 服药；第三代药物是长效药，每天一次用药，服药时间为早餐前不久或早餐中服用。

(2) 格列吡嗪控释片和格列美脲要以适量的水整片吞服。

(3) 服药期间要做好血糖监测和记录。

(4) 如果经常在每天的同一时间发生低血糖，且持续 3 天以上，患者应将这一情况报告医师。

2. 格列奈类药物　格列奈类药物为非磺脲类胰岛素促泌剂，主要通过刺激胰岛素的早时相分泌而降低餐后血糖。目前在我国上市的药物有瑞格列奈、那格列奈和米格列奈。

常见不良反应为偶有轻度低血糖发生。

用药指导：

(1) 非磺脲类促泌剂应在餐前 0~30min 口服。服药后要按时按量进餐，以预防低血糖发生。平时要常备糖果以备低血糖时使用。

(2) 非磺脲类促泌剂进餐时口服，不进餐不服药。

(3) 服药期间要做好血糖监测和记录。

(4) 如果经常在每天的同一时间发生低血糖，且持续 3 天以上，患者应将这一情况报告医师。

3. 二肽基肽酶 -4(DPP-4)抑制剂　DPP-4 抑制剂通过抑制 DPP-4 而减少胰高血糖素样肽 -1(GLP-1)在体内的失活，使内源性 GLP-1 的水平升高，GLP-1 以葡萄糖浓度依赖的方式增强胰岛素分泌，抑制胰高血糖素分泌。目前在我国上市的有西格列汀、沙格列汀、维格列汀、利格列汀和阿格列汀。

常见的不良反应：

超敏反应(包括过敏反应、血管性水肿、皮疹、荨麻疹、皮肤血管炎以及剥脱性皮肤损害)：急性胰腺炎，肝酶升高，胰腺炎，肾脏功能减退包括急性肾衰竭，上呼吸道感染，鼻咽炎，便秘；呕吐，头痛。

用药指导：

(1) 服药时间不受进餐影响。

(2) 服药期间要做好血糖监测和记录。

4. 二甲双胍　主要药理作用是通过减少肝脏葡萄糖的输出和改善外周胰岛素抵抗而降低血糖。目前在我国上市的有盐酸二甲双胍。

常见的不良反应：

(1) 胃肠道反应：食欲下降、金属味、恶心、腹泻。

(2) 乳酸酸中毒：如果用药得当及剂量合适，发生的机会极少。

这类药单独服用不会引起低血糖，在与胰岛素促泌剂或胰岛素合用时，则会起低血糖的发生。

用药指导：

（1）服用方法：应于进餐时或进餐后马上服用。

（2）胃肠道反应通常与剂量相关，采用进餐时或饭后服药或从小剂量开始可减轻胃肠道反应。肠溶片减轻胃肠道反应。

（3）每天服药的时间和间隔尽可能固定。

（4）服药期间要做好血糖监测和记录。

（5）限制饮酒。

5. 噻唑烷二酮类（TZDs） TZDs 主要通过增加靶细胞对胰岛素作用的敏感性而降低血糖。目前在我国上市的 TZDs 主要有罗格列酮和吡格列酮。

常见的不良反应：

（1）转氨酶增高。

（2）水肿体重。

用药指导：

（1）每天服用一次，可于餐前、餐中或进餐后服用。

（2）服药的时间要尽可能固定。

（3）服药期间要做好血糖监测和记录。

（4）这类药物的疗效要在开始服药后 1~3 个月才能体现出来。

（5）有心力衰竭倾向不用或慎用。妊娠期、哺乳期妇女不宜使用此类药物。

（6）育龄期妇女注意避孕。

6. α 葡萄糖苷酶抑制剂 α 葡萄糖苷酶抑制剂通过抑制碳水化合物在小肠上部的吸收而降低餐后血糖。目前在我国上市的 α 葡萄糖苷酶抑制剂有阿卡波糖、伏格列波糖和米格列醇等。

常见的不良反应：

（1）腹胀、排气多等消化道症状最常见，出现上述症状无须停药，在继续使用后消失。一些患者减量后可消失。

（2）这类药单独服用不会引起低血糖，在与胰岛素促泌剂或胰岛素合用时，则会引起低血糖。

用药指导：

（1）服用方法：用餐前即刻整片吞服或与前几口食物一起咀嚼服用。

（2）每天请在相对固定的时间服药。

（3）服药期间要做好血糖监测和记录。

（4）如果与可能导致低血糖的药物（如胰岛素促泌剂或胰岛素）联合应用，发生低血糖时应使用单糖如葡萄糖治疗。

（5）从小剂量开始服药，每次进餐时服药，逐渐增加剂量有助于减轻胃肠道反应。

7. 钠-葡萄糖协同转运蛋白 2（SGLT2）抑制剂 通过抑制肾脏肾小管中负责从尿液中重吸收葡萄糖的 SGLT2 降低肾糖阈，促进尿葡萄糖排泄，从而达到降低血液循环中葡萄糖水平的作用。目前在我国上市的 SGLT2 抑制剂有达格列净、恩格列净、卡格列净等。

常见的不良反应：

（1）生殖泌尿道感染。

（2）急性肾损伤（罕见）。

（3）低血压。

（4）骨折（罕见）。

（5）糖尿病酮症酸中毒（主要发生在 1 型糖尿病患者）。

（6）足趾截肢（见于卡格列净）。

用药指导：

（1）服用方法：每日一次，不受进食影响。

（2）服药期间要做好血糖、血压、肾功能的监测和记录。

（3）如同时使用胰岛素或促胰岛素分泌药的患者，SGLT2 抑制剂有增加低血糖的风险。

（4）注意个人外阴卫生，适量饮水，保持小便通畅，减少感染的发生。

（二）用药依从性

良好的用药依从性可以使糖尿病患者血糖得到有效控制，减少并发症的发生和发展。

1. 为患者制定合理的治疗方案　遵循着有效、经济、安全的基本用药准则，首先考虑用药的有效性，在此基础上考虑患者的家庭经济状况等众多因素来选择用药。

2. 开展糖尿病健康教育　有针对性地向患者传授糖尿病的知识和强调用药依从性的重要意义，使患者对疾病的诊断、治疗和疗效有一定的了解，提高患者对糖尿病及其危害性的认识。

3. 加强口服降糖药物知识宣教　应用口服降糖药时，指导患者服药与进食之间的关系，正确服药；严禁患者随便增减降糖药物；联合应用多种药物时，一定要注意药物的相互作用对血糖的影响；教会患者对出现低血糖反应时的处理；掌握自我监测血糖方法，根据血糖检测结果及时调整药物用量。

4. 加强对老年患者的教育指导　对于老年人则应给予更多关注，要给予反复多次、多种形式的讲解以加强记忆，有针对性地随时进行教育，让家属参与到治疗和监测中，以提高老年患者的依从性。

5. 实施心理护理　在临床护理工作中首先要向患者讲解疾病的相关知识，介绍治疗的方法、目的及注意事项，以消除患者的焦虑及恐惧心理，并重视发挥家属与亲友在患者心目中的作用，使患者保持愉快心情，以最佳的心身状态接受治疗。

三、胰岛素注射技术

（一）胰岛素注射技术

1. 注射部位（图 7-1-9）　人体适合注射胰岛素的部位是腹部（耻骨联合以上约 1cm，最低肋缘以下约 1cm，脐周 2.5cm 以外的双侧腹部）、大腿外侧（双侧大腿前外侧的上 1/3）、上臂外侧（上臂外侧的中 1/3）和臀部外上侧（双侧臀部外上侧）。

推荐注射部位见表 7-1-9。

2. 注射部位轮换方法　注射胰岛素后产生局部硬结和皮下脂肪增生是胰岛素治疗的常见并发症之一，注射部位的轮换是有效的预防方法，这种轮换包括不同注射部位之间的轮换和同一注射部位内的轮换（图 7-1-10）。推荐轮换方法：①左边一周，右边一周，部位对称轮换；②一次左边，一次右边，部位对称轮换。

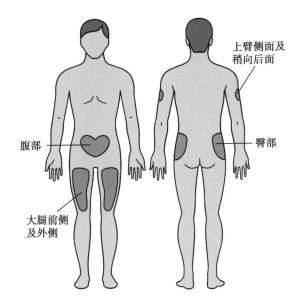

上臂侧面及稍向后面

腹部

臀部

大腿前侧及外侧

图 7-1-9　胰岛素注射部位

表 7-1-9　推荐注射部位

种类	部位
超短效胰岛素	任何部位
短效胰岛素	腹部
中效胰岛素	臀部或者大腿
预混胰岛素	早餐前:腹部 晚餐前:臀部或大腿

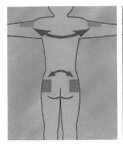
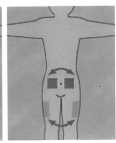
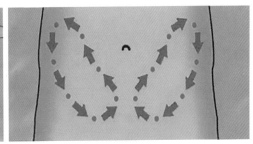

图 7-1-10　胰岛素注射轮换方法

3. 胰岛素注射步骤(图 7-1-11)

(1)注射前准备:注射前要清洁双手,确定患者进餐时间;胰岛素准备:核对、检查、复温;物品准备:注射笔、注射针头;装笔后,预混胰岛素充分混匀;装针头,排气,至患者床边。

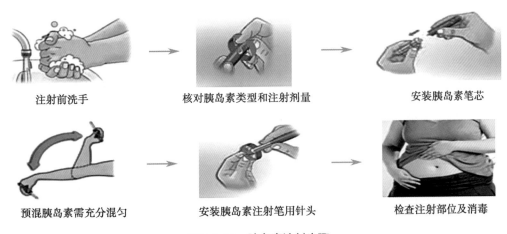

注射前洗手　　　　　　核对胰岛素类型和注射剂量　　　　　安装胰岛素笔芯

预混胰岛素需充分混匀　　安装胰岛素注射笔用针头　　　　　检查注射部位及消毒

图 7-1-11　胰岛素注射步骤

（2）核对、解释，评估选择注射部位；75%酒精消毒皮肤；调节剂量；进针，注射，完毕后停留至少 10s，拔针，按压 30s；取下针头丢弃；正确存放胰岛素。

（二）胰岛素使用与饮食运动

1. 去餐馆进餐，最好把胰岛素带到餐馆，在进餐前注射，以防在餐馆等待的时间过长，引起低血糖。

2. 外出旅游携带胰岛素应避免冷、热及反复振荡，不可将胰岛素托运，应随身携带。

3. 自我注射胰岛素的患者应根据胰岛素的起效时间按时进餐。

4. 注射部位选择应考虑运动，注射时避开运动所涉及的部位。

（三）低血糖的识别与处理

1. **诊断标准** 糖尿病低血糖症是指由多种原因引起的血糖浓度的过低所致的综合征。一般以血浆血糖浓度小于 3.9mmol/L（70mg/dl）为低血糖的诊断标准。

2. **临床表现** 与血糖水平以及血糖的下降速度有关，可出现交感神经兴奋的表现，包括心慌、出汗、饥饿、无力、手抖、视力模糊、面色苍白等；中枢神经系统症状，包括头痛、头晕、定向力下降、吐词不清、精神失常、意识障碍，直至昏迷。部分患者在多次低血糖症发作后会出现无警觉性低血糖症，患者无心慌出汗、视力模糊、饥饿、无力等先兆，直接进入昏迷状态。持续时间长（一般认为 >6h）且症状严重的低血糖可导致中枢神经系统损害，甚至不可逆转。

3. **诊治流程** 如图 7-1-12 所示。

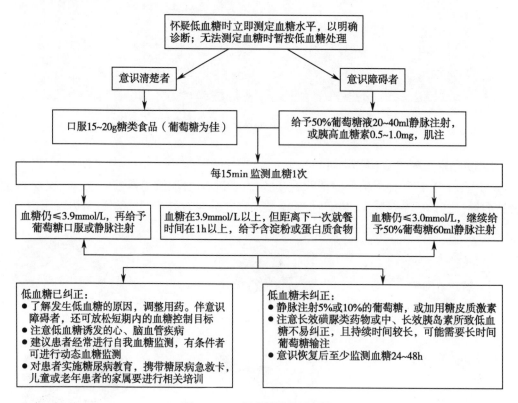

图 7-1-12　低血糖诊治流程图

（刘冬梅）

第二节 日常生活活动及自我管理指导

一、自我管理指导

(一)饮食计划制订

营养治疗是糖尿病综合管理不可分割的一部分,它可以帮助患者改变不良生活方式,从而减少并发症及其继发他疾病的发生。其目标是:

1. 维持健康体重。超重/肥胖患者减重的目标是 3~6 个月减轻体重的 5%~10%。消瘦者应通过合理的营养计划达到并长期维持理想体重。

2. 供给营养均衡的膳食,满足患者对微量营养素的需求。

3. 达到并维持理想的血糖水平,降低 HbA1c 水平。

4. 减少心血管疾病的危险因素,包括控制血脂异常和高血压。

举例说明:患者张 ××,男性,56 岁,身高 170cm,体重 85kg,会计,糖尿病 4 年,采用单纯饮食治疗,未出现明显并发症。

制作食谱步骤:

第一步计算标准体重:170–105=65kg,实际体重 85kg,超标准体重 30%,属肥胖、轻体力劳动。

第二步计算每日所需总热量:每千克标准体重所需热量表[单位:kcal/(kg·d)]。查表,热量供给标准 20~25kcal/(kg·d)。全天所需总热量:65×20~25=1 300~1 625kcal。

5. 应用食物交换份法制定食谱(表 7-2-1)。

表 7-2-1 不同热量食谱举例

热量	交换	谷薯类		蔬菜类		肉蛋豆		浆乳类		油脂类	
kcal	份	量	份	量	份	量	份	量	份	量	份
1 200	14	150g	6	500g	1	150g	3	240ml	1.5	20g	2
1 400	16	200g	8	500g	1	150g	3	240ml	1.5	20g	2
1 600	18	250g	10	500g	1	150g	3	240ml	1.5	20g	2
1 800	20	300g	12	500g	1	150g	3	240ml	1.5	20g	2
2 000	22	350g	14	500g	1	150g	3	240ml	1.5	20g	2
2 200	24	400g	16	500g	1	150g	3	240ml	1.5	20g	2

6. 合理安排餐次

(1)糖尿病患者一日三餐,使主食及蛋白质等较均匀地分布在三餐中,并定时定量,一般按 1/5、2/5、2/5 分配或 1/3、1/3、1/3 分配。

(2)注射胰岛素或口服降糖药易出现低血糖者,可在正餐中匀出小部分主食作为两正餐之间的加餐。

(3)睡前加餐除主食外,可选用牛奶、鸡蛋、豆腐干等蛋白质食品,因蛋白质转化成葡萄糖的速度较慢,对预防夜间低血糖有利。

（二）营养相关工具使用

1. **食物交换份法**　将食物分成四大类（八小类），每份食物的热量为90kcal（表7-2-2）；同类食物之间可选择互换；患者首先确定每日饮食的总热量，然后计算每日所需的食物交换份，合理分配一日三餐。

表 7-2-2　一个交换份（热量为 90kcal）食物所含营养成分表

组别	类别	每份重量 /g	热量 /kcal	蛋白质 /g	脂肪 /g	碳水化合物 /g
谷薯组	谷薯类	25	90	2.0		20.0
苹果组	蔬菜类	500	90	5.0		17.0
	水果类	200	90	1.0		21.0
肉蛋组	大豆类	25	90	9.0	4.0	4.0
	奶制类	160	90	5.0	5.0	6.0
	肉蛋类	50	90	9.0	6.0	
油脂类	硬果类	15	90	1.0	7.0	2.0
	油脂类	10	90		10.0	

2. **碳水化合物计数法**　通过计算一日正餐和零食中的碳水化合物克数或食物份数大小，将食物摄入与药物、运动进行平衡，达到血糖平稳的目的。

一份碳水化合物指的是15g碳水化合物。一个人需要多少碳水化合物应遵循个体化的原则。掌握碳水化合物计数法可以有效地实施糖尿病的医学营养治疗，根据合理调整碳水化合物的摄入分量来达到饮食、药物、运动之间的平衡。碳水化合物计算法可以进一步用于胰岛素泵或者多点胰岛素注射法治疗的患者，教会患者根据碳水化合物和胰岛素的比值来灵活调整摄入的碳水化合物和胰岛素剂量之间的平衡。当增加碳水化合物摄入时（例如加餐、进食甜点），可以估算增加的碳水化合物分量，根据个人的碳水化合物及胰岛素比值来计算临时需要增加的胰岛素，以达到血糖平稳。

（三）运动治疗指导

1. **积极运动的好处**

（1）控制血糖；

（2）增强胰岛素的作用；

（3）预防心血管疾病；

（4）调整血脂代谢；

（5）降低血压；

（6）控制体重；

（7）增加血液循环；

（8）改善心肺功能；

（9）防治骨质疏松；

（10）增强身体灵活度；

（11）放松紧张情绪。

2. **运动种类**　有氧运动和抗阻训练是糖尿病患者运动方式的良好选择，建议2型糖尿病患者的最佳运动方案为有氧运动与抗阻训练相结合。

有氧运动:能提高心肺功能,改善血脂和内分泌系统的调节功能。以中低强度的节律性运动为好,如散步、慢跑、骑自行车、游泳、健身操、太极拳等。每周至少运动150min,以无明显疲惫感,呼吸较轻松,可正常说话为宜。

抗阻运动:是在运动过程中针对某肌肉群施加一定阻力的无氧运动。主要目的是运动人体肌肉,有效防止肌肉体积的减小、肌肉数量的减少,从而增加胰岛素受体数量及敏感性。训练时阻力为轻或中度,如俯卧撑、站马步、仰卧起坐等。建议运动频率每周2~3次,能够重复8~15次/组为宜,每个动作应做3组。应注意循序渐进。

3. 运动的强度

(1)一般来说,糖尿病患者所选择的运动强度应是最大运动强度的60%~70%。通常用心率来衡量运动强度。

糖尿病患者运动强度应保持心率(次/min)=(220-年龄)× 60%~70%。

(2)运动强度还可根据自身感觉来掌握,即周身发热、出汗,但不是大汗淋漓。

(3)糖尿病患者可选择中低强度的有氧运动方式(表7-2-3)

表7-2-3 不同强度运动举例

轻度运动	中度运动	稍强度运动
购物、散步、做操、太极拳等	快走、慢跑、骑车、爬楼梯、健身操等	跳绳、爬山、游泳、球类、跳舞等

4. 运动的时间

(1)运动时间的选择:应从吃第一口饭算起,在饭后1~2h左右开始运动,因为此时血糖较高,运动时不易发生低血糖。

(2)每次运动持续时间:约为30~60min。包括运动前做准备活动的时间和运动后做恢复整理运动的时间。注意在达到应有的运动强度后应坚持20~30min,这样才能起到降低血糖的作用。

(3)运动的频率:糖尿病患者每周至少应坚持3~4次中低强度的运动。

二、并发症预防

(一)糖尿病眼病的综合预防

糖尿病视网膜病变是糖尿病高度特异性的微血管并发症,其主要危险因素包括糖尿病病程、高血糖、高血压和血脂紊乱,其他相关危险因素还包括妊娠和糖尿病肾病等。

良好的血糖控制,可以帮助阻止视网膜病变发生,减缓增生期病变发生进程,特别应注意在糖尿病早期进行良好的血糖控制,对于糖尿病视网膜病变的长久预后非常重要。此外,在控制血糖时应密切观察以预防低血糖以及心血管事件风险,对于有心血管疾病的老年患者,血糖控制的标准可以放宽。

糖尿病患者每年需进行眼科检查,包括视力、眼压、眼底检查(表7-2-4)。出现视网膜病变后,需要制订随诊计划(表7-2-5)。

(二)糖尿病高危足的筛查评估

1. 糖尿病足筛查 可以通过以下检查来了解患者是否有周围神经病变而造成的感觉缺失:10g的尼龙丝检查、128Hz的音叉检查振动觉、用针检查两点辨别感觉、用棉花絮检查

表 7-2-4　不同类型糖尿病患者接受眼科检查首诊和随诊时间建议

类型	首次眼底检查时间	随诊时间
1 型糖尿病	青春期前或青春期发病,可在 12 岁开始筛查,青春期后发病患者一旦诊断即进行筛查	每年 1 次或根据情况
2 型糖尿病	确诊时	每年 1 次或根据情况
妊娠糖尿病	妊娠前或妊娠初 3 个月	NPDR 中度:每 3~12 个月,NPDR 重度:每 1~3 个月

NPDR:非增生期糖尿病视网膜病变

表 7-2-5　按视网膜病变程度制订随访计划

糖尿病视网膜病变程度	建议随访时间	糖尿病视网膜病变程度	建议随访时间
几个出血点或血管瘤	每年一次	黄斑水肿	每 2~4 个月一次
轻度 NPDR	每 9 个月一次	PDR	每 2~3 个月一次
中度 NPDR	每 6 个月一次	妊娠	每月一次
重度 NPDR	每 4 个月一次		

轻触觉、足跟反射。

2. 下肢动脉病变的检查　触诊足背动脉和胫后动脉的搏动,如足背动脉、胫后动脉搏动明显减弱时,则需要检查腘动脉、股动脉搏动。采用多普勒超声检查踝动脉压与肱动脉压的比值(ABI≤0.9 提示有明显的缺血;ABI>1.3 也属于异常,提示有动脉钙化)。必要时可进行经皮氧分压($TcPO_2$)、血管超声、血管造影或 CT、磁共振血管造影检查。

（三）糖尿病足的日常护理

1. 每天检查双足,特别是足趾间;

2. 有时需要有经验的人来帮助检查足;

3. 定期洗脚,用干布擦干,尤其是擦干足趾间;

4. 洗脚时的水温要合适,低于 37℃;

5. 不宜用热水袋、电热器等物品直接保暖足部;

6. 避免赤足行走;

7. 避免自行修剪胼胝或用化学制剂来处理胼胝或趾甲;

8. 穿鞋前先检查鞋内有否异物或异常;

9. 不穿过紧的或有毛边的袜子或鞋;

10. 足部皮肤干燥可使用油膏类护肤品;

11. 每天换袜子;

12. 不穿高过膝盖的袜子;

13. 水平地剪趾甲;

14. 由专业人员修除胼胝或过度角化的组织;

15. 一旦有问题,及时找到专科医师或护士诊治。

三、失能训练指导

(一) 日常生活活动能力障碍及指导

糖尿病患者由于长期高血糖或者因为反复低血糖,有可能出现全身乏力、易疲劳、生活工作能力下降。若发生心、脑、肾脏、眼、神经并发症等,可出现日常生活活动严重受限。患者的日常生活活动能力可采用 Barthel 指数评定。60 分以上生活基本自理,40~60 分生活需要帮助,20~40 分生活需要很大帮助,20 分以下生活完全依赖。由于患者的疾病控制状态会随着治疗以及病程而影响,因此需要动态评估患者的日常生活活动能力,通过康复指导和自我锻炼逐渐提高 ADL 的能力。

(二) 跌倒的评估与预防指导

糖尿病患者是发生跌倒的高危人群,医护人员应该高度关注,主动筛查跌倒高危风险,进行干预,以减少不良事件,改善患者生活质量。

1. 糖尿病患者跌倒的高危因素

(1) 年龄:糖尿病患者多为老年人,而年龄与跌倒发生呈正相关。

(2) 血管病变:糖尿病患者由于大血管的病变,血管收缩反应不完全,易引起体位性低血压,是晕厥和昏倒的重要因素。

(3) 认知功能障碍:糖尿病患者合并认知功能的障碍,影响了患者对周围环境危险因素的识别能力。

(4) 病情变化:糖尿病患者高血糖或者低血糖发作都可引起四肢无力,容易跌倒。

(5) 周围神经病变:糖尿病患者若深感觉受损(振动觉、位置觉),有踩在棉花上的感觉,动作不协调;若浅感觉受损(触觉、痛觉、温度觉、压力觉障碍),容易引起足部受伤;若下肢肌力、肌张力受损引起平衡失调;若足关节变形,造成步态不稳等都有增加跌倒的风险。合并神经病变的老年糖尿病患者行走时受外伤的危险是没有神经病变者的 15 倍。

(6) 眼底并发症:导致视力减退、视物模糊,增加跌倒风险。

(7) 药源性跌倒风险:患者常常因为多重用药(服药≥4 种)导致低血糖、低血压等副作用增加。

2. 跌倒的预防及护理 对于糖尿病患者需要及时评估跌倒的高危因素,及时提醒,指导预防跌倒的措施。

(1) 指导患者正确的起床方法:"半卧位—坐位—双腿下悬坐位—站立—行走",切勿快速起床,以防眩晕、跌倒。

(2) 若发生低血糖时卧床休息。

(3) 生活活动能力下降者适当限制活动范围,外出专人陪伴。

(4) 正确指导用药,关注药物不良反应。

(5) 患者由于夜尿增加,晚间起夜时应该格外注意照明、无障碍、需要时陪伴或者使用辅助工具,减少跌倒发生风险。

(6) 如果自我感觉有跌倒的可能时,指导患者正确地降低重心,避免头部碰撞的方法。

(7) 穿着防滑鞋子,衣服大小适合,能正确使用助行器。

(8) 帮助患者分析跌倒的原因,向患者做宣教指导,提高患者的自我防范意识,尽可能避免再次跌倒。

(三) 矫形支具、助行器、轮椅使用训练

糖尿病是一种终身疾病,患者需要适应有糖尿病的生活。部分患者由于糖尿病慢性并发症导致了功能残疾,如截肢、失明、脑卒中后肢体功能障碍,大大影响了患者的生活质量,给个人、家庭和社会带来了沉重的负担。

随着科学技术的发展,信息技术、仿生技术、生物工程等技术与医学相结合,通过现代康复工程技术,使得截肢者可以安装假肢,失能者可以使用智能化轮椅等,最大限度地满足生活自理的需要,回归家庭和社会。下面介绍矫形支具、助行器、轮椅的使用。

1. 矫形支具 糖尿病患者中足部溃疡的患病率是 4%~10%,在糖尿病相关的低位远端截肢中,有 85% 是发生在足部溃疡后。形成糖尿病足溃疡的常见三联症有神经病变、畸形和创伤,这三个因素相互作用并最终导致足溃疡的形成。因此,早期发现高危足并且积极干预可以有效预防溃疡和截肢的发生率。

糖尿病足部的矫形支具根据患者的实际情况由矫形外科和康复科医师制定处方,目的是稳定支持下肢,减轻轴向承重,减少足底病变部位的压力负重,改善站立和行走,预防和纠正畸形,防治糖尿病足的进一步发展。通常有预制防护托具(图 7-2-1)和全接触防护托具两种。根据足底压力分析系统(图 7-2-2),测试分析患者足底高压区域,来订做矫形辅具,有时仅仅使用减压鞋垫(图 7-2-3)也可以起到较好的作用。而预制防护托具相比传统的全接触防护托具更方便、有效。预制防护托具的优势是它的弧形底可为足底溃疡有效减压,鞋内可以用定制鞋垫进行填充,它易于取下,便于医护人员进行监护以及糖尿病患者对足部的自我护理。

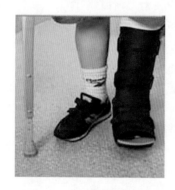 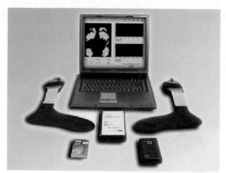 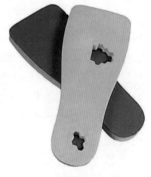

图 7-2-1 糖尿病足预制防护托具 　　图 7-2-2 足底压力分析系统 　　图 7-2-3 减压鞋垫

2. 助行器 助行器是帮助患者支撑体重,保持平衡和行走的工具,包括了手杖、拐杖、步行器。

手杖通常是辅助上肢支撑能力较强的患者,例如糖尿病偏瘫患者的健侧肢体,盲人用手杖。若患者的平衡能力差或者肌力差,可以选择多足手杖。若是患者的握力较弱,也可以选择拐杖来协助行走。

步行器是用来辅助下肢功能障碍的患者步行的工具,能够保持平衡,支撑体重和增强上肢伸肌肌力的作用。框架式步行器使用时可以让患者扶持左右两侧,于框架当中站立和行走。分为固定型、交互型、两轮型和步行车。

3. 轮椅 对于步行功能严重减退的患者,可以选择轮椅代步,帮助患者积极投入社区

活动,改善生活质量。对于使用轮椅的患者,康复训练时应该定期查看坐轮椅患者受压部位的皮肤状况,防止压疮的发生。包括肩背(近肩胛骨外)、臀部两侧股骨粗隆处、臀部下方坐骨结节处、膝部后方。

四、特殊时期管理:生病、围术期、妊娠期间的管理

(一)生病时期的护理

1. 生病对血糖的影响 生病时,由于应激激素的释放,血糖会相应上升,有时血糖上升会先于疾病的症状而出现。而生病时,饮食和生活规律会被打破,也会使血糖发生很大的波动,极易诱发"酮症酸中毒""非酮症高渗性昏迷"等糖尿病急性并发症。

2. 生病期间的管理

(1)每 2~4h 监测血糖并记录血糖监测结果。如果血糖大于等于 13.9mmol/L,应检测尿酮。

(2)如能耐受药物,继续按平时的剂量服用口服降糖药物和/或注射胰岛素。

(3)如果不能定时进餐,每小时应进食含碳水化合物食物(含 15g 碳水化合物),为机体提供能量并促进康复。

(4)补充无糖液体(水、无糖饮料或茶),补充生病时的体液流失。

知识点:含 15g 碳水化合物的食物举例

✓ 半杯普通碳酸饮料(如 125ml 可乐)

✓ 6 片咸饼干

✓ 半杯果汁(125ml)

✓ 1 片面包(28g)

✓ 1 杯肉汤(250ml)

✓ 半杯冰激凌或酸奶(125ml)

✓ 1 汤匙蜂蜜或糖(13g)

3. 及时就医 当出现以下情况时紧急就医:①连续 2~3 天的血糖值超过 13.9mmol/L。②不止一次血糖低于 3.9mmol/L,并伴有低血糖的症状。③出现中度到高度尿酮症。④呕吐或腹泻,持续超过 4~6h,或者一喝水即会引起呕吐。

(二)围术期监测及护理

研究显示,大约 50% 的糖尿病患者一生中至少经历过 1 次外科手术。手术应激反应会使生长激素、糖皮质激素等升糖激素分泌增加,进而使血糖升高。有研究表明,围术期血糖控制状况与术后死亡率、感染率、住院时间及医疗花费等密切相关。

1. 围术期饮食管理 营养状况与手术是否能顺利进行以及术后康复的情况关系密切。如患者营养状况较差,在手术中容易发生休克等危险;术后,易引起感染、创伤愈合延迟等问题。所以手术前后的营养应引起足够的重视。

(1)术前饮食管理:①给患者进行术前的营养状况及知识评估,提前制订术前及术后的饮食计划。②术前准备:根据手术要求进行术前准备,术前 12h 禁食,4h 前禁水,胃肠手术前 3 天开始改为半流质饮食。

(2)术后饮食管理:①小手术后可常规进食。②手术后需要禁食者,成人每日供给葡萄糖 150~250g,葡萄糖溶液必须以恒定的速度滴入,糖与胰岛素的比例为(3~5)g:1U,并监测

血糖。必要时给予肠外营养,维持水、电解质平衡。③当患者肠蠕动恢复后开始进食,在原健康饮食的基础上,适当增加蛋白质及碳水化合物的摄入,约增加 10%~15%,以促进伤口愈合及机体恢复。

2. 围术期间的血糖监测和管理 由于手术应激可使血糖急剧升高,造成糖尿病急性并发症发生率增加;另外,高血糖可造成感染发生率增加及伤口愈合延迟。因此围术期的血糖监测和管理显得尤为重要。

(1) 术前准备及评估:①择期手术患者术前空腹血糖水平应控制在 7.8mmol/L 以下,餐后血糖控制在 10.0mmol/L 以下,且没有低血糖。②急诊手术患者要评估血糖水平,有无酸碱、水、电解质平衡紊乱。如果存在,应及时纠正。

(2) 术中处理:①对于仅需单纯饮食治疗或小剂量口服降糖药即可使血糖控制达标的 2 型糖尿病患者,在接受小手术时,术中不需要使用胰岛素。②在大中型手术中,需静脉应用胰岛素,并加强血糖监测,血糖控制的目标为 5.0~11.0mmol/L。术中可输注 5% 葡萄糖溶液 100~125ml/h,以防止低血糖。

(3) 术后处理:①在患者恢复正常饮食以前仍予胰岛素静脉滴注,恢复正常饮食后可予胰岛素皮下注射。②对于术后需要重症监护或机械通气的患者,如血浆葡萄糖 >10.0mmol/L,通过持续静脉胰岛素输注将血糖控制在 7.8~10.0mmol/L 比较安全。③中、小手术后一般的血糖控制目标为空腹血糖 <7.8mmol/L,随机血糖 <10.0mmol/L。④在既往血糖控制良好的患者可考虑更严格的血糖控制,应注意防止低血糖发生。

3. 高危状态的识别及处理 需要加强对患者的自我管理教育,以期最大限度减少围术期高血糖及低血糖事件的发生。

(1) 预防酮症酸中毒:要加强对血糖和尿酮体的监测。当血糖 >13.9mmol/L 或出现恶心、呕吐的症状时,应监测尿酮体,以及时发现酮症。

(2) 预防高渗状态:糖尿病患者在患病期间还应注意水平衡,成年人每天排尿应在 2 次以上。如果成年人一天之中排尿不到 2 次或者婴儿所用的尿布只有正常时的一半,说明身体脱水了,需要引起高度注意,应立即补充水分。

(3) 预防乳酸酸中毒:若患者服用的是二甲双胍类药物,又出现了呕吐、腹泻、呼吸困难等情况或病情很严重,就需要立即报告医师。因为在这种情况下,二甲双胍有可能会导致乳酸酸中毒的出现而使病情进一步加重。

(4) 识别低血糖症状:低血糖的临床表现与血糖水平以及血糖的下降速度有关,可表现为交感神经兴奋(心慌、出汗、饥饿感、无力、手抖、视力模糊、面色苍白等)和中枢神经症状(头痛、头晕、神志改变、认知障碍、抽搐和昏迷)。老年患者发生低血糖时常可表现为行为异常或其他非典型症状;夜间低血糖常因难以发现而得不到及时处理;有些患者屡发低血糖后,可表现为无先兆症状的低血糖昏迷。

(5) 低血糖的救治:患者怀疑低血糖时,立即测定血糖水平,以明确诊断,无法测定血糖时暂时按低血糖处理。意识清醒的患者一旦确认低血糖发生,应立即采用 15-15 原则处理,即给予 15g 的碳水化合物,过 15min 后再次检测,如果血糖在 3.9mmol/L 以上,但距离下一次就餐时间在 1h 以上,则给予含淀粉或蛋白质食物,如 2 块饼干或一小碗米饭或面。

(6) 低血糖的预防:发生低血糖的患者,特别是反复发生者,应及时分析各种引发低血糖的危险因素,积极预防低血糖的发生。注意低血糖诱发的心、脑血管疾病,加强血糖监测。

4. 有效的疼痛控制 因疼痛会导致对抗激素分泌增加,使血糖升高,因而应该采取适当措施减轻术后疼痛。

5. 预防感染

(1) 空气流通、限制探视,避免交叉感染;

(2) 鼓励自行排尿,尽量避免导尿;

(3) 床单清洁,定时翻身;

(4) 围术期呼吸、消化、泌尿系感染机会增加,伤口感染不易愈合,及时给予足量有效的抗生素。

(三) 妊娠期间的管理

1. 妊娠期间自我监测

(1) 新诊断的高血糖孕妇、血糖控制不良或不稳定者以及妊娠期应用胰岛素治疗者,应每日监测血糖 7 次,包括三餐前 30min、三餐后 2h 和夜间血糖;

(2) 血糖控制稳定者,每周监测 7 点血糖一次,根据血糖监测结果及时调整胰岛素用量;

(3) 不需要胰岛素治疗的妊娠期糖尿病孕妇,在随诊时建议每周至少监测 1 次全天血糖,包括空腹血糖及三餐后 2h 血糖共 4 次。

2. 妊娠期间血糖控制目标

(1) 妊娠期血糖应控制在餐前 ≤5.3mmol/L、餐后 2h 血糖值 ≤6.7mmol/L,特殊情况下可测餐后 1h 血糖 ≤7.8mmol/L。

(2) 夜间血糖不低于 3.3mmol/L。

(3) 妊娠期 HbA1c 宜 <5.5%。

(4) 由于妊娠期间尿糖阳性并不能真正反映孕妇的血糖水平,不建议将尿糖作为妊娠期常规监测手段。

(5) 尿酮体有助于及时发现孕妇碳水化合物或能量摄取的不足,孕妇出现不明原因恶心、呕吐、乏力等不适或者血糖控制不理想时应及时监测尿酮体。

3. 妊娠期医学营养治疗
医学营养治疗的目的是使糖尿病孕妇的血糖控制在正常范围,保证孕妇和胎儿的合理营养摄入,减少母儿并发症的发生。大部分的妊娠糖尿病患者通过饮食与运动治疗可以使血糖控制在正常水平。

(1) 膳食热卡需根据体重、孕周、胎儿大小、血糖水平等综合考虑,一般妊娠早期应保证每天不低于 1 500kcal,妊娠晚期每天不低于 1 800kcal。

(2) 碳水化合物摄入不足可能导致酮症的发生,对孕妇和胎儿都会产生不利影响。推荐碳水化合物摄入量占总能量的 50%~60% 为宜,每日碳水化合物不低于 150g 对维持妊娠期血糖正常更为合适。

(3) 蛋白质摄入量占总能量的 15%~20% 为宜。

(4) 脂肪摄入量占总能量的 25%~30% 为宜,但应适当限制饱和脂肪酸含量高的食物。

(5) 推荐膳食纤维每日摄入量 25~30g。

(6) 建议妊娠期有计划地增加富含维生素 B_6、钙、钾、铁、锌、铜的食物,如瘦肉、家禽、鱼、虾、奶制品、新鲜水果和蔬菜等。

(7) 还需合理安排餐次,少量多餐、定时定量进餐对血糖控制非常重要,早、中、晚三餐的能量应控制在每日摄入总能量的 10%~15%、30%、30%,每次加餐的能量可以占 5%~10%,有助于防止餐前过度饥饿。

4. 妊娠期糖尿病的运动疗法
运动疗法可降低妊娠期基础胰岛素抵抗,是妊娠糖尿病的综合治疗措施之一。

(1) 可选择在餐后进行低至中等强度的有氧运动,主要指由机体大肌肉群参加的持续性运动,步行是常用的简单有氧运动。

(2) 运动的时间可自 10min 开始,逐步延长至 30min,其中可穿插必要的间歇。

(3) 运动的适宜频率为 3~4 次 / 周。

(4) 建议运动前行心电图检查以排除心脏疾患。

(5) 1 型糖尿病合并妊娠、心脏病、视网膜病变、多胎妊娠、宫颈功能不全、先兆早产或流产、胎儿生长受限、前置胎盘、妊娠期高血压疾病等情况禁忌运动。

(6) 运动时应随身携带饼干或糖果,有低血糖征兆时可及时食用。

(7) 运动期间出现腹痛、阴道流血或流水、憋气、头晕眼花、严重头痛、胸痛、肌无力等情况应及时就医。

5. 产后随访　妊娠糖尿病孕妇及其子代均是糖尿病患病的高危人群,通过改变生活方式和药物治疗可以使有妊娠糖尿病史的妇女发生糖尿病的比例减少 50% 以上。

(1) 产后仍需改变生活方式、合理饮食及适当运动,鼓励产后母乳喂养,母乳喂养可减少产妇胰岛素的应用,且子代发生糖尿病的风险下降。

(2) 推荐所有妊娠糖尿病妇女在产后 6~12 周进行随访,随访时进行身高、体重指数、腰围及臀围的测定,行葡萄糖耐量试验,测定空腹及服糖后 2h 血糖水平,有条件者建议检测血脂及胰岛素水平。

(3) 至少每 3 年进行随访一次。

(4) 对糖尿病患者的子代也进行随访以及健康生活方式的指导,可进行身长、体重、头围、腹围的测定,必要时检测血压及血糖。

(莫永珍　刘冬梅)

第三节　糖尿病自我管理教育

一、教育的内容及课程设计

由于糖尿病是一种终身疾病,因此患者的行为和自我管理能力也是糖尿病控制是否成功的关键。糖尿病的控制不是传统意义上的治疗而是系统的管理。"五驾马车"是糖尿病综合防治的经典策略,即饮食调整、合理运动、药物治疗、疾病监测及糖尿病教育。对于糖尿病治疗来说,没有哪一种措施能离开患者的配合,这就需要医护人员对患者进行系统化、专业化的教育和指导,使患者具备知识和能力,发挥其主观能动性,采取有效的自我管理,提高生活质量。

(一) 教育内容

糖尿病教育不仅仅是知识的传递,更重要的是教会患者提升自我管理的能力,采取正确的行为。美国糖尿病教育者协会(AADE)提出糖尿病患者需要掌握七项自护能力,即健康饮食、积极活动、正确服药、自我监测、解决问题、减少风险、健康应对。而糖尿病教育者是教授患者掌握这些自我管理能力的健康照护者。

1. 糖尿病教育的主要内容　①糖尿病的病程和治疗;②饮食和运动计划;③糖尿病的药物治疗方法;④血糖和尿酮监测,并根据监测结果改善代谢控制;⑤急性和慢性并发症的预防、检查和治疗;⑥控制目标设定和常见问题解答;⑦心理适应及调节;⑧糖尿病合并妊娠期间的管理;⑨高危人群中的糖尿病预防策略。

2. 糖尿病教育内容的序贯性 患者需要逐一掌握以上的诸多知识以及技能,例如血糖监测和胰岛素注射。教育人员要了解成人糖尿病患者学习的特点,即自我导向性、经验主义、目标明确、以实践和问题为中心、个人相关性的特点。将教育的内容加以组织,保证其连贯性。每一次的课程内容任务清晰、目标明确,下一次课程首先复习检验上一次课程的内容是否掌握,在此基础上再增加新内容,这样才能够符合成人学习的需要,提高患者学习的兴趣和对知识技能的掌握度。

3. 根据对象不同安排教育内容 由于同一类型患者有着相类似的经历,以及需要掌握的知识和技巧相同,因此教育内容应该针对不同对象设置不同内容。

(1) 对于接受饮食和运动治疗的患者,初期教育包括:①什么是糖尿病;②血糖自我监测;③碳水化合物计算方法或其他饮食计划方法;④糖尿病和运动。随访教育包括:①足部护理;②高血糖的识别和治疗;③生病期间的糖尿病管理,④外出就餐;⑤糖尿病和饮酒;⑥保持心脏健康;⑦糖尿病并发症的预防;⑧糖尿病患者的旅行。

(2) 对于应用口服药物治疗的患者,可以讨论口服药物的作用、剂量和潜在的副作用。如果患者接受的药物疗法可能引起低血糖,应讨论低血糖的识别和治疗。

(3) 对于应用胰岛素治疗的患者,初期教育包括:①胰岛素的类型和作用;②准备并进行胰岛素注射;③注射部位选择和轮换;④低血糖的识别和治疗。随访教育包括:①胰岛素剂量调整;②针对不同运动量做出饮食计划和胰岛素剂量的调整。

(二) 糖尿病患者教育课程

为了确保糖尿病教育的一致性,国内外不少糖尿病中心编写了专门用于糖尿病教育的书面课程。

1. 糖尿病患者教育课程安排 包括教学题目、教学时间、教学目的、内容摘要、教学方法、教学记录和评估方法。以美国国际糖尿病中心为例,他们编写的 2 型糖尿病 BASICS 课程是以循证医学为基础的糖尿病教育综合课程,该课程是为新诊断 2 型糖尿病患者或以前没有接受过糖尿病教育的,接受饮食治疗或口服药物治疗的糖尿病患者而设定的。教学内容按时间分成 4 次(起始、2 周、3 个月和 6 个月),一共包括 8h 的糖尿病教育课程。课程由护士和营养师讲授,具体课程安排见表 7-3-1。BASICS 课程被证明可有效提高患者知识、改善代谢控制,提升患者的满意度。

表 7-3-1 BASICS 糖尿病患者教育课程安排

顺序	时间	时长 /h	课程内容
第一次课	起始	2.5~3	糖尿病概论、糖尿病治疗、糖化血红蛋白及血糖控制目标、血糖监测技术、碳水化合物计份法、体育活动与血糖控制
第 2 次课	2 周后	2	准确的监测与结果、低血糖管理、高血糖与生病、健康饮食、外出就餐与酒精摄入、体育活动与胰岛素抵抗
第 3 次课	3 个月	2	糖尿病自然病程与发展、并发症管理、足部护理、心脏健康与血压管理、低脂低钠饮食、体力活动与心脏健康
第 4 次课	6 个月	1.5	评价治疗计划、解决问题、压力 / 抑郁管理、纤维素或膳食补充剂使用、体育活动与力量训练、随访计划

2. 糖尿病课程的多种教学方式 包括演讲、可视教育工具、讨论、演示、模拟现实生活环境及应用印刷教育材料等。

(1) 演讲：是提供患者教育最常用的方法。然而这是一种被动学习方式，演讲时患者没有积极地参与。

(2) 讨论：讨论的形式可以让患者更多参与，鼓励患者提问、讲解并分享糖尿病管理经验。

(3) 可视教育工具：如幻灯片、投影仪、食物模型或活动挂图，能够有效提高教育效果。可视教育的使用可强化教学信息，调动参与者的积极性。

(4) 示教：示教提供给患者一个学习新技术的机会，如血糖监测或胰岛素注射技术。患者看过操作过程示教后就能够尝试实践刚刚学习到的技术。

(5) 角色扮演：通过模拟现实生活环境的角色或案例分析，患者可以实践刚刚学习到的知识。

(6) 印刷资料：有助于强化糖尿病教育，但是不能替代一对一和群体糖尿病教育。不要给患者提供过多的资料，资料中仅提到关键信息即可。教育材料应尽量采用图解的方式，使之符合大多数患者的阅读理解能力。

3. 糖尿病教育方法 可以采用一对一或群体教育的方式进行。研究表明，如果采用系统的教育课程，群体教育可以达到和一对一教育同样的效果。患者常常更喜欢参加群体教育，因为在群体教育中患者可以得到来自同伴的支持和鼓励，从而更好地促进行为改变。采用一对一教育的方法，糖尿病教育者每天能教育的患者人数较少，平均为 8~10 个患者。而在群体教育中，同时可以有更多的患者接受糖尿病教育，因而成本更低。

4. 糖尿病教育时间 取决于患者的具体情况。许多一对一糖尿病教育活动中，首次教育时间为 30~60min，而随访教育时间为 15~30min。根据患者的多少和演讲资料的长短不同，群体教育的时间可以为 1~3h。

(三) 糖尿病教育的团队合作

糖尿病管理和教育需要发挥团队合作的优势，小组成员应该至少包括医师、护士、营养师，有时还包括心理学家、社会工作者、药剂师以及运动康复学家。不同学科专业医护人员组成的糖尿病管理小组既有分工又有合作，团队内应该加强交流。小组成员彼此合作，共同为患者制订个体化的糖尿病教育和管理计划。例如，医师为患者制定治疗方案以及相应的血糖控制目标，并告知小组其他成员，护士教患者如何正确使用胰岛素和测试血糖，营养师为患者制订合理的饮食计划，运动康复治疗师为患者量身定制运动及康复方案。加强交流可确保小组成员间所提供的糖尿病治疗和教育原则的一致性，并能鼓励患者，使其能够更加接近其行为改变目标。

知识链接：美国糖尿病教育者资格认证制度

在美国，合格的糖尿病教育者需要符合以下标准：

✓ 拥有专业执照，如护士、营养师、心理学家、医生、药剂师，或拥有以下领域的硕士文凭，如社会工作学、临床心理学、运动生理学、健康教育或公共健康研究等。

✓ 至少有 2 年的在健康护理机构从事糖尿病患者教育的临床实践，过去 5 年内有至少有 1 000 小时的糖尿病自我管理教育经验。

> ✓ 申请成为糖尿病教育者时,现任的工作主要是从事糖尿病教育,每周至少4小时的工作是进行糖尿病教育。
> ✓ 通过相关知识考试。考试内容包括糖尿病的病理生理学、治疗策略、并发症的预防和治疗、心理社会评估和教育/学习的原则等方面的知识。
> ✓ 每5年提交继续教育证明以更新证书。

二、教育工具应用

(一) 教育评估以及相关工具

1. 糖尿病教育评估 糖尿病教育从初次诊断即应该进行。

(1) 初次诊断患者:在医师对糖尿病分型和治疗方案的确定后,教育者要评估患者的糖尿病相关病史、伴随疾病、生活方式和并发症情况,评估糖尿病知识和自我管理技巧。该阶段患者应该掌握的糖尿病知识和管理技巧有:①糖尿病的危害性;②饮食与运动;③口服药的正确使用;④胰岛素的注射方法;⑤戒烟的基本知识。

(2) 在糖尿病被诊断至少1个月以后的患者:医师对患者的糖尿病治疗方案进行反馈和调整,教育者配合完成糖尿病并发症评估,并对并发症的进行治疗和相关教育指导。在该阶段患者应该掌握的糖尿病知识和管理技巧为:①对糖尿病更深入和全面的了解;②糖尿病控制的目标;③如何制定个体化的饮食、运动方案;④自我血糖检测,对检测结果的解释,如何根据血糖结果调整饮食、运动和胰岛素用量;⑤尿糖和尿酮的检测及意义;⑥口服药物和胰岛素知识;⑦糖尿病急、慢性并发症的防治;⑧足部、皮肤、口腔护理;⑨妊娠和生病期间的对策(需要时);⑩与糖尿病防治有关的卫生保健系统和社会资源的利用。

2. 糖尿病教育评估工具 为了评价糖尿病教育的效果,通常在教育前后评估以下内容:知识与技能、行为改变、临床改善、生活质量等。常见的糖尿病教育效果评估工具包括:①糖尿病基本知识掌握评估;②糖尿病心理健康评估(表7-3-2、表7-3-3);③2型糖尿病患者自我管理行为量表(表7-3-4);④糖尿病赋权能力量表(表7-3-5);⑤糖尿病生活质量问卷(表7-3-6)。

表7-3-2 焦虑自评量表(SAS)

姓名				编号		
评定日期	年	月	日	第	次评定	

填表说明:下列20条文字,每条都请仔细阅读,将意思弄明白。然后根据您近一周的实际感觉在适当的评分空格上划"✓"。每条文字后有四个空格位置,依次表示:没有或很少有;有时有;大部分时间有;绝大多数时间有。

1. 我觉得比平常容易紧张和着急　　　　　　　　　□□□□

2. 我无缘无故地感到害怕　　　　　　　　　　　　□□□□

3. 我容易心烦意乱或感到恐慌　　　　　　　　　　□□□□

4. 我觉得我可能将要发疯　　　　　　　　　　　　□□□□

5. 我觉得一切都很好,也不会发生什么不幸 *　　　　□□□□

续表

6. 我手脚发抖、打颤	☐☐☐☐
7. 我因头痛、颈痛和背痛而苦恼	☐☐☐☐
8. 我感到无力且容易疲劳	☐☐☐☐
9. 我觉得心平气和,并可安静坐着 *	☐☐☐☐
10. 我觉得心跳得很快	☐☐☐☐
11. 我因阵阵头晕而苦恼	☐☐☐☐
12. 我有晕倒发作或觉得要晕倒似的	☐☐☐☐
13. 我觉得呼吸时进气、出气都很容易 *	☐☐☐☐
14. 我的手脚麻木和刺痛	☐☐☐☐
15. 我因为胃痛和消化不良而苦恼	☐☐☐☐
16. 我常常要小便	☐☐☐☐
17. 我的手常是干燥、温暖的 *	☐☐☐☐
18. 我脸发红、发热	☐☐☐☐
19. 我容易入睡并且一夜睡得很好 *	☐☐☐☐
20. 我做噩梦	☐☐☐☐
粗分　　　　　　　　　　标准分	

表 7-3-3　抑郁自评量表(SDS)

姓名		编号	
评定日期　　　年　　　月　　　日		第　　　次评定	

填表说明:下列 20 条文字,每条都请仔细阅读,将意思弄明白。然后根据您近一周的实际感觉在适当的评分空格上划"✓"。每条文字后有四个空格位置,依次表示:没有或很少有;有时有;大部分时间有;绝大多数时间有。

1. 我觉得闷闷不乐,情绪低沉	☐☐☐☐
2. 我感觉一天之中早晨最好 *	☐☐☐☐
3. 我一阵阵哭出来或觉得想哭	☐☐☐☐
4. 我晚上睡眠不行	☐☐☐☐
5. 我吃得跟平常一样多 *	☐☐☐☐
6. 我与异性亲密接触时和往常一样感到愉快 *	☐☐☐☐
7. 我发觉我的体重在下降	☐☐☐☐
8. 我有便秘的苦恼	☐☐☐☐
9. 我心跳比平常快	☐☐☐☐
10. 我无缘无故感到疲乏	☐☐☐☐
11. 我的头脑跟平常一样清楚 *	☐☐☐☐

续表

12. 我觉得经常做的事情并没有困难 *	□	□	□	□
13. 我觉得不安而平静不下来	□	□	□	□
14. 我对将来抱有希望 *	□	□	□	□
15. 我比平常容易生气、激动	□	□	□	□
16. 我觉得做出决定是容易的 *	□	□	□	□
17. 我觉得自己是个有用人,有人需要我 *	□	□	□	□
18. 我的生活过得很有意思 *	□	□	□	□
19. 我认为如果我死了别人会生活得好些	□	□	□	□
20. 平常感兴趣的事我仍然照样感兴趣 *	□	□	□	□

粗分   标准分

标准化评定量表的计分方法:

1. 各选项由左至右分别计 1、2、3、4 分,带 * 号的题为反向计分(4、3、2、1)。

2. 粗分为实际总分值,标准分 = 粗分 ×1.25。

3. 判断标准以标准分 50 为界,分值越小越好。其中 50~59 分为轻度焦虑,60~69 分为中度焦虑,70 分以上为重度焦虑

表 7-3-4   2 型糖尿病患者自我管理行为量表

	以下问题询问的是您最近 7 天的糖尿病自护行为				天 数			
1	近 1 周按糖尿病饮食要求合理安排饮食的天数	0	1	2	3	4	5	6 7
2	近 1 个月按糖尿病饮食要求合理安排饮食的天数	0	1	2	3	4	5	6 7
3	近 1 周摄入水果和蔬菜达 5 种或 5 种以上的天数	0	1	2	3	4	5	6 7
4	近 1 周摄入油腻食物或全脂奶制品的天数	0	1	2	3	4	5	6 7
5	近 1 周进行持续时间 >30min 的运动情况(如散步等)	0	1	2	3	4	5	6 7
6	近 1 周进行中等强度活动的情况(包括快走、游泳、爬山、骑自行车等)	0	1	2	3	4	5	6 7
7	近 1 周血糖监测的天数	0	1	2	3	4	5	6 7
8	近 1 周按医师要求监测血糖的天数	0	1	2	3	4	5	6 7
9	近 1 周仔细检查自己脚部有无问题的天数	0	1	2	3	4	5	6 7
10	近 1 周检查鞋子内部有无异物、平整、舒适情况的天数	0	1	2	3	4	5	6 7
11	近 1 周按要求正确服用药物或注射胰岛素的天数	0	1	2	3	4	5	6 7

计分:饮食(1~4)、运动(5~6)、监测(7~8)、足部(9~10)、用药(11)

共计   分

表 7-3-5 糖尿病赋权能力量表（diabetes empowerment scale）

下列句子是评估患者控制在糖尿病过程中带来的心理和社交问题的能力。有些问题好像是重复的，但其实每一条的侧重点都有些不同。患者只须说出同不同意每一句的描述便可以。

十分同意	同意	中立	不同意	十分不同意
5	4	3	2	1

	十分同意	同意	中立	不同意	十分不同意

一般来说，您相信您：

1. 可以选择切实可行的糖尿病控制目标。 （ ） （ ） （ ） （ ） （ ）

2. 知道哪一个控制糖尿病的目标对您来说最重要。 （ ） （ ） （ ） （ ） （ ）

3. 只要下定决心，便可以达到自己的糖尿病控制目标。 （ ） （ ） （ ） （ ） （ ）

4. 知道有哪些障碍，增加了您实现糖尿病控制目标的难度。 （ ） （ ） （ ） （ ） （ ）

5. 可以想出不同的方法来克服这些障碍。 （ ） （ ） （ ） （ ） （ ）

6. 可以尝试用不同的方法以克服这些障碍。 （ ） （ ） （ ） （ ） （ ）

7. 能够决定哪一个方法克服这些障碍最有效。 （ ） （ ） （ ） （ ） （ ）

8. 可以应付糖尿病所致的情绪低落。 （ ） （ ） （ ） （ ） （ ）

9. 知道患了糖尿病会在您生活上的某些方面带来压力。 （ ） （ ） （ ） （ ） （ ）

10. 能够好好应付糖尿病带来的压力。 （ ） （ ） （ ） （ ） （ ）

11. 知道用什么积极方法，来化解糖尿病带来的压力。 （ ） （ ） （ ） （ ） （ ）

12. 知道是什么支持您照顾自己的糖尿病。 （ ） （ ） （ ） （ ） （ ）

一般来说，您相信您：

13. 知道可以在什么地方取得支持，以面对和照顾自己的糖尿病。 （ ） （ ） （ ） （ ） （ ）

14. 在有需要的时候，可以要求别人给予上述支持。 （ ） （ ） （ ） （ ） （ ）

15. 知道如何取得需要的信息，以选择适合您的糖尿病管理方法。 （ ） （ ） （ ） （ ） （ ）

16. 对糖尿病有足够的认识，懂得选择适合您的糖尿病自我管理方法。 （ ） （ ） （ ） （ ） （ ）

17. 对自己有足够的认识，懂得选择适合自己的糖尿病管理方法。 （ ） （ ） （ ） （ ） （ ）

18. 知道如何增加对自己的认识，以选择适合自己的糖尿病管理方法。 （ ） （ ） （ ） （ ） （ ）

19. 有能力衡量是否值得改变自己的自我管理方式。 （ ） （ ） （ ） （ ） （ ）

表 7-3-6　糖尿病生活质量问卷（ADDQOL）

总体:(请您根据实际情况在相应说明上打(√4)

总的来说,我目前的生活质量(很好、好、较好、不好也不坏、较差、差、很差)

如果我没有糖尿病,我的生活质量将:(好很多、好一些、好一点、没变、差一点、差一些、差很多)

如果我没有糖尿病⋯⋯	我的状况会							这项在我生活中的重要性			
	好很多	好一些	好一点	没变	差一点	差一些	差很多	很重要	重要	较重要	一点都不重要
1. 我的工作/事业发展机会	( )	( )	( )	( )	( )	( )	( )	( )	( )	( )	( )
2. 我的社会生活	( )	( )	( )	( )	( )	( )	( )	( )	( )	( )	( )
3. 我的家庭关系	( )	( )	( )	( )	( )	( )	( )	( )	( )	( )	( )
4. 我的朋友关系	( )	( )	( )	( )	( )	( )	( )	( )	( )	( )	( )
5. 我的性生活	( )	( )	( )	( )	( )	( )	( )	( )	( )	( )	( )
6. 我的运动,假日或休闲	( )	( )	( )	( )	( )	( )	( )	( )	( )	( )	( )
7. 我旅游的方便程度	( )	( )	( )	( )	( )	( )	( )	( )	( )	( )	( )
	少很多	少一些	少一点	没变	多一点	多一些	多很多				
8. 我对未来的担心(如健康、自立、收入等)	( )	( )	( )	( )	( )	( )	( )	( )	( )	( )	( )
9. 我对家人和亲友未来的担心(他们的健康、自立、收入等)	( )	( )	( )	( )	( )	( )	( )	( )	( )	( )	( )
	好很多	好一些	好一点	没变	差一点	差一些	差很多				
10. 我做事的主动性	( )	( )	( )	( )	( )	( )	( )	( )	( )	( )	( )
	多很多	多一些	多一点	没变	少一点	少一些	少很多				
11. 我能亲自做的事情	( )	( )	( )	( )	( )	( )	( )	( )	( )	( )	( )
12. 我对他人侵扰的忍耐力	( )	( )	( )	( )	( )	( )	( )	( )	( )	( )	( )
13. 我能享受美食的程度	( )	( )	( )	( )	( )	( )	( )	( )	( )	( )	( )

具体项目:(请您根据实际情况在相应的括号中打(√4),各项评分标准

好很多	好一些	好一点	没变	差一点	差一些	差很多	很重要	重要	较重要	一点也不重要
−3	−2	−1	0	1	2	3	3	2	1	0

（二）教育指导工具

1. 看图对话健康教育工具 看图对话健康教育工具是美国礼来公司与国际糖尿病联盟（IDF）以及健康互动（Healthy Interactions）公司联合推出的。内容包括为什么是糖尿病、与糖尿病同行、糖尿病饮食与运动、胰岛素治疗等多幅地图，地图上图文并茂地描绘着糖尿病相关知识及信息。使用时由教育者组织数名患者一起参与讨论，通过提问、引导对话、得出结论的苏格拉底式对话理念，让患者自发地采取行动、改变行为，最大限度地调动受教育者参与的积极性、创造性，帮助患者提高参与自我管理的能力。

2. 吃动两平衡换算工具 由中华医学会糖尿病学分会糖尿病教育与管理学组开发的吃动两平衡换算工具（图 7-3-1）是基于能量守恒的原则，即摄入多少能量的食物可以通过等量消耗的运动来达到平衡，减少血糖的波动。为糖尿病患者的饮食和运动方案制定提供了方便灵活的指导。

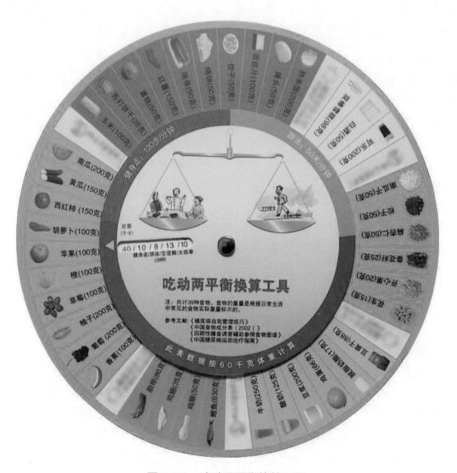

图 7-3-1 吃动两平衡换算工具

3. 中国人的饮食营养餐盘和糖尿病运动管理金字塔 此套工具也是由中华医学会糖尿病学分会糖尿病教育与管理学组开发。将标准餐盘一分为四，按照主食 1/4，蛋白质 1/4，蔬菜、水果各占 1/2 的比例来指导患者合理膳食。运动金字塔分为四层，分别标识推荐的运动以及限制的行为。塔基层为推荐每日进行的运动，包括散步、上楼梯、步行，以提高日常活动能力。第二层为推荐每周进行 3~5 次的有氧运动，包括骑车、交谊舞、游泳、打羽毛球，提高心肺功能。第三层是推荐每周 2~3 次的抗阻运动或平衡训练。以增强肌肉力量和平衡能力。最上层为限制的静坐的生活方式,如上网、看电视等。

4. 食物模型 根据每 90kcal 为一个能量交换份,将常见食物品种标注食物交换份数并制作成食物模型,便于进行模拟饮食计划的讲解,便于患者理解。

教育者运用丰富的教育指导工具,可以更加形象生动地为患者讲解自我管理的相关知识。提高患者的知识、技能和信心,延缓并发症发生,改善生活质量。

三、自我管理教育向支持的转变

(一) 社区延伸与同伴教育

我国糖尿病人群越来越多,而医疗资源相对缺乏,不能保证所有的患者都能获得良好的糖尿病自我管理教育。而且随着糖尿病自我管理教育向糖尿病自我管理支持的变迁,糖尿病教育从医院逐渐向社区延伸,更多的社区资源正参与到糖尿病教育和防治的队伍中来。

1. 基于医院—社区一体化的社区糖尿病健康小屋模式 江苏省南京市鼓楼区"医院—社区糖尿病综合防治管理"计划自 2012 年起实施,在社区医院建立糖尿病健康小屋,依托中心医院(江苏省省级机关医院)的医疗资源和管理经验,对建档的每一位糖尿病患者进行定期随访、长期追踪管理。此项社区糖尿病管理新模式取得了较好的效果。

(1) 社区糖尿病健康小屋的配备:①人员配备:糖尿病小屋均需配备 1 名医师和 1 名护士。工作人员需接受专业培训和考核。②物品配备:电脑、糖尿病管理信息系统、食物模型、分级量化运动处方光盘、体重计、血压计、血糖仪、各种胰岛素示教笔、糖尿病标准化教育书籍、患者预约随访本、并发症筛查箱。

(2) 糖尿病健康小屋职责:①为社区糖尿病居民建立档案。②运用糖尿病管理信息系统对糖尿病患者进行分阶段管理。③对建档会员在建档时或随访时结合患者情况给予相应个体化指导,内容包括制定个体化量化饮食和运动处方方案;药物指导;如何进行自我监测;发生高低血糖时该怎样处理;糖尿病足的危害及如何进行足部的护理等。④对建档会员进行糖尿病慢性并发症的筛查。⑤与中心医院实行双向转诊。转诊指征包括血糖控制不良HbA1c>8.0%、新诊断的糖尿病、严重的糖尿病急慢性并发症等。⑥负责所管辖区糖尿病高危人群的筛查。

(3) 监控指标:患者的血压、血糖、血脂的变化。辖区内糖尿病知晓率、治疗率和达标率。

2. 糖尿病同伴支持计划 世界卫生组织在 2007 年提出糖尿病同伴支持计划(peer supportprogrammes in diabetes)的倡议,在糖尿病同伴支持计划中同伴组长(peer leader)起着核心作用。东南大学附属中大医院自 2012 年以来,在南京市玄武区开展"糖尿病同伴支持项目",共计 9 个社区 400 人加入同伴支持教育项目,开展 1 年后,患者的生活质量有明显提高,合并抑郁患者的抑郁状态有明显改善。

(1) 同伴互助小组组成:以社区卫生服务中心为单位,各中心将自己管理的糖尿病患者组织建立"同伴互助小组",每组 10 人左右。每组选拔自我管理执行较好、乐意助人者成为组长,接受系统专业的糖尿病自我管理知识和技能的强化培训。

(2) 患者互助活动:由组长组织开展形式多样、内容丰富的小组活动,如小组讨论、集体活动、买菜、散步、电话关怀等。

(3) 同伴支持效果:通过小组活动,患者结识了更多的糖尿病患者,相同的经历使他们愿意敞开心扉表达自己的感受,也更容易接受他人好的经验、做法和态度,在患者中形成相互学习、相互指点的风气,当某一组员感觉生活枯燥、想放弃时,组长和其他组员的关心和带动,帮助患者长期坚持健康生活。

(二) 移动医疗与健康支持

1. 移动医疗(mHealth)时代的机遇　　随着信息与互联网时代的来临,移动医疗(mHealth)作为一种新的医疗方式正逐渐运用于糖尿病管理。调查结果显示,全球与糖尿病相关的APPs数量逐年增加,呈不断上升的趋势。其中,60%的健康APPs用于减重和运动。2015年,美国糖尿病协会(ADA)年会上,Joshua等报道的一项研究,共纳入162例2型糖尿病患者,使用BlueStar软件(一种移动处方方法)4~6个月及以上,不仅可以有效改善患者的血糖水平,提高血糖达标率,还可减少患者高血糖和低血糖风险的出现次数。远距医疗(telemedicine)已经成为糖尿病治疗的新生力量。

2. 健康支持是延续护理的关键　　疾病恢复需要一个过程,康复需要时间,而在目前的医疗资源背景下,公立医院只能满足急性病期的医疗目标,对于慢性病患,或者是急性病后期的患者在出院后仍然会有进一步护理的需求。而各级医院的医护人力有限,要解决这样的难题,以往可能只能依赖于医院进行电话随访来关注患者,而患者有进一步健康需求只能到医院排队挂号就诊。随着信息安全监管的日趋完善,信息化健康管理服务也将供不应求。更多新技术的整合,诸如可穿戴设备的临床应用,将实现健康信息实时线上传输。透过分析患者上传的数据、照片、视频,健康管理者们可以在线指导患者。

3. 互联网 + 糖尿病管理　　利用智能手机应用程序可以将医学信息和健康促进策略远程接入服务对象,微信公众平台是目前应用最广泛的。截至2014年3月,全国开通微信公众号的医院共有3 700家,占医院总数的17%。微信公众平台已经囊括了医院资讯、健康知识、在线预约、疾病干预等众多功能。2014年,由中华医学会糖尿病学分会教育和管理学组发起的大型活动"早餐7.8",运用微信APP,征集了将近10 000份中国早餐餐单。活动首先由糖尿病患者通过APP上传早餐照片和食物制作说明,然后糖尿病教育者对早餐的搭配进行专业点评。这不仅仅是一次教育者和患者的早餐搭配大比拼,更是一次超大规模的建立"食谱数据库"的探索。经过信息整理和处理后,将提供给未来的营养教育者和患者一份可以随意组合和点单的营养教育处方库。

本章节重点阐述了糖尿病患者日常生活中的自我管理能力以及糖尿病教育的内容和形式。面对庞大的患者群体,需要将护理和管理的重心逐渐向门诊和社区过渡,建立糖尿病长期管理的工作模式,通过积极的教育和管理工作,将糖尿病前期预防和后期康复的工作理念进一步落实,这对我国的糖尿病综合防治有着积极和现实的意义。而如何利用新科技更加广覆盖地服务于糖尿病患者是慢性病管理的一个有效途径。

(莫永珍)

参 考 文 献

[1] 中华医学会糖尿病学分会. 中国2型糖尿病防治指南(2017年版). 中国实用内科杂志,2018,38(4): 292-344.

[2] 纪立农,郭晓惠,黄金,等. 中国糖尿病药物注射技术指南(2016年版). 中国糖尿病杂志,2017,9(2):79-

105.

［3］中华医学会糖尿病学分会．中国血糖监测临床应用指南(2015 年版)．糖尿病天地(临床),2016,7(5): 603-613.

［4］中华医学会糖尿病学分会．中国 1 型糖尿病诊治指南（节选)．糖尿病天地：临床,2013,7(1):152-154.

［5］中国医师协会营养医师专业委员会,中华医学会糖尿病学分会．中国糖尿病医学营养治疗指南．北京： 人民卫生出版社,2015.

［6］刘冬梅,赵晓华,袁志喜,等．医院 - 社区一体化的社区糖尿病健康小屋模式探讨．护理研究,2012,26 (32):3064-3065.

［7］莫永珍,赵芳．高血糖患者围手术期血糖护理工作指引．中华护理杂志,2017(7):794-798.

［8］姚莉,叶秀利,鞠昌萍,等．糖尿病同伴支持组长的选拔、培训与考核现状．中国护理管理,2014(11): 1224-1226.

［9］中国医疗保健国际交流促进会糖尿病足病分会．中国糖尿病足诊治指南．中华医学杂志,2017,97(4): 251-258.

［10］中华医学会糖尿病学分会．中国高血糖危象诊断与治疗指南．中国糖尿病杂志,2013,5(8):449-461.

第八章

药物治疗及其他

糖尿病的治疗需要综合治疗,包括糖尿病教育和血糖自我监测、饮食治疗、运动治疗和药物治疗,对于大部分糖尿病患者仅依靠单纯的饮食控制和/或运动治疗不足以平稳、有效地控制血糖,需要在上述两种治疗的基础上加用药物治疗才能使患者的血糖控制达标。近年来糖尿病的治疗药物出现了突破性的进展,本章将会详细地描述糖尿病药物治疗的种类、处方原则及典型的临床案例分析。

第一节 常用降糖药

一、磺脲类

磺酰脲(sulphonylurea,SU)类降糖药物问世迄今为止已跨越半个多世纪。最早法国内科医师 Janbon 在使用磺胺类药衍生物 2254RP 治疗伤寒患者发现许多患者发生了低血糖。另一位法国科学家 Loubatieres 在研究中同样发现磺胺类药物具有降低血糖的作用;后续的研究提示 2254RP 能使实验动物的血糖进行性下降,而对已经切除胰腺动物的血糖无影响。1955 年,学者 Franbe 和 Fuchs 初次报道可用于治疗成年型糖尿病的磺胺类衍生物——对氨苯磺酰丁脲(carbutamide),但由于其毒副作用过大而被废弃。1956 年,化学家采用甲基结构替代对氨苯磺酰丁脲苯环上的氨基,从而研发了第一代的 SU 类口服降糖药——甲苯磺丁脲。后续的研究中,研究者发现磺酰脲簇是 SU 类降糖药物降低血糖的基本结构,而去除苯环上的 NH_2 及打开苯环侧链上的异构氮环可增强降糖作用而降低其不良反应。越来越多的证据表明 SU 类药物仍是目前应用最多、最广的治疗 2 型糖尿病的口服降糖药物(表 8-1-1)。

(一)胰腺内作用机制

SU 类降糖药迅速降低血糖的重要机制之一是促进胰岛 β 细胞释放胰岛素。胰腺胰岛 β 细胞具备正常功能是释放胰岛素的前提条件。SU 类药物刺激胰岛 β 细胞分泌胰岛素的分子机制,包括以下两条途径:

1. 依赖 ATP 敏感的钾离子通道(K^+-ATP)的途径 SU 类降糖药通过与胰岛 β 细胞膜外侧特异性受体——SU 受体(sulphonylurea receptor,SUR)结合,SUR 能与特异的 ATP 敏感的 K^+ 通道结合,进而关闭细胞膜上 ATP 敏感的 K^+ 通道,K^+ 外流受限,胰岛 β 细胞内 K^+ 浓度升高,细胞膜去极化后使细胞膜电压依赖的 Ca^{2+} 通道开放,细胞外的 Ca^{2+} 进入 β 细胞,细胞内 Ca^{2+} 浓度迅速上升,致使已合成的胰岛素囊泡由 β 细胞内部骨架向细胞表面快速运动,以胞吐机制向细胞外释放胰岛素。

2. 不依赖 K^+-ATP 通道的途径 SU 类药物的作用机制除了与胰岛 β 细胞膜上的 SUR 结合,研究还发现,[3]H 标记的第三代磺脲类药物格列美脲和 [3]H 标记的格列本脲还可与 β 细胞内胰岛素分泌颗粒膜上的一种 65kD 大小的蛋白相结合。通过对胰岛 β 细胞的电压膜片钳研究证实,磺脲类药物可以不关闭 K^+-ATP 通道而直接提高 Ca^{2+} 依赖的胰岛素分泌作用。研究发现分泌颗粒内 pH 值降低是胰岛素分泌颗粒释放的必要条件,胰岛素分泌颗粒膜上的 V 型质子泵(V-H^+-ATPase)负责将 H^+ 泵至分泌颗粒内部使颗粒内环境进一步酸化,整个过程需要颗粒膜上的 ClC^{3-} 氯离子通道同时将 Cl^- 转运入颗粒内以保持电离中性。磺脲类药物与胰岛素分泌颗粒膜上的 65kD 大小蛋白受体(gSUR)紧密结合后,进而引起与之耦连的 ClC^{3-} 氯离子通道活性提高,后者与分泌颗粒膜上的 V-H^+-ATPase 共同作用,将细胞质中的 Cl^- 和 $^+$ 转运入分泌颗粒内,使颗粒内的微环境极度酸化,从而引起胰岛素以胞吐的方式分泌出来。

(二)磺脲类药物胰腺外作用机制

SU 类药物在促进胰岛素分泌的基础上可以加强胰岛素介导的肌肉、脂肪组织对葡萄糖的摄取和利用。在肌肉和脂肪组织,胰岛素介导的葡萄糖的摄取和利用的主要形式是通过糖原和脂肪的合成来实现。研究表明,大多数 SU 类可不同程度地促进这一过程:第二代 SU 类中的代表药格列苯脲和第三代 SU 类格列美脲均能刺激糖原合成,使葡萄糖的合成和利用较基础水平增加 2.5 倍以上,脂肪合成较基础水平增加 4 倍。相关机制有:

1. **调控糖原和脂质合成关键酶的活性** 肌肉和脂肪组织中胰岛素介导的葡萄糖利用的主要形式是糖原和脂肪的合成,调控这两个反应的关键酶是糖原合成酶和 3-磷酸-甘油乙酰转移酶。它们是通过磷酸化状态调节的,格列苯脲和格列美脲均能调节其脱磷酸化进而快速活化。两者可以呈剂量依赖性地上调糖原合酶和 3-磷酸-甘油乙酰转移酶的活性直到胰岛素最大作用的 45%~50% 和 35%~40%。格列美脲诱导的糖原合成酶和 3-磷酸-甘油乙酰转移酶的磷酸化调节,提示肌肉及脂肪组织内特殊蛋白的磷酸化调节,可能是 SU 类药物胰腺外作用的重要机制。

2. **葡萄糖转运体 4(GLUT-4)转运及去磷酸化作用** 胰岛素在肌肉和脂肪细胞促进葡萄糖转运的分子机制是基于其促进 GLUT-4 转移到细胞质膜上。2 型糖尿病的胰岛素抵抗常伴有胰岛素介导的葡萄糖的转运系统功能下降,导致葡萄糖的利用减少。在正常细胞,胰岛素的存在使细胞质膜上 GLUT-4 的密度增加 7~8 倍,胰岛素抵抗状态下的细胞,胰岛素促进 GLUT-4 转运的作用明显降低。格列美脲的特点是可不依赖胰岛素作用改善葡萄糖的转运系统。在正常细胞,格列美脲可使细胞质膜上 GLUT-4 的密度增加 3~3.5 倍。在胰岛素抵抗细胞表面格列美脲仍可使 GLUT-4 转移增加 3 倍。因此,格列美脲可以促使 GLUT-4 重新分布,这一作用在正常细胞及胰岛素抵抗细胞中无显著差别。GLUT-4 从低密度的微粒体转移至质膜上的这一过程研究认为是由磷酸化状态调节的。在正常细胞,在没有胰岛素及格列美脲时,有相当数量的 GLUT-4 磷酸化呈活性抑制状态,而胰岛素和格列美脲均能将质膜的 GLUT-4 去磷酸化抑制 25%~35%,其中格列美脲导致的 GLUT-4 去磷酸化在胰岛素抵抗的细胞中作用更显著,这一作用对胰岛素抵抗的患者中尤为重要。

3. **糖基化-磷脂酰肌醇-特异性磷脂酶(GPI-PLC)的作用** 磷脂酰肌醇(GPI)位于细胞膜的最外层,通过参与胰岛素信号传递调节肌肉和脂肪细胞的葡萄糖代谢。GPI-PLC 可使 GPI 从细胞膜脱落,从而改变细胞磷酸化状态。胰岛素和 SU 类药物均可激活 GPI-PLC 从而加速肌肉、脂肪细胞摄取转运葡萄糖。在胰岛素敏感的脂肪细胞,格列美脲的作用是胰岛素最大作用的 25%~30%。

(三)血小板聚集的作用

提示其对糖尿病微血管慢性并发症有一定的作用。第三代 SU 类药物格列美脲具有抗动脉粥样硬化斑块形成的作用。在实验动物中,高胆固醇饮食可以诱导动脉粥样硬化斑块形成。血小板聚集是动脉粥样硬化形成的重要步骤,这一过程最初是由血栓素启动。而抗动脉粥样硬化作用,则可能对糖尿病大血管病变有一定的保护作用。从第一代 SU 类降糖药问世以来,经过科研和临床的不懈努力,已经研发到了第三代。第三代 SU 类降糖药虽然在药效上作用显著,但是仍然存在一定的副作用,如果能有第四代副作用更小的 SU 类降糖药问世,将为糖尿病患者带来福音。见表 8-1-1。

表 8-1-1　磺脲类药物分类

药名	每日剂量 / mg	服药次数 / (次 /d)	达峰时间 /h	半衰期 /h	作用时间 /h	代谢 / 排泄
氯磺丙脲	100~500	1	2~7	36	60	肾
甲苯磺丁脲	500~3 000	2~3	3~4	3~28	6~12	肝
格列本脲	1.25~15	1~3	2~6	10	16~24	肝 / 肾
格列吡嗪	2.5~30	1~3	1~3	7	12~24	肝 / 肾
格列喹酮	15~180			1~2	8	肝 / 肾
格列齐特	40~320	1~2	5	10~12	10~24	肝 / 肾
格列美脲	1~8	1	2~3	5~9	16~24	肝 / 肾

二、双胍类

二甲双胍目前已经成为 T2DM 的一线治疗药物,但其具体的分子机制仍未完全明确。除了在糖尿病治疗方面,二甲双胍在多囊卵巢综合征(PCOS)、非酒精性脂肪性肝病患者、肿瘤的辅助治疗方面,也显示出了独特作用。

(一)二甲双胍的发现

Ggleag(山羊豆,又名法国紫丁香)中所富含的胍类成分在 20 世纪之前就被发现具有降低血糖作用,是中世纪时期欧洲治疗糖尿病的传统植物类药物。二甲双胍和苯乙双胍最早于 20 世纪 50 年代开始应用于临床糖尿病的治疗,但后续苯乙双胍因可以导致乳酸酸中毒而退出了应用市场。而二甲双胍虽然可增加血乳酸水平,但较少发生乳酸酸中毒,迄今为止仍然是糖尿病口服降糖药物的首选。

(二)二甲双胍降糖的分子机制

1. 改善胰岛素抵抗(insulin resistant,IR)　二甲双胍可改善 IR,降低糖尿病患者血浆胰岛素水平。其改善 IR 主要通过减少糖异生、降低肝糖输出实现的。降糖机制包括:

(1)通过腺苷酸活化蛋白激酶(AMPK):二甲双胍能够选择性阻断呼吸链复合物 I 的逆向电子流,从而抑制 ROS 的生成。二甲双胍可以特异性抑制线粒体呼吸链复合物 I,导致细胞内能量储备降低,进而激活 AMPK,从而抑制肝糖输出,最终降低血糖。AMPK 介导二甲双胍降低肝糖输出的机制为:①经由 LKB1/AMPK 信号通路减低 CAMP 反应结合蛋白 2(CRTC2),抑制与糖异生相关的基因表达,降低肝脏葡萄糖输出;②AMPK 能够增加肝脏去乙酰化酶 Sirtuinl(SIRT1)活性,下调 CRTC2,从而抑制下游糖异生基因的转录;③AMPK 可通过激活孤儿核受体(SHP)或抑制 Kruppel 样因子 15(KLF15),降低糖异生相关基因的表达水平。因此,二甲双胍可以通过多种不同的途径减少肝脏糖异生,抑制肝糖输出。

(2) 通过肠促胰岛素:研究发现二甲双胍在不伴有葡萄糖摄入的情况下可促进胰高血糖素样肽 -1(GLP-1)的分泌,但对其他肠肽水平没有影响,如 PYY、抑胃肽(GIP)的水平。

目前为止,研究尚未证实二甲双胍可影响二肽基肽酶 -4(DPP-4)的活性。另外,二甲双胍可通过高选择性过氧化物酶体增殖物激活受体 -α(PPAR-α)介导的非依赖 AMPK 途径,增加胰岛细胞 GLP-1 受体的基因表达。

2. 改善血脂代谢 二甲双胍可逆转 OB/OB 小鼠及高脂喂养大鼠的肝脏脂肪变性。二甲双胍减少肝脏脂肪沉积可能与 AMPK 介导的脂肪酸氧化能力增加、脂质合成减少有关。具体机制为 AMPK 可抑制碳水化合物反应元件(CHREBP)和固醇结合元件 -1C(SREBP-1C)的磷酸化水平,进而降低脂肪酸合成酶(FAS)等脂肪酸合成基因表达;AMPK 可直接降低乙酰辅酶 A 羧化酶(ACC)活性,减少 β 氧化。二甲双胍可改善肝脏脂肪变性,减轻 IR。

(三)二甲双胍对糖尿病并发症的治疗

1. 对心血管疾病的作用 二甲双胍可减低心肌缺血 / 再灌注损伤。研究证实,二甲双胍可提高心肌梗死后左室射血分数,缩小心肌梗死面积,其可能机制是增加心肌预适应的能力。糖尿病大鼠心肌缺血 / 再灌注损伤前予二甲双胍治疗 3 天后可明显减少心肌梗死面积,减少梗死后心力衰竭的风险。既往认为,心力衰竭会增加乳酸酸中毒风险,是二甲双胍治疗的禁忌证。但研究证据显示,二甲双胍应用与伴有慢性肾脏疾病(CKD)、充血性心力衰竭(CHF)和慢性肝病(CLD)的 2 型糖尿病患者全因死亡率降低相关。二甲双胍还可降低中度 CKD 患者的 CHF 风险及 CKD 患者的低血糖风险。2016 年,美国食品药品管理局(FDA)在二甲双胍禁忌证去除了 CHF;2016 年 4 月,FDA 修订了 CKD 患者的二甲双胍应用限制,仅严重 CKD 患者[eGFR<30ml/(min·1.73m²)]禁用,而中度 CKD 患者[30~60ml/(min·1.73m²)]可以应用。

2. 对糖尿病慢性肾脏疾病(CKD)的作用 由于二甲双胍经肾脏排泄,肾脏清除率下降将增加乳酸酸中毒风险。因此,建议 CCr>1 5 0µmol/L 时,停用二甲双胍。研究发现,予糖尿病大鼠二甲双胍治疗 9~39 天可减轻高血糖所致肾小管损伤,提示二甲双胍可保护肾脏免受高糖毒性损害。由于二甲双胍引发乳酸酸中毒的风险较低,而治疗心血管和肾脏并发症的获益较大,可根据肾小球滤过率评估二甲双胍用量,使患者获益最大。

(四)二甲双胍的其他作用

1. 对 PCOS 的作用 PCOS 以无排卵和高雄激素血症为特征,是非常常见的女性内分泌疾病。IR 与 PCOS 之间联系紧密,故 PCOS、IR 的肥胖患者应予以胰岛素增敏剂治疗。研究显示,二甲双胍治疗可改善卵巢功能,增加排卵,调整月经周期,降低雄激素水平,从而改善 PCOS 临床症状。

2. 对肿瘤的作用 既往研究显示 T2DM 可增加一些常见的恶性肿瘤,如乳腺癌、结肠癌、前列腺癌和胰腺癌的发病风险。大规模的流行病学研究证实,二甲双胍可降低 T2DM 患者肿瘤发生风险,降低肿瘤相关死亡率。其抗肿瘤作用可能是通过降低血清胰岛素和 IGF-1 水平,或激活 LKB1/AMPK,进而阻断哺乳动物雷帕霉素靶蛋白敏感型复合体 1(mTORC1)信号通路通路实现的。

二甲双胍作为目前治疗 T2DM 的一线药物,不仅能降低血糖,而且对治疗糖尿病并发症也有非常巨大的潜力,越来越多的研究不断发现其降糖之外的作用,为二甲双胍的应用提供了更为广阔的前景。

三、α葡萄糖苷酶抑制剂

α葡萄糖苷酶位于小肠内皮刷状缘内,其主要作用机制是促进肠道对淀粉糊精、多糖、蔗糖及麦芽糖的分解和吸收,并将低聚糖分解为右旋葡萄糖、半乳糖和右旋果糖等。α葡萄糖苷酶抑制剂通过可逆性抑制剂刷状缘α葡萄糖苷酶,延迟多糖、双糖转化成可吸收的单糖,减轻餐后血糖的升高。另外,正常情况下低位小肠已无食物成分,该部位是小肠胰高血糖素样肽-1(GLP-1)贮量最丰富的位置,可以刺激GLP-1分泌增加,提高胰岛素释放水平,从而延缓餐后血糖的升高。英国前瞻性糖尿病研究(UKPDS)表明:用胰岛素、二甲双胍或磺脲类药物治疗2型糖尿病加用阿卡波糖可降低HbA1c 0.5%~0.8%。α葡萄糖苷酶除降糖外,研究还发现其具有调脂作用:对年龄40~69岁63例2型糖尿病患者按300mg/d给予阿卡波糖后,能改善血糖,减轻高胰岛素血症,降低体重指数及甘油三酯(TG)和总胆固醇(TC),提高高密度脂蛋白胆固醇(HDL-C)水平。α葡萄糖苷酶抑制剂能够改善IGT患者胰岛素敏感性及高胰岛素血症,可能的机制是由于餐后高血糖降低而致葡萄糖诱导的胰岛素抵抗得以改善。α葡萄糖苷酶抑制剂能提高IGT患者胰岛素敏感性,而对有明显症状的糖尿病患者胰岛素敏感性无显著改善作用,这可能与IGT与2型糖尿病在病程方面的差异对胰岛素敏感性的影响不同有关,也可能是进展期糖尿病之胰岛素抵抗受更多因素的影响所致。阿卡波糖治疗糖尿病,还可以改善动脉内皮功能障碍。实验研究同时证实阿卡波糖治疗可以改善糖尿病动物模型的慢性并发症,其可能通过降低餐后血糖浓度而减少蛋白糖基化,延缓或阻止肾、视网膜神经病变以及缺血性心肌病的进展。阿卡波糖的不良反应主要体现在胃肠道症状,患者可能出现腹胀、产气等。全身不良反应:阿卡波糖吸收很低,全身反应也很少;但是动物实验表明,大剂量阿卡波糖治疗可显著增加乙醇诱导的肝细胞毒性。然而,以每日30mg剂量使用阿卡波糖试验中,肝转氨酶升高极罕见,在所报道的5例患者中,停药后,转氨酶水平均可恢复。另有报道,1例中年2型糖尿病患者,用阿卡波糖治疗引起全身多形性红斑。

总之,针对国人进食碳水化合物较多的饮食习惯,餐后血糖升高明显为特点的IGT或2型糖尿病早期,在饮食控制和运动锻炼均不能控制血糖时,建议使用α葡萄糖苷酶抑制剂降低餐后血糖,改善空腹血糖,纠正糖脂代谢紊乱。UKPDS研究也表明,α葡萄糖苷酶抑制剂治疗2型糖尿病安全有效,并且具有预防糖尿病并发症的作用,是一种有前景的治疗糖尿病药物。

四、胰岛素增敏剂(噻唑烷二酮类)

噻唑烷二酮(thiazolidinedione,TZD)类药物是一类具有一个thiazolidine-2、4-dione结构的药物,在1982年日本某公司发现了环格列酮(ciglitazone),后续研究发现该药具有降糖作用,在Ⅲ期临床试验时发现有不良反应而放弃。环格列酮代谢物中发现了曲格列酮(troglitazone,TRG),并最早应用于临床。

(一)药理机制

目前临床常用的TZD类药物还包括吡格列酮(pioglitazone)、罗格列酮(rosiglitazone,RSG)、恩格列酮(englitazone)等一系列化合物。都是高选择性过氧化物酶体增殖物激活受

体 -γ（PPAR-γ）的强效激动剂。它们药理作用接近，都可以增加机体的胰岛素敏感性，改善胰岛素抵抗（IR）状态，进而降低空腹血糖。在血糖下降的同时，空腹及餐后胰岛素和甘油三酯水平明显下降，但不引起低血糖。然而其对胰岛素缺乏的动物，如 1 型糖尿病，本类药物无效。TZD 类药物的增敏作用是"全方位"的，作用于几乎涉及所有胰岛素敏感的机体组织。在脂肪组织加强葡萄糖氧化及其向脂肪转变；同时加强肌肉摄取葡萄糖的功能。在肝脏组织中，其可以加强胰岛素所致的葡萄糖转运蛋白向细胞膜的转位，促进糖原的合成，减低葡萄糖异生，提高葡萄糖向蛋白质和脂质的转变；TZD 类药物用可以明显降低血中甘油三酯和游离脂肪酸水平，增加 HDL 中胆固醇含量，减少 VLDL、LDL 中胆固醇含量。TZD 可通过激活脂肪、骨骼肌、肝脏等胰岛素作用组织中的 PPAR-γ 进而调节控制葡萄糖及脂类代谢的胰岛素相关基因［包括胰岛素受体底物 -2（IRS-2）、葡萄糖转运子 -4（GLUT-4）］的转录；2 型糖尿病患者胰岛素抵抗先于临床糖尿病发生，并在发病时达到高峰，促进糖尿病病程进展的主要原因是胰岛 β 细胞功能的进行性衰竭。在糖耐量减低（IGT）阶段，β 细胞能够代偿性地分泌胰岛素，在此阶段进行胰岛素增敏剂干预，将阻止 β 细胞的衰退，延缓 2 型糖尿病的发生、发展。TZD 药物对胰岛 β 细胞保护作用的机制首先是通过改善胰岛素敏感性、减低胰岛素抵抗、促进糖代谢而使血糖下降，减轻因血糖升高而引起的葡萄糖对胰岛 β 细胞的毒性作用。其次，可以通过减少甘油三酯和游离脂肪酸水平而减轻脂质对胰岛 β 细胞的脂毒性作用。美国前瞻性糖尿病预防研究（DPP）结果显示曲格列酮干预 IGT 一年后较安慰组 2 型糖尿病的发病率减少 75%。一项大型临床研究显示罗格列酮和二甲双胍合用比单用二甲双胍更明显增加 β 细胞功能。目前学者认为 2 型糖尿病是炎症性疾病，慢性炎症作用在 2 型糖尿病心血管并发病发生、发展中扮演了重要的角色。胰岛素抵抗尤其是腹型肥胖患者循环中 TNF-α、白介素 -6、纤溶酶原激活物抑制剂（PAI-1）、瘦素、血管紧张素原等促炎因子增加，脂联素水平降低，TZD 可抑制以上促炎因子的表达，增加脂联素分泌，减轻炎症反应。TZD 药物能明显降低体内白介素 -6 等炎症标志物，尤其是 C 反应蛋白（CRP）的降幅。Mohanty 研究了罗格列酮对 11 例伴有 2 型糖尿病的肥胖患者的抗炎作用，给予罗格列酮 4mg，每日 1 次，共 6 周。结果数据表明罗格列酮可使单核细胞内的促炎性转录因子 NF-κB 的含量得到快速持续的抑制，单核细胞产生的反应性氧同时也明显减少。罗格列酮不仅可使单核细胞趋化蛋白（MCP）-1 血浆浓度降低，还引起 CRP 浓度的降低，血浆 CRP 浓度是非糖尿病人群发生 2 型糖尿病的显著预测因素，其预测价值与肥胖和空腹胰岛素浓度无关。罗格列酮对血管反应性的改善，对反应性氧的明显抑制作用，以及抗炎效应均提示，长期使用这类药物治疗糖尿病具有潜在的抗动脉粥样硬化作用。2 型糖尿病患者脂蛋白酶（LPL）活性低下，血浆中游离脂肪酸（FFA）和甘油三酯（TG）浓度升高。高浓度的 FFA 是致糖尿病肾病的重要原因之一。糖化血红蛋白含量增高也可以导致组织缺氧，肾小球基底膜增厚，肾小球硬化及尿蛋白排出增多。TZD 药物通过降低糖化血红蛋白，改善脂质紊乱，改善血管内皮功能等系列机制阻止动脉粥样硬化（AS）的发生，减轻肾小球的病理改变，减轻或延缓蛋白尿的发生，对糖尿病肾病的发挥保护作用。TZD 可作为 2 型糖尿病前期的干预用药，通过缓解胰岛素抵抗，降低高胰岛素血症，阻止糖耐量减低（IGT）向糖尿病转变。有研究表明，TZD 药物可能对 2 型糖尿病还有预防作用。据 Saltiel、Wilson 等报道，TZD 药物能增加 IGT 患者的葡萄糖移去率和胰岛素敏感指数，降低其空腹及餐后血胰岛素水平，可使约 80% 的患者糖耐量恢复正常。由于罗格列酮和曲格列酮主要经肝脏代谢，故比较适用于糖尿病肾病患者。

（二）不良反应

TZD 药物最常见的不良反应是呼吸道感染和头痛，其他有轻度贫血、体液潴留、体重增加、肌肉痛等，另外还有增加心血管疾病发生率、引起可逆心肌肥大的报道。

TZD 药物最严重的不良反应是肝毒性。前期在应用曲格列酮治疗过程中，有极少数患者出现严重的肝损害，FDA 证实在 160 万用药者中至少有 25 例发生严重的肝毒性；另外，有 25 名患者使用罗格列酮后也出现肝脏的不良反应，故认为肝毒性可能是 TZD 药物所共有的不良反应，建议监测患者肝酶。曲格列酮在美国上市后的 9 个月内，服用者共发生 16 例肝损伤（1/50 000），而服用罗格列酮的患者仅有 2 例（1/250 000）。TZD 药物临床用药前必须监测肝功能，对转氨基酶升高大于正常值最高限 2.5~3 倍者应严格禁用；对处于正常值 ~2.5 倍者应查明原因，有肝病临床症状表现者禁用，无症状者应在临床医师密切观察下慎用。用药过程中应该定期复查转氨酶，ALT 升高大于正常值高限 2.5~3 倍者应立即停药，若发生 ALT 轻度升高，可在密切观察下使用，一旦发生可疑症状应立即停用。目前 TZD 类药物使用的争议是血容量增加，进而心血管事件发生率增加的问题。

对使用 TZD 药物后血浆容量可能会稍有增加，并导致血红蛋白及血细胞比容降低，此作用多发生在用药后的 4~12 周，之后即保持相对稳定。由于血容量增加，当合用胰岛素或患者存在心脏疾病时，TZD 类药物很可能导致中重度水肿和充血性心力衰竭（CHF）。2010 年 9 月，研究者认为服用罗格列酮带来的心脏病风险超出它的益处。英国建议医师停用罗格列酮。2010 年 9 月 23 日，欧洲药品局正式通告要求罗格列酮退出临床应用市场。后续罗格列酮在美国虽未退市，但是，被 FDA 要求黑框警示。2011 年，FDA 和葛兰素史克共同形成了一份有风险评估与降低计划（REMS）。该计划中要求在美国不能销售罗格列酮。但是，2013 年新一轮的研究表明，罗格列酮对于心血管来说是安全的。美国食品药品管理局（FDA）开始讨论有关罗格列酮的限制问题，解除了对其的限制。

2015 年 12 月，美国 FDA 宣布取消罗格列酮在 2 型糖尿病药物的风险评估及管控计划（REMS），恢复了罗格列酮及其复方制剂药物的临床使用。TZD 类药物对体重的影响主要原因可能是 PPAR-γ 被激活后，可刺激前脂细胞转化为脂细胞，从而增加体内脂肪；但是也有研究认为，TZD 可能会导致脂肪分布发生改变。一项长达 52 周的临床研究显示每天 4mg 或 8mg 罗格列酮分别使患者体重增加 1.9kg 和 2.9kg，与胰岛素共同使用后其增重作用更为显著。TZD 类药物不刺激内源性胰岛素分泌，在单独应用时很少发生低血糖（<1%~2%），但是与其他药物合用时，随着胰岛素抵抗性的改善，患者可能会出现低血糖。

（三）常用药物

1. 曲格列酮（troglitazone，TRG）　该药是第一个用于临床的 TZD 药物，本品常用剂量为 200~600mg/d，口服后通畅需要 4 周才会出逐渐起效，6~8 周后药效达到最强。本品口服 2~3h 后达最大血药浓度，达峰浓度为 0.9~2.8mg/L，与血浆蛋白结合率大于 99%，分布容积为 2.5L/kg。由于本品消除半衰期为 9~34h，因此可 1 日 1 次给药，非常方便。本品主要通过肝脏代谢，代谢物中 85% 以上随粪便排出，原形药物从尿中排出极少，因此也适用于肾功能不全者。FDA 证实在 160 万应用曲格列酮患者中至少有 25 例发生严重的肝毒性，美国和英国已经停用该药。

2. 罗格列酮（rosiglitazone，RSG）　本品口服后迅速吸收，达峰时间为 1h，绝对生物利用度为 99%，食物对药物吸收总量无明显影响，但可使达峰时间延迟至 1.75h，血药峰值降低 28%，口服平均分布容积为 1.76L/kg，血浆蛋白结合率为 99.8%，在体内几乎被完全代谢，并主要是通过细胞色素 P450 的 CYP2C8 酶系统进行代谢。主要通过 N- 去甲基和羟化作用以及与硫酸盐(葡糖醛酸)结合而代谢,由于该系统酶为专一酶,故罗格列酮不发生药物交叉反应,血浆半衰期为 3~4h,口服后代谢物中约 64% 从尿中排出,23% 由粪便排出,所有代谢产物均没有胰岛素增敏作用。

3. 吡格列酮(pioglitazone) 本品口服后达峰时间为 1~3h,平均消除半衰期为 3h。进食不改变本药的吸收率,但 T_{max} 延迟约 3~4h,吡格列酮的血浆浓度约占 30%~50%,其浓度 - 时间曲线下面积占总浓度 - 时间曲线下面积的 23%~50%。血浆蛋白结合率大于 99%,通过羟基化和氧化作用而代谢,部分代谢产物仍有活性。大部分药物以原形及代谢产物形式经胆汁、粪便排出。

TZD 存在增加体重及出现水肿等不良反应,目前研究者正在设计高度选择性 PPAR-γ 调节剂和 PPAR-α/γ 双重激动剂以期待其不良反应降低而疗效不减。尽管 TZD 类药具有以上不良反应,但却是 2 型糖尿病的治疗方向所在,随着研究的进一步深入,更加完善的 TZD 将为 2 型糖尿病患者提供新的选择。

五、格列奈类(促胰岛素分泌剂)

格列奈类药物是一种非磺脲类促胰岛素分泌剂,它通过与胰岛 β 细胞膜上的磺酰脲受体结合,刺激胰岛在进餐后更快、更多地分泌胰岛素,从而有效地控制餐后高血糖。格列奈类药物与磺酰脲受体结合及解离都较快,因此能改善胰岛素早相分泌,减轻胰岛 β 细胞的负担,减轻后期的代偿性高胰岛素血症,对餐后血糖的降低作用更明显。

(一)药理机制

1. 胰岛素分泌第一时相的恢复,改善胰岛素抵抗 瑞格列奈治疗 2 型糖尿病患者静脉葡萄糖耐量试验下胰岛素分泌的第一时相的幅度和胰岛素浓度时间曲线下面积明显增加。动物研究证实糖尿病大鼠在服用米格列奈后 15min 门静脉胰岛素水平明显升高,15~120min 后外周血糖迅速下降,不引起第二时相和总胰岛素量的变化,结果提示其作用存在是"快开"和"快闭"两个特点。"快开"作用模拟食物引起的生理性的第一时相胰岛素分泌,"快闭"作用不会引起基础或第二时相胰岛素分泌的升高,可预防高胰岛素血症,改善胰岛素抵抗。

2. 保护 β 细胞功能 临床 2 型糖尿病患者采用那格列奈治疗 24 周后,餐后血糖降低明显,而血浆胰岛素的水平并没有发生明显变化,故研究者推测那格列奈降低餐后血糖可能除了促进胰岛素的分泌外还存在其他机制。同时,研究者在治疗前后对患者进行标准餐负荷试验发现,那格列奈组胰岛素分泌指数($\Delta I30/\Delta G30$)明显增加,即在 0~30min 内,胰岛素分泌的速度随着血糖上升的幅度而明显增加,提示胰岛 β 细胞对葡萄糖浓度的敏感性增加,证实那格列奈对 β 细胞存在保护作用。同时瑞格列奈可明显降低餐后 30min、60min、90min 后胰岛素原与胰岛素比例,高剂量组作用明显高于低剂量组。由于胰岛素原与胰岛素比例的升高暗示 β 细胞功能丧失,胰岛素原的处理功能受损,因此它可作为评价 β 细胞功能的指标之一,上述结果证实瑞格列奈不仅可以降低血糖,而且还具有改善胰岛功能恢复胰岛素加工处理能力。既往的研究认为 2 型糖尿病患者 β 细胞数量和功能的进一步丧失与长期使用磺脲类药物有关,其机制可能是长时间关闭 ATP 敏感 K^+ 通道上的磺脲类受体,引起胰岛 β 细胞的凋亡。基础研究发现将培养的人胰岛分别暴露在格列本脲、瑞格列奈和那格列奈中不同浓度的格列本脲可使 β 细胞凋亡的速度分别加快 2.09 倍和 2.46 倍,而瑞格列奈无论在

高中低浓度下对 β 细胞凋亡的数目均没有影响,那格列奈在低浓度下不会诱导 β 细胞凋亡,只有在极高浓度状态下使 β 细胞凋亡的速度加快 1.49 倍,因此结果认为格列奈类药物对 β 细胞的保护作用可能还在于它对 β 细胞的凋亡的影响较小。

3. 调节脂质代谢障碍,抗动脉粥样硬化 脂毒性是 2 型糖尿病发病的重要机制之一,研究发现,那格列奈可以通过作用于乳糜颗粒和极低密度脂蛋白胆固醇(VLDL-C)残余颗粒降低餐后高 TG,也可以抑制脂质氧化和脂肪形成而降低肝脏甘油三酯的沉积。那格列奈还可以通过抑制内源性的脂解作用减低餐后游离脂肪酸的水平的急剧增高,这些作用都有助于其抗动脉粥样硬化的作用。研究发现,瑞格列奈不仅可以明显降低 2 型糖尿病患者游离脂肪酸(FFA)、总胆固醇、低密度脂蛋白胆固醇(LDL-C)和 TG 的水平,还可以升高HDL-C 的水平,降低纤溶酶原激活物抑制剂(PAI-1)和 PAP 的水平。米格列奈不仅可减少糖尿病大鼠外周 TG 和乳糜颗粒水平,还可以使脂蛋白脂酶 mRNA 的表达明显下降。

4. 抗氧化应激和抗炎作用氧化应激 Assaloni 等通过研究发现与对照组相比,米格列奈不仅可明显降低 2 型糖尿病患者血浆中硝基酪氨酸、丙二醛、IL-6 和 TNF-α 的浓度,而且可增加总抗氧剂的含量。瑞格列奈能够上调四氧嘧啶诱导的糖尿病雄性家兔血浆中抗坏血酸(AA)、总抗氧化剂(TAS)的含量,另外,还可以提高肝脏和肾脏中谷胱甘肽过氧化物酶(GPX)的活性,同时可以降低血浆中氧化蛋白的含量和肝脏及肾脏组织中谷胱甘肽还原酶的活性,其可以使 2 型糖尿病患者血清超(过)氧化物歧化酶 SOD 活性和总抗氧化能力明显升高。

(二)格列奈类临床应用进展

1. 那格列奈 那格列奈(nateglinide)是苯丙氨酸衍生物,化学名为 N-(反式 -4- 异丙基 -环己基羰基)-D- 苯丙氨酸,不含磺酰脲基团。那格列奈促胰岛素分泌的机制与瑞格列奈相同,其关闭钾通道的能力低于瑞格列奈,但是它与磺脲类受体结合的速度更加迅速紧密,达到了瑞格列奈的 3 倍和格列美脲 5 倍,而迅速恢复 K^+ 通道功能的速度分别是瑞格列奈的 5 倍和格列美脲的 2 倍。那格列奈的胰岛素促分泌作用具有明显的葡萄糖依赖性,在空腹状态下,那格列奈对血胰岛素和血糖对影响极小,而在进餐后能够快速促使胰岛素分泌,进而有效地控制餐后血糖,低血糖发生率低。那格列奈对胰腺组织 K^+-ATP 通道有高度的选择性,是心血管组织上 K^+-ATP 通道的 1 000 倍,因此那格列奈对心脏功能的影响极小,能够改善糖尿病患者的心血管并发症的预后。那格列奈在伴有肾功能损害或肾衰竭的糖尿病患者和健康人群血浆浓度都迅速增加,两组之间无明显差异,而且排泄程度也无明显差异,故可以用于糖尿病伴有肾功能损害或肾衰竭患者。那格列奈与二甲双胍连用可以使 70% 的患者HbA1c 达到 7% 以下,与吡格列酮合用治疗,同安慰剂比较,HbA1c 进一步降低 0.8%,增加了患者 HbA1c 的达标率。与伏格列波糖相比,那格列奈与二甲双胍联合使用更有利于降低餐后血糖和 HbA1c。因为那格列奈类能有效地恢复胰岛素分泌的第一时相,改善糖耐量,故有研究将那格列奈用于空腹血糖 <7.0mmol/L,餐后 2h 血糖 >7.8mmol/L,<11.1mmol/L 的糖尿病前期患者,结果发现它能有效控制血糖偏移而不发生低血糖。研究发现,那格列奈可引起轻度的胃肠道症状和体重增加,与磺脲类药物和罗格列酮相比,那格列奈引起的体重增加仅为 0.5~1.0kg,而对照组为 1.5~3.0kg。

2. 瑞格列奈(repaglinide) 属于苯甲酸衍生物,是第一个上市的非磺脲类促胰岛素分泌剂。它主要通过与胰岛细胞膜上的 ATP 敏感性 K^+ 通道耦联,抑制 K^+ 外流造成细胞膜发生去极化,促使电压依赖性的 L 型 Ca^{2+} 通道开放,Ca^{2+} 内流,刺激胰岛素释放。服药 2~2.5h

后血浆浓度达到高峰,它在血浆中的半衰期时间为40~50min,迅速肝脏代谢,胆道排泄。与磺脲类药物比较,它与磺脲类受体结合和解离较快,短时间刺激胰岛素分泌,降低血糖的速度明显快于格列本脲或格列美脲,低血糖发生率低,主要控制餐后血糖,故被临床医师称为"餐时血糖调节剂"。瑞格列奈不仅能有效地控制餐后血糖,在降低空腹血糖方面和HbA1c与格列本脲也有相等的作用。由于瑞格列奈代谢快,从胆道排泄,故对于老年糖尿病和轻中度肝肾功能不全患者的也适用。

3. 米格列奈 米格列奈(mitiglinide,KAD-1229,S21403)系苯基延胡索衍生物。米格列奈作为格列奈类药物中的一个新型的促胰岛素分泌药物,通过关闭Kir6.2-SUR1胰岛β细胞上K^+通道而促进胰岛素分泌,作用迅速,维持时间短,并呈剂量依赖性。与前两个药物药物比较,血浆浓度达高峰时间最短,大约在服药后30min,恢复钾通道的作用也快于那格列奈。与那格列奈不同,米格列奈即使在100μmol/L的高浓度下也不会关闭Kir6.2rSUR2A型K^+通道(心脏和骨骼肌)或Kir6.2rSUR2B,而那格列奈在100nM的浓度下关闭Kir6.2rSUR2B型通道,而在1μmol/L的浓度下关闭Kir6.2rSUR2A型K^+通道。可见,米格列奈对胰岛β细K^+通道更加高度的选择性,即使心肌受损后不会影响心肌功能,糖尿病合并冠心病患者也适合使用。

总之,餐后血糖增高是中国2型糖尿病患者血糖不能控制的重要因素,只有针对改善基础和餐后胰岛素分泌才能全面、有效地控制空腹和餐后血糖,才能使HbA1c达标率增加。格列奈类药物能够快速诱导胰岛素第一时相的分泌,并且其作用是血浆浓度依赖,能很好地减低餐后高血糖。另外,它能保护β细胞功能,调节脂质代谢障碍、抗动脉硬化,抗氧化应激,对于2型糖尿病及其伴有并发症患者有更为广阔的应用前景。

六、DDP-4抑制剂(肠促胰岛激素增强剂)

二肽基肽酶-4(DPP-4)是一种丝氨酸蛋白酶,能迅速裂解和失活肠促胰岛素、神经肽和细胞因子。DPP-4抑制剂通过抑制DPP-4从而减低胰高血糖素样肽-1(GLP-1)在体内的灭活,提高体内GLP-1的水平。研究已证实,GLP-1以葡萄糖浓度依赖性方式促进胰岛β细胞分泌胰岛素,并减少胰岛α细胞分泌胰高血糖素(glucagon),从而降低血糖。正常人在进餐后,GLP-1开始分泌,进而促进胰岛素分泌,以减少餐后血糖的波动。但对于2型糖尿病患者,其"肠促胰素效应"受损,主要表现为进餐后GLP-1浓度升高幅度较正常人有所减小,但其促进胰岛素分泌以及降血糖的作用并无明显受损,因此GLP-1及其类似物可以作为2型糖尿病治疗的一个重要靶点。DPP-4抑制剂可平稳控制血糖,改善β细胞功能,同时不会造成患者体重的增加,并可避免低血糖风险,在用药安全性方面具有显著的优势。近年来涌现了许多高活性、高选择性、高安全性和耐受性好的DPP-4抑制剂并应用于临床,为糖尿病患者控制血糖提供新的选择。磷酸西格列汀(sitagliptin)是第一个获批的DPP-4抑制剂,于2006年在美国上市。随后,结构新颖、疗效确切以及选择性高的DPP-4抑制剂新药陆续上市。目前,DPP-4抑制剂类药物全球范围内已上市的品种除西格列汀外还有:维格列汀(vildagliptin)、沙格列汀(saxagliptin)、阿格列汀(alogliptin)、利格列汀(linagliptin)、吉格列汀(gemigliptin)、特力利汀(teneligliptin)和安奈格列汀(anagliptin)等。其中,西格列汀、维格列汀、沙格列汀、阿格列汀和利格列汀均已在我国大陆上市,特力利汀、吉格列汀和安奈格列汀的国内临床申请也已提交。

（一）西格列汀（sitagliptin，Januvia）

2006 年 10 月获得美国食品药品管理局（FDA）批准上市，是全球首个获准上市的 DPP-4 抑制剂类产品，于 2009 年 11 月进入中国。西格列汀生物利用度为 87%，半抑制浓度（IC_{50}）为 19nmol/L，对 DPP-4 的抑制活性呈剂量依赖性。配合饮食控制和运动，西格列汀可有效改善 2 型糖尿病患者的血糖水平。一项在亚洲多个国家进行的临床验证结果显示，与安慰剂相比，西格列汀（一日 1 次 100mg）治疗组患者糖化血红蛋白（HbA1c）降低了 1.0%，空腹血糖（FPG）和餐后 2h 血糖（2hPG）指标分别下降 1.7mmol/L 和 3.1mmol/L。另一个专门针对中国人群的西格列汀与阿卡波糖的疗效对照研究，西格列汀组（一日 100mg）和阿卡波糖组（一日 3 次，每次 50mg），治疗 12 周的疗效评价显示，西格列汀组和阿卡波糖组患者 HbA1c、FPG 和 2hPG 均明显降低，其中西格列汀组 HbA1c 较基线降幅更为显著，下降幅度达 1.1%，对应的阿卡波糖组降低 0.9%；西格列汀组胰岛 β 细胞功能指数（HOMA-β）较对照组明显升高；安全性评价显示，西格列汀组未见体重增加和低血糖等不良反应，胃肠道不良反应发生率也低于阿卡波糖组。一项为期 54 周的随机双盲安慰剂对照研究中，所有受试患者均接受二甲双胍单药治疗后，再随机联用西格列汀（一日 1 次 100mg）或安慰剂，与联用安慰剂组相比，二甲双胍联用西格列汀组 HbA1c、FPG 和 2h PG 水平改善显著。

（二）维格列汀（vildagliptin，Galvus）

2007 年 9 月获欧盟批准上市，2011 年 8 月在中国大陆上市。维格列汀可快速抑制血浆 DPP-4 活性，对 DPP-4 活性的抑制率达到 90%，IC_{50} 为 62nmol/L，其血浆结合率为 9.3%。维格列汀半衰期短仅 1.5~4.5h，需一日 2 次给药。维格列汀单药治疗即可以显著控制患者的血糖水平，尤其可提高老年患者的血糖达标率，同时该药耐受性好，无明显的不良反应。一项安慰剂对照研究显示，3 种剂量维格列汀（一日 1 次 50mg；一日 3 次，每次 50mg；一日 1 次 100mg）单药治疗患者的 HbA1c 降幅分别可达 0.8%、0.7% 和 0.9%，而安慰剂组相应的降幅仅为 0.3%。另一项维格列汀与二甲双胍对比试验中，维格列汀和二甲双胍的剂量分别为一日 1 次 100mg 和 1 500mg，治疗 24 周结果显示，两组间 HbA1c 降幅差异无统计学意义，低血糖发生率亦类似，但二甲双胍组胃肠道不良反应发生率比维格列汀组高 4 倍。后续一项评价维格列汀单药治疗 2 型糖尿病的有效性和安全性研究结果提示，经过 24 周治疗，老年糖尿病患者 HbA1c 水平下降幅度相对年轻患者更为显著，分别降低 1.2% 和 1.0%；FPG 分别降低 1.5mmol/L 和 1.1mmol/L，提示维格列汀是老年 2 型糖尿病患者的优先选择。维格列汀在联合用药方面也有独特的优势，它是同类药物中唯一能与其他降糖药物广泛联用的药物。一项为期 24 周的随机双盲试验显示，2 型糖尿病患者联合使用维格列汀和二甲双胍，患者 HbA1c、FPG 以及 2hPG 水平均较单药治疗组明显下降，HOMA-β 水平明显增加，提示，DPP-4 抑制剂联合二甲双胍更有助于改善 2 型糖尿病患者的 β 细胞功能及餐后胰岛素的敏感性。

（三）沙格列汀（saxagliptin，Onglyzaz）

2010 年 3 月由美国 FDA 批准上市。2011 年 5 月在中国大陆上市。沙格列汀生物利用度为 67%，IC_{50} 为 24nmol/L。本品可与 DPP-4 形成可逆共价键，解离缓慢，具有长效作用特点，只需一日 1 次给药。一项评价沙格列汀疗效和安全性的随机双盲—安慰剂对照临床研究中，2 型糖尿病初发患者分别给予安慰剂（一日 1 次口服）或不同剂量（2.5mg、5mg 和 10mg）沙格列汀，结果表明，沙格列汀三种剂量组 HbA1c 水平较基线分别下降了 0.43%、0.46% 和 0.54%，FPG 水平分别下降 0.8mmol/L、0.5mmol/L 和 0.9mmol/L，患者血糖水平达标率显著升高。结果提示,初治糖尿病患者无论 HbA1c 水平在 7%~10%,还是在 10%~12%,沙格列汀一日 1 次单药治疗均可有效控制血糖水平,安全性和耐受性良好。沙格列汀治疗可更早、更有效地控制血糖水平,提高患者的血糖达标率。另一项 1 306 例 2 型糖尿病初治患者的研究,比较沙格列汀 5mg+ 二甲双胍 500mg、沙格列汀 10mg+ 二甲双胍 500mg、沙格列汀 10mg+ 安慰剂或二甲双胍 500mg+ 安慰剂各组为期 24 周的疗效差异。结果显示,与 2 个单药治疗组相比,2 个联合治疗组患者 HbA1c、FPG 和 2hPG 水平显著降低,且差异具有统计学意义。沙格列汀 5mg 或 10mg 联合二甲双胍组达到 HbA1c≤7% 标准的患者比例分别为 60.3% 和 59.7%。各组不良事件发生率相似,低血糖事件较少。提示,早期强化治疗对于基线 HbA1c 水平较高的患者尤其重要。

(四) 阿格列汀(alogliptin,Nesina)

2010 年 4 月由日本药监部门批准在日本上市,2013 年 1 月在美国上市,用于 2 型糖尿病治疗,2013 年 7 月在我国大陆上市。其可以高选择性地与 DPP-4 结合且呈剂量依赖性,IC_{50} 为 24nmol/L,剂量为一日 1 次 25mg。阿格列汀单药用于治疗血糖控制不佳的 2 型糖尿病患者,可显著控制血糖。一项为期 2 周的随机双盲安慰剂对照研究对阿格列汀单药治疗 2 型糖尿病的有效性和安全性进行了评价。研究显示,与安慰剂组相比,阿格列汀(25mg、100mg 和 400mg)组 HbA1c 水平较基线分别降低了 0.22%、0.40% 和 0.28%。另一项为期 26 周的 Ⅲ 期临床研究显示,阿格列汀组(12.5mg 和 25mg)和安慰剂组 HbA1c 相对基线分别降低 0.56%、0.59% 和 0.02%,两种剂量阿格列汀的单药治疗组 HbA1c 均控制在 ≤7%。另外一项联合治疗的研究显示,两药合用可显著降低 2 型糖尿病患者的 HbA1c 水平,改善血糖控制水平,同时未见患者体重增加和低血糖事件的发生率增加。

(五) 利格列汀(linagliptin,Ondero)

2011 年 5 月获得美国 FDA 批准作为单药或联合其他降糖药用于控制血糖水平,2013 年 4 月在中国大陆上市。与其他抑制剂不同的是,利格列汀血浆蛋白结合率高,治疗剂量下的蛋白结合率达 80%,具有浓度依赖性。本品可与 DPP-4 稳定结合,即使血浆中未结合药物已被清除药物对 DPP-4 的抑制仍可保持。本品是首个以单一剂量方案用于糖尿病治疗的 DPP-4 抑制剂。利格列汀与其他 DPP-4 抑制剂功效类似,优势在于其主要随粪便排泄,为肾功能不全患者提供了一个合适的选择,使用时无需进行剂量调整。利格列汀无论作为单药或是联合用药,血糖水平均能得到良好控制。一项随机双盲安慰剂对照的 Ⅲ 期临床研究显示,791 例患者随机接受利格列汀(一日 1 次 5mg)或安慰剂治疗 24 周,利格列汀组 HbA1c 水平较基线平均降幅为 0.44%,FPG 和 2hPG 水平降幅分别为 0.5mmol/L 和 1.9mmol/L,而安慰剂组 HbA1c 水平较基线上升 0.25%,FPG 和 2hPG 水平分别上升 0.8mmol/L 和 1.4mmol/L。其作为联合用药的疗效和安全性也有相关文献报道。一项为期 24 周的临床试验评价了利格列汀联合二甲双胍治疗血糖控制不佳 2 型糖尿病成年患者的有效性和安全性,结果显示,二甲双胍与利格列汀联合治疗可显著改善血糖控制效果。患者随机接受利格列汀 / 二甲双胍(一日 2 次,2.5mg/1 000mg)、二甲双胍组(一日 2 次,1 000mg)、利格列汀(一日 1 次,2.5mg)和安慰剂,为期 24 周,联合治疗组与单药治疗组 HbA1c 水平较基线平均分别下降了 1.7%、1.2% 和 0.6%。利格列汀联合二甲双胍治疗的血糖控制作用优于两药单用。

(六) 特力利汀(teneligliptin,Tenelia)

2012 年 9 月获得日本药监部门批准上市,该药目前仅在日本市场销售。其能够长时间选择性地抑制 DPP-4 活性,生物利用度约为 86%,IC_{50} 为 0.37nmol/L。特力利汀单药治疗或联合其他降糖药物治疗都能显著改善血糖控制效果。日本进行的一项特力利汀单药治疗 2 型糖尿病患者的临床研究中,324 例 2 型糖尿病患者随机分为特力利汀组(一日 1 次 10mg 或 20mg)和安慰剂对照组,治疗 12 周,特力利汀两种剂量治疗组 HbA1c 水平较基线均下降了 0.9%,FPG 水平降幅为 17.8mmol/L 和 16.9mmol/L,而安慰剂组 HbA1c 水平较基线下降了 0.2%,FPG 水平降幅为 4.5mmol/L,同时,两个剂量治疗组的 HOMA-β 水平也获得明显改善,未见患者出现体重增加。一项随机双盲安慰剂对照研究评价了其联合治疗的疗效和安全性,所有患者均先经 2 周饮食控制和运动治疗干预,90 例先接受格列美脲(一日 1 次,1~4mg)单药治疗,103 例先接受吡格列酮(一日 1 次,15~30mg)单药治疗,随后联用特力利汀一日 1 次 20mg、40mg 或安慰剂,与联合安慰剂治疗组相比,联用特力利汀治疗组 HbA1c 水平较基线的降幅为 0.71% 和 0.94%,FPG 和 2hPG 水平下降也非常明显,且未出现严重低血糖事件。

(七) 吉格列汀(gemigliptin,Zemiglo)

2012 年 6 月由韩国药监局批准上市。同样也可以长效高选择性的 DPP-4 抑制剂,对 DPP-4 活性的抑制率达 80% 以上,生物利用度可达 94%。该药目前仅在韩国上市,在欧美等地区尚处于Ⅲ期临床阶段。一项在亚洲多国进行的Ⅲ期临床研究表明,作为单药治疗,吉格列汀治疗 2 型糖尿病安全有效。参与该研究的为来自印度和韩国的 182 例 2 型糖尿病患者,经 2 周饮食和运动治疗干预后,随机进入吉格列汀治疗组(一日 1 次,50mg)或安慰剂组。治疗 24 周后,吉格列汀组 HbA1c 水平降幅较安慰剂组高 0.71%。两组不良反应发生率相似。另一项为期 24 周的随机双盲研究表明,425 例 2 型糖尿病患者在接受二甲双胍干预的基础上分别接受吉格列汀一日 1 次 50mg(吉格列汀一日 2 次,每次 25mg),吉格列汀一日 3 次、每次 25mg 或西格列汀一日一次 100mg 治疗,结果各组 HbA1c 水平分别降低 0.81%、0.77% 和 0.77%,三组 HbA1c≤7% 的患者比例分别为 50%、54.07% 和 48.87%,FPG 和 2hPG 水平下降明显,本品联合治疗有效改善 β 细胞功能,且未见体重增加和低血糖等不良反应。上述研究结果表明,吉格列汀单药治疗或与二甲双胍联用均能显著改善 2 型糖尿病患者的血糖控制效果。

(八) 安奈格列汀(anagliptin,Suiny)

2012 年由日本药监局批准上市,为高选择性强效 DPP-4 抑制剂,IC_{50} 为 3.8nmol/L,生物利用度为 100%。该药目前仅在日本上市,在欧美尚处于Ⅲ期临床阶段。一项在日本进行的评价安奈格列汀有效性和安全性的临床研究表明,2 型糖尿病患者服用安奈格列汀(一日 2 次,每次 100mg 或 200mg),治疗 12 周,HbA1c 水平较安慰剂组分别下降 0.72% 和 0.82%,FPG 水平分别下降 0.34% 和 0.43%,说明安奈格列汀能显著改善血糖控制效果。而安奈格列汀(一日 2 次,每次 100mg)分别与阿卡波糖、二甲双胍、磺酰脲类和吡格列酮合用治疗 12 周,HbA1c 水平分别下降 0.95%、1.07%、0.79% 和 0.84%,上述研究结果提示,联合用药能更有效地改善血糖控制,在长达 52 周的时间内持续有效,同时未见患者体重增加和低血糖的发生。目前关于该药的临床研究很少,大量临床试验证据仍有待进一步验证。

目前上市的 8 个 DPP-4 抑制剂虽然机制相同,但由于它们各自特殊的结构特点,临床应用也不尽相同。DDP-4 抑制剂为口服降糖药的研究提供了一条新的途径,反映了当前 2 型糖病治疗的新方向,即从单纯控制 HbA1c 逐渐转向改善 β 细胞功能、稳定血糖控制和避免低血糖的目标迈进。

七、钠-葡萄糖协同转运蛋白2抑制剂

钠-葡萄糖协同转运蛋白2(SGLT2)是一个新型的糖尿病治疗靶点,与传统糖尿病治疗药物作用机制不同,SGLT2抑制剂可以从尿中排出体内多余的葡萄糖,从而能够减少糖基化蛋白,改善肝脏和外周组织的胰岛素敏感性、改善β细胞功能,同时能进一步改善肝脏胰岛素抵抗,从而促使较高的肝糖输出恢复正常。SGLT2抑制剂作用机制:在健康正常人体内,肾脏每24h滤过约180g的葡萄糖,过滤到肾小球中的葡萄糖几乎全部经由近端肾小管重吸收返回人体循环,故尿液中几乎不含糖。肾脏对葡萄糖的重吸收主要依赖两大类葡萄糖转运蛋白。一类是钠-葡萄糖协同转运蛋白(SGLT),另一类是易化葡萄糖转运蛋白(GLUT)。而负责把肾脏原尿中的葡萄糖重吸收回血浆的主要是SGLT。SGLT家族含有12种亚型,其中又以SGLT1和SGLT2最为重要。SGLT2是一种高负载、低亲和力、表达于肾脏近曲小管S1段上的受体,可以重吸收约90%的葡萄糖,SGLT1受体则负责约10%的胃肠道中的葡萄糖的吸收转运。研究发现,T2DM患者表达SGLT2较健康者明显升高,通过选择性地抑制SGLT2活性,能够特异性阻断肾脏对葡萄糖的重吸收作用,通过尿液排出过多的葡萄糖而达到降低血糖的作用。SGLT2抑制剂可明显降低HbA1c的水平及肾糖阈(R TG)值,这二者常被作为降糖药药效的评价指标。此外,SGLT2抑制剂还有一系列其他的作用。尿液中加速葡萄糖排出,温和的利尿作用可以降低血压、减轻体重,其依赖血浆葡萄糖浓度来增加尿糖排泄,故发生低血糖风险较低,同时研究发现其可以增强β细胞功能,改善胰岛素抵抗。SGLT2抑制剂与传统药物的最大区别是它不依赖于胰岛素降糖途径,所以适合于T2DM的各个阶段,其独特的作用机制使得它与其他降糖药物联用也可以产生很好的效果。综合来看,SGLT2抑制剂是目前研究T2DM治疗药物较理想的方向。来源于苹果树皮提取物的天然产物根皮苷(phlorizin)是第一个报道的SGLT抑制剂。在20世纪80年代,根皮苷常作为一种非胰岛素依赖型机制来控制血糖。但是由于其易被体内的乳糖酶水解成糖苷和根皮素,稳定性差,而且对SGLT1和SGLT2的选择性不高,因此没能大规模临床应用。后续以它为先导化合物开发出的O-芳基糖苷类SGLT2抑制剂,如sergliflozin和remogliflozin,在体外活性和选择性均有提高,但是因在体内稳定性差最终停止于Ⅱ期临床试验。新型结构的抑制剂如C-芳基糖苷类、N-糖苷类、S-糖苷类、非糖苷类正在研发中,其中的C-芳基糖苷类抑制剂表现出更好的稳定性和活性,是目前SGLT2抑制剂研究的热点,并且已有多种药物上市。目前已上市的SGLT2抑制剂有卡格列净(canagliflozin)、达格列净(dapagliflozin)、伊格列净(ipragliflozin)、恩格列净(empagliflozin)、托格列净(tofogliflozin)、鲁格列净(luseogliflozin)等。

(一)卡格列净(canagliflozin,Invokana)

2013年3月29日获美国FDA批准上市,该药也是第1个获得FDA批准认证的SGLT2抑制剂,目前已在30多个国家上市。canagliflozin分子式为$C_{24}H_{25}FO_5S$,相对分子质量为444.53,为C-芳基糖苷结构。canagliflozin口服绝对生物利用度为65%,结合饮食和运动,canagliflozin单用可以很好地改善T2DM成人糖尿病患者的病情。一项为期52周的大型临床研究发现,患者单独服用canagliflozin,在第52周时检查发现HbA1c下降0.81%和1.11%,收缩压下降1.4mmHg和3.9mmHg,研究发现canagliflozin对患者血脂也产生了良好的影响,实验中发现受试者甘油三酯有所下降,高密度脂蛋白胆固醇(HDL-C)和低密

度脂蛋白胆固醇(LDL-C)水平升高。后续实验结果显示,canagliflozin 与其他降糖药合用,如二甲双胍、磺脲类、吡格列酮等,可降低 T2DM 患者的空腹血糖、餐后血糖及体重,具体的机制仍有待于进一步研究。一些特殊人群如慢性肾脏疾病、T1DM、糖尿病酮症酸中毒等的患者不适宜服用 canagliflozin,但是肝损害不影响 canagliflozin 的药效。临床中出现的生殖器感染、尿路感染、排尿增加、急性胰腺炎、低血压、高钾血症等不良反应使此药在上市后也备受关注。

(二) 达格列净(dapagliflozin, Farxiga)

2014 年 1 月 9 日经美国 FDA 批准上市。dapagliflozin 分子式为 $C_{21}H_5O_6Cl$,相对分子质量为 408.13,属于 C- 芳基糖苷结构。dapagliflozin 是一个高选择性(SGLT2/SGLT1>1 200 倍)、高抑制性的($IC_{50}<5nmol/L$)SGLT2 抑制剂,曾因患者中乳腺癌和膀胱癌的患病风险升高被 FDA 拒批,但是目前缺乏有效数据表明二者之间的确切关系,其致癌风险仍需进一步的深入研究。dapagliflozin 口服后吸收迅速,血药浓度在 2h 达峰,生物利用度为 78%(10mg),Mudaliar 等研究证实在使用二甲双胍控制血糖不佳的 T2DM 患者,dapagliflozin 可以通过降低 HbA1c 和患者体重,增强胰岛素的敏感性。此外,已有的实验结果表明 dapagliflozin 可特异地抑制糖尿病引发的肾炎和氧化应激,减少蛋白尿,这使其治疗效果得到了进一步的扩展。

(三) 伊格列净(ipragliflozin, Suglat)

2014 年 1 月于日本获批上市,成为日本首个 SGLT2 抑制剂。ipragliflozin 分子式为 $C_{21}H_{21}FO_5S$,相对分子质量为 404.45,也是 C- 葡萄糖苷结构,含有苯并噻吩环。ipragliflozin 口服生物利用度为 65%,可剂量依赖性地增加肾脏葡萄糖排泄,降低血糖浓度。Kashiwagi 等进行的为期 52 周的试验表明,单用 ipragliflozin 治疗的患者最终 HbA1c 较安慰剂组下降 1.3%,FPG 下降 2.19mmol/L,体重减少 1.69kg,高密度脂蛋白水平增加。试验中出现的较普遍的不良反应是尿频和便秘,低血糖发生极少。Ohkura 等对 ipragliflozin 疗效进行了进一步研究,他发现 ipragliflozin 有潜在的改善 β 细胞功能和胰岛素敏感性的功效,与二甲双胍联用可减弱胃肠道反应,有望作为降糖药和减肥药进行开发。

(四) 恩格列净(empagliflozin, Jardiance)

于 2014 年 8 月 3 日获美国 FDA 批准上市。empagliflozin 分子式为 $C_{23}H_{27}ClO_7$,相对分子质量为 450.91,为 C- 芳基糖苷结构。empagliflozin 对 SGLT2/SGLT1 选择性超过 2 500,也是目前为止选择性较高的 SGLT2 抑制剂。与 canagliflozin 相同,该药用于 T2DM 成人患者的治疗以改善血糖控制,对于 T1DM 或伴有糖尿病酮酸中毒的患者不适合。另有 Lin 等的试验表明,empagliflozin 除降糖作用之外,还可以控制改善心血管炎症和功能障碍、肥胖的 T2DM 小鼠肾小球损伤、减弱 DNA 氧化损伤、改善认知功能下降,可控制部分老年痴呆患者的病情。

(五) 托格列净(tofogliflozin, DEBE R ZA)

2014 年 5 月于日本上市。分子式为 $C_{22}H_{26}O_6$,相对分子质量为 386.44。Ikeda 等进行的一随机双盲、为期 12 周的剂量(分别为 2.5mg、5mg、10mg、20mg、40mg)研究发现,除了 2.5mg 剂量组,其他组皆观察到 HbA1c 水平呈剂量依赖性的显著下降,40mg 组 HbA1c 水平较安慰剂组下降最大,为 0.56%,同时发现患者出现体重减少、血压下降、血糖耐受性提高、空腹血糖下降的现象。tofogliflozin 对 SGLT2/SGLT1 选择性也超过 2 500,较高的选择性使其低血糖的发生率较低,不良反应之一是血液中酮体水平升高,可能是体内脂肪分解以补充血糖所造成的,虽然临床中并没有相关的症状报道,但酮症酸中毒的预防及监测是极其重要的。

(六) 鲁格列净(luseogliflozin,Lusefi)

2014 年 5 月于日本上市,分子式为 $C_{23}H_{30}O_6S$,相对分子质量 434.55。患者接受 2.5mg/d 的 luseogliflozin 单药治疗并配合饮食和运动,52 周后发现 HbA1c 降低 0.50%,空腹血糖减少 0.9mmol/L(16.3mg/dl),体重减少 2.68kg,血糖耐受性良好,不良反应如尿频、生殖器尿道感染、低血糖(2.3%)等发生率较其他同类药物低。

luseogliflozin 与现有的口服降糖药联用,降糖疗效得到加强,同时可以抑制或减轻其他药物的不良反应,如与磺脲类、噻唑烷二酮类这些可以增加患者体重的药物合用,仍然观察到了体重减少的疗效。这种联合疗法在糖尿病治疗上有望得到大规模应用。

(七) 其他 SGLT2 抑制剂

目前 SGLT2 抑制剂的研发是糖尿病治疗药物的热点,前景较好的几个 SGLT2 抑制剂有 sotagliflozin、ertugliflozin、ISIS-388626、SAR-7226、remogliflozin etabonate 等。

1. sotagliflozin 别名 LX4211,目前处于临床试验阶段。分子式 $C_{21}H_{25}ClO_5S$,相对分子质量 424.94。sotagliflozin 属于 SGLT1/2 双靶点抑制剂,对 SGLT2 具有更高的选择性,可抑制 SGLT1 减少胃肠道对葡萄糖的吸收,同时抑制 SGLT2 促进尿糖的排泄,可提高 GLP-1 的水平同时显著降低餐后血糖,适度促进尿糖排泄,且几乎不发生生殖器感染。值得注意的是 sotagliflozin 对 T1DM 患者也有疗效,可减少胰岛素的使用量,作为胰岛素的辅助治疗 T1DM,这为多靶点的降糖药物的开发提供了市场动力。

2. **埃格列净**(ertugliflozin) 2017 年 12 月已获美国 FDA 批准上市。Amin 等进行的为期 12 周的Ⅱ期临床试验剂量研究表明,每日服用埃格列净 25mg,可以显著降低 HbA1c 水平 0.72%,可降血压、减轻体重,耐受性也良好,尿路感染发病率低。

3. ISIS-388626 是调控 SGLT2 mRNA 表达的一种反义寡核苷酸(ASO),用于 T2DM 治疗,目前处于Ⅰ期临床试验。给老鼠和猴子每周皮下注射 ISIS-388626 30mg/kg,连续注射 6 周或 13 周后,肾脏 SGLT2m R NA 表达呈现剂量依赖性下降,同时出现与剂量相关性的尿糖增加。该药在人体的安全性和有效性还缺乏有力的数据支持,需要进一步的临床试验。

4. **瑞格列净乙酸酯**(remogliflozin etabonate) SGLT2 抑制剂 remogliflozin 的前药形式。remogliflozin 因在体内稳定性差已终止于Ⅱ期临床试验,对其结构改造得到的前药瑞格列净乙酸酯经初步试验证明可有效降低血糖,对 1 型糖尿病也有效果。因半衰期短,每日需要服药 2 次,其长期的安全性和有效性还需进一步试验。

5. SAR-7226 一款 SGLT1/2 双重抑制剂,其同时也是 O- 芳基糖苷结构,目前同样处于Ⅰ期临床试验。其他在研 SGLT2 抑制剂还有 GSK 1614235(Ⅰ期临床试验)、LIK066(Ⅱ期临床试验)、BI44847(Ⅱ期临床试验)、AVE2268 等,皆已进入临床。值得一提的是,国内在此方面的研发工作也进展良好。

6. **恒格列净** 是目前国内首个自主研发的 SGLT2 抑制剂,目前已完成了Ⅲ期试验,提交了上市申请获得 CDE 受理。虽然国外制药巨头开发的 SGLT2 抑制剂不断涌现,但恒格列净若能够在仿制药出现以前提前占据国内市场,其前景还是较可观的。

SGLT2 抑制剂的应用代表了一种新型的、独特的糖尿病治疗方法,其作用于肾脏增加尿糖排泄,不依赖 β 细胞功能和胰岛素抵抗,可以解决已有降糖药物对血糖控制不佳的现状。常见的不良反应主要是尿路生殖器感染,可能与尿糖含量增高有关。其他不良反应如低血糖、致癌风险、急性胰腺炎、心血管事件发生率都极低。目前已有多类复方降糖药上市,如最近获批的 Glyxambi(empagliflozin/linagliptin),是首次将 SGLT2 抑制剂与 DPP-4 抑制剂利拉利汀组合成药。然而复方药本身也存在一些缺陷,如用药剂量难以根据患者情况灵活调整,若患者对两种成分皆不适,则会造成用药人群较窄的局面。总之,有关 SGLT2 抑制剂的研究一直是各大药企的研发之重,未来的降糖药市场竞争也会非常激烈,现存的问题有望在未来通过更多的试验得到解决。

第二节　胰　岛　素

一、胰岛素的适应证

①T1DM;②各种严重的糖尿病急性或慢性并发症;③手术、妊娠和分娩;④新发病且与T1DM 鉴别困难的消瘦糖尿病患者;⑤新诊断的 T2DM 伴有明显高血糖;或在糖尿病病程中无明显诱因出现体重显著下降者;⑥T2DM β 细胞功能明显减退者;⑦某些特殊类型糖尿病。

二、胰岛素和胰岛素类似物的分类

见表 8-2-1、表 8-2-2。

表 8-2-1　胰岛素剂型

类别 剂型	来源	商品名	通用名	规格	有效期 未使用	已使用	皮下注射作用时间 开始	高峰	持续
速效	胰岛素类似物	诺和锐	门冬胰岛素	笔芯 300IU:3ml 特充 300IU:3ml	24个月	4 周 (<30℃)	10~20min	1~3h	3~5h
		优泌乐	赖脯胰岛素	笔芯 300IU:3ml	24个月	4 周 (<30℃)	15min	30~70min	3.5~4h
		速秀霖	重组赖脯胰岛素	笔芯 300IU:3ml	24个月	1 月 (<25℃)	0~15min	0.5~1h	2~4h
短效	人胰岛素	诺和灵 R	生物合成人胰岛素	瓶装 400IU:10ml 笔芯 300IU:3ml	30个月 30个月	4 周 (<25℃) 6 周 (<30℃)	0.5h	1.5~3.5h	7~8h
		优泌林 R	重组人胰岛素	笔芯 300IU:3ml	24个月	4 周 (<25℃)	0.5h	2~4h	6~8h
		甘舒霖 R	重组人胰岛素	瓶装 400IU:10ml 笔芯 300IU:3ml	30个月	1 个月 (室温)	0.5h	1~3	4~8
	猪胰岛素	普通胰岛素	胰岛素注射液	瓶装 400IU:10ml	24个月	—	0.5~1h	2~4h	5~7

续表

类别 剂型	类别 来源	商品名	通用名	规格	有效期 未使用	有效期 已使用	皮下注射作用时间 开始	皮下注射作用时间 高峰	皮下注射作用时间 持续
中效	人胰岛素	诺和灵 N	精蛋白生物合成人胰岛素	瓶装 400IU：10ml 笔芯 300IU：3ml 特充 300IU：3ml	30 个月	4 周 (<25℃)	1.5h	4~12h	24h
		优泌林 N	精蛋白锌重组人胰岛素	笔芯 300IU：3ml	24 个月	4 周 (<25℃)	1h	8~10h	18~24h
		甘舒霖 N	低精蛋白重组人胰岛素	瓶装 400IU：10ml 笔芯 300IU：3ml	30 个月	1 个月 (室温)	缓慢	6~9h	24h
预混	人胰岛素	甘舒霖 30R	30/70 混合重组人胰岛素	瓶装 400IU：10ml 笔芯 300IU：3ml	30 个月	1 个月 (室温)	0.5h	2~8h	24h
		甘舒霖 50R	50/50 混合重组人胰岛素	笔芯 300IU：3ml	24 个月				
		诺和灵 30R	精蛋白生物合成人胰岛素 30R		30 个月	4 周 (<25℃) 6 周 (<30℃) 4 周 (<25℃)	0.5h	2~8h	24h
		诺和灵 50R	精蛋白生物合成人胰岛素 50R	笔芯 300IU：3ml	30 个月	6 周 (<30℃)	0.5h	2~8h	24h
		优泌林 70/30	精蛋白锌重组人胰岛素混合注射液	笔芯 300IU：3ml	24 个月	4 周 (<25℃)	0.5h	2~12h	18~24h
	胰岛素类似物	诺和锐 30	门冬胰岛素 30	笔芯 300IU：3ml 特充 300IU：3ml	24 个月	4 周 (<30℃)	10~20min	1~4h	24h
		诺和锐 50	门冬胰岛素 50	笔芯 300IU：3ml 特充 300IU：3ml	24 个月	4 周 (<30℃)	10~20min	1~4h	24h
		优泌乐 25	精蛋白锌重组赖脯胰岛素混合注射液 25	笔芯 300IU：3ml	24 个月	4 周 (<25℃)	15min	30~70min	18~24h
		优泌乐 50	精蛋白锌重组赖脯胰岛素混合注射液 50	笔芯 300IU：3ml	24 个月	4 周 (<30℃)	15min	30~70min	18~24h
长效	胰岛素类似物	诺和平	地特胰岛素	笔芯 300IU：3ml 特充 300IU：3ml	24 个月	6 周 (<30℃)	作用平缓、持续时间长		
		长秀霖	重组甘精胰岛素	笔芯 300IU：3ml	30 个月	30 天 (<25℃)			
		来得时	甘精胰岛素	瓶装 1 000IU：10ml 预填充 300IU：3ml	24 个月 36 个月	4 周 (<25℃)	作用平稳、无峰值、持续时间长		

表 8-2-2 预混类胰岛素组成成分

商品名	组成成分
甘舒霖 30R	30% 常规重组人胰岛素(短效) 70% 低精蛋白重组人胰岛素(中效)
甘舒霖 50R	50% 常规重组人胰岛素(短效) 50% 低精蛋白重组人胰岛素(中效)
诺和灵 30R	30% 可溶性中性胰岛素(短效) 70% 低精蛋白锌胰岛素(中效)
诺和灵 50R	50% 可溶性中性胰岛素(短效) 50% 低精蛋白锌胰岛素(中效)
诺和锐 30	30% 门冬胰岛素(速效) 70% 精蛋白结合的结晶门冬胰岛素(中效)
优泌林 70/30	30% 重组人胰岛素(短效) 70% 精蛋白锌重组人胰岛素(中效)
优泌乐 25	25% 赖脯胰岛素(速效) 75% 精蛋白锌重组赖脯胰岛素(中效)
优泌乐 50	50% 赖脯胰岛素(速效) 50% 精蛋白锌重组赖脯胰岛素(中效)

（一）据来源和化学结构的不同

可分为动物胰岛素、人胰岛素和胰岛素类似物。按作用起效快慢和维持时间,胰岛素(包括人和动物)又可分为短效、中效、长效和预混胰岛素。胰岛素类似物分为速效、长效和预混胰岛素类似物。

（二）根据作用时间分类

1. **短效胰岛素** 即最常用的一种普通胰岛素,为无色透明液体,皮下注射后的起效时间为 20~30min,作用高峰为 2~4h,持续时间 5~8h。

2. **中效胰岛素** 主要有低精蛋白胰岛素(neutral protamine hagedorn,NPH,中性精蛋白胰岛素),为乳白色浑浊液体,起效时间为 1.5~4h,作用高峰 6~10h,持续时间约 12~14h。

3. **长效制剂** 有精蛋白锌胰岛素注射液(protamine zinc insulin,PZI,鱼精蛋白锌胰岛素),也为乳白色浑浊液体,起效时间 3~4h,作用高峰 14~20h,持续时间约 24~36h。

4. **预混胰岛素** 为了适应进一步的需要,进口胰岛素又将其中的短效制剂和中效制剂(R 和 N)进行不同比例的混合,产生作用时间介于两者之间的预混胰岛素。

5. **速效胰岛素类似物** ①赖脯胰岛素(insulin lispro):将胰岛素 B 链 28 位的脯氨酸(Pro)与 29 位的赖氨酸(Lys)次序互换;②门冬胰岛素(insulin aspat)胰岛素 B 链 28 位的脯氨酸被门冬氨酸取代(Asp)。上述改变使胰岛素分子自我聚合能力减弱,能保持单体或二聚体状态,皮下注射后吸收加快,通常 15min 起效,30~60min 达峰,持续 2~5h,更符合进餐时的生理需求。速效胰岛素类似物可于进餐前注射。

6. **长效胰岛素类似物** ①甘精胰岛素(insulin glargine):胰岛素 A 链 21 位的门冬氨酸换成甘氨酸,并在 B 链 C 末端加两分子精氨酸,使等电点偏向酸性,在生理 pH 值体液中溶解度降低,皮下注射后局部形成沉淀,缓慢分解吸收;②地特胰岛素(delernir):在胰岛素 B 链 29 位赖氨酸上接一个游离脂肪酸侧链,切去第 30 位苏氨酸,经修饰后可与血浆白蛋白结合而延长其作用。其提供的基础胰岛素水平较稳定,血糖控制较好,低血糖发生减少。

（三）根据来源分类

1. **牛胰岛素** 自牛胰腺提取而来,分子结构有 3 个氨基酸与人胰岛素不同,疗效稍差,容易发生过敏或胰岛素抵抗。动物胰岛素唯一的优点就是价格便宜。患者可以轻松负担。

2. **猪胰岛素** 自猪胰腺提取而来,分子中仅有一个氨基酸与人胰岛素不同,因此疗效比牛胰岛素好,副作用也比牛胰岛素少。目前国产胰岛素多属猪胰岛素。

3. 人胰岛素 人胰岛素并非从人的胰腺提取而来,而是通过基因工程生产,纯度更高,副作用更少,但价格较贵。进口的胰岛素均为人胰岛素。国内日前也渐渐开始具有生产人胰岛素的能力了。

三、胰岛素的使用注意事项

包括胰岛素制剂的类型、注射技术、注射部位、患者反应性、胰岛素抗体形成等均可影响胰岛素制剂的起效时间、作用强度和持续时间。我国常用制剂有每毫升含 40U 和 100U 两种规格,使用时应注意个体注射器与胰岛素浓度匹配。现有各种比例的预混制剂,常用的是含 30%(或 50%)短效或速效和 70%(或 50%)中效的制剂,每日 2 次注射,患者使用方便;但由于其比例固定,仅适用于血糖波动性小且容易控制的患者,对于血糖波动较大的患者仍建议多点胰岛素注射方案。胰岛素"笔"型注射器使用预先装满胰岛素(或胰岛素类似物)的笔芯,使用方便且便于携带。接受胰岛素治疗前患者应接受教育,掌握正确的糖尿病知识和胰岛素注射技术。

四、胰岛素的贮藏与保存

1. 未开启的所有胰岛素均应密闭,在冷藏室保存(2~8℃)。
2. 开启后的普通胰岛素宜密闭,在冷藏室保存(2~8℃)。
3. 除普通胰岛素之外的其他胰岛素开启后应在室温保存(保存温度参见分类表 8-2-1)。
4. 所有胰岛素均不可冷冻,且勿接近冰箱的冷冻室。
5. 所有胰岛素需保存在包装盒内,避免过热和阳光直射。
6. 正在使用的胰岛素建议不要存放于冰箱中,在室温过必须存放于冰箱的情况下,需在每次使用前使胰岛素恢复至室温。
7. 使用胰岛素笔或者预填充/特充时,首次注射时应注意排气,每次注射后必须卸下针头(防温度变化时药液从针头漏出;预混类胰岛素由于针头漏液可能致剩余药液的胰岛素浓度改变)。

五、胰岛素的注射部位及注射注意事项

注射部位:腹部(肚脐 5cm 以内及腰围除外)、三角肌、大腿前部、外侧部及臀部。吸收速度由快至慢依次为腹部—手臂—臀部—大腿;每次注射间距应在 2.5cm 以上;餐前、餐后需活动时,避免选择三角肌和大腿注射;长期注射胰岛素者应在注射区域内轮换注射部位。为确保胰岛素吸收速度一致,防止血糖波动,每天注射的时间及同一时间点注射区域应相同。胰岛素注射后针头应在皮下停留至少 10s(确保胰岛素完全注射入体内)。速效胰岛素起效快,作用持续时间短,一般需餐时注射,必要时可在餐后立即给药。预混类及中效胰岛素需要摇匀使其呈均匀的混悬液后立即注射。胰岛素橡皮塞及注射部位皮肤应使用酒精消毒,待干后再注射。注射器或注射针头均为一次性使用。注射完之后不应揉压注射部位,防止回血。

六、临床胰岛素使用原则和方法

使用原则:①胰岛素治疗应在综合治疗基础上进行;②胰岛素治疗方案应力求模拟生理性胰岛素分泌模式;③从小剂量开始,根据血糖水平逐渐调整至合适剂量。

(一) T1DM

诊断后就应该使用胰岛素治疗并需终身替代治疗。因为患者残余的胰岛 β 细胞数量和功能有差异,胰岛素治疗方案应遵从个体化。①某些成人隐匿性自身免疫性糖尿病(LADA)患者早期或部分 T1DM 患者在早期可能不需要或是仅需要极少量的胰岛素剂量,可短期使用预混胰岛素每日 2 次注射,但预混胰岛素不适合用于 T1DM 的长期替代治疗。②多数患者需使用用强化多点胰岛素治疗方案,尤其 β 细胞功能已明显衰竭。采用多次皮下注射胰岛素或持续皮下胰岛素输注(continuous subcutaneous insulin infusion,CSII,俗称胰岛素泵)方案。CSII 是更符合生理性胰岛素分泌模式的胰岛素治疗方法,低血糖发生风险较小。

(二) T2DM

如下情况应考虑起始胰岛素治疗:①经生活方式干预和较大剂量且口服多种降糖药联合治疗,仍然存在高糖毒性,血糖仍未达控制目标;②在糖尿病病程中,出现无明显诱因的体重进行性下降;③对症状显著,血糖明显升高的新诊断 T2DM,根据代谢记忆效应,诊断时即可考虑胰岛素治疗,可以联用或不联用其他口服抗糖尿病药物。总而言之,可先为患者制订试用方案,从小剂量开始逐渐调整,直至达到良好血糖控制。

七、空腹高血糖

在胰岛素治疗过程中,少数患者容易出现明显的空腹高血糖,目前研究表明可能的原因为:①夜间胰岛素剂量不足;②"黎明现象(dawn phenomenon)":即夜间血糖控制良好,也无低血糖发生,仅于黎明短时间内出现高血糖,可能由于清晨皮质醇、生长激素等升高血糖激素分泌过多所致,多容易发生在青年人;③Somogyi 效应:即在夜间曾有低血糖,在睡眠中未被察觉,但导致体内反应性胰岛素拮抗激素分泌增加,继而发生低血糖后的反跳性高血糖。夜间至早晨多次〔于 0、2、4、6、8 时〕测定血糖,有助于鉴别早晨高血糖的原因。采用强化胰岛素治疗时,应严格按照逐渐增加剂量,结合糖尿病患者的个体特点,调整胰岛素剂量,尽量避免低血糖的发生,应及早发现和处理。2 岁以下幼儿、年老患者、已有严重并发症者均不宜采用强化胰岛素治疗,防止猝死等意外事件发生。糖尿病患者在某些急性应激如感染、手术、外伤等情况,代谢容易紊乱迅速恶化,应尽早使用胰岛来治疗以度过急性期,待应激消除后再调整糖尿病治疗方案。急性期血糖良好控制与预后有密切关系,但应注意避免低血糖的发生,对老年、合并急性心肌梗死或脑卒中的患者尤其要小心,目前建议危重患者的血糖维持在 10.0mmol/L 较合适。

八、胰岛素的抗药性和不良反应

胰岛素抗药性指在无 DKA 也无拮抗胰岛素因素存在时,每日胰岛素需要且超过 100U 或 200U,目前机制并不清楚。既往多发生于动物胰岛素使用者,体内产生胰岛素抗体,在人胰岛素及胰岛素类似物面市后胰岛素抗药性发生明显减少。治疗上可联合应用糖皮质激素及口服降糖药治疗。由于胰岛素可从已形成的复合物中分离而使循环中游离胰岛素骤增,引起严重低血糖,故应严密监护、及早发现和处理。胰岛素的主要不良反应是低血糖和体重增加,与剂量过大和/或饮食失调有关。胰岛素治疗初期可因钠潴留而发生轻度水肿,一般2~4周可自行缓解;部分患者出现视力模糊,为晶状体屈光改变,通常于数周内自然恢复。胰岛素过敏反应通常表现为注射部位瘙痒或荨麻疹样皮疹,罕见严重过敏反应。发生后应考虑更换胰岛素制剂,必要时使用抗组胺药和糖皮质激素等。严重者需停止或暂时中断胰岛素治疗。脂肪营养不良为注射部位皮下脂肪萎缩或增生,停止在该部位注射后可缓慢自然恢复,应经常更换注射部位以防止其发生。

第三节　胰高血糖素样肽-1 类似物或受体激动剂

近年来,对胰高血糖素样肽-1(GLP-1)受体激动剂或类似物已经成为研究的热点,同时部分已经在临床应用。

一、GLP-1 及其受体激动剂的药代动力学、作用机制

GLP-1 随食物在肠道的消化吸收过程而分泌,食物刺激肠道 L 细胞分泌 GLP-1,糖类和脂类对其分泌的刺激作用最强,正常人餐后 5~30min 内血浆中 GLP-1 的浓度显著上升。目前,食物刺激 GLP-1 分泌的机制还不清楚,体内很多内分泌激素和中枢神经系统能共同调节进餐后 GLP-1 的分泌,如胰岛素、生长抑素和胃泌素等都起调节作用。新近研究发现瘦素对它的分泌也存在调控作用。GLP-1 降解主要与 DDP-4 的降解有关,DDP-4 对 GLP-1 的 NH_2 末端的降解是决定血液循环中的 GLP-1 生物活性水平的重要因素。DDP-4 在机体内多个脏器均有分布,其中肾脏中最多。正常情况下在体内 GLP-1 的半衰期不足 2min,降解后生成无活性的 GLP-1。exendin-4 是一种从美洲毒蜥蜴的唾液腺分泌物中提取的生物活性肽,含 39 个氨基酸,是一种能够激活 GLP-1 受体的激动剂,其与 GLP-1 具有 53% 的高度同源性,与 GLP-1 有非常近似的生物学和药理学特性。exendin-4 和 GLP-1 受体的亲和力较 GLP-1 更强,因为其 C 端含有 GLP-1 所没有的 9 个残基(PSSGAPPPS),其位于第 8 位的甘氨酸取代了原来的丙氨酸,因序列中缺乏 DDP-4 酶解的位点,不易被肽链内切酶降解,所以,它在体内的半衰期较 GLP-1 更长。利拉鲁肽(liraglutide)是继艾塞那肽(exendin-4)之后的新型 GLP-1 长效类似物。

利拉鲁肽对 GLP-1(7-37)酰胺的天然结构进行了两处修饰:第 34 位赖氨酸由精氨酸取代,第 26 位上的赖氨酸通过一个 γ-谷氨酸与棕榈酸进行侧链脂酸化反应。liraglutide 在血浆中能够广泛地与血清白蛋白结合,可以在血浆中缓慢地释放。其药代动力学发生了明显的改变,表现在吸收速度减慢,达峰时间 9~12h,它被 DDP-4 裂解的速度也明显减慢,血浆半衰期为 15h,生物利用度达到了 55%。GLP-1 可以葡萄糖依赖性地作用于胰岛 β 细胞,通过增加胰岛素基因的转录、胰岛素的合成和分泌,促进生长激素分泌、抑制胰高血糖素分泌、抑制餐后胃排空、抑制食欲及促进肝脏、肌肉、脂肪组织糖原合成增多等多种机制来降低餐后血糖。同时研究发现,还能刺激胰岛 β 细胞的增殖和分化、抑制胰岛 β 细胞的凋亡。研究表明,

GLP-1 可以激活磷酸肌醇 3- 激酶(PI-3K)、蛋白激酶 B(PKBA/kt)、蛋白激酶 A(PKA)等多种信号分子,并通过调节前凋亡蛋白(如 caspase-3 和二磷酸核糖多聚酶)和抗凋亡蛋白(如 Bcl-2 和 Bcl-xl)抑制胰岛细胞的凋亡速率。GLP-1R 是一种 G 蛋白偶联的 7 次跨膜受体,除了胰腺细胞,GLP-1R 还广泛分布于脑、心脏、肾脏、胃肠道等全身多个组织,GLP-1R 在胰腺细胞外的表达能增加 GLP-1R 对抗凋亡作用的敏感性。GLP-1 也通过激活 RyR2 及抑制钙蛋白酶(calpain10)的活性,抑制 β 细胞凋亡。此外,GLP-1 结合起受体后,胰岛 β 细胞的 GLP-1 受体偶联 Gs,活化腺苷酸环化酶,产生 cAMP,后者可以与葡萄糖协同刺激胰岛素合成和分泌,刺激胰岛素基因转录和胰岛素原生物合成。GLP-1 及其受体激动剂药理特性使其在临床上用于治疗糖尿病、预防糖耐量受损阶段发展为糖尿病,以及在改善胰岛移植成功等多个方面均可以发挥重要的作用。

二、GLP-1 受体激动剂的基础研究

研究发现,exednin-4 可以明显减少链脲佐菌素(STZ)注射引起的 β 细胞凋亡,用 STZ 处理 GLP-1R 基因敲除的大鼠和野生型大鼠,发现两组动物在给 STZ 48h 后均有 β 细胞凋亡,但 GLP-1R 基因敲除的大鼠其凋亡细胞是对照组的 2.7 倍,提示 GLP-1R 信号激活可能存在保护胰岛 β 细胞免于 STZ 诱导的凋亡。而另一项研究小鼠胰岛 β 细胞瘤株 INS-IE 和细胞因子(IL-1、TNF-α)共孵育的实脸,通过噻唑蓝比色法观察到 β 细胞存活率减少 4%,加用 exednin-4 处理后凋亡明显减少。此外,King 等鼠胰岛移植的研究中也发现,用 exednin-4 预处理可以提高胰岛移植的成功率。

关于 liraglutide 对胰岛 β 细胞的影响,liraglutide 能够明显增加胰岛 β 细胞的数量以及胰岛 β 细胞再生的速率。动物实验结果还发现,给肥胖大鼠模型注射 liraglutide 可有效减轻肥胖个体的体重,表明 liraglutide 降低 2 型糖尿病患者的体重。GLP-1R 激动剂的临床应用:由于外源性 GLP-1 在体内很快被血浆中的 DDP-4 降解,半衰期极短,限制了其临床应用。因此,研究能够拮抗酶解的、作用时间长的 GLP-1R 激动剂或类似物成为治疗糖尿病的新研究方向。目前研发的 GLP-1R 长效激动剂,其代表药物包括 exednin-4 与 liraglutide。相对于 GLP-1,此类药物能够有效地延长其在体内的半衰期。2009 年美国临床内分泌医师学会(AACE)公布的 2 型糖尿病最新指南中指出,人 GLP-1 类似物可作为优选的联用药物,临床主要应用于以二甲双胍为基础的二联或三联方案,以快速达到 HbA1c≤65% 的控制目标。

三、GLP-1 类似物

(一)艾塞那肽(exendin-4,百泌达)

是世界上第一个肠促胰岛素类似物,在 2005 年 4 月经美国 FDA 批准上市。艾塞那肽的血药浓度达峰时间为皮下注射后 2.1h,半衰期为 2.4h,每天 2 次皮下注射,保留了 GLP-1 生理效应,其作用机制诸如:葡萄糖依赖性胰岛素分泌、抑制胰高血糖素过多分泌、延缓胃排空、减少食物的摄入、抑制下丘脑摄食中枢等。临床研究还提示艾塞那肽尚有促进胰岛 β 细胞增生和抑制 β 细胞凋亡的作用。艾塞那肽适用于在二甲双胍基础上加用磺脲类和 / 或 TZD 控制血糖仍不满意的 2 型糖尿病患者。一项艾塞那肽联用 TZD 和 / 或二甲双胍的研究显示,艾塞那肽治疗组 HbA1c 下降 1%。此外,艾塞那肽能减轻患者的体重,16~30 周的

艾塞那肽治疗可以使患者体重平均减轻 1.5~3kg。

(二) 利拉鲁肽(liraglutide)

与艾塞那肽相比较,利拉鲁肽有两大优点:其一是与人 GLP-1 同源性更高。它的氨基酸序列约 97% 与人 GLP-1 相符,而艾塞那肽只有 53%,故其非同源所致免疫不良反应较小;其二,其半衰期为 11~15h,艾塞那肽为 2.4h。liraglutide 相关的 III 期临床研究,即 LEAD-1~LEAD-6 研究,从不同治疗阶段对利拉鲁肽的临床使用疗效、低血糖事件、体重改变及心血管获益等方面进行了综合的评估。其中,LEAD-1~LEAD-5 比较平价了利拉鲁肽与传统的降糖药物在 2 型糖尿病治疗不同治疗阶段的疗效。LEAD-6 对利拉鲁肽与艾塞那肽的疗效进行了头对头的比较。LEAD-1 研究中,分别应用利拉鲁肽、罗格列酮或安慰剂与格列美脲联合治疗,26 周后发现利拉鲁肽组 HbA1c、FPG 与餐后血糖(PPG)降低幅度均显著大于罗格列酮及安慰剂组。LEAD-2 中,患者在口服二甲双胍的基础上随机接受利拉鲁肽、格列美脲或安慰剂治疗,26 周时利拉鲁肽各组 HbA1c、FPG 与 PPG 平均值较安慰剂组均有显著降低,但与格列美脲组相当。继续治疗 2 年后,利拉鲁肽组 HbA1c、与格列美脲组仍无明显差别,但利拉鲁肽组有更多患者治疗达标。LEAD-3 显示,与格列美脲组比较,单独使用利拉鲁肽对早期 2 型糖尿病患者的血糖控制,在统计学上显著并且持续有效。除了显著降低 HbA1c,利拉鲁肽更显著地使 2 型糖尿病患者体重减轻,收缩压下降,并减少低血糖的发生率。LEAD-4 评估了在二甲双胍联合罗格列酮的基础上分别加用利拉鲁肽或安慰剂的治疗,结果显示,利拉鲁肽组 HbA1c、FPG 或餐后 90min 血糖值与安慰剂组相比均有显著改善。C-肽水平与胰岛 β 细胞的分泌功能(HOMA-β)显著改善,由此可见,对于已用两种口服药但效果仍不理想者,加用利拉鲁肽可降低血糖,同时 β 细胞功能有改善作用。LEAD-5 研究在应用二甲双胍和格列美脲的基础上分别加用利拉鲁肽、安慰剂或甘精胰岛素治疗。结果显示,利拉鲁肽组 HbA1c 值较甘精组显著降低(1.3% vs 1.09%,$P=0.015$),同时利拉鲁肽组中有更多的患者 HbA1c 达标(HbA1c<7% 者 52%,HbA1c<6.5% 者 36%,甘精组中分别为 44% 和 23%)。2009 年,为期 26 周的 LEAD-6 结果显示,与艾塞那肽比较,464 名使用二甲双胍和磺脲类药物已无法控制的 2 型糖尿病患者,利拉鲁肽在降低 HbA1c 方面发挥的作用更为显著(利拉鲁肽组 HbA1c 降低 1.12%,而艾塞那肽组只降低 0.79%,$P<0.000\ 1$)。2009 年 7 月利拉鲁肽获欧盟批准,根据欧洲药物评审组织(EMEA)的推荐,在使用二甲双胍和 / 或磺脲类药物,或者二甲双胍和 / 或 TZD 治疗 2 型糖尿病而取得次优控制的情况下,可加用利拉鲁肽。

四、长效人 GLP-1 类似物

目前为止,进入临床研究的长效人 GLP-1 类似物至少有 2 种,即 exenatide LAR 和 taspoglutide 这类长效制剂经过分子结构修饰,仅需要每周注射 1 次,给药更便利,与药物相关的胃肠道不良反应较之前的短效剂型更少。2007 年 10 月 31 日,研发单位公布了 exenatide LAR 与 exendin-4 为期 30 周的比较研究结果。安全性和有效性数据表明,exenatide LAR 对于糖尿病患者血糖和代谢的控制更佳,不良反应更少。exenatide LAR 每周只需注射 1 次,而 exendin-4 每天需要注射 2 次,exenatide LAR 组 HbA1c 平均下降 1.9%,exendin-4 组的 HbA1c 降低 1.5%(差别有统计学意义)。taspoglutide 与天然 GLP-1 具有 93% 的同源性,其第 8、35 位氨基酸被替换为氨基异丁酸,它具有一种可以持续释放的成分以保证其缓释效能。taspoglutide 可以对抗 DPP-4 及其他蛋白酶的水解,其血浆稳定性是天然 GLP-1 的 12 倍,生物效力是天然 GLP-1 的 7 倍。一项多中心、随机、双盲安慰剂平行对照Ⅱ期临床研究,通过与艾塞那肽、利拉鲁肽比较,表明 taspoglutide 与二甲双胍联合使用时,绝大部分患者血糖、体重在接受 4~8 次注射(每周 1 次或每 2 周 1 次)后获得了有效改善,但该研究存在样本量较小、持续时间短、固定剂量给药等诸多局限性,后续Ⅲ期临床研究将进一步评估 taspoglutide 治疗 2 型糖尿病的有效性与安全性。

五、安全性

GLP-1 葡萄糖依赖的刺激胰岛素分泌的特点可以有效减少低血糖的发生,艾塞那肽和利拉鲁肽的低血糖发生率较低,最主要的不良反应是恶心、呕吐、腹泻和便秘等胃肠道症状,其中最常见的不良反应是恶心(>20%),这些与药物的胃肠道作用机制相关,一般为轻到中度,其发生率随着剂量的逐步递增和使用时间而减少。艾塞那肽和利拉鲁肽代谢产物主要经肾脏排泄,故对于中到重度肾损害或终末期肾病患者不适宜使用。在抗药性研究方面,虽然有研究结果提示一部分患者体内存在抗艾塞那肽或抗利拉鲁肽抗体,但尚未见其对血糖控制的负面作用。其他相对少见的不良事件诸如呼吸道感染、头痛和注射部位不适等也在病历报告中涉及。目前临床荟萃结果提示,GLP-1 类似物最严重的不良事件为急性胰腺炎。艾塞那肽自上市以来已出现 36 例胰腺炎患者,美国 FDA 组织审查了 30 名接受艾塞那肽治疗患者出现急性胰腺炎的案例报告:30 例患者中 27 例有胰腺炎的易发危险因素,包括胆囊结石、高甘油三酯血症以及酗酒等;6 例患者艾塞那肽剂量加倍后开始出现症状或症状加重。2 名患者停药后好转,但其中 3 人复用艾塞那肽后症状再次出现。2008 年美国 FDA 发出警示,提醒患者注意该药的致胰腺炎风险,并建议临床专业医师应根据患者的个体特征选择用药,一旦出现相关症状应及时就诊。因此,医务人员应该对患者急性胰腺炎症状密切关注,如果怀疑胰腺炎,应立即停止使用艾塞那肽。如果确诊是胰腺炎,不能再使用艾塞那肽。在利拉鲁肽的相关研究中,也曾见有发生胰腺炎的报道。

六、未进入临床试验的 GLP-1 受体激动剂

GLP-1R 非多肽类激动剂 Boc5 由中国科学院上海药物研究所在国际上首次研究发现。它是一个由化学基团取代环丁烷侧链的小分子物质,通过提高细胞内的 cAMP 水平发挥作用。基础研究发现,在 2 型糖尿病小鼠模型注射 Boc5 可刺激胰岛素分泌,提高胰岛素敏感性,减少小鼠摄食量,降低体重。由清华大学蔡中华教授负责的课题组首次对 exendin-4 进行了聚乙二醇化的研究。该研究利用毕赤酵母表达 exendin-4 多肽并进行纯化,将活化的 PEG 同纯 exendin-4 多肽耦联,分离纯化后得到聚乙二醇化的 exendin-4。动物实验证明,PEGyation exendin-4 使 exendin-4 的半衰期延长至 4h,并且加强了 exendin-4 的生物活性与疗效,同时降低了 exendin-4 的副作用,显示出了良好的临床应用前景。

GLP-1 受体激动剂或类似物已经被临床证实具有显著的降血糖效果,无论其单独应用还是与其他口服降糖药联用,均可以迅速、持久和高效地降低血糖及 HbA1c 水平。由于其促进胰岛素分泌的作用具有葡萄糖依赖的降糖机制,出现低血糖症状的概率极低。同时,它还能改善胰岛 β 细胞功能,降低体重,显示出了极好的延缓糖尿病进展及减少糖尿病心血管

并发症的潜能。虽然人们认识到 GLP-1 受体激动剂作用机制本身的复杂性和多样性,因此许多的问题尚未完全阐明,尤其是它对于人体潜在的风险,以及如何减轻胃肠道、免疫等诸多不良反应将是糖尿病界面临的新挑战,有待后续大型、长期的临床研究提供更多的数据结果。

第四节 用 药 原 则

一、1 型糖尿病

(一) 胰岛素泵

目前推荐 1 型糖尿病患者长期治疗的最佳选择,治疗分为基础量和餐前量,应用短效胰岛素或速效人胰岛素类似物能够更好地模拟胰岛素生理分泌模式。一般过去未使用过胰岛素的患者,初始剂量根据体重计算:一日总量 = 体重(kg)× 0.5,以基础量和餐前量各占 50% 分配;青春期的儿童,因为生长发育,需要摄入更多热量,餐前量可以达到 60% 甚至更多,40% 用于基础量。成人 1 型糖尿病在使用胰岛素治疗过程中血糖波动大,胰岛素用量较大时,可加用双胍类或 α 葡萄糖苷酶抑制剂减少血糖波动。

(二) 多点注射方案

三餐前应用速效人胰岛素类似物或短效人胰岛素联合长效胰岛素类似物、低精蛋白锌胰岛素或胰岛素或精蛋白锌胰岛素。首先从小剂量开始,如普通胰岛素早 8U、中 6U、晚 6U 餐前 15~20min 皮下注射,低精蛋白锌胰岛素 10U 睡前皮下注射。以后根据空腹、餐前、餐后、睡前血糖调整胰岛素用量。

(三) 胰岛移植或干细胞移植

临床胰岛移植可使 1 型糖尿病成为胰岛素不依赖,且手术安全、简便。早在 20 世纪 70 年代中期国外开始应用胰岛移植治疗 1 型糖尿病,直到 1990 年才有患者移植后短期脱离胰岛素的报道。既往国内总体移植效果还不理想,究其原因主要为移植的质量与数量不足,未适当应用免疫抑制剂,或与移植早期未积极控制受体的高血糖状态等有关。进入 21 世纪后,加拿大艾伯塔大学 Edmonton 小组采用释放酶(liberace)经导管灌注消化胰腺,在无异种蛋白环镜中纯化胰岛,新鲜胰岛经门脉肝内移植,并使用不含糖皮质激素的免疫抑制方案,进行临床胰岛移植获得巨大成功,并形成了著名的 Edmonton 方案。该小组于 2000 年报道了 7 例血糖极不稳定的 1 型糖尿病例移植 1 年后全部停用胰岛素,引起国际对胰岛移植广泛关注,为此美国国立卫生研究院(NIH)组织了欧美地区 10 个科研中心进行重复和临床研究。因而,目前认为,胰岛移植仅适用于极不稳定的糖尿病患者;或已进行另一个器官移植并已接受免疫抑制治疗的糖尿病患者。胰岛移植面临的主要问题是供体胰腺匮乏和胰岛分离产量较低(一般 50%),我国的组织器官供体更加匮乏,鉴于建立成人胰岛移植的技术体系的投资及难度较大,加之供体来源紧缺,整体进展较慢,有待于建立国家级临床胰岛移植研究中心,促进临床胰岛移植研究健康有序发展,以免造成资源的浪费。目前,中国国内多家医院开展了胰岛移植。其中,中南大学湘雅三医院王维先后进行了二十多例同种和异种胰岛移植,取得了明显效果。

二、2 型糖尿病

2 型糖尿病占糖尿病患者 90% 以上，多数患者需要接受口服降糖药物的治疗。在饮食、运动的基础上联合口服降糖药物治疗方案在糖尿病患者的治疗方案中占据了很大的比例。由于各类口服降糖药的降糖机制各不相同，合理的联合用药不仅可以减少单药使用剂量，降低可能出现的药物毒副作用，而且不同口服降糖药可以取长补短，更加有利于血糖的控制。口服降糖药的联合使用一般要遵循以下几个总的原则。一是尽量联合使用降糖机制不同的药物，避免联合应用作用机制相同的同类药物。同类降糖药的联合应用容易导致药物毒副作用发生的可能性大大增加，而不同降糖机制药物的联用却可以产生更好的降糖效果，同时由于药物剂量的减少，药物不良反应的发生也大为减少；二是单药血糖控制不佳时应尽早联合用药，无需单一药物达最大剂量仍无效时再考虑联合用药；三是联合用药的种类不宜过多，一般联合应用 2 种药物，必要时可联用 3 种药物，联用 4 种及以上药物的情况应尽力避免。目前临床上常用的口服降糖药主要包括磺脲类降糖药物、双胍类降糖药物、餐时血糖调节剂、噻唑烷二酮类、α 葡萄糖苷酶抑制剂、DPP-4 抑制剂及钠 - 葡萄糖协同转运蛋白 2 抑制剂等。临床上比较常用的口服降糖药联用方案主要包括以下几种。

（一）磺脲类联合双胍类

磺脲类和双胍类降糖药的联合目前非常常见。首先考虑双胍类药物，非肥胖者可以选择磺脲类药物，当单药不能满意控制血糖时，优先考虑两者的联用，对降低空腹血糖和餐后血糖均有良好效果。但是在两者联用后会增加低血糖的风险，老年患者尤应注意。此外由于两类药物大部分都由肾脏排泄，会增加肾脏负担，应定期检测肾功能，出现肾功能损害及时停用，选择格列喹酮或胰岛素治疗。

（二）磺脲类 +α 葡萄糖苷酶抑制剂

亚洲人群主食进食较多，餐后血糖容易升高。当单用磺脲类药物不能有效控制餐后血糖时，应考虑加用 α 葡萄糖苷酶抑制剂。该药能持续抑制餐后高血糖而降低胰岛素的需要量，故可减少联用的磺脲类药物剂量，且不增加体重。虽然单 α 葡萄糖苷酶抑制剂不会引起低血糖反应，但与磺脲类合用时会增加低血糖发生的风险，如果发生低血糖，进餐碳水化合物不能纠正低血糖，应及时选用静脉葡萄糖予以纠正。

（三）双胍类 +α 葡萄糖苷酶抑制剂

对于血糖谱不是很高，空腹血糖小于等于 10mmol/L 的患者，这两类药联用可以产生显著的协同作用，能明显降低糖尿病患者空腹及餐后血糖，对于改善患者脂质代谢异常、胰岛素抵抗也有一定作用，比较适合肥胖的糖尿病患者。但应引起注意的是，两类药物联合应用可能会增加胃肠道反应如恶心、腹部不适等症状。

（四）磺脲类 + 噻唑烷二酮类

单用磺脲类药物血糖控制不佳的患者，尤其是肥胖伴有高胰岛素血症的患者，可以加用噻唑烷二酮类增加胰岛素敏感型，使血糖获得满意的控制。在联合使用要注意可能会出现低血糖，应减少磺脲类药物的剂量。

（五）双胍类 + 噻唑烷二酮类

对初发 2 型糖尿病血糖升高不明显的患者，两者均可以增加胰岛素敏感性，尤其是重度肥胖伴明显胰岛素抵抗而血糖轻中度升高的患者更加理想。有研究证实两者联用在降低高血糖方面有互补作用,两者联用比单一用药可使糖化血红蛋白平均降低 0.7%~0.8%,但应监测患者肝肾功能。

（六）餐时血糖调节剂 + 双胍类

餐时血糖调节剂格列奈类药物可快速刺激胰岛素分泌,更有利于餐后血糖控制而低血糖发生率较低,更加符合生理餐时胰岛素分泌模式。餐时血糖调节剂与双胍类联用有协同作用,无明显不良反应,有利于患者长期血糖控制,使生活质量得到进一步提高,对体重也无明显影响。

（七）DPP-4 抑制剂 + 其他类口服药物

DPP-4 抑制剂可以联合其他任何一类口服降糖药物,可以明显改善胰岛素敏感型及降低体重,有利于患者长期血糖控制,使生活质量得到进一步提高。

（八）钠 - 葡萄糖协同转运蛋白 2 抑制剂

钠 - 葡萄糖协同转运蛋白 2 抑制剂恩格列净、达格列净和卡格列净目前在国内暂无临床应用,在国外已经获得一定的临床应用经验。

（九）胰岛素联合口服降糖药物

临床中使用胰岛素为基础的降糖方案,为了避免高胰岛素血症,也同时体现糖尿病个体化的治疗方案,联合的治疗方案较多。诸如胰岛素联合双胍类、格列酮类、α 葡萄糖苷酶抑制剂或 DPP-4 抑制剂,或是一日一次格列美脲联合甘精、地特胰岛素。总之应根据患者血糖谱特点选择适合患者自身的联合治疗方案。

（十）其他联用方案

以上是临床上比较常见的降糖药联用方案,在实际工作中,还可以根据病情选择其他联用方案,例如噻唑烷二酮类药物和 α 葡萄糖苷酶抑制剂的联用,适用于以胰岛素抵抗为主,且餐后血糖较高的患者。另外,当联用 2 种口服降糖药仍不能使血糖控制满意时,可考虑 3 种药物联合应用,如磺脲类 + 双胍类 +α 葡萄糖苷酶抑制剂等。但在选择联合应用方案时,既要考虑到联用不同降糖作用机制的药物,又要考虑到每类药物的特性、毒副反应、药物经济学以及患者的依从性。这样,才能使联合用药方案获得最佳的疗效。

第五节　案　例　分　析

患者,李某,女性,65 岁,身高 160cm,体重 80kg,2 型糖尿病病史 1 年,入院时空腹静脉血糖 10mmol/L,餐后 2h 静脉血糖 16mmol/L,糖化血红蛋白 11%,空腹胰岛素 5.36MIU/L、空腹 C- 肽 241pmol/L,餐后 2h C- 肽 487pmol/L,糖尿病抗体阴性,无尿酮体,血 ACTH、皮质醇未见异常,性激素水平未见异常,无肝肾功能异常,无感染、应激等有害因素。

饮食运动的基础上应予:

治疗方案 1:格列美脲 2mg q.d.+ 二甲双胍 0.5g b.i.d.+ 盐酸吡格列酮 30mg+ 甘精胰岛素 10U 皮下注射 q.n.

治疗方案 2:瑞格列奈 2mg t.i.d.+ 二甲双胍 0.5g b.i.d.+ 盐酸格列酮 30mg+ 甘精胰岛素 10U q.n.

治疗方案 3:阿卡波糖 50mg t.i.d.+ 二甲双胍 0.5g b.i.d.+ 盐酸吡格列酮 30mg+ 甘精胰岛素 10U q.n.

治疗方案 4：沙格列汀 5mg q.d.＋甘精胰岛素 10U 皮下注射 q.n.

治疗方案 5：门冬胰岛素 30 早餐前 20U、晚餐前 16U，皮下注射 ＋ 二甲双胍 0.5g b.i.d.＋盐酸吡格列酮 30mg

治疗方案 6：艾塞那肽 10μg 皮下注射 b.i.d. 或 利拉鲁肽 0.6mg 皮下注射 q.d.

治疗方案 7：门冬胰岛素 三餐前 10U 皮下注射 ＋ 甘精胰岛素 12U 皮下注射 q.n.

治疗方案 8：胰岛素泵持续皮下注射

以上是临床常见的用药搭配方案，应根据个体化治疗原则，并依据患者的生活习惯合理设置治疗方案，同时根据血糖谱变化及时调整治疗方案，争取 HbA1c 的长期达标，延缓糖尿病慢性并发症的发生、发展。

（徐　伟）

参 考 文 献

［1］ Shapiro A，Lakey J，Ryan E，et al. Islet transplantation in patients with diabetes using glucocorticoid-free immunosuppression. New Eng J Med，2000，343：230-238.

［2］ Shapiro A，Shaw J. Islet transplantation and beta cell replacement therapy. New York：Informa，2007.

［3］ Manning JE，Lyon J，Dai XQ，et al. Human islet function following 20 years of cryogenic biobanking. Diabetologia，2015，58：1503-1512.

［4］ Hering BJ，Clarke WR，Bridges ND，et al.Clinical Islet Transplantation Consortium. Phase 3 trial of transplantation of human islets in type 1 diabetes complicated by severe hypoglycemia. Diabetes Care，2016，39：1230-1240.

［5］ Emamaullee JA，McCall M，Shapiro AMJ. Clinical Islet Transplantation. In：Principles of Regenerative Medicine. 2nd ed. Amsterdam：Elsevier Inc.，2011：795-816.

［6］ Domínguez-Bendala J，Pileggi A，Ricordi C. Islet Cell Therapy and Pancreatic Stem Cells// Singh SR.Principles of Regenerative Medicine. 2nd ed. Amsterdam：Elsevier Inc.，2011：403-426.

第九章

手 术 治 疗

第一节　代谢手术概述

一、减重手术的历史与发展

（一）减重手术的历史

减重手术（bariatric surgery）起源于欧美国家，特别是美国在 20 世纪 40 年代由于经济飞速发展，越来越多的肥胖人口出现，肥胖逐渐成为临床关注的兴趣点，但是对于如何治疗处理肥胖症缺少经验，外科医师在临床上观察到各种原因导致的短肠综合征的患者，会明显消瘦，因此最早想到的减肥手术是空肠 - 结肠旁路术。此后，很快就在 1954 年衍变为空肠 - 回肠旁路术，当时是将 35.6cm 的空肠，与 10.2cm 的末端回肠吻合，这样就旷置了大部分小肠。这类手术导致体重明显减轻的同时，并发症也很普遍，主要包括肝衰竭、肝硬化、肾衰竭、严重营养不良等，因此，该类型以减少吸收为主要目的的手术很快在临床上遭到淘汰。1966 年，减重之父梅森（Mason）等注意到，消化性溃疡胃大部切除治疗后，女性的体重往往会持续过轻，因此他们按照毕氏（Billroth）Ⅱ式方法进行胃空肠吻合。为防止胆汁反流，到 20 世纪 70 年代改进为经典的胃旁路术。之后，逐渐发现了胃旁路术中胃限制的重要性，并在此基础上出现了各种改进的胃限制手术方式。

至 20 世纪 80 年代中后期出现的垂直绑带胃成形手术成为当时的主流，因为它满足了缩小胃容积的要求，但是隔开的两个胃囊会相通，垂直绑带胃成形手术的长期减重效果并不理想，于是有了较多的研究对比垂直绑带胃成形手术与胃旁路术，结果发现胃旁路术的效果优于前者，由此发表了许多研究报告，到 20 世纪 90 年代胃旁路术逐渐成为减重外科手术的主流方式。

针对胃旁路术限制摄入为主、胆汁胰液与胃液分离的现象，人们想到了联合手术即吸收不良联合胃限制性手术，由此诞生了意大利医师 Scopirona 的胆胰分流手术（BPD），其他的外科医师在 1998 年对此手术方式做了进一步改良，产生了胆胰分流并十二指肠转位术（BPD-DS），在长期的术后效果观察中也证实了这两种手术方式的减重效果确实优于胃旁路术。

尽管胆胰分流手术和十二指肠转流手术的减重效果显著，但这两种手术方式操作复杂，并发症也相对较多，因此，外科医师们依然在不懈地追求操作更加简单、减重效果更理想、并发症更少的减重手术方式。

20 世纪 80 年代 Wilkinson 率先开展了胃束带（gastric banding）手术，随后在此基础上发展成包括带水囊的束带以及相连埋在皮下的单向调节阀。之后，在欧洲和澳大利亚等地，人们认为可调节胃束带手术的减重效果几乎与胃旁路术的效果相当。之后将近十年时间可调节胃束带（LAGB）手术成为部分国际地区的主流术式。但是长期随访观察结果发现，可调节胃束带手术会发生束带相关并发症，比如束带滑脱、胃壁浸润、溃疡、梗阻等，所以近年来该手术逐渐减少。随着科学及临床技术手段不断进步,新的技术方法特别是微创手术理念在临床推广,1994 年,Wittgrove 等人论证了腹腔镜胃旁路术的可行性,经过一些小规模的开腹手术与腹腔镜胃旁路术的对照研究,证明两者减重效果相当,而且是安全的,患者恢复较快。

从 20 世纪 90 年代起,一种新的术式——袖状胃切除术(SG)逐渐受到重视,最初用于减重主要是针对超级肥胖患者或手术风险极大的患者,大多是在进行胃旁路术或者胆胰分流手术前先期进行袖状胃切除术,患者适当减重后提高手术的耐受性,再进一步进行终极的减肥手术,但是人们发现袖状胃切除术大约有 70% 的超级肥胖患者不需要再进行第二步的手术,因此,袖状胃切除术逐渐被接受为独立的减重手术方式而受到重视。此后该手术的相关对照研究逐渐出现,大多数的报道表明其在减重效果上与胃旁路术不相上下。

随着减重手术的不断发展和成熟以及外科医师们的不断探索,近年来逐渐形成了主要的几种减重方法,即袖状胃切除术、胃旁路术、胆胰转流术等(图 9-1-1~ 图 9-1-4)。

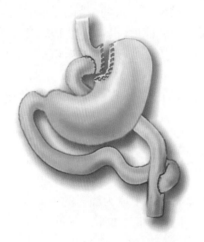

图 9-1-1　胃旁路术

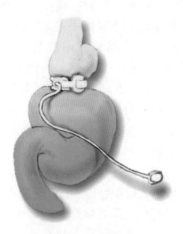

图 9-1-2　胃束带手术

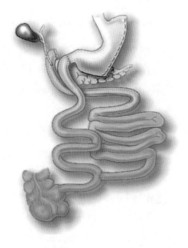

图 9-1-3　胆胰分流并十二指肠转位术

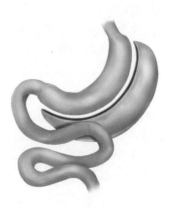

图 9-1-4　袖状胃切除术

（二）减重手术的经验与教训

减重手术的发展史为外科的发展积累了许多的经验,在减重术式的发展上,外科医师进行了有益的探索。对于肥胖患者,单纯想通过减少吸收达到减重的目的,势必牺牲营养的安全,导致严重的并发症,同时减重手术的效果几乎都离不开进食量的减少,这是经过 Mason 等医师临床摸索的结果,因此在以后的所有减重术式都不能避开胃缩小的部分。同时减重手术的发展均伴随着对减重机制的研究,这也是最近几年临床研究的热点,因此需要多学科的协作,不仅是内分泌科、营养科等在内的临床科室,还包括一些基础研究的机构,这使得减重术后新的胃肠道激素的改变被发现,临床相应的药物越来越多,如 GLP-1 受体激动剂等。

（三）减重手术的现状

国外肥胖症外科已有半个多世纪的历史,但其快速发展是在腹腔镜技术成熟之后。在西方,无论是政府还是民众对于肥胖的危害已经有了相当科学的认识,所以对于重度肥胖患者进行手术治疗受到推荐,并且由医保覆盖。减重手术的例数大幅度增长。同时在西方,特别是像美国这些发达国家,会进行肥胖的早期干预,如对于学校、家庭的饮食及热量的摄入等进行干预,所以近些年西方肥胖人口的比例保持稳定,并且稳步下降。

1998 年,美国施行 13 365 例减重手术,到 2005 年,手术人数猛增到 150 000 例,2015 年,手术人数增加到 200 000 人。1998 年,美国有减重外科医师 250 名,2001 年达到 700 人,2003 年增至 1 100 人。在世界范围内减重代谢手术的病例数呈现快速增长的趋势。2011 年全世界接受减重代谢手术的病例数约 34 万,其中美国为 20 万左右。2015 年全世界减重代谢手术约 50 万例,每位减重外科医师有 10 000 名患者等待其手术。

1991 年,美国 NIH 达成第一个减重手术共识,2004 年,美国国家医保专家委员会（The National Coverage Advisory Committee）对本手术的医保范围做了修订。2006 年,美国老兵事务部和国防部根据循证医学依据,出台了减重手术的指南,并肯定了减重手术的有效性。

（四）中国减重外科发展现状

从 1982 年到 2002 年,中国超重人群比例从 6% 增加到了 28.1%,2010 年则增加到了 32.4%;肥胖人群从 1998 年的 0.6% 增加到 2002 年的 9.8%,2010 年则为 13.2%。目前预计中国的肥胖人口在 9 000 万以上。权威统计数据还显示,1985—2000 年间,中国 7~18 岁青少年超重和肥胖人口比例分别增加了 28 倍和 4 倍。如果按照更符合东方人的超重（BMI≥24kg/m²）和肥胖标准（BMI≥28kg/m²）,上述数据更是惊人。

中国最早减重手术的报道是 1984 年杨忠魁做的 Payne 手术,2000 年郑成竹报道了腹腔镜下可调节胃束带手术,2004 年王存川报道了腹腔镜下胃旁路术。最早由上海长海医院的郑成竹教授将当时国际上较为流行的可调式胃束带手术用于临床,随后包括袖状胃切除术、胃旁路术等一系列术式逐步被使用,并取得了良好的临床效果和社会效益。近年来,国内在此领域不断追踪国际上的研究成果,手术例数快速积累,形成了数家规范化的减重及代谢外科中心,并有数十家具有潜力的发展中心。2007 年,中华医学会外科学分会内分泌外科学组、腹腔镜与内镜外科学组、胃肠外科学组、外科手术学学组联合发布的《中国肥胖病外科治疗指南》,2012 年在中国医师协会外科医师分会下成立了肥胖和糖尿病外科医师专业委员会（CSMBS）,于 2014 年发布《中国肥胖和 2 型糖尿病外科治疗指南》。2010 年中国粗略统计减重手术在 650 例左右,2015 年在 6 200 例左右,其中还包括少部分的开放手术。中国减重手术的术式也和国际上的进展相类似,目前袖状胃切除术超过 50%,而可调节胃束带手术几乎绝迹。

中国的减重代谢外科学科建设在最近几年里得到了长足的发展,南京医科大学第一附属医院在手术的标准化、临床路径建立、多学科的团队建设、减重个案管理等方面的成果在国内进行推广,也成为手术例数名列前茅的中心。在 2014 年手术病例数超过 100 例的省份有 17 个,并且逐渐出现十余个结构完善、流程合理的减重代谢外科中心。

二、糖尿病手术治疗的兴起

(一) 减重手术降糖效果的发现

最初减重手术在临床上主要关注减重效果及安全性,20 世纪 80 年代,美国 Walter Pories 医师意外发现合并糖尿病的肥胖患者在接受减重手术后,糖尿病病情明显好转。Pories 医师进行了相关的报道,此后越来越多的证据表明,减肥手术能够显著降低糖尿病患者的高血糖,其效果优于传统药物治疗手段,部分患者甚至可以达到完全缓解。此外,患者的体重指数(BMI)、血脂和血压等指标亦得到明显改善。第 44 届欧洲糖尿病研究协会(2008 年 10 月,意大利罗马)认为:2 型糖尿病有望成为可通过手术治愈的胃肠道疾病。截至 2010 年 5 月份,美国、英国、澳大利亚等欧美国家已有超过 100 万的糖尿病患者通过手术告别了糖尿病。在我国,糖尿病手术治疗开展已有 5 年多时间,手术例数累计已经达 8 000 多例,治愈率已达 92.6% 以上。2009 年,ADA 发表的糖尿病诊疗指南首次将减肥手术纳入治疗方式。2011 年,国际糖尿病联盟(IDF)也发表声明认可减肥手术是治疗 T2DM 的重要选择。国际上大多数的减重学术组织也都改名为减重及代谢外科。

(二) 糖尿病手术的理念沿革

《中国糖尿病外科治疗专家指导意见(2010)》认为,2 型糖尿病患者在经历长期的非手术治疗后效果不佳或不能耐受者,如无明显手术禁忌证,则均可考虑行减重代谢外科手术治疗。同时,该指导意见也对影响 2 型糖尿病手术治疗效果的糖尿病病程、胰岛细胞功能、年龄等因素做了相应的界定。由于我国肥胖症患者多属腹型肥胖,发生心脑血管意外及其他并发疾病的风险更高,当男性腰围≥90cm、女性腰围≥80cm 时,建议应更加积极地考虑手术治疗。对于正常或超重且合并有 2 型糖尿病的患者(BMI<28kg/m^2),虽然初步数据显示手术治疗在这部分人群也有较好的效果,但仍须在充分知情同意的基础上行进一步的临床随机对照研究及论证,目前暂不宜推广。2011 年,美国糖尿病协会(ADA)发布的糖尿病指南建议,对 BMI≥35kg/m^2 的 2 型糖尿病患者,尤其是糖尿病或相关合并症通过生活方式和药物治疗仍难以控制者,可以考虑行减重手术治疗。接受了减重手术的 2 型糖尿病患者应进行长期生活方式咨询及医学监测。该指南与欧美减重手术的适应证基本一致。同年,国际糖尿病联盟(IDF)发布了减重手术治疗肥胖合并 2 型糖尿病的声明,该声明认为选择患者须考虑 BMI,并同时对 BMI 进行了明确的界定,即 BMI≥35kg/m^2(亚洲地区为 32.5kg/m^2)的 2 型糖尿病患者,而对于 BMI 为 30kg/m^2~<35kg/m^2(亚洲地区为 27.5kg/m^2~<32.5kg/m^2)的患者,若经过合适的药物治疗未能达标,尤其是在伴有其他主要的心血管疾病的危险因素时,也可考虑手术治疗。此声明较 ADA 糖尿病指南有了推进,即对轻度肥胖的 2 型糖尿病内科治疗效果不好或有其他严重伴发病时也可手术治疗。

外科手术治疗糖尿病曾受到质疑,内分泌科认为外科减重手术治疗糖尿病须有严格的适应证,并非任何患者均适合。代谢病应摒弃内外科之分,应以患者为中心,尊重患者的意愿,并制定相应的专家共识,由内外科共同努力合作治疗此类疾病。2014年,美国临床内分泌医师协会(AACE)提出肥胖诊断和管理的新"框架",认为肥胖诊断定义应从"以BMI为中心"转变为"以肥胖相关并发症为中心"。对肥胖2级患者(BMI≥25kg/m²,至少存在1种重度肥胖相关并发症)可考虑减重手术。新的诊断方法不仅依据BMI,还参考了体重增加对健康的影响。这突破了单纯以BMI为中心的理念,公开提出肥胖相关并发症对健康的影响。可见,代谢紊乱综合征的缓解或消失是治疗肥胖症的最终目标。糖尿病缓解有许多影响因素,总体的经验就是:①胰岛β细胞功能越好,效果越好;②病程越短,效果越好;③年龄越小,效果越好;④BMI越高,效果越好;⑤有转流的术式降糖效果优于单纯的限制性手术。

(三) 糖尿病手术的基本原理

代谢手术是如何治疗糖尿病的呢? 最初人们认为是缩小了胃的容积,使患者吃得少,所以降糖,或者是患者体重减轻了而降糖,其实临床研究发现对于糖尿病患者过于严格控制饮食反而导致血糖更加不稳定,而减重手术后患者在术后数天,体重还没有明显下降的时候血糖就恢复正常,因此和体重减轻之间并没有明显的关系。随之的研究发现它的作用机制是通过改变了胃肠道的结构,也就是食物不经过十二指肠(胰腺),减少了食物对胰腺的过分刺激,降低了胰岛素的抵抗,在胰岛素不增加甚至减少的基础上,增加机体对糖的利用能力;缩短了食物到达末段小肠和结肠的距离,使得部分未消化的食物达到末端回肠(小肠的末端)时间缩短,使末端回肠分泌降低血糖的激素,参与糖的代谢,从而提高糖的使用能力,降低血糖,治愈糖尿病。

减重手术通过微创外科手术对胃肠道进行重新"改建装修",使胃的有效容积变小,食量大幅度减少,而且旷置了部分小肠,消化吸收能力下降,从源头上控制了血糖的升高,随着体重的下降,胰岛素抵抗的现象得到改善,因此一部分糖尿病患者得到治愈,同时治愈因肥胖而并发的代谢综合征。

除此之外,代谢手术以后胃肠道激素发生了大幅度的改变,此外,胆汁酸分泌改变,肠道菌群改变,嗅觉的变化等方面都可能参与了减重降糖的启动与发展。

糖尿病手术的原理显然是很复杂的,相信不可能单一因素或者所谓某一个假说就能解释,应该是一个联动的相互激发、不断放大的效应积累,最终达到体内在糖的吸收转化以及利用上的新的平衡。

(四) 中国糖尿病手术的现状

近30年来,我国糖尿病患病率显著增加,1980年全人群糖尿病患病率为0.7%,1994—1995年间全国19省市21万人群糖尿病数据调查,25~64岁年龄段糖尿病的患病率为2.5%。最近10年糖尿病流行情况更为严重,2007—2008年,在中华医学会糖尿病学分会组织下,在全国14个省市进行了糖尿病的流行病学调查。通过加权分析,在考虑性别、年龄、城乡分布和地区差别的因素后,估计我国20岁以上的成年人糖尿病患病率为9.7%,中国成人糖尿病总数达9 240万,成为世界第一糖尿病大国,2015年中国糖尿病人口已破1.14亿,并以每年增长1 000万人次的速度递增,约有3.82亿糖尿病后备军即将变成糖尿病人群,而中国的糖尿病患者控糖达标率只有30%左右,糖尿病的危害依然严峻。

中国从2007年发布第一个肥胖症外科治疗指南以后,对糖尿病手术的相关研究逐渐增多,但是目前依然缺少权威的登记统计制度,同时还有一些医院采取开放手术的方法治疗糖尿病。手术治疗糖尿病的理念引入中国后,受到了内外科医师的重视。

三、糖尿病手术的基本原则

(一) 患者选择原则

什么样的糖尿病患者适合手术？适合的患者才能达到减重降糖效果,且患者必须能充分理解降糖手术的长期改变。当患者符合如下条件者,可期望获得更好的治疗效果: ①年龄≤65 岁; ②病程≤15 年; ③胰岛储备功能在正常下限 1/2 以上,C- 肽≥2ng/ml (666pmol/L)。男性腰围≥90cm、女性腰围≥80cm 时,BMI≥28 应更加积极 kg/m^2 地考虑手术治疗。

结合国际以及国内的研究,2011 年 5 月由中华医学会糖尿病学分会及中华医学会外科学分会联合发布的《手术治疗糖尿病专家共识》指出糖尿病患者的手术指征如下:

1. BMI≥35kg/m^2 的有或无合并症的 T2DM 亚裔人群,可考虑行减重 / 肠胃代谢手术。

2. BMI 30~35kg/m^2 且有 T2DM 的亚裔人群中,生活方式和药物治疗难以控制血糖或合并症时,尤其具有心血管风险因素时,减重 / 胃肠代谢手术应是治疗选择之一。

3. BMI 28~29.9kg/m^2 的亚裔人群中,如果其合并 T2DM,并有向心性肥胖(女性腰围 >85cm,男性 >90cm)且至少额外符合 2 条代谢综合征标准:高甘油三酯、低高密度脂蛋白胆固醇水平、高血压。减重 / 胃肠代谢手术应也可考虑为治疗选择之一。

4. 对于 BMI≥40kg/m^2 或≥ 35kg/m^2 伴有严重合并症;且年龄≥ 15 岁、骨骼发育成熟,按 Tanner 发育分级处于 4 级或 5 级的青少年,在患者知情同意的情况下,对上述患者, LAGB 或 RYGB 也可考虑为治疗选择之一。

5. BMI 25~27.9kg/m^2 的 T2DM 患者,应在患者知情同意情况下进行手术,严格按研究方案进行。但是这些手术的性质应该被视为纯粹只作为伦理委员会事先批准的试验研究的一部分,而不应广泛推广。

6. 年龄 <60 岁或身体一般状况较好,手术风险较低的 T2DM 患者。

患者选择还需要结合患者的其他疾病综合考虑,BMI 只是基础,糖尿病患者手术的风险高于单纯肥胖的患者。

(二) 术者基本条件

哪些医院哪些医师合适开展糖尿病手术？在中国是否可以制定准入制？至目前尚没有官方或者学术组织制定减重代谢手术的准入标准,目前即使培训的标准尚缺乏,只有江苏省人民医院减重代谢外科获得了国际认证的培训资格(IEF)。根据美国及欧洲的经验总体来说,普遍认为开展减重代谢手术的医师需要达到高级职称,具有腹腔镜下胃肠手术的能力,接受过减重代谢手术的专科培训。对于实施手术的医院,一般研究认为医院越大手术越安全,开展减重代谢手术越多手术越安全,减重降糖效果越好。在我国台湾地区有减重代谢外科的准入标准,并且定期考核,相信在将来大陆地区也会有减重代谢专科的认证以及准入制度。

(三) 质量控制体系

质量控制体系是指通过一系列的制度以及措施、考核等手段达到标准的实施,在代谢外科方面质量控制尤其重要,但也是很困难的工作。减重代谢手术的质量控制体系应该包括:技术标准化的制定、质量的考核与监督、安全性、奖惩制度。2014 年上海市以上海市普通外科质量控制中心等名义制定了《上海市 2 型糖尿病外科手术管理规范》,并且在华东地区进行推广。糖尿病手术的质控体系的建立主要在于三个方面：质量标准、实施办法、考核手段。江苏省人民医院减重外科按照单中心的质控标准制定每一种手术方式的标准化路径、临床护理的路径，以及定期质量评估的机制，达到质量持续改进的目的。

第二节　治疗机制及效应

一、降糖手术的机制

(一) 减重学说

人们看到糖尿病在发病初期绝大多数患者都是肥胖的，而减重手术以后血糖会恢复正常，在药物治疗的情况下减轻体重可以减少药物的使用量，因此理所当然地认为减轻体重是代谢手术降糖的机制。减少了食物的摄入与吸收，从而减少能量的摄取与糖代谢负荷。所有减重手术后患者在短期内皆会有极低的热量摄取，以往研究显示1周的极低热量摄取即可达到降低胰岛素抵抗的效果，接下去患者体重的下降，对减少腹内脂肪、降低胰岛素抵抗也有长期效果。当然，糖尿病手术临床研究发现，即使在术后的早期，体重还没有下降血糖就已经完全正常了，所以减重不是手术降糖的主要因素。食欲刺激素类生长激素主要是由胃底部所分泌，是掌管食欲控制的胃肠道激素，转流手术可导致食欲刺激素下降，而达到长久降低食欲的效果。

(二) 前肠学说

胃旁路术达到十二指肠隔离的效果，而十二指肠是身体对口服糖类代谢的主要控制处，近年来的研究显示糖尿病的产生与十二指肠调控血糖的机制出了问题有关。大部分患者有升糖激素（glucagon）与血管活性肠肽（VIP）不正常升高的现象，而手术后隔离食物进入十二指肠可以降低不正常的肠激素反应，从而改善糖尿病的病情。

(三) 后肠学说

该假说认为手术后食物过早刺激后肠（远端小肠、结肠），使 GLP-1、多肽 YY（PYY）等激素分泌增多。GLP-1 及 PYY 主要由远端小肠及结肠 L 细胞分泌。GLP-1 不仅能促进葡萄糖依赖性胰岛素分泌，抑制胰高血糖素分泌，而且能与 PYY 一样抑制胃排空，减慢小肠内食物的转运，产生饱胀感，减少能量摄入。Cummings 等发现，接受回肠转位术的大鼠因一段远端回肠间置在近端空肠间，过早接受食糜刺激，血 GLP-1、PYY 浓度与对照组相比明显升高，其胰岛素敏感性、β 细胞功能均获得明显改善，支持该理论。远程肠道刺激减重手术可以使得食物快速进入远程肠道，造成许多胃肠激素，如胰高血糖素样肽 -1（GLP-1）、PYY 快速增加，是治疗糖尿病新的药物转机。

(四) 胃肠道激素

患者手术后嗅觉、口味改变可能是因为肠道激素水平发生变化，胰岛素抵抗及 2 型糖尿病的发生与肠促胰岛素和抗肠促胰岛素分泌失衡导致的肠促胰岛轴机制异常有关。胃肠手术后上述胃肠道激素分泌改变。是糖尿病改善的主要原因，其包括后肠假说、前肠假说以及其他胃肠道激素作用。肠促胰岛素主要包括糖依赖性胰岛素释放肽（glucose-dependent insulinotropic peptide）和胰高血糖素样肽 -1（glucagon like peptide-1，GLP-1）。

二、降糖手术后效应

减重手术(降糖手术)后会发生一系列的变化,其中一个解释可能来自于胃肠道内寄居的数以万亿的微生物。2009年,来自亚利桑那州立大学(Arizona State University)的 Rosa Krajmalnik-Brown 等人对3名接受了胃旁路术患者的粪便中存在的细菌进行了测序。与肥胖及正常体重的对照组相比较,这3名患者肠道内的厚壁菌门(Firmicutes phylum)细菌较少,而变形菌纲(Gammaproteobacteria)类细菌则较多。"即使样本量如此之小,我们还是可以得出具有统计学意义的结果,因为上述微生物群的数量改变实在是太大了"。

而胃肠道变短意味着原本会在小肠内消耗掉的氧气进入了大肠;还有一种可能性是,手术后,食物消化的速度变快了。对大鼠所做的研究表明,接受胃旁路术后,大鼠体内的微生物菌群也会发生类似改变。

上述肠道内微生物菌群的改变是否会对健康产生影响,目前还很难断言,但已有研究表明,微生物改变会带来新陈代谢速度的改变。Kaplan 等人对肥胖小鼠进行了胃旁路术,然后把其胃肠道内改变了的微生物菌群转移到无菌的小鼠体内。这些受体小鼠并不是肥胖小鼠,但在接受了上述菌群后,体重还是减轻了大约5%。

有研究证据表明,新陈代谢调控可能起始于胃肠道,然后给大脑、肝脏、胰腺、肾脏和免疫系统发送相应指令,认为多种信号产生于肠道。已经有研究者发现胆汁酸在肠道信号传导中发挥作用。这些酸性液体可以促进脂肪乳化,从而使脂类物质更加高效地进行代谢。但是,胆汁酸也可以发挥激素的作用,向位于肠道内的受体发送信号。

研究者对基因敲除小鼠及对照小鼠都施行过量喂饲,直至其发胖,然后对它们进行垂直袖状胃切除术(该手术可以和胃旁路术一样,缩小胃容量,但并未减少小肠长度)。在术后1周,2组小鼠的体重均显著减轻。但是,到术后5周,只有对照组小鼠可以维持减轻后的体重,而基因敲除组小鼠又恢复了术前体重。这说明,缺少了法尼酯X受体(FXR)和胆汁酸所传递的信息,手术无法取得减重的疗效。

胆汁酸和微生物菌群可以影响肠道与其他器官之间的信息传递,这些器官的葡萄糖调节功能异常可引起糖尿病的发生。

在胃旁路术后,肠道自身的葡萄糖代谢会发生变化。Stylopoulos 和他的同事以大鼠模型研究发现,胃旁路术后,Roux 分支——从胃的盲端到重新连接小肠部分的一段肠道,无论是内径还是长度都明显增加。"这一段的容量变成了原来的2倍",并且将一直保持这个大小。其增大的原因是由于胃的容量减小,器官组织势必需要适应新的内脏环境,去消化大量还未经消化的食物。但是,这个分支的增大,需要消耗大量能量,这一能量正来自于葡萄糖。改变了的内脏器官,开始消耗更多的葡萄糖,而且这种状态还会持续,从本质上讲,小肠变成了更大也更容易"饿"的器官,需要比以前更多的葡萄糖。

肠道内组织的增长,是导致术后新陈代谢速度增快的根本原因——而并非患者减少了能量摄入,手术之所以有效,是因为通过手术改变了生理状态。

当然,体重减少仍然具有重要意义,因为这可以从多方面抑制糖尿病的进展。

(梁 辉)

第三节 手术适应证和禁忌证

一、手术的适应证

(一)手术适应证的历史沿革

减重手术的第一个指南是1991年美国国立卫生研究院(NIH)公布的指南,随着对减重手术研究的深入,越来越多的证据表明,减重手术不仅能减轻体重、控制肥胖,同时可改善甚至治愈肥胖症相关的多种代谢性疾病,尤其是2型糖尿病。在手术治疗肥胖和2型糖尿病应用于临床过程中,其适应证也在不断被修订。

1991年,NIH达成了第一个减重手术共识,限定了肥胖患者接受手术治疗的条件为:体重指数(BMI)40kg/m² 或 35~40kg/m² 同时伴有严重的合并症(包括糖尿病)且能耐受手术。这一共识在规范临床手术适应证、评判手术治疗效果及风险等方面具有重要作用。该共识以BMI作为是否手术治疗的标准,并限制手术治疗仅能用于重度肥胖患者。

对于肥胖症的外科手术适应证,欧美和亚太地区均以BMI为主要参考指标,但标准不同。欧美地区的手术指征为BMI≥40kg/m² 或 ≥35kg/m² 且出现一些与肥胖相关的伴发病;而亚太地区比较接受的手术指征为BMI≥37kg/m² 或 ≥32kg/m² 且出现一些与肥胖相关的伴发病。

亚太地区极重度肥胖的人群较欧美少,肥胖类型多为腹型肥胖,在相对较低的BMI水平下肥胖相关代谢性疾病即可发生。因此,亚太地区采用的超重与肥胖标准分别为BMI≥23kg/m² 和 ≥25kg/m²,均低于WHO标准。

对于手术治疗肥胖症,很多医师都陷入对BMI过分关注的误区,强调BMI在手术指征及疗效判定中的作用,以及术后体重下降情况。但从外科角度,如果术后肥胖引起的伴发病已缓解或消失,即使患者仍有体重超重或轻度肥胖,治疗目的已达到。当然,如体重也降至正常范围则手术疗效更明显,但不能将其作为判断标准。

(二)手术适应证的争议

肥胖级别未达标的患者能否从减重手术中获益?多项研究表明,通过减重手术2型糖尿病患者的病情80%得到充分缓解。同时,针对BMI较低的人群,减重手术同样可缓解糖尿病病情,但是目前还缺少相应的证据。空腹胰岛素水平越高的患者,手术后心血管疾病的发病率和病死率下降得越明显,而且糖尿病病程越短,预后越好。对于那些正在考虑进行手术的患者,术后生活方式和饮食都会发生较大的改变,应该为这些改变提前做好准备。因此目前手术适应证的争议主要来自于以下几个方面:①BMI为基准是否合适,到底多少为恰当;②如何判断糖尿病的病情,特别是胰岛细胞功能;③手术后获益的评判标准,糖尿病缓解的标准,其他方面获益的评判;④降糖后糖尿病复发患者是否获益?不同地区患者是否适应证不同?等等,这些方面的问题还有待研究。

(三)中国糖尿病手术的共识

1. 2011年5月由中华医学会糖尿病学分会及外科学分会联合发布了《手术治疗糖尿病专家共识》,参见本章第一节"三、糖尿病手术的基本原则"。

2. 2014年中国医师协会外科医师分会肥胖和糖尿病外科医师专业委员会发布了《中国

肥胖和糖尿病外科治疗指南》,在该指南中手术的适应证包括:

(1) 确认出现与肥胖相关的代谢紊乱综合征且预测减重可有效治疗,如 2 型糖尿病、心血管疾病、脂肪肝、脂代谢紊乱、睡眠呼吸暂停综合征等。

(2) 腰围:男性 ≥90cm,女性 ≥80cm;血脂紊乱:甘油三酯 ≥1.70mmol/L 和 / 或空腹血高密度脂蛋白胆固醇:男性 <0.9mmol/L,女性 <1.0mmol/L。

(3) 连续 5 年以上稳定或稳定增加体重,BMI ≥32kg/m^2。

(4) 16~65 岁。

(5) 经非手术治疗 1 个疗程以上疗效不佳或不能耐受保守治疗。

(6) 无乙醇或药物依赖性及严重的精神、智力障碍。

(7) 患者了解减重手术的术式,理解和接受手术潜在的并发症风险;理解术后生活方式、饮食习惯改变对术后恢复的重要性,并有承受能力,能积极配合术后随访。

满足以上(1)~(3)之一者,同时具备(4)~(7)情况者,可考虑外科手术治疗。

二、手术的禁忌证

(一) 国际上手术绝对禁忌证

不能耐受手术和麻醉,特别是心肺功能衰竭患者,以及 1 型糖尿病和 2 型糖尿病中胰岛功能完全衰竭的患者;有药物成瘾或者酒精依赖的;不能理解遵从手术后的管理。

(二) 国际上相对禁忌证

有腹部手术史,BMI 在 30~40kg/m^2,糖尿病病史 10 年以上,年龄 >65 岁,年龄 13~16 岁,睡眠呼吸暂停。

(三) 中国糖尿病手术禁忌证

禁忌证:①具有腹腔镜腹部手术禁忌证,如腹内严重粘连、腹内严重感染、呼吸循环功能严重受损、不能耐受全麻或气腹、肝肾功能严重损害、重度出血倾向等;②糖尿病史少于 5 年;③有较严重的精神病、心理障碍或酒精中毒史;④病情复杂,估计手术难以成功,手术风险率大;⑤不愿接受长期饮食习惯的改变。

根据 2014 年版中国医师协会外科医师分会肥胖和糖尿病外科医师委员会发布的《中国肥胖和糖尿病外科治疗指南》手术的禁忌证包括:

(1) 明确诊断为非肥胖型 1 型糖尿病的患者。

(2) 胰岛 β 细胞功能已基本丧失,血清 C- 肽水平低下或糖负荷下 C- 肽释放曲线低平的T2DM 患者。

(3) BMI<25kg/m² 的患者目前不推荐手术。

(4) 妊娠糖尿病及某些特殊类型糖尿病。

(5) 滥用药物或酒精成瘾或患有难以控制的精神疾病的患者。

(6) 智力障碍或者智力不成熟,行为不能自控的患者。

(7) 对手术期望值不符合实际的患者。

(8) 不愿承担手术潜在并发症风险的患者。

(9) 不能配合术后饮食及生活习惯的改变,依从性差的患者。

(10) 全身状况差,难以忍受全身麻醉或者手术的患者。

三、多学科团队的重要作用

(一) 多学科团对的组成

减重代谢手术的多学科团队主要由相关的科室以及术后需要参与的辅助科室组成,目前根据绝大多数的指南的建议,减重代谢外科手术的多学科团队主要包括:减重外科医师、内分泌医师、糖尿病医师、营养医师、心理医师、麻醉医师、减重管理师、减重护士、ICU 医师、呼吸科医师、消化内镜医师、康复科医师,以及在整个诊疗过程中参与到的科室如:生殖医师、放射医师、心血管医师等。但是多学科团队要有核心成员,完成日常的讨论及患者评估工作。

(二) 多学科团队的作用

多学科团队的作用主要包括:①患者的术前评估。对于肥胖患者主要评估肥胖原因,是否是单纯肥胖,排除病理性肥胖,对于 2 型糖尿病主要评估患者糖尿病病情,术前预测手术可能达到的效果,术前营养状况的评估,是否有需要提前补充的维生素以及其他营养素,术前内镜检查是否有幽门螺杆菌(HP)感染,患者术前检查中是否有其他系统疾病。②术前处理与治疗。最常见的是糖尿病患者的血糖控制,术前用药的调整,包括高血压药物、保肝药物等。对于超级肥胖患者术前可能还需要进行低热卡饮食治疗,术前减重降低手术风险,营养科医师提供饮食方案,对于合并睡眠呼吸暂停的患者术前需要进行呼吸功能训练,正压通气,以及睡眠呼吸监测等。其他诸如合并的相关疾病需要相应专科指导治疗。③手术中麻醉。手术科室对肥胖患者的麻醉有一定的挑战性,需要专业的麻醉师来进行相关的麻醉和复苏,困难气道插管以及由于患者低氧血症的存在导致拔管困难。④术后复诊。更是需要多学科的协作,包括患者营养的评估与饮食指导,患者术后维生素缺乏,蛋白不足的补充的指导,患者血糖的调控以及患者在术后各种不适症状需要多学科的指导意见,患者术后包括关节疼痛、脱发、贫血等都是要多学科关注的话题。

(三) 多学科团队的运转机制

多学科团队的运转既需要医院层面的协调与组织,更需要多学科团队成员对减重代谢外科工作的支持,多学科团队的高效运作需要一定的机制。根据江苏省人民医院的经验,多学科团队可以开设联合门诊,对患者进行一站式评估服务,术前评估主要是针对复杂或者高风险的患者进行多学科的讨论,而不是对所有患者都进行讨论和术前评估;患者术后的复诊相当重要,需要多学科的参与,相对固定的营养科医师和内分泌科医师进行患者问卷以及术后检查项目的评估,并给出指导意见。多学科团队运转最重要的原则就是:利益共享,资源共享。

第四节　手术原则和术式

一、手术的基本原则

(一) 患者术前筛查

患者术前筛查的项目主要分为以下几类:①针对肥胖和糖尿病本身的排除性检查,排除病理性肥胖,以及 1 型糖尿病或者免疫性糖尿病,比如:肾上腺素水平,胰岛自身抗体四项等;②针对肥胖和糖尿病病情程度的检查,如口服葡萄糖耐量试验(OGTT)、糖化血红蛋白,以及其他肥胖相关的并发症程度;③手术本身的安全性,比如,呼吸功能、肝肾功能等;④根据需要还有一些研究性的检查,比如,睡眠呼吸监测、饥饿素、瘦素等。

(二)术前缓解因子的预测

对于肥胖患者来说主要是判断患者是否适合手术,对于那些达到重度肥胖标准的患者来说不需要进行预测,只是选择手术方式的问题,而对于 2 型糖尿病术前预测是十分必要的。

糖尿病手术术后缓解率在不同的术式有一定的差别,胆胰分流手术(BPD)术后糖尿病完全缓解率可以达到 98%,胃旁路术(RYGB)术后完全缓解率在 83% 左右,袖状胃切除术(SG)术后完全缓解率在 60% 左右,可调节胃束带(LAGB)手术的术后缓解率在 40% 左右。除了术式上差异导致缓解率的不同以外,在临床研究中人们发现糖尿病的缓解与 BMI、年龄、糖尿病病程、C- 肽值、空腹血糖值、糖化血红蛋白、血脂水平、药物使用情况等多因素相关。BMI 较低的患者常伴胰岛细胞功能衰竭,BMI 较高的患者常伴胰岛素抵抗与高胰岛素血症。对有良好 β 细胞功能代偿的外周胰岛素抵抗患者,应予限制性手术 SG、LAGB;对 β细胞功能与胰岛素敏感性同时衰退的患者,应予 RYGB。此外,选择时需综合考虑患者的各方面情况,不应为了追求缓解而增加其他风险。针对亚洲人群的体质与患病情况,2011 年国际减重与代谢手术联盟亚太地区共识声明将 BMI 标准降至 $30kg/m^2$,对 $BMI>27.5kg/m^2$、T2DM 病情难以控制的条件合适的患者,手术也可作为备选手段。但一直缺乏 BMI 以外的更多的选择标准。正如前文所讨论的,T2DM 的缓解受许多因素的影响,一些学者尝试联合多个因素预测手术效果。Dixon 等总结出病程 <4 年,$BMI>35kg/m^2$,空腹 C- 肽 >2.9ng/ml 是 3 个独立的术前预测因素,联合 2~3 个预测因素可使预测缓解的敏感度达 82%,特异度达87%。Robert 等则通过 ROC 曲线提出五分模型:$BMI<50kg/m^2$ 且术后 1 年时 $<35kg/m^2$,病程 <4 年,HbA1c<7.1%,FBG<6.33mmol/L,术前不用胰岛素,每点各一分,3 分及以上预测缓解,其敏感度为 93%、特异度为 94%。这些模型的建立均以 RYGB 术后患者为背景,有关其他术式尤其是限制性手术的评分模型尚无报道。无论模型如何建立,Lee 等认为预测因素的选择应注意涵盖各个方面,如 BMI 反映肥胖程度,C- 肽反映 β 细胞数量,病程反映 β 细胞破坏程度,年龄体现患者的功能储备,同时各项因素应该相互独立,如腰围、尿酸、肝酶、超敏 C 反应蛋白均与 BMI 升高相关,胰岛素与 C- 肽相关,稳态模型胰岛素抵抗指数(HOMA-IR)与 BMI、C- 肽水平相关,这些都不宜再成为独立的预测因素。预测的意义在于挑选合适的 T2DM 缓解的患者,但不能作为手术指征,因为 BMI 与死亡率相关,T2DM 的风险与HbA1c 相关,与 BMI 无关。

(三)术前准备及风险评估

糖尿病手术的术前准备目前还没有统一的标准及要求,按照以往腹部外科手术的术前准备标准,首先需要控制空腹血糖,术前的空腹血糖最好控制在 8mmol/L 左右,控制血糖的方法一般主张改为注射胰岛素,这样便于术后的血糖调节,胰岛素可以使用长效加短效的组合。糖尿病患者常常合并有高血压,术前对血压的控制也重要,根据年龄在术前需要控制达标的要求不同,降压药物首先要注意摒弃利血平成分的药物,使麻醉时血压更易控制。同时糖尿病患者术前还需要进行心肺功能的评估,包括心脏超声,注意患者的射血分数。肺功能的评估对于麻醉和术后的呼吸道处理是十分重要的,对于那些合并严重的睡眠呼吸障碍的患者术前需要进行功能训练,包括肺活量训练、抗生素使用、无创呼吸机的使用、正压通气等。对于合并下肢溃疡或者腹部有皮肤破损的患者在手术前需要进行皮肤护理和治疗,在手术前要达到皮损愈合、下肢感染控制。进一步的检查还包括患者的颈动脉狭窄情况、眼底病变程度、肾功能损害程度等。

糖尿病手术的术前风险评估有不同的评分体系,不同于常见的糖尿病风险评估,麻醉的评估包括:气道评估、阻塞性通气功能障碍(OSAH)、肺功能三个方面。术前的节食、利尿、通便等还会引起患者的电解质紊乱等。此外,在代谢手术中术后严重的并发症主要与患者的BMI、性别、患者的合并症情况有关,患者的 BMI 越高,特别是 BMI>60kg/m^2 的超级肥胖患者术后的并发症高,根据德国减重协会的研究报告,男性的术后并发症多于女性,此外,影响术后并发症的因素还包括是否能按时随访,随访次数越多并发症的发生越少。

(四)手术必备条件

目前减重代谢手术都是在腹腔镜下完成,对于糖尿病手术需要具备一定的条件,硬件包括:高清的腹腔镜系统、肠钳、分离钳、针持以及暴露肝脏的拉钩等,同时还要备加长的器械。为留存资料,还要备录像系统。针对重度肥胖患者搬动困难,还需要滑动板,避免医护人员劳损。此外,转运床需要加大加宽。病房和手术室都需要准备加宽及更坚固的座椅、床等。

二、降糖手术术式

(一)常见降糖术式简介

目前用于糖尿病的术式有以下几种:①限制性为主:袖状胃切除术、胃折叠术;②限制摄入与减少吸收:胃旁路术、胆胰转流术、十二指肠转位术等。

1. 腹腔镜缩胃手术 又名袖状胃切除术(laparoscopic sleeve gastrectomy)。因为手术会切掉 80% 胃体积,除了会降低食量外,还会减少刺激食欲的食欲刺激素(ghrelin)分泌量,因此食欲也会降低。术后 2 年内约可减去 70% 多余的体重。对于那些 BMI 较高(超过 40kg/m^2)而又难以减低食量的人来说,缩胃手术能达致理想的减重效果。

(1)方法:顺着胃大弯的走行方向保留 2~6cm 幽门以上胃窦,沿胃长轴切除胃的大部,切除全部胃底,使残留的胃呈"香蕉状",容积为 60~80ml。

(2)原理:减少胃容量,减少刺激产生饥饿感的食欲刺激素分泌。

(3)优点:不改变胃肠道的生理状态,不干扰食物的正常消化、吸收过程。

2. 胃旁路术 指一系列类似的、用于治疗肥胖症的外科手术,其共同特征为:手术首先将胃部分为上、下两个部分,较小的上部和较大的下部,然后截断小肠,重新排列小肠的位置,改变食物经过消化道的途径,减缓胃排空速度,缩短小肠,降低吸收。根据美国国家健康中心 2008 年的数据,2000 年后胃旁路术已经取代缩胃手术,成为美国最流行的减肥手术,每年开展约 10 万例。

(1)方法:一方面,通过在胃的上部建一个小胃囊,限制食物摄入量;另一方面,通过远端空肠和小胃囊吻合,使食物绕过胃大部、十二指肠和第一段空肠,从而极大限度地控制食物摄入和吸收。

(2)原理:改变肠道结构、关闭大部分胃功能,减少胃的空间和小肠的长度。

(3)优点:减重效果明显,治疗效果可望长期保持。

3. 胆胰分流并十二指肠转位术(BPD-DS) 是在袖状胃切除术的基础上,旷置十二指肠与近段空肠,远端的回肠与十二指肠的近端吻合。

(二)常见术式的降糖效果

减重手术的降糖效果在 20 世纪 90 年代逐渐受到重视,南卡莱罗纳大学医院的 Pories 教授曾经发表一系列的文章对减重手术以后糖尿病的缓解进行临床研究,到 2009 年 Buchwald 报道 IFSO 的数据,胃束带手术的降糖效果完全缓解率在 46% 左右,胃旁路术糖尿病完全缓解率在 83% 左右,BPD-DS 的糖尿病完全缓解率在 98% 左右,目前袖状胃切除术的糖尿病完全缓解率报道在 60% 左右,还有一些改良的代谢术式,以期获得更高的糖尿病缓解率,并且能够减少长远的并发症。

(三)常见术式的并发症

减重手术面对的是重度肥胖患者,该类患者的手术风险主要在于两个方面:一方面,患者重度肥胖,腹腔内脂肪堆积,空间狭小,而腹围很大,造成手术困难;另一方面,对于重度肥胖患者常常合并有代谢综合征,比如:心肺功能储备下降、低氧血症、肝功能异常、高凝状态、组织脆易出血等,术后容易出现相应的并发症,如:术后呼吸衰竭、肺部感染、心力衰竭等。同时术后还可能会有早期并发症,如出血、漏、梗阻等。减重代谢手术总体的并发症其实很低的,减重与糖尿病手术的死亡率被证实低于其他常见的手术,如胆囊切除术等。

在胃旁路术术后主要的近期并发症包括:出血、吻合口漏、内疝、肠梗阻等。长期的并发症包括:维生素缺乏、贫血、骨质疏松、吻合口溃疡、神经病变等。

袖状胃切除术的近期并发症主要包括:漏、狭窄或梗阻。长期的并发症包括:维生素缺乏、贫血等。这些并发症大多数都是可以进行预防与处理的。

在肥胖人群中,未实施手术的患者与实施减重手术的患者相比死亡风险增加 8 倍。减重与糖尿病手术风险低于腹腔镜胆囊切除手术,其危险性是比较低的。

任何手术都有风险,每位患者面临的手术风险都不同,减重与糖尿病手术风险的增加往往与患者自身存在的一些因素相关,包括年老、高 BMI、男性、高血压、睡眠呼吸暂停、存在肺栓塞风险、行动不便等。

减重与糖尿病手术的并发症包括常见消化道并发症(出血、瘘、胃食管反流、溃疡等)、肺栓塞、深静脉血栓、内疝、呼吸系统并发症(肺不张和肺炎)、胆囊炎和胆石形成等。

胃旁路术常见并发症:营养缺乏、胃肠道瘘、吻合口狭窄、倾倒综合征、肠梗阻等。

三、术后并发症的预防与处理

(一)术后短期并发症的处理

术后短期的并发症主要包括:出血、漏、狭窄与梗阻等。出血,是手术最常见的早期并发症,一般文献报道,减重手术术后出血的发生率在 1%~10%。肥胖患者术后出血的表现主要是心率加快,超过 120 次/min,出血量大于 800ml 常常会出现血压下降等休克表现,但是要注意腹型肥胖患者,触诊及腹膜炎的表现往往不明显,如果放置引流管可能会有新鲜的血液引流至体外。漏按照发生的时间的早晚可以分为早期与中期漏、慢性漏。早期是指术后至术后 6 周以内,中期指术后 6~12 周,12 周以上出现的漏称为慢性漏。漏的主要表现是感染的表现,主要包括发热、心率加快、白细胞升高等,其次是可能合并有腹痛、肩背痛等。需要注意,减重手术后的患者漏的发生由于肥胖的腹部触诊不满意,不能根据腹部体征进行诊断,常常需要上消化道造影,以及增强 CT 进行诊断。胃旁路术后梗阻主要发生于胃肠吻合口或者肠肠吻合口,肠肠吻合口狭窄主要是由于关闭吻合口时使用钉仓关闭造成,胃肠吻合口的梗阻主要发生于吻合口的反复发作溃疡,导致狭窄。胃肠吻合口的狭窄可以通过造影、胃镜进行检查,肠肠吻合口的狭窄主要通过 CT 检查发现闭祥胆胰支扩张,或者以进食困难为主的食物支梗阻。而袖状胃切除术的梗阻主要是由于袖状胃水肿或者在胃角处形成锐角造成,袖状胃切除术后的狭窄或者梗阻通过上消化道造影就可以明确诊断,袖状胃切除术后的梗阻一般通过胃镜下球囊扩张,大多数可以缓解。

(二) 术后营养并发症的处理

不同的术式在术后常常会发生不同程度的营养并发症。总的来说,肥胖患者在术前大多数都会合并有维生素缺乏,术后由于摄入减少以及旷置了小肠使吸收减少,随着随访时间的延长,发生维生素、矿物质缺乏的概率增高。袖状胃切除术后发生的营养缺乏主要包括铁、维生素 B_{12}、钙缺乏。胃旁路术相对发生术后营养不良的机会更高,术后出现贫血的概率可以达到 10%~20%,以缺铁性贫血为主,总的维生素缺乏可以达到 40% 以上,钙和维生素 D 缺乏的发生率也在 10% 以上。营养并发症需要及时处理,主要通过口服增加维生素和矿物质的摄入,以补充吸收的不足,对于绝经期女性以及妊娠妇女可以 2~3 倍剂量的生理需要量进行口服。几乎所有的维生素缺乏都可以通过增加口服剂量而缓解,对于那些可能出现蛋白质缺乏的患者需要增加蛋白质的摄入,甚至需要静脉滴注蛋白。

(三) 术后再手术的策略

袖状胃切除术以及胃旁路术后由于并发症或者减重降糖效果不理想抑或体重血糖反弹,可能需要再次手术,术后再手术是比较严峻的挑战,一方面对手术技术的要求较高,另一方面修正手术目前还缺少循证医学的证据。现在临床再手术最多见于胃束带手术术后。对于胃束带手术的减重效果不佳或者复胖的患者可以考虑胃旁路术或者袖状胃切除术,可以采取胃束带手术同期进行修正手术的方法,也可以先行取出束带,二步法进行修正。袖状胃切除术后需要进行修正手术的可以考虑胃旁路术或者十二指肠转位术(DS),胃旁路术的再手术选择比较复杂,可以再修正,或者延长食物支的长度。

(梁　辉)

第五节　围术期的康复与护理

一、围术期临床护理路径

(一) 围术期护理流程

1. 手术前评估　手术前由减重管理师、多学科团队通过减重术前调查问卷对患者进行系统评估。①减重管理师:安排手术前的检查项目及讲解所选择的手术方式。②营养师:评估患者营养状况,必要时指定营养代餐以减轻患者术前体重。③体适能师:指导低强度有氧运动,以强化心肺能力与体循环系统,可以大大降低手术风险,并提升术后康复能力。

2. 手术前常规检查项目　①血液检查:需空腹 8h 做抽血检验,为手术前必要项目。②胃镜:需空腹 8h 做检查,因施行手术会切割胃部组织,所以术前需先做胃镜,以了解胃部是否有炎症、溃疡糜烂及幽门螺杆菌感染问题,并排除胃部其他病症,若为阳性须依医师指示服药治疗 7 天,不可自行停药。③骨质密度:全身骨质密度检查以了解术前骨质疏松情形。

④腹部超声:了解脂肪肝情形或是否有胆结石情况。⑤胸部一般 X 线:为手术前必要项目,以确保手术安全。⑥心电图:为手术前必要项目,以确保手术安全。⑦麻醉评估:由麻醉科医师进行麻醉风险评估,清楚掌握患者状况,以辅助手术施行。⑧肺功能试验:评估肺功能情况,避免术后发生呼吸窘迫情形。⑨睡眠呼吸暂停的评估:睡眠呼吸监测,根据睡眠呼吸暂停评分使用无创呼吸机。⑩体脂检测:评估及了解患者术前体内脂肪分布情况。

3. 排除以下其他情形 ①装有心脏起搏器;②有凝血功能障碍;③有药物过敏史;④服用任何药物,如抗凝、中药、减肥药等,术前依医嘱先停药 1~2 周;⑤患有心律不齐、青光眼、前列腺肥大、妊娠、传染病及其他系统性疾病。

4. 术前注意事项

(1) 充分与患者及家属沟通手术同意书、麻醉同意书及麻醉说明书内容,确认患者及家属了解内容并同意后,管床医师与患者做好签署工作。

(2) 对于患者及家属的术后期望值,帮助其正确认识并接受手术风险。

(3) 术前常规戒烟 1 周,因香烟中所含的尼古丁会使血管收缩,增加心脏做功,使血小板黏性增加,易导致心脏病发作血栓,增加手术中风险,也会导致术后伤口预后不良及支气管扩张不全等情形。

(4) 帮助患者做好术前体重管理,避免暴饮暴食导致体重增加而相对增加手术及麻醉的风险,必要时请营养科会诊,调整饮食,控制患者术前体重。

(5) 术前避免生理期,避免感冒等情况。

(6) 如有慢性病高血压及糖尿病患者,术前遵医嘱调整血压及血糖。

(7) 手术前一天遵医嘱予清流质饮食,例如:牛奶、果汁、去渣米汤、菜汤等。手术前忌荤食,因肠道内的废物会增加手术感染率上升并会引起术后胃肠道胀气,术前常规禁食 8h,禁饮 4h,禁食可使患者对麻醉药较易吸收,以预防麻醉期呕吐的发生。

5. 填写术前知识问卷 术前知识问卷目的是测试患者是否了解手术前注意事项及是否有正确减重观念,患者填写若有错误,护理人员应给予正确指导(表 9-5-1)。

6. 手术后护理评估

(1) 疼痛:腹腔镜内视镜手术比起传统的开腹手术,疼痛情形大幅减轻,手术后为了减轻患者的疼痛,评估患者的疼痛情形并根据情况使用止痛针,可指导患者遵循下列方式来缓解疼痛不适:①可采取舒适卧位,或采用非药物性的缓解疼痛技巧,例如:看报纸、听音乐、看电视、按摩放松技巧或可侧身放置枕头于腹部加压,以减轻疼痛。②利用放松按摩方式,例如:手、脚、背部肌肉按摩,可转移注意力,减轻疼痛。③教导下床活动起身时,可使用枕头压于腹部或稍弯腰,以减轻腹部用力导致地疼痛。

(2) 腹胀、肩膀酸痛:腹腔镜内视镜手术过程中因使用 CO_2,导致患者于手术后常有腹胀、肩膀酸痛等症状。食物的储存空间减少,进食后容易造成上腹部胀,可指导患者遵循下列方式来缓解不适:①顺时针按摩腹部,以促进肠蠕动,减轻不适感。②手术后,建议患者早期下床,以促进术后蠕动的恢复及 CO_2 气体排出,减少腹胀不适感,出院前建议患者完成运动目标,1 000m 的距离,不需一次走完,可分多次完成。建议术后第一次下床采用渐进式活动,以免麻醉药物代谢不完全,因头晕导致跌倒。③细嚼慢咽、少量多餐,摄食易消化、温和的饮食,少摄取甜食及易产气食物,进食时勿说话,以防气体随食物进入胃部造成腹胀现象。

(3) 恶心、呕吐:由于胃部手术后胃容积变小,导致胃液反流,因手术而使胃组织水肿。除此之外,术后由于麻醉药的关系也会引起恶心、呕吐等,可指导患者遵循下列方式来减轻

表 9-5-1　术前知识问卷填写指导

手术前知识问卷（于确立手术前填写）	对	错	不知道
1	手术前一天清流质饮食,减少肠道废物,防止术后胀气,手术后应早期下床活动,以促进肠蠕动,帮助恢复			
2	减重手术前不需饮食控制,以免减重后不能大吃大喝			
3	术前如有以下情形请提早并主动告知医疗人员:①装有人工心脏起搏器;②有凝血功能障碍;③曾经对药物过敏;④服用任何药物:如降血压、降糖药、抗凝血、中药等;⑤怀孕者			
4	手术前 1 个月需戒烟,手术前 1 周应停止服用抗凝剂药物(如:阿司匹林)			
5	术后饮食应细嚼慢咽、少量多餐、温和饮食、少吃甜食及产气食物(如:豆类)来减缓术后胃容量减少所导致的腹胀与呕吐症状			
6	减重手术后产生的并发症,如:出血、疝气、溃疡、缝合处或钉针破裂,吻合处渗漏,胃或吻合处狭窄等,这些并发症可能需要再次手术			
7	做过减重手术后的患者,不会复胖所以不需要规律运动及饮食控制,也不用理会体适能师及营养师的宣教			
8	减重手术安全性高,不可能产生任何并发症			
9	减重手术后黄金减重期为术后 1 年,且接受减重手术的女性 1 年内,尽量避免怀孕			
10	术后应按时回诊,回诊频率为术后第 1、3、6、9、12、17、24 个月,术后 3 年以上,每年回诊一次			

恶心、呕吐等不适。①若患者有恶心、呕吐现象,可将床头抬高,头偏向一侧,可避免吸入性肺炎的发生,若患者恶心、呕吐情况较为严重,可遵医嘱使用止吐剂。②手术后由于胃容量会减少,其进食水分时须缓慢进食,可采用少量多次的原则,一次约 5~10ml,护理人员可给予小药杯使用(勿使用吸管,避免喝水量过多,或吸入气体过多而导致胃部不适)。

(4) 术后伤口评估:腹腔镜内视镜手术伤口又分传统及单一伤口,无需拆线,可遵循下列方式评估及护理伤口:若伤口未缝线,应保持伤口清洁、干燥,若伤口处不小心沾湿,应尽快拆除纱布,用碘伏棉球消毒后再使用无菌敷料覆盖即可。患者沐浴时可使用防水敷料覆盖,术后 10 天伤口可不需覆盖敷料,保持干燥即可。

(5) 进食后不适的护理评估

1) 腹胀:食物的储存空间减少,进食后容易造成上腹部胀,要做到细嚼慢咽、少量多餐;摄食易消化、温和的饮食;少摄取甜食及易产气食物。进食时勿说话。

2) 呕吐:喝水及进食时禁止狼吞虎咽,应少量(约 5~10ml 量 / 次)缓慢饮入,且每天至少需饮用 1 500~2 000ml 的水,以预防脱水及便秘。细嚼慢咽,少量多餐。

(6) 其他:当患者手术后返家,有以下三种异常症状时,可与减重管理师联络:①发热:持续 2 天体温高于 38℃以上。②腹痛:术后伤口局部痛为正常现象,当患者呈现腹部大范围疼痛,应怀疑胃漏现象。③解血便:食管、胃、十二指肠或近端小肠快速且大量出血时,可能会解出鲜红色的粪便,少量出血时会呈黑便。

7. 出院前评估

(1) 出院药物及营养品指导:术后 1 个月内所有口服药均需研磨兑水后服用。①抑制胃酸药:早餐、晚餐前各1粒,服用至30天。②铁剂:术后1周开始服用,早餐前1粒,袖状胃切除术者建议服用1年,胃旁路术者建议终身服用。③复合维生素于术后1周后开始服用,早餐、晚餐后1h各1粒,袖状胃切除术者建议服用1年,胃旁路术者建议终身服用。

(2) 其他:①降血糖药物,若空腹血糖>7mmol/L,需依照内分泌医师指示服用降血糖药物(血糖监测时间为6点、12点、18点、24点)。②高血压药物:若血压值>140/90mmHg,需依照医师指示服用降血压药。③若有服用中药,则需停用3个月。

(3) 复诊时间:①术后1个月、3个月、6个月、9个月、12个月。②术后第2年:半年一次。③术后第3年:每年一次。

8. 手术后康复知识掌握问卷 手术后康复知识掌握问卷目的是测试患者是否了解有关手术后返家照护注意事项,填写完毕后,若有错误,护理人员给予患者正确指导。见表9-5-2。

表9-5-2 手术后返家照护注意事项

	手术后知识问卷(于出院当天填写)	对	错	不知道
1	手术有发热(>38℃),持续腹痛、解黑便或大量黑便,或伤口若出现以下情形,如出血、红、肿、热、痛、渗出液(黄绿色)所引起的发热等现象时,须打紧急专线电话给家庭医生			
2	术后若不适需到其他医院紧急就医时,须持照护卡给对方医护人员了解目前减重手术情况			
3	手术伤口照护若已使用防水敷料覆盖,就不必再换药			
4	手术后3~4天可以开始静态性工作,1个月内避免剧烈运动			
5	术后每日水分摄取量应为1 500~2 000ml,3个月内禁喝太冰、太热的饮料及刺激性饮品(例如:茶、咖啡)			
6	手术后采用渐进式饮食方式,依序为清流质→流质→软食→固体食物,进食速度宜放慢,少量多餐,细嚼慢咽			
7	手术后1周内只能采取清流质饮食,清流质食物包括:过滤果汁、牛奶、豆浆			
8	胃绕道手术及胃缩小-肠绕道手术者,需终身补充维生素及铁剂;胃缩小及胃束带加折叠手术者,术后1年补充维生素;胃束带手术者依体重下降情况补充			
9	术后即可开始补充综合维生素及铁剂,且需相隔1h以上			
10	术后需定期回诊,第1年回诊时间为:术后1、3、6、9、12个月,第2年回诊时间为每半年一次,第3年开始只要每年回诊一次,术后每年皆必须接受身体健康检查			

(二)糖尿病临床护理评估

糖尿病手术除了让胃容量减少使体重下降外,其让食物从胃到小肠末端的路径变短,人体的小肠末端会分泌两种与促进胰岛素相关的食欲刺激素,食物随肠蠕动到小肠末端就会启动食欲刺激素分泌,因此促进胰岛功能恢复正常而抑制血糖上升,缓解糖尿病。临床上,在执行减重手术时,发现做完减重手术后患者的糖尿病获得极大的改善,患者在手术减重之后,糖尿病病情也受到控制,甚至有人手术前的空腹血糖超标,手术后降到正常,而且术后5

年,糖尿病都不复发,也不再需要药物治疗,这是目前任何药物都无法达到的疗效。患者越早转诊进行手术治疗,长期结果会越好。若患者目前以饮食控制或口服药物治疗时即转诊,此为治疗的良机。药物控制不良的 2 型糖尿病也是手术时机。

糖尿病手术并发症评估

(1) 死亡:全世界的统计数字显示减重手术引起的死亡率约为 1/200,一般来说,手术死亡的定义为手术后 30 天内。

(2) 新胃囊渗漏:起因可能为胃囊愈合不良或不当的术后饮食。如果发生,可能会需要第二次腹腔镜修正手术。

(3) 心脏病发作:肥胖个案常有高脂血症引起动脉硬化,容易引致心脏病发作,手术前医师会安排一系列的心血管检查。若有血管阻塞的问题,一般会建议先处理心脏疾患。

(4) 胃肠道出血:因为手术牵涉到胃肠道的切割与吻合,偶尔会出现术后胃肠道出血的状况,这时会有黑便或血便的现象,这种状况通常需要住院治疗,一般而言,药物治疗可以解决这些问题。

(5) 肺炎:腹部手术的个案因为活动力下降因此容易出现痰多、不易清除的现象。但因为现今都是腹腔镜手术,因此下床活动通常不受限制,因此很少见。

(6) 肠阻塞:这在腹部手术的个案都有机会发生,一般大多是因为粘连或内生性疝气所引起,但是腹腔镜手术并不易引起粘连,因此很少见到。

(7) 吻合口渗漏:因为手术牵涉到胃肠道的切割与吻合,偶尔会出现术后胃肠道吻合处渗漏的状况,这时会有腹痛、发热或是心悸的现象。一般而言,需要再次手术的概率 <1%。

(8) 吻合处狭窄:通常发生在胃小肠接口处,会有连进食流质食物都出现呕吐的现象,通常使用胃镜扩张术便可解除症状。一般而言,发生概率 <5%。

(9) 维生素缺乏:接受胃绕道手术的个案因为小肠绕道减少吸收的关系,因此较容易出现维生素缺乏的长期问题。

(10) 脑卒中:对于已有或潜在性脑血管系统疾病的患者而言,于手术中或麻醉后较易发生脑卒中。

(11) 胃食管反流:有些个案接受手术后会出现胃食管反流或呕吐的现象,此时应回门诊进行治疗。

(12) 肺栓塞:肥胖个案接受手术有可能因为腿部静脉血液循环较差而引起血栓,如果血栓进入心肺循环将引起致命的肺栓塞。个别有血液凝集疾病者发生概率较高,因此手术中医疗团队会替个案使用足底加压套来减少血栓发生的可能性。

二、围术期血糖管理

术前对于合并 T2DM 的肥胖患者,应监测空腹、餐前、餐后 2h、睡前血糖,给予口服药物或胰岛素,术前控制血糖 <10mmol/L。术后应停止使用胰岛素促泌剂(磺酰脲类和氯茴苯酸类),并调整胰岛素剂量以降低发生低血糖的风险。

(一) 准备及评估

1. 择期手术 应对患者血糖控制情况以及可能影响手术预后的糖尿病并发症进行全面评估,包括心血管疾病、自主神经病变及肾病。术前空腹血糖水平应控制在 7.8mmol/L

以下,餐后血糖控制在 10.0mmol/L 以下。对于口服降糖药后血糖控制不佳的患者,应及时调整为胰岛素治疗。口服降糖药治疗的患者在接受手术的术前当晚及手术当天应停用降糖药。

2. 术中处理 对于仅需单纯饮食治疗或小剂量口服降糖药即可使血糖控制达标的 2 型糖尿病患者,在接受小手术时,术中不需要使用胰岛素。

在手术中,需静脉应用胰岛素,并加强血糖监测,血糖控制的目标为 5.0~11.0mmol/L。术中可输注 5% 葡萄糖溶液 100~125ml/h,以防止发生低血糖。葡萄糖 - 胰岛素 - 钾联合输入是代替分别输入胰岛素和葡萄糖的简单方法,需根据血糖变化及时调整葡萄糖与胰岛素的比例。

3. 术后处理 在患者恢复正常饮食以前仍予胰岛素静脉滴注,恢复饮食后可予胰岛素皮下注射。

4. 对于术后需要重症监护或机械通气的患者,如血浆葡萄糖 >10.0mmol/L,通过持续静脉胰岛素输注将血糖控制在 7.8~10.0mmol/L 比较安全。术后一般的血糖控制目标为空腹血糖 <7.8mmol/L,随机血糖 <10.0mmol/L。既往血糖控制良好的患者可考虑更严格的血糖控制,同样应注意防止发生低血糖。

(二) 术后血糖监测

术后 1 年,至少要进行 4 次门诊随访(1、3、6、12 个月),以及更多的电话或其他方式的随访。主要内容包括:血糖、糖化血红蛋白、胰岛素、C- 肽等。术后随访糖耐量试验及检测胰岛功能也应由常规口服葡萄糖耐量试验(oral glucose tolerance test,OGTT)改行静脉葡萄糖耐量试验(intravenous glucose tolerance test,IVGTT)。

(三) 术后血糖调控

1. **术后未达到血糖目标的患者** 可使用改善胰岛素敏感性的抗糖尿病药物(二甲双胍)及肠促胰岛素药物治疗。

2. **术后 T2DM 缓解者** 应停止应用抗糖尿病药物。

3. **术后血糖控制不良的高血糖患者** 应由内分泌科医师进行指导。

术后糖尿病缓解的标准为糖化血红蛋白应控制在 6.5% 以内,根据患者具体情况,逐步减少或停止药物治疗,不宜操之过急。

三、围术期康复指导

(一) 饮食指导

1. **饮食进展及进食速度** ①指导患者饮食进展应采渐进式阶段饮食,依序如下:清流质→流质→软食→固体食物。②指导患者进食速度宜放慢,每餐进食时间为 30min。③指导患者少量多餐、细嚼慢咽(频率至少 25 下),以预防吻合口阻塞、呕吐等情形发生。

2. **宜摄取的食物及补充品** ①指导患者每天 3 次正餐,宜摄取体积小的食物。②指导患者每天至少饮用 6~8 杯(1 500~2 000ml)的水,以预防脱水及便秘;③指导患者每日需补充综合维生素和矿物质,并遵从医嘱定期服用。

3. **不宜摄取的食物** ①指导患者避免食用浓缩的甜食(如:糖、可乐、蛋糕、冰品等),易引起倾倒综合征。②指导患者避免高油食物,可预防脂肪泻及减脂不佳。③指导患者进食时,避免喝水及喝汤,可在两餐间或餐后 30~45min 再摄取水分。④指导患者术后 3 个月内不宜摄取冰水、咖啡、茶类、酒精类等刺激物。

4. 其他注意事项 ①经手术后,胃旁路术患者胃容量为 20~30ml,袖状胃切除术患者胃容量为 120~240ml。当吃的东西大于胃容量时,患者会出现呕吐或不舒服,若胃感觉不适,并有呕吐的情形发生时,应避免再进食。②如果患者食用的食物发生适应不良时,可以告知患者暂时回复到前一段的食物,如:清流质或流质或软质食物。为期 1 周。

5. 指导患者进食 进食指导原则见表 9-5-3。

表 9-5-3 进食指导原则

时间	术后第 1 天	术后第 1 周	术后第 2 周	术后第 3~12 周	术后第 12 周以上
饮食	依医嘱喝水或禁食	清流质饮食	流质饮食	软质饮食	低热量均衡饮食

(1) 清流质饮食:①食物选择:指导患者选择白开水、过滤清汤、运动饮料(加水 1:1 稀释)、过滤不加糖的果汁(加水 1:1 稀释)、蜂蜜水,第 3 天后可喝去油鸡汤、鱼汤。②水分摄取:指导患者小口喝水及清流食物,约每小时饮用 120ml。

(2) 流质饮食:①食物选择:指导患者选择低脂、低糖、低纤维的绞碎过滤的食物。可选择去油清汤、米汤、米浆、薏仁浆、豆浆、牛奶。②热量摄取:指导患者热量摄取约 550~800kcal,蛋白质摄取量 60g。③水分摄取:指导患者约每小时饮用 120~180ml。每天至少饮用 6~8 杯(1 500~2 000ml)。④其他注意事项:食物及饮料的选择会影响体重减轻的情形,尽管进食液态食物的量少,但若为高热量食物,患者的体重减轻仍然会出现不理想的状态,反之,若患者摄取极低热量的液态食物,而蛋白质食物摄取不够,则易影响患者的身体健康,降低其免疫力,容易导致脱发等现象发生。因此摄取流质饮食每日应包括 240~480ml 牛奶,以确保足够的蛋白质。若患者喝牛奶出现乳糖不耐症,可指导其食用不含乳糖的配方。

(3) 软质饮食:①热量摄取:指导患者热量摄取约 550~800kcal。蛋白质摄取量 60g。②水分摄取:指导患者约每小时饮用 120~180ml。每天至少饮用 6~8 杯(1 500~2 000ml)的水。③食物选择:以低糖、低脂、高蛋白食物为主。

(4) 食材选配:指导患者根据个人口味喜爱制作食物,要依其性质处理如下:①选用茎类食材时,需先将其蒸熟,再切成小丁状。②选用新鲜蛋类时,需先煮熟并剥去外壳,压成泥状或以蒸、炖方式制备。③选用瘦肉类,需先搅、剁细碎并煮熟。若无法自行制备者,可选用市售婴儿食品,如:肉泥、蔬菜泥或果泥等罐头装食品。④低热量均衡饮食:需依个别人对食物的耐受程度逐一加减进食量,热量摄取可循序渐进至 1 200kcal,蛋白质摄取量 60g。

(二) 手术疗效判断

1. 临床完全缓解 无论术前采用饮食控制、口服药物治疗还是胰岛素治疗的患者,术后不再需要上述任何的干预措施,亦可长期保持随机血糖 <11.1mmol/L、空腹血糖 <7.0mmol/L 、口服葡萄糖耐量试验 2h 血糖 <11.1mmol/L、糖化血红蛋白 <6.5% 者,可判定为临床完全缓解。

2. 临床部分缓解

(1) 术前需使用胰岛素并且能控制血糖,而术后仅需口服药物或饮食调整即可控制血糖至正常者,可判定为临床部分缓解。

(2) 术前需要口服降糖药物方能控制血糖,而术后仅需饮食调整即可控制血糖至正常者,可判定为临床部分缓解。

3. 治疗有效 术前有明显的 T2DM 并发症的出现,如糖尿病肾病、糖尿病视网膜病变等。术后这些糖尿病并发症消失或缓解者,判定为治疗有效。

(三) 运动指导

术后 1 年会安排 5 次体能咨询,每一次体能咨询都将为患者实施体能检测,为每一位减重患者实施体能检测,目的是让体能老师及减重患者自身了解体能状况。

1. 体能检测

(1) 心肺适能:3 分钟台阶测试,以每分钟 96 拍的速率上下 35cm 高的阶梯,持续 3min 后测量 1min 心率。

(2) 肌肉适能:1 分钟仰卧起坐测验,测验屈膝仰卧起坐 1min 的最大能力。

(3) 柔软度:坐姿体前弯测验,测量坐姿直腿前弯数据。

(4) 身体组成:体脂率测量,以体脂率测量仪测得。

2. 运动指导 患者回家后伴有合适的运动,有利于手术取得更好的效果。患者回家休息 2 天就可以开始日常生活,运动从低强度开始慢慢过渡到高强度。第 1~4 个月:快走、慢跑运动。第 5~8 个月:跑步、自行车锻炼、健美操;第 9~12 个月:跑步、爬山、健美操等,整个锻炼过程中要注意对膝关节的保护,循序渐进。出院后运动建议:①每周 3 次 75min 热身 × 力量训练 × 耐力训练,共 12 周;②有氧运动,有利于改善心脏自主功能和肺功能;③12 周的高量运动(每天 1 小时中等强度体力活动并进行额外轻体力活动)较术后非运动患者可额外降低 3.62kg 的标准化体重。

第六节 案 例 分 享

一、病例报告

男性,36 岁,厨师,主诉血糖增高半年,体重增加 20 年。自幼体重就高于同龄人,于 1 年前空腹血糖增高,糖化血红蛋白增高,诊断为 2 型糖尿病,诺和灵 30R 早 6U、中 6U、晚 6U,血糖控制在 13mmol/L。食欲好,饭量约 250g/ 餐,喜吃肉类及零食。无运动习惯,生活完全自理,工作强度为轻度。睡眠质量差,每天 4~5h,均为浅睡眠。大便每日 1~2 次,小便量、色均正常。患者性格内向,育有一子,子体重正常,家庭和睦。拟行手术治疗,于 2015 年 11 月 16 日住院。查体:T36.4℃,P82 次 /min,R18 次 /min,BP148/95mmHg,身高 175cm,体重 115kg,BMI 为 37.55kg/m²。腹膨隆,腹部及腰部散在脂纹,颈部可见黑棘皮。实验室检查:空腹血糖 7.18mmol/L、糖化血红蛋白 6.9%、维生素 D 41.88mmol/L。心电图、胸片均正常,B 超示中度脂肪肝;肺功能检测为中度通气障碍。入院诊断:肥胖伴 2 型糖尿病。

二、术前护理

(一) 入院接诊

1. 入院常规介绍 详细地进行入院介绍、评估患者高血压及高血糖的临床表现。

（1）热情接待患者,做好患者自我介绍,介绍病区护士长、管床医师,通知患者次日晨06:00空腹抽血(需要从当日22:00开始禁饮、禁食),根据医嘱开立的项目告知检查地点、检查时间及注意事项(在检查单上标明)、标本留取注意事项(24h尿的正确留取、OGTT正确检查方法等),对患者进行饮食宣教(糖尿病饮食)、安全管理(防跌倒的具体措施、床头及洗漱间紧急呼叫铃的使,告知腕带作用(身份识别)、陪护制度、请假制度、查房制度。

（2）了解基础疾病,进行相关疾病知识介绍(掌握正常血压、血糖数值波动范围、掌握手术必要控制血压和血糖范围、了解患者BMI指数)。

（3）如无特殊情况帮助患者3天内完成所有检查。

（4）遵医嘱予以血糖监测并做好记录。

2. 评估呼吸功能 判断是否需要使用呼吸功能训练器,夜间是否需要使用睡眠呼吸机、心电监测并指导相关使用方法。使用无创呼吸机不仅是多数OSAHS患者的首选的治疗手段,也是OSAHS围术期改善患者睡眠结构、纠正低氧血症、增强呼吸驱动性、稳定血压、促进心脑等重要生命器官的血氧供应、改善心肺功能、提高患者对手术和麻醉的耐受性不可或缺的治疗方法。

3. 缓解焦虑情绪 焦虑原因是担心手术危险,护理措施包括:①热情接待患者,将行胃减容手术患者安排在同一病房,避免其他疾病患者手术后给患者带来恐惧因素的影响。②评估患者的文化程度,对知识的接受能力,嘱其填写术前调查问卷,进行有关指导。③告知患者手术的必要性,向其宣教手术相关的知识。④利用同伴教育予以患者信心和安全感。

（二）术前一日

患者定于2015年11月20日在全麻下行"胃旁路术",11月19日晨7点测血压118/68mmHg,晨空腹血糖7.0mmol/L。

1. 正确全面地进行术前宣教 ①术前注意事项包括个人卫生准备(义齿取下、贵重物品保管、指甲修剪),术前疼痛知识宣教,术前睡眠治疗的重要性,术前心理护理(手术流程、医师、麻醉师谈话签字流程等)。②备皮:为患者备皮,测量脐孔深度,进行脐部消毒。③指导患者起床三部曲。④指导患者术前功能锻炼指导:抬臀运动、踝泵运动,有效咳嗽、呼吸训练器使用及评价。⑤更换清洁的病员服。

2. 正确指导患者使用药物 ①监测并记录血糖,以防患者出现低血糖。②了解患者1周内是否服用抗凝药物,如阿司匹林、氯吡格雷等。

3. 手术方式介绍 胃旁路术为限制及减少吸收型的手术,此种手术做法除了以重新形成的小胃囊来限制食量外,并且将部分的小肠绕道,有减少吸收的效果,所以长期的复胖率极低;但术后必须长期补充维生素、铁剂、钙等,以防止贫血及钙质流失。此种手术减掉的体重多且效果快,但手术相对复杂。可以减少多余体重的60%左右,对2型糖尿病完全缓解可达80%,主要并发症:溃疡、梗阻、贫血、内疝等。

（三）手术当日

患者2015年11月20日在全麻下行"胃旁路术",术晨8点测血压126/74mmHg,于08:10接入手术室。

1. 完善各项术前准备 ①掌握手术当日各生命指标:术晨06:00体温36.5℃,晨8点测血压126/74mmHg。②了解患者术前晚夜间睡眠质量,评估患者精神状态(晚间睡眠质量佳,睡眠时间约 8h,术前一日晚上血糖检测数值≤10mmol/L)。③再次核对患者术前准备是否完成。④再次患者核对(两种核对方法以上)、手术名称,注射术前针、带术中带药。⑤铺麻醉床。

2. 对患者回室病情变化进行预见性评估 ①了解患者基础生命体征情况,正确设置心电监护各参数值。②掌握手术当日各生命指标情况,为患者选择合适的监护设备。③预见性评估患者回室各种引流管种类和数量,准备好各引流装置并妥善放置。

三、术后护理

(一) 患者回室

患者于 11 月 20 日 11:30 术后安返病房,伤口敷料清洁、干燥,带入腹部引流管一根,引流出 20ml 暗红色液体。带入留置尿管一根,尿量为 500ml,颜色为淡黄色。

1. 正确安全交接手术室回室患者 ①执行身份识别制度,核对回室患者,检查回室病历及有无静脉用药带回。②告知患者家属回室后的各项注意事项;介绍手术引流管相关护理知识;给予术后饮食指导。③协助患者正确、安全过床,连接氧气、心电监护,注意观察指数变化,告知家属各参数正常范围。④检查伤口敷料,检查携带回室的各个管路,贴标签分类,妥善固定管路,观察各种引流性、质、量。

2. 观察患者生命体征及引流液的性状,及早发现病情变化,保证患者安全。①观察患者的神志情况,判断患者意识恢复程度。②根据患者的血氧数值、患者的表现和主诉,选择患者的给氧浓度及是否需要睡眠呼吸机辅助呼吸。③观察患者引流液的量、色、性质并做好记录。④合理安排输液速度,保证液体在有效时间内全部输入完毕。

3. 护理措施 ①观察患者的神志,注意病情变化。②持续心电监护,设定报警值,做好数值记录。③遵医嘱合理调整氧流量,血氧饱和度控制在 95%~100%。④夜间正确使用睡眠呼吸机辅助呼吸。⑤妥善固定引流管和尿管,观察引流液、尿液的量、色、性质。⑥加强病情观察,耐心听取患者的主诉。

4. 压疮预防 ①根据患者体重指数,合理使用减压贴,避免局部过度受压。②保持床单元的整齐、清洁,及时更换。③观察患者病员服是否潮湿,及时更换。④检查留置尿管,防止尿管漏尿等情况出现。⑤指导患者进行抬臀运动,每 2h 更换体位。

(二) 术后第一天

患者术后第一天,遵医嘱停用氧气及心电监护、拔除导尿管。指导患者试饮水,协助患者下床活动。

1. 观察病情变化 ①了解患者夜间的睡眠情况,听取患者主诉。②查看患者的生命体征监测单,遵医嘱停心电监护。③遵医嘱拔除尿管并协助患者第一次排尿。④观察患者呕吐、腹痛腹胀情况,必要时遵医嘱用药。⑤评估患者肌力恢复情况,告知起床三部曲,协助患者下床活动。

2. 指导患者正确饮水,鼓励其下床活动。

3. 按时遵医嘱予以血糖监测并做好记录。

4. 对病情变化正确评估、判断及预见性处理 ①注意患者的主诉:如腹痛腹胀的情况,初次饮水的不适感等。②根据收集的信息判断患者腹痛腹胀原因,大便的颜色、性状和量,引流液的颜色、性状和量,汇报医师,为医师拔管提供依据,给予患者正确的指导。③告知患者术后呕吐、腹痛腹胀应对措施,帮助患者缓解相关症状,增加患者的安全感。④根据测得的血糖数值,判断患者是否需要配合使用降糖药物,谨防高、低血糖的发生。⑤指导患者正确饮水,给予患者 50ml 的饮水训练杯,指导患者少量多次饮水。肛门未排气者饮水量控制在 600ml/d,排气者饮水量 1 500ml/d。

(三) 术后第一次下床

患者第一次下床行站立运动,出现头晕、心慌、冒冷汗。出现上述症状应立即予以判断区别是低血糖反应还是体位性低血压;立即给予动态血压监测和快速血糖监测,同时询问患者短时间内是否有体位改变来协助评估判断。

1. 了解体位性低血压症状　①患者起床前进行血压监测。②观察患者站立后有无头晕、视物模糊、失眠、肢体无力等症状。如没有不良反应,再开始行走运动锻炼。③掌握下床三部曲:清醒状态仰卧 2~3min、半卧位 2~3min、床边静坐 2~3min。④出现体位性低血压,立即就地放平患者,给予氧气吸入,改善脑缺血症状,监测患者血压水平,通知医师及时处理。

2. 腹痛　与手术气腹、肠功能未恢复有关。护理措施包括:①做好疼痛宣教,提高患者对疼痛的认知程度。②关注者疼痛主诉,了解疼痛的部位、性质,汇报医师选择合适的止痛措施。③根据疼痛评分给予患者采取不同的措施:0~3(轻度疼痛),实施非药物干预措施:环境安静、建立良好护患关系、避免疼痛加重因素、冷敷、按摩、心力疏导、分散注意力;4~6(中度疼痛),及时通知医师,遵医嘱使用镇痛药物(非甾体止痛药物),注意观察药物疗效及不良反应;7~10(重度疼痛),及时通知医师,遵医嘱使用镇痛药物(非甾体止痛药物 + 麻醉止痛剂),注意观察药物疗效及不良反应。④为患者提供安静、整洁的睡眠环境,各项操作集中完成,保证患者充足、无干扰的夜间睡眠时间。⑤积极解答患者与疼痛、疾病、手术有关的问题,减轻患者的紧张感。⑥观察患者的排气情况。

3. 出血的处理　护理措施包括:①了解患者术中失血失液量,注意观察患者引流液的量、色、性质并做好记录,观察二便颜色及尿量。②询问患者口渴程度,观察皮肤温湿度,了解失水程度及补液是否合适。③维持室内适当温湿度,减少患者不显性失水。④观察伤口敷料渗血情况,根据渗血范围评估失血量。⑤注意患者有无腹痛腹胀的情况。

(四) 术后饮食指导

患者术后胃被分段为两部分,大部分的胃被旷置,只使用一个 20~30ml 的小胃囊并且进行了肠绕道,所以进食量会比以前明显减少且对饮食会有所要求。患者术后 1 年内需缓慢进食,少量多餐,循序渐进,形成一个新饮食习惯。术后 1 年内的饮食进展原则:

1. 饮食进展及进食速度　①术后当天禁食禁饮,术后第一天开始试饮食,使用 50ml 的专门定制水杯,指导其少量多次饮水。肛门未排气者,一天饮水在 600ml/d;肛门排气者,一天饮水在 1 500ml/d。②应采用渐进式阶段饮食,依序如下:清流→流质→软质→固体食物。③进食速度宜放慢,每餐进食时间为 30min。④少量多餐、细嚼慢咽(速度至少 25 下),以预防胃出口阻塞、呕吐等情况发生。

2. 宜摄取的食物及补充品　①每天三正餐宜摄取体积小的食物,另再摄取 2 次点心。②每天至少饮用 6~8 杯(1 500~2 000ml)的水,以防脱水和便秘。③出院回家后第 2 天即开始口服复合维生素,每日早上和下午各 1 片;术后第 8 天开始口服蛋白粉,每天 60g,可分为 5~6 次放入水、奶、汤等之中服用。根据个体情况及复查结果调整每日补充蛋白粉和复合维生素的量,并请遵从医嘱定时服用。④1 个月内所有药片均需磨碎用水服用。

3. 不宜摄取的食物 ①避免使用浓缩的甜食(如:糖、可乐、蛋糕、冰品等),避免高油食物。②进食时,避免喝水和喝汤,可在两餐间或餐后 30~45min 再摄取水分。③术后 3 个月内不宜摄取冰水、咖啡、茶类、酒精类等刺激物。

4. 其他注意事项 ①经手术后,初期的胃容量较小,而最后也仅能容纳半杯至一杯(120~240ml)的量。当吃的东西大于胃容量就会出现呕吐或不舒服,若胃有感觉不适,并有呕吐的情形发生时,应避免再进食。②若食用的食物发生适应不良,可以暂时回复到前一阶段的食物。为期约 1 周。

（五）术后运动指导

具体运动方法参见本章第五节"三、围术期康复指导""(三)运动指导"。

（六）出院

患者定于 2015 年 11 月 24 日遵医嘱出院。患者出院最为关心的是回家后饮食、活动、疾病症状的护理,给予患者系统性的健康教育并发放健康教育宣教单,并实施健康教育反馈。

1. 给予常规出院指导 ①当胃部经过手术治疗后,胃容积将会减少,此时患者们需要适当调整饮食的质、量,以减少术后的不适症状。②遵医嘱按流程办理出院,向患者或家属介绍出院或转出的程序。

2. 给予专科出院指导 ①解鲜红色的大便:大都由小肠下半段或大肠、肛门的病变而来,尤其又以直肠、肛门的病变为主,当食管、胃、十二指肠或近端小肠快速且大量出血时,也可能解出鲜红色的粪便,少量出血时会呈黑便。②腹泻:经绕道手术后胃内食物混合及乳糜化后,较快通过消化道排出体外。指导患者减少油脂类食物摄取。③腹胀:食物的储存空间减少,进食后容易造成上腹部胀。摄食易消化、温和的饮食;少摄取甜食及易产气的食物,如豆类、洋葱、马铃薯、糯米类、汽水类等。④呕吐:胃容量变小,若进食过快或过多,易有呕吐现象。指导患者细嚼慢咽,少量多餐。⑤嘱患者填写出院知识调查问卷,评估患者对相关知识的掌握能力。⑥强调复诊的重要性,督促患者按时回院复诊。

（梁 辉 杨宁琍）

参 考 文 献

［1］Spanou M,Tziomalos K. Bariatric surgery as a treatment option in patients with type 2 diabetes mellitus. World J Diabetes,2013,4(2):14.

［2］Astiarraga B,Gastaldelli A,Muscelli E,et al. Biliopancreatic diversion in nonobese patients with type 2 diabetes:impact and mechanisms. J Clin Endocrinol Metab,2013,98(7):2765.

［3］Xu Y,Wang L,He J,et al. Prevalence and control of diabetes in Chinese adults . JAMA,2013,310(9):948.

［4］Association AD. Standards of Medical Care in Diabetes—2013. Diabetes Care,2013,36(suppl 1):S11.

［5］Kowall B,Rathmann W. HbA1C for diagnosis of type 2 diabetes. Is there an optimal cut point to assess high risk of diabetes complications,and how well does the 6.5% cutoff perform? Diabetes Metab Syndr Obes,2013,6:477.

［6］Aarts EO,Janssen J,Janssen IM,et al. Preoperative fasting plasma C-peptide level may help to predict diabetes outcome after gastric bypass surgery. Obes Surg,2013,23(7):867.

[7] Ramos Levi AM,Matia P,Cabrerizo L,et al. C-peptide levels predict type 2 diabetes remission after bariatric surgery. Nutr Hosp,2013,28(5):1599.

[8] 刘金刚,郑成竹,王勇. 中国肥胖和 2 型糖尿病外科治疗指南(2014). 中国实用外科杂志,2014(11): 1005-1010.

[9] 中华医学会糖尿病分会. 中国 2 型糖尿病防治指南(2013 年版). 中华糖尿病杂志,2014,6(7):447-490.

第十章 治疗新技术

第一节 胰岛细胞移植

一、概述

(一) 胰岛细胞移植定义

1 型糖尿病 (T1DM) 约占糖尿病患者的 5%，多于儿童或青少年时期起病，是由于多种病因导致胰岛 β 细胞进行性破坏和功能损害，引起胰岛素绝对缺乏，患者需要终身依赖胰岛素维持生命。

在 1921 年胰岛素问世之前 T1DM 是致死性疾病，患者从发病到死亡的时间在儿童不足 1 年，成人不足 4 年。胰岛素的发现使 T1DM 转变为一种慢性疾病，但是胰岛素治疗无法阻止微血管和大血管病变的出现。美国糖尿病协会糖尿病控制与并发症研究 (DCCT) 显示，通过胰岛素强化显著降低糖尿病视网膜病变、神经病变和肾脏病变进展。糖化血红蛋白 (HbA1c) 每降低 1% 可以减少 30%~35% 微血管并发症的发生。然而，强化治疗却伴随着低血糖事件及其发病率的显著增加。对于糖尿病肾衰竭的患者，常伴有"脆性糖尿病"特征，血糖波动较大，频繁出现低血糖严重影响生活质量。

目前唯一使血糖完全恢复正常的治疗方法是通过胰腺或胰岛细胞移植替代 β 细胞缺失。胰岛细胞移植是将胰腺中的胰岛在体外分离和纯化后通过门静脉移植到肝脏，以替代患者胰岛功能丧失，改善脆性糖尿病状态，稳定糖代谢。胰岛细胞移植具有安全、简单、不良反应轻等优点。自 1977 年人们开展首例人类胰岛细胞移植到 2000 年 Edmonton 方案的实施，随着胰岛分离技术和胰岛细胞移植免疫抑制剂方案的改进，其临床治疗效果不断得到提升。临床上胰岛细胞移植分为三种类型：①胰岛细胞移植 (ITA)；②肾移植后胰岛细胞移植 (IAK)；③胰岛细胞联合肾脏移植 (SIK)。

(二) 胰岛细胞移植的发展历程

针对胰岛与糖尿病的探索始于 1892 年，Minkowski 发现将狗的胰腺切除后会导致糖尿病，从而确立了糖尿病与胰腺密切相关。1893 年，Williams 和 Harsant 将绵羊胰腺的部分碎片从皮下注入一个即将死于酮症酸中毒的 15 岁男孩体内，尽管这次移植最终由于缺乏免疫抑制剂而失败了，但患者的健康确实有了短暂的改善，表明在胰腺内的细胞可以使血糖保持稳定。1911 年，实验胰岛研究开始，Bensley 采用一些染料成功对豚鼠胰腺的胰岛细胞进染色，开展形态学研究。随着胰岛素的发现，外源性胰岛素被认为是 T1DM 的有效治疗方式，胰岛细胞移植研究曾一度被搁置。然而，临床研究显示胰岛素治疗虽然能控制血糖，但不能阻止糖尿病并发症的发生，这使得胰岛细胞移植重新进入了人们的视野。1967 年美国明尼苏达大学实施了世界上第 1 例胰腺移植手术。1972 年，华盛顿大学 Paul Lacy 首次报道了胰岛细胞移植可逆转糖尿病鼠的高血糖，并且确立以肝脏为胰岛细胞移植部位，建立了胰岛细胞移植治疗糖尿病的雏形。

尽管在动物模型上的胰岛细胞移植取得了成功,但在 20 世纪 70~80 年代,临床胰岛细胞移植一直处于探索阶段。1977 年美国明尼苏达大学 Najarian 等首次尝试临床同种异体胰岛细胞移植,他们将未纯化的胰岛细胞移植到患者的腹腔,然而仅有少部分患者获得胰岛素用量的减少。1980 年 Largiader 等首次报道同种异体胰岛细胞移植成功,T1DM 患者在接受胰岛细胞移植后完全停用外源性胰岛素治疗,在当时胰岛细胞移植成功的标志是移植后停用胰岛素 >14 天。1989 年,美国迈阿密大学 Camillo Ricordi 建立的半自动化胰岛分离技术是胰岛细胞移植领域的一个重大转折点,该技术显著提高胰岛细胞的获得率。然而,由于胰岛分离、纯化技术,移植前准备和免疫抑制剂方案等多种因素影响,在 2000 年之前全球总共进行了超过 450 次临床胰岛细胞移植,只有不到 8% 移植达到了 1 年胰岛素不依赖。

2000 年,加拿大埃尔伯塔大学 Shapiro 等采用 Edmonton 方案取得连续 7 例胰岛细胞移植的成功,患者不依赖胰岛素治疗时间长达 17 个月,被认为是胰岛细胞移植发展史上的里程碑。Edmonton 方案成功的经验是:第一,改良了免疫抑制治疗的方案。采用新的无类固醇激素免疫抑制剂和单克隆抗体治疗方案:西罗莫司(sirolimus,SRL)联合小剂量的他克莫司(tacrolimus)和抗 -IL2 受体单抗(达克珠单抗);第二,移植更多的胰岛,每位患者平均移植 11 000IEQ/kg 胰岛(IEQ= 胰岛当量,一个胰岛当量等于一个 150μm 直径的胰岛);第三,胰岛分离纯化后立即经门脉移植。

基于 Edmonton 方案的成功,自 2000 年以来全球 43 个中心开展胰岛细胞移植,这些中心接受胰岛细胞移植的患者多数在 2 次移植后均取得胰岛素不依赖,其中少部分中心的患者则在一次移植后即实现胰岛素不依赖。胰岛细胞移植进入一个新的时期。

二、临床胰岛细胞移植

(一)胰岛细胞移植适应证与禁忌证

胰岛细胞移植为防治 T1DM 患者严重的低血糖症带来了真正的希望,但是免疫抑制药物会带来相应的副作用,因此这项技术有着其适应证及禁忌证。

胰岛细胞移植(ITA)适应证:①1 型糖尿病患者;②年龄 18~65 岁;③血清 C- 肽 <0.3ng/ml 或 <100pmol/L;需要强化糖尿病治疗(血糖测定≥3 次 /d,注射胰岛素≥3 次 /d,或需装置胰岛素泵);④近 12 个月内发生 1 次以上严重低血糖事件。

胰岛细胞移植(ITA)禁忌证:①年龄小于 18 岁或大于 65 岁。如果儿童已经接受某一个器官移植,同时在服用免疫抑制剂,则可以考虑行胰岛细胞移植。患者的心脏和肾脏功能也应当被仔细评估。②肥胖及胰岛素抵抗。患者体重大于 90kg,或 BMI>30kg/m²,或胰岛素用量 >1U/(kg·d);③难于戒除的药物、酒精或毒品依赖;④精神病活动期;⑤有感染性疾病如 AIDS、丙型肝炎、乙型肝炎、结核等感染活动期患者;⑥难治的恶性肿瘤;⑦高血压:SBP>160mmHg 或 DBP>100mmHg,在评估前的 6 个月内有心肌梗死病史或不可治愈的冠状动脉疾病,且左心室射血分数(LVEF)<30%;⑧肾功能不全:GFR≤40ml/(min·1.73m²)。

(二)胰岛细胞的分离、纯化与移植

目前胰岛的获取已形成标准化操作流程,在整个过程中多种因素影响胰岛细胞移植的成功率。首先,胰岛细胞移植的供体多来源于脑死亡捐献者(DBD)或循环衰竭死亡捐献者(DCD)的胰腺。有研究显示供体年龄在 32~64 岁、BMI 28~32kg/m² 时能获得更高的胰岛分离成功率。在获取胰腺时要尽量缩短冷缺血时间,理想的冷缺血时间应当小于 8h。取下的

胰腺被保存在双层氧化氟碳(PFC)和 UW 溶液中,低温运输到胰岛分离实验室。研究已证实基于 PFC 的保存技术将有助于获得质量更好的胰岛,甚至在长时缺血时间里能提高胰岛分离的获得率。此外,有学者评估胰岛细胞 -196℃低温储藏 20 年后的体外和体内功能情况,研究发现解冻后的胰岛仍能保持许多新鲜胰岛的特征,包括双硫腙染色阳性,具有胰岛素阳性细胞和胰高血糖素阳性细胞,且细胞凋亡水平与转录水平、电生理活动和胰岛素基线分泌水平等均与新鲜胰岛相似。这项研究提示,冻存的人类胰岛细胞能用于体内和体外的研究,并在未来提供一个全新的胰岛获取途径。

其次,胰腺的消化。目前国际胰岛细胞移植中心多采用 Ricordi 胰岛分离技术,并在其基础上加以改进。该技术包括用胶原酶消化胰腺和在 Ricordi 消化舱中机械分离两个步骤。通过这个半自动化装置能使胰岛在恒温消化过程中从胰腺中逐渐释出,显著增加了胰岛获得量。胶原酶的活性和种类是影响胰岛获得数量的关键因素。长期以来,胶原酶活性的不稳定造成胰岛获得量的波动。新型 liberase 胶原酶的运用,大大提高了胰岛的获得率。目前用于临床胰岛分离的胶原酶包括:胶原酶 NB1、liberase 胶原酶和 C1 胶原酶 HA。

胰岛纯化是胰岛细胞移植前的关键步骤。移植胰岛中夹杂过多的外分泌细胞会导致肝门静脉血栓、门脉高压和弥散性血管内凝血(DIC)的风险增加。胰岛细胞的纯化原理主要通过胰腺内、外分泌组织的密度不同,使其在不同密度基质中分布也不同来实现。采用 COBE2991 细胞分离机显著提高了胰岛的纯度,经 COBE2991 细胞分离机中纯化后,最终得到用于移植的胰岛细胞体积约为 1~2ml。纯化后的胰岛被装进输液袋运送到移植中心。在超声和放射影像技术的双重定位下,将一只 4F 的导管经皮肝穿刺进入受者的肝门静脉,通过重力的作用将胰岛细胞输入受者肝门静脉内。在移植过程中同时密切监测肝门静脉的压力,如果门静脉压力有显著的升高,暂时停止输入,直至门静脉压力下降至正常,再恢复输注。通过对输入的胰岛肝素化可以降低肝门静脉血栓的发生风险。

(三) 胰岛细胞移植免疫抑制剂方案

T1DM 患者接受胰岛细胞移植后,必须长期服用免疫抑制剂以有效控制同种异体间的排斥免疫,保护移植胰岛的功能。免疫抑制剂是一类对机体的免疫反应具有抑制作用的药物,通过抑制与免疫反应有关细胞(T 淋巴细胞、B 淋巴细胞和巨噬细胞等)的增殖和功能,从而降低机体的免疫反应。它是保证胰岛细胞移植成功最常用且最重要的治疗药物,但其具有肝肾毒性、胰岛细胞功能损伤等副作用,并且长期使用会增加感染、肿瘤的发病风险。2000 年前仅有 10% 的胰岛细胞移植患者实现 1 年胰岛素不依赖。Edmonton 方案由于采用全新的免疫抑制方案,从而大幅提高人胰岛细胞移植的成功率。近年来,国际多个临床胰岛细胞移植中心在 Edmonton 方案的基础上不断探索更加安全、高效的抗排斥方案,大多取得了良好的效果。2016 年美国临床胰岛移植协会开展的一项多中心、单组、Ⅲ期研究显示,48 名伴有潜在低血糖风险的 1 型糖尿病患者接受胰岛移植后,HbA1c 低于 7.0% 且第 1 年、第 2 年无严重低血糖事件发生的比例分别为 87.5% 和 71%,其 2 年后胰岛素不依赖率为 42%。这都为今后进一步的临床治疗积累了宝贵的经验。

标准的 IAT 免疫抑制方案包括:免疫诱导和免疫维持两个阶段。

1. 免疫诱导方案 Edmonton 方案采用抗 CD25 单抗——达克珠单抗作为抗排斥诱导剂,患者不依赖胰岛素治疗时间长达 17 个月。美国明尼苏达大学 Hering 等采用抗 CD3 单抗——hOKT3(Ala-Ala)诱导,6 例患者中 4 例实现了单个供体胰岛细胞移植成功。有研究者在 Edmonton 方案基础上加用依那西普,同时使用胰高血糖素样肽 -1 类似物艾塞那肽,实现了移植较少数量的胰岛获得胰岛素不依赖。美国加州大学旧金山分校 Posselt 等采用抗胸腺细胞球蛋白(ATG)诱导,取得 100% 单个供体胰岛细胞移植成功。McCall 和 Shapiro 进一步改进免疫抑制方案,采用阿仑单抗诱导,此方案能有效地预防自身免疫和同种异体免疫反应。近几年研究表明 ATG 和肿瘤坏死因子 α(TNF-α)抑制剂联合诱导效果更好,且对皮肤和胃肠道系统的副作用明显降低,Bellin 等分析不同移植中心采用的诱导方案后认为 ATG 或阿仑单抗与 TNF-α 抑制剂联合诱导的长期预后均优于单用达克珠单抗或 ATG,高效的诱导方案对延长胰岛细胞存活有着十分重要的作用。

2. 免疫维持方案 Edmonton 方案用低剂量他克莫司和高剂量西罗莫司长期维持,术后 1 年胰岛素不依赖率为 100%,但 5 年胰岛素不依赖率仅有 10%,且受试者出现不同程度的不良反应。移植胰岛细胞慢性衰竭的原因可能与同种异体排斥反应、自免疫反应和长期暴露在可致糖尿病的免疫抑制剂中有关。Rickels 等在 Edmonton 方案的基础上进一步减少了西罗莫司维持剂量,取得了良好效果且副作用明显减少,并且该方案提高了胰岛 β 细胞分泌功能。Takita 等使用他克莫司和吗替麦考酚酯(mycophenolatemofetil,MMF)联合维持治疗,也取得了良好疗效,并且移植患者皮肤病变和胃肠道副作用明显减少。近年来,低 CNI 策略不断被认可。Posseh 等采用 MMF 或西罗莫司与贝拉西普联合维持治疗,获得了良好预后且大部分患者耐受良好。O'Connell 等在澳大利亚多中心试验中使用他克莫司和 MMF维持,6 个月后将他克莫司改为西罗莫司,同样取得了良好的长期预后。

胰岛细胞移植患者在移植之前通常由于长期的糖尿病都患有轻微的肾脏损伤,这种肾脏损伤可能会由于钙调磷酸酶抑制剂的使用而恶化,因为这些原因,在进行胰岛细胞移植后,所有患者的肾脏情况必须被仔细地监测。除了肾脏毒性,他克莫司还有胃肠道毒性,可能造成间歇性腹泻。在用于胰岛细胞移植时,西罗莫司会引起一系列的副作用包括:血脂障碍、肠溃疡、外周性水肿、卵巢囊肿的形成或月经周期不规律。另外,长期的免疫抑制剂治疗还会导致恶性肿瘤的形成,其中鳞状上皮癌是最常见的类型。

由于以上免疫抑制剂的不良反应,新型小分子免疫抑制剂近几年发展迅速,随着低毒高效的新型免疫抑制剂不断产生,免疫抑制剂的合理搭配,现有免疫抑制剂的剂型、剂量、给药途径、维持时间的不断完善和个体化治疗的不断发展,未来更加安全有效的免疫抑制方案将提高胰岛细胞移植物功能,延长其存活时间,减少并发症,改善患者总体预后,实现免疫抑制剂使用效能最大化和风险最小化的目标,从而推动胰岛细胞移植的广泛开展。

三、胰岛细胞移植评估

(一)移植胰岛细胞的功能评估

移植成功指胰岛细胞移植接受者脱离胰岛素注射治疗或胰岛素用量减少伴脆性糖尿病改善。胰岛细胞移植失败指胰岛细胞移植后仍无胰岛素分泌,血清空腹 C- 肽 <0.3ng/ml 或 <100pmol/L。

胰岛细胞移植物功能监测与评估是移植效果的重要手段。其包括:

1. 代谢指标评估 目前临床主要是通过间接监测代谢指标来反映胰岛细胞移植物功能。

(1)血糖水平:使用外源性的胰岛素治疗的受试者至少每周有 4 天的空腹血糖水平 ≤7.8mmol/L,每周 3 次以上餐后 2h 血糖不超过 10.0mmol/。HbA1c≤6.5%。

（2）血糖波动性：采用动态血糖监测（CGMS）血糖的不稳定性，如平均血糖浓度、平均血糖波动数值和高血糖（>10.0mmol/L）、低血糖（<3.0mmol/L）发作，低血糖总的持续时间等。平均血糖波动幅度（MAGE）>11.1mmol/L 提示有显著的血糖波动。

（3）低血糖事件：低血糖的频率、严重性、症状的综合指数将被评估。

（4）胰岛素 /C- 肽的分泌：受试者移植后的胰岛素及 C- 肽水平采用口服葡萄糖耐量试验或静脉葡萄糖耐量试验（IVGTT）评估。

2. 胰岛细胞移植物活检　组织活检是判断移植物损伤的黄金标准。然而，活检受移植部位的影响，并未在临床常规开展。

3. 分子影像学检测　胰岛细胞移植的影像示踪技术最近几年取得飞速的发展，成像技术主要包括磁共振成像（MRI）、核素成像、光学成像等。利用这些成像技术可以示踪与监测胰岛细胞移植物的分布、存活、迁徙、免疫排斥反应等。随着各种示踪剂以及标记物的出现，以及成像技术手段的不断成熟，使得胰岛细胞移植的影像示踪与监测在临床应用成为可能。

（二）胰岛细胞移植的临床效果

2006 年 Shapiro 总结了严格以 Edmonton 方案为基础的临床胰岛细胞移植，结果显示，58% 患者取得胰岛细胞移植成功，长期随访观察，患者 2 年胰岛素不依赖率为 31%，5 年胰岛素不依赖率为 10%。虽然患者恢复胰岛素的使用，但是仍然有 80% 的患者胰岛持续分泌 C- 肽且低血糖评分和血糖脆性指数明显改善。根据 2013 年国际胰岛细胞移植登记处最新统计报告，国际胰岛细胞移植成功率总体呈上升趋势，以 3 年胰岛素不依赖率为例：1999—2002 年为 27%，2003—2006 年为 33%，到 2007—2010 年上升至 44%，这与十余年来胰岛临床研究进展密不可分，可见成人胰岛细胞移植仍是充满希望的治疗 1 型糖尿病的方法。

四、胰岛细胞移植的发展前景

移植器官短缺是当前临床胰岛细胞移植面临的主要难题。在加拿大 Edmonton，患者等待胰岛组织的时间为 6 个月 ~2 年。随着胰岛细胞移植的适用范围越来越广，糖尿病发病率的增加，对胰岛组织需求增加将使得供体更加缺乏。因此，探寻新的胰岛素分泌细胞来源或诱导患者自身胰岛 β 细胞再生是胰岛细胞移植的希望。

（一）异种胰岛细胞移植

猪胰岛异种移植技术是国际公认的最先用于临床的异种移植技术。猪胰岛是异种胰岛的最佳来源，猪胰岛素与人胰岛素氨基酸序列最接近，它的血糖调定点也与人类相似，因而产生的胰岛素能在人体内发挥作用。此外，猪来源广泛，能够提供足够多的胰岛组织，可避免人胰岛的缺乏难题。在过去的十年中，多项报道用猪胰岛进行胰岛细胞移植的试验。尽管在这些试验中，只有很少数的试验造成受者胰岛素需要量的减少，且患者也没有获得长期的胰岛素不依赖，但胰岛异种移植仍旧是一个研究的热点领域。

尽管胰岛异种移植已经取得了成功，但还必须解决猪内源性逆转录病毒（porcine endogenous retrovirus，PERV）带来的问题。异种胰岛细胞移植大范围地应用于临床仍有很长的路要走。

（二）胰岛干细胞移植

参见本章第二节相关内容。

(三) 组织工程胰岛细胞移植

组织工程首次提出是在 1987 年,它涉及医学、生物学、材料学等多学科,目前已经能够在体外构建皮肤、骨、软骨等组织和器官。组织工程应用于胰岛细胞移植,是指利用生物材料或细胞与胰岛共移植,制备具有大孔结构的支架材料,并进行活性修饰,构建适合胰岛的细胞外微环境,为胰岛提供良好的生存环境。

1964 年,加拿大 McGill 大学首次提出了细胞微囊化的概念,即用生物相容性较好的半透膜包裹需要的组织细胞,利用半透膜的选择透过性允许氧气、营养物质、代谢产物和分泌物等小分子物质通过,但阻止免疫活性细胞和抗体等大分子物质通过,从而为解决移植免疫排斥问题提供了良好的免疫隔离屏障。有研究指出,羟基磷灰石、海藻酸盐修饰的明胶纤维可以包裹胰岛,从而减少机体产生的排斥反应。Opara 等先从成年猪胰腺中分离出大量完整、存活的胰岛,然后用海藻酸盐和多聚氨酸作为材料,设计合成了人工胰腺。并将其移植到小鼠网膜内,网膜周边有新生血管生成且血糖控制良好。

尽管微囊能有效保护胰岛免于免疫攻击,但是微囊化胰岛细胞移植仍旧存在一些不足:缺乏生物相容性、免疫保护不完全和缺氧。因此今后还需对微囊的制备、囊壁的选择进行不断的改善。

多孔支架是用可降解的生物材料制成有一定孔隙率,能让营养物质、水及代谢产物等自由通过,促进细胞黏附,能增加细胞渗入及支架内血管化、减少炎症反应,为组织细胞提供生存空间的载体。纤维蛋白溶酶原(PLG)是目前较常用的多孔支架材料。Gibly 等将胰岛种植在 PLG 聚合物支架上,植入小鼠的附睾脂肪和猪体内,观察 14 天。结果显示,支架能增加血管化,减少移植胰岛数量。Salvay 等对 PLG 支架表面进行细胞外基质(ECM)预处理,结果发现 ECM 修饰的 PLG 支架组,在血糖平稳及恢复时间或血管化方面均优于未修饰支架组,表明 ECM 修饰的支架可促进胰岛的存活和功能。

除了纤维蛋白溶酶原外,丝素蛋白也作为多孔支架材料被广泛运用于组织工程研究。它是一种从蚕丝中提取的天然高分子纤维蛋白,有良好的机械性能和生物相容性,经过修饰后可改变表面特性、固定细胞生长因子,有利于细胞生长。肝素是一种高度亲水的大分子,可特异性结合多种生长因子并促进血管新生和组织再生,用含肝素的多肽两亲性化合物自主装纳米纤维支架作为胰岛细胞移植载体,能增加胰岛存活率和胰岛素分泌,显著缩短达到正常血糖的时间。

尽管多孔支架为胰岛提供了生存空间,能让水、氧气、营养物质和代谢产物自由传递,但是多孔支架不能阻止免疫分子和免疫细胞的侵入,免疫保护作用不如细胞微囊。此外,支架的孔径大小会影响胰岛的生存和功能。

临床研究已证实,通过胰岛细胞移植替代 β 细胞治疗能够改善血糖控制,并且能够阻止糖尿病长期并发症的出现,是治疗 T1DM 的最佳方式。尽管如此,如今胰岛细胞移植只适合一部分病情十分严重的 T1DM 患者。大约 80% 的患者能够在第 1 年保持胰岛素不依赖,免疫抑制剂的诱导和维持方案的改良极大地提高了胰岛素不依赖率。最重要的是,患者确实避免了血糖的大幅度波动和低血糖感知受损,这都极大地提高了患者的生活质量。但是,目前由于胰岛细胞需来源于两个及以上捐献者的胰腺,限制了胰岛细胞移植的临床应用。同时无胰岛毒性的免疫抑制剂的开发、通过诱导免疫耐受来有效控制自身免疫和移植排斥等方面有不小的挑战。随着这些障碍的逐一克服,胰岛细胞移植将会适用于更多的 T1DM 患者。

(张 梅)

参 考 文 献

[1] 杨涛,张梅.胰岛移植治疗1型糖尿病的过去、现在和未来.中华糖尿病杂志,2014,(2):73-76.

[2] Shapiro A, Lakey J, Ryan E, et al. Islet transplantation in patients with diabetes using glucocorticoid-free immunosuppression. New Eng J Med, 2000, 343:230-238.

[3] Shapiro A, Shaw J. Islet transplantation and beta cell replacement therapy. New York:Informa, 2007.

[4] Manning Fox JE, Lyon J, DAI XQ, et al. Human islet function following 20 years of cryogenic biobanking. Diabetologia, 2015, 58:1503-1512.

[5] Hering BJ, Clarke WR, Bridges ND, et al. Clinical Islet Transplantation Consortium. Phase 3 trial of transplantation of human islets in type 1 diabetes complicated by severe hypoglycemia. Diabetes Care, 2016, 39:1230-1240.

[6] Emamaullee JA, McCall M, Shapiro AMJ. Clinical Islet Transplantation//Singh SR. Principles of Regenerative Medicine. 2nd ed. Amsterdam:Elsevier Inc., 2011:795-816.

[7] Domínguez-Bendala J, Pileggi A, Ricordi C. Islet Cell Therapy and Pancreatic Stem Cells//Singh SR. Principles of Regenerative Medicine. 2nd ed. Amsterdam:Elsevier Inc., 2011:403-426.

[8] 吴倩,张梅,杨涛,等.免疫抑制剂在胰岛移植中的应用进展.中华糖尿病杂志,2014,6(9):699-701.

第二节　干细胞治疗

一、概述

(一) 干细胞的定义

近年来,随着社会经济的快速增长和饮食结构的改变,糖尿病的发病率正在逐年增加。根据国际糖尿病联盟(IDF)统计,2017年全球约有4.25亿糖尿病患者,比2015年增加了1 000万。其中,中国糖尿病的患病率为10.9%,糖尿病人数达1.14亿。预计到2045年,全球糖尿病的患病人群将达到6.29亿。

1型糖尿病因胰岛β细胞大量破坏而导致胰岛素分泌绝对不足,2型糖尿病也存在胰岛功能逐步衰竭的过程。无论是1型糖尿病还是胰岛功能衰竭的2型糖尿病患者,均需每日多次皮下注射胰岛素替代治疗。尽管胰岛素种类越来越多,但要达到理想的血糖控制目标还需患者长期不懈的努力。另外,即使严格控制血糖也不能完全避免糖尿病并发症的发生和进展,并且过于严格的血糖控制容易诱发低血糖,可能增加心血管事件的发生风险。胰腺移植或胰岛移植被认为是目前治愈糖尿病最有效的方法。2000年Edmonton方案的应用使胰岛移植的临床疗效显著提高。随着胰岛移植成功率的提高,供体胰岛组织来源严重匮乏的矛盾越发突出。因此,干细胞促使胰岛β细胞再生的治疗策略成为治愈糖尿病的潜在希望。

干细胞是机体中一类具有自我更新能力的多潜能细胞,在一定条件下能够分化为各种细胞、组织、器官。通过体内和体外诱导干细胞定向分化为具有胰岛素分泌能力的细胞,可重建糖尿病患者的胰岛功能。干细胞按其来源可分为胚胎干细胞(embryonic stem cells,ESCs)、诱导多能干细胞(induced pluripotent stem cells,iPSCs)及成体干细胞。成体干细胞可来源于胰腺、骨髓、肝、肠上皮、神经上皮等不同组织,其中间充质干细胞(mesenchymal stem cells,MSCs)尤其受到关注。目前干细胞在临床糖尿病中的应用转化主要包括:①干细胞治疗 1 型糖尿病;②干细胞治疗 2 型糖尿病;③干细胞治疗糖尿病足。

(二) 干细胞研究的发展历程

1. 胚胎干细胞(ESCs) ESCs 源于囊胚内细胞团和桑葚胚之前的早期胚胎,是一种全能干细胞,能在体内分化为内、中、外 3 个胚层的细胞,随后可再分化为机体各种组织器官的特定细胞。

ESCs 是目前研究最广泛、最成熟的干细胞体系,现已能在体外成功分离、培养,并诱导为胰岛素分泌细胞。1981 年,研究者首先从小鼠中分离出 ESCs,并在体外培养成功。1998 年威斯康星大学麦迪逊分校的生物学家 James Thomson 建立历史上第一个人类 ES 细胞系。2001 年 Assady 等首次报道人 ESCs 所形成的拟胚体中有 1%~3% 细胞胰岛素染色阳性,证实人 ESCs 可分化为胰岛素分泌细胞。为了获得较高比例的胰岛素分泌细胞,人们采取了多种体外定向诱导分化的策略,包括将胰岛发育的转录调控因子导入到 ESCs,添加各种生物因子或小分子,模拟体内胰岛的发育过程等方法,诱导 ESCs 定向分化为胰岛素分泌细胞。2000 年,Soria 等通过对小鼠 ESCs 进行基因修饰,成功制备了胰岛细胞,并证实该胰岛细胞能够有效改善高血糖状态达数月。2006 年 D'Amour 等采用改良的 5 步法体外诱导定向分化方案(即人胚胎干细胞→定型内胚层→肠管内胚层→胰腺内胚层和内分泌前体细胞→表达激素的内分泌细胞)可将人 ESCs 诱导分化为能够产生胰岛素、胰高血糖素、生长抑素、胰多肽及脑肠肽的胰腺内分泌细胞,将诱导方案中胰腺内胚层阶段的细胞移植到糖尿病小鼠体内后,移植细胞可在体内进一步分化成熟,这些移植物在特异性转录因子表达、胰岛素原加工、成熟分泌颗粒等方面表现出功能性胰岛 β 细胞的特征,不仅能分泌胰岛素和 C- 肽,而且可发挥明显的降血糖效应,进一步证实 ESCs 可以在体内外分化为胰岛素分泌细胞。

自 2009 年起,全球陆续批准了多项人 ESCs 的临床试验,标志着人 ESCs 相关技术向临床应用迈出了关键性一步。2014 年,美国食品药品管理局(FDA)批准了使用人 ESCs 来源的胰腺前体细胞移植治疗 1 型糖尿病的临床试验(注册号:NCT 02239354),这是干细胞治疗糖尿病领域的重大事件。该研究是一项非随机、开放标签的 I/II 期临床试验,预计入选 65 例 18~55 岁的 1 型糖尿病患者,评估皮下移植不同剂量的包囊化干细胞产品的耐受性、安全性及有效性,终点指标包括治疗后的不良反应、C- 肽水平改善等。

人 ESCs 诱导分化为胰岛素分泌细胞的方案在无外源性污染、提高分化效率、改善分化细胞成熟度等方面已取得了极大的进展,移植治疗后的免疫排斥反应也有望加以解决。因此,在不远的将来,预期采用患者特异性的成熟胰岛 β 细胞治疗糖尿病可能成为个体化治疗的最佳选择。同时,患者特异性的 ESCs 诱导分化为胰岛素分泌细胞策略将为研究糖尿病的发病机制、筛选个体化治疗药物等提供良好的研究模型。此外,对 1 型糖尿病治疗而言,还需要具有安全有效地缓解患者自身免疫反应的干预措施,以避免移植后的胰岛 β 细胞遭受自身免疫破坏,才能使患者长期获益。

2. 诱导多能干细胞(iPSCs) 2006 年,日本学者 Takahashi 等首次用腺病毒载体将 4 个转录因子 Oct3/4、Sox2、c-Myc 和 Klf4 成功转入小鼠尾部皮肤成纤维细胞,诱导成具有类似 ESC 生物学特性的多能干细胞,并将其命名为 iPSCs(图 10-2-1)。2007 年美国和日本两个

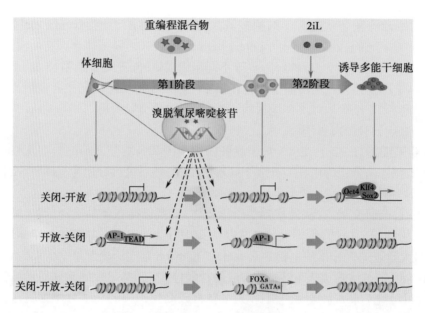

图 10-2-1　iPSCs 的诱导

研究小组分别宣布独立获得了人类 iPSCs。2009 年,为避免 *c-Myc* 等原癌基因和逆转录病毒载体导致的致癌风险,研究者建立了个体特异的、疾病特异的或患者特异的人 iPSCs,借助转座子介导的转基因方法,制备高效非病毒载体 iPSCs,成功从所获得的 iPSCs 中移除先前导入的基因。同年,我国学者利用 iPSCs 通过四倍体囊胚注射,小鼠囊胚存活并发育成具有繁殖能力的小鼠,进一步验证了 iPSCs 的全能性。2010 年,Lian 等描述了 iPSCs 具有分化成 MSCs 的潜能,并有研究进一步证实 iPSCs 可无限制分化为 MSCs。目前建立的 iPSCs 与 ESCs 在许多生物学特征方面存在高度的相似性,包括细胞形态、生长特性、表面标志物、DNA 甲基化、基因谱表达、可发育为 3 个胚层细胞的能力等。

　　由于 iPSCs 与 ESCs 具有极大的相似性及 ESCs 定向分化研究的积累,iPSCs 的应用基础研究迅速开展。Alipio 等将小鼠皮肤成纤维细胞制备的 iPSCs 诱导分化为胰岛素分泌细胞,并经肝脏门静脉注入 2 型糖尿病小鼠体内,提高了胰岛素分泌水平,改善了小鼠的高血糖状态,糖化血红蛋白水平趋于正常。2008 年,Xu 等发现用成纤维细胞诱导而成的 iPSCs,可选择性分化诱导成分泌胰岛素的胰岛细胞。同时 Park 等率先从 1 型糖尿病患者的皮肤成纤维细胞中诱导出 iPSCs,并进一步定向分化为胰岛素分泌细胞。2009 年 Zhang 等将人类 iPSCs 诱导分化为胰岛素分泌细胞,胰岛素染色阳性细胞比例高达 25%。随后,Kudva 等从 1 型和 2 型糖尿病患者中分离出非转基因 iPSCs,为糖尿病的精准治疗和安全治疗提供了可靠依据。

　　iPSCs 解决了 MSCs 研究的伦理争议和免疫排斥问题,使干细胞研究的来源不再受限,在糖尿病领域的基础研究中显示出良好的前景,但距离最终的临床应用还有很长的路要走。目前存在的问题主要包括:不同的 iPSCs 系之间可能存在定向分化能力的差异;诱导效率低、诱导周期长;iPSCs 分化而来的胰岛样细胞用于临床治疗的长期疗效及安全性尚不清楚等。

　　3. 成体干细胞　成体干细胞是存在于机体某个组织或器官中的干细胞,包括骨髓干细胞、神经干细胞、脂肪干细胞、脐血 / 带干细胞等,能在一定条件下分化为特定类型的细胞。

成体干细胞获取方便,移植后不存在免疫排斥,是目前干细胞研究的重点。

间充质干细胞(MSCs)作为成体干细胞的一种,来源于发育早期的中胚层,可从骨髓、脐带、脂肪、胎盘、脐血、羊水等组织中获取,同时具有强大的分化潜能、造血支持、免疫调控及自我复制等特点(图 10-2-2)。MSCs 易获取,易分离,体外能够大规模扩增,冻存后生物学效能损失很小,具有损伤趋化作用,免疫原性小,安全性高,因此在糖尿病的临床治疗中具有良好的应用前景。

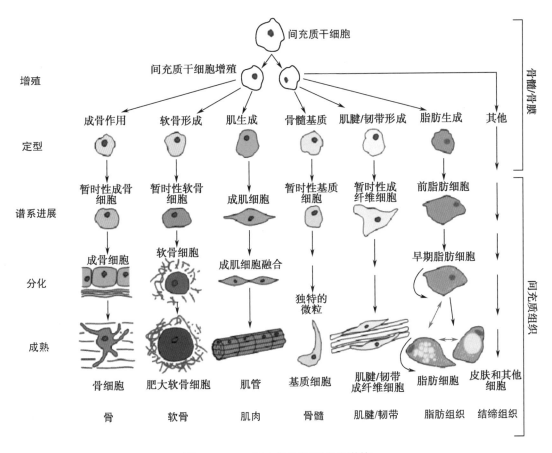

图 10-2-2　MSCs 的来源和分化潜能

1995 年 MSCs 首次应用于临床治疗,评价 MSCs 治疗血液肿瘤患者的安全性和有效性。1999 年 Pittenger 等学者在《科学》杂志上发表重要研究,首次证实了 MSCs 的多向分化能力。2002 年有学者发现 MSCs 可分泌细胞因子,首次证明 MSCs 具有免疫调控作用。2006 年国际细胞治疗协会(ISCT)颁布了 MSCs 的定义,制定了最低鉴定标准。2008 年研究者首次完成了多中心应用 MSCs 治疗儿童急性移植物抗宿主病(GvHD)的Ⅱ期临床研究。2012 年 MSCs 作为药品上市得到加拿大和新西兰 FDA 的有条件批准,用于治疗 GvHD 患者。2016 年日本厚生劳动省完全批准人异基因骨髓来源 MSCs 用于治疗 GvHD 患者。

(1) 骨髓干细胞:骨髓干细胞是一种被广泛研究和应用的成体干细胞,包括造血干细胞、间充质干细胞、内皮祖细胞等多种干细胞亚群,具有多向分化的潜能。近年来,骨髓间充质干细胞(BM-MSCs)被证明具有向多种细胞分化的能力,成为干细胞研究的一个重点。

BM-MSCs 由于来源于患者自体骨髓,能够避免供体不足和免疫排斥两大障碍,且取材方便,操作创伤及副作用小,早已成为胰岛细胞再生治疗的一种方式。Fiorina 等与 Jurewicz 等最早系统地证明了 BM-MSCs 移植可预防或延缓 NOD 小鼠糖尿病的发生,而在自身胰岛反应性 T 细胞过继输注造成的糖尿病模型中,同样观察到这种保护作用。同时研究结果也提示,患者在早期尤其是在胰岛功能严重破坏之前接受 BM-MSCs 移植治疗可能获益更多。BM-MSCs 已应用于临床治疗糖尿病,证实了其具有在体内分化为胰岛素分泌细胞、降低血糖的能力。2003 年 Couri 等率先将 BM-MSCs 移植应用于临床治疗糖尿病,其安全性及短期疗效已得到小样本的临床证实,平均长达 29.8 个月(7~58 个月)的随访结果肯定了干细胞移植治疗糖尿病的有效性,治疗的副作用为医院性肺炎和内分泌功能失调。同年,Bhansali 等报道了 10 例自体 BM-MSCs 移植治疗 2 型糖尿病的临床研究,6 个月后随访发现,有 7 例患者胰岛素剂量减少了 75%,3 例能持续或短时间脱离胰岛素,平均糖化血红蛋白水平下降 1%,空腹和高糖刺激后 C- 肽水平明显改善,在接受治疗的患者中同样未见到明显副作用。

特异的细胞分离技术,更好地保留了 BM-MSCs 多向分化潜能和定殖能力,同时避免了体外培养过程中的污染及变异。干细胞靶向输注技术,能够保证高浓度的 BM-MSCs 到达受损的胰岛,有利于干细胞在胰腺的定殖,最大限度地减少干细胞在非胰腺组织的分布。这些理论和操作方面的可行性均为 BM-MSCs 治疗糖尿病带来了希望。然而 BM-MSCs 的致瘤性、安全性和有效性等问题,尚缺乏足够、可靠的临床证据,需要进一步深入研究。

(2)脐带 / 脐血来源干细胞:脐带中含有大量的原始干细胞,具有自我更新和多向分化潜能,能分泌许多细胞因子,发挥免疫调节功能,且来源丰富、取材方便,作为种子细胞更合适。

体外研究和动物实验证实,脐带干细胞在体外和体内也具有分化为胰岛素分泌细胞的能力,结构及特性均与胰岛 β 细胞相似。2008 年 Gao 等在体外成功将人脐血 MSCs 分化为胰岛素分泌细胞,能表达胰腺 β 细胞的标记(包括胰岛素、胰高血糖素、Glut-2、PDX-1、Pax-4 和 Ngn-3)。Parekh 等将人脐带血中分离的单个核细胞在体外扩增后,移植到 NOD/SCID(无免疫活性)或 FVB/NJ(免疫活性)鼠体内,9 周时能观察到 25% 移植鼠的人胰岛素分泌细胞阳性。Kadam 等进一步证实人脐带 MSCs 可在体外诱导为典型胰岛样簇,胰岛素和胰高血糖素阳性,在血糖刺激时能分泌胰岛素,将典型胰岛样簇移植到 STZ 诱导的糖尿病模型鼠体内可降低受体血糖,15 天后小鼠糖尿病得到逆转。

(3)胰腺干细胞:胰腺干细胞是一类存在于胰腺组织,具有干细胞标记(如巢蛋白、c-kit 等),能进行自我更新及向多种组织细胞分化。目前人们对胰腺干细胞的来源并不十分清楚,大多数学者认为是由胰岛或胰腺导管细胞分化而来。

Noguchi 等采取密度梯度离心法从 8 周龄鼠的胰腺中分离出了胰腺干细胞,能诱导分化为胰岛素分泌细胞。Zou 等首次从灵长类糖尿病动物模型的胰腺中分离和培养出胰腺前体细胞,在体外成功地将这些前体细胞进行扩增和诱导分化为功能性胰岛细胞。Bonner-Weir 等将混合培养的成人胰导管上皮样干细胞诱导形成胰岛样细胞团。Gao 等将表达细胞角蛋白 19 的成人胰导管来源的干细胞诱导分化为胰岛样细胞,这些细胞具有葡萄糖刺激的胰岛素分泌反应,移植到裸鼠肾囊区可分化为胰腺内分泌细胞。以上研究为人胰腺干 / 祖细胞的分离、培养及临床应用提供了科学依据。

胰腺干细胞是胰岛细胞替代治疗一个很有希望的方法,然而应用于临床前还需要完成许多工作,包括寻找其特异性标志分子、最佳的扩增及诱导方案、最佳的移植部位等。

(4) 其他成体干细胞:羊水、羊膜及脂肪中存在大量的干细胞,表型特性与其他来源的干细胞相似,尽管尚未在糖尿病治疗方面开展研究,但由于取材方便、创伤小、相对丰富、分离容易、增殖速度快、多潜能性、不依赖血源等优点,将来可能成为新的研究重点。

二、干细胞移植治疗

(一) 干细胞移植治疗 1 型糖尿病

2003 年 Voltarelli 等首次采用自体骨髓造血干细胞移植(autologous hematopoietic stem cell transplantation, AHSCT)治疗无酮症酸中毒的 1 型糖尿病患者。2009 年报道的随访结果显示,20 例患者中有 12 例停止使用外源性胰岛素(平均 31 个月),其中胰岛素停用最长时间达 52 个月,另外 8 例患者停用胰岛素一段时间后需要重新开始胰岛素治疗,但注射剂量较移植前显著减少。2008 年 8 月,Voharelli 等在美国芝加哥起草了一项关于 AHSCT 治疗 1 型糖尿病的国际多中心、随机对照的临床研究方案,以进一步证实 AHSCT 治疗后的"免疫重建"效应,该研究已于 2009 年正式启动。2014 年 D'Addio 等对 65 例初发 1 型糖尿病患者进行 AHSCT 治疗后 6 个月,59% 的患者停用胰岛素,随访 48 个月后仍有 32% 的患者不依赖胰岛素,对治疗有反应的患者血糖代谢状态和胰岛 β 细胞功能显著改善。近年来,国内学者也已采用 AHSCT 对 1 型糖尿病进行了探索性治疗。2012 年 Li 等对中国 13 例年龄≤25 岁的初发 1 型糖尿病患者进行 AHSCT 治疗,随访 31~54 个月后检测胰岛素自身抗体,84.6% 的患者可获得完全缓解。同年 Gu 等对中国 28 例 14~30 岁的 1 型糖尿病患者进行 AHSCT 治疗,随访 4~42 个月后检测 HbA1c、空腹 C-肽水平及谷氨酸脱羧酶抗体(GADA),84.6% 的患者可获得完全缓解,同时研究显示 AHSCT 治疗在非糖尿病酮症酸中毒(DKA)患者中的疗效优于 DKA 患者。2015 年 Thakkar 等在 20 例 1 型糖尿病患者中进行了一项开放随机试验,其中 10 例接受自体 SCT,另外 10 例接受同种异体 SCT,结果显示自体移植优于同种异体移植。

AHSCT 治疗 1 型糖尿病的临床应用,应注意以下几点:①AHSCT 对成人 1 型糖尿病患者的疗效良好,但对于儿童 1 型糖尿病患者,其疗效并不优于传统胰岛素注射。②AHSCT 疗效的主要影响因素包括:移植前的病程、发病年龄、空腹 C-肽水平、胰岛自身抗体阳性数目、血浆肿瘤坏死因子 α(TNF-α)水平、酮症酸中毒史以及 CD34$^+$ 细胞输注数量等。其中,移植前空腹 C-肽、发病年龄和血浆 TNF-α 水平联合预测移植后病情完全缓解率的准确性可达 73.9%。③AHSCT 免疫清除效应的峰值期为移植后 3~6 个月,"免疫重建"显现期为移植后 12~36 个月。其后,1 型糖尿病患者机体内环境由移植前的促炎性转化为移植后的抗炎性,诱导机体对胰岛自身抗原产生免疫耐受。④ AHSCT 可能诱发重症感染、性腺或甲状腺功能减退等,如何提高安全性是推动其临床应用的关键。

尽管上述探索性临床研究提示 AHSCT 在治疗 1 型糖尿病中具有潜在的应用价值,但全球范围内 AHSCT 治疗 1 型糖尿病仍处于探索阶段,上述临床研究随访时间尚短,其远期效果仍不明确。

(二) 干细胞移植治疗 2 型糖尿病

近年来,异体 MSCs 逐步应用于 2 型糖尿病治疗。2009 年印度 Bhansali 等首次采用异体 MSCs 治疗 10 例应用胰岛素 1 年以上的 2 型糖尿病患者获得初步成功,患者短期内应用

BM-MSCs 治疗后,可脱离胰岛素或减少胰岛素用量。然而,该研究为单中心、自身前后对照的研究设计,样本量较小,且尚无长期有效性和安全性数据。2015 年,Skyler 等开展了一项多中心、剂量递增、随机、安慰剂对照的临床研究。该研究共纳入 18 个中心 61 例采用二甲双胍单药或联合治疗(无噻唑烷二酮)的血糖控制不佳的成人 2 型糖尿病患者,观察同种异体 BM-MSCs 治疗后的有效性及安全性。研究显示,1 周后任一剂量 MSCs 治疗组 HbA1c 均下降,随访第 8 周时差异最为显著,第 12 周时治疗组共有 8 例受试者 HbA1c<7%,而对照组 HbA1c 均未达标。在安全性方面,无人因严重不良反应中断试验。此外,2011 年我国学者 Jiang 等首次使用胎盘 MSCs 治疗 10 例胰岛素依赖的 2 型糖尿病患者,通过 3 次胎盘 MSCs 静脉注射,10 例糖尿病患者胰岛素使用剂量显著降低,同时心脏及肾脏功能得到改善,而无严重不良反应。2016 年我国学者 Gao 等采用脐带 MSCs 治疗 18 例 2 型糖尿病患者,通过 3 次脐带 MSCs 静脉注射,能有效缓解患者血糖,增加患者空腹 C- 肽及调节性 T 细胞水平,且无严重不良反应。

迄今,世界范围内已开展了多项采用 MSCs 治疗 2 型糖尿病患者的临床研究。在这些研究中存在以下问题,如:MSCs 类型和来源均不统一,移植前患者的病程存在明显差异,移植途径为体静脉或门静脉滴注,随访周期不一,观察指标和评价的疗效多样。因此,目前的临床研究结果尚不能明确干细胞治疗 2 型糖尿病的有效性和安全性。

(三) 干细胞移植治疗糖尿病足

糖尿病足是因糖尿病神经病变、下肢血管病变以及细菌感染所导致的足部疼痛、足部溃疡及足坏疽等病变,是糖尿病最严重和治疗费用最高的慢性并发症之一,病情严重者可导致截肢。糖尿病患者下肢截肢的风险是非糖尿病患者的 40 倍左右,约 85% 的截肢发生在糖尿病患者身上,而接近 15% 的糖尿病患者在其一生中都会发生糖尿病足溃疡,2015 年调查显示中国糖尿病足患者的截肢率为 19.03%。因此防治糖尿病足具有十分重要的意义。目前临床上常用的糖尿病足治疗方法包括消除已知的危险因素、积极控制血糖、持续负压吸引、伤口局部反复清创、改善下肢血供、抗感染、高压氧治疗等,对于下肢缺血严重的糖尿病足患者,常采用下肢动脉腔内介入或下肢动脉旁路移植手术重建下肢血流,虽然目前取得了一定的疗效,但尚不能令人满意,尤其是对于微血管并发症和大血管并发症都较严重的糖尿病足患者,手术改善循环的效果也有限,截肢的风险依然很高。因此,临床上迫切需要一种新的治疗糖尿病足的方法。

1. BM-MSCs 治疗糖尿病足　骨髓是最常见的获取 MSCs 的组织,BM-MSCs 治疗糖尿病足的研究最多,因为提取过程相对简单,而且没有免疫限制,不会刺激同种异体反应。在临床试验中,自体 BM-MSCs 移植能明显改善糖尿病足溃疡患者临床症状,包括减少伤口面积、增加无痛行走距离、维持肝肾功能正常,同时患者下肢血供得到明显改善,从而减少了截肢的风险。肌内注射自体 BM-MSCs 6 周后,2 型糖尿病患者的足溃疡愈合率明显增加,注射 24 周后,患者无痛行走时间、下肢血供、踝肱指数、经皮氧分压、磁共振血流成像分析均明显改善。这些临床研究提示 BM-MSCs 治疗糖尿病足的疗效肯定,安全性也得到保证,是一种十分有前景的治疗手段。

2. 脐血来源 MSCs 治疗糖尿病足　脐血比骨髓更容易收集 MSCs,脐血中干细胞含量也比骨髓丰富,而且脐血来源 MSCs 具有更短的倍增时间、更长的存活时间和抗炎症能力。众多研究证实脐血来源 MSCs 移植入糖尿病足溃疡处,明显促进了溃疡愈合,其作用机制与 BM-MSCs 类似。在动物模型中有研究发现其促进角质形成细胞释放角蛋 19,增加细胞外基质的形成,也有研究发现它能表达血管内皮生长因子、神经生长因子和成纤维细胞生长因子等来促进新生血管形成从而治疗糖尿病足创面。有研究将大鼠随机分成 3 组:正常组、糖尿病组、脐血来源 MSCs 治疗糖尿病组。脐血来源 MSCs 能以旁分泌的方式促进新生血管形成、新的角质形成细胞及真皮成纤维细胞介导的胶原沉积,进而促进伤口愈合。有学者将脐血来源 MSCs 移植到糖尿病足溃疡患者的股四头肌中,患者临床症状明显改善,血糖、C 反应蛋白及肿瘤坏死因子 α 表达均下降,日胰岛素用量减少、而血管内皮生长因子增加。然而到目前为止,脐血来源 MSCs 的临床应用研究还较少,可能是细胞分离过程涉及隐私和伦理问题,同时保存脐血的价格十分昂贵。

3. 脂肪来源 MSCs 治疗糖尿病足 脂肪组织同样具有多分化潜能,脂肪来源 MSCs 分布广泛并且容易大量获取,提取的风险也较低,表现出多向分化细胞的潜能,与 BM-MSCs 特点相似。研究显示,糖尿病大鼠移植脂肪来源 MSCs 后,溃疡愈合明显改善,也有研究证实脂肪来源 MSCs 能够促进糖尿病小鼠皮肤溃疡的愈合。Kuo 等在 STZ 诱导的糖尿病大鼠皮肤伤口模型中,通过皮下注射同种异体脂肪来源 MSCs,能够通过旁分泌和自分泌刺激血管生成、增加组织再生,与对照组相比,脂肪来源 MSCs 治疗组能够显著缩短伤口的愈合时间,组织学检查也证实治疗组促炎症反应明显减少,促血管生成因子的表达增加。上述研究提示脂肪来源 MSCs 具有较好的治疗糖尿病足的潜能,但不是所有脂肪组织提取的 MSCs 有相同的效果,从腹部皮下脂肪获取的 MSCs 要比其他部位(包括手臂、臀部及下肢)具备更好的抗凋亡特性。

4. 胎盘来源 MSCs 治疗糖尿病足 胎盘组织可以分离出大量的 MSCs 供临床使用。胎盘来源 MSCs 的形态、大小、表面标志、免疫抑制的特点都与 BM-MSCs 相似,并且其增殖分化能力更佳,腹腔内注射能取得较好的效果。在糖尿病大鼠模型中,移植的胎盘来源 MSCs 在受损组织处聚集并分化成内皮样细胞,通过释放促血管生成因子参与受损组织的血管形成。也有研究发现,在糖尿病伤口大鼠模型中,注射胎盘来源 MSCs 能够加速伤口愈合,并且释放抗炎症因子,调节与伤口愈合相关的炎症反应。胎盘来源 MSCs 治疗糖尿病足的研究相对较少,但也是一种很有前景的治疗方法。

5. 羊水来源 MSCs 治疗糖尿病足 2ml 羊水就能很容易提取到大量的人羊水来源 MSCs,它能保持稳定的生物学特性,显示出高度的增殖能力、多向分化潜能及免疫调节能力,且没有明显的免疫原性。移植羊水来源 MSCs 后,可通过释放一些因子加速伤口愈合,刺激皮肤成纤维细胞的增殖和迁移。在全层切除伤口的糖尿病小鼠中,羊水来源 MSCs 通过增加血管生成因子促进伤口愈合,同时促使表皮细胞再生。动物实验结果表明,羊水来源 MSCs 治疗糖尿病足具有一定的疗效,但临床研究暂时较少,有待于进一步的深入研究。

三、干细胞移植治疗糖尿病的作用机制

干细胞治疗糖尿病的可能机制为:

1. 在局部微环境作用下,通过横向机制跨胚层分化为胰岛 β 细胞。BM-MSCs 转染细胞发育途径中的关键转录因子 PDX-1,或采用含有神经分化因子等的 4 步分化方案,可促进 MSCs 横向分化为有功能的胰岛样细胞。

2. 分泌众多促血管新生因子,如肝细胞生长因子、血管内皮生长因子 A,分化为成熟的血管内皮细胞,促进胰岛血管形成,增加局部氧供及营养成分,并为 β 细胞提供一微环境,诱

导胰岛发育期间的胰岛素基因的表达,促进 β 细胞的增生。

3. 能分泌一些营养因子,如肝细胞生长因子、IL-6、血管内皮生长因子 A 和转化生长因子(TGF)-β,减少 β 细胞凋亡,维持其存活及功能。

4. 胰岛 β 细胞受损时,体内还可能存在内源性干细胞的修复。研究发现成年小鼠胰腺内存在内源性干细胞,受损条件下,能激活转录因子 NGN3,促使胰腺组织内源性干细胞发育为有功能的细胞。

5. 干细胞移植后能分布到淀粉样物质周围,分泌蛋白水解酶(如胰岛素降解酶、脑啡肽酶、基质金属蛋白酶 9 和纤维蛋白溶解酶原)降解 β 淀粉样物质,促进 β 淀粉样物质的清除及吞噬,并分泌一些神经营养因子,减轻其毒性,减少胰岛 β 细胞的凋亡。

6. 能通过体内高水平的谷氨酰胺合成酶,促进超氧化物歧化酶 1、超氧化物歧化酶 2、过氧化氢酶和谷胱甘肽过氧化物酶 1 的高表达和活性增加,有效清除过氧化物和过氧硝酸盐,还能表达高水平的蛋氨酸基亚砜还原酶 A,促进蛋白质氧化损伤的修复,减轻氧化应激对组织的损伤。

7. 能减少树突状细胞 IL-10、IL-12、IFN-γ、TNF-α 的分泌,抑制树突状细胞的成熟和 B、T 淋巴细胞的增殖、分化,增加 T 细胞抗炎因子 IL-4 的产生,加强抑制性 T 调节细胞的作用,减弱自然杀伤细胞的作用,发挥抗炎作用,进而减轻对胰岛 β 细胞的破坏。

8. 可能存在胰外降糖作用。Ho 等在 MSCs 移植治疗大鼠肝脏时,发现肝脏中央静脉周围约 50% 人细胞胰岛素表达阳性,提示 MSCs 可在体内其他组织器官分化为胰岛素分泌细胞,从而降低血糖。

四、干细胞移植治疗的前景

综上所述,干细胞治疗糖尿病的临床研究已取得令人振奋的进展,其技术的突破将意味着治疗糖尿病将从单纯控制血糖进入治愈的阶段,为糖尿病患者点燃了新的希望。但是,干细胞治疗糖尿病的临床研究仍然存在不足:①目前世界范围内的干细胞临床研究项目较为分散,绝大多数研究中心相互独立,缺少科学统一的临床研究方案,导致相关临床研究数据缺乏可重复性。因此,亟需规范、统一的基础性研究和大样本、多中心、长期治疗的临床研究来证实干细胞治疗糖尿病的长期疗效与安全性。②目前部分种类的干细胞体外扩增效率低下,诱导染色体基因突变,以及在细胞回输过程中所带来的潜在感染等风险仍需得到进一步解决。③干细胞在移植给患者过程中所导致潜在的致瘤风险需要高度警惕。④干细胞移植后所导致的免疫排斥使得移植后患者需终身服用免疫抑制剂,避免其不良反应仍是研究者所关注的重点。不过令人欣喜的是,干细胞治疗糖尿病的临床试验正在逐步开展,随着科学技术的不断进步,干细胞移植疗法有望成为治愈糖尿病的有效手段。

(张　梅　秦　瑶)

参 考 文 献

[1] Ibrahim A. IDF Clinical Practice Recommendation on the Diabetic Foot:A guide for healthcare professionals. Diabetes Res Clin Pract,2017,127:285-287.

[2] Martin GR. Isolation of a pluripotent cell line from early mouse embryos cultured in medium conditioned by teratocarcinoma stem cells. Proc Natl Acad Sci U S A,1981,78:7634-7638.

[3] Takahashi K,Yamanaka S. Induction of pluripotent stem cells from mouse embryonic and adult fibroblast cultures by defined factors. Cell,2006,126:663-676.

[4] Jiang Y,Ran X,Jia L,et al. Epidemiology of type 2 diabetic foot problems and predictive factors for amputation in China. Int J Low Extrem Wounds,2015,14:19-27.

[5] 王颜刚,于江苏. 干细胞治疗 2 型糖尿病及其并发症的可行性. 中国组织工程研究,2012,16(49):9276-9282.

[6] 朱大龙,李莉蓉. 干细胞治疗糖尿病的研究进展及临床转化. 中华糖尿病杂志,2015,7(12):721-723.

第三节　肠道菌群治疗糖尿病

一、概述

(一)肠道菌群系统

人体胃肠道内栖息着数以万亿的微生物,种类超过 1 000 种,细胞总数达到 10^{14} 个。最新研究表明,不同肠段的肠道菌群分布不同,十二指肠与胃分布的菌相似,有乳杆菌、双歧杆菌、幽门螺杆菌等;小肠属于过渡区,所以小肠上段正常菌群基本上与胃相似,并且大多数为革兰氏阴性菌。在结肠的细菌数量远远多于小肠,浓度达到 $10^{11}\sim10^{12}$ /ml,形成约 1.5kg 的菌群生态系统,这主要是由于结肠内容物的移动较为缓慢所致,且结肠内环境呈中性或弱碱性有利于细菌大量繁殖。

肠道菌群中各类细菌在肠腔的分布是有规律和有层次的,有利于保护机体免受有害菌群或外来致病菌的侵袭。深层与中层的细菌合称为原籍菌,也称为固有菌或常居菌,其位于深层紧贴肠黏膜表面,包括双歧杆菌、厌氧乳杆菌等;中层有消化链球菌、韦荣球菌、优杆菌、拟杆菌等;这两部分占据了肠道菌群所有细菌数量的 99% 以上,是肠道菌群的主体;而浅层细菌称为外籍菌,也称为过路菌或游动菌,包括大肠杆菌、肠球菌等(表 10-3-1)。

表 10-3-1　肠道常见菌群

菌群种类	菌群数量 / (CFU/ml)	功能分类	作用
类杆菌、优(真杆菌)、消化球菌及双歧杆菌	$10^9\sim10^{11}$	有益菌	合成维生素、蛋白质;免疫激活和抗肿瘤作用;解毒和清理肠道内环境
大肠杆菌、肠球菌、乳杆菌及韦荣小球菌	$10^6\sim10^8$	条件致病菌	大肠杆菌合成抗生素和完善免疫屏障;肠球菌能促进脂质代谢,降低血脂;乳杆菌能酸化肠内环境;韦荣小球菌具有免疫作用
葡萄球菌、产气荚膜杆菌、变形杆菌、假单孢杆菌及克雷伯菌属、白念珠菌属及酵母菌等	$10^2\sim10^6$	病原菌	产生低水平的免疫屏障

人体肠道内微生物主要都是由 5 大门——厚壁菌门、拟杆菌门、放线菌门、变形菌门以及疣微球菌门组成,其中又以厚壁菌门和拟杆菌门最为优势,占到了整个菌群的 90%以上。

近年来关于肠道菌群与人类健康及疾病的关系受到越来越多的关注,随着各种分子生物学技术在肠道微生物群落研究中的广泛应用,发现肠道菌群不仅能降解食物中不可消化的营养成分、提供宿主维生素等营养物质,还能促进肠上皮细胞的分化与成熟、激活肠道免疫系统、抵御外源微生物侵入、维护肠道的屏障功能,以及调节宿主能量存贮与代谢,大量研究还表明肠道菌群结构及功能紊乱与多种代谢性疾病具有密切关系。

(二)糖尿病患者的肠道菌群特点

1. 2 型糖尿病患者的肠道菌群特点　2 型糖尿病是由遗传与多种环境因素共同作用的结果。近年来,作为人体后天获得的内在环境因素,肠道菌群在 2 型糖尿病进程中所扮演的角色正逐渐变得清晰。研究表明 2 型糖尿病与健康个体间肠道菌群结构具有显著差异:2型糖尿病患者肠道内厚壁菌门与梭菌属细菌比例显著降低,拟杆菌门、大肠杆菌等条件致病菌水平明显升高,具有保护作用的双歧杆菌含量大幅减少。

不同于其他慢性疾病表现出的严重菌群失调,2 型糖尿病患者普遍表现为中度肠道菌群失调,其中产丁酸盐的有益菌丰度显著降低,而多种条件致病菌,如拟杆菌、梭状芽孢杆菌、大肠杆菌等含量则明显增加,且这些条件致病菌的丰度在不同个体内具有较大差异。另外,负责硫酸盐还原和氧化应激性功能的细菌基因也同时出现增多。研究认为,肠道菌群在 2 型糖尿病发病机制中所起的作用可能更趋向于一种“功能性失调”,而非存在的某个或某些特定菌种直接参与到疾病的发生。

2. 1 型糖尿病患者的肠道菌群特点　近年来,随着分子生物学技术的发展,肠道菌群参与影响自身免疫疾病的研究取得了很大进展,但对于 1 型糖尿病的研究并不多见。Alam 等研究发现,NOD 鼠从无菌环境转至无特异菌群定植的有菌环境后,胰岛炎程度减轻并且糖尿病发生率降低,这提示某些特定的肠道菌群可能在 1 型糖尿病的发病过程中起保护性作用。Murri 等首次报道 1 型糖尿病人群肠道菌群构成与健康人群不同,通过研究 16 例 1 型糖尿病患儿及 16 名健康儿童的粪便菌群发现两组肠道菌群的双歧杆菌属、乳杆菌属、梭菌属以及厚壁菌门与拟杆菌门比值有明显差异,且糖尿病患儿肠道中与保持肠道完整性相关的产丁酸盐细菌(如乳杆菌属及双歧杆菌属)数量明显下降;同时发现双歧杆菌属、乳杆菌属的数量及厚壁菌门与拟杆菌门比值与血糖水平呈负相关,而梭菌属的数量与血糖水平呈正相关。在墨西哥的一项人群研究中发现,与正常对照组相比,新发 1 型糖尿病患儿肠道中拟杆菌门增多,巨单孢菌、氨基酸球菌属比例明显下降,应用胰岛素治疗 2 年后 1 型糖尿病患儿肠道菌群丰度则介于新发糖尿病患儿和正常对照组之间。这些研究都表明 1 型糖尿病人群的肠道菌群发生了显著变化,表现为有益菌比例降低及菌种多样性的减少。而药物治疗在改善病情的同时使肠道菌群结构及功能趋于正常,更提示肠道菌群可能参与了自身免疫性糖尿病的发生。

二、肠道菌群变化与糖尿病发病机制

(一)肠道菌群变化与 2 型糖尿病的发病机制

2 型糖尿病是一种复杂的代谢紊乱性疾病,由于胰岛素的分泌不足或者机体产生抵抗胰岛素形成。除了遗传、环境、饮食等因素影响 2 型糖尿病的发展,肠道菌群同样也起到了至关重要的作用。

1. 调节脂肪代谢　人体从食物中摄取的能量与消耗的能量是完全相等的,研究显示,肠道菌群不仅可以分解碳水化合物获取能量,还可以调节宿主基因,影响能量的消耗与贮存,通过同时影响能量平衡的两方参与人体的能量代谢:

(1)诱导脂肪合成:肠道菌群能够分解膳食中的植物多糖,将宿主难以消化的物质转变为易被吸收的单糖和短链脂肪酸,再通过进一步影响转录因子 ChREBP 和 SREBP-1 的表达,诱导肝脏中脂肪的合成。

(2)促进脂肪沉积:肠道菌群可以抑制肠道上皮细胞编码的一种脂蛋白酶(LPL)抑制因子——禁食诱导脂细胞因子(Fiaf),使 LPL 活性增加,促使甘油三酯进入脂肪细胞沉积。

(3)减少脂肪消耗:一方面,肠道菌群通过抑制 Fiaf 可以减少过氧化物酶体增殖物活化受体共激活因子(Pgc-1α)的表达,继而减少编码线粒体内调节脂肪酸氧化的相关因子的基因的表达。另一方面,肠道菌群可以通过降低腺苷酸活化蛋白激酶(AMPK)的活性影响机体的能量消耗。

2. 调节葡萄糖代谢　研究表明,双歧杆菌极大程度上和葡萄糖耐受水平呈正相关,这也提示肠双歧杆菌增多使肠道吸收单糖的含量增加,进而导致了胰岛素的抵抗。肠道菌群还可以降低腺苷酸活化蛋白激酶(AMPK)的活性,抑制周围组织的葡萄糖摄取。

3. 调节胆汁酸代谢　法尼酯 X 受体(FXR)是一种胆汁酸受体,在胆汁酸代谢和胆固醇代谢中发挥重要作用。通过抑制胆汁酸合成的关键酶 CYP7Al 参与胆固醇代谢调节,FXR 同时还可以促进血浆内 TG 的清除、抑制 VLDL 的形成、下调糖代谢过程中的酶如磷酸烯醇式丙酮酸羧激酶(PEPCK)、葡萄糖 -6- 磷酸酶(G-6pase)等酶来抑制葡萄糖的生成。有研究表明,由于饮食引起糖尿病的小鼠模型比起不是由于饮食引起糖尿病的小鼠模型,FXR 的表达有所提高,但不同研究又显示 FXR 的激活可以降低血中胆固醇及甘油三酯的水平,提高机体对胰岛素的敏感性,而 FXR 基因敲除小鼠可表现为肝脏和血浆中胆固醇和甘油三酯升高。因此若 FXR 的调节功能发生紊乱,如 FXR 的过度激活或过度拮抗都会造成体内胆固醇、甘油三酯、葡萄糖的代谢紊乱,引起 T2DM。

4. 引发慢性炎症　2008 年,Cani 等提出了 2 型糖尿病的“代谢性内毒素血症”学说,第一次将 2 型糖尿病患者体内的慢性炎症反应与肠道内微生物联系起来。脂多糖(lipopolysaccharide,LPS)是革兰氏阴性菌外膜的重要组成成分,可刺激机体大量产生细胞因子,引发全身炎症反应,继而产生胰岛素抵抗。高脂膳食饮食诱导的肠道菌群结构改变,使得肠通透性增加,促进细菌 LPS 进入血液,引发内毒素血症,刺激机体分泌炎症因子,发生低度炎症反应,最终可导致肥胖或 2 型糖尿病等代谢综合征的发生。

肠道菌群的紊乱会导致机体产生内毒素血症及产生炎症导致机体功能紊乱。LPS 是革兰氏阴性菌外膜的重要组成成分,是一种内毒素。它可以刺激机体大量产生细胞因子,引发全身炎症反应,继而产生胰岛素抵抗。其机制为 LPS 激活了 CD14/TLR4 受体复合物。在肠道内,Toll 样受体(TLR)在宿主防御细菌感染以及免疫方面起到重要作用,TLR4 负责识别 LPS,随后 TLR4 的激活,使核转录因子 NF-κB 转移到细胞核内,从而使促炎性因子如肿瘤坏死因子 TNF-α 以及前列腺素环加氧酶 COX2 活化,肠道内大量的 LPS 会使 TLR4 介导的炎症反应恶化,并最终导致胰岛素的抵抗。

(二)肠道菌群与 1 型糖尿病的发病机制

目前已有大量国内外研究关注肠道菌群影响 2 型糖尿病的发病机制,而对其影响 1 型糖尿病的研究相对较少。1 型糖尿病的发病机制是在遗传易感性的基础上,由环境因素启动,T 淋巴细胞介导的以胰岛 β 细胞损伤为主要特征的器官特异性自身免疫性疾病。肠道是人体内最大的免疫器官,肠道微生物与宿主在肠道黏膜表面的交流促进了免疫系统的建立和发展,同时肠道菌群也是有效抵御外源微生物侵入并在肠道中定植的重要屏障。肠道菌群影响 1 型糖尿病的可能机制包括异常的肠道菌群、肠道黏膜通透性增高以及肠道内免疫应答的改变。

1. 异常的肠道菌群间的相互作用及其代谢产物 宿主机体微生物的酶和代谢物间的相互作用会影响宿主的代谢以及肠道黏膜的免疫,肠道菌群的生理效应不仅仅只局限于肠道内部,同样还会引起心血管疾病的发生。在 Brown 等开展的糖尿病预防及预测的研究(diabete prevention and prediction)中发现细菌代谢生成的乳酸盐及丁酸盐可以诱导肠道内皮细胞黏液素的合成来维持肠道的健康,而不产乳酸盐的细菌可以抑制黏液素的合成导致 β 细胞的自身免疫引起 1 型糖尿病。糖尿病患者肠道内产丁酸盐细菌罗氏菌属和柔嫩梭菌丰度下降,而各种条件致病菌(如粪拟杆菌、梭菌目、大肠杆菌等)、黏液素降解菌及硫酸盐还原菌增多。在 1 型糖尿病患者的血液中又发现,甘油三酯和支链氨基酸的含量也增加,从而表明细菌的代谢物会影响 1 型糖尿病的发生。

2. 肠道黏膜通透性增高 正常人体中小肠表面是一个重要的屏障,并促进营养物质的吸收以及预防食物中细菌病毒等抗原物质的进入。研究发现 BB-DP 大鼠在发生 1 型糖尿病前,其肠黏膜的通透性增加,同时肠道上皮紧密连接处的主要连接蛋白水平降低。因此,在糖尿病易感人群中,肠道的正常屏障功能可能被损坏。革兰氏阴性菌细胞壁的主要结构 LPS 具有内毒素的毒性,可以激活机体固有免疫系统,刺激炎症反应。肠道菌群失调时 LPS 经受损肠黏膜吸收入血,LPS 与血中的 LPS 结合蛋白结合,在外周组织骨骼肌和脂肪中与 CD14 和 Toll 样受体 4 结合,在脂肪组织引起巨噬细胞聚集,导致炎症因子释放。因此,1 型糖尿病的发病机制可能与肠壁通透性增加诱发局部和全身炎症反应存在因果关系。

3. 肠道内免疫应答的改变 肠道菌群参与了肠道正常免疫系统的建立和调节。一般情况下,病原体侵入人体后,首先遇到的是天然免疫功能的防御,而 Toll 样受体(TLR)和 MHC Ⅱ类分子是重要的抗原提呈分子,活化 T 细胞,介导特异性免疫应答。调节性 T 细胞(Treg)则是调节自身免疫反应的一类细胞群,其可分泌 IL-10、转化生长因子 -β(TGF-β)等细胞因子,调节免疫耐受。有研究提示,拟杆菌门和梭菌属可促进调节性 T 细胞的生成,可增加 IL-10、TGF-β 的分泌,减少机体对免疫球蛋白 IgE 的反应,从而调节免疫耐受。当肠道菌群结构发生改变后,肠道的免疫功能受到影响,免疫系统的激活和局部炎症状态导致了某些自身免疫疾病,如 1 型糖尿病的发生。Wen 等在 NOD 鼠中观察到,敲除 MyD88(为 TLR 信号通路中的重要蛋白)基因的无菌 NOD 鼠出现了糖尿病症状,而无特定病原菌群定植的小鼠不出现症状或症状较轻,这表明微生物抗原通过天然免疫系统参与了 1 型糖尿病的发病过程。但其中活化的 T 细胞如何特异性地破坏了胰岛 β 细胞功能尚未明确,需进一步研究。

三、肠道菌群治疗

（一）概念

肠道菌群治疗是通过补充肠道中减少的菌群，或药物调节肠道菌群结构，维持菌群稳态，改善肠道黏膜屏障的通透性，减少病原菌入侵，从而发挥预防和治疗作用。

（二）肠道菌群治疗类型

1. 肠道生物制剂　目前对于肠道菌群的调节手段主要是通过应用益生菌、益生元、合生元等微生态制剂来实现的。而肠道菌群又与机体的能量代谢、肠道黏膜屏障功能、机体免疫力以及调节糖代谢神经密切相关，通过对调控肠道菌群，可能会调节糖类代谢，从而起到防治糖尿病的作用。

（1）益生菌：是含有活菌的食品补充剂，如双歧杆菌、乳酸杆菌、链球菌和非致病性大肠杆菌菌株。当适当施用时，可使肠道微生物群短暂变化并可随着时间的推移而逐渐减少，对宿主具有一定的有益效果。

临床广泛采用补充益生菌的方法调节肠道菌群。大量研究已证实，补充益生菌有利于提高胰岛素的敏感性，改善糖尿病症状。Everard 等给肥胖和糖尿病小鼠补充益生菌，5 周后小鼠肠道内厚壁菌门数量增加，拟杆菌门数量减少，同时还出现糖耐量改善、L 细胞数量增多、肠道胰高血糖素原 mRNA 表达增加、胰高血糖素样肽 -1 水平升高、脂肪含量下降以及低度炎性反应改善等现象。Andreasen 等给糖尿病患者口服乳酸杆菌，4 周后胰岛素敏感性较治疗前明显改善。Asemi 等给糖尿病患者补充复合益生菌（4 种乳杆菌、2种双歧杆菌和嗜热链球菌混合）8 周，治疗后空腹血糖水平明显下降，胰岛素抵抗得到改善。

1）减少体内胆固醇：益生菌可以通过其代谢产物以及共沉淀作用减少胆固醇的吸收。Pereira 等发现乳酸菌产生胆盐水解酶（BSH）使胆盐失去共轭作用，在酸性（pH 值 <6.0）条件下，促进小肠内胆盐的水解，解共轭胆盐与胆固醇形成复合物共同沉淀下来，从而促进食源性胆固醇向粪便转移。Tahri 等研究发现乳酸菌在厌氧条件下生长繁殖，可以吸收生长介质中的胆固醇，将胆固醇转移到细胞膜或细胞壁中吸收。那么通过口服益生菌就可以减少机体对脂类的吸收，从而起到防治糖尿病高危因素"肥胖"的作用。

2）提高肠黏膜屏障功能：益生菌进入肠道内后，使失衡的肠道菌群比例正常化，降低肠上皮细胞的通透性，提高肠黏膜屏障功能，降低肠上皮细胞的通透性，提高肠黏膜屏障功能，并减少循环中 LPS 的含量，减少炎症因子，进而提高胰岛素敏感性，直接或间接的影响机体血糖代谢，从而有效缓解及改善糖尿病症状。

3）提高胰岛素敏感性：通过对健康人群和糖尿病患者分别口服嗜酸乳杆菌 4 周前后的对比发现，嗜酸乳杆菌对于改善并维持机体胰岛素敏感性具有重要的作用。此外，益生菌还可以提高肠道细菌分泌酶的活性，如 β- 半乳糖苷酶、葡萄糖苷水解酶、蔗糖酶及乳糖酶活性，使糖类分解为人体更易吸收的预消化状态，提高消化吸收性能和营养价值，有助于促进机体外周组织对糖的摄取和利用，这一功效对于血糖的调节起到了积极的作用。

4）增强糖代谢相关的神经活性：Yamano 等发现约翰逊乳杆菌 La1 可显著降低颅内注射脱氧葡萄糖所致的高血糖模型小鼠血糖水平和胰高血糖素水平，首次报道了约翰逊乳杆菌 La1 可能通过改变自主神经活性，抑制肾上腺交感神经活性，刺激胃迷走神经活性的方式,减少肾上腺素的分泌,进而发挥降血糖功效。

(2)益生元:是不易消化但可发酵的食物成分,可选择性刺激一种或多种肠道有益微生物的生长或活性。

1)改善炎症提高肠道屏障保护:益生元对新陈代谢的影响部分通过降低饮食诱导的炎症状态而产生。高脂饮食能够增加含脂多糖(LPS)的肠道微生物群,并随后下调双歧杆菌的量,伴随的炎症状态称为代谢性内毒素血症,并伴有胰岛素抵抗和体重增加。在生理情况下,双歧杆菌能够降低 LPS 水平,含低聚果糖的益生元特异性刺激这些肠道细菌的生长。给予益生元可使双歧杆菌水平和血浆内毒素水平完全恢复正常。它减少了代谢性内毒素血症,从而改善受试者葡萄糖耐量,增加饱腹感并减轻体重。Watts 等评估益生元对肠道菌群组成、肠道通透性和肥胖小鼠全身炎症反应的影响时也发现,益生元增加了肠道乳酸杆菌和双歧杆菌的比例,使肠道细胞紧密连接保证了肠道屏障的完整性,降低全身炎症反应。

2)通过 GLP-1 依赖途径改善糖代谢:除了调节内毒素血症外,益生元还可以通过其他各种方式改变新陈代谢。Cani 等人显示益生元的作用是通过 GLP-1 依赖性途径介导的。益生元治疗的高脂喂养的糖尿病小鼠表现出葡萄糖耐量的改善,体重的减轻和内源葡萄糖产生的减少。使用 GLP-1 受体拮抗剂或 GLP-1 敲除小鼠会导致益生元介导的有益作用的丧失,因此证明了 GLP-1 在此途径中的作用。

2. 抗生素　Membrez 等发现用诺氟沙星和氨苄西林治疗 DIO 小鼠,血糖得到了控制,空肠内 TNF-α 的水平降低表明了通过抗生素调节肠道菌群可以降低炎症水平,提高糖耐受能力。其作用机制为诺氟沙星等抗生素可以调节胰岛 α 细胞膜上的 γ- 氨基丁酸 A 型受体(GABAA)的活性来抑制胰高血糖素的分泌。

尽管认为抗生素对人体新陈代谢的潜在有益作用,但是应用抗生素可能会导致腹泻引起有害的营养状况,从而导致体重减轻,同时抗生素的耐药性也是其临床应用的巨大挑战。

3. 粪菌移植　粪菌移植(fecal microbiota transplantation,FMT)是将健康人粪便中的功能菌群,移植到患者胃肠道内,重建具有正常功能的肠道菌群,实现肠道及肠道外疾病的诊疗。目前,粪菌移植已被视为一种特殊的器官移植,用于治疗人难辨梭状芽孢杆菌感染、抗生素相关性腹泻、炎症性肠病、肠易激综合征、代谢综合征、神经发育不良与神经退行性疾病、自身免疫性肠病、肠道食物过敏等。

粪菌移植(FMT)可重建肠道微生态系统,针对肥胖、糖尿病患者,通过改变低度慢性炎症反应、构建正常肠道菌群比例、纠正胆汁酸代谢紊乱等调节肠道微生态系统,从而逆转胰岛素抵抗、增加胰岛素敏感性。FMT 可逆转肠道内病态微生态系统,将肠道菌群作为治疗糖尿病等代谢疾病的新靶点,将成为一种独特的治疗思路。

Vrieze 等通过随机临床试验来探讨 FMT 改善代谢综合征合并胰岛素抵抗。粪菌供者为瘦者。经过 6 周治疗后,患者外周血胰岛素敏感性较治疗前明显好转,整个机体肠道菌群丰度增加。并且发现,小肠活检虽显示 FMT 治疗前后小肠菌群种类并未显著改变,但产丁酸相关菌群数量明显增加。而丁酸可激活能量代谢过程以及预防胰岛素抵抗,所以,这些变化可能导致胰岛素敏感性增强。FMT 可通过调节肠道菌群,恢复机体肠道正常微生态,从而改善胰岛素抵抗,提高胰岛素敏感性,最终帮助糖尿病患者解决痛苦。但目前仍需大量研究去揭示肠道菌群在糖尿病中的具体病理生理作用,观察 FMT 对代谢相关疾病的作用机制及临床疗效。

（三）适应证与禁忌证

1. 益生菌

（1）适应证：符合糖尿病或糖尿病前期诊断标准的患者；糖尿病合并肥胖的患者。

（2）禁忌证：合并干扰饮食摄入的疾病；在1个月内服用抗生素或细菌制剂；孕妇、备孕和哺乳期的女性；合并其他系统严重疾病。

2. 粪菌移植：

（1）适应证：1型糖尿病患者以及病程较长的2型糖尿病患者。

（2）禁忌证：在前3个月内使用任何可能影响肠道微生物群的药物（如抗生素、益生菌或益生元）；使用会影响胃肠功能的药物；孕妇、备孕的妇女和哺乳期的女性；合并其他系统严重疾病。

四、发展前景

大量的研究表明，肠道细菌的组成与糖尿病密切相关。平衡的肠道菌群不仅能促进身体的新陈代谢，还能增强人体的免疫功能。对于那些已经出生有遗传缺陷或与糖尿病相关的遗传缺陷的婴儿，可以在他们很小的时候就开始服用药物来调节肠道菌群，减少甚至抑制由肠道菌群组成的变化引起的胰岛细胞自身免疫，肠黏膜屏障的破坏或炎症反应，从而减缓糖尿病的发展。目前糖尿病患者多食依赖口服降糖药与胰岛素皮下注射来控制血糖，给患者带来了许多麻烦和痛苦。在不久的将来，随着对糖尿病和肠道菌群关系的深入研究，菌株生物制剂，适宜配伍的抗生素口服制剂这些能有效预防和治疗糖尿病的药物将会出现，为糖尿病患者带来福音。

（张 梅 石毓雯）

参 考 文 献

［1］Qi CJ，Zhang Q，Yu M，et al. Imbalance of Fecal Microbiota at Newly Diagnosed Type 1 Diabetes in Chinese Children. Chin Med J（Engl），2016，129（11）：1298-1304.

［2］Sasaki M，Ogasawara N，Funaki Y，et al. Transglucosidase improves the gut microbiota profile of type 2 diabetes mellitus patients：a randomized double-blind，placebo-controlled study. BMC Gastroenterol，2013，13：81.

［3］Salamon D，Sroka-Oleksiak A，Kapusta P，et al. Characteristics of the gut microbiota in adult patients with type 1 and 2 diabetes based on the analysis of a fragment of 16S rRNA gene using next-generation sequencing. Pol Arch Intern Med，2018，128（6）：336-343.

［4］Alokail MS，Sabico S，Al-Saleh Y，et al. Effects of probiotics in patients with diabetes mellitus type 2：study protocol for a randomized，double-blind，placebo-controlled trial. Trials，2013，14：195.

［5］Han JL，Lin HL. Intestinal microbiota and type 2 diabetes：from mechanism insights to therapeutic perspective. World J Gastroenterol，2014，20（47）：17737-17745.

［6］Mikov M，Đanić M，Pavlović N，et al. Potential Applications of Gliclazide in Treating Type 1 Diabetes Mellitus：Formulation with Bile Acids and Probiotics. Eur J Drug Metab Pharmacokinet，2018，43（3）：269-

280.

[7] Kootte RS, Vrieze A, Holleman F, et al. The therapeutic potential of manipulating gut microbiota in obesity and type 2 diabetes mellitus. Diabetes Obes Metab, 2012, 14(2): 112-120.

[8] 戴凤翠, 唐立. 肠道菌群调节在改善 2 型糖尿病中的研究进展. 中国微生态学杂志, 2014(08): 978-983.

[9] 齐翠娟, 肖新华. 肠道菌群与 1 型糖尿病. 中国糖尿病杂志, 2015(06): 574-576.

[10] 葛晓龙, 丁超. 粪菌移植改善肥胖和糖尿病病人的研究进展. 肠外与肠内营养, 2015(06): 370-373, 377.

第二篇

各论

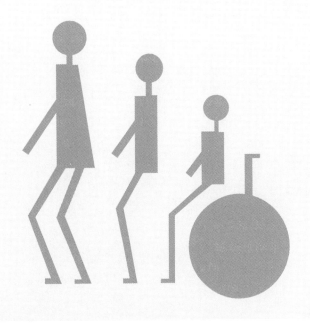

第十一章

中枢神经并发症康复

第一节 脑 卒 中

脑卒中(stroke)是严重危害人类健康和生命最常见的疾病之一,具有致残率高、死亡率高和复发率高的特点。近年来,糖尿病合并脑卒中发病率有显著增加,并且更趋于年轻化。掌握糖尿病脑卒中的临床特点、脑损伤机制及影响因素,加强对预后的判断,将更好地预防疾病的发生、指导临床治疗及康复,降低死亡率,最大限度恢复患者的功能,有助于减轻社会和家庭负担。

一、障碍特征

(一) 糖尿病脑卒中的流行病学

目前认为糖尿病是脑卒中的独立危险因素之一。糖尿病患者发生脑卒中的风险比血糖正常者高 1~3 倍,其中,女性患者的风险高于男性,2 型糖尿病又高于 1 型糖尿病。糖尿病脑卒中平均发病年龄比其他人群提早 10 年左右。另外,糖耐量受损或糖耐量减低者亦面临较高的脑卒中风险。在中国及日本黄种人群中,糖尿病死于脑卒中者要多于心肌梗死。

糖尿病脑出血的发病率与非糖尿病者接近,而缺血性卒中的发病率是非糖尿病人群的 2 倍以上。糖尿病是仅次于高血压的第 2 位导致缺血性脑卒中的危险因素和短暂性脑缺血发作(transient ischemic attack,TIA)早期发生脑卒中的独立危险因素。有代谢综合征的女性发生缺血性脑卒中或 TIA 的风险是男性的 1.5 倍。

然而,近年有关糖尿病脑卒中的多中心、大样本的临床研究还比较少,需要进一步深入探讨。

(二) 糖尿病危险因素与脑卒中的关系

糖尿病患者易反复发作脑血管意外,极大增加了患者的病死率和致残率。了解糖尿病危险因素与脑卒中的关系将有助于预防疾病、并发症及残疾的发生。2 型糖尿病和动脉粥样硬化可能是过度氧化应激所导致的亚急性、非感染性炎症反应基础上平行发展的两种疾病。糖尿病患者常具有脑血管疾病的多重危险因素如高血糖、高血压、血脂异常、吸烟、酗酒、肥胖、缺乏运动及胰岛素抵抗等。其中,高血糖是糖尿病血管并发症的首要致病因素。高血糖可以通过多种途径加重氧化应激,损伤内皮功能,加速动脉粥样硬化。糖耐量异常程度与脑卒中风险呈正相关。糖尿病合并高血压的概率接近 40%。高血压既是糖尿病的合并症,又是脑卒中的危险因素。虽然高脂血症、肥胖和缺乏体力活动与脑卒中发病率的相关性低于高血压,但这些现象在糖尿病人群中更普遍,有可能进一步增加脑卒中风险。心血管疾病的存在不仅增加了糖尿病患者脑血管事件的风险,而且可以预测脑卒中死亡风险。糖尿病人群存在颈动脉狭窄风险。与一般人群相比,2 型糖尿病患者多次发生 TIA 的概率较常见。另外,高血压和年龄可能是糖尿病合并无症状性脑梗死(silent cerebral infarction,SCI)的极高危因素,但糖耐量异常是否为 SCI 的危险因素尚有争议。

（三）糖尿病脑卒中的发病机制

糖尿病引发脑卒中发生、发展的确切机制比较复杂,尚未完全阐明。目前认为,糖尿病脑血管病变是在遗传的基础上,由高血糖、蛋白质非酶促糖化反应、血脂异常、血小板功能及血液流变学异常等相关因素所致（图 11-1-1）。

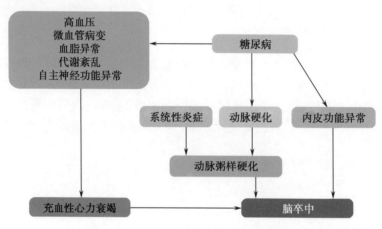

图 11-1-1　糖尿病患者脑卒中的可能机制

1. 糖代谢紊乱　长期高血糖通过增加非酶促糖基化反应,引起包括脑血管在内的血管内皮细胞炎症氧化应激损伤,微循环障碍和毛细血管通透性增加,并刺激炎性介质释放,减少扩血管活性物质的合成,黏附因子表达的增加促进血小板、白细胞在血管壁附着,形成动脉粥样硬化,增加血栓的发生率。高血糖控制不佳时,脑梗死患者梗死区侧支循环形成障碍,局部组织无氧酵解增强,乳酸堆积,血脑屏障受损,脑水肿和细胞凋亡加重,引起梗死灶扩大。此外,葡萄糖可不依赖胰岛素持续进入神经细胞内,造成神经细胞和神经纤维轴索内渗透压的改变,导致神经细胞的不可逆损伤程度加重。

2. 脂代谢紊乱　糖尿病患者长期血脂异常可导致脑动脉粥样硬化。其机制可能为脂质沉积于脑动脉,单核巨噬细胞在动脉管壁积聚并吞噬沉积的脂质,转变为泡沫细胞。同时,低密度脂蛋白胆固醇的脂质过氧化和损伤作用以及纤溶酶活性的抑制等亦参与促进动脉粥样硬化的形成。

3. 胰岛素抵抗及高胰岛素血症　糖尿病患者外周器官组织对胰岛素的敏感性降低,而胰岛细胞持续分泌的胰岛素,直接或间接通过产生高胰岛素血症激活胰岛素样生长因子,刺激动脉壁平滑肌细胞的增生和动脉内膜及中膜增厚,增加血管平滑肌细胞及成纤维细胞的脂质合成,并抑制血浆纤溶酶原激活物,促使动脉粥样硬化和血栓的形成。

4. 红细胞及血小板异常　糖尿病患者红细胞变形能力显著降低,通过微循环的速度减缓。另外,患者体内血小板的黏附性和聚集性异常增强。一旦内皮细胞发生损伤,胶原纤维暴露,磷脂酶 A 激活,分解血小板膜上的磷脂为花生四烯酸。花生四烯酸与血小板内血栓素 A_2 合成酶作用,产生血栓素 A_2,促进血管收缩和血小板聚集,从而形成凝血和血栓。

5. 血流动力学改变　糖尿病患者机体内增多的缓激肽通过刺激脑毛细血管内皮细胞释放更多舒张因子,引起血管平滑肌扩张。激肽系统还可通过激活磷脂酶 A 间接激活前列腺素系统,扩张血管,降低脑血管阻力,造成脑血管的高滤过。早期脑部滤过率达到 50%。

长期的高滤过状态最终可引起脑动脉硬化。

6. 其他原因 糖尿病合并心脏病、心律失常亦可导致血栓形成和脱落引发脑卒中。高同型半胱氨酸血症及遗传等因素均不同程度地参与糖尿病性脑血管病的发生与发展。

(四)糖尿病脑卒中临床特点

糖尿病脑卒中与非糖尿病脑卒中在临床特点、治疗及预后方面均有一定差别。糖尿病脑卒中以缺血性脑血管病多见,病情相对复杂且并发症多,临床疗效及预后往往较非糖尿病脑卒中者差。

1. 病变部位及面积 脑梗死是糖尿病脑血管病最主要的临床类型。非糖尿病脑梗死多表现为完全或部分前循环梗死,而糖尿病性脑梗死一般发生于中、小动脉,多发性腔隙性脑梗死多见,好发于基底节、脑干和丘脑等部位。大面积梗死亦可见。年龄≥65岁的糖尿病性脑梗死患者,幕下直径≥5mm的病灶较非糖尿病性脑梗死多见,幕上病灶则两者无显著差别。

2. 临床表现 糖尿病患者脑卒中的发病年龄通常较非糖尿病者年轻。脑卒中时新发血糖升高者不仅临床症状比血糖正常者明显,且意识障碍程度比糖尿病患者严重。可能因为急性应激性组织损伤引起的反应性高血糖,使脑组织无法快速适应缺氧状态。另外,糖尿病患者脑血管脆性减弱、出血后闭合能力下降等原因常导致脑出血量大和难治愈。糖尿病性脑梗死的症状和体征变异较大,可表现为无症状性脑梗死,抑或肢体无力、麻木、偏瘫、共济失调、假性延髓麻痹等。一般在12~72h后进展成完全性卒中。

3. 功能障碍 糖尿病患者脑卒中后可出现失语、吞咽困难及不同程度的肢体偏瘫,表现为粗大异常运动模式和异常的反射等。

(1) 异常运动模式:包括联合反应和共同运动。联合反应在偏瘫早期(软瘫期)出现,不受意志控制,随疾病的恢复逐渐减弱。当健侧肌肉紧张性随意收缩时,其兴奋可波及偏瘫侧而引起肌肉的收缩反应。共同运动指偏瘫肢体不能做单关节的分离运动,只有多关节同时活动时才能将完成动作。常分为上肢屈肌共同运动和下肢伸肌共同运动。

(2) 反射和运动协调控制异常:高级中枢受损,失去对低级中枢的控制,出现病理反射,原始脊髓反射和姿势反射亢进,平衡反射、调整反射能力减弱。肢体各肌群之间失去相互协调。一般上肢较下肢重,远端比近端重,精细动作比粗大动作受影响明显,运动协调障碍在动作初始和终止时最显著。

(3) 肌张力异常:偏瘫不同时期肌张力常发生动态变化。可以表现为初始肌张力增加,肌痉挛,而后肌张力逐渐恢复正常;肌张力降低后很快恢复到正常;肌张力降低后逐渐增加致肌痉挛;也可以一直处于低肌张力状态。肌张力异常导致关节活动范围受限、步态异常和肢体、关节畸形等。

(4) 其他异常:患者往往可能同时存在其他如感觉、心理情绪、认知等多方面的问题,在临床上需要注意观察评估。

二、功能评估

功能评估可以客观准确地识别和确定患者的障碍特点。在系统康复医疗过程中,需要对患者进行多次评估以制订康复计划,监测康复治疗的效果,并预测其转归。糖尿病脑卒中功能评估主要包括以下几个内容。

（一）一般临床资料评估

患者病史（包括基本信息、现病史、既往史、个人史、用药史、生活运动习惯、遗传史、体征等）和常规检查资料（包括眼底、血糖、糖化血红蛋白、血脂、肝肾功能、同型半胱氨酸、尿常规、心电图、超声心动图、胸部影像、下肢血管超声等）的收集主要用以病情的基本评估，筛查卒中危险因素，评估和预防合并症及并发症，了解患者日常活动能力及运动习惯。

（二）病灶性质及范围评估

颅脑 CT 及 MRI、颅内外血管超声和血管造影、颅内外血管的 CTA 和 MRA 等特殊检查有助于判断脑卒中性质、范围及可能原因。

（三）神经功能缺损评估

1. 格拉斯哥昏迷量表（Glasgow coma scale，GCS）　用以确定患者有无昏迷及昏迷严重程度。GCS 分数≤8 分为重度脑损伤（昏迷），9~12 分为中度损伤，13~15 为轻度损伤。

2. 美国国立研究院脑卒中评定量表（NIH stroke scale，NIHSS）　NIHSS 由语言、认知、视野缺损、运动、感觉和反射等 15 个项目组成。结果相对比较真实可靠，不受评定人员变化的影响。NIHSS 目前广泛用于脑卒中急性期评估，根据评分可以判断脑卒中的严重程度和可能的预后，并对患者进行分层。

（四）运动功能评估

偏瘫运动功能比较实用的评估方法有 Brunnstrom 分期、上田敏法、Fugl-Meyer 法等。其中，Brunnstrom 分期因其简便易操作而广泛应用于临床。

1. Brunnstrom 分期　Brunnstrom 分期反映了由低级中枢所表达的异常运动模式恢复到高级中枢控制的正常运动模式的转换过程。该评估结合肌力、肌张力变化将脑卒中后肢体偏瘫恢复过程分为 6 个阶段。部分患者有可能停留在某一阶段上不再进展。评估操作简单实用，不仅是评估患者功能的依据，也是制订康复治疗计划的基础。缺点：敏感度较差，常出现患者功能虽有进步，但功能级别却无变化的现象。

2. 上田敏法　上田敏法是一种半定量的方法，它在 Brunnstrom 分期的基础上，将偏瘫功能评定进一步分为 12 级，并进行了肢位、姿势、检查种类和检查动作的标准化判定。

3. 简化 Fugl-Meyer 法　简化 Fugl-Meyer 法属于半定量评价法，根据最后评分判断脑卒中患者的运动障碍严重程度。该评价法科学性较强，在科研中多采用此法。不足是：临床应用较费时；需患者积极配合和精力集中，而偏瘫患者往往伴有注意力障碍；只注重肢体运动能力的评价，忽略了躯干运动。

4. 改良 Ashworth 量表　主要用于上运动神经元损伤肌张力增高的评定，通过被动活动关节来了解受累肌肉的张力情况。

5. Rivermead 运动指数（Rivermead mobility index，RMI）　RMI 是由一种专门用于评估运动功能的方法。共有 15 项评测内容和 2 个功能等级（0~1 分），能独立完成规定的运动得 1 分，不能完成则为 0 分。该方法针对性强，简单、实用、易于掌握，但相对较粗。

6. 平衡功能评估　常用三级平衡检测法或 Berg 平衡量表评定，有条件者可以使用平衡功能评定及训练系统。

7. 心肺功能评估　糖尿病合并脑血管病变者，排除禁忌后，原则上应进行运动负荷试验以评定患者的体力活动耐力，筛查出潜在的缺血性心脏病，制定个性化的康复训练处方。条件许可时，可采用功率自行车或活动平板做心电运动负荷试验检测最大摄氧量（$\dot{V}O_{2Max}$）、无氧阈或最大心率。无条件者进行定距离步行试验如 6 分钟步行试验，或监测运动后心率在静息心率基础上增加 20~30 次/min,结合患者症状及自我感知劳累程度评分以调整运动方案。

（五）其他功能障碍的评估

其他功能障碍的评估需根据患者的具体情况选择相应的评估措施,如深浅感觉、言语吞咽功能、认知功能、心理情绪、并发症等。

（六）日常活动活动及社会参与能力评估

一般通过改良的 Barthel 指数、Katz 指数、功能独立性量表（FIM）对来评估患者的日常生活活动（activities of daily living,ADL）能力及社会参与能力。

三、康复处方

康复处方的制定需兼顾糖尿病及脑卒中的疾病特点,采取综合干预措施,包括营养、康复运动、药物、心理、健康教育等。康复目的是控制基础疾病,促进受损功能恢复、减少残疾的影响以及预防复发,提高患者日常活动的参与能力,改善生活质量。有效的康复训练能够减轻患者的残疾,加速脑卒中的康复进程（图 11-1-2）。

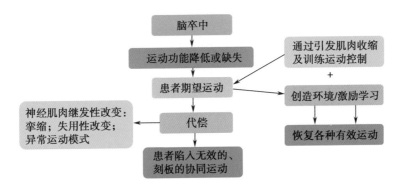

图 11-1-2　脑卒中患者的康复进程

（一）康复处方制定原则及注意事项

1. **早期介入**　一般建议当患者生命体征平稳,神经系统症状不再进展 48h 后即介入康复治疗。早期康复可以最大限度地保留患者残存的功能,预防因制动或失用而引起失用综合征和各种并发症的发生,并在发生这些情况时,通过及时正确的处理,避免进一步发展成继发性残疾。

2. **因人而异**　康复处方应遵循个体化原则,注意循序渐进,持之以恒,将康复教育和日常生活相结合,充分调动患者及其家属的积极主动参与性,才能取得显著的康复成效。

3. **全面科学**　糖尿病脑卒中后患者运动功能恢复的速度和程度可能会受到其他非运动功能障碍的影响,因此,在康复治疗中应根据患者功能障碍情况尽可能让患者接受全面的康复,包括戒烟限酒、营养、心理、感觉、日常生活、社会参与及职业指导等。

4. **全程持续**　脑卒中三级康复模式将康复治疗延伸到社区和家庭中,能更好为患者提供持续性服务。一级康复多为卧床期,主要为协助临床治疗,防止并发症。二级康复一般在康复中心和综合医院中的康复医学科进行,主要是提高患者的感觉运动功能及日常生活活动能力。约 20% 患者经专科康复中心治疗后已能达到大部分日常生活自理。三级康复在社区康复,巩固已取得的康复效果,进一步提高患者的功能、交流和日常生活活动能力。

5. 兼顾基础病治疗及预防　糖尿病脑卒中的特点是"障碍与疾病共存"。除血糖异常外,患者多伴有高血压、血脂代谢紊乱、冠心病及周围血管疾病,并且脑卒中复发率显著高于非糖尿病者,故康复应与疾病治疗并进,采取预防措施。

6. 注意事项　掌握康复适应证和禁忌证;纠正高血糖时一定要注意避免低血糖反应;糖尿病患者脑卒中的并发症较非糖尿病者更易出现,需要及早预防和发现;注意康复运动量对血糖的影响。

(二)营养处方

医学营养处方包括个体化营养评估、营养诊断和制订相应的营养干预计划,并在一定时期内实施及监测。在制定糖尿病饮食方案的同时,要充分考虑脑卒中患者的特点,如脑卒中患者基础能量消耗约比正常人高 30%、卒中后吞咽障碍发生率较高易引发营养不良。通过计算热量、调整营养素结构和食物性状及口感,达到既能控制血糖,维持理想体重,又能预防营养不良发生的目的。还需注意戒烟、限制饮酒。详见第四章。

(三)运动处方

运动的主要目的是促进周围组织对胰岛素的敏感性,辅助控制血糖,调节血脂蛋白质代谢紊乱,提高患者的心肺功能和体力活动能力,改善生活质量。运动处方的制定应遵循适量、经常、个体化的原则,主要包括:运动形式、运动强度、运动时间、运动频率及运动时注意事项。运动处方需在专业人员的指导下制定并实施。运动前后要注意监测血糖,运动量大时应临时调整饮食及药物治疗方案,以免发生低血糖。

1. 无偏瘫运动处方　部分糖尿病脑卒中无偏瘫者病情稳定后,即可以在指导下进行中、低强度的运动,运动安排在早餐后和 / 或晚餐后 1~2h,禁忌空腹。

(1) 运动形式:通常选择简单、易坚持的有氧运动,如散步、骑自行车、游泳、慢跑等,结合每周 3 次的抗阻训练。

(2) 运动强度:年轻、病情轻、体力较好的患者可采取中等强度的运动(50%~70% 最大运动强度),而年老或肥胖者选择持续性较低强度的运动(40%~50% 最大运动强度)。

(3) 运动时间:刚开始的运动时间可稍短,视适应情况逐渐延长至 20~60min,据运动强度酌情调整。

(4) 运动频率。一般每周 3~5 次,在训练的前几周推荐间歇性训练。对于糖尿病患者,建议每天 1~2 次运动,依据患者的运动量及自身条件而定。

(5) 有条件者运动前进行运动心肺功能测试:在运动前需掌握适应证和禁忌证,运动时要注意监测。

运动处方的制定及具体实施方法参照第五章第二节。

2. 偏瘫运动处方　多数糖尿病患者脑卒中后肢体出现不同程度的活动障碍,引起行动不便,运动更受限,因此,该部分患者需要进行常规肢体康复训练,特别是在脑卒中后最初 6 个月内,康复训练能够使患者日常生活活动能力及步行能力得到明显提高。

(1) 运动形式:首先依据偏瘫恢复不同时期的运动功能障碍特点制订合理的肢体康复训练计划。训练顺序一般为:良肢位摆放 - 翻身 - 坐 - 坐位平衡 - 坐到站 - 站立平衡 - 步行。配合进食、穿衣、如厕等日常生活活动能力的训练。在此基础上,根据偏瘫程度及康复条件选择减重下步行、功率车或四肢联动训练系统(早期健侧带动患侧,一肢带动三肢,恢复期患侧带动健侧)进行心血管适应性训练。

(2) 运动强度：中、低强度运动，逐渐增加，以患者不感到疲劳不适为宜，第 11~14 级自觉疲劳程度量表（RPE）。

(3) 运动时间和频率：一般 1~2 次 /d，每次总运动时间约 30~60min。

(4) 注意监测不适症状、体征：定期对患者的运动功能进行评估以调整运动处方。

当患者肢体功能、体能和运动耐力有所恢复后，再参照糖尿病运动处方进行运动训练。

（四）药物治疗

1. 控制血糖 急性期血糖较高时采用胰岛素治疗纠正葡萄糖毒性，但避免血糖下降过快可能诱发颅内压升高和低血糖。大多数 2 型糖尿病患者急性期过后仍可改用饮食控制和口服药物治疗。口服药物主要包括：促胰岛素分泌剂（磺脲类药物和格列奈类药物）；双胍类药物；α 葡萄糖苷酶抑制剂；格列酮类药物。选择降糖药物要注意以下几点：肥胖、副作用、过敏反应、年龄及其他的健康状况如肾病、肝病可影响药物选择。

2. 控制血压 急性期过后，如无血管严重狭窄等特殊情况，血压应控制在正常范围。在降压的过程中注意防止窃血现象。一般选用钙离子拮抗剂、血管紧张素转化酶抑制剂、血管紧张素受体阻滞剂、利尿剂等。

3. 抗血小板治疗 阿司匹林可作为二级预防措施预防缺血性脑卒中和短暂性脑缺血发作的复发。存在阿司匹林禁忌的患者，可以使用氯吡格雷替代阿司匹林进行二级预防。对于糖尿病有大血管疾病风险的患者来说，阿司匹林也可作为一级预防性用药。

4. 调节血脂 《中国成人血脂异常防治指南》将糖尿病合并缺血性心脑血管病患者列为极高危。无论基线血脂水平如何，应在生活方式干预的基础上使用他汀类药物。无法达到降脂目标，或对他汀类或贝特类药物无法耐受时，可考虑使用其他种类的调脂药物，如胆固醇吸收抑制剂、胆酸螯合剂等。

5. 高同型半胱氨酸血症治疗 多数 2 型糖尿病患者外周血同型半胱氨酸浓度高于正常人，且与空腹血糖、HbA1c 和糖尿病病程相关。同型半胱氨酸血症已被确定为脑血管病的一个独立危险因素。高同型半胱氨酸血症患者建议口服维生素 B_6、维生素 B_{12} 和叶酸。

6. 营养神经 酌情使用一些改善脑代谢、营养神经的药物。

四、案例分析

（一）案例介绍

1. 病史 患者，男，63 岁，退休工人，右利手，BMI 25kg/m²。因 "左侧肢体活动不利半个月余" 收住入院。患者于半个月前夜间如厕时突发头晕、左侧肢体无力，跌倒，无意识障碍，无呕吐、大小便失禁，家属送医院急诊，查头颅 MRI 示：右侧基底节区、侧脑室旁脑梗死；左侧小脑半球及右侧颞枕顶叶陈旧性梗死灶；多发脑梗死及缺血性改变，老年性脑改变。以 "脑梗死" 收住神经内科，给予常规药物保守治疗后，患者病情平稳，无言语障碍及呛咳，但左侧肢体活动不利。故转入康复医学科进行康复。

既往有 "2 型糖尿病" 病史 10 年，目前规律阿卡波糖片、二甲双胍片、格列齐特缓释片，血糖控制正常范围。有 "高血压" 史 8 年余，最高血压 160/90mmHg，目前规律口服缬沙坦，血压控制平稳。近 3 年发作 2 次脑梗死，经系统治疗后，未遗留明显功能障碍，平素未用药。否认冠心病和慢性支气管炎病史。有吸烟史 30 余年，平均每天 1 包，已戒烟半个月余。否认饮酒史。妻儿体健。否认家族遗传疾病史。

2. 查体　T:36.8℃,P:70 次 /min,BP:120/70mmHg,R:19 次 /min,神志清,精神萎,体型中等。轮椅推入病房,查体合作。双侧瞳孔等大等圆,对光反射灵敏,言语清、流利,无吞咽障碍。双侧额纹无变浅,口角对称,伸舌不偏,颈软。心率 70 次 /min,律齐,未及明显病理性杂音。双肺听诊呼吸音清,未及明显干湿啰音。腹平软,无压痛及反跳痛。脊柱无畸形。双下肢无水肿。左侧膝腱反射亢进,左侧巴氏征(+)。左侧肢体肌力减退,左上肢肌张力增高,右侧肢体肌力及肌张力正常(详见专科评定)。深浅感觉正常。左侧 Brunnstrom 分期(上肢 - 手 - 下肢):Ⅱ-Ⅰ-Ⅲ。ADL(改良 Barthel 指数)评分 25 分。

3. 辅助检查　颈部血管 B 超:双侧颈总动脉走行正常,内壁欠光滑,内膜 - 中层稍增厚,双侧颈总动脉上段均见少量中等回声及强回声斑块附着,双侧椎动脉走行及内径正常,内壁欠光滑,未见狭窄。超声心动图:左房增大,室间隔增厚;左室舒张功能减退;二尖瓣、主动脉瓣轻度反流。胸部正位片:两肺纹理增多增粗。头颅 MRI:右侧基底节区、侧脑室旁脑梗死;左侧小脑半球及右侧颞枕顶叶陈旧性梗死灶;多发脑梗死及缺血性改变,老年性脑改变。

4. 入院诊断　①脑梗死恢复期,左侧肢体偏瘫,ADL 重度依赖;②2 型糖尿病;③高血压 3 级(极高危)。

(二)康复评定

1. 功能检查　神清,言语清晰流畅,对答切题,洼田饮水 1 级。MMSE 评分 26 分;深、浅感觉未见明显异常。左侧肢体活动不利。肌张力(改良 Ashworth 量表):右侧肢体肌张力正常;左屈肘肌群 2 级,伸肘肌群约 1 级,腕屈肌群约 1+ 级,屈指肌群约 1+ 级,伸膝肌群约 1+ 级,屈膝肌群约 1+ 级。肌力(MMT):右侧肢体肌力正常;左屈肘肌群 2− 级、伸肘肌群 1+ 级、伸腕肌群 0 级、屈腕肌群 0 级、屈指肌群 0 级,左屈髋肌群未诱发、伸膝肌群 3+ 级、屈膝肌群 2+ 级、踝关节未见主动运动。坐位平衡Ⅰ级,站立平衡 0 级;肢体协调性较差。Brunnstrom 分期(左侧,上肢 - 手 - 下肢):Ⅱ-Ⅰ-Ⅲ。ADL(改良 Barthel 指数)25 分,除二便、转移大部分辅助外,其余日常生活完全依赖他人。

2. 康复问题

(1) 功能障碍:左侧 Brunnstrom 分期(上肢 - 手 - 下肢):Ⅱ-Ⅰ-Ⅲ。左侧肢体肌力低下,基本不能抗重力,关节活动受限,上肢屈肌开始出现痉挛,下肢伸肌痉挛,不能站立、行走,平衡协调差。

(2) ADL 障碍:改良 Barthel 指数评分 25 分。生活重度依赖。

(3) 有高血压、糖尿病及 2 次脑梗死史,容易再次复发脑血管意外。

3. 康复目标

(1) 短期目标:左侧 Brunnstrom 分期(上肢 - 手 - 下肢):Ⅳ-Ⅲ-Ⅳ;改良 Ashworth 量表:左侧肘关节屈肌肌群 1+ 级;腕掌屈肌肌群 1 级;膝关节伸肌肌群 1 级;坐位平衡达 3 级,站立平衡达 2 级;步行能力 1 级(Holden 步行能力分级)。

(2) 长期目标:提高步行能力及 ADL 能力,回归家庭及社会。

(三)康复处方

1. 饮食管理　低盐低脂糖尿病饮食。计算每日必要的热量,并根据个人喜好制定食谱。注意血糖、体重的监测。糖尿病患者理想体重应少于标准体重的 5%~10%。

2. 药物治疗　酌情调整方案,阿卡波糖片、二甲双胍片、格列齐特缓释片控制血糖;缬沙坦降压;瑞舒伐他汀调血脂;阿司匹林、奥扎格雷抗血小板聚集。

3. 康复训练 治疗师帮助与指导完成,一般每天 1~2 次,每周 5 天,以训练时患者自我感觉疲劳程度及运动靶心率来控制运动强度。①关节被动运动:包括患侧肩胛带、髋关节等部位的被动运动,躯干肌的牵拉,背肌的挤压刺激。软瘫期防止被动关节活动范围超出正常范围,注意保护肩关节。②床上翻身训练:向患侧翻身、向健侧翻身和向侧方移动。③坐起训练:由辅助下坐起逐渐到独自坐起。④双桥训练:逐渐增加至每次 5~10 个,注意调整呼吸。⑤平衡训练:上肢 Bobath 握手带动躯干向各个方向运动。⑥手功能训练:滚桶训练,单手抓握网球、套杯子、推磨砂板等训练,诱发手指主动地屈、伸。⑦踏车及呼吸训练。

4. 针灸及物理因子治疗 功能性电刺激、气压治疗、针灸等综合康复治疗。

5. 康复教育 加强糖尿病、高血压及脑卒中相关知识的健康教育,让患者及家属了解危险因素控制和生活方式改变的重要性,掌握所用药物的使用方法、效果和副作用,管理体重和饮食,通晓持续进行康复运动锻炼的重要性。

(四) 疗效评价(1 个月治疗)

1. **改良 Ashworth 量表** 左侧肘关节屈肌肌群 1 级;膝关节伸肌肌群 1+ 级。

2. **Brunnstrom 分期(左侧,上肢 - 手 - 下肢)** 上肢处于 4 期,痉挛开始减弱,出现一些脱离共同运动模式的运动;手处于 3 期,能全指屈曲,钩状抓握,但不能伸展;下肢处于 4 期,踝背屈出现,坐位屈膝大于 90°。

3. **平衡功能** 坐位平衡 3 级,站立平衡 2 级。

4. **步行功能** 步行能力 1 级(Holden 分级)。

5. **ADL** 40 分。

6. **出院后康复计划** 门诊随访,继续平衡、协调、速度及步行训练,注意各种日常生活的精细动作及心肺功能训练,继续药物治疗,防止复发,争取做到生活大部分自理,减少家庭负担,有利于患者尽早回归社会。

(顾晓燕)

参 考 文 献

[1] Chen R,Ovbiagele B,Feng W. Diabetes and Stroke:Epidemiology,Pathophysiology,Pharmaceuticals and Outcomes. Am J Med Sci,2016,351(4):380-386.

[2] Hill MD. Stroke and diabetes mellitus. Handb Clin Neurol,2014,126(8):167-174.

[3] Qin X,Huo Y. H-Type hypertension,stroke and diabetes in China:Opportunities for primary prevention. J Diabetes,2016,8(1):38-40.

[4] 张通. 中国脑卒中康复治疗指南(2011 完全版). 中国康复理论与实践,2012,18(4):301-318.

[5] 韦丽忠. 糖尿病性脑血管病发病机制研究的最新进展. 医学理论与实践,2012,25(9):1040-1041.

第二节 失 智 症

失智症(dementia)大多发生在老年期,是一种因脑部伤害或疾病等多种原因引起的、以渐进性认知功能退化为主要特征的一组症候群,且此退化的幅度远高于正常老化的进程。患者在意识清醒状态下出现全面、进行性的智能减退,表现为记忆力、计算力、判断力、注意力、抽象思维能力、言语功能减退,情感和行为障碍,独立生活和工作能力丧失等,并随着病情发展而持续恶化。失智症根据其病因主要分为阿尔茨海默病(Alzheimer disease,AD)、血管性失智(vascular disease,VD)、混合性失智(mixed disease,MD)、其他类型失智(外伤、颅内血肿等)四大类,其中阿尔茨海默病(AD)及血管性失智(VD)最常见,一般呈进行性发展,目前尚无有效的治疗方法。最新研究显示,心脑血管疾病的治疗预防、糖尿病管理、全民健康教育的提升能够延迟失智症的发生,减缓疾病的进程。

一、障碍特征

(一) 流行病学特征

根据流行病学调查研究,65 岁以上老年人失智症的患病率约为 5%,85 岁以上则超过 20%。2012 年 4 月 11 日联合国世界卫生组织(WHO)发表《失智症:公共卫生的优先要务》,报告指出:到 2030 年,全球罹患失智症人口预估将增加近一倍,达到 6 570 万人;到 2050 年,将超过 3 倍至 115 400 万。我国失智症患者的数量庞大,2010 年已达到 568 万,居世界首位;随着我国人口老龄化问题的日益加剧,预计到 2020 年,患者数量将达到 1 020 万。失智症已成为影响人类健康的第四大杀手,严重影响了老年人的生活质量,给社会及家庭带来沉重负担。

(二) 危险因素

造成失智症的危险因子很多,糖尿病大血管及微血管病变可能增加并发老年失智症的风险。糖尿病不仅是血管性失智症的重要危险因素,而且是阿尔茨海默病的重要危险因素。国内外研究发现血糖含量高与失智有着直接关联,但确切机制尚不十分明确,大多数学者认为血清 β- 淀粉样蛋白(Aβ)在大脑中积聚形成的色斑状物质是导致糖尿病失智症的元凶;糖尿病并发失智症的概率约为 30%,风险是正常人的 1.5~2.5 倍,即使血糖高于正常标准的人,虽未被诊断糖尿病,记忆力仍比血糖低的人差。据此,老年糖尿病引起的失智症正逐渐引起人们的广泛关注。

(三) 临床表现

糖尿病失智症起病隐潜,精神改变隐匿,早期不易被家人觉察,不能追溯到确切的发病日期和特殊症状,多数患者早期表现出来的记忆减退,被家人认为是糖尿病本身引起的,或者是老了的表现,没有引起重视,往往当出现精神行为异常才引起注意。患者从发现到死亡,一般病程约 6~10 年,部分甚至长达 15 年。其障碍特征在病程进展中各不相同,但贯穿整个病程的主要症状是进行性的,根据发展特点,一般分为下列三期:

1. 初期(遗忘期) 认知水平相当于 14 岁以上少年。症状很轻微,进展很缓慢,常被忽略和轻视,造成最佳治疗时间被贻误。病程可持续 1~3 年。

(1) 记忆:记忆力减退为首发症状也是最突出的症状,尤其是近期记忆,记不住新近发生的事,如不能记忆当天发生的日常琐事,记不得刚做过的事或讲过的话等;时间和定向力减退,在熟悉的环境中迷路或不认识家门,不会看街路地图,不能区别左、右或泊车;思维和判断力减退。

(2) 行为:轻度语言功能受损;注意力不集中;丧失主动性和积极性,缺乏对生活和工作的热情;情绪淡漠或变得易于紧张和激动,可出现忧郁、多疑、固执、斤斤计较甚至攻击行为。

(3) 生活能力:学习知识和掌握新技能的能力下降,需要更长的时间完成以前能胜任的工作和任务,不能完成复杂任务,如做饭和购物变得越来越困难,容易遗失物品,在原本熟悉的环境中可能迷失方向。日常生活能够自理,不需要他人的帮助。

2. 中期(混乱期) 认知水平相当于8~13岁少年。本期是护理照管中最为困难的时期,有时需要每天24h的不间断监护。该期常在起病后3~10年。

(1) 记忆:智能减退显著,有明显的认知功能障碍,完全不能学习,说话越来越困难,有时会无法辨认家人和朋友;近事遗忘严重,远期记忆受损或大部分丧失,可出现计算力、理解判断力的障碍。定向力进一步丧失,常去向不明或迷路。语言表达和理解更加困难并逐渐出现失语、失用、失认、失写。

(2) 行为:人格变化明显,情绪不稳定、注意力涣散、行为异常,有的可有幻觉、妄想等。行为不顾社会规范,将他人之物据为己有,甚至随地大小便。行为紊乱,如无目的性地翻箱倒柜,收藏废物。可发生攻击行为等。

(3) 生活能力:生活能力明显下降,大部分不能自理,服药、洗漱、梳头、进食、穿衣及大小便等需要他人协助,变得非常依赖。

3. 晚期(极度失智期) 认知水平相当于7岁以下儿童。患者生活完全不能自理,常因压力性损伤、吸入性肺炎、泌尿系统感染等并发症而死亡。此期多发生在起病后8~15年。

(1) 记忆:不能辨认家人、朋友及熟悉的物品,甚至自己的样貌;不能写出自己的名字;不能识别周围环境;不会简单的加减法;不能用语言进行沟通;不知道年月、季节等。

(2) 行为:身体出现抽搐,伴有吞咽困难及肢体僵硬;行走困难,开始需要轮椅,最后卧床不起;不能独立进食、穿衣等;在公共场合行为也十分异常。

(3) 生活能力:几乎完全丧失生活自理能力,大小便失禁,日夜节律紊乱,整天卧床,生活完全依靠护理等。易出现营养不良、压疮、肺炎等躯体并发症。

二、功能评估

早发现、早诊断、早治疗是失智症治疗的最佳选择,通过评估工具的使用,进行早期筛查、判断功能障碍程度、帮助制定个体化康复处方,使患者能够及早接受康复治疗。

(一) 认知评估

1. 蒙特利尔认知评估量表(MoCA) MoCA是由加拿大Nasreddine等根据临床经验并参考简易精神状态检查量表(MMSE)的认知项目和评分而制定,是一个用来对认知功能异常进行快速筛查的评定工具。包括注意与集中、执行功能、记忆、语言、视结构技能、抽象思维、计算和定向力8个认知领域的11个检查项目,总分30分,≥26分正常,其敏感性高,覆盖重要的认知领域,测试时间短,适合临床运用。但其也受教育程度的影响,文化背景的差异、检查者使用MoCA的技巧和经验、检查的环境及受试者的情绪及精神状态等均会对分值产生影响,其对于轻度认知损害(MCI)的筛查更具敏感性(表11-2-1)。

表 11-2-1 蒙特利尔认知评估量表（MoCA）（中文普通话版）

姓名： 性别： 出生日期： 教育水平： 检查日期：

	得分
视空间与执行功能	
画钟表（11 点过 10 分）（3 分） 复制立方体 [ ] [ ] 轮廓[ ] 指针[ ] 数字[ ]	___/5
命名 [ ] [ ] [ ]	___/3

续表

			面孔	天鹅绒	教堂	菊花	红色	不计分
记忆	读出下列词语，然后由患者重复。复上述过程重复2次，5min后回忆。	第一次						不计分
		第二次						
注意	读出下列数字，请患者重复（每秒1个）。	顺背[ ]			教堂	21854		__/2
		倒背[ ]				742		
	读出下列数字，每当数字出现1时，患者敲1下桌面，错误数大于等于2不给分。 [ ]5213941180621594511419905112							__/1
	100连续减7 [ ]93 [ ]86 [ ]79 [ ]72 [ ]65							__/3
	4~5个正确给3分，2~3个正确给1分，全部错误给为0分。							
语言	重复：我只知道今天张亮是来帮过忙的人。[ ] 狗在房间的时候，猫总是躲在沙发下面。[ ]							__/2
	流畅性：在1min内尽可能多地说出动物的名字。[_____]（N≥11名称）							__/1
抽象	词语相似性： 香蕉—橘子=水果 [ ] 火车—自行车 [ ] 手表—尺子 [ ]							__/2
延迟回忆	回忆时不能提醒		面孔[ ]	天鹅绒[ ]	教堂[ ]	菊花[ ]	红色[ ]	__/2
	分类提示:						仅根据非提示记忆得分	
	多选提示:							
定向	日期[ ] 月份[ ] 年代[ ] 星期几[ ] 地点[ ] 城市[ ]							__/6
总分								__/30

2. 简易精神状态检查量表（MMSE） MMSE 由 Folstein（1975 年）等人编制，是最具影响的标准化智力状态检查工具之一。包括定向力、记忆力、注意和计算能力、回忆能力、语言能力五个大项，30 个小项，每个小项 1 分，总分 30 分。分数在 27~30 分为正常；分数 <27 分为认知功能障碍。痴呆划分标准：文盲≤17 分，小学程度≤20 分，中学程度（包括中专）≤22 分，大学程度（包括大专）≤23 分。痴呆严重程度分级：轻度：MMSE≥21 分；中度：MMSE10~20 分；重度：MMSE≤9 分。其作为认知障碍检查方法，多用于 65 岁以上疑有认知缺损老年人（包括正常人及各类精神病患者）的智力状态及认知缺损程度的检查及诊断，简单易行（表 11-2-2）。

表 11-2-2 简易精神状态检查量表（MMSE）

姓名　　　　性别　　　　年龄　　　诊断　　　　　　　检测签名者：　　　　　　检测日期：

项目			记录	评分
1. 定向力 （10分）	今年是哪一年？			0　1
	现在是什么季节？			0　1
	现在是几月份？			0　1
	今天是几号？			0　1
	今天是星期几？			0　1
	咱们现在是在哪个省份？			0　1
	咱们现在是在哪个城市？			0　1
	咱们现在是在什么医院？			0　1
	现在是在哪个科室？			0　1
	这里是第几层楼？			0　1
2. 记忆力 （3分）	小狗			0　1
	汽车			0　1
	梅花			0　1
3. 注意力和 计算力 （5分）	100—7			0　1
	—7			0　1
	—7			0　1
	—7			0　1
	—7			0　1
4. 回忆能力 （3分）	小狗			0　1
	汽车			0　1
	梅花			0　1
5. 语言能力 （9分）	命名能力	手表		0　1
		钢笔		0　1
	复述能力	瑞雪兆丰年		0　1

续表

	项目		记录	评分
5. 语言能力 （9分）	三步命令	右手拿纸		0　1
		两手对折		0　1
		放在左腿上		0　1
	阅读能力	闭上您的眼睛		0　1
	书写能力	请您给我写一个完整的句子（不可以写名字）		0　1
	结构能力	请您照着这个样子画下来 		0　1
总分				

3. 可重复成套神经心理状态测验（RBANS） 可重复成套神经心理状态测验（repeatable battery for the assessment of neuropsychological status，RBANS）是 1998 年由 Randolph 等设计的神经心理状态的筛查量表，可鉴别老年人认知功能的病理性下降，也可筛查一般人群的神经心理功能状态。目前，该表在国外被广泛用于认知功能的筛查和研究。

RBANS 的测试手册是由钢圈装订的 2 套（A、B 套）黑底小册子组成，类似中国的台历结构形式，携带方便。还可进行床边测试。测试分正副本，一般测试采用 A 套，整套测验时间约 20~30min。RBANS 由 12 个测试任务（12 个条目）组成，评定 5 个认知功能指标（5 个因子）：①即刻记忆：由词汇记忆和故事复述测评；②空间结构：由图形描摹和线条定位组成；③言语功能：包括图片命名和语义流畅；④注意力：由数字广度和符号数字匹配测试组成；⑤延迟记忆：由词汇回忆、词汇再认、故事回忆和图形回忆测评。

评分方法：将原始粗分转换为标准分，均数为 100 分，标准差为 15 分；常模鉴于 540 名 20~89 岁人群测试结果建立。每个因子分由所含条目的原始粗分经年龄分层的常模表转换为标准分，量表总分为 5 个因子标准分总和。标准分便于比较不同认知领域功能水平、横向比较受试者功能表现及纵向比较认知功能变化、鉴别病理性认知功能的下降。

（二）记忆测验

1. 韦克斯勒记忆量表 韦克斯勒记忆量表（Wechsler memory scale，WMS）是评估各种记忆能力和工作记忆的成套测验，可对怀疑有记忆缺陷、精神科疾病或发育障碍的被测试者提供临床记忆功能方面的详细评估，也可为康复评定提供相关信息。韦克斯勒记忆量表自 1945 年发行以来，至 2008 年已修订到第 4 版（WMS-Ⅳ），WMS-Ⅳ对结构和内容做了很大调整和改进，将受试者年龄延伸为 16~90 岁；新增 4 个分量表（简明认知状况评估、图形再认、空间叠加、符号广度），并提供听觉记忆、视觉记忆、视觉工作记忆、即时记忆和延迟记忆五项记忆指数以及总记忆商来解释个体的记忆能力；不仅对记忆功能进行评估，还可对认知功能状态做简要评估；联合其他评估资料，能得到大量关于记忆功能和过程的其他信息。

2. Rivermead 行为记忆测验 Rivermead 行为记忆测验（Rivermead behavioural memory test，RBMT）是由英国牛津 Rivermead 康复研究中心 1985 年编制，经过不断修订与完善，于 2008 年发表第 3 版（RBMT-Ⅲ）。RBMT-Ⅲ既包含实验室设计，又模拟日常生活记忆场景,能很好地反映患者日常生活的记忆缺陷,并能追踪记忆力的恢复情况。RBMT-Ⅲ较传统记忆评定量表具有明显的优势:临床实用性强、题目难度适宜、测试时间短、依从性好。RBMT-Ⅲ能够减少天花板效应和地板效应,提高了诊断准确率。RBMT-Ⅲ能够反映日常生活中记忆多个维度的功能状态,如空间记忆、视觉记忆、听觉记忆、前瞻性记忆、新技能学习及日期和定向;具有很好的信效度。国外临床已广泛应用于脑卒中、脑外伤、轻度认知功能状态、健忘症患者记忆力评定。

(三) 能力评估

1. 言语能力评估 国外有关语言功能的评测法有:霍尔斯特德 - 威浦曼失语症筛选测验、斯浦林 - 本顿失语症测验、标记测验、明尼苏达失语症测验、波士波诊断性失语症测验、治澄子失语症检查法、构音障碍评测法等。其中波士顿诊断性失语症测验(Boston diagnostic aphasia examination,BDAE)是目前英语国家应用较为普遍的一种失语症诊断测验方法。该检查是由美国波士顿退伍军人管理局医院、波士顿大学失语症研究中心、波士顿大学医学院的 Harold Goolddass 和 Edith Kaplan 在 1972 年编制发表的,它由 5 个大项 27 个分测验组成。5 个大项包括对话和自发言语、听觉理解、言语表达、书面语理解、书写。它既包括语言功能本身的检查,又包括非语言功能的检查;既可对患者语言交流水平进行定量分析,又可对语言特征进行定性分析,既可确定患者失语症严重程度,又可作出失语症分类,但检查所需时间较长,评分较困难。

国内常用的言语检查法有:北京医科大学汉语失语成套测验、北京医院汉语失语症检查法、中国康复研究中心汉语标准失语症检查、临床汉语言语测评方法、中国康复研究中心构音障碍检查法和河北省人民医院康复中心修改的 Frenchay 构音障碍评价法。

2. 日常生活活动能力评估 日常生活活动能力评估方法主要有:五级分级法、八级分级法、Katz 指数、Barthel 指数、五级 20 项日常生活活动能力分级法、PULSES、修订的 Kenny 自理评定、功能独立性量表(functional independence measure,FIM)、功能活动问卷(the functional activities questionary,FAQ) 和快速残疾评定量表(rapid disability rating scale,RDRS)。其中最常用的是 Barthel 指数和功能独立性量表。

Barthel 指数检查项目包括进食、洗澡、修饰、穿衣、控制大便、控制小便,如厕、床椅转移、平地行走及上下楼梯 10 个项目,总分满分 100 分。<20 分为极严重功能缺陷,生活完全需要依赖;20~40 分为生活需要很大帮助;40~60 分为生活需要帮助;>60 分为生活基本自理。Barthel 指数得分 40 分以上者康复治疗的效益最大(表 11-2-3)。

表 11-2-3 日常生活活动(ADL)能力量表

姓名		性别	年龄	诊断	检查日期	

项目	评分	标准	评估日期		
大便	0 5 10	失禁或昏迷 偶有失禁(每周 <1 次) 控制			
小便	0 5 10	失禁或昏迷或需由他人导尿 偶有失禁(每 24h<1 次) 控制			

续表

项目	评分	标准	评估日期		
修饰	0 5	需要帮助 自理(洗脸、梳头、刷牙、剃须)			
用厕	0 5 10	依赖他人 需部分帮助 自理(去和离开厕所、使用厕纸、穿脱裤子)			
进食	0 5 10	较大或完全依赖 需部分帮助(切面包、抹黄油、夹菜、盛饭) 全面自理(能进各种食物,但不包括取饭、做饭)			
转移	0 5 10 15	完全依赖他人,无坐位平衡 需大量帮助(1~2人,身体帮助),能坐 需少量帮助(言语或身体帮助) 自理			
活动	0 5 10 15	不能步行 在轮椅上能独立行动 需1人帮助步行(言语或身体帮助) 独立步行(可用辅助器,在家及附近)			
穿衣	0 5 10	依赖他人 需一半帮助 自理(自己系、开纽扣、关、开拉锁和穿鞋)			
上下楼梯	0 5 10	不能 需帮助(言语、身体、手杖帮助) 独立上下楼梯			
洗澡	0 5	依赖 自理(无指导能进出浴池并自己洗澡)			
总得分					
评估人					

FIM 是由美国纽约州功能评估研究中心的研究人员 1987 年提出的,有认知功能和社会功能部分,在反映残疾水平或需要帮助的程度上更为精确,在美国已作为衡量医院管理水平与医疗质量的一个客观指标。包括自理活动、括约肌控制、转移、行进、交流和社会认知六个方面,共 18 项,其中 13 项运动性 ADL 和 5 项认知性 ADL,评分为 7 分制,最高 7 分,最低 1 分,总分最高 126 分,最低 18 分。

(四) 综合性评估

临床痴呆评定量表(clinical dementia rating,CDR)是由医师通过与患者和其家属交谈中获得信息,加以提炼,完成对患者认知受损程度的评估,继而快速评定患者病情的严重程度。评定的领域包括记忆、定向力、判断与解决问题的能力、工作和社会交往能力、家庭生活和个人业余爱好、独立生活自理能力。以上六项功能的每一个方面分别作出从无损害到重度损害五级评估,但每项功能的得分不叠加,而是根据总的评分标准将六项能力的评定综合成一个总分,其结果以 0、0.5、1、2、3 分表示,分别判定为正常、可疑、轻、中、重度等五级(表 11-2-4)。

表 11-2-4 临床痴呆评定量表（CDR）

姓名　　　　　性别　　　　　年龄　　　　　检查日期　　　　　诊断

项目	健康（CDR=0）	可疑痴呆（CDR=0.5）	轻度痴呆（CDR=1）	中度痴呆（CDR=2）	重度痴呆（CDR=3）
记忆力	无记忆力缺损或只有轻微不恒定的健忘	轻微、持续的健忘;对事情能部分回忆:"良性"健忘	中度记忆缺损;对近事遗忘突出;缺损对日常生活活动有妨碍	严重记忆缺损;仅能记住过去非常熟悉的事情;对新发生的事情则很快遗忘	严重记忆力丧失;仅存片段的记忆
定向力	完全正常	除在时间关系定向上有轻微困难外,定向力完全正常	在时间关系定向上有中度困难;对检查场所能作出定向;对其他的地理位置可能有定向	在时间关系上严重困难;通常不能对时间作出定向;常有地点失定向	仅有人物定向
判断和解决问题的能力	能很好地解决日常、商业和经济问题,能对过去的行为和业绩作出良好的判断	仅在解决问题、辨别事物间的相似点和差异点方面有轻微的损害	在处理问题和判断问题上有中度困难;对社会和社会交往的判断力通常保存	在处理问题、辨别事物的相似点和差异点方面有严重损害;对社会和社会交往的判断力通常有损害	不能作出判断,或不能解决问题
社会事物	在工作、购物、一般事务,经济事务、帮助他人和与社会团体社交方面,具有通常水平的独立活动能力	在这些活动方面有损害的或轻的,仅是可疑的或微的损害	虽然仍可以从事部分活动,但不能独立进行这些活动;在不经意的检查中看起来表现正常	很明显地不能独立进行室外活动;但看起来能够参加家庭以外的活动	不能独立进行室外活动;看起来病得很重,也不可能参加家庭以外的活动
家庭生活业余爱好	家庭生活,业余爱好、智力均保持良好	家庭生活,业余爱好、智力活动仅有轻微的损害	家庭生活有轻度肯定的损害,较困难的家务事被放弃;较复杂的业余爱好和活动被放弃	仅能做简单的家务事,兴趣减少且非常有限,做得也不好	在自己卧室多,不能进行有意义的家庭活动
个人照料	完全自理	完全自理	需要监督	在穿衣、个人卫生以及保持个人仪表方面需要帮助	个人照料需要更多帮助;通常不能控制大小便

三、康复治疗

糖尿病失智症的发病机制尚未明确,在临床治疗方面尚存在较大困难,药物治疗仍是主要治疗手段,但是近几年观察发现非药物治疗具有一定临床价值,其中康复训练能最大限度地保持患者的记忆力和沟通交流能力,改善 ADL 能力,较好地发挥残余功能,防止病情进一步发展,提高患者的生活质量。

(一) 药物治疗

糖尿病失智症患者在降糖、降压、调脂、抗血小板聚集等常规治疗的基础上,酌情使用扩张血管、改善脑血液供应、神经营养、抗氧化、抗痴呆等药物治疗改善认知功能。

1. 西药类

(1) 钙离子拮抗剂:国内外研究表明,钙离子拮抗剂可有效地改善糖尿病认知功能障碍的症状。临床常用的尼莫地平具有脂溶性易通过血脑屏障、选择性扩张脑血管、改善脑部血液供应、保护脑细胞等作用。

(2) 血管紧张素抑制剂:血管紧张素抑制剂可舒张血管,发挥血管保护作用,阻止高血糖导致的血管内皮功能受损,改善糖尿病认知功能障碍症状。如依那普利、替米沙坦等。

(3) 胆碱酯酶抑制剂:通过抑制胆碱酯酶而抑制乙酰胆碱降解并提高活性,改善神经递质的传递功能。临床常见药物有多奈哌齐、卡巴拉汀、加兰他敏、石杉碱甲等。

(4) NMDA 受体拮抗剂:国内外用于治疗痴呆的美金刚是一种低亲和力的非竞争性 N-甲基 -D- 门冬氨酸(NMDA)受体拮抗剂,具有调控退化的谷氨酸能神经元的突触活性作用,安全性和耐受性良好。

(5) 抗氧化药物:神经保护是糖尿病认知功能障碍的重要治疗方法,目前集中在抗氧化药物方面。研究认为抗氧化药物可保护神经元,对抗糖尿病患者神经元凋亡与退化。临床常用药物有维生素 C、维生素 E、白藜芦醇、芝麻酚等。

(6) 其他:肠促胰素是一种在进食后开始分泌的激素,阻止氧化应激诱导的神经细胞凋亡,改善并可逆转认知功能受损。其他的如神经营养因子、脑代谢促进药、褪黑素等均可应用。

2. 中草药 近年来,中草药在防治糖尿病失智症方面的研究越来越受到关注,并取得一定进展。研究发现,其作用机制与抑制氧化应激反应、降低炎症因子、调控信息通道、调节神经活性物质,减少神经元细胞凋亡等相关,从而降低脑组织老化和神经元损害,改善大脑认知功能。许多单味药、经典方剂及中成药有其独特的优势和疗效。

(二) 认知训练

1. 记忆训练 帮助患者回忆过去的生活经历,记住所居住的环境、周围的人、最近进行的活动、新近发生的国内外大事和时间。利用记忆辅助物,如通过动作、语言、声音、图像等信息刺激,恢复或提高患者记忆力,减少错误判断。每日训练安排要从简单到复杂,或将整个练习分为几个小部分。

(1) 瞬时记忆训练:如用 1s 的速度均匀念或背一串数字,熟练后倒背;或者告诉患者年龄、日期、星期数等,再请患者重复上述数字,反复强化练习。

(2) 短时记忆训练:将不同的物品按顺序给患者看,并要求记忆,5min 后请患者回忆出上述物品;也可用积木摆图形给患者看,弄乱后让他按原样摆好。

（3）长时记忆训练：如让患者回忆最近来过家里的亲戚朋友的姓名；回忆前几天看过的电视的内容，以及家中发生的事情；背诵简短的诗歌、谜语等进行训练。

（4）对于记忆障碍严重者，通过编写日常生活活动安排表、制订作息计划、挂放日历等帮助记忆。

（5）对容易忘记的事或经常出错的程序，设立提醒标志，以帮助记忆。

（6）根据其记忆损害类型和程度，采取个体化的方式和内容有针对性地进行训练，每日一次，20~30min/次，由简单到复杂，循序渐进，并在训练过程中及时予以指导和鼓励等言语反馈。

2. 智力训练　鼓励患者多参加社会活动，广泛接触各方面人群，多动手、动脑；或在家人或护理人员的指导下进行适当的益智活动，如由易到难的数字排序，图片、实物、字词的归纳和分类，以及肢体游戏等；训练老年人综合分析、判断、推理和计算能力，充分利用残存脑力。

（1）排列数字：5张数字卡片，由小到大顺序排列，然后再给4张卡片，请患者按照根据数字大小，插进自己已排好的5张卡片中。

（2）图片分类：若干张益智图片，动物、植物类混合在一起，让患者归纳分类哪些是动物图片，哪些是植物图片。

（3）指鼻子指眼：一人握住患者伸开的一只手掌，用另一只手拍打患者手心，患者的另一只手用示指按在鼻尖上，其余四指握拳。拍打患者手掌的同时，发出"鼻子""眼""嘴巴""耳朵"等各种指令，除喊"鼻子"时患者手指不动外，在喊其余指令的瞬间，患者要迅速地将示指指向所喊指令的部位。

（4）摩膝敲膝：左手伸开，手心紧按在左膝头；右手握拳，拳头搁在右膝头。喊"开始"后，左手沿大腿前后摩擦，右手同时用拳头上下敲打膝头。这个游戏开始做的时候，左手总是不自觉地变成和右手一样的敲膝动作，或右手变成与左手一样的搓膝动作。当逐渐习惯后，双手就会逐渐适应各自的动作，这时另一人可以大喊一声"换"，要求左右手突然变换动作，变换之初，将又是一阵手忙脚乱，但逐渐就会适应。

3. 语言训练　失智症言语障碍特点是命名不能和听理解障碍的流利性失语，口语由于找词困难而渐渐停顿，影响日常沟通、交流，针对受损程度不同，训练方案和目标也不同。

（1）对于有忘词或词不达意现象的患者，可鼓励其适当多讲，也可给其看实物或卡片，叫其说出名称。

（2）对于发音不清的患者，应教其发简单的字或词，声音尽量高些，不要怕说错。

（3）对于找词困难、用词贫乏的患者，应教其日常生活的简单用词，以通过简单语言来表达想法。

（4）指导大声朗读书籍、报纸，以训练发音器官的灵活性，必要时进行发音训练。

（5）以鼓励患者多交流、多表达、多理解为目的，但应注意训练方法和进度，因人而异、循序渐进。

（三）日常生活管理

1. ADL指导　主要训练患者完成衣食住行各项活动的能力，如进食、穿衣、排泄、个人卫生、出行等日常生活行为。鼓励自我护理，如果患者能独自完成指定任务，则要求尽量缩短时间。

（1）进食：规律进餐，最好与家人一同进食；餐前清洁双手，必要时可手抓取食物；义齿必须装戴正确并每天清洗;鼓励尽量坐位进食,以防食物误入气管导致窒息;吞咽功能障碍的需进行发音、舌部运动、面部动作等训练以增强协调能力,为进食打基础。

(2) 穿衣:选择宽松的前开口上衣,袖口宽大,避免太多纽扣拉链,可用尼龙搭扣、撤钮替代,以弹性裤腰取代皮带;尽量让患者自己穿脱衣服,必要时可提醒、示范;衣服按穿着的先后顺序叠放;通常坐位穿脱上衣、卧位穿脱裤子较为方便。

(3) 排泄:及时引领患者如厕,培养定时排便的习惯;教会从轮椅转移到坐便器的方法;训练褪下穿上裤子的动作,教会使用手纸清洁会阴;训练双下肢屈曲抬臀动作,以方便卧床时递放便盆。

(4) 个人卫生:维持皮肤、头发、口腔、指甲等卫生,减少感染机会;训练洗手、洗脸、拧毛巾、梳头、刷牙、开关水龙头等动作;长期卧床者要保持床单清洁干燥、定时翻身拍背,预防并发症。

(5) 出行:行走时抬头挺胸,两眼向前看,足尖尽量抬高,步距不必过大,转方向时可分几步转,必要时使用轮椅外出;家人或护理员要陪伴外出、认路、认家门,鼓励参加社会活动,与外界接触。

2. 安全保护 失智症患者认知功能障碍,有时不能主诉,反应能力减弱,躯体活动迟缓,易发生意外事故,应做好安全保护工作。

(1) 环境管理:床不宜过高,必要时加活动防护栏,便于安全上下并防止坠床;日常生活用品放置要易找、易取,热水瓶、电插销板、刀、剪、玻璃器皿及火源等应放在隐蔽、不易拿取处,必要时上锁;地板要防滑,避免反光和几何图形装饰,以防跌倒、摔伤;对于有妄想和幻想的患者,不要厌恶和反驳,要妥善安排周围环境,室内物品应减少变动,不使患者产生陌生感和压力。

(2) 用药管理:糖尿病患者所用药物主要包括口服降糖药物和胰岛素,必须妥善保管。口服药送服到口、看服下肚,以免遗忘或错服;对拒绝服药的,需要耐心说服,细心解释,可以将药研碎拌在饭中服下,防止在无人看管时将药吐掉;吞咽困难者不宜吞服药片,应研碎后溶于水中服用;昏迷者可由胃管注入药物。胰岛素治疗的患者应由家人或护理人员根据医嘱注射给药,细心观察可能发生的不良反应,及时报告医师调整给药方案。对有自杀倾向者,一定要将药品管理好,放置在拿不到或找不到的地方。

(3) 出行管理:对中、重度症状者不要让其单独外出,以免迷路、走失,衣袋中最好放一联系卡,或在穿的衣物上标明姓名、电话号码、家庭地址等。外出时应有人跟护。

(4) 生活管理:每天温水泡脚,检查足部,注意防止烫伤,鞋袜适合,定期修剪趾甲;进食时尽量有人照看,以免呛入气管而窒息死亡;不要让患者单独承担家务,以免发生煤气中毒、火灾;冬天严禁使用热水袋等取暖设备;为防止患者自杀或意外发生,晚期失智症患者最好全程陪护。

3. 体育锻炼 体育运动是糖尿病治疗的基础措施之一。糖尿病失智症患者每天进行适当的体育锻炼不但能降低血糖,而且使血液循环加快,脑细胞得到充足的营养素和氧,大脑细胞活力增强,延缓脑细胞衰老,防止脑功能退化。

(1) 徒手或借助器械进行关节活动范围的维持训练、肌力增强训练、坐位和立位平衡训练,也可由家属协助进行关节训练,保持功能位,以改善运动功能、并预防和治疗肌肉萎缩、关节僵硬挛缩;手指尽量多活动,如练习扣纽扣、写字、折纸等日常生活动作。

(2) 全身运动以适当有氧运动为宜,如散步、骑自行车、游泳、舞蹈、健身操、太极拳或练气功等,有利于增加脑部血流量,刺激脑细胞,提高中枢神经系统的活动水平,更好地发挥脑部功能。锻炼过程中要注意循序渐进,量力而行,持之以恒。

(3) 注意根据患者的具体情况决定体育锻炼方式、时间及运动量。

4. 娱乐休闲　鼓励参加力所能及的娱乐休闲活动,提高对生活的乐趣,广交朋友,保持与外界的积极接触和对新鲜事物的浓厚兴趣,能强化脑部神经,防止脑细胞老化萎缩。

(1) 听音乐、唱歌、敲击乐器、音乐体操;将音乐活动课融于日常生活,在不同时间播放不同的音乐,有助帮助对人物、地点、时间的认知。

(2) 写字绘画、手工编织等,能给予身体各种感官刺激直接兴奋脑细胞。

(3) 集体活动包括看电影、展览、演出、旅行、交流会等,创造与他人沟通和交往机会,增强生活自信心。

5. 健康教育　随着糖尿病患病率的持续增长,糖尿病及其并发症已成为中老年人的主要健康问题之一,依据 2 型糖尿病发病机制,糖尿病失智症是有可能预防和控制的。因此,健康教育指导尤为重要。

(1) 建立良好的生活方式,戒烟少酒,一旦出现血糖增高,及时就医咨询。

(2) 定期检测血糖,将血糖长期平稳地控制在理想范围,最大限度地降低糖尿病失智症的发病率。

(3) 饮食控制能有效预防失智症,日常饮食宜多样化,做到高蛋白、高维生素、高纤维、低胆固醇、低脂肪、低糖、低盐饮食,多吃健脑食物,忌含铝多的食物。根据饮食习惯、活动量制订针对性的饮食计划,合理安排每日的用餐时间和热量,做好饮食控制。主要配比为:肉类和蔬菜各 10%~20%,碳水化合物 40%~60%。主食应以面、粗制米、杂粮等为主,忌食蜜糖、蔗糖等含糖量高的食物。

(4) 普及糖尿病失智症预防保健知识,组织对糖尿病定期筛查,及早发现介于正常老化和早期失智之间的轻度认知损伤,做到早发现、早干预。

(5) 糖尿病患者应该有意识地加强脑功能锻炼,多观察思考,保证充足睡眠;坚持每日看报读书、写字、听广播、看电视、下棋等;积极参加集体活动;定期检查身体,控制高血糖等不利因素。

(6) 加强对家人及照护者的护理技术培训及心理咨询,指导寻求社会帮助与支持。

四、案例分析

(一) 案例介绍

1. 病史　患者,男,65 岁,小学文化,退休工人,主诉进行性健忘 1 年余。糖尿病病史 6年,长期"诺和灵 30R"40U 每日 2 次注射。妻子回忆 4 年前患者经常丢三落四,东西放下即忘,夜间睡眠差;近 2 年外出买菜忘记将菜带回家,在小区散步时找不到回家的路;1 年来病情日益加重,女儿来看他也不认识,时常穿错衣服,目光呆滞、不主动与他人交谈;服药、洗漱等日常生活需要家人协助。

2. 查体　T:36.8℃,P:72 次 /min,R:18 次 /min,BP:120/84mmHg,BMI:21.78kg/m^2。神志清,精神可,喜坐、活动少,能独立步行,步态基本稳定,全身肢体肌力、肌张力及各关节活动度均正常。

3. 检查　血糖为(9.4~11.2)mmol/L,糖化血红蛋白 8%,头部 MRI 示:双侧额叶对称性萎缩。

4. **诊断** ①失智症;②2 型糖尿病。

(二) 康复评定

1. **功能检查**

(1) 认知评估:MMSE 得分:16 分

(2) 记忆测验:严重记忆缺损,对新发生的事情则很快遗忘。

(3) 能力评估:言语障碍;日常生活活动能力得分为 65 分(吃饭 5 分,洗澡 0 分;修饰 0 分,穿衣 5 分,大小便各 5 分,如厕 5 分,床椅转移 15 分,平地转移 15 分,上楼梯 10 分)

(4) 综合性评估结果:2 分,中期失智症。

2. **障碍分析**

(1) 记忆:智能减退显著,有明显的认知功能障碍,完全不能学习,说话越来越困难,有时会无法辨认家人,近事遗忘严重,远期记忆受损或大部分丧失,语言表达和理解更加困难。

(2) 行为:人格变化明显,情绪不稳定,行为异常。

(3) 生活能力:生活能力明显下降,大部分不能自理,服药、洗漱、梳头、进食、穿衣及大小便等需要他人协助,变得非常依赖。

因此,判断该患者正处于失智症的中期(混乱期),该期常在起病后 3~10 年。本期是护理照管中最为困难的时期,有时需要每天 24h 的不间断监护。

(三) 康复治疗

1. **记忆训练** 照护人员指导下玩水果识别游戏,跟着一起叠千纸鹤的训练,每日一次,20~30min/ 次。另外,编写日常生活活动安排表、制订作息计划、挂放日历等,帮助记忆;对容易忘记的事或经常出错的程序,设立提醒标志,以帮助记忆。

2. **智力训练** 进行排列数字、图片分类、指鼻子指眼、摩膝敲膝等智力训练,每日一次,20~30min/ 次。

3. **日常生活活动能力训练** 根据本例 ADL 评分结果,我们主要进行进食训练、穿衣、洗澡、修饰和上厕所的练习,该练习不特地安排时间,贯穿于日常生活。

4. **饮食** 早午 7 分饱,晚餐尽量少;菜为主,饭为辅。日常饮食宜多样化,总量根据所需热量计算,一日 3 餐(根据病情也可一日 5~6 餐)做到适量蛋白、高维生素、高纤维、低胆固醇、低脂肪、低糖、低盐饮食,多吃健脑食物如坚果类。

5. **体育锻炼** 每天运动 2 次,上午下午各一次。每次步行或慢跑 30min,以全身微微出汗、心跳稍快为准。

6. **娱乐休闲** 培养广泛的爱好如绘画、书法、写作、集邮等,既可锻炼脑力,又可陶冶情操。另外,鼓励患者广交朋友,嘱其可以经常去小区里棋牌室学习打牌或打麻将,增加与他人接触的机会。

7. **出行** 尽量不单独外出,以免迷路、走失,衣袋中放一联系卡或在穿的衣物上标明姓名、电话、地址等信息。

8. **健康指导** 积极有效地治疗糖尿病,照护者帮助注射胰岛素,控制血糖至正常范围;遵医嘱用药,口服药代为保管送服到口,看服下肚;本例患者存在言语、行为障碍,家属要给予充分的理解和同情,以热情帮助的态度向他表示关心与亲近。经常采用抱抱患者肩膀,把手放在肩上或握着他的手谈话的方式与其沟通。交谈时注意用字简单,声调温和,速度缓慢。

用提问的方式引导患者交流。

(卢红建)

参 考 文 献

[1] 傅中玲. 失智症照护. 台北:华杏出版机构,2015.

[2] Bangen KJ, Gu Y, Gross AL, et al. Relation of Type 2 Diabetes With Cognitive Change in a Multiethnic Elderly Cohort. J Am Geriatr Soc, 2015, 63(6): 1075-1083.

[3] Ojo O, Brooke J. Evaluating the Association between Diabetes, Cognitive Decline and Dementia. Int J Environ Res, 2015, 12: 8281-8294.

[4] Katon W, Pedersen HS, Ribe AR, et al. Effect of Depression and Diabetes Mellitus on the Risk for Dementia: A National Population-Based Cohort Study. JAMA Psychiatry, 2015, 72(6): 612-619.

[5] 张露,孙文,吴丽丽,等. 糖尿病认知功能障碍研究进展. 世界科学技术 - 中医药现代化,2016,7(18): 1149-1152.

[6] 王玉龙. 康复功能评定学. 2 版. 北京:人民卫生出版社,2013.

第十二章

外周及自主神经并发症康复

第一节　周围神经病变

一、障碍特征

糖尿病周围神经病变(diabetic peripherial neuropathies，DPNs)，是糖尿病较为常见的慢性并发症之一，它可累及周围神经系统的任何部位，其中最常见的类型是远端、对称性的多神经病变，表现为周围神经节段性脱髓鞘和轴突变性。统计资料显示糖尿病周围神经病变的发生率约为30%，大约50%的糖尿病患者在其一生中可罹患周围神经病变。常见的临床表现有麻木、钉刺感、疼痛、无力，症状常常从足和手的远端慢慢向近端发展，呈现袜套和手套样的改变，感觉症状更加明显，运动症状相对轻，下肢症状较上肢常见，且症状较重。许多患者会觉得袜子收紧感或鞋子不合脚，也有会同时表现为肢体的麻木和感觉过敏，如患者表现有触痛过敏，不能覆被。糖尿病周围神经病变体征上的表现有：跟腱反射、膝反射减退或消失，比上肢肌腱反射减退多见且严重；振动觉和位置觉消失或减低。另外，各个患者之间的症状会显著不同。

上述症状可能会从躯体和心理两个方面影响患者的生活质量。疼痛是最常见的、令人难过的症状，这种症状很难治疗，肢体远端感觉麻木会增加患者跌倒的风险，研究表明DPNs患者是糖尿病不合并周围神经病变患者的2~3倍。另外，糖尿病周围神经病变患者有15%出现足部溃疡，并最终可能导致患者截肢，严重影响患者的生活质量和社会参与能力。

(一) 临床特征

糖尿病周围神经病变目前有较多种临床分类标准，其中，Thomas糖尿病神经病变分类为大多数学者所接受。其将糖尿病周围神经病变分为四大类型：急性可逆性糖尿病神经病变、全身对称性多神经病变、局灶性或对称性多神经病变、慢性炎症性脱髓鞘神经病变。

1. **急性可逆性糖尿病神经病变**　该类型较少见，多见于严重代谢紊乱(酮症酸中毒)或血糖发生迅速改变(恶化或改善)，大多为急性起病，出现严重的感觉神经症状，夜间疼痛加重，检查下肢时无阳性体征。其临床上呈两种表现：①急性痛性DPN或称为糖尿病神经病性恶病质。男性多发，突然发病，肢体疼痛明显，但在疼痛与皮肤过敏区内的感觉减退和神经传导速度异常程度却很轻。伴迅速进展的肌无力与肌萎缩。此型对糖代谢控制质量的反应良好，但恢复的时间常较长。②胰岛素性神经病变(insulin neuritis)。常发生于胰岛素治疗约6周后，起病突然，但无须因此而停用胰岛素，一般经对症处理，在继续胰岛素治疗过程中逐渐减轻。

2. **全身对称性多发性神经病变**　该类型包括慢性感觉运动型DPN、自主神经病变和糖尿病前期或糖耐量受损相关神经病变三种亚型。其中慢性感觉运动性DPN是该类型中最常见的，病情隐匿，进展缓慢，表现为对称性肢体麻木、疼痛、感觉异常、蚁走感、灼热感，感觉过敏,呈手套或袜套样感觉,后期可表现为感觉减退甚至消失。少数患者的肢体疼痛剧烈难忍,严重影响工作和休息。绝大多数见于足和下肢,偶见于上肢。自主神经病变时可出现热感觉、冷感觉,有时可见足背静脉扩张、足部皮肤干燥以及足负重部位的胼胝,累及内脏时,常见的症状有静息性心动过速、便秘、胃轻瘫、尿潴留等。

3. 局灶性或对称性多神经病变　具有突然发作的特点,主要累及正中神经、尺神经、桡神经以及腓总神经。极少累及脑神经,临床上可见第Ⅲ、Ⅳ、Ⅵ对以及第Ⅶ对脑神经累及,糖尿病脑神经病变的原因可能是微血管的梗死,通常具有自限性,多数在数月后自愈。糖尿病肌萎缩多见于老年 2 型糖尿病患者,表现为神经痛、单侧或双侧的肌无力或萎缩。

4. 慢性炎症性脱髓鞘神经病变　当老年糖尿病患者神经痛、肌无力或萎缩特别严重时,并且病情呈现进行性多神经病变时,需要考虑是否存在慢性炎症性脱髓鞘多神经病变和脊髓硬化症。

(二) 功能障碍特征

上述几种类型的糖尿病周围神经病变由于可能出现疼痛、感觉异常、肌肉无力、足部溃疡,会对患者组织器官、日常生活活动能力和社会参与三个层面构成影响。

1. 组织器官层面

(1) 感觉异常对功能活动的影响:感觉异常会影响患者的情绪、睡眠及日常活动等。患者下肢的感觉减退和痛觉增加,可以降低患者的步行能力,导致患者步行时间、路程及速度下降。上肢感觉功能异常,特别是手感觉功能异常,会使得患者手部精细活动能力障碍。

(2) 运动异常对功能活动的影响:相对感觉而言,患者运动功能的障碍出现较晚。主要表现为肌肉无力、肌肉萎缩,从而导致患者运动强度和耐力受限。

(3) 自主神经症状对功能活动的影响:患者出现的静息性心动过速、体位性低血压会导致运动不耐受,日常生活活动受限。便秘、胃轻瘫等会导致患者饮食、排便习惯的改变,对患者心理和健康造成长期不良的影响。

(4) 组织溃疡病变对功能活动的影响:患者晚期出现的足溃疡和胼胝会严重影响患者的站立、步行,同时会对患者构成沉重的心理负担,进而影响患者的移动能力和独立生活能力。

2. 日常生活活动能力和社会参与层面　症状较轻的患者可能出现工作效率减退,心理上的恐惧会使患者对社会交往产生退缩的反应。症状严重的患者社会参与能力明显减弱,不能胜任大多数社会职位,甚至不能自主参与完成个人和家庭生活。由于其身体和经济上的负担,可导致患者焦虑、抑郁等精神症状的发生,进一步减少其社会参与的主动性。

二、功能评估

功能评估也分为按照 ICF 原则对患者组织器官功能、日常生活活动能力和社会参与能力进行康复评定。

(一) 组织器官损害层面的评估

1. 感觉评估　包括末梢感觉功能筛查和定量测试。

(1) 末梢感觉筛查评估:包括痛觉、温度觉、压力觉和振动觉。①痛觉:通过测定足部或手指对针刺疼痛的不同反应,初步评估末梢感觉神经的功能情况。②温度觉:通过特定的仪器测定足部对温度变化感觉的敏感性,如可以 Tip-Therm 凉温觉检查器分别检测四肢末端。

③压力觉:常用 Semmes-Weinstein 单丝(5.07/10g 单丝)检测。分别于双足踇趾及第 1、第 5 跖骨头的掌面(避开胼胝及溃疡部位),将单丝置于检查部位压弯,持续 1~2s,患者闭眼,回答是否感觉到单丝的刺激。于每个部位各测试 3 次,3 次中 2 次以上回答错误则判为压力觉缺失,3 次中 2 次以上回答正确则判为压力觉存在。④振动觉:常用 128Hz 音叉进行检查。将振动的音叉末端置于双足踇趾背面的骨隆突处各测试 3 次,在患者闭眼的状况下,询问能否感觉到音叉的振动。3 次中 2 次以上回答错误则判为振动觉缺失,3 次中 2 次以上回答正确则判为振动觉存在。

(2) 末梢感觉定量测试(quantitative sensory test,QST):是对感觉功能进行定量检测的新技术,包括定量温度觉检查(quantitative thermal testing,QTT)和定量振动觉检查(quantitative vibratory testing,QVT)。①QTT 则主要通过测定躯体皮肤对冷觉、热觉、冷痛觉和热痛觉的温度阈值来反映躯体温度觉障碍程度,可评估有髓或无髓的小细胞神经纤维功能;②QVT 主要通过振动觉阈值测定(vibration perception thresholds,VPT)来进行,VPT 测定简便、无创、重复性好,患者顺应性好,振动觉可评估有髓的粗神经纤维功能。

QST 优势在于与肌电图神经传导速度(nerve conduction velocity,NCV)具有密切相关性,能弥补 NCV 不能检测小纤维神经功能的不足。QST 不足则在于检查主观性强、中枢神经疾患 QST 检测结果也可出现异常导致 QST 作为诊断方法特异性降低,以及检测方法和报告没有统一标准,使得不同结果之间无法进行比较分析。

2. 运动功能评估 可用徒手肌力测试进行肌肉力量测试,也可使用定量的肌力测试仪进行测试。

3. 自主神经功能评估

(1) 自主神经病变筛查:检查项目包括自主神经功能异常的症状和体征,包括心率变异性、Valsalva 呼气 - 吸气比率以及反应性。

(2) 皮肤交感反应(SSR):该检查主要反映交感神经节后 C 类纤维的功能,可早期发现 DPN 患者交感神经小纤维损害,较其他自主神经功能检查方法更为客观、敏感。

4. 神经结构和功能的直接评定方法 近年来,随着医疗技术的发展,出现了一些新的神经结构和功能直接的、客观的评定方法,如肌电图、超声、影像、激光多普勒、活检等方法来评定糖尿病周围神经病变的程度。

(1) 肌电图:通常检测正中神经、尺神经、腓总神经、胫神经及腓肠神经等。常规记录的项目包括感觉神经传导速度(sensory conduction velocity,SCV)、运动神经传导速度(motor conduction velocity,MCV),感觉神经动作电位(sensory nerve action potential,SNAP)和复合肌肉动作电位(complex muscle action potential,CMAP)。传导速度主要反映髓鞘的功能,而 SNAP 和 CMAP 主要反映轴索功能。DPN 患者感觉神经异常早于运动神经,下肢受累先于并重于上肢,表现为 F 波异常、NCV 减慢、动作电位波幅下降、远端潜伏期延长等;SCV 和 SNAP 较 MCV 和 CMAP 改变出现的早而且改变明显。

(2) 下肢高分辨率神经超声检查:能够通过测定周围神经(如腓神经或胫神经)的横断面积及神经内膜的血流速度等来反映神经和血管受损的程度,与其他神经功能评估方法有较好的互补关系。

(3) 角膜共聚焦显微镜技术(CCM):是一项非常有用的、非创伤性的直接检查糖尿病周围神经病变的方法,研究表明,糖尿病患者角膜神经纤维密度、长度和曲折度等改变与下肢周围神经病变之间存在较强的相关关系,可用于早期发现糖尿病周围神经病变。

（4）激光多普勒血流仪：可反映皮肤血流灌注的情况，用于检测支配表浅小动脉的缩血管 C 类神经纤维，在糖尿病和糖尿病前期的神经病变的患者中均可见到末梢循环功能异常。

（5）组织活检：可通过微创皮肤活检，观察表皮神经纤维的密度和评价小纤维神经病变时对治疗的反应，其结果可用来评价糖尿病患者是否存在远端神经纤维的异常和疗效。也可进行局部神经活检（外踝后方的腓肠神经是常用的活检部分）来评估是否存在周围神经病变，其不足之处在于不能反映完整的神经反应环的功能。

5. 糖尿病足的评估

（1）经典的分级方法是 Wagner 分级：其根据病变累及的深度和有无感染，将糖尿病足分为 5 级。0 级为有发生溃疡的危险因素；1 级为表面溃疡，临床上无感染；2 级为较深的溃疡，常合并软组织炎，无脓肿或骨感染；3 级为深度感染，伴有骨组织病变或脓肿；4 级为局限性坏疽；5 级为全足坏疽。

（2）适合亚洲人群的方法是 Kobe 分级：其根据糖尿病足溃疡的病因分为 4 级，Ⅰ级为外周神经病变，Ⅱ级为外周血管病变，Ⅲ级为感染，Ⅳ级为外周神经病变＋外周血管病变＋感染。

6. 综合神经功能量表评定法 除了上述评定方法之外，尚可通过一些量表来评定糖尿病周围神经病变患者的综合神经功能。如神经症状／神经缺陷评分（NSS/NDS）、糖尿病神经病变评分（DNE）、多伦多评分（TCSS）、密歇根神经病变筛查量表（MNSI）等。这些方法虽简单易行，但评分主要依赖患者主观感受，故信度不高，且会遗漏无症状性神经病变。

（1）神经症状／神经缺陷评分（NSS/NDS）：神经症状评分（NSS）为问卷形式，内容包括：是否存在肌力（头面部、四肢）减退、感觉异常（如麻木、疼痛）、感觉减退、体位性晕厥，以及性功能和两便是否正常（表 12-1-1）。每项"是"记 1 分，"否"记 0 分。满分为 0 分，NSS≥1 分为异常。

表 12-1-1 神经症状评分（NSS）

Ⅰ. 肌力减退症状	Ⅱ. 感觉障碍	Ⅲ. 自主神经症状
A. 延髓肌群	A. 阴性症状	14. 体位性晕厥
1. 眼外肌	9. 用口难以识别物体	15. 男性阳痿
2. 面肌	10. 用手难以识别物体	16. 排尿控制的缺失
3. 舌肌	11. 走路不稳	17. 夜间腹泻
4. 咽喉肌	B. 阳性症状	
B. 四肢肌群	12. 任何部位出现麻木、嗜睡、针刺样感觉	
5. 肩胛带及上臂		
6. 手	13. 任何部位出现疼痛烧灼感、深部痒感、压痛	
7. 臀部和大腿		
8. 小腿和脚		

神经缺陷评分（NDS）：涉及脑神经、肌力、腱反射以及四肢远端感觉（表 12-1-2）。正常 0 分，轻度损伤 1 分，中度损伤 2 分，重度损伤 3 分，严重损伤或功能完全丧失为 4 分。NDS≥2 分为异常。

表 12-1-2 神经缺陷评分（NDS）

评估项目	左	右	评估项目	左	右
脑神经			反射		
视乳头水肿			肱二头肌反射		
眼球活动减弱（动眼神经）			肱三头肌反射		
眼球活动减弱（展神经）			桡骨骨膜反射		
面肌无力			膝反射		
口咽肌无力			踝反射		
舌肌无力			感觉		
肌力			示指指端		
呼吸肌			触觉,轻压觉		
肩外展			针刺觉		
肱二头肌			振动觉		
肱桡肌			关节位置觉		
肘伸肌群			踇趾趾端		
腕伸肌群			触觉,轻压觉		
腕屈肌群			针刺觉		
指伸肌群			振动觉		
指屈肌群			关节位置觉		
手内肌					
髂腰肌					
臀肌					
股四头肌					
腘绳肌					
踝背伸肌群					
踇屈肌					
总分					

（2）糖尿病神经病变评分（DNE）:DNE 操作简单,从而能较好地应用于临床,更好地对糖尿病患者进行评分,更加适用于临床门诊筛查工作（表 12-1-3）。

表 12-1-3 糖尿病神经病变评分表

评估内容	左	右	评分标准
肌肉力量			得分从 0 到 2:
1. 股四头肌:膝关节伸展			0= 正常
2. 胫前肌:足部背屈			1= 轻度 / 中度缺失
3. 小腿三头肌			肌肉力量:肌力 3~4 级
感觉:示指			反射:下降,但存在
4. 针刺觉			感觉:下降,但存在
感觉:大跨趾			2= 严重干扰 / 缺席
5. 针刺觉			肌肉力量:肌力 0~2 级
6. 精细触摸			反射:消失
7. 振动觉			感觉:无
8. 关节位置觉			最高得分:16 分

（3）多伦多评分（TCSS）:TCSS 评分主要用于 DPN 的筛查及其严重程度评价,对于 TCSS≥5 的患者具有较好的信度和效度。该量表分 3 个部分:①症状包括下肢的疼痛、麻木、针刺感、乏力、走路不平衡及上肢症状,每个症状有记 1 分,无记 0 分,共 6 分;②深腱反射(双侧膝反射及踝反射)消失记 2 分,减弱记 1 分,存在记 0 分,共 8 分;③脚趾的感觉包括针刺觉、温度觉、轻触觉、振动觉、关节位置觉,消失记 1 分,存在记 0 分,共 5 分(表 12-1-4)。总分为 19 分。

表 12-1-4 多伦多评分

症状	评分	反射	评分	感觉	评分
脚		膝反射		针刺痛觉	
疼痛		踝反射		温度觉	
麻木				轻触觉	
针刺感				振动觉	
乏力				位置觉	
共济失调					
上肢症状					
总分:					

（4）密歇根神经病变筛查量表（MNSI）:MNSI 评分包括 15 个问题,最高分为 13 分,由患者自己完成的症状问卷和一份简单的由医师完成的足部体检量表组成,用于 DPN 的筛查。MNSI>2 分更适合作为中国人 DPN 的切点进行筛查。如评分异常则需行更为详尽的神经传导功能检查(NCS)。其不足之处整个评定太费时间。

MNSI 评估内容包括足外观、踝反射及大脚趾振动觉评分(表 12-1-5)。足外观:正常 0 分,不正常 1 分(畸形、干燥、胼胝、感染、开裂),若有溃疡再加 1 分。踝反射和大脚趾振动觉

表 12-1-5　MNSI 评估内容

	右侧	左侧
足外观 （畸形、感染、龟裂、胼胝等）	正常 =0 分 异常 =1 分	正常 =0 分 异常 =1 分
溃疡	无 =0 分 存在 =1 分	无 =0 分 存在 =1 分
踝反射	存在 =0 分 减弱 =0.5 分 消失 =1 分	存在 =0 分 减弱 =0.5 分 消失 =1 分
踇趾振动觉	存在 =0 分 减弱 =0.5 分 消失 =1 分	存在 =0 分 减弱 =0.5 分 消失 =1 分

分别为：正常 0 分，减退 0.5 分，消失 1 分。MNSI>2 分为异常。

（二）日常生活活动能力评定

主要采用 Barthel 指数或功能独立性量表进行评定，详见相关章节。

（三）社会参与能力的评定

社会参与能力评定主要进行生活质量评定、劳动力评定和职业评定。目前常使用的生活质量评定标准，欧洲多使用 EQ5D 系统，其优越性在于简单易行；北美多使用 SF-36 系统，其优越性在于全面评估生活质量。SF-36 评定项目分 8 个维度，主要包括躯体功能、躯体角色、躯体疼痛、总体健康、精力、社会功能、情绪角色、心理健康。每个维度包含 2~10 个条目，共 36 个条目。其中躯体角色功能和情绪角色功能的问题回答为是或否，其余问题的回答分 4 个或 5 个等级，每个问题根据其代表功能损害的严重程度，赋予相应的权重，并将各维度得分转换成百分制。每一维度最大可能评分为 100，最小可能评分为 0；8 个维度评分之和为综合总评分。得分越高，所代表的功能损害越轻，生活质量越高。

三、康复治疗

糖尿病周围神经病变的康复治疗主要包括控制原发病、改善或纠正神经微血管功能紊乱、促进周围神经再生修复、减轻疼痛和感觉异常、增强肌肉力量及防止溃疡发生、促进溃疡愈合等，具体如下：

（一）控制原发病

1. 治疗目的　控制基础疾病，防止疾病的进展。

2. 康复治疗方法　严格控制血糖始终是治疗 DPN 的首要策略，较多研究表明严格控制血糖具有预防 DPN 和延缓其病程的作用，治疗开始越早，效果越明显。目前，大多将血糖控制的靶目标推荐为糖化血红蛋白（HbA1c）<7.0%，在确保没有显著的低血糖时，对个别患者 HbA1c 目标值应尽可能接近正常，对于有严重低血糖病史、预期寿命有限、年龄较小的儿童或高龄以及伴有其他疾病的个体，其糖代谢控制目标应该适当放宽。

其康复治疗方法主要包括饮食治疗、运动疗法、药物治疗、糖尿病教育和自我血糖监测等。其中控制血糖常用药物有：磺酰脲类、双胍类、α葡萄糖苷酶抑制剂、胰岛素增效剂及胰岛素。饮食控制和体育活动，它在糖尿病患者代谢控制达标中具有非常重要的作用，应该贯穿糖尿病治疗的始终。这些治疗方法详见相关章节。

（二）改善或纠正神经微血管功能紊乱

1. 治疗目的　改善微循环，提高神经细胞的血供及氧供，治疗感觉异常。

2. 康复治疗方法

（1）药物治疗：鉴于糖尿病周围神经病变属糖尿病微血管病变，其病理改变为毛细血管基底膜增厚，内皮细胞肿胀、增生、透明变性，管腔狭窄等，致使神经细胞存在不同程度的缺血和／或缺氧，故改善神经细胞缺血或缺氧将有助于促进受损神经细胞的修复和再生，是贯穿整个治疗过程中最重要的环节。

临床上可应用抗血小板药物（如阿司匹林、双嘧达莫、西洛他唑等）和扩血管药物如血管紧张素转换酶抑制剂／血管紧张素Ⅱ受体拮抗剂（ACEI/ARB）、钙离子拮抗剂来进行治疗，也可使用血塞通、丹红之类的活血化瘀类中药。新一代醛糖还原酶抑制剂如依帕司他，可通过抑制多元醇代谢中葡萄糖转化为山梨醇，抑制蛋白激酶C信号通路，增加内皮细胞一氧化氮的生成，以改善末梢微循环。

（2）物理因子治疗：①脉冲电磁场疗法：研究发现电磁场可有效改善滋养神经血管，促使神经肌肉兴奋性和生物电活性升高，进而刺激患者神经再生。每次治疗15~25min，每日治疗1~2次。②高频电疗法：其热效应可以改善局部营养代谢，有利于组织修复；微波照射可使局部温度升高，刺激血管周围的自主神经间质神经网，引起轴突反射，导致血管扩张，从而促进局部血液循环，增加氧及营养物质的供给，及时清除代谢产物，促进组织代谢。③单频红外光线照射疗法：在红外光照射下，神经内皮细胞和血细胞中的血红蛋白释放出一氧化氮，一氧化氮可使滋养神经的血管扩张，促进微循环。每次治疗20~30min，每日治疗1次，10~20天为1个疗程。④温热疗法：可应用热敷、蜡疗，热效应和机械效应可以促进外周微循环，治疗时间30~40min，10~20次为1个疗程。⑤高压氧治疗：能使组织及血氧含量增加，有氧代谢增加，使血糖降低，有效改善氧供、微循环；同时可抑制无氧酵解，减轻代谢性酸中毒；可纠正末梢神经滋养血管的缺氧状态，有效促进糖尿病周围神经病变的恢复。对合并有动脉硬化引起的组织缺氧及供血不足有良好的治疗作用。高压氧治疗时压力通常为200~250kPa，间歇吸入纯氧60min，每天治疗1次，连续治疗20~30次。除此之外，还可以应用激光、低频电、电针灸等疗法。

（三）促进周围神经再生修复

1. 治疗目的　增加神经营养，促进神经再生修复。

2. 康复治疗方法

（1）药物治疗：主要通过增强神经元内核酸、蛋白质以及磷脂的合成，刺激轴突再生、促进神经修复，维持神经结构的完整，改善神经传导。常用药有维生素B_1和维生素B_{12}、α-硫辛酸、神经节苷脂（GS）等。

（2）物理因子治疗：包括①电针：其可使神经细胞的各种酶类活动性增加，利于神经再生。每次治疗15~25min，每日治疗1~2次。②电刺激疗法：能使病变累及的肌肉得到适度的刺激，引起肌肉被动的节律性收缩与舒张，改善神经的兴奋性，恢复神经的传导功能，并可使神经再生。③脉冲电磁场：是由脉冲供电的电磁体产生，除产生磁效应外，还因电磁感应而引起电效应,促进周围神经轴索及髓鞘再生。④耐力训练:采用中等强度的耐力性训练可有效改善 DPN 患者的电生理学表现,降低振动觉阈值,促进神经功能恢复。

(四)减轻疼痛和感觉异常

1. 治疗目的 减轻患者疼痛和感觉异常,改善患者的生活质量。

2. 康复治疗方法 糖尿病神经病变患者的疼痛症状和感觉异常有时较为严重,可影响患者的日常生活和睡眠,因此积极治疗疼痛具有重要的作用,主要包括药物治疗、物理因子治疗及心理治疗。

(1) 药物治疗:通常可采用以下顺序治疗患者的疼痛症状:①甲钴胺和 α-硫辛酸:可作为对症处理的第一阶梯用药;②传统抗惊厥药:主要有苯妥英钠和卡马西平,对痛超敏的锐痛、灼痛、触电样痛的治疗有效,对神经源性疼痛的镇痛效果优于阿片类药物;③新一代抗惊厥药:主要有普瑞巴林和加巴喷丁;④三环类抗抑郁药:常用阿米替林、丙米嗪和新型抗抑郁药西肽普兰等,通常作为联合用药,但不作为首选;⑤阿片类止痛药:主要有羟考酮和曲马多等。

(2) 物理因子治疗:①经皮神经电刺激疗法:是通过皮肤将特定的低频脉冲电流输入人体刺激神经进行镇痛、治疗疾病的方法,作用机制为当较低频率、较长波宽的脉冲电流作用于皮肤后,神经冲动传入脑和垂体,引起脑内吗啡样多肽释放,达到镇痛作用;当较高频率、较短波宽的脉冲电流作用于皮肤后,神经冲动传到脊髓,通过闸门控制机制产生镇痛效应。该疗法采用频率为 1~160Hz、波宽 2~500μs、单相或双相不对称方波脉冲电流,每次治疗 20~60min,每日治疗 1~2 次。治疗时,可将刺激电极置于椎旁、腓肠肌、足部等处。②高频电疗法:其热效应可导致温度觉冲动,进而干扰痛觉冲动的传导,加强局部血液循环,改善局部的氧供给,消除由于局部缺血所致的疼痛,消除致痛化学介质,纠正酸碱失衡。③低强度激光疗法:可对组织产生刺激、激活、光化作用,改善组织的血液循环,加快代谢产物和致痛物质的排除,抑制痛觉,有镇痛效应。④脊髓电刺激疗法(spinal cord stimulation,SCS):是将电极植入脊柱椎管内,以脉冲电流刺激脊髓神经治疗疾病的方法,波型主要有单相方波、不对称双相方波等,频率一般在 10~120Hz,波宽为 0.1~1.0ms。SCS 可明显减轻患者的疼痛症状,并不增加患者的死亡率,但因其为有创性操作,电极一旦移位、破裂需重新植入,并有局部感染、皮肤脱屑等并发症,故应用受到限制,主要用于其他保守治疗无效的顽固性疼痛。另外,电磁场、红外线、运动治疗、针灸、生物反馈和行为疗法、低强度激光治疗疼痛也有一定的镇痛效果。

(3) 心理治疗:通过向患者介绍成功经验,积极对患者实施心理支持,改善患者的情绪,减轻对疼痛和感觉异常的体验。

(五)增强肌肉力量

1. 治疗目的 缓解肌肉无力症状,提高患者日常生活活动能力。

2. 康复治疗方法

(1) 药物治疗:无增加肌肉力量的特效药物,主要还是控制血糖药物、促进神经再生和修复的药物。

(2) 物理因子治疗:应用神经肌肉电刺激治疗及进行肌力训练(助力训练、抗阻训练)。

(六)防止溃疡发生、促进溃疡愈合

1. 治疗目的 防溃疡的发生,控制溃疡的发展,促进创面的愈合。

2. 康复治疗方法

（1）药物治疗：表皮生长因子（EGF）可增加伤口的胶原含量，促进伤口肉芽组织的生长和愈合。

（2）物理因子治疗：①高频电疗法：其非热效应的治疗作用包括修复组织损伤和加速组织再生；②低强度激光疗法：对组织产生刺激、激活、光化作用，可改善组织的血液循环，增强组织代谢与生物合成，加速组织修复；③矫形器的使用：可促进溃疡的愈合。作用机制主要为减免肢体局部承重，预防皮肤受压缺血坏死，促进病变愈合；④高压氧治疗：短期内高压氧治疗能够明显改善下肢循环，促进糖尿病足患者的伤口愈合，但长期效果不明显；⑤负压吸引：是糖尿病足溃疡方面一种有效的辅助治疗手段，负压吸引能够改善局部血液循环，促进肉芽组织的生长及伤口收缩愈合；⑥湿性敷料：其能够为伤口提供较为潮湿的环境，坏死组织能被湿性敷料渗出液水合而释放组织细胞自身的纤维蛋白溶酶以及其他蛋白溶解酶，水解坏死组织，有利于吸收而达到清创效果。

（3）康复护理：强化糖尿病患者皮肤的日常护理是治疗糖尿病溃疡的重要方法之一。对拟诊或已确诊者，应选择合适的鞋袜，避免赤足；注意保持足的清洁、温暖、润滑，坚持每日用温水泡脚，水温在 38~40℃，时间约 20min；取暖、理疗时要防止烫伤；小心修剪指甲，不要自行修剪胼胝；积极治疗足部皮肤破损；每天坚持直腿抬高、提脚跟、足趾的背伸跖屈运动等小腿及足部运动，改善下肢血液循环。创面处置，水疱形成后可用无菌针管抽取其内液体，后涂碘伏，可用无菌纱布包扎，换药频率根据伤口情况而定，一般每日 1~2 次。水疱干涸后形成的痂皮，不人为剥脱而使其自行脱落。无脚癣者可用 1：5 000 高锰酸钾溶液泡足，每日 1 次，通常不超过 1 周。

四、案例分析

（一）病例资料

1. **主诉**　双侧下肢站立时踩棉花感 3 个月余，走路时偶有绊跌近 1 个月。

2. **现病史**　患者男性，60 岁，退休工人，3 个月余来无明显诱因出现站立、行走时双足踩棉花感，刚开始未特别在意。另外，双足远端常有游走性的灼烧感，用热水洗脚或用被子外裹时尤为明显。近 1 月个来走路时偶有绊跌，共有 3 次跌倒在地，最近 1 次导致双手皮肤挫伤才引起重视，遂来医院就诊。近 3 个月来无头痛、头昏、肢体无力，无颈椎及胸背部、腰部及下肢疼痛。

3. **既往史**　既往 2 型糖尿病 7 年，长期服用二甲双胍（每日 3 次，每次 500mg）等治疗，平时空腹血糖控制在 6.5~9mmol/L。

4. **体格检查**　T 37℃，P 80 次 /min，R 20 次 /min，BP 130/80mmHg。双上肢腕关节远端双手"手套样"轻触觉和针刺痛觉减退，双下肢及足部未见皮肤颜色改变和局部破溃，双侧小腿远端 1/4 处以远及双足出现皮肤轻触觉、痛觉减退，呈现袜套样感觉减退，四肢音叉振动觉正常对称，双手及足趾背伸、跖屈肌力 5 级，双侧膝反射正常对称，双跟腱反射（+），双侧病理放射未引出。步行时步基变宽。

5. **康复评定**

（1）组织器官结构层面：双上肢腕关节远端双手和双下肢及足部出现皮肤轻触觉、痛觉减退，呈现"手套""袜套样"感觉减退。双跟腱反射（+/-），10 米步行时间为 11s。Berg 平衡量表评分为 50 分。

(2) 日常生活活动能力：Barthel 指数评分为 100 分。

(3) 生活质量评定：SF-36 评定结果详见表 12-1-6。

表 12-1-6 SF-36 评定结果

项目	得分	项目	得分
生理功能	30	精力	65
生理职能	25	社会功能	55.6
躯体疼痛	40	情感职能	33.3
一般健康	30	精神健康	56

6. 实验室和影像学检查

(1) 实验室检查：FBS 8.8mmol/L，果糖胺 3.4mmol/L，HbA1c 8.1%。

(2) 血管超声检查：双下肢动脉内膜粗糙伴多处斑块形成，局部狭窄；双下肢深浅静脉未见血栓形成。

(3) 腰椎 MRI：腰椎 $_{4/5}$ 椎间盘轻度膨隆，椎管未及狭窄。

(4) 肌电图（EMG）检查：双侧小腿远端感觉神经传导速度降低，余未及明显异常。

（二）诊断与鉴别诊断

1. 诊断 2 型糖尿病，糖尿病周围神经病变。

2. 诊断依据 根据患者 2 型糖尿病病史及四肢远端对称性的手套和袜套样感觉减退及受累区域腱反射减退的症状，结合血生化和 EMG 检查结果提示患者存在糖尿病周围神经病变。

3. 鉴别诊断 鉴于患者存在足趾麻木和绊跌症状，需鉴别以下疾病。

(1) 脊髓型颈椎病：脊髓型颈椎病常由于脊髓前方受压，导致患者下肢肌张力增高，反射亢进，患者时常出现走路时不稳、易跌倒，另外脊髓型颈椎病患者通常有颈部和肩背部酸痛不适。本例患者由于无颈部及肩背部不适，同时双下肢跟腱反射减退，故可基本排除颈椎病诊断，可以进一步行颈椎 MRI 检查，以完善诊断。

(2) 腰椎管狭窄：本病起病多隐匿，病程缓慢，好发于 40~50 岁的男性。典型的症状有：长期腰骶部痛、腿痛，双下肢渐进性无力、麻木，间歇性跛行，行走困难。做腰部过伸动作可引起下肢麻痛加重，此为过伸试验阳性，是诊断椎管狭窄症的重要体征。本例患者一直无颈、胸、腰及下肢疼痛，腰椎 MRI 结果也未显示明显腰椎狭窄，故本例不支持。

(3) 雷诺病：本病也可出现双上肢远端受寒冷刺激或情绪激动及精神紧张时，手指皮肤出现苍白和发绀，手指末梢有麻木、发凉和刺痛，经保暖后，皮色变潮红，则有温热和胀感，继而皮色恢复正常，症状也随之消失。但很少发生于下肢。本例患者未出现远端肢体特征性肤色改变，故本例可排除。

（三）存在问题

1. 医学问题 主要包括血糖控制欠佳和双下肢远端麻木和烧灼样疼痛。

2. 康复问题 平衡欠佳，步行时步基略宽，Berg 平衡量表评分为 50 分。

（四）康复目标和计划

1. 康复治疗的目标 纠正神经缺血缺氧，促进病变的神经修复，改善患者的临床症状，防止患者出现跌倒。

2. 康复计划 控制血糖（格列吡嗪、二甲双胍）、物理因子治疗（微波、磁疗、激光、红外线等）、运动疗法、康复护理（宽松鞋袜等）。

（五）康复治疗

1. 药物治疗

（1）控制血糖：主要针对血糖控制欠佳，在饮食和运动治疗的基础上，给予患者降血糖药物的调整，加用格列吡嗪（每日 2 次，每次 5mg）。

（2）减轻疼痛：针对患者双下肢远端时有的烧灼样疼痛，给予患者口服加巴喷丁每天 3 次，每次 1 片，可以每 3 天增加剂量 1 次，直至获得满意的疗效或至最大允许剂量。也可使用普瑞巴林口服以改善患者疼痛。

（3）改善血供：药物西洛他唑扩张毛细血管，改善血供。

（4）营养神经：口服维生素 B_1、甲钴胺等来促进神经修复。

2. 物理因子治疗

（1）微波：其热效应可使局部温度升高，导致血管扩张，从而促进局部血液循环，增加氧及营养物质的供给，及时清除代谢产物，促进组织代谢；另外，热效应所致的温度觉冲动可干扰痛觉冲动的传导，从而达到减轻疼痛的效果。非热效应包括修复组织损伤和加速组织再生。

（2）磁疗：磁疗具有镇痛、消炎、消肿等作用，可使胰岛素需要量减少，神经传导速度增加，肌肉复合动作电位波幅增加。以往磁疗使用旋磁较多，近年来倾向于使用脉冲电磁场（pulsed electro-magnetic fields，PEMFs）。

（3）低强度激光：可改善组织的血液循环，加快代谢产物和致痛物质的排除，抑制痛觉，有镇痛效应，同时可增强组织代谢与生物合成，加速组织修复，故被用于 DPN 的治疗。

（4）红外线：能增加外周感觉输入，促进 DPN 患者保护性感觉的恢复，具体机制目前尚不清楚，可能与刺激后一氧化氮产生增多，从而改善肢端的血液灌注有关。

3. 运动疗法

（1）有氧运动：可根据该患者的爱好选择相应运动方式的有氧运动，人和动物实验均表明运动能够刺激诱导血管内皮表达更多的血管内皮生长因子和产生一氧化氮，扩张局部血管，导致神经内血流的供应增加，同时运动也能改善异常灌注和血浆黏度，以促进营养物质和氧的输送，最终促进神经的修复。

（2）平衡训练：针对患者感觉障碍所致的平衡障碍，可以加强平衡训练。

4. 康复护理 主要包括穿宽松鞋袜，每晚用温水泡脚，加强足部皮肤的保护，防止意外伤害。

（六）要点总结

1. 一定要提高对糖尿病周围神经病变的认识，尽早诊断和康复评定，予以合适的康复干预。

2. 康复评定要从器官结构、日常生活活动能力和社会参与能力受损三个层面进行评定。

3. 糖尿病周围神经病变的综合康复治疗方法主要涵盖控制血糖、物理因子治疗、运动疗法、康复护理等方法。

（吴军发　谢鸿宇）

参 考 文 献

[1] Balduccia S, Iacobellisb G, Parisic L, et al. Exercise training can modify the natural history of diabetic peripheral neuropathy. Journal of Diabetes and Its Complications, 2006, 20: 216-223.

[2] Arnall DA, Nelson AG, López L, et al. The restorative effects of pulsed infrared light therapy on significant loss of peripheral protective sensation in patients with long-term type 1 and type 2 diabetes mellitus. Acta Diabetol, 2006, 43: 26-33.

[3] Callaghan BC, Cheng HT, Stables CL, et al. Diabetic neuropathy: clinical manifestations and current treatments. Lancet Neurol, 2012, 11: 521-534.

第二节　神经源性膀胱

一、障碍特征

(一) 临床表现

1. 流行病学　糖尿病性膀胱功能障碍(bladder dysfunction, BD)是糖尿病患者常见并发症,流行病学调查显示 1 型糖尿病患者 BD 的发生率为 43%~87%,2 型糖尿病患者该病的发生率为 25%,BD 与糖尿病病程、是否存在周围神经病变和视网膜病变存在显著相关性。

2. 临床类型　BD 可分为:糖尿病膀胱病(diabetic cystopathy, DC)、逼尿肌过度活跃、膀胱出口梗阻、尿失禁。其中 DC 是最常见的一种 BD 类型,它主要表现为膀胱感觉减退(初感觉 >150ml)、膀胱容量增大(>500ml)、逼尿肌收缩减弱、残余尿增多(>100ml)和排尿困难。逼尿肌过度活跃者表现为膀胱充盈期逼尿肌不自主收缩。膀胱出口梗阻者表现为排尿期阻力增加,最大尿流率减小,男性患者可能合并前列腺增生。这几种膀胱功能障碍的鉴别需进行尿动力检查和超声检查。

3. 膀胱感觉　BD 发病比较隐秘,早期一般无特异性症状,往往到了后期才确诊。膀胱感觉减退往往是早期的主要表现,如排尿反射延迟、尿次减少,随着病情进展逐渐出现膀胱容量增加、尿潴留、残余尿量增加。

4. 排尿困难　排尿困难是 BD 的典型症状,可表现为排尿费力、间断排尿、尿流变细。虽然前列腺增生也可导致类似症状,但男性糖尿病患者即使没有前列腺增生,也同样可以出现类似症状,这是由糖尿病所导致的逼尿肌收缩减弱所引起。排尿困难会导致患者不能有效排空膀胱,因此残余尿量明显增多。

5. 尿失禁　女性糖尿病患者较男性患者更易发生尿失禁,其中急迫性尿失禁较压力性尿失禁更常见。尿失禁严重影响患者生活质量。这与逼尿肌过度活跃相关。

6. 尿路感染　糖尿病患者由于代谢紊乱,机体免疫力低下,易发生泌尿道感染。女性患者由于生理解剖结构特点,更易发生泌尿道感染。糖尿病患者并发膀胱功能障碍后,残余尿量增多是诱发和加重感染的重要因素之一,此类患者往往反复发生泌尿道感染。有些患者直到出现泌尿道感染才发现膀胱功能障碍。

7. 上尿路损害 排尿困难、残余尿增多、泌尿道感染、逼尿肌过度活跃等均是上尿路损害的危险因素,超声检查可表现为上尿路扩张。如果合并糖尿病肾病、肾功能不全更为明显。

8. 其他 BD 患者常合并性功能障碍、胃肠道功能障碍和周围神经病等。

（二）病理机制

糖尿病往往引起全身多系统、器官并发症,由糖尿病引起的多尿、代谢紊乱、微血管病变及神经病变对下尿道功能均有影响,这些因素对膀胱逼尿肌、尿道黏膜及下尿道神经功能障碍均有促进作用。现有研究显示氧化应激是糖尿病并发症中的重要因素之一。

1. 下尿道解剖

（1）神经支配:下尿道拥有储尿和排尿两项重要功能,储尿器为膀胱,排出道包括膀胱颈、尿道和尿道外括约肌。储尿器和排出道受三类神经支配调节,包括发自骶髓($S_2 \sim S_4$)的副交感神经(骨盆神经)、发自骶髓($S_2 \sim S_4$)的躯体神经(阴部神经)以及发自胸腰段脊髓($T_{10} \sim L_2$)的交感神经(腹下神经丛)。由胸腰段脊髓发出的交感神经经肠系膜下神经丛和腹下神经丛到达膀胱和近端尿道,通过释放去甲肾上腺素,分别与膀胱底的 β 肾上腺素能受体,膀胱颈及近端尿道的 α 肾上腺素能受体结合,导致膀胱体松弛、膀胱颈及近端尿道收缩。由骶髓发出的副交感神经由骨盆神经到达位于盆神经丛内和膀胱壁内的神经节细胞,节后神经纤维通过释放乙酰胆碱,与膀胱壁上的胆碱能受体结合而使逼尿肌收缩,同时支配近端尿道的副交感神经通过释放 NO 而使近端尿道松弛。位于骶髓的阴部神经核发出神经纤维经阴部神经支配尿道外括约肌,使外括约肌收缩。膀胱壁的感觉传入纤维主要包括有髓鞘的 Aδ 神经纤维和无髓鞘的 C 神经纤维。大部分膀胱传入神经纤维经骨盆神经到达骶部背根神经节,然后到达脊髓背侧角外缘,分别从两侧和中间进入骶髓板层Ⅴ~Ⅶ、Ⅹ层。侧面纤维止于骶髓副交感神经核。

（2）尿道黏膜:尿道黏膜不仅具有屏障功能,还具有接收、放大、传递信号的功能。尿道黏膜层包括以下三层:尿道上皮、基底膜和黏膜固有层。尿道上皮包含三层细胞:基底细胞、中间层细胞和表层细胞(伞形细胞)。伞形细胞之间为紧密连接,包含多种蛋白,与细胞表面的黏多糖共同形成屏障,保护尿道黏膜免受化学、物理及细菌等有害物质的侵害。尿道上皮表面类似气道上皮,表面有微绒毛,可以增加接触面积和感知尿流动力。黏膜固有层位于基底膜和逼尿肌之间,含有丰富的细胞、神经和管状系统,如成纤维细胞、脂肪细胞、间质细胞、感觉神经末梢、淋巴管、弹性纤维束和平滑肌束等。黏膜固有层在膀胱感觉的接收和传递中起到承上启下的作用,其中间质细胞是尿道上皮与感觉神经、尿道上皮与逼尿肌之间的重要联系纽带。尿道上皮表达多种受体、信号通道,分泌多种信号分子,可以感受机械刺激、化学刺激和尿液成分的变化。例如膀胱壁扩张、牵拉等机械刺激可以促发尿道上皮释放 ATP,后者与正常排尿、逼尿肌过度活跃均有关系。尿道上皮还可以释放 NO,后者对膀胱传入神经有激活和抑制作用。另外,尿道上皮还表达胆碱能受体、肾上腺素能受体和雌激素受体,这些受体与相应信号物质结合激活后,对膀胱功能均有重要影响。如肾上腺素能 β 受体激活后,可以通过调节 NO 的释放而抑制逼尿肌收缩。尿道上皮还可以表达葡萄糖转运蛋白 1,该转运蛋白与膀胱癌、糖尿病性膀胱病有关。

2. 神经损害 糖尿病神经病变主要是周围神经和自主神经病变,动物及人体实验均表明糖尿病性膀胱病与多发神经病变相关,目前认为这是 BD 最主要的病因。糖尿病神经病变的发病机制目前尚未完全清楚,一般认为与糖代谢改变、缺血、氧自由基损伤、微血管病变以及轴突运输受损等有关,主要病理改变为轴突变性、脱髓鞘和神经纤维缺失。支配下尿道的传入神经、传出神经均可受累,支配膀胱的副交感神经损伤则表现为逼尿肌收缩减弱、排尿困难、残余尿增多等,感觉传入纤维受累则表现为膀胱感觉减退、尿意减少、尿次减少等,如果阴部神经受损,临床表现为尿道外括约肌失神经支配、性功能障碍等。Aδ 神经纤维和 C 神经纤维损害可导致早期 BD,动物实验证明传入神经损伤导致的神经生长因子转运障碍可直接减弱逼尿肌收缩。虽然目前缺乏直接证据证明 C 神经纤维病变与 BD 的关系,但提高 C 神经纤维兴奋阈值会增加无症状菌尿的发生率。

3. 逼尿肌损害 BD 早期膀胱容量增加,导致膀胱排尿时的前负荷增加,前负荷的增加会导致膀胱壁产生代偿性变化,主要是逼尿肌代偿性改变,包括逼尿肌细胞肥大和增生,由此增加膀胱壁的厚度和逼尿肌的收缩力,以提高膀胱的排空能力来适应增加的前负荷。当发展到失代偿阶段,增生肥大的逼尿肌细胞出现凋亡、萎缩,从而导致逼尿肌收缩力减弱。糖尿病患者膀胱容量增加一方面是由于高血糖导致的多尿,另一方面由于膀胱感觉减退。另外,逼尿肌细胞增生肥大的同时,肌细胞周围的胶原纤维相对减少,这不仅可以引起膀胱壁的顺应性增加,还可以改变膀胱壁的信息传递,因为胶原纤维的含量和连接与逼尿肌细胞之间的细胞信息传递密切相关。因此在 BD 早期,逼尿肌重塑可以提高排尿功能、促进膀胱排空,但在病程后期是逼尿肌收缩减弱的重要原因。糖尿病患者膀胱壁(包括逼尿肌)重塑与高血糖导致的氧化应激密切相关。氧化应激是糖尿病患者多种器官损伤和并发症的重要原因。氧化应激的产生机制包括:葡萄糖的自身氧化、糖化血红蛋白、激活细胞色素 p450,改变 NADPH/NADP 的比例和增加脂质过氧化物产量等。氧化应激最终会导致细胞线粒体功能障碍,后者是各种糖尿病并发症的关键因素。

4. 尿道上皮损害 糖尿病对膀胱尿道上皮的影响机制目前尚未完全清楚。高血糖和脂质代谢紊乱是糖尿病的主要特点。高血糖引起的氧化应激可以导致尿道上皮炎症和损伤。脂质代谢紊乱会导致尿道上皮内的脂类异常,后者使尿道上皮的转运功能异常,因此尿液中的有害物质进入尿道上皮而损伤尿道黏膜。细菌更易黏附于糖尿病患者膀胱黏膜上,这与尿道上皮表面碳水化合物含量相关。糖尿病患者体内积聚的晚期糖基化终末产物使大肠杆菌黏附尿道上皮能力增强,这也是糖尿病患者易发生泌尿道感染的原因。糖尿病大鼠尿道上皮胆碱能受体 M2、M3 增加,同时释放的前列腺素递质也增多,这些可能与逼尿肌过渡活跃有关。

二、功能评估

(一) 尿动力检查

尿动力检查是根据电生理学和流体力学的基本原理和方法,检测尿道各部压力、尿液流率及尿道括约肌的肌电活动,以便了解泌尿系统储尿和排尿的功能和机制,以及泌尿系统相关疾病的病理生理学变化(图 12-2-1)。尿动力检查是全面了解糖尿病患者尿道功能状况及功能障碍类型的必要检查方法。由于糖尿病病程与 BD 密切相关,因此建议糖尿病病程超过 8 年的患者,均应进行尿动力检查。通过尿动力检查,可以了解患者的膀胱压力、尿压力流率、尿道外括约肌肌电信号、尿道压以及逼尿肌漏尿点压等。对于存在明显下尿道功能障碍症状的患者,最大尿流率和残余尿量检测是必不可少的。残余尿量的测量更推荐采用超声检查,因为采用导尿管插管检查存在增加泌尿道感染的风险。尿动力检查的典型表现如下:

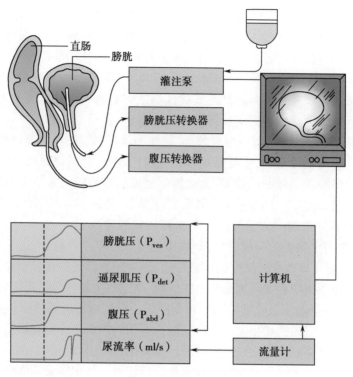

图 12-2-1　尿动力检查

1. **膀胱感觉减退**　在进行尿动力检查时,膀胱充盈过程中检查者通过询问患者初始尿意容量、膀胱充盈感来评估患者膀胱感觉,因此膀胱感觉是主观感觉,而目前还没有统一的用于评估膀胱感觉的标准容量。如果设定初次感觉时的膀胱容量 >300ml,即为感觉减退;初次感觉 <100ml 时,即为感觉过敏。在这样的标准下,研究者发现 33%~44% 糖尿病患者膀胱感觉减退,25%~40% 的患者膀胱感觉过敏。

2. **逼尿肌反射亢进**　在膀胱灌注充盈期,逼尿肌出现非意识控制的收缩而导致逼尿肌压力增高,此收缩可以是自发的或诱发的(如咳嗽等)。约 50% 以上的糖尿病患者存在逼尿肌反射亢进。逼尿肌反射亢进主要见于 BD 的早期。

3. **逼尿肌活动低下**　即逼尿肌收缩无力,是指在排尿期逼尿肌收缩减弱或不能持续有力地收缩,导致排尿时间延长或不能有效排空膀胱。这多见于 BD 后期,逼尿肌收缩功能失代偿。约 30% 的糖尿病患者有此表现。

4. **排尿困难**　尿动力检查显示最大尿流率降低、残余尿量增加,这可能的原因有两方面:逼尿肌活动低下和尿道出口阻力增加。排尿期尿道括约肌失弛缓或逼尿肌 - 尿道括约肌收缩失协调是尿道出口阻力增加的常见原因。另外,中老年男性患者的前列腺增生也是导致尿道出口阻力增加的重要原因之一。

5. **其他**　病程早期膀胱顺应性增加多见,后期可表现为膀胱顺应性降低。儿童糖尿病患者常表现为尿流量异常,包括最大膀胱容量、初始尿意容量、平均排尿量以及达到最大尿流率的时间增加,这些异常结果往往是自主神经病变的早期征象。

（二）神经功能评估

神经源性膀胱患者神经功能评估,首先需进行一些简单而必要的神经检查,包括骶尾部的感觉、运动功能和下肢生理反射。检查会阴区的浅感觉和肛门外括约肌的运动功能,可以评估 S_2~S_5 神经功能。通过球 - 海绵体反射检查,评估 S_2~S_5 反射弧的完整性。相关生理反射与对应反射弧(表 12-2-1)。

表 12-2-1 生理反射与对应的反射弧

	提睾反射	膝反射	踝反射	肛门反射	球 - 海绵体反射
反射弧	L_1~L_2	L_2~L_4	L_5~S_2	S_4~S_5	S_2~S_5

糖尿病患者会阴部的电生理试验也存在明显的改变。肌电图显示会阴部肌肉,如尿道外括约肌失神经支配、无抑制性松弛、逼尿肌 - 尿道外括约肌收缩失协调。骶反射电生理学检查盆底肌系列检查的重要部分,其目的是评估 S_2~S_4 反射弧的完整性和骶髓运动神经元的兴奋性,常用的两种反射是球 - 海绵体和肛门反射。对于评估糖尿病患者周围神经病变,检查四肢神经传导要比骶反射检查更敏感。糖尿病患者的胫神经、阴部神经的体感诱发电位,以及运动诱发电位均较正常人延迟。其中,胫神经体感诱发电位时限延长与下尿道功能障碍存在明显相关性。球 - 海绵体肌反射的潜伏期延长是内脏神经病变的表现之一。另外糖尿病患者下尿道功能障碍与腓神经传导速度密切相关。

(三)日常生活质量评估

糖尿病影响患者生活范围广,各方面生活质量都可能受到影响。健康调查量表 36(36-item short form health survey,SF-36)是目前公认、使用广泛、与健康相关的生活质量调查表,该量表涵盖了一般健康状况、生理功能、生理职能、躯体疼痛、活力、社会功能、情感职能和精神健康 8 个方面,覆盖面广,内容简洁,易于操作。因此 SF-36 可用于包括糖尿病在内的多种疾病的生活质量评估,也被用于评估泌尿系统疾病患者的日常生活质量。对于 BD 患者,还可以增加国际尿控协会的下尿道功能障碍生活质量调查问卷(lower urinary tract scale quality of life,ICIQ LUTS-QOL),该调查问卷包含 19 个问题,内容涉及下尿道功能障碍对生活多方面的影响情况。另外,还可以使用 Qualiveen 问卷来评估下尿道功能障碍对生活质量的影响,该问卷主要包含四个方面内容:局限因素、制约因素、心理恐惧和情绪。目前,对于下尿道功能患者生活质量的评估还没有完全统一,还有多种评估量表或问卷,如:尿失禁生活质量评估工具(incontinence quality of life instrument,I-QOL)、King 健康问卷(King's health questionnaire,KHQ)、欧洲五维健康量表(European quality of life-5 domains,EQ-5D)、简明六维健康调查问卷(short form 6D health survey questionnaire,SF-6D)等。

三、康复治疗

(一)治疗目的及原则

BD 的处理主要依据并发症的严重程度和对生活质量的影响程度。因此其治疗首要目的为去除或限制可以加重上尿路损害和神经损伤的因素,保护上尿路功能;其次是改善排尿功能,提高生活质量;最后是有效防治泌尿道感染。为了达到上述目的,需遵循早诊断、早治疗、加强预防的治疗原则。

(二)治疗方法

1. 控制血糖 BD 的主要病因是以血糖代谢紊乱为主的代谢障碍,因此良好控制血糖是治疗 BD 首要任务。血糖控制的方法包括：运动、饮食、药物及手术治疗（详见前述相关章节）。

2. 行为治疗　对于膀胱感觉功能减退、排尿次数减少的糖尿病患者，建议建立定时排尿制度，无论有无尿意，每隔 2~4h 排尿一次，每次排尿需耐心等待，如果尿液排出困难，可使用 Gredè 法按压下腹部协助排尿，此法适用于下尿路无梗阻、尿道括约肌关闭不全者。由于此法可导致盆底肌和尿道括约肌收缩，有增高膀胱压力风险，因此已不推荐应用于逼尿肌 -尿道括约肌失协调患者，以及存在膀胱输尿管尿液反流的患者，所以应用此法前应进行下尿道功能的详细评估。对于尿道括约肌关闭不全而导致尿失禁的患者，可以进行盆底肌训练，通过改善盆底肌功能来改善控尿能力。对于有尿频、尿急和逼尿肌过度活跃的患者，可以训练患者通过饮水调节、心理辅导、转移注意力，改善患者主观意识抑制膀胱收缩的能力，达到延迟排尿、增加单次排尿量的效果。

3. 间歇性清洁导尿　该法是目前国际公认的治疗神经源性膀胱的有效手段，对于 BD 同样适用。对于残余尿量大于 100ml 或大于 20% 的最大膀胱容量，该方法都是首选，此法可以有效辅助排空膀胱，降低泌尿道感染和上尿路损害的风险。导尿管的选择方面，目前推荐使用亲水性涂层导尿管，可以有效减少尿道上皮损伤和泌尿道感染的概率。间歇性清洁导尿需建立在良好的饮水制度上，如早餐、中餐、晚餐各饮水 400ml，另外 10 点、14 点、16 点分别饮水 200ml。每日尿量约 1 500ml，每次尿量控制在 400ml 左右。每日导尿次数为 4~6 次。

4. 改善逼尿肌功能　对于逼尿肌过度活跃的患者，首先可以考虑口服抗胆碱能药物，如琥珀酸索利那新、酒石酸托特罗定等；如果口服药物治疗效果不理想或者副作用明显，可以进行逼尿肌肉毒毒素注射。对于逼尿肌无反射或收缩力减弱的患者，目前尚无有效的药物治疗。

5. 降低尿道阻力　对于大量残余尿的患者，还可以考虑通过降低尿道阻力来增加尿液排出量。可以使用肉毒毒素进行尿道内、外括约肌注射治疗。对于合并前列腺增生的患者，可以联合使用治疗前列腺增生的药物。

6. 改善神经功能　神经损伤是 BD 的重要原因，因此可以在采用上述治疗方法的同时，通过使用神经营养药改善神经功能，如甲钴胺片、鼠神经生长因子、神经节苷脂等。

7. 防治泌尿道感染　对于反复发生下尿道感染的患者，长期使用抗生素预防下尿道感染是否有效，目前尚不确定。

8. 其他　胫神经电刺激、骶神经电刺激和磁刺激治疗可以抑制神经源性膀胱的逼尿肌过度活跃，而膀胱内电刺激可以改善神经源性膀胱患者的膀胱感觉和逼尿肌收缩功能，但目前尚无统一的治疗规范。对于有以上症状的糖尿病患者，可以尝试使用以上电刺激或磁刺激治疗。

四、案例分析

（一）案例介绍

1. 病史　患者张某，女，67 岁，因"反复尿频、尿痛 3 个月"入院。3 个月前开始出现尿频、尿痛，偶有尿失禁，有畏寒发热，当时查尿常规示：白细胞 2 308 个 /μl，红细胞 1 221 个 /μl，葡萄糖 2+。血常规示：白细胞 12.3 × 10⁹/L，中性粒细胞（%）:87%。血生化示：葡萄糖 8.5mmol/L。被诊断为："泌尿道感染"。泌尿系统 B 超示：膀胱壁毛糙，双肾、输尿管及膀胱未见结石。经静滴"左氧氟沙星"抗感染治疗,3 天后症状好转。其后 3 个月内反复出现类似症状。患者有糖尿病病史 20 年,平时口服"二甲双胍、阿卡波糖",血糖控制不详。

2. 查体 T:38.3℃,P:82 次 /min,R:14 次 /min,BP:150/85mmHg。神清,精神萎。腹软,下腹部稍膨隆,无压痛、反跳痛。四肢肌力、肌张力正常。双下肢膝反射、踝反射正常存在,双侧 Babinski 征阴性。骶尾部感觉、运动正常,球肛门反射阳性。

3. 检查 尿常规示白细胞 2 308 个 /μl,红细胞 1 221 个 /μl,葡萄糖 2+。血常规示白细胞 12.3×10^9/L,中性粒细胞(%)87%。血生化示葡萄糖 8.5mmol/L,HbA1c 7.4%。

4. 诊断 ①泌尿道感染;②糖尿病膀胱病;③2 型糖尿病。

(二)康复评定

1. 功能评估

(1)膀胱功能评估:尿动力检查示膀胱初感觉 400ml,最大膀胱容量 650ml,充盈期逼尿肌稳定,充盈期最大逼尿肌压为 25cmH_2O,排尿期最大逼尿肌压 30cmH_2O,残余尿量 300ml。排尿期尿道外括约肌肌电信号无异常增强。

(2)神经功能评估:骶尾部的感觉和运动功能正常,下肢生理反射存在。

(3)日常生活质量评估:SF-36(表 12-2-2)。

表 12-2-2 SF-36 评分

生理功能	生理职能	躯体疼痛	一般健康状况	活力	社会功能	情感职能	精神健康
65	25	41	30	35	75	33.3	48

2. 障碍分析 ①存在明显的泌尿道感染:尿常规见有白细胞和红细胞;②血糖水平控制不良:空腹血糖 8.5mmol/L,HbA1c 7.4%;③尿动力检查结果提示膀胱感觉减退,逼尿肌收缩力减弱,残余尿明显增加。

(三)康复处方

1. 康复目标 ①控制泌尿道感染;②控制血糖,维持血糖稳定;③减少残余尿量。

2. 药物治疗 ①治疗泌尿道感染:根据尿液细菌培养 + 药敏的结果,选用头孢哌酮舒巴坦静滴抗感染(3.0 i. v. gtt q12h),共治疗 1 周。②控制血糖:予以检测血糖,调整降糖药物,加用诺和锐 30 皮下注射(早 12U,晚 10U)。

3. 行为治疗 建立定时定量饮水,定时排尿制度。嘱患者定时定量饮水:早餐、中餐、晚餐各饮水 400ml,另外 10 点、14 点、16 点分别饮水 200ml。无论有无尿意,每隔约 4h 排尿一次。

4. 间歇性清洁导尿 依据定时排尿制度,每次主动排尿结束后进行间歇性清洁导尿,控制每次膀胱容量 <500ml。

(朱红军)

参 考 文 献

[1] Shin YS,On JW,Kim MK. Clinical significance of diabetes mellitus on detrusor functionality on stress urinary incontinent women without bladder outlet obstruction. Int Urogynecol J,2016,27(10):1557-1561.

[2] Daneshgari F,Liu G,Hanna-Mitchell AT. Path of translational discovery of urological complications of

obesity and diabetes. Am J Physiol Renal Physiol, 2017, 312(5): F887-F896.

[3] Liu G, Daneshgari F. Diabetic bladder dysfunction. Diabetes Metab Syndr, 2017, 11(1): 81-82.

[4] Kebapci N, Yenilmez A, Efe B, et al. Bladder dysfunction in type 2 diabetic patients. Neurourol Urodyn, 2007, 26(6): 814-819.

[5] James R, Hijaz A. Lower urinary tract symptoms in women with diabetes mellitus: a current review. Curr Urol Rep, 2014, 15(10): 440-448.

[6] Rapidi CA, Karandreas N, Katsifotis C, et al. A combined urodynamic and electrophysiological study of diabetic cystopathy. Neurourol Urodyn, 2006, 25: 32-38.

[7] Mitsui T, Kakizaki H, Kobayashi S, et al. Vesicourethral function in diabetic patients: association of abnormal nerve conduction velocity with vesicourethral dysfunction. Neurourol Urodyn, 1999, 18: 639-645.

第三节 性功能障碍

性功能障碍虽然是糖尿病常见的一种并发症,但患者大多是由于性功能障碍就诊继而查出患有糖尿病。根据世界卫生组织国际疾病分类第 10 版(IC-10),性功能障碍的定义为:"个体在性关系上不能到达其所希望的状态的各种情况",在美国《精神障碍诊断和统计手册(第 4 版)》(DSM-Ⅳ)中,性功能障碍被定义为"性欲受损以及以性反应周期改变并造成患者痛苦和人际交往困难为特征的心理社会改变"。

糖尿病是一种内分泌紊乱疾病,患者长期处于高血糖状态对血管、血液以及周围神经等造成不同程度的损伤,导致的动脉粥样硬化和自主神经病变,可能是糖尿病发生性功能障碍的主要病理学基础。

自主神经病变可导致阴茎血管的舒缩功能障碍;血管病变可导致阴茎内的动脉阻塞,使阴茎的血液供应减少;当微血管病变累及阴茎海绵体的小血管时,海绵体平滑肌细胞数目减少或阴茎海绵体纤维化会使阴茎不能勃起;以上是糖尿病男性患者发生性功能障碍的主要原因。另外,血浆中睾酮水平降低,某些降压药、利尿剂及抗抑郁药物以及心理因素均可引起男性糖尿病患者发生性功能障碍。

对女性而言,目前认为其发病机制主要有以下几个方面:长期高血糖水平使阴道的供血大大减少,从而导致患者出现性唤起障碍;糖尿病导致的内分泌紊乱,使多种女性激素分泌出现紊乱,雌激素对性功能有着重要影响,会影响阴道黏膜上皮的敏感程度、生殖器官的供血等;糖尿病常常并发有神经系统的病变,对于正常的性传导反应会出现迟缓,导致患者出现一系列的性功能障碍,如性高潮障碍或者性唤起障碍等;女性患者在性交过程中还可能会出现疼痛等情况;除此之外,据统计有 90% 的女性糖尿病性功能障碍伴有心理原因,因此调节心理因素对治疗糖尿病女性性功能障碍的尤为重要。

根据 2013 年国际糖尿病联盟(IDF)的 IT 新数据,中国糖尿病人数为 9 840 万,居全球首位;据估计到 2035 年,中国糖尿病患病人数将达到 1.43 亿。成人男性糖尿病患者中,有 74% 的人可以出现性功能障碍,发生阳痿者 30%~60%,是正常人的 2~5 倍;其次可出现逆行射精、早泄、性欲减退等症。女性糖尿病患者性功能障碍发生率与男性糖尿病患者接近。据国外报道,女性糖尿病性功能障碍的总发生率为 26%~60%。可导致离婚率的上升、家庭暴力等现象,严重者可影响夫妻之间关系、家庭的和谐以及生活质量。目前国内关于糖尿病性功能障碍的大规模流行病学研究及治疗还相对少。

一、障碍特征

(一) 男性性功能障碍

正常男性的性功能包括性欲、阴茎勃起、附属性腺分泌、性交、射精和勃起消退等一系列环节,如其中一个或几个环节发生异常,则导致性功能或性感受的不全或缺失,这种状况称男性性功能障碍(male sexual dysfunction,MSD)。

男性性功能障碍是男子性行为和性感觉的障碍,常表现为性心理及生理反应的异常或者缺失,主要包括阴茎勃起障碍、射精障碍和性欲障碍等。射精障碍又包括:不射精、性高潮缺乏、延迟射精、逆行射精、射精无力、早泄和痛性射精等。临床上最常见的男性性功能障碍是勃起障碍和射精障碍。

1. **勃起障碍**(erectile dysfunction) 指阴茎勃起能力的完全丧失或者虽能部分勃起但其硬度不足以插入阴道进行正常的性交活动,或者虽能进入阴道但勃起的时间太短不足于完成正常的性交活动,时间超过6个月以上。本标准根据临床常用分类方法将阴茎勃起障碍分为心理性、器质性和混合性三类,并将器质性阴茎勃起障碍又分为神经性、血管性、内分泌性和药物性四类。

2. **射精障碍**(ejaculation dysfunction) 射精障碍包括不射精、性高潮缺乏、延迟射精、逆行射精、射精无力、早泄和痛性射精等。本标准只涉及不射精和逆行射精。

(1) 早泄(premature ejaculation):指性交时间很短即行排精,有的根本不能完成性交。有的阴茎尚未与女性接触,或刚接触女性的外阴或阴道口,或刚插入阴道后不到2min,便发生射精,排精后阴茎随之疲软,不能维持正常性生活。

(2) 不射精(anejaculation):指阴茎能勃起和进行性交活动,但性交时既没有顺行射精,也没有逆行射精,精液不能自尿道排出体外。

(3) 逆行射精(retrograde ejaculation):指阴茎能勃起和进行性交活动,随着性高潮而射精,但精液未能射出尿道口外而逆行经膀胱颈反流入膀胱,常见原因有神经损伤、尿道梗阻、药物和膀胱颈括约肌功能障碍。

(二) 女性性功能障碍

女性性功能障碍(female sexual dysfunction,FSD)指在女性性反应周期中一个或几个环节发生障碍,或出现与性交有关的疼痛,以致不能产生满意性交所必需的性生理反应及性快感。1994年美国精神病学会(American Psychiatric Association,APA)将FSD分为4个类别:性欲低下、性高潮障碍、性交疼痛以及性唤起障碍。2000年通过国际共识会议(关于FSD的定义和分类)讨论,在原来4类基础上,又加入了阴道湿润度和性满足感2项。目前关于FSD具体分类如下:

1. **性要求障碍** 分为性欲低下、性厌恶。性欲低下是指性兴奋、性幻想的减退或丧失,这种减少的程度要比由于年龄的增长等因素引起的降低更甚;性厌恶是指极其恐惧或厌恶任何形式的性交活动。

2. **性唤起障碍** 主观性唤起障碍是任何形式的性刺激引起性唤起感觉的减退或丧失;阴部性唤起障碍是指任何形式的性刺激引起阴道充血与阴道润滑程度的下降,也指抚摸生殖器时性欲的减少;主观性唤起障碍合并阴部性唤起障碍是指主观上性唤起感觉的减退加重了阴部性唤起障碍;持续的阴部性唤起障碍是指没有性欲的情况下阴部自发地唤起数小时或数天,这种唤起也没有因为性高潮的发生而缓解。

3. 性高潮障碍　指尽管有高涨的性欲、性唤起,但是没有性高潮,或有性高潮但是性高潮的发生推迟。

4. 性交疼痛　又分为性交困难、阴道痉挛及其他性交疼痛障碍。性交疼痛是指阴茎初始进入或完全进入阴道或性交过程中发生的持续反复的疼痛;阴道痉挛是指尽管女性很想进行性交,但是当阴茎、手指或其他物体进入阴道时产生持续性反复的疼痛。

二、功能评估

(一)男性性功能评估方法

1. 国际勃起功能指数(IIEF-5)问卷　勃起功能障碍(erectile dysfunction,ED),指男子在性刺激下,阴茎持续(至少 6 个月)不能达到或维持足够的勃起硬度以获得满意的性生活。我国称之为"阳痿",西方早先称为"性无能"(impotence),因两者都是贬义词,现称 ED 能更好地定义疾病的本质。本病牵涉到全身多系统,病因复杂,常分为器质性、心理性两大类,而器质性病因和心理因素常同时存在。

目前,国际权威机构研究总结出了一种简单有效的 ED 诊断初步筛选方法,这就是国际勃起功能指数(IIEF-5)问卷,患者只要填写评分,就可初步判断是否患有 ED(表 12-3-1)。

表 12-3-1　国际勃起功能指数(IIEF-5)问卷

项目/评分标准	0分	1分	2分	3分	4分	5分	得分
1. 您对获得勃起和维持勃起的自信程度如何?		很低	低	中等	高	很高	
2. 您受到性刺激而有阴茎勃起时,有多少次能够插入?	无性活动	几乎没有或完全没有	少数几次(远少于一半时候)	有时(约一半时候)	大多数时候(远多于一半时候)	几乎总是或总是	
3. 您性交时,阴茎插入后,有多少次能够维持勃起状态?	没有尝试性交	几乎没有或完全没有	少数几次(远少于一半时候)	有时(约一半时候)	大多数时候(远多于一半时候)	几乎总是或总是	
4. 您性交时,维持阴茎勃起至性交完成,有多大困难?	没有尝试性交	困难极大	困难很大	困难	有点困难	不困难	
5. 您性交时,有多少次感到满足?	没有尝试性交	几乎没有或完全没有	少数几次(远少于一半时候)	有时(约一半时候)	大多数时候(远多于一半时候)	几乎总是或总是	
填写说明	请根据您过去 6 个月内性生活的情况,选出下面 5 个问题中适合您的选项,将每项得分相加,就是您的总分。若您的总分小于 21 分,建议您找医师做进一步检查,以确认是否患 ED。					总分:	

续表

IIEF-5 积分评价

积分	评价	积分	评价
5~7 分	重度 ED	12~21 分	轻度 ED
8~11 分	中度 ED	≥22 分	无 ED

2. 男性性功能问卷(O'leary 1995) 见表 12-3-2。

表 12-3-2 男性性功能问卷

题目	评分					得分
	0	1	2	3	4	
1. 你多少天有性欲	无	少数几天	几天	多数几天	几乎每天	
2. 你的性欲强度	无	低	中	中上	高	
3. 性刺激下有多少次能达到部分或完全勃起	无	少数时候	大约一半时候	多数时候	每次	
4. 有多少次勃起硬度足以插入阴道进行性交	无	少数时候	大约一半时候	多数时候	每次	
5. 勃起有多大困难	完全不能	困难最大	有些困难	稍有困难	无困难	
6. 射精有多大困难	无性刺激	困难极大	有些困难	稍有困难	无困难	
7. 对射精量的关注	无性高潮	很大关注	中等关注	很少关注	无所谓	
8. 您对性欲问题严重性的关注	很大关注	中等关注	很少关注	很少关注	无所谓	
9. 您对勃起功能障碍问题严重性的关注	很大关注	中等关注	很少关注	极少关注	无所谓	
10. 您对射精障碍严重性的关注	很大关注	中等关注	很少关注	极少关注	无所谓	
11. 您对性生活的满意程度	非常不满意	多数不满意	大约一半	多数满意	非常满意	

3. 性生活质量调查表(SLQQ) SLQQ 是一个设计用来测量患者及其伴侣性生活质量和对勃起功能障碍治疗满意度的自我报告式量表,总共包含 16 个问题,其中生活质量范畴方面的问题 10 个,勃起功能障碍治疗满意度方面 6 个。

(二) 女性性功能评估方法

1. 女性性功能量表(FSFI) FSFI 计分及评分方法为每个问题只能选择一个选项,选项的前方标记数字为评分。该量表共 19 个问题,包括性欲望、患者的主观性唤起能力、性活动时阴道润滑性、性高潮、性生活满意度、性交痛 6 个领域。每个领域评分为该领域每个问题的评分和与该领域的系数相乘;6 个领域评分相加得到总分(表 12-3-3)。

表 12-3-3　FSFI 计分及评分方法

每个问题只能选择一个选项, 选项的前方标记数字为评分

问题 1	近 4 周内, 您感到有性欲望或对异性有性兴趣的频率如何?
	5= 总是有或几乎总是; 4= 大多数时候(超过一半的时间); 3= 有时(大约一半的时间); 2= 较少(不到一半的时间); 1= 几乎没有或没有
问题 2	近 4 周内, 您怎样评价您的性欲望或性兴趣的等级(或水平)
	5= 非常高; 4= 高; 3= 中等; 2= 低; 1= 很低或没有
问题 3	近 4 周内, 在性行为或者性交时, 您感受到性唤起(性兴奋)的频率如何?
	0= 没有性行为; 5= 总是能够或几乎总是; 4= 大多数时候(超过一半的时间); 3= 有时(大约一半的时间); 2= 较少(不到一半的时间); 1= 几乎没有或没有
问题 4	近 4 周内, 您在性行为或者性交时性唤起(性兴奋)的程度(或水平)如何?
	0= 没有性行为; 5= 非常高; 4= 高; 3= 中等; 2= 低; 1= 很低或几乎没有
问题 5	近 4 周内, 您在性行为或者性交时对性唤起(性兴奋)有足够的自信吗?
	0= 没有性行为; 5= 非常自信; 4= 高度自信; 3= 中度自信; 2= 低度自信; 1= 非常低或没有自信
问题 6	近 4 周内, 您在性行为或者性交时有多少次对性唤起(性兴奋)感到满意?
	0= 没有性行为; 5= 总是或几乎总是; 4= 大多数时候(超过一半的次数); 3= 有时(大约一半的次数); 2= 较少(不到一半的次数); 1= 几乎没有或没有
问题 7	近 4 周内, 在性行为或性交时您经常感到阴道湿润吗?
	0= 没有性行为; 5= 总是或几乎总是; 4= 大多数时候(超过一半的次数); 3= 有时(大约一半的次数); 2= 较少(不到一半的次数); 1= 几乎没有或没有
问题 8	近 4 周内, 您在过性行为或性交时阴道湿润的困难程度?
	0= 没有性行为; 1= 极度困难或根本不能; 2= 非常困难; 3= 困难; 4= 稍有困难; 5= 没有困难
问题 9	近 4 周内, 在性行为或性交过程中, 有多少时候您觉得能够保持阴道润滑(湿润)一直到性活动结束?
	0= 没有性行为; 5= 总是或几乎总是能; 4= 大多数时候(超过一半的次数); 3= 有时(大约一半的次数); 2= 较少(不到一半的次数); 1= 几乎没有或没有
问题 10	近 4 周内, 您维持阴道润滑(湿润)一直到性行为或性交结束的困难程度如何?
	0= 没有性行为; 1= 极度困难或根本不能; 2= 非常困难; 3= 困难; 4= 稍有困难; 5= 没有困难
问题 11	近 4 周内, 当您受到性刺激或性交时, 达到性高潮的频率有多少?
	0= 没有性行为; 5= 总是或几乎总是能达到; 4= 大多数时候(超过一半的次数); 3= 有时(大约一半的次数); 2= 较少(不到一半的次数); 1= 几乎不能或不能
问题 12	近 4 周内, 您在性刺激或性交时, 达到性高潮的困难程度如何?
	0= 没有性活动; 1= 极度困难或根本不能; 2= 非常困难; 3= 困难; 4= 稍有困难; 5= 没有困难
问题 13	近 4 周内, 您对您在性行为或性交时达到性高潮的能力满意吗?
	0= 没有性行为; 5= 非常满意; 4= 比较满意; 3= 满意和不满各占一半; 2= 不满意; 1= 非常不满意
问题 14	近 4 周内, 在性生活过程中您与丈夫(或性伴侣)的感情亲密度满意程度怎么样?
	0= 没有性行为; 5= 非常满意; 4= 较满意; 3= 满意和不满各占一半; 2= 不满意; 1= 非常不满意

问题 15	近 4 周内,您对您和丈夫(或性)的性关系满意吗?
	5= 非常满意;4= 比较满意;3= 满意和不满各占一半;2= 不满意;1= 非常不满意
问题 16	近 4 周内,您对性生活的整体满意度如何?
	5= 非常满意;4= 比较满意;3= 满意和不满各占一半;2= 不满意;1= 非常不满意
问题 17	近 4 周内,在阴茎插入阴道时,有多少次您感到阴道不适或疼痛?
	0= 没有尝试性交;1= 总是或几乎总是;2= 大多数时候(超过一半的次数);3= 有时(大约一半的次数);4= 较少(不到一半的次数);5= 几乎没有或没有
问题 18	近 4 周内,您在阴茎插入阴道后感觉阴道不适或疼痛的频率?
	0= 没有尝试性交;1= 总是或几乎总是;2= 大多数时候(超过一半的次数);3= 有时(大约一半的次数);4= 较少(不到一半的次数);5= 几乎没有或没有
问题 19	近 4 周内,您在阴道插入过程中或结束后感到阴道不舒服或疼痛的程度如何?
	0= 没有尝试性交;1= 非常严重;2= 比较严重;3= 中度;4= 低;5= 非常低或没有

该量表共 19 个问题,包括性欲望、患者的主观性唤起能力、性活动时阴道润滑性、性高潮、性生活满意度、性交痛 6 个领域。每个领域评分为该领域每个问题的评分和与该领域的系数相乘;6 个领域评分相加得到总分

2. 简明女性性功能指数(BISF-W) 国内较少使用。

(三) 其他评估方法

1. 性激素水平测定

(1) 男性性激素检查:主要是血清激素水平检测,包括血清睾酮、雌二醇、胰岛素和 C-肽,并计算睾酮/雌二醇(T/E_2)和胰岛素抵抗指数等。

(2) 女性性激素检查:测定项目包括雌二醇(E_2)、FSH、LH、泌乳素、睾酮等。

2. 健康调查量表 36(SF-36) 包括 8 个维度(生理功能、生理职能、躯体疼痛、总体健康、精力、社会功能、情感职能、精神健康),共 36 个条目,各个维度得分为 0~100 分,得分越高,生活质量越高。

三、康复处方

(一) 心理干预

绝大多数糖尿病性功能障碍患者都存在不同程度的精神心理因素的障碍。男性患者由于糖尿病对性生活产生的影响,加重了作为男性的一种挫折感和失败感,从而导致疾病加重性功能异常加剧造成恶性循环。女性患者多因高血糖反复发生阴道炎、膀胱炎,造成性交不适;其次女性患者抑郁症的风险是正常女性的 3 倍,轻微的抑郁也会造成性欲丧失;部分肥胖女性对自身形象产生质疑,如果自身评价过低,则会干扰性欲和性感受。另外,患者担心性交过程中发生低血糖亦是性功能低下的原因,有的配偶因长期无性生活而家庭不和,这又会加重患者病情及性功能异常,从而出现沮丧、抑郁、焦虑、敌意、自尊心受损、自卑感增强等不良情绪。主要通过以下几方面进行干预:

1. 支持心理疗法 治疗时要对患者表示真诚的关心,询问病史要细致深入,尽可能探

寻除糖尿病外,造成性功能障碍的精神、心理或社会家庭因素。让患者了解有很多类似状况的病例经过相应的治疗是可以康复,增强患者对自己行为能力的自信心,克服对性行为的恐惧感。

2. 认知疗法 指导患者及其配偶学习糖尿病、性、性行为等相关知识,消除患者的焦虑心态,承认和正确面对性伴侣的挫折感,营造良好的伴侣模式,学会平等、坦诚、尊重等,学会如何沟通、交流、配合等。

3. 性行为疗法 主要针对心理性阳痿在科学性教育的基础上,通过心理分析、性行为方法的指导消除影响勃起的干扰因素。典型代表是近年来国外盛行的"性感集中训练治疗"。分为四个阶段,即非生殖器性感集中训练;生殖器性感集中训练;阴道容纳与活动;完成性交。采用此方法能解除焦虑,增进夫妻间的交流。

如果病情严重应由专业的心理咨询师定期对患者心理辅导,使其逐渐学会释放、减压,每次心理辅导时间应超过1h,鼓励配偶与其多沟通,帮助患者克服对配偶的恐惧,增强治疗信心,使其能与正常人一样生活、工作。必要时建立多学科协作小组由心理医师、性医学专家和临床医师等联合治疗。

(二) 药物治疗

糖尿病引起的性功能障碍,治疗原则理所当然要首先治疗糖尿病,应长期控制血糖在正常范围内,这样对减轻自主神经、血管病变,延缓病情进展可起到积极的作用。患者在常规使用降糖药物同时,可以酌情使用下列改善性功能的药物。

1. 口服药物治疗

(1) 5型磷酸二酯酶(PDE5)抑制剂:可以增加海绵体内cGMP浓度,促进海绵体血管扩张,也可以增加阴道润滑和阴蒂敏感性。常用有西地那非、他达拉非、伐地那非等,疗效确定、耐受性好在糖尿病患者中其改善率也较为明显。

(2) 曲唑酮:能够对大脑的5-羟色胺系统产生作用,同时也会对外周α受体产生一定的影响,有助于增加海绵体动脉血流、延长阴茎勃起的时间;增加阴道血供、使阴道平滑肌松弛,进而改善性唤起。

(3) 左旋多巴、麻黄碱:对恢复射精有良好的促进作用。

(4) 激素类药物替代治疗:雌激素可使阴蒂的敏感性提高,减轻性交疼痛,也能调节两性之间性交时的情绪,最终提高性满意度;雄性激素能改善性腺功能低下引起的性激素分泌不足,提高性欲;也能不同程度地改善女性患者的性欲。

(5) 中草药:中医学将糖尿病性功能障碍分为七种类型:肝气郁结、瘀血阻滞、肝经湿热、寒滞肝经、命门火衰、惊恐伤肾、心脾虚损等。中草药种类繁多,许多具有滋阴降火、滋肾养肝、养心安神、调节阴阳平衡的作用,可以改善糖尿病性功能障碍,如坤泰胶囊、六味地黄丸、金水宝、银杏叶等。

(6) 维生素B族、维生素E亦具有改善性功能的辅助作用。

(7) 避免使用易致阳痿的药物如甲基多巴、阿托品、盐酸帕吉林、西咪替丁等。

2. 外用药物治疗

(1) 尿道内给药:是将一种血管活性药物放入尿道内,通过尿道黏膜直接吸收药物诱发阴茎勃起的方法。常用的药物有前列地尔和前列腺素E_1乳膏。

(2) 阴道用药:润滑剂、雌激素等。

(3) 阴茎海绵体药物注射:即向阴茎海绵体内注射血管活性药物,通过阴茎海绵体平滑肌松弛作用而诱发阴茎勃起。临床上常使用罂粟碱、酚妥拉明、前列腺素 E_1 三联疗法或单独使用前列腺素 E_1。因有损伤性,患者耐受性差,而未能被广泛接受。

(三) 饮食管理

在遵循糖尿病饮食原则、控制血糖的前提下,恰当的饮食,对治疗糖尿病性功能障碍有一定的辅助作用。

1. 多食优质蛋白质 优质蛋白质主要是指各种动物性食物,如鸡、鸭、鱼、瘦肉、蛋类,可提出供人产生精子所需要的各种氨基酸。一些动物性食品本身就含有一些性激素,有利于提高性欲及精液、精子的生成。

2. 适当摄入脂肪 调查表明,长期素食的女性,雌激素分泌减少,性欲降低并影响生殖能力。男性由于必需脂肪酸摄入减少,精子生成受到限制,性欲下降,甚至不育。

3. 补充维生素和微量元素 研究证明,维生素 B 和 E 是维持性功能并延缓衰老有关的维生素。它们在促进睾丸发育、增加精子的生成并提高其活力等方面具有决定性作用。维生素 C 对性功能的恢复也有积极作用,其富含于鲜枣、山楂、青椒、西红柿等果蔬中。

(四) 康复治疗

1. 体育锻炼 体育运动是糖尿病治疗的基础措施之一。适当地参加体育锻炼能提高胰岛素的敏感性、降低血糖,还可以减轻压力缓解紧张情绪。体育锻炼的方式以有氧运动为主,如散步、骑自行车、游泳、舞蹈、健身操、太极拳或气功等。运动频率通常为每周 3~4 次,每次时间不少于 30min。对初始进行体育锻炼的人,每周保证 3 次,即隔天一次锻炼,每次时间在 20~30min。对于已长期进行体育锻炼的人,每天一次也可以,但每次的时间也要有所控制,通常保持在 45~60min。锻炼过程中要注意循序渐进,量力而行,持之以恒。

2. 性功能康复锻炼

(1) 弓步蹲或深蹲:每天 2~3 次,每次持续 15min 左右,通过刺激臀大肌、股四头肌、股二头肌,使深层的小肌肉参与运动,增强或改变这部分的力量。

(2) 盆底肌锻炼法(pelvic floor muscle exercises, PFME):又称为 Kegel 运动。方法为做缩紧肛门的动作,每次收紧不少于 3s,然后放松。连续做 15~30min,每日进行 2~3 次;或每日做 PFME 150~200 次,6~8 周为 1 个疗程,可以很好地锻炼盆腔肌肉。

(3) 盆底肌肉电刺激:电刺激能提高肌肉的兴奋性,被动锻炼阴道平滑肌,增加阴道紧缩度。

(4) 盆底生物反馈治疗:生物反馈治疗通过肌电图、压力曲线或其他形式把肌肉活动的信息转化成听觉和视觉信号反馈给患者,指导患者进行正确的、自主的盆底肌肉训练。

(5) 穴位按摩:有研究报道,指法按揉关元穴、三阴交穴位,可以促使阴精衍化;手法按摩足部穴位,如太溪、复溜、然谷、涌泉为足少阴肾经穴;昆仑、仆参为足太阳膀胱经穴,有交通心肾、滋阴降火、滋水补肾、固精关作用。通过手法按摩激发穴位,疏通脏腑经络,调节阴阳,祛邪扶正,达到治疗疾病目的。操作手法要适宜、耐心,按摩时间长些鼓励患者自信轻松,精神愉快与取得满意效果有密切关系。

(五) 外科治疗

1. 阴茎动脉血管重建术 适用于有确切的阴茎动脉病变者。手术方式有腹壁下动脉与阴茎背动脉或海绵体吻合术,大隐静脉搭桥股动脉与阴茎背动脉,海绵体动脉吻合术等各种手术达 15 种之多。

2. 真空负压吸引装置(vacuum constriction devices, VCD) 由圆筒、泵及阴茎环组

成。其原理是将阴茎放入圆筒内,用泵将圆筒内抽为负压,使阴茎增大,再用阴茎环勒住阴茎根部以保持勃起状态进行性交,于 30min 内拆除阴茎环、阴茎立即萎软。这种疗法优点:操作简单、经济,安全可靠,可长期使用,不妨碍其他治疗。缺点:阴茎表皮温度降低,导致阴茎乏氧,皮下出血,阴茎疼痛,射精障碍等不适。

3. 阴茎支撑体植入术　目前多采用膨胀阴茎假体。通过手术将可膨胀性柱状硅囊植入于阴茎海绵体中,控制泵埋于阴囊皮下,储水囊注入 50ml 生理盐水,埋于耻骨后膀胱前间隙,用连接器将相应的导管连接。使用时挤压阴囊皮下控制泵开关,将储水囊中的液体泵入硅囊,硅囊即充盈扩张,而使阴茎呈勃起状态。性交后按动控制泵底面的释放阀即可将液体输回储水囊,阴茎又恢复萎软状态。

(六)健康教育

该病症的健康教育包括糖尿病和性功能障碍两方面。对帮助患者正确认识疾病,调整心理状态,预防或延缓性功能障碍的发生和发展,提高生活质量具有积极促进作用。

1. 糖尿病防治知识教育　大部分糖尿病是可以预防控制的,因此积极防治原发病是治疗糖尿病性功能障碍的关键。使患者认识饮食控制、运动和药物治疗的重要性,了解高血糖的诊断、表现和预防措施。定期检测血糖及病情复查,为治疗康复提供依据。

2. 性知识教育　见心理干预相关内容。

3. 常规教育　指导纠正不良的生活方式,避免长期大量酗酒并戒烟,告知规律的生活方式可以提升人体的抵抗力促进健康,鼓励肥胖者适当减肥可以促进性活动的顺利进行、改善生活质量。

4. 尊重权益,保护隐私　性功能障碍是很痛苦的事,一般不为外人知晓,由于受我国传统封建保守理念的影响,都羞于寻医。医务人员要有高度的责任心、爱心、同情心,从微小细节出发去关心、帮助、理解患者。尊重患者权益、保护其隐私,使其有安全感,如有他人在场时不要询问病情,更不要在办公室等场所谈论患者的个人隐私,从而帮助他们在良好的治疗氛围中得以消除思想顾虑。

(七)社会及家庭支持

在日常生活中,嘱家属成员对患者予以支持、帮助与理解;指导配偶在与患者的性生活中采取积极、主动态度,多注意对患者感受的注重,并与患者交流其喜欢的性交方式及敏感部位,注意经验的总结。在疾病控制良好的情况下,配合一些药物还是可以使夫妻性生活过得美满的,从而取得家属的理解、支持和配合,在生活上更好地关心患者,最终使患者树立战胜性功能异常的信心和决心。

四、案例分析

(一)案例介绍

1. 病史　患者,男性,48 岁,大专文化,技工,主诉阴茎勃起障碍近 1 年。糖尿病病史 5 年,口服磺胺降糖药、六味地黄丸。近 2 年来性生活质量低下,阴茎勃起不能,有时勉强勃起但根本无法插入阴道进行性交。口服治疗性功能障碍药物,具体不详,症状无明显改善,近日睡眠不规律、烦躁易怒。

2. 查体　T:36.2℃,P:68 次 /min,R:18 次 /min,BP:130/84mmHg,BMI:23.51kg/m^2。神志清,精神可,外生殖器无异常,尿道口无异常分泌物。

3. **检查** 空腹血糖 13.1mmol/L,糖化血红蛋白 8%,血清睾酮 1.68ng/ml。

4. **诊断** ①性功能障碍;②2 型糖尿病。

（二）分析判断

1. **障碍类型** 依据患者近 1 年来阴茎不能勃起,有时勉强勃起但根本无法插入阴道进行性交的症状,属 ED。

2. **功能评估**

（1）IIEF-5:8 分,中度 ED;夜间有勃起,属于混合性 ED。

（2）血清睾酮:1.68ng/ml(1.75~7.81ng/ml);SF-36:8 个维度平均分值 57.5 分(0~100 分)。

（三）康复处方

1. **心理干预** 患者性功能障碍属于糖尿病并发症,非性器官器质性病变,告知患者,积极治疗控制糖尿病,能够改善症状。指导学习糖尿病、性、性行为等相关知识,消除患者的焦虑心态。

2. **饮食控制** 在遵循糖尿病饮食控制原则的基础上,多食优质蛋白质,200g/d;补充维生素和微量元素,蔬菜 400g/d、水果 100g/d。

3. **药物治疗** 口服磺脲类降糖药,辅以维生素 B、六味地黄丸。

4. **康复锻炼** 每天坚持 30min 左右的有氧运动,包括打太极、慢跑、散步等;性功能康复锻炼如蹲马步,每天 2~3 次,每次持续 15min;按揉三阴交穴位,每天 3 次或 4 次,每次持续 8min 左右;进行提肛锻炼,每天 3~4 次,每次 10~20min;盆底肌康复训练,如 Kegel 运动。方法为做缩紧肛门的动作,每次收紧不少于 3s,然后放松。连续做 15~30min,每日进行 2~3 次。

5. **健康教育** 糖尿病防治知识教育,告知患者及家属积极防治糖尿病是治疗性功能障碍的关键。使患者认识饮食控制、运动和药物治疗的重要性,了解糖尿病的诊断、表现和预防措施,定期检测血糖及病情复查;辅导患者及其配偶关于男女性心理、性生理以及与糖尿病并发性功能障碍等相关知识,鼓励在日常生活中加强沟通交流,做到相互尊重、重视、尊重对方的愿望、反应、爱好等;告知患者正确的性生活方式,嘱坚持规律性用药,将血糖严格控制在正常范围之内,树立积极的治疗心态;建立良好的医患关系,保护患者的隐私。

（卢红建）

参 考 文 献

[1] 周洁,吴敏,楼青青,等. 女性性功能障碍. 中华内分泌代谢杂志,2012,28(8):684-687.

[2] Nicolosi A,Laumann EO,Glasser DB,et al. Sexual behavior and sexual dysfunctions after age 40:the global study of sexual attitudes and behaviors. Urology,2004,64:991-997.

[3] Zhang S,Wei L,Zhang A,et al. RUX3 gene methylation in epithelial ovarian cancer tissues and ovarian cancer cell lines. OMICS,2009,13(4):307-311.

[4] Nakamura S,Senzaki K,Yoshikawa M,et al. Dynamic regulation of the expression of neurotrophin receptors by RUNX3. Development,2008,135(9):1703-1711.

[5] 朱镛连. 神经康复学. 北京:人民军医出版社,2001:151-153.

第四节 胃肠动力障碍

一、障碍特征

(一) 定义

糖尿病胃轻瘫(diabetic gastroparesis,DGP)又称为糖尿病性胃麻痹,是一种胃动力障碍并不伴有机械性梗阻的疾病,是常见的一种糖尿病慢性并发症。

(二) 发病机制

在高血糖状态下,高血糖对迷走神经具有抑制作用,从而影响胃电活动和胃肠激素的分泌,抑制胃肠的收缩运动,延缓胃排空。糖尿病患者的内脏自主神经病变,尤其迷走神经病变是引起胃动力障碍导致胃潴留的主要机制。胃排空受胃肠激素的调控,胃肠激素分泌异常,可以直接影响胃排空。已知血浆胃动素、胃泌素水平升高对胃排空有促进作用,相反血浆抑胃肽、生长抑素水平则与胃排空呈负相关。糖尿病微血管病变是引起并发症的重要病理生理基础,发生于消化道的微血管病变可严重影响胃肠道平滑肌舒缩功能,导致 DGP。此外,DGP 症状的消长与患者心理因素有关,精神心理因素可能是其重要诱因。

(三) 临床症状

1958 年 Kassande 等首先提出"糖尿病胃轻瘫"概念,并对其进行了症状描述。大多数患者并无明显的临床症状,少数患者存在早饱、恶心、呕吐、腹胀等症状。症状严重程度因人而异,同一患者的症状程度,亦受多方面因素影响,可能与糖尿病自主神经病变导致传入神经通路敏感性降低有关。由于胃排空延迟而致胃潴留,可有反复胃石形成。当并发食管下括约肌压力减低时可出现胃 - 食管反流症状(如反酸、反食、烧心等),严重者出现反流性食管炎。移行性复合运动(migrating motor complex,MMC)的功能是将消化间期的胃内容物(如咽下的唾液、胃黏液、胃黏膜的脱落物、食物残渣以及未被消化的固体食物)排入小肠,并促进小肠的排空。其功能异常除可导致上述症状外还可引起小肠和结肠排空异常,引起腹痛、便秘、腹泻等症状。近年的研究则表明,糖尿病的胃肠并发症已十分常见。国外研究发现约30%~50% 的糖尿病患者存在胃排空延迟。国内文献报道,住院 2 型糖尿病患者胃排空延迟发生率为 29.6%~65%,伴有胃肠道症状和心血管自主神经病变的糖尿病患者胃轻瘫发生率分别为 69.9% 和 80%。据估计,随着诊断技术的进步,糖尿病患者检出胃肠动力紊乱者可达90% 以上。由此可见,糖尿病胃肠动力障碍在糖尿病患者中高发性是显而易见的。

二、康复评定

(一) 临床诊断

糖尿病胃轻瘫的诊断需具备以下四点:①糖尿病病史;②内镜或钡镜检查排除机械性梗阻;③胃轻瘫症状,如恶心、呕吐、腹胀、上腹痛等;④胃排空延迟。然而在临床具体诊断中,除了临床症状外,仍需要检测胃排空速率来明确是否有胃排空延迟。目前公认的诊断 DGP 的金标准是胃排空闪烁扫描术,其他检测胃排空的技术包括 ^{13}C- 呼气实验、胃压测定术、磁共振成像(MRI)、胃电图(EGG)、超声等。胃轻瘫发生原因众多,因此对于有胃轻瘫症状的糖尿病患者来说,如果同时伴有可引发胃轻瘫的其他疾病的话,糖尿病引起胃轻瘫的诊断很难确立。通常认为,糖尿病患者具有大于10年的糖尿病病史,并且同时罹患视网膜病变、周围神经病变、肾脏病变等,则很大程度上能够鉴别糖尿病胃轻瘫与其他疾病引起胃轻瘫。

(二) 疗效评价

虽然胃排空闪烁扫描术是诊断胃排空的金指标,但因其过程复杂、价格昂贵、所需时间长等因素,对糖尿病胃轻瘫患者尤其是频繁呕吐的重度胃轻瘫患者的疗效评价多有不便。而且,患者自我认为的症状严重程度以及生活质量是唯一一种直接反映患者所经历的疾病严重程度的指标。临床医师也多根据患者陈述来评估患者的胃肠功能紊乱情况以及治疗的有效性。因此寻找一种统一的症状及生活质量评价方式对于糖尿病胃轻瘫的治疗意义重大。

1. **症状评分**　对于患者症状改善度的评价,目前没有统一标准。多数临床医师选择糖尿病胃轻瘫的主要临床表现如恶心、呕吐、腹胀、早饱及上腹痛等作为主要症状指标,而评分标准则各不相同,有以无、轻、中、重分别评以1、2、3、4分。亦有根据对工作生活影响度而进行评分的5分制(0——无症状;1——轻微,不影响正常活动;2——中等,影响正常活动但不需要调整生活方式;3——严重,影响正常活动,要求调整生活方式;4——极严重,需要卧床休息)。胃轻瘫主要症状指数量表(the gastroparesis cardinal symptom index,GCSI)是用于评估胃轻瘫患者症状严重程度的量表,源于患者上消化道疾病症状严重指数量表,其内容是根据胃轻瘫相关文献,关注胃轻瘫患者群体和临床医师访谈制定而来。GCSI 包含3个子量表和9个条目。3个子量表分别是恶心/呕吐、餐后腹胀/早饱、腹胀。恶心/呕吐子量表中含三个条目:恶心、干呕和呕吐。餐后腹胀/早饱子量表中含四个项目:胃饱腹感、无法吃完正常饭量、餐后过饱感、食欲减退。腹胀子量表包含两个项目:腹胀和腹部明显胀满。患者根据要求将自己伴随的症状分为无、非常轻微、轻微、中等、严重、非常严重6级水平,分别评以0、1、2、3、4、5分。GCSI 总分是三个分量表平均分。GCSI 总分范围可以从0到5,得分越高表明胃轻瘫症状越严重。如果任何三个子量表评分缺失,总分将丢失。GCSI-DD(GCSI-daily diary)是根据 GCSI 修订而来,用于记录患者每天症状变化,帮助临床医师了解患者每天的症状变化。然而,目前仍缺乏专门针对糖尿病胃轻瘫的评分量表,无论哪种量表都缺乏一定的针对性及说服性。

2. **其他**　健康调查量表36(SF-36)是由美国医学局研究组开发的一个普适性测定量表,包含躯体功能、躯体角色、机体疼痛、总体健康状况、精力、社会功能、情绪角色和心理卫生等领域。该表由36个问题组成,多用于对患者进行由健康状况或心理因素所带来的社会、工作、生活等方面的评估。临床上可将此量表作为衡量药物对于治疗疾病有效性的重要参考标准。此外,呕吐频率、恶心持续时间、体重变化等亦是许多糖尿病胃轻瘫尤其重度糖尿病胃轻瘫临床重要评价方式。

三、康复治疗

(一) 基础治疗

1. **饮食治疗**　饮食管理是预防和减轻糖尿病胃轻瘫症状的基础核心治疗,应选择能够促进胃排空的饮食方式。减少餐量可降低胃排空的神经肌肉工作量,胃轻瘫患者宜少食多餐(每天6~8次餐)。脂肪可刺激胆囊收缩素从而减缓胃排空,因此建议患者食用低脂食物,每天摄入油脂类应低于40g。某些易在肠道内形成致密团块的高纤维食物,可形成植物胃石从而影响胃排空,应避免食用,选择低纤维食物。同时酒精会降低胃窦收缩力使胃排空延迟,故应避免饮酒。对于重度糖尿病胃轻瘫的患者来说应采取营养支持,具体指征包括:体重在3~6个月内下降达到或超过10%、经口营养无法达到正常体重以及难治性症状反复发作入院等。

2. 血糖控制　对于糖尿病胃轻瘫患者来说,控制血糖是至关重要的。高血糖可抑制迷走神经功能从而导致胃排空延迟,也可降低胃对促胃动力药物的作用,如高血糖可以通过减弱红霉素对胃窦运动的动力作用从而降低红霉素促胃动力作用的效果。口服降糖药物如双胍类、磺脲类、α葡萄糖苷酶抑制剂、噻唑烷二酮类及DPP-4抑制剂多有恶心、呕吐、腹胀等胃肠道副作用,胰高血糖素样肽-1(GLP-1)类似物本身就有延缓胃排空的作用。对于糖尿病胃轻瘫患者来说,在血糖控制上应尽量选择胰岛素治疗,避免或减量口服降糖药的治疗。

(二) 药物治疗

胃轻瘫患者需要药物治疗以改善胃排空的速度,减轻恶心、腹胀、呕吐症状。目前,临床上用于DGP患者的治疗药物选择主要是两类:胃动力剂和止吐剂。胃动力药最常用于治疗胃轻瘫,通过影响胃窦的收缩节律及十二指肠的协调性来促进胃蠕动,改善胃排空,以多潘立酮、甲氧氯普胺和红霉素等最常见。吩噻嗪类和抗组胺类是常用的止吐药物,有利于缓解呕吐。因此,在选择药物时需充分考虑胃轻瘫症状的性质、伴随疾病和药物的不良反应等因素。

1. 甲氧氯普胺　多巴胺D_2受体拮抗剂甲氧氯普胺是最早被美国FDA批准用于治疗糖尿病胃轻瘫的药物,具有增加胃的收缩、改善幽门括约肌的松弛、通过影响中枢多巴胺受体产生止吐效应等作用。尽管用于治疗DGP,但长期使用甲氧氯普胺可引起高泌乳素血症和迟发型运动障碍。

2. 多潘立酮　外周多巴胺受体拮抗剂,与甲氧氯普胺有类似的促胃动力作用,可促进胃肠道的蠕动,调节幽门的舒缩功能,促进胃排空。对胃排空延迟引起的消化不良症状如恶心、呕吐、上腹胀、上腹痛、嗳气、反酸等症状都有较好的效果。常用量10mg/次,3次/d,餐前15~30min服用;对病情严重或已产生耐受性的患者,可增至20mg/次,3~4次/d。该药的不良反应少而小,偶见瞬时性、轻度腹部痉挛、口干、皮疹、头痛、腹泻、神经过敏、倦怠、嗜睡、头晕等。长期或应用剂量过大,可致血清泌乳素水平升高而引起泌乳、泌乳增高、男性乳房女性化等。由于其不易穿透血脑屏障,对中枢的影响较小,很少引起锥体外系反应,对中枢神经系统不良反应较甲氧氯普胺小,多数不良反应在使用过程中消失,不良反应出现后可采取减少剂量或停药,症状即消失。临床上多潘立酮口服制剂已基本取代甲氧氯普胺。

3. 红霉素　红霉素是大环内酯类抗生素,也是一种有效的胃动素受体激动剂,有明显促胃及十二指肠动力作用,使胃窦收缩明显增加,胃和十二指肠协调运动增加,加速固液体的胃排空。本药口服或静脉注射治疗DGP,口服剂量为50~250mg/次,3~4次/d,静注剂量为1~2mg/kg,可高达6mg/kg,8h/次。口服不如静脉注射有效,且小剂量应用红霉素,易取得较好促胃肠动力作用,副作用亦相对较少。其常见副作用为恶心、腹泻、上腹痛等。值得注意的是,由于红霉素为抗生素,长期使用有诱发细菌耐药及二重感染等潜在危险,故不能列为促胃肠动力药的首选药物。

4. 莫沙必利　高选择性5-HT₄受体激动剂莫沙必利是目前临床应用最为广泛的胃肠动力药物。通过激活胆碱能中间神经元和胃肠道肌间神经丛的5-HT₄受体,释放乙酰胆碱,产生胃肠促动力作用,改善食欲减退症状,降低空腹血糖,对于 DGP 具有较好的治疗作用。常用剂量为 5mg/ 次,3 次 /d,饭前 30min 口服。不良反应发生率低且症状轻微,主要表现为腹泻,腹痛,口腔干燥等。

5. 其他药物 卡巴胆碱,作用于胃肠道 M 胆碱受体,引起胃肠道平滑肌收缩,加速胃排空。可乐定,肾上腺素能 α_2 受体激动剂,可改善糖尿病胃轻瘫的恶心、呕吐、腹胀等症状,促进胃排空率增加。

(三)非药物治疗

1. 胃电刺激治疗 2000 年美国 FDA 批准胃电刺激疗法用于治疗胃轻瘫患者。它通过手术将起搏电极置于胃大弯体底交界处的胃壁肌层上,然后连接到位于腹壁造口处的神经刺激器。神经刺激器输出高频低能的电流(12 个周期的脉冲 /min,脉冲宽度 300μs,4~5mA),使胃体起搏点的电活动恢复正常,从而建立有效的收缩和正常胃排空,明显改善胃轻瘫症状,如恶心、呕吐等,使患者生活质量提高。

2. 肉毒毒素 幽门痉挛为幽门强直性和位相性收缩的长时间增加,大多数 DGP 患者伴有幽门痉挛。有报道称幽门内注射肉毒杆菌毒素的治疗可抑制幽门痉挛从而改善症状。也有相关对照研究表示其没有临床疗效。因此,对于该项治疗是否能有效缓解胃轻瘫患者的症状以及改善胃排空目前尚存在争议。

3. 针灸治疗 针灸在我国被用于胃肠道疾病的治疗已有悠久的历史。针刺对胃肠运动有良性双向调节作用,可以调整胃肠运动功能的亢进或减弱使机体达到正常平衡与稳态,加速 DGP 患者胃排空。常见如针刺足三里等穴位能增强患者胃肠肌电活动的规律性,但潜在的机制尚不清楚。

4. 运动疗法 运动疗法在糖尿病治疗中占据着重要角色,可调节血糖、增加胰岛素敏感性、预防及延缓并发症、控制体重等。对于糖尿病胃轻瘫患者而言,运动治疗可以增加心脏泵血功能,改善外周循环,减轻胃肠道的潜在缺血问题;运动能够加速机体脂肪消耗,有助于改善胃肠道的血液循环状况;运动可以减少便秘的发生率,但剧烈的运动亦可导致胃肠道损伤,如腹泻、消化道出血。为了保护胃肠道功能,需充分考虑其年龄、性别、身高、体重、血糖控制情况、胰岛功能、心肺功能、饮食运动习惯等,为患者制度个体化运动方案。

患者可练习一些针对胃肠道不适的运动操,如:饭后弯腰,饭后可弯腰 3~5 次,每次均达到 90°并保持 1~2min,同时配合散步 10~30min,可促进食物消化,但注意患有胃食管反流病、反流性食管炎及高血压患者,不宜使用;久坐提臀,可以辅助恢复挺拔臀部,锻炼胃部肌肉,增强消化功能。具体操作为患者站立位,脚尖朝前,双脚分开,与肩同宽,双膝微屈,上身略向前倾,两手自然垂落于大腿前方。腰腹部用力,臀部向后翘、向上提,臀部运动轨迹像画小半圆一样,尽最大努力达到极限后,坚持 2min,然后恢复至初始状态,反复做 15 次,休息片刻,每次做 2 组。胃下垂体操,包括:①"半桥"运动:两腿屈曲 90°,足踩床面,抬起臀部和腰部,尽可能使躯干和腿部成一条直线,同时收紧肛门,吸气;放下,呼气,如此反复,每组 15 次,每天 3 组。②单抬腿运动:平卧,单腿伸直抬高至 60°,轮流抬起和放下。③蹬自行车:平卧,两腿抬起至 45°,然后交替屈伸,模仿蹬自行车动作。④按摩腹部:一般于运动锻炼后,时间 10min,可按上下、左右的顺序轻轻按压或者顺时针环形按摩等。当然,患者也可选择一些低强度全身有氧运动(步行、慢跑、骑自行车、交谊舞、太极拳、划船等)。每周 3~5 次,每次至少 30~40min,宜餐后 30min~1h 进行。值得注意的是,糖尿病胃轻瘫患者每天运动时间和运动强度都宜保持相对固定,以避免血糖波动。运动要循序渐进、持之以恒,若出现身体不适时应及时调整运动量,注意休息,切不可强迫运动。

四、案例分析

（一）案例介绍

1. **病史**　患者男性,68 岁,退休。反复发作性恶心、呕吐 3 个月余就诊。8 年前因呕吐,于当地医院就诊,呕吐物为咖啡样液体,检查血糖:17.2mmol/L,尿酮体:3+,诊断为糖尿病酮症酸中毒,病情好转后出院,采用胰岛素治疗控制血糖,血糖控制尚可。近 3 个月以来,患者无明显诱因下突发上腹部不适,恶心呕吐,呕吐物多为宿食残渣,有时为干呕,呕吐后上腹部及后背烧心样疼痛。自行进食后呕吐稍有缓解,但仍感上腹部饱胀不适,约间隔 1 周发作一次。患者目前精神较差,未发作时食欲尚可,为求进一步治疗收治入院。本次发病以来,患者无发热、无胸闷气短、无腹泻,夜间睡眠可,大小便正常,近期体重减轻明显,3 个月减轻5kg。患者既往有"糖尿病"病史 8 年,采用胰岛素注射控制血糖,血糖控制尚可,否认高血压病史,否认手术外伤史,否认食物药物过敏史。

2. **查体**　T:36.5℃;P:66 次/min;R:18 次/min;BP:125/80mmHg。神志清楚,精神稍差,皮肤弹性尚可,查体合作。唇无绀,咽无充血,扁桃体无肿大,颈软,气管居中。双肺呼吸音清,心音清楚,心率 65 次/min,律齐未闻及杂音。腹部稍膨隆,质软,剑突下轻度压痛,无明显反跳痛,肠鸣音 3 次/min,未触及明显包块。肝脾肋下未触及,双肾区无明显叩击痛。

3. **检查血常规**　红细胞 4.2×10^{12}/L,血红蛋白 120g/L,白细胞计数 7.6×10^{9}/L,中性66%,淋巴34%。尿常规正常。粪常规正常。血生化:胆固醇 6.8mmol/L,血糖 5.2mmol/L,血清总蛋白 50g/L。胃镜检查提示慢性浅表性胃炎,无明显机械性梗阻。胃排空闪烁扫描术结果显示食物或液体在胃内滞留超过 8h,胃排空延迟。

4. **诊断**　①糖尿病胃轻瘫;②2 型糖尿病。

（二）康复评定

1. **功能检查**

（1）胃肠动力学检查:胃排空闪烁扫描术提示胃排空延迟。

（2）胃轻瘫主要症状指数量表(GCSI):评分为 4 分,提示胃轻瘫症状严重。

（3）SF-36 评分:生理职能、精力、社会功能、情感职能以及精神健康方面得分较低,提示患者生活质量较差。

2. **障碍分析**

（1）症状分析:患者目前反复发作上腹部不适,恶心呕吐,呕吐物多为宿食残渣,有时为干呕,呕吐后上腹部及后背烧心样疼痛。进食后呕吐缓解,需与消化性溃疡相鉴别,消化性溃疡表现为恶心呕吐、烧心反胃、反复周期性发作上腹痛,且疼痛与饮食之间有明显的相关性,内镜检查见溃疡病灶可确诊。本案例中患者有"糖尿病"病史 8 年,明显的胃轻瘫症状,胃排空闪烁扫描术提示胃排空延迟,胃镜检查示慢性浅表性胃炎,排除消化性溃疡诊断。

（2）日常生活活动能力障碍和心理障碍:SF-36 评分显示患者总体健康状况稍差,对日常生活和社会生活产生了部分影响,而且患者情绪较差,精神欠佳,影响了与家人的正常交往。

（三）康复处方

1. **基础治疗**　少食多餐,低纤维饮食;控制血糖。

2. **药物治疗** 多潘立酮、莫沙必利等促胃动力药物的对症治疗。

3. **针灸治疗** 针刺足三里等穴位,每次 20~30min,一天 2 次。

4. **运动治疗** 每天练习饭后弯腰、提臀、"半桥"运动、单抬腿运动、蹬自行车、按摩腹部的动作,每组 15 次,每天 2~3 组。按患者兴趣选择低强度的运动如步行、慢跑、太极拳等,于餐后 30 min~1 h 进行,每次 30min,每周 3~5 次。

(江钟立 张 芹)

参 考 文 献

[1] Lee A, Kuo B. Metoclopramide in the treatment of diabetic gastroparesis. Expert Rev Endocrinol Metab, 2010, 5: 653-662.

[2] Andrea SS, Camilleri M. Diagnostic Assessment of Diabetic Gastroparesis. Diabetes, 2013, 62: 2667-2673.

[3] Bai Y, Xu MJ, Yang X, et al. A systematic review on intrapyloric botulinum toxin injection for gastroparesis. Digestion, 2010, 81 (1): 27-34.

[4] Brody F, Zettervall SL, Richards NG, et al. Follow-up after gastric electrical stimulation for gastroparesis. J Am Coll Surg, 2015, 220 (1): 57-63.

[5] Sadiya A. Nutritional therapy for the management of diabetic gastroparesis: clinical review. Diabetes Metab Syndr Obes, 2012, 5: 329-335.

[6] Thazhath SS, Jones KL, Horowitz M, et al. Diabetic gastroparesis: recent insights into pathophysiology and implications for management. Expert Rev Gastroenterol Hepatol, 2013, 7 (2): 127-139.

[7] Van Dyck D, De Greef K, Deforche B, et al. Mediators of physical activity change in a behavioral modification program for type 2 diabetes patients. Int J Behav Nutr Phys Act, 2011, 8: 105.

[8] Vanormelingen C, Tack J, Andrews CN. Diabetic gastroparesis. Br Med Bull, 2013, 105: 213-230.

[9] 李娟, 李乐. 2 型糖尿病运动疗法研究进展. 中国老年医学杂志, 2016, 36: 1762-1765.

[10] 刘丽, 岳增, 陈小, 等. 糖尿病胃轻瘫的中医治疗研究进展. 针灸临床杂志, 2015, 31: 91-93.

第十三章　脏器并发症康复

第一节　心 血 管 病

一、障碍特征

（一）糖尿病心血管危险因素

有研究对我国糖尿病住院患者死亡原因进行统计分析,表明糖尿病患者的死亡原因与糖尿病的并发症及伴发症直接相关,其中心脑大血管病变占死亡原因比例为 40.75%,微血管病变所占比例为 12.96%。心血管危险因素有:高胰岛素血症和胰岛素抵抗、高血压、血脂异常(高 LDL-C、低 HDL-C)、肥胖、吸烟;高血糖可能是引起 2 型糖尿病心血管病危险增加的重要原因;糖化血红蛋白增加;微量蛋白尿;高纤维蛋白原血症,凝血和纤溶系统异常。

（二）糖尿病/胰岛素抵抗诱发心血管疾病的机制

1. 细胞水平的缺陷　主要是肝细胞、肌细胞、脂肪细胞的缺陷。①肝脏是摄取和处理葡萄糖的主要器官,体内内源性葡萄糖产生主要来自肝脏,肝糖的产生来自糖原分解与糖异生。②胰岛素介导的葡萄糖摄取,80% 以上由骨骼肌细胞负责,因而认为骨骼肌对糖的摄取和利用减少在胰岛素抵抗发病中起重要作用。③脂肪细胞诱导胰岛素抵抗的可能机制如下:内脏肥大脂肪细胞对胰岛素的抑制脂肪分解作用较皮下脂肪更为抵抗,对脂解激素的反应较皮下或者体积小的脂肪细胞更为敏感。脂肪细胞因子及脂肪分泌蛋白质增多,这些因子与胰岛素抵抗有关。

2. 受体与分子水平的缺陷　①胰岛素抗体的形成其干扰了胰岛素与其受体的正常结合,削弱了胰岛素的生物学效应。②胰岛素的分子结构异常胰岛素基因突变所致其一级结构改变,使胰岛素生物活性降低,从而引起胰岛素抵抗。

3. 胰岛素作用　调控激素异常。

（三）糖尿病合并冠心病的临床特点

临床表现三大特点:多重损伤,非典型性,无痛性心绞痛或心肌梗死。①由于合并糖尿病,导致代谢紊乱,心肌营养障碍,游离脂肪酸升高等,因此心律失常发生率高且较为严重;②由于弥漫性冠脉血管病变,致使广泛性的心肌缺血,坏死,纤维化,进而心肌收缩力和顺应性明显减低,最终导致心力衰竭增多,程度严重。③由于心脏自主神经受损,痛觉传入神经受损,致使心绞痛不典型,不明显,易发生无痛性心肌梗死。患者常常因为胃部不适,感觉消化不良就诊,实则为广泛心肌梗死。心脏支架术后的血管再狭窄概率显著增高,甚至丧失进一步支架或者冠脉搭桥的机会。

二、功能评估

(一)实验室检查

1. **血脂检查** LDL/HDL 比值越高就越容易患冠心病。初级目标:LDL≤100mg/dl(2.59mmol/L),二级目标:HDL>35mg/dl(0.9mmol/L);TG<200mg/dl(2.26mmol/L)。当空腹时LDL>130mg/dl(3.37mmol/L),服用他汀类;同时 TG 在 200mg/dl(2.26mmol/L)以上,则考虑联合用药,加用贝特类。但需注意监测血脂水平,避免联合用药带来的风险。LDL≤100mg/dl(2.59mmol/L)无需药物治疗(不合并冠心病,不需常规药物治疗),若合并冠心病,需常规服用他汀类药物;HDL≤35mg/dl(0.9mmol/L),主要采用控制体重,增加体力活动和戒烟等措施。

2. **血糖检查** 目标 FBG 4.4~6.1mmol/L,PBG 4.4~7.4mmol/L,糖化血红蛋白≤6.2%。强调 PBG 的控制,PBG 与 HBA_1C 呈明显正相关,而 HBA_1C 与死亡率呈明显正相关。

(二)周围神经功能检查

超过 50% 的糖尿病患者有糖尿病神经病变,常先引起患者感觉异常,感觉减退、缺失,而导致足部溃疡、坏疽,以致截肢。周围神经功能检查包括用于评估和量化糖尿病神经病变症状严重程度的临床评分方法,如神经缺陷评分(NDS)、密西根神经病变筛查量表(MNSI)等;筛查方法如单丝检查、音叉检查等;用于判断糖尿病神经病变的严重性及监测其发展过程的诊断方法,如神经传导功能检查及定量感觉检查等;还有一些形态学的检查,如神经活检、皮肤活检等,目前多用于基础实验室研究,其临床的实用性有待进一步研究。

1. **密歇根神经病变筛查量表(MNSI)** 1994 年由 Feldman 等提出了包括一份 15 个问题组成的症状问卷和一份足部检查量表,用于糖尿病周围神经病变的筛查,如果得出一个异常的评分则提示医师需进行更为详尽的神经传导功能检查,在一个大型多中心的临床研究中验证了 MNSI 评分的有效性及在临床研究中可用于糖尿病周围神经病变的监测。

2. **糖尿病神经症状(diabetic neuropathy symptom,DNS)评分** 包括 4 个症状(下肢的疼痛、针刺觉、麻木及走路不稳),最高分为 4 分,非常简单,利用这个评分可大致判定有无糖尿病周围神经病变,适用于门诊筛查工作。

3. **单丝** 是由一系列不同口径的尼龙丝组成,可以评估患者的表皮压力觉阈,常被用来筛查糖尿病患者足部保护性感觉的缺失。

4. **音叉检查** 也是一种筛查糖尿病周围神经病变的有效方法。一般有两种操作方法,一种是将音叉放在双侧大踇趾表面的骨隆突处上各测试两次,记录受试者未能感觉到振动的次数;另一种方法同上,但记录的是受试者从感觉振动到不能感觉振动的时间,两种方法的敏感性和特异性差不多,但前者操作更简单省时。

5. **神经传导功能检查(NCS)** NCS 可以评估周围神经传递电信号的能力,如果神经的髓鞘、郎飞结、轴索出现病理改变,NCS 就会出现异常,其测量结果可以反映糖尿病周围神经病变是否存在及其分布和严重性,振幅可反映神经纤维减少的程度。标准的测试方法使NCS 诊断糖尿病周围神经病变的变异性减少,增加了 NCS 的可靠性。

6. **定量感觉检查(QST)** QST 具有多种感觉测量模式,轻触觉及振动觉可以评估有髓鞘的大神经纤维功能,温度觉可以评估有髓鞘或无髓鞘的小神经纤维功能,痛觉可以评估痛觉过敏和感觉减退。因此,QST 比 NCS 能评估更多的神经功能。而这些感觉异常是糖尿病周围神经病变的特点之一。

（三）超声心动图、颈动脉超声检查

1. 超声心动图检查　张春柳等用超声心动图方法对糖尿病患者早期心脏功能变化进行研究,得出结论如下:①在无心脏病临床表现的糖尿病患者,常规超声心动图检查,二维及M型超声方法可以检测出部分左室结构的异常,主要表现是左房的增大及心肌重量指数的增加。②糖尿病患者早期已存在左室舒张功能障碍,但常规超声心动图方法检测的 Ep、Ap及 Ep/Ap 比值等参数,缺乏敏感性不易及早发现左室功能的异常。③心房收缩期肺静脉逆向血流速度(ap)能在早期对糖尿病患者左室舒张功能进行评价,多普勒超声心动图检查对肺静脉血流频谱异常的检出率高于二尖瓣口血流频谱异常的检出率。④Tei 指数可以综合评价心脏整体功能。Tei 指数能敏感、定量的检测出早期糖尿病心脏功能的变化,为临床早期检测糖尿病心脏病变提供了安全、可靠、无创的新方法。⑤糖尿病患者早期即存在左室舒张功能障碍,收缩功能的损害晚于舒张功能的损害,系统治疗能改善左室功能。因此在糖尿病的早期应采用超声心动图的综合检测方法,重点观察和发现左室舒张功能的改变。⑥超声心动图检查是无创且重复性好的检查手段,糖尿病患者应及早常规进行左心室功能的测定,及早发现心脏功能的异常,及早对早期糖尿病性心脏病作出诊断,以便在进行糖尿病系统治疗的同时,采取措施改善左心室功能,避免严重的糖尿病性心脏病的发生,降低糖尿病患者的病死率。

2. 颈动脉超声检查　高改英等研究了 103 例 2 型糖尿病患者的颈动脉和下肢动脉超声,明确了斑块情况,并以病程为基准进行了多方面的临床分析,发现糖尿病患者的动脉粥样硬化(AS)程度与年龄、病程呈正相关,病程 10 年以上患者中约 90% 的人群斑块程度很重,且年龄越大,斑块越重。另外对斑块分布部位分析发现斑块分布有一定的倾向性,多数患者部位弥漫,颈动脉和下肢动脉均有,部分患者颈动脉多发而下肢无,少部分患者颈动脉无斑块而仅下肢有。并且斑块分布部位并不随病程增加而有明显差异。对 2 型糖尿病患者监测血管超声,对血脂、血糖早期进行干预并长期监测使达标,可以延缓大血管病进展,减少患者脑梗死、冠心病和糖尿病足等大血管病的发病率。

（四）放射性心肌显像检查

放射性心肌显像检查是指通过静脉注射不能渗透到心血管外的放射性核素标记的大分子物质,对心血池进行静态和动态显像的方法。正常情况下,心肌总能量的 40%~80% 来自脂肪酸。一定量的葡萄糖,刺激血浆胰岛素水平的升高,抑制脂质分解,葡萄糖就成为心肌细胞的主要能量来源,心肌细胞摄取 ^{18}F-FDG(^{18}F- 脱氧葡萄糖,显像剂)就会明显增多,则其代谢显像图像就清晰。心肌细胞对血糖的利用中,胰岛素是其主要的调节激素,它可以增加葡萄糖的转运进而促进心肌细胞摄取和代谢葡萄糖。对于胰岛素缺乏或抵抗者,心肌对 ^{18}F-FDG 的摄取就差。

（五）心电图、运动心肺功能测试

1. 心电图检查　有助于发现潜在的心肌缺血的患者,识别其可能的心血管风险。对于无症状且心电图正常者,通常不需要进一步的检查。如果患者提示平时有胸闷不适的情况,心电图无明显异常,也需要进一步检查以发现可能的负荷性心肌缺血甚至心律失常。

2. 运动心肺功能测试(CPET)　在负荷递增的运动中反映人体的心肺功能指标,经过对各项参数的综合分析,了解心脏、肺和循环系统之间的相互作用与贮备能力。CPET 检查除了可以明确心源性或者肺源性呼吸困难以外,还可以进行康复处方制定。能够精确的发现无氧阈值以及制定精确的运动处方,是检查心肺功能的金标准方法。

(1) 常用指标:最大摄氧量(max oxygen. uptake,$\dot{V}O_{2max}$)、代谢当量(metabolic equivalent,MET)、氧通气等量($\dot{V}E/\dot{V}O_2$)、无氧阈(anaerobic threshold,AT)、运动最大通气量(MVV)、心排血量(cardiac output,CO)、每搏量(stroke volume,SV)、每搏氧耗量(O_2 pulse)、二氧化碳排出量(carbon dioxide output,$\dot{V}CO_2$)、每分通气量($\dot{V}E$)、终末潮气氧分压(PET O_2)、终末潮气CO_2分压(PET CO_2)、生理无效腔($\dot{V}d/\dot{V}t$)、呼吸困难指数(dyspnea index)、肺泡 - 动脉血氧分压差($P_{A-a}DO_2$)。

(2) 正常值:①$\dot{V}O_{2max}$(L/min)=0.001B×(61.45–10.7Z–0.372Y),其中 B 为体重(kg),Z=1(男)或 2(女),Y 为年龄(岁)。②最快心率(次数 /min)=210–0.65Y,其中 Y= 年龄(岁)。③最大每搏氧量(ml/ 每搏)=$\dot{V}O_{2max}$(ml/min)/ 最快心率(次 /min)。④$\dot{V}E_{max}$/MVV(%)<70%。⑤最快呼吸频率(次数 /min)=35~50。⑥$P_{A-a}DO_2$(kPa)<(11.4+0.43Y)×0.133,其中 Y= 年龄(岁),0.133=mmHg 转换为 kPa 的系数。

(3) 临床意义:①阻塞性通气功能障碍时,由于 $\dot{V}A/Q$ 失调,休息时 $\dot{V}d/\dot{V}t$ 可增高,运动期间不下降,$\dot{V}E/\dot{V}CO_2$、$\dot{V}E/\dot{V}O_2$、$P_{A-a}DO_2$ 亦增高。$\dot{V}O_{2max}$ 峰值未能形成平台,最大每搏氧量下降,最快心率下降。由于呼吸功增加,功效减低,$\dot{V}E_{max}$/MVV 增加。②限制性通气功能障碍时,由于肺顺应性减低引起呼吸频率增快,特别当增加运动负荷后,Vt 减少。由于肺泡毛细血管床减少与 $\dot{V}A/Q$ 失调,引起 $\dot{V}d/\dot{V}t$ 与 $P_{A-a}DO_2$ 增高。由于低氧血症对通气的刺激,引起 $\dot{V}E/\dot{V}CO_2$、$\dot{V}E/\dot{V}O_2$ 增高,其他改变有 $\dot{V}E_{max}$/MVV 增加,$\dot{V}O_{2max}$ 与最快心率减低。③胸壁疾病时,由于对通气的机械限制,引起 $\dot{V}E_{max}$、最快心率与 $\dot{V}O_{2max}$ 的减低,而 $PaCO_2$ 增高。④运动诱发性哮喘时,由于支气管痉挛,在剧烈运动后 2~15min PEF 与 FEV_1 均减低。⑤肺血管疾病时,由于肺泡毛细血管床减少与 $\dot{V}A/Q$ 失调,引起 $\dot{V}d$、$\dot{V}d/\dot{V}t$、$\dot{V}E/\dot{V}CO_2$、$\dot{V}E/\dot{V}O_2$ 增高,肺动脉压增高,$\dot{V}O_{2max}$ 减低,最快心率正常或减低。

(4) 检查方法:①定标:测试前需要完成定标程序,确定标准合格。需要定标的有标准气体定标、室内空气定标、标准定标桶定标以及生物定标。生物定标指的是工作人员自身按照各种不同机型的要求进行测试。②签订知情同意书:所有受试者均需要签订知情同意书后方可进行测试。测试前详细讲解测试方法以及需要患者配合的注意事项。③连接心电设备及气体采集设备:根据患者评估情况进行运动负荷及运动方案的选择。监测心电图以及气体交换信息。④测试过程中不断观察患者情况,根据呼吸 Borg 评分和劳累 Borg 评分进行测试时间的把握。⑤测试完成后分析结果,给予结论,制定运动处方。

(5) 注意事项:①绝对禁忌证:急性心肌梗死、急性快速性心律失常、肺水肿、重度主动脉瓣狭窄。②相对禁忌证:未控制的高血压、严重贫血、中度主动脉瓣狭窄、不合作患者。③检查时如果出现如下情况时,应立即终止运动心肺功能测试:出现急性损害情况面色苍白、大汗、恐惧、头晕、迷糊;严重呼吸困难,出现新的发绀;复杂的室性心律失常、室上性心动过速、显著的心动过缓;出现心前区疼痛,伴缺血性 ST、改变大于 2mm;严重高血压(240/140mmHg);收缩压下降 >10mmHg 时;严重疲劳、严重腿痛或间歇跛行不能踏板者。

三、康复处方

(一) 运动处方注意要点

在制定运动处方之前,需要全面评估患者的一般情况,兼顾糖尿病的常规检查和心血管系统的常规检查,根据患者自身的情况设置个体化的运动处方。

1. 血糖检查 运动前后需要监测血糖。运动前血糖控制在 16.9mmol/L 以下。运动后血糖不能低于 4mmol/L。发现低血糖情况需要及时处理。如果患者平时血糖值较高,不必拘泥于 4mmol/L 的界限,需要将血糖值和患者是否有低血糖的症状结合起来,如果有心慌、出汗等症状,同样需要及时补充糖分。

2. 眼底检查 注意患者是否有可能发生视网膜的脱落。如果眼底检查有糖尿病视网膜病变,注意抗阻运动的强度,或者避免抗阻运动。

3. 皮肤和骨密度检查 对于足部的检查,是否有溃疡,或者是鞋子不合适,骨质疏松严重,造成不必要的骨折的情况。

4. 循环系统检查 安静时血压,心率,心电图,足背动脉搏动情况,下肢血管彩超,运动心肺功能测试等。

5. 肺功能检查 呼吸疲劳量表(Borg scale for respio)、Borg 评分(Borg scale)以及静态肺功能,运动心肺功能测试(CPET)等。

6. 处方制定 通过 CPET 可以得出患者的无氧阈值制定运动处方,不同于各种计算公式的推理方法,CPET 是通过患者自身气体代谢分析以及心血管反应得出来的运动强度,所以是量体裁衣的金标准。

7. 运动实施 糖尿病患者运动前后均需要补充水分,以防止运动造成的血液黏稠,失水造成的酮症酸中毒等。参见《ACSM 运动测试与运动处方指南》。

(二)营养处方

适当饮酒可以降低冠心病风险,但是不适用于心力衰竭,也不提倡已经罹患心血管疾病的患者饮酒;同样的酒类也不适合于糖尿病患者。

(三)药物处方

1. 糖尿病与抗血小板药物 糖尿病患者氧化切应力增加,诱发血管收缩和血小板活化,因此糖尿病血小板的活化状态称为"糖尿病血小板"。糖尿病患者血小板激活因子的调节失调可能导致了糖尿病患者潜在的血栓风险增加。这也是糖尿病患者进行抗血小板药物治疗的理论依据。心脑血管并发症是糖尿病患者死亡的主要原因,因此抗血小板药物治疗是预防和治疗糖尿病患者血管并发症的基础,目前各大糖尿病治疗指南均把抗血小板治疗放在一个重要的地位上。阿司匹林是各大指南推荐的血管事件的二级预防,ADA 指南指出,严重和进展型心血管疾病的患者可联合应用阿司匹林和氯吡格雷。

2. 糖尿病与他汀类药物 Dandona 在其提出的"共同土壤学说"中指出,炎症是冠心病、糖尿病的共同土壤,其介导的炎症反应使机体内氧化压力明显增高,最终加速了动脉粥样硬化、糖尿病的病情进展。大量的临床及基础实验的研究表明,他汀类药物具有较强的免疫调节效应,能减少细胞黏附分子的表达、减少斑块内的炎性细胞的浸润、抑制 T 细胞的激活并调节辅助性 T 淋巴细胞亚群的功能,从而改善血管内皮细胞的功能,减轻因炎症和自身免疫反应对机体的破坏,从而抑制或逆转动脉粥样硬化的进展。因此他汀类药物的使用是糖尿病合并心血管病的重要环节。

(四)心理处方

见本书心理部分内容。

(五)戒烟处方

1. 吸烟的危害 促进血小板聚集同时减弱了纤维蛋白溶解的能力,同时影响血管内皮细胞功能,从而加速动脉硬化的进程。有资料显示,糖尿病患者合并吸烟发生冠心病的风险增加了 2 倍。糖尿病和吸烟同为冠心病的两大危险因素,但对于长期吸烟的糖尿病患者,冠脉成形术及经皮冠状动脉介入(PCI)后才戒烟是否会获益呢? 为此有学者回顾性分析了因冠心病行 PCI 治疗后常规随访的 2 型糖尿病同时长期吸烟的患者,结果如下:戒烟组 6 个月的支架内再狭窄有 12 例(11.3%),对照组共有 23 例(31.5%)支架内再狭窄,两组差异有显著性(P<0.01)。提示戒烟对糖尿病合并冠心病患者 PCI 术后康复有利。

2. **戒烟前评估** 可以使用表 13-1-1 评估患者吸烟情况。

表 13-1-1 吸烟者尼古丁依赖检验量表(FTND)

题目	FTND	对应分值	你的得分
(1) 你早晨醒来后多长时间吸第一支烟?	≤5min	3	
	6~30min	2	
	31~60min	1	
	>60min	0	
(2) 你是否在禁烟场所很难控制吸烟的需求?	是	1	
	否	0	
(3) 你认为哪一支烟最不愿放弃?	早晨第一支	1	
	其他	0	
(4) 你每天吸多少支烟?	≤10	0	
	11~20	1	
	21~30	2	
	≥31	3	
(5) 你早晨醒来后第 1h 是否比其他时间吸烟多?	是	1	
	否	0	
(6) 你卧病在床时是否仍旧吸烟?	是	1	
	否	0	

姓名:_____ 分值:_____ 依赖水平:_____

备注:分值所代表的依赖水平:0~2 分,很低;3~4 分,低;5 分,中度;6~7 分,高;8~10 分,很高。FTND≥6 时,被认为是区分尼古丁高度依赖的标准

3. **戒烟处方** 治疗烟草依赖,除存在禁忌证或缺乏有效性充分证据的某些人群,如妊娠女性、无烟草使用者、轻度吸烟者(每日吸烟量少于 10 支)、青少年以外,临床医师应鼓励所有尝试戒烟的患者使用戒烟药物。共识提出的烟草依赖干预方案包括治疗心理依赖、药物治疗、随访和复吸处理、吸烟患者分层管理 4 个方面。共识中推荐的一线戒烟药物包括伐尼克兰、尼古丁替代治疗相关制剂、安非他酮。

(1) 心理干预:5A 法,即采用询问(ask)、建议(advice)、评估(assess)、帮助(assist)和安排随访(arrange)等步骤为该患者提供心理干预与行为支持。

(2) 药物治疗:先评估是否需要戒烟药物辅助治疗,如果需要药物辅助治疗,可以选择共

识推荐的药物来治疗。

（3）戒断症状识别：戒断症状包括戒烟后出现烦躁不安，易怒，焦虑，情绪低落，注意力不集中，食欲增加，体重增加等。停止吸烟后 1 天内出现戒断症状，在戒烟最初 14 天内最为强烈，大约 1 个月后减弱，可能持续长达 6 个月。

（4）随访和复吸处理：共识随访建议如下。①随访时间至少 6 个月；②随访频率在戒烟日之后的第 1 周、第 2 周和 1 个月、3 个月和 6 个月，总共随访次数不少于 6 次；③随访形式有戒烟门诊复诊、电话、短信或邮件等。

4. 戒烟教育　对于不愿意戒烟的吸烟者，可采用 5 个 R 的干预措施以增强其戒烟动机，即：①相关（relevance）：要尽量帮助吸烟者懂得戒烟是与个人密切相关的事；②风险（risks）：应让吸烟者知道吸烟可能造成的对其本人的短期和长期的负面影响以及吸烟的环境危害；③益处（rewards）：应当让吸烟者认识戒烟的潜在益处，并说明和强调那些与吸烟者最可能相关的益处；④障碍（roadblocks）：医师应告知吸烟者在戒烟过程中可能遇到的障碍及挫折，并告知吸烟者如何处理；⑤重复（repetition）：每遇到不愿意戒烟的吸烟者，都应重复上述干预。

四、案例分析

糖尿病合并冠状动脉粥样硬化性心脏病。

（一）案例介绍

1. 病史　李某，男，46 岁，因"阵发头晕伴胸闷不适 2 个月"入院。患者于 2 个月前无明显诱因出现头晕、头痛，无恶心、呕吐，无黑蒙、晕厥，无心前区疼痛，无气短及呼吸困难，无视物旋转，曾到当地医院诊治，当时测血压 140/110mmHg，初步诊为"高血压"，规律服药。此后患者由于劳累，症状反复发作，血压测量高低不平稳。患者无发热、咳嗽、咳痰，易感疲劳，活动稍剧即感气短及胸闷、心悸，夜间可平卧，易憋醒，无肢体活动障碍。睡眠中家人发现有呼吸暂停现象，饮食及二便均正常，近期体重无明显变化。否认高血压、冠心病、糖尿病等慢性疾病史。2 个月前体检示空腹血糖 14mmol/L，未治疗。有颈椎病及腰椎间盘突出症病史，行走有右下肢不适，未治疗。有吸烟史，约 30 年，每天吸烟 20 支，未戒烟，间断饮酒。

2. 查体　身高 168.5cm，体重 80kg，BMI28.2kg/m²，颈围 40.5cm，腰围 100cm，臀围 103cm。HR68 次 /min，律齐，未及病理性杂音。两肺呼吸音稍粗，无干湿啰音。腹平软，肝脾未及，无移动性浊音。双下肢凹陷性无水肿。

3. 实验室检查及器械检查　入院后检查：①血生化：空腹血糖 9.03mmol/L，餐后 2h 血糖 19.2mmol/L，糖化血红蛋白 8.7%。总胆固醇 6.81mmol/L，甘油三酯 10.86mmol/L。②24h 动态心电图：窦性心律不齐，房性期前收缩 20 次，部分时间部分导联 T 波改变。③睡眠呼吸暂停监测：中度阻塞性睡眠呼吸暂停低通气综合征，夜间睡眠重度低氧血症，睡眠结构紊乱。④心脏彩超：左室舒张功能减退。⑤24h 动态血压：夜间血压下降率低于 10%。⑥冠脉 CT：左冠状动脉前降支及右冠状动脉近中段散在非钙化性斑块形成，继发管腔轻度狭窄。

4. 诊断　①高血压病；②2 型糖尿病合并冠状动脉粥样硬化性心脏病；③睡眠呼吸暂停低通气综合征；④高脂血症。

5. 药物治疗　非诺贝特 0.2g q. d.，盐酸二甲双胍 0.5g q. d.，缬沙坦 80mg q. d.。

（二）康复评定

1. CPET　于入院后第 3 日行运动心肺功能测试，采用修改 Ramp 10 方案，运动终点为

Borg 劳累指数 14 分,Borg 呼吸困难指数 2~3 分。症状限制性运动心肺功能测试可见到部分导联 T 波改变。见表 13-1-2。

表 13-1-2　CPET 结果

	静息	无氧阈值	运动峰值
HR/(次/min)	60	93	132
BP/mmHg	120/76	153/80	180/78
$\dot{V}O_2$/(ml·min^{-1}·kg^{-1})	—	22.67	27.11
运动负荷/W	0	113	158

2. 平衡以及感觉评估　均在正常范围内。

(三) 康复处方

1. 有氧运动处方

(1) 运动形式:跑步机,踏车,步行。

(2) 运动强度:步行速度 2.3km/h。阻力功率车 58W。靶心率 93 次/min。

(3) 运动时间:40~60min。

(4) 运动频率:5~7 次/周。

(5) 运动方法:热身 5min,热身可以慢走,也可以做热身操。

(6) 整理运动:减速至慢走 10min,或者做柔韧性练习,恢复至热身前的呼吸和心率。

(7) 注意事项:运动前后监测血糖;注意提醒患者运动时机:餐后 0.5~1.5h;注意鞋子的选择,保护足部;运动前后注意保持足量的水分摄入。

2. 饮食处方　依据患者工作性质、BMI、饮食习惯制定营养处方,患者执行力较好(表13-1-3)。

表 13-1-3　饮食处方

餐次	餐次份数	食物种类	食物份数	具体食物	每份重量/g	食物量/g
早餐	4	谷类	2	馒头	35	70
		豆乳类	1	牛奶	160	160
		肉鱼蛋类	1	鸡蛋	60	60
上午加餐	0.5	水果	0.5	苹果	200	100
午餐	8	谷类	3.5	烙饼	35	122.5
		豆乳类	1	北豆腐	100	100
		肉鱼蛋类	1.5	鸡肉	50	75
		蔬菜类	0.5	莴苣	500	250
		水果类	0.5	苹果	200	100
		油脂类	1	植物油	10	10
午后餐	0.5	水果类	0.5	苹果	200	100

续表

餐次	餐次份数	食物种类	食物份数	具体食物	每份重量/g	食物量/g
晚餐	8	谷类	5	花卷	35	175
		肉鱼蛋类	1.5	鱼肉	80	120
		油脂类	1	植物油	10	10
		蔬菜类	0.5	青菜	500	250

3. 效果评价

（1）一般身体指标：心脏康复前后比较如表 13-1-4 所示。

表 13-1-4 心脏康复前后身体指标的比较

测试日期	BMI/(kg/m²)	颈围/cm	腰围/cm	臀围/cm
第 1 周	28.2	40.5	100	103
第 3 周	27.8	40.5	98	102
第 4 周	27.38	40	96	102
第 5 周 2015.07.01	27.10	39.5	94.5	101
第 7 周	26.64	38	91	98
第 11 周	25.7	38.5	88.5	98

（2）血生化指标：血糖、血压控制正常。

（3）家人诉呼吸暂停情况改善。

（4）心血管指标：无心电图异常表现以及无动态心肌缺血改变。

（高　民）

参 考 文 献

［1］杨超. 糖尿病死亡病例 54 例死亡原因分析. 糖尿病新世界，2014（22）：81-82.

［2］胡燕，梁治学，王金，等. 2 型糖尿病胰岛素抵抗的发病机制研究进展. 中国保健营养（下旬刊），2014，2：648-649.

［3］汤正义，李向利，张炜，等. 2 型糖尿病神经病变的发病情况与有关因素相关性分析. 中华内科杂志，2003，42：868-869.

［4］侯瑞芳，汤正义，宁光. 糖尿病周围神经病变的检查方法及其诊断效率. 国际内分泌代谢杂志，2006，26（4）：270-272.

［5］Forouzandeh F, Aziz Ahari A, Abolhasani F, et al. Comparison of different screening tests for detecting diabetic foot neuropathy. Acta Neurol Scand, 2005, 112：409-413.

［6］Meijer JW, Bosma E, Lefrandt JD, et al. Clinical diagnosis of diabetic polyneuropathy with the diabetic neuropathy symptom and diabetic neuropathy examination scores. Diabetes Care, 2003, 26：697-701.

［7］Meijer JW, Smit AJ, Lefrandt JD, et al. Back to basics in diagnosing diabetic polyneuropathy with the tuning fork！Diabetes Care,2005,28:2201-2205.

[8] Cheliout-Heraut F,Zrek N,Khemliche H,et al. Exploration of small fibers for testing diabetic neuropathies. Joint Bone Spine,2005,72:412-415.

[9] 张春柳. 超声心动图方法对糖尿病患者早期心脏功能变化的研究. 重庆:第三军医大学,2006.

[10] 高改英,师玉,师顺平. 2 型糖尿病患者颈动脉和下肢动脉粥样硬化斑块超声检查及影响因素分析. 中国全科医学,2011,14(20):2266-2268.

[11] Biondi-Zoccai GG,Abbate A,Liuzzo G,et al. Atherothrombosis,inflammation,and diabetes. J Am Coll Cardiol,2003,41(7):1071-1077.

[12] Beckman JA,Creager MA,Libby P. Diabetes and atherosclerosis:epidemiology,pathophysiology,and management. JAMA,2002,287(19):2570-2581.

[13] 唐晓芳,何晨,袁晋青. 冠心病合并糖尿病患者抗血小板药物治疗. 心血管病学进展,2013,34(5):613-616.

[14] Dandona P,Aljada A,Bandyopadhyay A. Inflammation:the link between insulin resistance,obesity and diabetes. Trends Immunol,2004,25:4-7.

[15] Aronson D,Bloomgarden Z,Rayfield EJ. Potential mechanisms promoting restenosis in diabetic patients. J Am Coil Cardiol,1996,27:528-535.

[16] Scott M,Barbara H,Sidney S,et al. Prevention Conference Ⅵ:Diabetes and Cardiovascular Disease: Executive Summary:Conference Proceeding for Healthcare Professionals From a Special Writing Group of the American Heart Association. Circulation,2002,105:2231-2239.

[17] 耿庆山,周颖玲,黄文晖. 戒烟对糖尿病合并冠心病患者冠脉支架植入术后预后的影响. 中国行为医学科学,2005,14(8):695-696.

[18] 杨芳芳,郭航远. 心脏康复五大处方之戒烟处方. 中华内科杂志,2014,53(11):903-905.

第二节 视网膜病

一、障碍特征

(一)疾病流行病学

近年来,随着我国糖尿病发病人群的不断增加,糖尿病视网膜病变(diabetic retinopathy, DR)作为糖尿病的主要微血管并发症之一。美国 40 岁以上的人群 DR 患病率为 3.4%(410 万人),其中威胁视力的比例为 0.75%(89.9 万人)。DR 在 2 型和 1 型糖尿病患者中的患病率分别为 40.3% 和 86%,当中威胁视力的 DR 分别占 8% 和 42%。2015 年全年美国因 DR 产生的直接医疗负担将近 5 亿美元。在我国关于 DR 的全国范围的大规模研究数据尚未见公开,但我国糖尿病患者在 2010 年占总成年人口的 11.6%,约 1.1 亿,且病程较长的糖尿病患者几乎都会出现不同程度的视网膜病变。据国内文献统计,糖尿病患者在患病 5 年内有 30% 会并发视网膜病变,10 年内有 50%,15 年内有 60%,25 年内有 80%。

(二)疾病的诊断与临床分级

我国现行的分期为 2002 年国际临床分级标准(表 13-2-1)。其中,前 3 期为非增殖期,Ⅰ期为单纯性 DR,Ⅱ期、Ⅲ期为增殖前期 DR,后 3 期为增殖期。这个分期标准是根据检眼镜下所见,不包括荧光素眼底血管造影(FFA)的表现。

表 13-2-1　国际临床分级标准

单纯性 DR	Ⅰ期	微血管瘤、小出血点
增殖前期 DR	Ⅱ期	出现硬性渗出
	Ⅲ期	出现棉絮状软性渗出
增殖期 DR	Ⅳ期	新生血管形成、玻璃体积血
	Ⅴ期	纤维血管增殖、玻璃体机化
	Ⅵ期	牵拉性视网膜脱落、失明

(三) 疾病的失能特征与危害

　　DR 的临床表现轻重不一,进展速度也不一,会导致不同程度的视力障碍。严重时可见视网膜微血管瘤和出血,进而出血量增加、棉絮斑和视网膜内微血管异常,最终可致视网膜血管的闭塞和病理性增殖。由于黄斑水肿、黄斑部毛细血管无灌注、玻璃体积血或牵拉性视网膜脱离。程度较轻时,DR 也可引起不同程度的视力障碍,如黄斑区的锥体细胞受损可发生中心暗点,中心视力减退和色觉障碍等,该区如有出血、渗出物或水肿,可出现视物变形等,严重影响患者的生活质量。除了会对患者视力带来影响以外,还会使之视野缩小,而且对比觉、视敏度、立体影像知觉也会显著降低和退化,在这些视觉功能受损的背景下,患者往往无法及时作出反应,使发生跌倒的风险大幅度增加。

　　DR 的发病是一个非常复杂的病理过程,受多种因素影响,如糖尿病病程长短、血糖和血压水平高低都是 DR 的独立危险因素。鉴于 DR 是目前成人致盲的首要原因,某些糖尿病DR 患者,其视网膜的血管可以肿胀和渗出液体;而另一些患者在视网膜上有新生血管的增生;这些病变都可导致视力丧失甚至失明。因此早期诊断并及时给予合理康复治疗,对降低致盲率、改善糖尿病患者生活质量意义重大。

二、功能评估

(一) 临床检查和疾病评估

　　1. 眼底检查　检眼镜检查、荧光素眼底血管造影(FFA)、图形视觉诱发电位(P-VEP)是诊断 DR 的主要手段。

　　(1) 检眼镜检查:这是 DR 检测最常用的技术。分为直接和间接检眼镜法。直接检眼镜所见眼底为正相,放大约 16 倍,可直视到眼底视网膜血管瘤、视网膜内出血、静脉串珠样改变、新生血管等,该方法快速方便,但可见范围较小。若屈光质欠清或高度屈光不正,用直接检眼镜法观察眼底困难者适用于间接检眼镜法。间接检眼镜放大约 4 倍,可见范围大,具有立体感。

　　(2) FFA:是将能产生荧光效应的染料快速注入血管,同时应用加有滤色片的检眼镜或眼底照相机进行观察或照相的一种检查法。与检眼镜相比 FFA 通过动态地观察视网膜血液循环状态和血管改变,能发现检眼镜下容易忽视的毛细血管无灌注区,以评估早期视网膜病变的严重程度。因此,国内外公认 FFA 是 DR 诊断的"金标准"。

　　(3) P-VEP:是视网膜受图形刺激后在枕叶视皮层诱发的电活动,从视网膜至视皮层任何部位神经纤维病变都可产生变异。随 DR 程度的加重,患者的 P-VEP 各波潜伏期逐渐延长,P-VEP 异常对早期 DR 异常检出率高于 FFA。

2. 视觉功能评估

(1) 视力检查:检查时视力表灯箱悬挂于光线充足的墙壁上,1.0 所在行视标与受检者视线平行,检查距离 2.5m,佩戴眼镜者应戴镜检查,一般先检查右眼,后检查左眼,另一眼用遮眼板轻轻遮盖,注意不要眯眼。如在 2.5m 处不能分辨 0.1 的视标,让受试者前移,直至能辨认为止,此时视力按以下公式计算:视力 =0.1× 距离 ÷2.5。例如 2m 看清 0.1,则为 0.1×2÷2.5=0.08。如距视力表 0.5m,仍不能分辨最大视标,则让受检者背光站立,检者展开手指置于被检者眼前,如能分辨指数,记录视力为 CF(指数)。如不能分辨,检者晃动手指,如能看见晃动,记录为 HM(手动)。如手动也看不到,检者以手电光置于被检者眼前,另眼严格遮盖,不能透光,如能看到光,视力记录为 LP(光感);如看不到则记录为 0(无光感)。

(2) 视野检查:受试者较好眼视力达 0.3,且至少一眼视野半径≥10°,则排除视力残疾。但如果对人群视力在非视力残疾范围而又怀疑其视野半径 <10°,应进行视野检查。双眼分别进行检查。用遮眼板轻轻遮盖另一眼后,检查者将视野卡片置于被检者眼前 33cm 处,嘱受检者注视视野卡片的中心注视点。如双眼均不能看到内环(视野半径小于 5°),无论其视力如何,均评定为视力残疾一级;如一眼能看到内环,而看不到外环(视野半径 <10°),论其视力如何,为视力残疾二级;如一眼能看到内环和外环(视野半径≥10°),则为非视力残疾的视野。

如视觉行为能力严重障碍,伴有眼球外观或结构明显异常者(如角膜混浊、白内障等),定为视力残疾二级;如视觉行为能力轻度障碍,伴有眼球外观或结构异常者(小角膜、虹膜脉络膜缺损等),定为视力残疾四级。

(二) 身体活动能力评估

1. 活动能力评估 可通过直接观察患者能否按照要求完成规定的项目,或通过询问的方式来收集资料和进行间接评定,参考标准见表 13-2-2 或采用普适性量表进行评定,如 Barthel 指数、PULSES、Katz 指数评定患日常生活自理能力,根据糖尿病生活质量量表(DQLS)、糖尿病生活质量问卷(ADDQOL)和 SF-36 评定患者的活动参与水平。根据患者的实际情况,选择性地进行评定。

表 13-2-2 运动强度和项目对照表

运动强度	运动项目
Ⅰ度(最轻度)	散步、乘车(站着)、家务、洗刷、购物、拔草
Ⅱ度(轻度)	步行、洗澡、下楼梯、擦地、广播体操、平地自行车
Ⅲ度(中度)	慢跑、上楼梯、坡路骑自行车、快步走、滑雪、打排球、打羽毛球
Ⅳ度(强度或重度)	跑步、跳绳、打篮球、静水游泳、击剑、踢足球

2. 最大摄氧量(峰值摄氧量)的评估 测定方法分为直接测定法和间接测定法。直接测定法又称作实验室测试,让受试者带上专门的运动心肺功能测定仪器在跑台或功率车上进行强度渐进运动至力竭,全程分析受试者呼出的气体成分得到最大摄氧量。间接测定法,其依据是人体的耗氧量与本身完成的功率和运动时的心率密切相关,因而通过运动时的心率和运动完成的功推测受试者的最大摄氧量。由于测定最大摄氧量时需要进行激烈运动,

对于 DR 患者评估前应先进行运动禁忌证的筛查。

3. 靶心率　临床上获得较好的运动效果,并能确保安全的运动心率,最好通过运动试验获得,即取运动中的最高心率。也可通过安静心率推算:靶心率 = 安静心率 +(最大心率 − 安静心率)× (40~60)%。

4. 肌力　肌力的测定是受试者在主动运动时肌肉或肌群的力量,借以评定肌肉的功能状态。

(1) 徒手肌力评定(manual muscle test, MMT):是一种不借助任何器材,仅靠检查者徒手对受试者进行肌力测定的方法,这种方法简便易行,在临床中得到广泛的应用。

(2) 等长肌力测试方法:握力是等长肌力测试常用的方法,也是最简单的等长肌力测定项目。握力主要是测试肌肉群的发达程度,测试受试者前臂和手部肌肉力量,但其测量结果可反映人体全身力量的发展水平。

(3) 等速肌力测定:即在预定角速度的前提下,利用专门的仪器,根据关节活动范围中的肌力大小变化相应地调节所施加的阻力,使瞬间施加的阻力与肌力相对等,整个关节活动只能依照预先设定的角速度运动,关节活动范围内肌肉的阻力仅使肌力增高、力矩输出增加,而不改变运动角速度的大小。

5. 平衡　平衡是人体一项重要功能,在日常生活中平衡能力对于维持各种姿势、进行各种活动,尤其在进行体育运动过程中,平衡能力尤为重要,特别是在技能主导类的项目中,所以平衡能力的准确测定对运动选材及平衡能力训练过程中具有现实意义。

(1) 传统的观测法:传统的观测法过于粗略和主观,且缺乏量化,因而对平衡能力的反应性差。但由于其应用简便,可以对具有平衡能力障碍的患者进行粗略的筛选,因此目前仍有一定的应用价值。传统的观测法主要包括:①Romberg 法;②单腿直立检查法及强化 Romberg 检查法;③Wolfson 的姿势性应力试验法(postural stress test, PST);④闭目原地踏步法;⑤前庭步测验法等。

(2) 量表评定法:运用量表测试时,虽然检查者的主观性对被测试者的评分会有影响,但不需要专门的设备,且应用方便,因而在临床上的应用非常普遍,但其应用对象为脑卒中的患者。目前国内外常用的平衡量表主要有 Berg 平衡量表(Berg balance scale, BBS)、Tinetti 平衡与步态量表(Tinetti performance oriented mobility assessment scale)。

(3) 功能性测试:目前,国内外常用起立 - 行走计时测试(TUGT)来评估受试者的平衡能力,且 TUGT 快速,使用简便,并且已经被证明作为预测老年人跌倒风险的方法是确实有效的。

三、康复治疗

(一) 疾病常规治疗

1. 药物治疗　首先是常规控制血糖、血压、血脂达标的药物,其次是调节代谢异常的药物如醛糖还原酶抑制剂、蛋白非酶糖基化终末产物抑制剂、抑制新生血管形成的药物、抗氧化剂、炎症反应抑制剂以及中医药。

2. 手术治疗　激光治疗和玻璃体切割术是治疗 DR 的两大手术方式。眼底激光治疗是治疗单纯性 DR 和预防新生血管形成最主要的治疗方法。其目的是利用光凝破坏视网膜缺血区,减少新生血管生长因子的产生。DR 引起的视网膜脱离是由于视网膜新生血管引起的出血、水肿及机化条索牵拉视网膜引起的,而玻璃体切割手术能切除玻璃体视网膜牵拉,恢复透明的屈光间质和促进视网膜复位,以恢复患者视力功能。

(二)康复治疗

1. 康复治疗目标和原则

(1)目标:首先根据周边和中心视野受累程度,应用康复治疗,提高功能性视力。 同时改善血糖控制,纠正代谢紊乱,尽可能阻止 DR 进一步恶化,提高日常生活活动能力、提高生活质量、降低病死率和致残率。

(2)原则:强调早期治疗、长期治疗、综合治疗、治疗措施个体化。

2. 运动治疗
不同类型 DR 的运动疗法注意事项及眼科复查周期参考表 13-2-3。对于单纯性 DR,至少每隔 12 个月进行一次眼底检查,同时可以实施运动疗法治疗,但伴有 Valsalva 呼吸动作的等长运动(如举重等)可能会增加眼压,需要禁止。此外,可能产生强烈的头部摇晃动作的运动也应尽量避免。对于增殖前 DR,因为眼底出血的风险较高,一般要禁止执行运动疗法治疗,但是如果进行了光凝等手术治疗后,视网膜处于相对安定的状态下,可以进行如散步等的轻等强度的有氧运动,注意运动强度和时间的把控,一旦出现视野异常等眼底出血症状,必须立即停止运动疗法,遵守眼科医师的医嘱进行治疗。大面积的眼底出血后需要 2~3 天的安静休息,但即使短期的绝对卧床也会是代谢系统功能恶化,应尽可能的早期开始进行散步等缓慢低强度的运动。

表 13-2-3　不同类型 DR 的运动疗法注意事项及眼科复查周期

DR 类型	可能的运动	应该避免的运动	眼科复查周期
无视网膜病变	由血糖控制情况和全身状态决定	由血糖控制情况和全身状态决定	每 6~12 个月
单纯性 DR			
轻中度非增殖性 DR		可以使血压快速升高的运动:如举重、可伴有强烈 Valsalva 呼吸动作的运动等	每 3~6 个月
重度非增殖性 DR		除以上运动外的较剧烈的竞技和对抗性运动:如拳击、高强度竞技体育等	每 1~2 个月(必要时需手术治疗)
增殖性 DR	轻度的有氧运动:如游泳、散步、功率车运动等	除以上所有运动以外还包括有摇头运动的项目:如跑步、剧烈的有氧操等	每个月(必要时需手术治疗)

(1)运动前准备:许多糖尿病尤其是合并了视网膜病的患者,循环较差,这更加剧了血管功能下降和动脉硬化。一个很好的热身可以促进血液供应,增加运动肌肉的血管舒张。准备活动至少要 5min 以上,老年人要 10min 以上。

(2)运动类型与强度:运动类型一般包括有氧运动和抗阻运动。最近的研究表明,有氧和/或抗阻运动训练对控制血糖的影响是相等的,但是有氧运动对身体成分的影响更大(除了增加肌肉横截面积)。这两种运动形式的结合,可增大对血糖控制的效用。建议患者进行有氧运动和抗阻运动结合的训练模式。关于运动强度,许多研究显示,中等强度的运动对健康有益。虽然最近研究表明,高强度运动可能会对糖化血红蛋白、心肺耐力以及心血管疾病的危险因素产生更大的效果,但高强度运动可能会产生较差的耐受性,尤其是 DR 患者应特别注意运动强度的控制,不同类型的 DR 患者,其采用的运动类型不同,所能耐受的运动强度也不同,总而言之,运动的强度及类型要有针对性,要充分考虑 DR 患者的禁忌证和并发症。

（3）运动方式的选择：DR还并发其他外周血管病变或周围神经病变时，应避免负重运动和需要足部反复活动的运动，除此之外只要在适当范围内，可以按照表13-2-4推荐的选择运动方式：

表 13-2-4　推荐的运动方式的选择

并发症	运动项目的选择
外周血管病（跛行）	上肢运动，结合步行和游泳
下肢及足部溃疡	上肢运动，腹肌训练，避免压迫和负重
截肢	上肢运动
视网膜治疗术后	避免等长运动和上肢运动

（4）临床效果：近年来，虽然专门针对DR的运动疗法的相关研究报道较少，但是可以肯定的是运动疗对DR患者法依然是有益的。Marla等对29名DR患者进行运动疗法的效果研究，结果显示即使相对较低强度和量的运动治疗（平均 2.9METs ± 0.2METs，28min/ 次 ± 1min/ 次，3 次 / 周，12 周）可以有效地控制 DR 患者的血糖水平以及视网膜病变的恶化。

3. 物理治疗

（1）视网膜激光光凝术：广泛视网膜光凝术（panretinal photocoagulation，PRP）是当前治疗增殖型 DR 的首选方法，也是治疗 DR 应用最广泛的方法。治疗原理是光凝破坏视网膜缺血、缺氧区，减少新生血管生长因子的产生，主要破坏耗氧多的视网膜外层；既减少了氧耗，又使得来自脉络膜的氧易于向视网膜内层游散，以改善视网膜的血液循环，视网膜耗氧减少，存留的视网膜组织缺氧状态得到缓解，就不再产生新生血管，还可促进视网膜色素上皮产生新生血管抑制因子，促使已形成的新生血管消退，更新视网膜色素上皮、促进其代谢产物排泄，从而阻止 DR 病变的进一步发展。PRP 能使严重的非增生期糖尿病视网膜病变和高危的增生期糖尿病视网膜病变患者的视力丧失风险降低 50%~60%。可最大限度保护患者的视功能，提高生活质量。Okamoto 等对 24 名非增殖性 DR 患者的 24 只眼睛采用了 PRP 进行治疗，根据早期治疗糖尿病视网膜病变研究组的建议采用 S-NPDR 进行光凝，PRP 一共进行 3~5 次，每 2 次之间间隔 2 周进行，强度根据患者情况在 180mW 至 230mW 之间进行调整。每次 PRP 治疗在 200μm 的点尺寸与 0.2s 脉冲持续时间下，完成 300~400 个点，共计 1 200~2 000 点。利用增强深度光学相干断层成像对黄斑中心凹视网膜厚度和脉络膜的厚度进行测量，结果发现平均脉络膜厚度从基线的 327.4μm，1 个月后显著减少到 286.3μm，3 个月后减少到 285.0μm；平均模糊比率显著下降至基线值的 87.5%（1 个月）和 86.0%（3 个月）。结论推断 PRP 通过减少黄斑中心凹视网膜厚度和脉络膜血流对非增殖性 DR 患者产生治疗效果。

（2）直流电离子导入疗法：该方法可用于 DR 变引起的玻璃体积血，有利于促进积血的吸收，恢复视力，提高患者生活质量。具体方法：①碘离子导入：2% 碘化钠阴极导入，眼杯法；②决明子导入：50% 决明子提取液阴极导入，眼杯法；③维生素 C 溶液导入：阴极导入，眼杯法。④球后注射加逆向直流电导入：将药物注射到球后，然后将电极置于眼与枕部，眼部接与药物极性相反的电极，如注射碘化钠溶液，则眼部电极接阳极，目的是使药物离子被异性电荷吸引，从球后向前移动而达眼球内，每周 2~3 次，每次 15min，10 次为 1 个疗程。有研究对直流电离子导入疗法在增殖期或增殖前期 DR 患者中的治疗效果进行了研究,研究包括109 名年龄在 36~82 岁的患者,共计 214 只眼睛,对照组进行常规的降糖治疗,积极控制血糖,合理饮食;实验组除了进行对照组相同的措施外,还进行眼部直流电药物离子导入(每天1 次,每次 20min,10 天 1 个疗程)。治疗有效标准:原视力指数以下,治疗后提高到 0.01 以上;或原视力 0.01,治疗后提高到 0.05 以上;或原视力 0.1,治疗后提高 1 行以上。结果发现实验组的有效率为 75.17%,对照组为 60.87%。

(3) 光动力疗法:光动力疗法(photodynamic therapy,PDT)是一种利用光化学反应特异性地阻塞新生血管而达到治疗目的的新技术。通过静脉内注射光敏剂,光敏剂选择性地与脉络膜新生血管(choroidal neovascularization,CNV)内皮结合,在特定波长的光线照射下,激发产生单态氧,使血管内皮受损,导致细胞脱颗粒,随后启动凝血机制,从而使 CNV 闭塞。CNV 是 DR 视力明显下降甚至丧失的根本原因。PDT 治疗 CNV,主要得益于苯并卟啉衍生物单酸选择性聚集于新生血管内皮细胞,在光照条件下直接或间接启动了光化学反应,栓塞新生血管,从而达到治疗目的。但由于 PDT 所用光敏剂价格昂贵,严重限制了临床使用,并且 PDT 只能阻塞部分血管,证实了治疗的长期效果可能欠佳,治疗后还存在着复发问题。可能还会产生一些副作用,如:背痛、胸痛、呼吸困难、颜面潮红和血压升高。Ehmann 等对30 例 DR 患者的 32 只眼睛采用 PDT(300mW/cm^2 的功率持续 83s,产生 25J/cm^2 的能量)进行治疗,在 13 周时患者会进行重复光学相干断层成像和荧光血管造影,以评估脉络膜新生血管的活动。在之后的 12 个月随访中发现视力由 0.53logMAR(20/70)上升为 0.74 logMAR(20/100),中心凹的厚度由 328μm 下降到 216μm,31% 的患者视力表提升超过 3 行,并且未发现不良反应。

4. 饮食疗法 对于 DR 治疗的原则及注意事项,在相当大的程度上影响和改变着 DR患者的治疗效果。①多不饱和脂肪酸的摄入增加可减低严重 DR 的发生;而单不饱和脂肪酸和饱和脂肪酸的摄入反而会增加严重 DR 的产生。因此建议糖尿病患者减少饱和脂肪酸和单不饱和脂肪酸的摄入,鼓励吃适宜量的多不饱和脂肪酸。②含黄酮类水果和蔬菜的摄入会使炎症水平降低,血糖会得到更好的控制,并降低 DR 患者的比例。③维生素 A 能延迟视网膜色素变性所引起的视网膜功能低下。每天补充 3mg 维生素 A(2.85mg)和视黄醇乙酸酯(0.15mg)的混合物,有助于维生素 A 延缓 DR 的发生,④研究表明对于 1 型糖尿病的患者,过多地摄入钠可能会增加 DR 的发生,是 DR 的一个危险因素。但是,目前为止,缺乏足够的科学证据证明 DR 是否应该减少钠的摄入量。⑤叶黄素是视网膜黄斑的主要成分,但在 DR 发生的过程中,研究表明叶黄素的摄入与 DR 的发生无显著联系。因此,没必要进行额外补充。

针对饮食疗法,虽然对于一些物质和元素仍然存在争议,但对于水果以及各种脂肪酸的研究已经基本达成一致。Mahoney 等对 381 名糖尿病患者进行高黄酮类化合物的水果和蔬菜饮食(HFVC)的观察性研究,使用食物频率问卷(FFQ)对饮食结构进行分类,采集受试者的血样进行分析,结果发现高水平的 HFVC 与 C 反应蛋白(CRP)、HbA1c 以及葡萄糖水平降低显著相关,并使 DR 患者降低 30%。表明糖尿病患者摄入更多的含黄酮类水果和蔬菜会使炎症水平降低,血糖得到更好的控制,从而降低 DR 发生的可能性。此外,Sasaki 等在一项包含 379 名 DR 患者的横断面研究中,通过使用 FFQ 并校正能量摄入对日常脂肪摄入量进行分类,结果发现在日常饮食中加入多不饱和脂肪酸的摄入量,将会明显降低 DR 发生的可能性;需要注意的是饱和脂肪酸的摄入量增多与 DR 发生的可能性以及严重程度增加密切相关联。

5. 视力训练 对于视力减低的 DR 患者,可给予佩戴助视器,并加强注视训练、视觉追踪训练、视觉辨认训练,以及视觉记忆训练等,达到训练锻炼巩膜、锻炼眼肌(内直肌、外直肌、上直肌、下直肌、上斜肌、下斜肌)锻炼睫状肌、锻炼视远能力、改善眼睛营养吸收功能、激发心眼脑视觉系统的效果,以使视力减低对生活质量的影响降至最低程度。Vingolo 等对 17 名(34 只眼睛)视觉障碍(黄斑病变)的患者进行视觉功能的恢复,每周进行 1 次,每次包含 7min MP-1 生物反馈仪和 3min 视觉探路者训练,总计 10 次训练,结果发现平均最佳矫正视力从 0.38 logMAR ± 0.20 logMAR 增加到 0.64 logMAR ± 0.22logMAR;视觉诱发电位的 P100 振幅从 3.54μV ± 增加到 6.64μV ± 2.91μV;用中央视网膜 12 度计算平均视网膜敏感度,从 6.6dB ± 2.6dB 增加至 14.6dB ± 3.6dB。表明 MP-1 和视觉探路者相联合的视觉生物反馈训练显著提升了黄斑病变患者的视力。

(三)疾病预防

1. 控制血糖达到理想目标 严格控制血糖是防治糖尿病视网膜病变的根本措施。研究表明,长期血糖控制不良的患者发生糖尿病视网膜病变的危险性增加,糖尿病视网膜病变程度易加重。遵医嘱正确使用降血糖药物,不能自行随便用药停药。使患者掌握正确监测血糖方法,有利于预防视网膜病变发生和发展,而血糖控制的优劣,直接关系到视网膜病变的轻重。通过上述运动疗法和饮食疗法,实现合理控制血糖。

2. 控制血压 血压升高可加重糖尿病视网膜病变,当高血压得到控制时,荧光渗漏显著减轻,故应对糖尿病合并高血压的患者控制血压。

3. 定期做眼科检查 预防是防止糖尿病视网膜病变的最重要的环节,由于糖尿病视网膜病变的早期可以没有症状或疼痛,在疾病进展之前视力可以没有变化。所以,从患糖尿病开始就有做全面的眼底检查,检查项目包括视力(近距离、远距离)、瞳孔对光反射、扩瞳后查眼底,必要时做荧光素眼底血管造影。至少每年检查一次眼底,以便及早发现病变和治疗。

4. 心理护理 应针对患者的不良情绪,采取耐心倾听患者的陈述,帮助其树立战胜疾病的信心。心理护理能使患者更多地应用积极的行为和认知应对方式,能提高患者生活质量。

四、案例分析

(一)案例介绍

1. 病史 患者,女性,68 岁,主诉"发现血糖升高 10 余年,视物模糊 2 年余"。10 余年前因无明显诱因出现多饮、多尿、多食,于当地医院就诊,诊断为"2 型糖尿病",具体治疗不详。后自行饮食控制,未规律诊治。2 年前,患者出现视物模糊,未予重视,程度逐渐加重,眼前有闪光感,无视物变形,无眼前黑影、红影,无色觉障碍,无视野缩小,无眼球运动障碍,无头痛、眼痛,无睁眼无力,无眼红、畏光流泪。偶有双下肢瘙痒感、麻木感、乏力感,无刺痛感。尿中偶有泡沫,无眼睑、双下肢水肿,无肉眼血尿,无尿频、尿急、尿痛。无心悸、胸闷、胸痛,无腹泻与便秘交替出现。起病以来,患者精神可,睡眠可,饮食一般,大便正常,小便如前述,近期体重无明显变化。既往史:发现"高血压病"十余年,最高达 180/105mmHg,未规律诊治,平素血压不详。家族史:父亲有 2 型糖尿病。

2. 查体 BP146/88mmHg,身高 162cm,体重 78kg,BMI29.72kg/m²,腹围 88cm。双侧瞳孔等大等圆,双侧直接、间接对光反射灵敏。双眼均有光感,眼前 20cm 距离能看清手指,无复视、眼球偏斜、眼睑下垂,眼球各方向运动可,未引出眼震,角膜反射双侧正常。双足足背动脉搏动减弱,肢端冷,触觉、痛觉、振动觉均减退。双下肢肌力、肢长、ROM 等未见明显异常。右侧膝反射减弱,左侧正常,双侧跟腱反射、趾反射均减弱。病理征未引出。

3. 检查 尿常规:尿糖(4+)、尿蛋白(2+),生化全套:糖 18.55mmol/L,总蛋白 54.2mmol/L,白蛋白 30.3mmol/L,总胆固醇 5.55mmol/L,甘油三酯 2.47mmol/L,BUN15mmol/L,Cr259μmol/L。OGTT 25.8—20.4—18.8,HbA1c 9.0%,检眼镜检查:可见双侧眼底出现棉絮状软性渗出,双侧视乳头水肿。OCT、荧光素眼底血管造影检查待完善。EKG:V1~V5 ST 段低平。肌电图 MCV、SCV 均降低。

4. 诊断 ①2 型糖尿病;②糖尿病视网膜病;③糖尿病肾病;④糖尿病周围神经病变;⑤高血压病(3 级,很高危);⑥高脂血症。

（二）康复评定

1. 功能评估

(1) 视力评定:远距离视物模糊。

(2) ADL 评定:80/100 分(进食、步行、上下楼梯、洗澡受限)。

2. 障碍分析

(1) 血糖控制不佳:患者未规律监测血糖,服药不规律,未严格控制饮食,未规律检测血糖,入院查血糖高、尿糖强阳性,HbA1c 9.0%,提示血糖控制不佳。

(2) 视物障碍:双眼有光感,仅能看清眼前 20cm 内粗大事物。眼底检查提示双侧眼底出现棉絮状软性渗出,双侧视乳头水肿。

(3) 糖尿病周围神经病变:双下肢瘙痒感、麻木感、乏力感,查肌电图检查提示:MCV、SCV 均降低。

(4) 生活质量下降:ADL 下降(进食、步行、上下楼梯、洗澡受限),日常家务受限(拖地、做饭、洗衣等)。

（三）康复处方

1. 饮食疗法 低盐低脂糖尿病饮食,每天补充 3mg 维生素 A,增加多不饱和脂肪酸、优质蛋白摄入量,增加含黄酮类水果和蔬菜的摄入量。

2. 运动疗法 以有氧运动为主,准备活动 10min 以上,上肢运动、腹肌训练 30~40 分,每周 4~5 次。应避免举重以及伴有强烈 Valsalva 呼吸动作的运动等。

3. 药物治疗 常规控制血糖、血压、血脂达标,调节代谢异常的药物如醛糖还原酶抑制剂、蛋白非酶糖基化终末产物抑制剂。

4. 物理治疗

(1) 视网膜激光光凝术:广泛视网膜光凝术(PRP)是当前治疗增殖型 DR 的首选方法,也是治疗 DR 应用最广泛的方法。一共进行 3~5 次,每 2 次之间间隔 2 周进行。

(2) 直流电离子导入疗法:每天 1 次,每次 20min,10 天 1 个疗程。

(3) 光动力疗法。

5. 视力训练

(1) 给予佩戴助视器,并加强注视训练、视觉追踪训练、视觉辨认训练,以及视觉记忆训练等。

（2）眼肌（内直肌、外直肌、上直肌、下直肌、上斜肌、下斜肌）运动：5~10min/次，1~2次/d。

6. 健康教育　加强患者及家属教育，良好控制血糖、血压、血脂，规律服药，坚持运动，合理膳食，按时检测。

（郭　琪　陈珍珍）

参 考 文 献

［1］ Roy MS, Klein R, O'Colmain BJ, et al. The prevalence of diabetic retinopathy among adult type 1 diabetic persons in the United States. Archives of Ophthalmology, 2004, 122(4): 546-551.

［2］ Saaddine JB, Honeycutt AA, Narayan KM, et al. Projection of diabetic retinopathy and other major eye diseases among people with diabetes mellitus: United States, 2005-2050. Archives of Ophthalmology, 2008, 126(12): 1740-1747.

［3］ Xu Y, Wang L, He J, et al. Prevalence and control of diabetes in Chinese adults. JAMA, 2013, 310: 948-959.

［4］ 王凯, 姜燕荣. 糖尿病视网膜病变国际临床分类法的解读. 中国糖尿病杂志, 2009, 17(10): 793-794.

［5］ Dong R, Wang X, Guo Q, et al. Clinical Relevance of Different Handgrip Strength Indexes and Mobility Limitation in the Elderly Adults. J Gerontol A Biol Sci Med Sci, 2016, 71: 96-102.

［6］ Panel on Prevention of Falls in Older Persons AGS, British Geriatrics S. Summary of the Updated American Geriatrics Society/British Geriatrics Society clinical practice guideline for prevention of falls in older persons. J Am Geriatr Soc, 2011, 59(1): 148-157.

［7］ Dunstan DW, Daly RM, Owen N, et al. High-intensity resistance training improves glycemic control in older patients with type 2 diabetes. Diabetes Care, 2002, 25: 1729-1736.

［8］ Marwick TH, Hordern MD, Miller T, et al. Exercise Training for Type 2 Diabetes Mellitus: Impact on Cardiovascular Risk: A Scientific Statement From the American Heart Association. Circulation, 2009, 119(25): 3252-3254.

［9］ Bernbaum M, Albert SG, Cohen JD, et al. Exercise Training in Individuals with Diabetic Retinopathy and Blindness. Arch Phys Med Rehabil, 1989, 70: 605-611.

［10］ Okamoto M, Matsuura T, Ogata N. Effects of Panretinal Photocoagulation on Choroidal Thickness and Choroidal Blood Flow in Patients with Severe Nonproliferative Diabetic Retinopathy. Retina-The Journal of Retinal and Vitreous Diseases, 2016, 36(4): 805-811.

［11］ 何成奇. 内外科疾患康复学. 北京: 人民卫生出版社, 2008.

［12］ 王燕, 李志英, 余杨桂. 中药配合眼部川芎嗪直流电离子导入治疗糖尿病视网膜病变 74 例疗效观察. 新中医, 2006, 1: 42-43.

［13］ Ehmann D, Garcia R. Triple therapy for neovascular age-related macular degeneration (verteporfin photodynamic therapy, intravitreal dexamethasone, and intravitreal bevacizumab). Can J Ophthalmol, 2010, 45(1): 36-40.

［14］ Mahoney SE, Loprinzi PD. Influence of flavonoid-rich fruit and vegetable intake on diabetic retinopathy and diabetes-related biomarkers. J Diabetes Complications, 2014, 28(6): 767-771.

［15］ Mihai DM, Jiang HF, William S, et al. The retina rapidly incorporates ingested C20-D3-vitamin A in a swine model. Molecular Vision, 2013, 19: 1677-1683.

[16] Hawkins WR. Diabetic retinopathy and sodium intake. Arch Ophthalmol, 2010, 128(8):1085.

[17] Sahli MW, Mares JA. Dietary Intake of Lutein and Diabetic Retinopathy in the Atherosclerosis Risk in Communities Study(ARIC). Ophthalmic Epidemiol, 2016, 23(2):99-108.

[18] Sasaki M, Kawasaki R, Rogers S, et al. The Associations of Dietary Intake of Polyunsaturated Fatty Acids with Diabetic Retinopathy in Well-Controlled Diabetes. Invest Ophthalmol Vis Sci, 2015, 56(12):7473-7479.

[19] Vingolo EM, Salvatore S, Domanico D, et al. Visual rehabilitation in patients with myopic maculopathy: our experience. Can J Ophthalmol, 2013, 48(5):438-442.

第三节 肾 病

一、障碍特征

(一) 流行病学

我国 2007—2008 年的糖尿病流行病学研究显示中国 20 岁以上成人糖尿病患病率平均为 9.7%，糖尿病前期患病率为 15%。目前我国糖尿病总人数已经达到 9 240 万，比预期高得多。糖尿病分为 2 类：1 型糖尿病胰岛不能合成和分泌胰岛素，2 型糖尿病因饮食、运动等生活习惯使胰岛素功能下降。以代谢综合征为特征的 2 型糖尿病占全部糖尿病患者 95% 以上。

糖尿病肾病是糖代谢异常引起的肾小球硬化症是全身微血管病的一种。随着糖尿病患病率升高，糖尿病肾病发病率也迅速增长。糖尿病肾病患者一旦发展为显性肾病，则迅速进展为终末期肾脏病(ESRD)。在欧美和日本，糖尿病肾病是肾脏替代治疗的首要原因，约占肾脏替代治总人数的 1/2。在我国，糖尿病肾病是继肾小球疾病之后第二位构成 ESRD 的常见病因。

(二) 发病机制

因胰腺分泌胰岛素减少或胰岛素功能下降引起高血糖。持续性高血糖引起糖尿病肾病、糖尿病性视网膜病变、糖尿病神经病变等全身性三大并发症(图 13-3-1)。此外，合并高血压、血脂异常者更容易发生动脉硬化、心肌梗死、脑卒中、甚至下肢血管闭塞等并发症。

糖尿病肾病常见于患病 10 年以上的糖尿病患者。长期持续高血糖状态使肾小球毛细血管受损。肾活检可见糖尿病特征性肾小球病变(糖尿病肾小球硬化症)。早期可见微量蛋白尿，随病情发展出现蛋白尿，进而肾功能下降。

发生肾损害时，营养视网膜神经的血管也出现同样病变，视网膜症使视力下降，神经损害引起麻木感等。糖尿病肾病患者多合并脂代谢异常，引起动脉粥样硬化 - 心脏、脑、肾动脉粥样硬化，甚至引起下肢动脉的动脉闭塞硬化症。

糖尿病肾病在所有 CKD 中，是从发病到透析时间最短的一种，心血管疾病发病是其他肾病的 6 倍。

(三) 临床表现

糖尿病肾病，初期表现为微量蛋白尿，随着微量蛋白尿 / 蛋白尿增加，典型患者表现为肾病综合征。蛋白尿逐渐加重，肾功能下降，最终发展为肾衰，需进行透析治疗或肾移

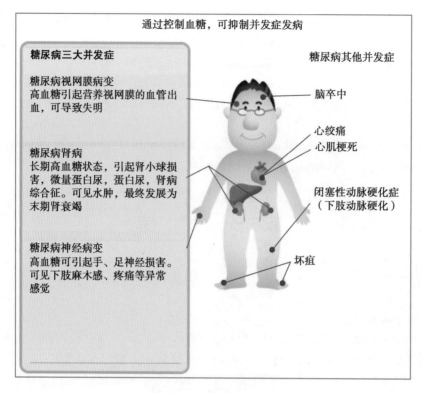

通过控制血糖，可抑制并发症发病

糖尿病三大并发症

糖尿病视网膜病变
高血糖引起营养视网膜的血管出血，可导致失明

糖尿病肾病
长期高血糖状态，引起肾小球损害，微量蛋白尿，蛋白尿，肾病综合征。可见水肿，最终发展为末期肾衰竭

糖尿病神经病变
高血糖可引起手、足神经损害。可见下肢麻木感、疼痛等异常感觉

糖尿病其他并发症

脑卒中

心绞痛
心肌梗死

闭塞性动脉硬化症
（下肢动脉硬化）

坏疽

图 13-3-1　糖尿病并发症

植等。

1. **肾小球滤过率增高**　在胰岛素依赖型糖尿病(IDDM)早期即出现肾小球高滤过状态，表现为肾小球滤过率(GFR)升高，较正常同龄人平均增加 20%~40%。往往伴有肾血流量增加及肾脏肥大。胰岛素控制血糖后，数周至数月内 GFR 可降至正常，肾脏体积亦可缩小。NIDDM 患者 GFR 往往正常或略有增高，其肾脏体积并无增大。但国内研究发现 NIDDM 早期亦存在肾脏增大及 GFR 增高，而程度轻于 IDDM 者。进入早期糖尿病肾病期，GFR 降至正常或低于正常，NIDDM 肾病 GFR 下降速率较 IDDM 者为慢。

2. **蛋白尿**　糖尿病肾病早期尿中白蛋白排出量增加，应用敏感的放射免疫法才能检测出，即微量白蛋白尿(尿白蛋白排出量为 20~200μg/min，正常人为 15~20μg/min)。微量白蛋白尿起初为间歇性或运动后出现，后转为持续性蛋白尿。在 IDDM 发病的最初 5 年内，一般不出现微量白蛋白尿，但 NIDDM 微量白蛋白尿出现较 IDDM 早。随着肾脏病变的加重，蛋白尿加重且呈非选择性。糖尿病肾病一旦进入临床糖尿病肾病期，即出现持续蛋白尿(>0.5g/d)，病程往往超过 10 年。糖尿病肾病患者尿蛋白定量一般 <3.0g/d，少数患者可出现镜下血尿，以均一型多见，随蛋白尿加重，逐渐出现水肿和高血压。

3. **水肿与肾病综合征**　尿蛋白 <3.5g/d 时即可出现明显水肿。部分患者由于大量蛋白尿(>3.5g/d)引起肾病综合征，发生率 5%~10%，甚至有报道占 26%，这些患者预后不良，存活很少超过 5 年。糖尿病肾病水肿较严重，对利尿反应差，其原因除低蛋白血症外，部分是由于糖尿病肾病时水、钠潴留超过一般肾病综合征。

4. **高血压**　为糖尿病肾病晚期表现。有资料表明糖尿病肾病早期血压水平与白蛋白排泄率之间存在明显正相关，微量白蛋白尿者血压虽然在正常范围内，但明显高于尿白蛋白正常的患者。升高的血压可促使其较早转变为临床蛋白尿阶段。临床糖尿病肾病时 1/2~3/4 的患者出现高血压,后者加速肾脏病变的发展和肾功能的恶化。

5. 肾衰竭 持续性蛋白尿至终末期肾衰平均 7 年,早期控制高血压、血糖及低蛋白饮食等可使此间期延长。在未治疗的糖尿病肾病患者 GFR 下降速率平均为每月 1ml/min,到后期 50%~70% 有肾功能损害,当 GFR 低于正常 1/3 以下时出现明显氮质血症。近 1/3 患者进入尿毒症。糖尿病肾病肾衰患者耐受力较其他慢性肾衰患者差,主要原因:①糖尿病肾病常有外周神经病变使尿毒症症状更重;②自主神经病变致膀胱功能异常,神经性膀胱,尿潴留,故加速肾衰进展,自主神经病变尚可诱发体位性低血压;③高钾血症常见,系低肾素低醛固酮血症所致,加重了慢性肾衰时代谢性酸中毒;④随着肾功能恶化,高糖渗透性利尿作用丧失,水、钠排泄障碍,加上高血糖使细胞内液体移至细胞外,故血容量负荷过重,肺水肿多见。肾衰竭时常出现心、脑血管及外周血管病变。冠状动脉疾患是主要的死亡原因。

肾功能严重受损,肾小球滤过率(GFR)小于 50%,称为肾功能不全。小于 30%,称为肾衰竭,为了维持机体稳态必须进行饮食疗法和药物疗法。肾衰竭继续恶化,GFR 下降到 10% 以下时,称为终末期肾衰,仅靠保守治疗比较困难需要肾脏代替疗法——透析治疗。

(四)早期诊断

糖尿病肾病患者从正常→微量蛋白尿→显性蛋白尿→高尿素氮血症→肾衰末期→透析治疗或肾移植,不仅肾功能逐渐恶化,心血管疾病患病率、死亡率以及总死亡率迅速增加。而且肾病一旦发展治疗困难,因此早发现、早治疗对患者的预后有重要意义。糖尿病肾病早期诊断标准如表 13-3-1 所示。

表 13-3-1　糖尿病肾病早期诊断标准

检查项目		尿蛋白阴性或阳性(1+)的糖尿病患者
必需项目	尿中白蛋白	30~299mg/gCr(随机尿)测定 3 次,2 次以上
参考项目	尿中白蛋白排泄量	0~299mg/24h(1 天蓄尿)或 20~199μg/min(小时尿)
	尿中IV型胶原蛋白	7~8μg/gCr 以上
	肾脏体积	肾肥大

二、功能评估

(一)肾功能评估

日本根据白蛋白尿 / 蛋白尿和肾功能[肌酐清除率,肾小球滤过率(GFR)]两个指标将糖尿病肾病从 2 型糖尿病发病到透析过程分为 5 期。(表 13-3-2)

CKD 包括糖尿病肾病、肾小球硬化,肾小球肾炎、多囊肾等。CKD 严重程度根据 GFR[推算 GFR(eGFR)]和白蛋白尿(蛋白尿)两个指标进行危险分类。白蛋白尿和肾功能下降,使心血管疾病患病风险增加,这种现象称为心肾关联。因此,合并肾病的糖尿病患者,除肾功能不全风险外心血管死亡风险也很高。

表 13-3-2 糖尿病肾病的病期分类

病期	临床特征		病理学特征（肾小球病变）	参考（主要治疗方法）
	尿蛋白（白蛋白）	GFR（Ccr）		
第 1 期（肾病前期）	正常	正常，有时高值	弥漫性病变：无～轻度	控制血糖
第 2 期（早期肾病）	微量蛋白尿	正常，有时高值	弥漫性病变：轻度～中度结节性病变：有时存在	严格控制血糖降压治疗
第 3 期 A（显性肾病前期）	持续性蛋白尿	基本正常	弥漫性病变：中度结节性病变：大量存在	严格控制血糖严格降压治疗、低蛋白饮食
第 3 期 B（显性肾病后期）	持续性蛋白尿	下降	弥漫性病变：高度结节性病变：大量存在	严格降压治疗低蛋白饮食
第 4 期（肾功能不全期）	持续性蛋白尿	明显下降（血肌酐上升）	肾小球萎缩	严格降血压低蛋白饮食导入透析治疗
第 5 期（透析治疗期正常）	透析治疗中			肾移植

（二）失能评估

1. 肾功能不全与 ADL 障碍 日常生活活动（activities of daily living，ADL）是指人为了满足日常生活的需要每天进行的必要活动。内脏病与视听等感觉器官障碍相比，不易引起明显功能以及社会生活活动障碍。内脏病中，肾功能不全与呼吸功能不全、心功能不全相比常不被重视。事实上从代偿期到透析期的慢性肾功能不全多不被认为可引起 ADL 下降。但 ADL 下降却和肾功能不全很相关，如相关性继发性甲状旁腺功能亢进、淀粉样蛋白性骨关节病、营养不良、贫血，或意欲低下引起的"不动 / 不想动"等都很常见。也就是说肾功能不全患者有 ADL 下降，如果积极进行治疗是可以改善的。

2. 肾功能不全与心肺耐力 运动心肺功能测试是肾脏康复中运动强度的设定、运动疗法效果的评定和运动耐力的评估的金标准。血液透析患者的运动心肺功能测试指标中的峰值摄氧量（peak$\dot{V}O_2$）是影响预后的因素，是 CKD 患者 ADL 和生命预后的重要指标。

（1）CKD 患者的运动心肺功能测试结果特点：CKD 患者（未进行血液透析）的运动耐力，随着肾功能的障碍程度加重逐渐降低。CKD 患者运动耐力下降，从 2 期（轻度肾功能障碍）开始，到 3 期（中等程度肾功能障碍）再进展到极度低下。CKD 患者运动耐力下降，是肾性贫血、尿毒症，和心血管合并症、骨骼肌变性、肌病等，以及为了肾保护的生活指导导致身体活动量减少等多个因素共同作用，使肌力和末梢功能均下降。

（2）血液透析患者的运动心肺功能测试结果特点：血液透析患者运动耐力和健康人相比，AT 值水平的氧摄取量（AT $\dot{V}O_2$）及 peak $\dot{V}O_2$ 经年龄、性别、体重等因素校正后，是健康人的 50%~60%。运动耐力下降相当于 NYHA 心功能分级 ClassⅢ的心力衰竭患者水平。

血液透析患者运动耐力低下的影响因素被认为是因为肾性贫血引发氧运输能力所致。因此，通过促红细胞生成素改善肾性贫血，改善末梢血管氧的运输能力，从而改善血液透析患者的运动耐力。Itoh 等人对肾性贫血的血液透析患者给予促红细胞生成素，血细胞比容每上升 5% 时,进行心排血量、氧输送量,以及 AT $\dot{V}O_2$ 的变化研究。随着肾性贫血改善,心排血量和氧输送能力增加,AT $\dot{V}O_2$ 平均值从 11.0ml/(min·kg) 增加到 13.4ml/(min·kg),peak $\dot{V}O_2$ 平均值从 16.4ml/(min·kg) 增加到 19.7ml/(min·kg)。因此,用运动心肺功能测试进行运动疗法效果评定时,必须充分考虑肾性贫血的严重程度。

此外,在促红细胞生成素改善肾性贫血的同时,运动疗法对血液透析患者运动耐力的改善会加倍。此外,也有报道显示有肾性贫血是血液透析患者下肢肌耐力的独立影响因素,该影响不依赖于贫血的严重程度。总之,影响血液透析患者运动耐力低下的影响因素,不仅要考虑肾性贫血和心功能低下导致的氧输送能力降低;还要考虑肌病等的肌变性,以及身体不活动引起的肌力下降等因素对末梢功能的影响。

(3) 运动耐力和生命预后:透析患者的运动耐力,与心力衰竭及 COPD 患者的运动耐力处于相同水平的低下状态。美国对 2 264 名透析患者的调查显示 35.1%(795 人)的患者基本或者完全不进行运动及身体活动。这些患者(不运动 / 不进行身体活动组),与其他运动或进行身体活动的患者(运动 / 进行身体活动组)相比,高龄患者中女性的比例较多。心血管疾病合并末梢动脉疾病的较多,透析前血压低。而且,SF-36 身体功能得分和整体健康感觉得分都是低值。

对这些患者随访 1 年,生存率变化显示,不运动 / 不进行身体活动组 1 年后死亡危险性比运动 / 进行身体活动组别高出 1.62 倍。此外,除了运动 / 身体活动欠缺以外,SF-36 身体功能得分及整体健康感觉得分、营养状态等,也在很大程度影响死亡率。透析不进行运动的患者,合并低营养状态、左心室肥大等,运动耐力更低,预后更差。

运动耐力和生命预后密切相关,肾功能不全患者也不例外。所以为改善透析患者预后,要积极适当的运动和身体活动。此外,改善营养状况和生活质量(QOL)水平也是十分必要的。

3. 肾功能不全与失用 肾功能不全患者,因尿毒症性肌病、神经病、(肾性)贫血等易引起身体活动水平低下,导致失用综合征。评估失用综合征对肾功能不全患者康复十分重要。以下着重介绍失用综合征的必要评估,以及对肾功能低下患者的必要检查。主要的失用综合征内容见表 13-3-3。

表 13-3-3 失用综合征

骨骼肌系统	痉挛、肌力下降、肌耐力下降、肌萎缩、骨质疏松
心血管系统	直立性低血压、血容量减少、血栓栓塞、心功能下降
皮肤	压疮
呼吸系统	机械性呼吸阻力增加、通气血流比值失衡、每分通气量下降、肺栓塞、咳嗽效力下降、气管纤毛活动性下降、坠积性肺炎
泌尿系统	尿路结石、排尿障碍、尿潴留、尿路感染
无机物代谢	氮、钙、磷、硫、钾、钠等负平衡,利尿和细胞外液增加,高钙血症
内分泌	睾酮、精子生成减少,糖耐量异常,甲状旁腺素产生增加
消化系统	食欲减退、便秘
神经系统	感觉障碍,错乱,焦虑抑郁状态,智力减退,平衡和协调能力障碍

(1)骨骼肌肉系统

1)肌力低下 / 肌肉萎缩:由于失用综合征的肌力低下 / 肌萎缩在下肢肌肉和抗重力肌肉表现显著。肾功能不全时,恶病质导致蛋白质消耗促进了肌萎缩。肌力评估最初为徒手肌力评定(MMT)。MMT 操作简单,但评估粗略。为使肌力测定数字化,可使用握力计、扭矩仪、手持式测力计(HDD)等器械式测量方法。肌肉萎缩的评估,有肌肉围度测定、超声波肌肉厚度测定,CT、MRI 等的肌肉横断面积评估等方法。

2)挛缩:挛缩是皮肤、韧带、肌肉等关节外软组织缩短所致,因此需要评估关节活动度。测定时需要注意肢体位置的变化,及其他关节的代偿性运动。

3)骨质疏松:为维持正常骨代谢,负重和肌肉收缩刺激是必要的。如果这些刺激减少,就会发生骨质疏松。即便是健康人,由于长期卧床,腰椎,大腿骨等负重部位会发生严重的骨矿物质含量下降。骨量评估方法有 DEXA、QCT(定量 CT)、QUS(定量超声)。骨代谢,通过骨形成标记物血清 I 型前肽、骨型 ALP、骨钙素(bone glaprote,BGP)及骨吸收性标记物血清抗酒石酸酸性磷酸酶(tartrate-resistant acid phosphatase,TRACP)、尿中吡啶、脱氧吡啶啉(deoxypyridinoline)、I 型胶原蛋白 N 末端肽(type I collagen cross linked N-telopetide,NTx)、Ca 等,对骨形成和骨吸收进行两方面评估。肾功能不全患者,由于活性维生素 D_3 减少,PTH 上升,血清 Ca 降低,血清磷上升,出现骨病变(肾性骨病),这些检查十分必要。

(2)心血管系统:长期卧床导致循环血流量减少。机制是从立位到卧位,下肢回心血量约增加 700ml。因心排血量增加,为维持血压稳定,外周血管抵抗减少。机体通过低压受体判断体液量是否过剩,ADH 分泌低下,肾素活性降低,肾交感神经活性降低,心房利钠肽利尿激素分泌增加,体液量减少。由于循环血液量的减少,血压降低,心率增加,心排血量降低,引起直立性低血压,导致心绞痛、血栓栓塞症。可通过中心静脉压测定、色素 / 放射性同位素稀释法评估。

心肺耐力下降通过测定全身耐力性指标 peak $\dot{V}O_2$ 来评估。最大摄氧量,可以通过跑台或自行车的运动负荷试验来测定。实施困难者,可以通过上肢功率自行车或轮椅式功率自行车进行。安静卧床使心肺功能下降,数日后 peak $\dot{V}O_2$ 下降 10%~30%。据报道透析患者 peak $\dot{V}O_2$ 仅为同龄健康人群的 37%~77%。

(3)代谢系统和内分泌系统:长期卧床的人,骨骼肌胰岛素抵抗增高,引发高胰岛素血症和耐糖能异常。甲状旁腺激素,三碘甲腺原氨酸(T_3),肾皮质激素升高,导致 Ca 离子升高,Na 离子、K 离子降低。另外,由于肾功能降低,从肾脏排泄出的物质积存和肾物质生成减少。具体表现为钠水潴留、K 排泄障碍,排酸障碍代谢性酸中毒,促红细胞生成素生成障碍,活性维生素 D_3 减少。

(4)肾和泌尿系统:失用会引起全身的血流量减少,肾血流量也减少。肾血流量的评估方法有超声波多普勒法,对氨马尿酸(PAH)的有效肾血浆流量(effective renal plasma flow,ERPF)法。长期卧床,Ca 和 P 等物质的排泄量增加,引起尿滞留,引起尿路感染和尿路结石。可以测定的尿排泄物有 Na、Cl、Ca、尿肌酐、尿羟基脯氨酸等。尿路结石,可以通过 X 线片、排泄性肾盂造影、超声波、CT 等诊断。

(5)皮肤:由于卧床的长期压迫易引起压疮。危险评估方法有 braden scale,K scale 和压疮危险因素得分表(OH 量表)。

发生压疮时可以通过日本压疮学会做的评估法 DESIGN-R,美国国家压疮咨询委员会(NPUAP)压疮进展度分类等进行评定。根据评估结果选择相应治疗方法。当黑色坏死组织的深度不能判断时,可用超声测定。

CKD患者有尿毒症物质及炎症因子引起营养障碍。此外,心血管疾病、糖尿病、末梢神经障碍等都是引起压疮的危险因素。

(6) 中枢神经系统(精神心理方面):长期卧床使患者和周围环境隔离起来。隔离使人的判断力,学习力,记忆,执行力等大脑高级功能都发生障碍,出现性格变化、焦虑、失眠、抑郁等。平衡能力和动作协调能力等运动系统也发生障碍。评估方法有长谷川式简易智能功能评估量表和简易精神状态检查量表,抑郁的评估有抑郁自评量表(SDS)和老年抑郁量表(geriatric depression scale,GDS)等。

肾功能不全患者,酸排泄障碍引发代谢性酸中毒。因此,记忆力下降,集中力下降,失眠,嗜睡倾向等中枢系统及智力障碍,容易出现乏力感等末梢神经系统的症状。CKD末期,16%~38%的患者有认知症等的慢性智力功能障碍。其机制除了高龄外,还有低白蛋白血症、炎症因子、尿毒症性物质等肾功能不全特有因素。

(7) 老龄与老化:老龄引发的变化和失用相类似。老龄引发的身体变化,主要的病态是"虚弱"。定义为"四肢无力和营养障碍的特征性消耗性疾病"。具体表现为:非减重性体重下降(过去一年,非减重性体重减少5%以上),疲劳度(每周有3~4天的感到做事很痛苦),握力低下(全身肌力的反应)。握力低下为男性29kg以下,女性17kg以下),步行速度下降,身体活动度低下(男性每周3h以内,女性每周2h以内的运动时间、步行时间)。特别是透析患者,相比同年龄段的人,身体活动水平显著降低,加速度计测量结果显示每月活动水平下降3.4%。

4. 肾功能不全与肌肉量 肌肉减少症(sarcopenia)原本是指随着老龄化肌力下降或肌肉数量减少。现在也用于指因为CKD等慢性病而引发的肌肉减少。以下对CKD患者肌肉减少症的成因,肌肉量和肌肉功能的测定及评估作一介绍。

(1) 为什么CKD患者会发生肌肉减少:CKD患者的肌肉减少症和许多的因素相关。肾功能不全引起炎症因子增加,与氧化应激和羰基压力亢进、营养摄入不足、体液过剩、代谢性酸中毒、糖尿病及心力衰竭等合并症,内分泌异常等因素都相关。透析患者还和透析过程中营养丧失以及透析治疗相关因子(透析中的肉毒素、透析膜的生物适合性等)等相关。

以上因素导致CKD患者尿毒素蓄积,炎症、营养不足和代谢亢进及体蛋白、能量(脂肪和肌肉量)减少的蛋白能量消耗(PEW),导致肌肉减少症等营养障碍相关的多种合并症。特别是胰岛素抵抗、肾素血管紧张素系统亢进、代谢性酸中毒、炎症等,促进肌细胞的泛素化,引起肌蛋白破坏,在肌肉减少症发生过程中起着核心作用。

(2) 肌肉减少症的评估方法:肌肉减少症的评估,包括肌肉量、肌力和身体能力。2010年发表的欧洲老年人肌少症工作组(EWGSOP)的诊断标准中,肌肉减少症是指"肌肉量及肌肉功能(肌力或者身体功能)两者都降低的诊断"(表13-3-4)。肌肉量和功能两者都是必要的理由是,肌力和肌肉量不一定是直线的线性相关,临床上不太容易评估肌肉量。

关于肌肉量、肌力和身体能力,各种代表性的评估方法如表13-3-5所示。但由于肌肉减少症诊断的标准值,因人种或测定方法的不同而不同,因此目前还没有统一的诊断标准。

表 13-3-4 肌肉减少症诊断标准

1. 肌肉量减少 2. 肌力下降	3. 躯体功能下降 在 1 的基础上合并有 2 或 3 可诊断为肌肉减少症

表 13-3-5 评估方法

	研究水平	实际临床
肌肉量	CT MRI 双能 X 射线吸收法（DEXA）骨密度分析 生物电阻抗法（BIA） 无脂肪组织中全部或部分身体钾量（TBP/FFST）	BIA DEXA 人体测量法（上臂周径）
肌力	握力 膝关节伸展 / 屈曲 峰值呼气流速	握力
躯体功能	躯体功能量表（SPPB） 步行速度 坐站步行检查 爬楼测试	SPPB 步行速度 坐站步行检查

1）肌肉量的评估：肌肉量评估的标准方法是双能 X 射线吸收法（DEXA）骨密度分析。一般以骨骼肌质量指数（skeletal muscle mass index，SMI）作为评估的指标。SMI 计算方法：四肢肌肉量的总和（appendicular skeletal muscle mass）除以身高（m）的平方。海外的数据报告中显示，健康成年人（18~40 岁）的 SMI 的平均值开始标准偏差 2 倍以上（2SD），或者男性不足 $7.26kg/m^2$、女性不足 $5.45kg/m^2$，即可诊断为肌肉减少症。另外，生物电阻抗法（BIA）的标准值是男性 $8.87kg/m^2$，女性 $6.43kg/m^2$。

最近的 1 488 名日本人的研究中，健康人（18~40 岁）的 SMI 平均值开始的 2SD 以上的标准值，男性为不足 $6.87kg/m^2$，女性为不足 $5.46kg/m^2$。我国台湾地区一般老年人（65 岁以上）的研究中，MRI 和生物电阻抗法（BIA）测定报道，男性 23.6%、女性 18.6% 为肌肉减少症。

2）肌力评估：肌力的评估主要通过握力测定来进行。一般男性不足 30kg，女性不足 20kg，评定为肌力低下。或按照体重指数（BMI）对应的握力基准值来进行评估的报道文献 4。

3）身体能力评估：身体能力综合性评估指标是简易体能状况量表（short physical performance battery，SPPB）。SPPB 由立位平衡能力、4m 步行、从椅子上坐起 5 次测试三个项目构成，用以评估身体功能。各个项目的得分为 0~4 分，合计满分 12 分，得分越高，身体功能越好。得分小于 8 分即评估为身体功能低下。此外，由于步行速度的测定方法简单，也有被单独用来作为身体功能评估之用的。6 分钟步行试验，步行速度不足 1m/s 作为评估的基准值。

（3）CKD 患者的肌肉减少症：目前，CKD 患者的肌肉减少症的发生率还不清楚。原因是 CKD 患者的 DEXA 或 BIA 的肌肉量评估进行得还不够充分,还缺少和健康人对比数据。

通常,以简单的测定上臂肌肉围度(arm muscle circumference,AMC)作为肌肉量的评估指标。国际肾营养与代谢学会的 PEW 的诊断标准,与各年龄段的标准值相比较,%AMC 不足 50% 且半年内下降 10% 以上的,诊断为有肌肉减少。

也有对 DEXA 和 BIA 的替代评估法进行研究的。大川等人以大腿中央部的 CT 横断像求出大腿肌肉面积(thigh muscle area,TMA),然后以大腿骨骨干部面积(femoral shaft area,FSA)作矫正,算出 TMA/FSA 的比值;以比值不足 10,作为血液透析患者的营养障碍指标。近来,在非洲人种的美国人和西班牙人的研究中,尝试采用血清肌酐、握力、上臂中央部围度(MAMC)等数值,以 DEXA 算出除去脂肪的体重(lean body mass,LBM)的推算的计算公式。

目前,CKD 患者的肌肉减少症的评估以肌肉量为核心,肌力和身体功能的研究基本上还没有。

CKD 患者的肌肉减少症的临床意义:

1)肌肉量低下:在以血液透析患者为对象的全身 LBM 量的研究中发现 LBM 的减少,不一定和预后相关联。其原因是,LBM 主要减少的部位是四肢(特别是下肢),全身的 LBM 测定不能十分准确地反映出四肢肌肉量的变化。

通过 CT 横断面,可以计算测定大腿肌肉面积,对大腿肌肉量进行直接评估,DEXA 也可以正确反映肌肉量。此外,还可以同时进行肌肉内的脂肪浸润评估。血液透析患者 TMA/FSA 小于 10.4 的情况下,颈动脉内膜中膜复合体厚度高,且和脉波传播速度及踝肱血压比(ankle-brachial index,ABI)相关。

2)肌力低下:透析患者的握力综述报告显示,男性在 12~38kg,女性在 11~26kg 分布,握力低下与营养状态,特别是肌肉量减少,合并症进展以及生命的预后相关联。此外,腹膜透析的患者,握力低下可以用来预测心力衰竭。由于握力计的种类,测定次数,测定方法,记录法等因报道不同而各不相同,因此有必要统一标准。

3)身体功能低下:关于透析患者的身体功能的流行病学研究还很匮乏。近来有关于小样本少数人的研究表明,血液透析患者,57% 的人的 SPPB 的得分在 7 以下。但是,每周 2 次的透析过程中的 2h 的下肢肌力训练,使得 SPPB 得分从平均 5 分,上升至 7 分。

CKD 患者的肌肉评估,主要是肌肉量的评估。目前,以日本人为对象的流行病学研究还很少,因此还没有关于肌肉减少症的诊断标准。但是,对于一般的老年人而言,肌肉减少症被报道和 QOL 低下、跌倒、炎症反应亢进、入院和死亡危险因素等都相关。因此对于 CKD 患者,肌肉减少症可能和预后及合并症相关,早期发现早期介入非常重要。因此,首先是要开发出在日常诊疗中简便易行的肌肉减少症诊断法。

三、康复治疗

糖尿病肾病的基本治疗方法包括血糖管理、血压管理、饮食疗法和生活习惯的纠正。运动疗法作为糖尿病治疗的主要方法,可改善 2 型糖尿病中肥胖患者的血糖、高血压、胰岛素抵抗和血脂异常,可预防糖尿病并发症。但是,随着糖尿病肾病的发展或合并其他并发症时,根据病情有必要限制运动。

（一）运动治疗

1. 运动疗法机制

（1）运动耐力下降易发生肌肉衰减综合征：CKD 患者(未进行血液透析)运动耐力随着肾功能障碍加重逐渐下降(图 13-3-2)。从第 2 期(轻度肾功能障碍)开始到第 3 期(中等程度肾功能障碍)运动耐力逐渐下降。其原因是肾性贫血、尿毒症，加上心血管并发症、骨骼肌变性、肌病等，以及为了保护肾脏过度限制身体活动量等多因素共同作用引起。此外，CKD 患者即使接受专业饮食治疗，摄取的蛋白质、氨基酸也很难被利用合成肌蛋白，肌肉容易减少，发生肌肉衰减综合征和身体虚弱。因为 CKD 患者身体活动能力下降，运动不足，使尿毒症物质蓄积、酸中毒时炎症细胞因子增加、胰岛素抵抗增加，骨骼肌减少。CKD 患者肌肉量、运动耐力差者生命预后不良。

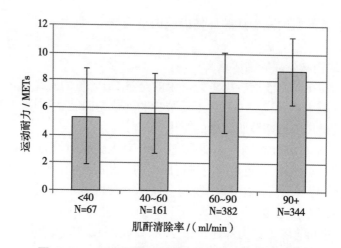

图 13-3-2　肾功能障碍严重程度与运动耐力的相关性

（2）运动对肾保护作用：多个 CKD 动物模型已证实长期运动有肾保护作用。这些模型的研究结论也逐渐在临床上得以验证。最近越来越多的报道证实 CKD 患者、缺血性心脏病 CKD 患者实施运动疗法可改善 eGFR。第 3~5 期 CKD 患者，通过运动疗法不仅可降低总死亡率、而且可延迟透析肾移植等肾衰代替治疗的导入。也就是说以运动疗法为主的肾脏康复，可以延缓代偿期 CKD 患者透析导入时间。严重肾衰、肾病综合征患者当然应该限制运动，但并没有相关研究证实 CKD 患者应当限制运动。据报道运动虽然使蛋白尿一过性增加，但是这种增加并不是持续型的。此外，长期运动对肾功能影响的临床研究结果显示，虽然运动时 GFR 一过性下降，但适当运动并不会引起肾功能恶化，反而使其改善。而且运动可提高运动耐力、提高 QOL、改善糖、脂代谢异常，预防心血管疾病、抑制肾功能下降等，所以不能过度限制活动。

2. 运动疗法原则　目前，肾病运动效果的循证医学证据尚不充分，但如果没有限制运动的心血管疾病，视网膜病等肾病以外的禁忌证，推荐进行中等强度的运动以维持身体活动度、改善 ADL 和 QOL。

（1）第 1 期(肾病前期)和第 2 期(早期肾病)：原则上按照糖尿病运动疗法实施。推荐进行有氧运动或抗阻运动(肌力训练)，二者均可降低 HbA1c。有氧运动可以降低体重，抗阻运动可以增加肌力。

（2）第 3 期（显性肾病期）：原则上推荐实施运动治疗，但应根据患者病情调节运动强度。第 3 期以后的运动治疗，一定从低强度少量运动开始。此外，应在对心血管系统进行相关检查和评估后，同主管医师讨论协商再进行运动治疗。如合并眼底出血时，应禁止运动。

（3）第 4 期（肾功能不全期）：可进行维持体力程度的运动。

（4）第 5 期（eGFR<15）：从透析开始前到透析开始后全身状况达到稳定时，应避免运动；透析治疗中全身状况稳定时，为预防肌力下降，应当积极进行运动治疗。

3. 运动处方

（1）运动处方的制定和实施：根据表 13-3-6 制定。运动处方的制定可参考慢性心力衰竭，高血压患者的运动菜单。

表 13-3-6　针对 CKD 患者（不限透析患者）ACSM 运动建议

频度	有氧运动：3~5 日 / 周，抗阻运动：2~3 日 / 周
强度	中等强度有氧运动[即最大摄氧量 40%~60%，Borg 评分（RPE）6~20 分（15 分法）的 11~13]；抗阻运动 1-RM 60%~75%
时间	有氧运动：持续性有氧运动 20~60min/d，如果无法坚持，则每运动 10min 休息一会儿，间歇性运动，运动时间共计 20~60min/d。 抗阻训练：10~15 次为 1 组，根据患者的运动量和时间，决定实施几组
种类	步行、功率自行车等有氧运动；抗阻运动，使用器械或自身体重，选择可以训练大肌群的 8~10 种不同运动
特殊情况	血液透析患者 透析后不能立即训练，非透析日可以训练。透析时训练，为防止低血压反应，运动应安排在透析治疗前半部分进行 以心率作为运动强度指标可信度低，建议使用 RPE 在确保不对患者动静脉接合部位直接施加体重的情况下，动静脉接合部位的腕部进行运动 腹膜透析患者 持续携带式腹膜透析中患者，腹腔内有透析液时可以尝试运动，其结果不符合预想的，建议在去除体液的情况下再尝试运动

（2）准备运动和整理运动：运动前后的伸展运动，可维持和改善关节活动范围训练，作为低强度肌力训练的体操如图 13-3-3 所示。

（3）注意事项：当出现下列症状或体征时应及时终止或调整运动方案。①关节疼痛等运动功能障碍和气短、胸痛等循环系统症状的出现或加重。②运动引起的肾功能下降、尿毒症出现或加重。

（4）家庭身体活动指导：表 13-3-7 显示了日常生活中坚持运动治疗的技巧。

运动前后推荐进行以下热身运动/准备体操

简单有效的肾脏体操。用于热身和整理运动。4个动作每个重复5~10次

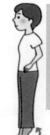

□ 上提后脚跟
① 双脚并拢站立
② 慢慢上提，放下后脚跟
　用于牵伸跟腱

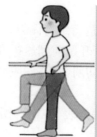

□ 抬腿
（前→上→后抬腿）
① 抓住护栏或椅背单脚站立
② 向前→上→后上抬另一侧下肢。向上抬高时屈膝，抬大腿
③ 对侧重复同样动作

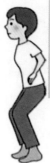

□ 深蹲
① 双手叉腰，双脚开立
② 轻屈膝盖、下蹲、恢复

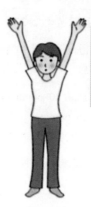

□ 万岁
① 两脚稍开立
② 上举双臂（尽量贴近耳朵），恢复

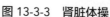

图 13-3-3　肾脏体操

肾脏体操要领：大幅度、长时间、不勉强、慢呼"哟"、不憋气、放轻松、慢慢来

表 13-3-7　日常生活及工作时的运动技巧

日常生活中的运动技巧：	运动时的注意事项：
绕道步行 尽量不乘电梯或直梯，以步行代替 工作时尽量走楼梯 在外面吃午餐时，步行到较远的饭店用餐 提前一站下公交车或地铁，步行至目的地 在高层建筑工作时，到达目的楼层前 2~3 层下电梯，改爬楼梯 放假休息时外出橱窗购物(指不买什么东西，在大街上随便逛) 长期坚持运动的技巧 使用计步器记录每天步数 选择景色优美的地方散步 边听音乐边散步 和爱好运动的朋友一起运动 选择时尚的服装及装饰，经常更换装备 摄取充足营养，保证良好睡眠	以能和他人边聊天、边运动的强度为宜，运动中和结束后不感到痛苦 开始运动时不要过分用力，根据自身情况调整运动强度 运动时每周应休息 2 天 身体不适时应休息 如果出现头痛、胸痛、发冷、出汗、乏力时，应中止运动并及时到医院就诊 注意运动中、运动后补充水分

(二) 饮食疗法

目前基于高质量循证医学证据的低蛋白饮食治疗指南尚未确立。低蛋白饮食、低盐饮食是糖尿病饮食治疗的基本策略。随着肾功能逐渐下降，限制钙、磷摄入也很重要。

1. 低蛋白饮食

(1) 分子机制：①高蛋白饮食使胰腺糖原产生增加，类胰岛素增殖因子Ⅰ (insulin-like growth factorⅠ, IGF-Ⅰ) 和激肽表达增加，使肾血管扩张，肾小球滤过率增加；高蛋白饮食激活肾素-血管紧张素系统，血管紧张素Ⅱ选择性收缩出球小动脉，使肾小球内压升高。高蛋白饮食时，肾小球氨基酸滤过增加，近端小管 Na-氨基酸转运体重吸收氨基酸增加。因此 NaCl 重吸收增加，致密斑处 Cl⁻ 浓度下降，激活球管反射；高蛋白饮食通过球管反射机制引起肾小球高滤过；高蛋白饮食引起磷的过度摄入可能促进肾小球病变发展。②低蛋白饮食可降低血肾素活性，抑制肾素-血管紧张素系统，不仅可改善肾小球高血压等血流动力学变化，还可以通过血流动力学非依赖机制发挥作用。低蛋白饮食的作用还包括降低肾小球硬化-脏器纤维化重要细胞因子 TGF-β₁、血小板源性生长因子 (PDGF) 以及降低细胞外基质基因的表达水平。提示蛋白质饮食和导致肾小球血流动力学改变及纤维化细胞因子表达增加间作用密切。

(2) 循证证据：据报道肾病患者实施低蛋白饮食可减少尿中白蛋白，显性肾病期的 1 型糖尿病患者经过 3 年低蛋白饮食 [约 0.6g/ (kg·d)]，肾小球滤过率 (GFR) 的下降被抑制了75%。小白鼠研究的荟萃分析显示低蛋白饮食降低血糖。1 型糖尿病显性肾病的 crossover 试验中，低蛋白饮食有抑制尿蛋白和保护肾功能的效果；2 型糖尿病显性肾病的 crossover 试验中，低蛋白饮食有抑制蛋白尿的效果，但未发现有肾功能保护作用。日本以血肌酐 3.0mg/dl (265.2μmol/L) 以上糖尿病肾病肾功能不全为对象的研究显示，低蛋白饮食 0.5g/ (kg·d) 可以减少蛋白尿，延迟透析导入 [蛋白摄入量达 0.47g/ (kg·d)]；如果蛋白摄取量超过 0.6g/ (kg·d) 则无效。

(3) 低蛋白饮食的实施：糖尿病肾病低蛋白饮食，每天推荐的摄取量为 0.6~0.8g/kg。关于从何时开始，采取什么程度的低蛋白饮食，尚无高质量的循证医学证据。但是第 3~5 期 (显性蛋白尿期) 肾病行 0.6~0.8g/ (kg·d) 低蛋白饮食已达成一致。第 2 期 (微量蛋白尿期)，长期低蛋白饮食有效性尚不明确，可能会减少尿中白蛋白的排泄量。低蛋白饮食处方制定根据表 13-3-8。

(4) 蛋白摄取量的评估：蛋白质是三大营养物质之一，实施低蛋白饮食前应当慎重评估。应根据血清白蛋白、胆固醇、体重、脂肪、BMI、肌肉含量、前臂围度进行综合性判断。常使用的营养评估指标为血清转移铁，但在 CKD 患者，特别是肾性贫血患者中使用困难，糖尿病患者的血胆固醇常被药物抑制，营养评估时应引起注意。

关于如何实施有效的低蛋白饮食，应评估预计摄取量。通常采用 24h 尿氮排泄量。因为安静状态时，氮摄取量和尿氮排泄量基本相同。氮摄取量 = 尿氮排泄量 = 尿中尿素氮 + 尿中非尿素氮。非尿素氮排泄基本一定，约 31mg/ (kg·d)。1g 氮由 6.25g 蛋白质代谢而来，采用 Maroni 公式：1 天的蛋白质摄取量 (g/d)=6.25× [1 日尿中尿素氮排泄量 (g)+0.031 (g/kg)× 体重 (kg)]+ 尿蛋白量 (g/d)。

蛋白质不仅是机体能量来源之一，而且用于合成肌肉。但过量摄入蛋白质，可使尿素氮增加，肾小球滤过率增加，是促进肾功能恶化的原因之一，因此 CKD 患者肾功能越差，越需要进行低蛋白质饮食。但是，过分严格限制蛋白质摄入，可能引起热量不足，使体内蛋白质

表 13-3-8 糖尿病肾病的饮食指导标准

病期	检查值		生活指导	饮食			
	GFR	尿蛋白		总热量/(kcal·kg⁻¹·d⁻¹)	蛋白质(g·kg⁻¹·d⁻¹)	食盐量*/(g/d)	钾/(g/d)
第1期 (肾病前期)	正常~高值	阴性	正常生活	25~30	不限制	不限制	不限制
第2期 (早期肾病)	正常~高值	微量蛋白尿	正常生活	25~30	1.0~1.2	不限制	不限制
第3期A (显性肾病前期)	>60ml/min	蛋白尿 <1g/d	正常生活	20~30	0.8~1.0	7~8	不限制
第3期B (显性肾病后期)	<60ml/min	蛋白尿 >1g/d	轻度受限 不残留疲劳的生活	30~35	0.8~1.0	7~8	轻度限制
第4期 (肾功能不全)	高尿素氮血症	蛋白尿	限制	30~35	0.6~0.8	5~7	<1.5
第5期 (透析期)			轻度受限 不残留疲劳的生活	血液透析(HD)**:35~40 持续性不卧床腹膜透析(CAPD)**:30~35	1.0~1.2 1.1~1.3	7~8 8~10	<1.5 轻度限制

$*$ 合并高血压患者推荐<6g/d

$**$ HD,CAPD患者因为分解代谢亢进,总能量摄取量比普通糖尿病治疗稍多一些。CAPD 患者的腹膜透析液中的一部分葡萄糖通过腹膜被吸收分解(易化作用),尿素氮增加,与蛋白摄入过量相同,从而失去了低蛋白饮食的意义。因此关于蛋白质和热量的摄入,应预先请营养师根据食品成分表制定饮食处方,常用肾脏病食品交换表、食品成分表等进行营养指导。单靠 1~2 次指导患者不能熟练掌握,推荐定期接受指导。

(5) 安全性:低蛋白饮食 0.6~0.8g/(kg·d)时,一般较为安全。在 MDRD 研究中,实施低蛋白饮食时以 24h 尿素氮含量作为评估指标,安全性非常好。超低蛋白饮食对进行性肾疾病的长期安全性目前尚无充足的证据。实施低蛋白饮食时:①保证摄取充足热量;②摄取蛋白质 60% 以上含有高生物价或高效率必需氨基酸;③为了避免肌肉丧失,应防止代谢性酸中毒。

2. 低盐饮食

(1) 作用机制:过量摄取食盐导致 RAS 阻断药降低尿蛋白的作用减弱。以非糖尿病患者为研究对象的 HONEST 研究中,把服用血管紧张素转换酶抑制剂(ACEI)的患者分为低盐饮食组(约 2.9g/d)和普通盐饮食组(约 11.8g/d),比较加用 ARB 阻断剂(缬沙坦 320mg/d)对降低尿蛋白的影响。结果显示低盐饮食加 ARB 较普通盐饮食加 ARB 降低尿蛋白效果好。在 REIN(雷米普利治疗非糖尿病性肾衰竭)和 REIN-2 研究对象中,高盐饮食组(约 14g/d)中 ACEI 无论是否降低血压,均无降低尿蛋白的效果,进展为末期肾衰率很高。在低盐饮食的糖尿病患者,ARB 降压,降低尿蛋白效果更好。而高盐饮食时,RAS 阻断药不能降低尿蛋白,只能通过使用利尿药增强降低尿蛋白效果。

(2) 应用技巧:低盐饮食应选择美味可口的菜谱,例如使用香辛料、香菜等,较少煮食,增加煎炸或烧烤食物,活用低盐调味料等。

3. 限水和低钾饮食

食物中含有钾,但根据烹饪方法的不同,可减少食物中含钾量。水煮可以使含钾量减少 2~4 成,切碎会减少更多。

4. 低磷饮食

蛋白质丰富的食品中含磷量丰富。所以美味食品往往含磷量多。磷也可通过选择适当的烹饪方法减少含量,但效果甚微。所以不如选择含磷量少的食材。但是注重低磷食材时常会减少饮食乐趣,可适当和含磷丰富的食材搭配食用,实施低磷饮食。此外,服用磷结合剂非常重要,饮食指导时应充分说明。

5. 糖尿病饮食和肾脏病饮食联合实施时的注意事项

糖尿病患者已经适应了长期的糖尿病饮食治疗,为了管理肾病进行肾脏病饮食治疗时不太容易接受,按照糖尿病饮食来管理肾衰竭是不合适的。具体可参照表 13-3-9。

表 13-3-9 肾病食品交换份表

0~1g	油脂类(10g,90kcal)	瓜果蔬菜(200g,50~90kcal)	淀粉类(50g,180kcal)
4g	坚果类(20g,90kcal)	谷薯类(50g,180kcal)	绿叶蔬菜(250g,50kcal)
7g	肉蛋类(50g,90kcal)	豆类(35g,90kcal)	低脂奶类(240g,90kcal)

6. 透析治疗期间饮食管理

慢性肾衰不断发展,需进行透析治疗(血液透析、腹膜透析)。此时应通过让患者到透析室见习,或门诊咨询,加强患者对透析治疗的理解。为预防大血管损害的加重,应继续加强糖尿病管理。透析患者中的糖尿病患者透析时体重常常增加,容易合并心力衰竭、肺水肿。这些都是主要致死因素,透析期间限盐、限水的自我管理非常重要。持续性不卧床腹膜透析(CAPD)患者中,透析液中的葡萄糖被吸收,易出现糖、脂代谢异常。计算摄取热量时应减去从腹膜吸收的糖的热量。

(三) 生活指导

糖尿病肾病发展到终末期需要进行透析治疗,这些患者多为高龄老人,伴多种并发症,透析预后也较差。为避免由早期肾病发展至透析阶段,日常生活指导非常重要。

1. **并发症的生活管理** 随着糖尿病肾病的进展,逐渐出现糖尿病视网膜病变、周围神经病变、全身大血管损害(心绞痛、心肌梗死、脑血管损害)等多种功能障碍。慢性肾衰后会出现如表 13-3-10 所示的各种病态,因此进行相应的管理。

表 13-3-10　并发症的生活管理

病理生理	饮食疗法	药物疗法
1. 含氮代谢物的排泄障碍		
高尿素氮	限制蛋白摄入	活性炭
高血肌酐	[0.8~1.0g/(kg·d)]	别嘌醇
高尿酸	限制嘌呤摄入	
2. 高血压	低盐饮食	利尿药、降压药
3. 水电解质代谢紊乱		
少尿、水肿	限制盐、水摄入	祥利尿剂
高钾血症	限制钾的摄入	阳离子交换树脂
低钙血症		钙制剂,维生素 D
高磷血症	限制蛋白摄入	碳酸钙(磷结合剂)
4. 酸碱平衡紊乱		
酸中毒	限制蛋白摄入	碱($NaHCO_3$)
5. 贫血		蛋白合成激素
		(输血、铁剂)
		红细胞生成刺激素

2. **肾病恶化因素和生活管理** 糖尿病肾病恶化的主要因素包括血糖控制不良,其他恶化因素如表 13-3-12 所示。感染特别容易合并尿路感染时,抗生素、镇痛药、退热药等常常引起肾功能恶化。感冒药的用量应遵医嘱执行,避免患者自己调整用量。过量使用利尿剂或腹泻时可导致脱水,过量使用降压药时可引起低血压等使肾血流量减少加重肾衰。过量摄入蛋白质、水分、盐分时可引起水肿,可加重心力衰竭。过度运动也是促进肾功能恶化的因素,根据糖尿病肾病生活中指导标准(表 13-3-11)显性肾病前期,实施低强度运动。正常生活,工作,做家务。尿蛋白 1g 以上时或合并高血压时不能妊娠,所以应进行避孕等指导。显性肾病后期推荐以坐位为主的工作。实施维持体力的散步、广播体操等运动,持续时间 10min 左右。血液透析(HD)、持续性不卧床腹膜透析(CAPD)患者因为异化亢进,总能量的摄入量比一般的糖尿病治疗多一些并发症的生活管理。CAPD 患者中腹膜透析液中的葡萄糖一部分被腹膜吸收。尿蛋白量根据高血压的程度加强限制。但是合并增殖性视网膜病变患者,无论在哪一个肾病的分期均禁止剧烈运动(表 13-3-11、表 13-3-12)。

表 13-3-11　糖尿病肾病生活指导标准

病期	运动	工作	家务	妊娠生产	治疗、饮食、生活注意事项
第1期（肾病前期）	原则上按照糖尿病运动疗法实施	正常	正常	可	以糖尿病饮食为主,尽量控制血糖,避免高蛋白饮食
第2期（早期肾病期）	原则上按照糖尿病运动疗法实施	正常	正常	可	以糖尿病饮食为主,尽量严格控制血糖 降压治疗 避免高蛋白饮食
第3期A（显性肾病前期）	原则上可以运动但是应根据病情的严重程度进行调节 不能进行剧烈运动	正常	正常	不可	严格控制血糖 降压治疗 低蛋白饮食 *
第3期B（显性肾病后期）	限制运动 可实施维持体力程度的运动	轻度受限 根据工作种类可正常工作～坐位工作	轻度受限 不引起疲劳的家务	不可	控制血糖 降压治疗,低蛋白饮食 * 根据有无水肿、心功能不全等适当地限制饮水
第4期（肾功能不全期）	限制运动 可散步、做广播体操	轻体力工作～工作受限 在不感疲劳范围内进行以坐位为主的工作 避免加班,夜班	受限 不感到疲劳程度的轻体力家务	不可	控制血糖,降压治疗 低蛋白饮食 *（导入透析） 根据有无水肿、心功能不全等适当地限制饮水
第5期（透析期）	原则上低强度运动 不能剧烈运动	原则上轻体力工作 避免过度工作、加班	普通可 不残留疲劳程度的家务	不可	控制血糖,降压治疗 透析治疗或肾移植 限制饮水（透析期间体重增加率在透析时基本体重的 5% 以内）

* 合并高血压的患者推荐小于 6g/d

表 13-3-12　糖尿病管理以外的肾功能恶化因素

感染 尿路感染、肺炎、败血症 肾毒性药物的使用 抗生素、退热剂、镇痛药 钠、水不足引起脱水 过度使用利尿剂、腹泻、呕吐 过度摄入蛋白质 高血压 盐摄入过量、高肾素血症	肾血流量减少 过度使用降压药引起低血压 心力衰竭 过度摄入水分、盐分引起水肿 外科手术、外伤、妊娠 过度运动 排尿障碍 神经源性膀胱、前列腺肥大

3. 肾衰期的糖尿病管理　到了肾衰期,也应特别注意血糖的管理。随着肾功能不全的发展,出现胰岛素代谢延迟、低血糖等并发症,需要进行胰岛素减量。使用口服降糖药的患者血中药物浓度下降延迟,易引起低血糖,应换为胰岛素治疗。肾衰期血糖管理应进行重新讨论和指导。肾衰期不能加班、上夜班,运动以散步广播体操等强度的运动为主。透析期对运动、日常生活、家务的限制可适当减少。

四、案例分析

(一)案例介绍

1. 病史　患者,83 岁,男性。因"血糖升高 20 余年,蛋白尿数年"入院。从 60 岁左右开始,患糖尿病,75 岁时开始注射胰岛素,2~3 次,HbA1c(NGSP)6.5%~7.2%。2010 年血肌酐 1.2~1.4mg/dl(106.1~123.8μmol/L),因突然升高至 1.94mg/dl(171.5μmol/L)入院。此时开始使用利拉鲁肽(Victoza)治疗。此外,因为两眼出现增殖性糖尿病性视网膜病变,右侧晶状体出血,考虑行晶状体手术,又因晶状体出血自然消失,没有实施手术,病情稳定。64 岁时因下肢动脉血栓,所有下肢动脉内安放支架,79 岁时因胸主动脉瘤行支架植入术,并发症高血压。高尿酸血症和睡眠呼吸暂停综合征,行 CPAP 治疗中。肾病为 3 期 B,末梢神经障碍,双下肢麻木感。跟腱反射消失,128Hz 音叉检查双下肢振动觉减退。身高 163cm,体重 70kg,血压 130/60mmHg,体重在使用利拉鲁肽前最高可达 74kg,后来减肥 1 年间降至 69~70kg。

2. 检查　HbA1c6.7%,空腹血糖 6.56mmol/L(118mg/dl),空腹 CPR(C 反应蛋白)2.86ng/ml,抗 GAD 抗体阴性,近半年肌酐 1.6~1.7mg/dl(141.4~150.1μmol/L),尿素氮(BUN)30.4mg/dl(1.69mmol/L),尿蛋白(1+),尿中白蛋白尿 454mg/g·Cre。

3. 治疗　Victoza 0.9mg/d 晚饭前;格列齐特 10mg 早饭后;奥美沙坦 40mg 早饭后;硝苯地平 40mg 分两次服用,早、晚饭后;三氯噻嗪 1mg 早饭后;西洛他唑 200mg 分 2 次服用,早晚饭后;别嘌醇 100mg 早饭后。

(二)障碍分析

本患者为肥胖合并 2 型糖尿病,不依赖胰岛素治疗,并发症以糖尿病性视网膜病变为主,肾病也不断发展。使用 GLP-1 后血糖稳定 HbA1c 6.4%~7.2%,肌酐(Cr)缓慢增加,可以肾病恶化而制定了预防透析的治疗方案。

(三)康复治疗

患者高龄,但是没有认知障碍、运动功能障碍,曾到台湾地区、西藏等地旅行,非常健康地到医院复诊。向患者说明预防透析治疗方案的重要性后,患者表示理解并愿意参加治疗计划。首先是关于防止蛋白摄入过量的注意事项的指导,1 天蛋白摄入量的上限为 60g,进行饮食记录以监测蛋白摄入量。Cr 曾一度上升至 1.72mg/dl(152μmol/L),在进行饮食指导后开始下降,经过约 1 年的时间降至目前的 1.44mg/dl(127.3μmol/L),BUN 也降至 23mg/dl(1.28mmol/L)。预测蛋白摄入量在 45~60g/d,总热量约 1 500kcal。和孙子(学生)一起居住,自己做饭,有时女儿也会帮忙,预计预后良好。日常生活中也注意低盐饮食,目前保持摄盐量在 6~7g/d。

(四)病例总结

1. 患者对疾病的理解,可以增加参与治疗的依从性。

2. 严格控制血糖可以提高治疗效果。

（戎　荣）

参 考 文 献

［1］日本糖尿病学会. 糖尿病治疗指南 2012—2013. 东京：文光堂，2013：78-79.

［2］上月正博. 肾脏康复. 北京：人民军医出版社，2017.

［3］荒木荣一. 糖尿病患者的饮食和运动. 日本：三松堂有限公司，2014.

［4］Cruz-Jentoft AJ，Bahat G，Bauer J，et al. Sarcopenia：Revised European concensus on definition and diagnosis. Age Aging，2010，39：412-423.

［5］Chen JLT，Godfrey S，Ng TT，et al. Effect of intra-dialytic，low-intensity strength training on functional capacity in adult haemodialysis patients：a randomized pilot trial. Nehprol Dial Transplant，2010，25：1936-1943.

第十四章 糖尿病足康复

第一节 糖尿病足

糖尿病足是糖尿病患者由于合并神经病变及各种不同程度末梢血管病变而导致下肢感染、溃疡形成和/或深部组织的破坏,是糖尿病最严重的并发症之一,也是糖尿病患者致残、致死和社会能力丧失的重要原因。在我国,糖尿病发病率逐年提高,糖尿病足发病率也越来越高,有研究显示全世界约30s有1例糖尿病患者因糖尿病足而截肢(2005年,Boulton等),这大大影响患者自身生活质量和寿命,还给家庭和社会造成沉重负担。造成糖尿病足溃疡的主要原因包括神经病变、血管病变、外伤和足畸形是糖尿病足溃疡的主要病因,其次亦包括受限的关节活动度(limited joint mobility,LJM)、肌无力、平衡失调、姿势和步态改变也可以导致足底压力(plantar pressure,PP)的异常分布,进而出现足部溃疡。

一、障碍特征

(一)功能障碍

糖尿病足是由于长期对血糖控制不良等原因,导致微血管及大、中、小血管狭窄,闭塞、血流障碍而使足部神经细胞缺血,继而感觉神经、运动神经、自主神经损伤所引起的足部病变。表现为足部发凉麻木,出现肿胀或紫色、感觉尖锐、疼痛、溃疡及坏疽,伤口愈合很慢,有时甚至无法愈合而截肢。

1. **神经病变** 高达50%的2型糖尿病患者均患有神经病变,是糖尿病足溃疡发展的最重要危险因素之一。涉及运动、感觉及自主神经。感觉神经病变可导致感觉迟钝,足部易受压力、机械及热损伤;运动神经病变改变足部生物力学并导致解剖结构的变异,引起足畸形、关节活动性受限和足部负荷的改变。障碍表现为下肢感觉异常(下肢麻木感及不规则刺痛感,夜间更为多见,下肢皮肤温觉、触觉、深部振动觉不同程度减退等)、皮肤营养性改变(下肢皮肤的干燥、脱屑、皮肤弹性减退、皮下脂肪层减少、皮肤色素沉积等)、足部畸形(渐进性负重关节破坏性Charcot关节病变、爪形趾、锤状趾、平衡失调、步态改变等)。

2. **缺血病变** 5%糖尿病患者在确诊1年内有下肢周围血管病变症状,随访12年23%的糖尿病患者合并下肢周围血管病变。障碍表现为下肢轻度麻木不适、间歇性跛行、静息痛及肢端皮温下降甚至溃疡或坏死;触诊股、腘、足背和胫后动脉搏动明显减弱或消失。

3. **感染** 感染的发生与截肢的概率密切相关,尤其对于合并外周血管病变的患者。涉及软组织感染及骨髓炎,障碍表现为溃疡、渗出、红肿、恶臭等,严重者全身症状可出现发热、畏寒、白细胞升高、血沉加快、CRP升高等。感染多在溃疡的基础上发生,也可不伴有溃疡。糖尿病足感染的范围和程度是影响预后的重要因素,大范围的感染和明显的全身炎症反应往往预示极高的截肢风险和死亡率。

（二）心理障碍

由于糖尿病足本身病情较重,疼痛难忍,病程长,治疗极其困难,费用高,大大影响患者自身生活质量及寿命,还给家庭和社会造成沉重负担,因此也易引起不同的心理问题。现代医学证明焦虑、易怒会导致交感神经兴奋,使之释放大量的儿茶酚胺和去甲肾上腺素,全身微血管小动脉收缩,胰高血糖素释放增加,血糖升高,从而增加病情。故健康、良好的心理对糖尿病足患者的治疗康复起重要作用。其心理障碍特征表现为:焦虑、恐惧、抑郁、内疚回避、厌世抗拒、悲观失望、盲目乐观等。

二、康复评定

包含全身状态评定、足部病因评定、足底压力评定、疼痛评定、日常生活活动能力评定、心理评定。

（一）全身状态评定

1. 一般情况

（1）一般情况:年龄、性别、伤口处理、全身营养状况及血糖、血压等指标。如足部感染患者的血红蛋白及白蛋白水平显著降低,白细胞计数、红细胞沉降率、C反应蛋白、尿素会升高。

（2）是否伴有其他系统的疾病:如心脑血管意外、神经精神性疾病等。

（3）是否伴有其他肢体功能障碍:对已存在一侧下肢截肢患者的行走功能问题、足部压力问题等。

2. 心理状况　糖尿病足的病情重、预后差、经费高对患者心理产生一定的影响。临床神经心理学评定分为以下两个方面:

（1）认知功能障碍的评定:注意力障碍评定、记忆力障碍评定、知觉障碍评定、执行功能障碍评定。

（2）情绪-情感障碍的评定:抑郁评定、焦虑评定。情绪-情感障碍是脑功能失调的表现。多见于糖尿病足患者,还可发生于脑血管意外、脑外伤、脑性瘫痪、中毒性脑病、老年痴呆等脑部疾病患者。可使用抑郁自评量表（SDS）、焦虑自评量表（SAS）进行评估,能全面、准确、迅速地反映受试者的抑郁状态、焦虑倾向及有关症状的严重程度和变化。

3. 其他　家庭背景、学历、工作情况和经济状况等。

（二）足部评定

简单的足部检查:每天检查患者双足1次,注意观察患者皮肤颜色、趾端毛细血管反应、皮肤温度的变化、足背动脉弹性及搏动强弱。了解足部有无感疼痛及感觉麻木等变化,观察有无擦伤、水疱、红肿、皲裂等损伤。

1. 周围神经病变的评定　主要包括肢体感觉、运动功能评定。

（1）压力觉检查:如用Semmes-Weinstein单丝触觉试验评定肢体轻触觉,S-M单丝触觉试验是用S-M单丝轻触皮肤并使其弯曲,则皮肤表面所承受的压力为10g。Semmes-Weinstein单丝于第1足趾底部及第1、5跖骨头底部皮肤在2s内加压至单丝弯曲2次,并进行1次模拟测试,询问患者有无感觉。如上述部位有溃疡、坏疽、茧或瘢痕,则在其周围皮肤进行测试。答错2次代表保护性皮肤感觉异常。

（2）振动觉检查:用音叉评定振动觉,具体方法如下:采用128Hz音叉,垂直接触第1趾远端趾骨背侧进行2次测试及1次模拟测试,询问患者有无感觉。答错2次代表振动觉异常。如患者在第1趾远端趾骨不能感觉到振动,应将测试位置向近端移动,如内外踝、胫骨结节。

(3) 触觉检查:采用医用棉在患者足背进行2次测试及1次模拟测试,询问患者有无感觉。答错2次代表触觉异常。

(4) 跟腱反射检查:正常反应为腓肠肌收缩,足向跖面屈曲。如上述反应明显增强、减弱或消失,均为该反射异常。在排除糖尿病足患者坐骨神经受损、腰椎间盘脱出、坐骨神经炎的前提下,如跟腱反射减弱或消失,代表同侧胫神经麻痹。

(5) 肌电图:肌电图检测较临床体格检查更为客观,可明确感觉及运动神经纤维传导是否异常。

2. 血管病变的评定

(1) 踝肱指数(ankle branchial index,ABI):正常ABI范围为:0.90~1.10,>0.40~0.90为轻中度缺血,≤0.40为重度缺血。ABI≤0.4的患者出现静息痛与溃疡的风险明显升高。但糖尿病足患者ABI也可能在"正常"范围内(临界值1.0~1.1),因而需要更可靠的检测方法支持诊断。

(2) 趾肱指数(toe branchial index,TBI):一般认为TBI>0.75为正常,TBI<0.25则代表重度下肢肢体缺血(critical limb ischemia,CLI)。静息痛患者趾压<30mmHg可诊断合并CLI,有溃疡或坏疽的患者趾压<50mmHg,即可认为合并CLI。TBI同样存在类似ABI的缺陷,即其判断标准在糖尿病足患者中的可靠性较低。参照TASCⅡ型,可将糖尿病足患者趾压<50mmHg作为初步判断合并CLI的临界值。

(3) 指/趾氧饱和度指数(toe/finger saturation index,TFI):同侧脚蹚趾血氧饱和度与同侧手拇指血氧饱和度之比;TFI<0.9表明蹚趾存在一定程度的缺血。TFI受诸多因素影响,还有待进一步完善其他相关检查。

(4) 影像学检查:如血管超声、CTA、DSA等评估血管病变的解剖位置、形态及范围,进而可对血管病变的治疗方案进行决策。其中CTA目前仍是血管成像的"金标准"。

3. 评价组织灌注情况

(1) 经皮氧分压(transcutaneous oxygen pressure,$TcPO_2$):可反映糖尿病足或CLI患者下肢氧代谢状况,是目前最常用的检测组织血液灌注水平较为可靠的方法。$TcPO_2$可用于评估大血管病变及微血管灌注障碍的严重程度,判断患者是否需要进行血管再通,并预测治疗效果及溃疡愈合的概率。$TcPO_2$一般检测部位为足背、膝下及膝上10cm处的腿前外侧,正常值约60mmHg,参照TASCⅡ型,$TcPO_2$<30mmHg可作为诊断糖尿病足伴有CLI及预测溃疡不愈的临界值。

(2) 皮肤灌注压(skin perfusion pressure,SPP):高光谱组织氧合测量SPP也是一种评估微循环的检查方法,可用于预测溃疡预后。检测SPP需采用激光多普勒技术,其测量值代表恢复微循环及毛细血管血流需要达到的血压,其临界值为30mmHg,但预测溃疡愈合的准确性低$TcPO_2$。高光谱组织氧合测量也为预测溃疡愈合的方法,可判断糖尿病足的微循环异常,但目前主要作为研究工具使用。

4. 溃疡及感染的评估及分级

一般需要考虑溃疡面积及累及组织深度、合并感染及组织坏死情况,目前常用Wagner分级、糖尿病足的Texas分级等(表14-1-1、表14-1-2)。

表 14-1-1 糖尿病足的 Wagner 分级法

分级	临床表现
0 级	有发生足溃疡危险因素,目前无溃疡
1 级	浅表溃疡,累及皮肤全层但不累及皮下组织,临床上无感染
2 级	深部溃疡穿透到肌肉层与韧带,不累及骨髓,无脓肿
3 级	深部感染,伴有骨组织病变或脓肿
4 级	局限性坏疽(趾、足跟或前足背)
5 级	全足坏疽

表 14-1-2 糖尿病足的 Texas 分级法

分级	临床表现
0 级——无开放性溃疡或畸形	阶段 A——无感染或缺血
1 级——表面溃疡	阶段 B——有感染
2 级——侵袭到肌腱或关节囊	阶段 C——有缺血
3 级——侵袭到骨头或关节间隙	阶段 D——缺血和感染共存

糖尿病足感染以局部炎症的症状、体征为基础,出现脓性渗出物或局部红肿热痛等典型表现及发热、白细胞升高、血沉加快、CRP 升高的系统症状等即可作出诊断。

(三)疼痛评定

疼痛评定是指在疼痛治疗前及过程中利用一定的方法测定和评价患者的疼痛强度及性质等。目的准确地确定疼痛特征,为选用最恰当的治疗方法及药物提供依据;治疗过程中,随时监测疼痛程度的变化,及时调整治疗方案;用定量的方法判断治疗效果,通过疼痛定量可以说明治疗后疼痛缓解的过程和变化特点。量化评定疼痛强度及其变化的方法有视觉模拟评分法(visual analogue scale,VAS)、语言分级评分法(verbal rating scales,VRS)、数字分级评分法(vumerical rating scale,NRS)。

(四)足底压力评定

国内外研究发现糖尿病足足底压力均高于正常足。对于正常成人足底压力的分布,国内外多项研究发现在静态状况下,足部瞬间/峰值压力分布结果为:足跟 > 第 2 跖骨头 > 第 3~4 跖骨头 > 第 1 跖骨头 > 第 5 跖骨头 > 踇趾 > 中足 > 第 2~3 趾 > 第 4~5 趾。而糖尿病患者足底各部位的压力分布会发生改变,其中压力最大的部位在第 2 跖骨头,其次是足跟及第 1 跖骨头。但是人体在行走时不仅受到垂直方向的足底压力,还承受着前后方向及内外侧方向的剪切力,因此关于这 3 个方向的力对于组织损伤及溃疡形成都不可忽视。常用足底压力的评估方法:①静态足底压力测定技术:足印法、直径形象化技术、测力板技术等;②动态足底压力测定法:鞋外-压力平板技术;鞋内(可穿戴式)——电阻式压力传感器、压电式压力薄膜、电容式。糖尿病足底压力异常增高与足溃疡的发生发展密切相关。

(五)日常生活活动能力评定

日常生活活动(activities of daily living,ADL)是指人们为了维持生存及适应生存环境而每天必须反复进行的、最基本的、最具有共性的生活活动,包括衣、食、住、行及个人卫生等,又分为基础性和工具性日常生活活动。评定方法:量表法,可采取直接观察法或间接评定法。常用的评定量表为 Barthel 指数(表 14-1-3)和功能独立性量表。

表 14-1-3　Barthel 指数

评定项目	自理	较小帮助	较大帮助	完全依靠
大便控制	10	5(偶能控制)	0	
小便控制	10	5	0	
进食	10	5	0	
穿衣	10	5	0	
如厕	10	5	0	
个人卫生	5	0		
洗澡	5	0		
床椅转移	15	10	5	0
行走 45m	15	10	5(用轮椅)	0
上、下楼梯	10	5	0	

总分为 100 分,得分越高,独立性越好,依赖性越小。评分在 60 分以上者能完成基础性 ADL(basic ADL,BADL),59~41 分者需要帮助才能完成 BADL,40~21 分者需要很大帮助,20 分以下者完全需要帮助。

三、康复处方

(一) 原则

控制血糖,控制感染,纠正各种代谢紊乱,提高生活质量,降低患者的致残率和病死率。

(二) 内容及方法

1. 内外科治疗

(1) 控制血糖;

(2) 控制感染(药物、截趾、截肢等);

(3) 营养神经、改善微循环、抗凝、稳定斑块等治疗;

(4) 处理创面感染溃烂及坏疽。

2. 康复治疗

(1) 无开放性病灶的足部:①按摩治疗:糖尿病足无感染时,按摩患肢,自远端向近端按摩,10~20min/次,每天 1~2 次。②患肢运动治疗:患者平卧,患肢伸直抬高 45°,做足趾背伸跖屈活动 30 次和/或踝关节伸屈活动 30 次和/或患肢抬高—维持—放下活动 30 次。活动期间可休息片刻,休息后接着做另一个活动,每天 1~2 次。③正负压治疗:利用正负压治疗仪治疗。④高压氧治疗:改善糖尿病足的供血。⑤特殊鞋袜、全接触式支具或特殊支具靴:可使用来减轻足部压力,对于步行障碍者可予以配置拐杖和轮椅,对于截肢患者可安装假肢。

(2) 足部合并溃疡、感染:①物理因子治疗:有超短波治疗、紫外线治疗、红外线治疗及激光治疗来控制感染,促进糖尿病足溃疡愈合。②气血循环仪和漩涡浴治疗:当伤口深及肌肉肌腱时来控制感染、促进糖尿病足溃疡愈合。③外科手术:对于存在严重感染导致湿性坏疽或干性坏死者,可考虑外科手术。④患肢运动治疗:患者每日适当做小腿和足部运动30~60min,平时抬高患肢,以利血液回流,可以改善下肢血液循环。

(3) 疼痛治疗:超短波、低中频电治疗和镇痛药物。若存在下肢静息痛,可考虑介入治疗缓解疼痛。

(4) 预防与护理:选择合适的鞋袜可以降低异常的足底压,减少胼胝、溃疡的发生,防止足部损伤;每晚洗足后用柔软干毛巾轻轻擦干趾缝间的水迹,保持趾间干燥、洁净,皮肤瘙痒切忌搔抓;皮肤干燥的患者每日足浴后可用甘油或者其他护肤品均匀涂抹在足背、足底、足后跟,但要保持趾缝干燥;修剪趾甲不要靠近皮肤,以免损伤皮肤,修剪后的趾甲长度应与趾尖平行;足部按摩每日数次,以加速血液循环,改善局部组织缺氧状态;坐时抬高足部,减轻足部压力,促进静脉回流。要适当锻炼,可采用提足跟 - 足尖运动、甩腿、散步、弯腿下蹲等足部运动方式。适当的锻炼不仅有助于血糖的控制,还有助于患者调节心理情绪。锻炼宜在餐后 1h 进行,锻炼时间为 30~60min,避免发生低血糖。

(5) 心理治疗:鼓励患者正确对待疾病,避免精神紧张,学会自我克制,保持情绪稳定。精神紧张不仅患者血压上升、心跳加快,还可导致升糖激素分泌增加,使血糖进一步升高。积极引导患者,保持乐观开朗心情。同时,还需要做好患者家属的思想工作,令其配合医务人员一起帮助患者,增加患者治疗的信心。①主动关注:主动让患者了解糖尿病足可防可治,让患者有安全感,同时精神上的安慰,主动与患者谈心,鼓励患者,增强患者战胜疾病的信心,消除其顾虑。②真诚交流:对内疚心理较重的患者让其了解糖尿病足是可以治愈的,他能像健康人一样工作、学习和生活。③鼓励倾诉:用正确的人生观、社会观感染患者,使患者消除厌世的心理。多安慰、多鼓励、适时疏导,使患者心态稳定,配合治疗。④树立信心:鼓励患者多与家人、朋友及其他患者沟通,如实表达内心需求,从而建立良好的社会支持系统,培养并保持健康向上的心态。⑤教育干预:盲目乐观、自我感觉良好会让患者忽视疾病的严重性,对于这类患者就需要深入浅出地给其介绍疾病知识,指导其科学用药,合理控制饮食,戒烟酒,建立良好的健康行为。

四、案例分析

(一) 案例介绍

1. 病史 李某,男,45 岁,农民,主诉"发现血糖升高 10 年,左足第 1 足趾溃烂 2 个月"入院。10 年前患者因乏力在当地医院检查发现血糖升高,目前患者使用"门冬胰岛素 30 注射液 25U/ 早餐前、20U/ 晚餐前皮下注射",空腹血糖控制在 10~13mmol/L,餐后血糖控制在 12~18mmol/L。2018 年 3 月患者农作时不慎划破左足第 1 足趾,随后出现足部溃烂、红肿、恶臭、麻木、疼痛明显,并于当地医院住院输液抗感染、降糖治疗,足部症状未见明显好转。既往有高血压病史 3 年。长期服用降压、抗凝、稳定斑块等药物治疗。平素有吸烟嗜好 20 年。

2. 体征 BMI 21kg/m^2,体温 37.8℃,血压 130/70mmHg,两肺呼吸音清,心率 78 次 / min,律齐,未闻及明显干湿性啰音。左下肢轻度水肿,双足足背动脉搏动减弱,左足背红肿,左足第 1 足趾溃烂,存在坏死组织及渗出,压痛(+)。

3. 检验 血常规:白细胞计数 1.6×10^9/L,中性粒细胞 80%,血红蛋白 110g/L,余(-)。

生化:尿素氮 10.4mmol/L,肌酐 78μmol/L,空腹血糖 10.7mmol/L,白蛋白 25g/L,C 反应蛋白 101mg/L。心电图示未见明显异常。X 线:左足糖尿病足。MRI:左足第 1 趾骨骨髓炎。肌电图:双下肢的运动和感觉都传导减慢。

4. 诊断　糖尿病足(Texas 3D,左侧)、2 型糖尿病、高血压、糖尿病性周围血管病变、糖尿病性周围神经病变。

（二）康复评定

1. 全身状态评定　①中年男性,因外伤后出现糖尿病足感染。②精神焦虑,紧张恐惧,悲观失望。③农民,家庭经济条件一般。④既往有吸烟嗜好。⑤血常规:白细胞计数 $1.6×10^9$/L、中性粒细胞 80%,血红蛋白 110g/L,余(-)。生化:尿素氮 10.4mmol/L,肌酐 78μmol/L,空腹血糖 10.7mmol/L,白蛋白 25g/L,C 反应蛋白 101mg/L。血沉:45mm/h。心电图示未见明显异常。X 线:左足糖尿病足。MRI:左足第 1 趾骨骨髓炎。肌电图:双下肢的运动和感觉都传导减慢。

2. 障碍评估　①足部存在感染。②足部存在神经、血管病变。③心理障碍:糖尿病治疗时间长,并发症多,术前及术后均需要长期监测血糖,皮下注射胰岛素,足部感染在当地医院治疗效果欠佳,经费高,使患者丧失信心,出现紧张恐惧、焦虑情绪。

3. 足部评定:　①足部神经检查:压力觉检查提示保护性皮肤异常;振动觉检查提示异常;触觉异常;跟腱反射存在;肌电图提示感觉及运动神经纤维传导异常。②足部血管病变:ABI 左侧足背 1.0,胫后 1.1;TBI>0.75;经皮氧分压 73mmHg;B 超提示双下肢动脉硬化斑块。③足部合并感染:脓性渗出或局部红肿热痛等典型表现及发热、白细胞升高、血沉加快、CRP 升高;按 Wagner 分级法为糖尿病足 3 级,按 Texas 分级法为糖尿病足(Texas 3D,左侧)。

4. 疼痛评定　VAS 4 分。

5. 足底压力评定　左足第 1 跖骨头压力异常增高。

6. ADL 评定　65 分。

（三）康复处方

1. 全身基础疾病治疗　①糖尿病饮食,高蛋白低脂饮食。②戒烟限酒。③每日监测末梢血糖 7 次,随时调整胰岛素剂量,控制血糖在 <10mmol/L,尿酮体(-)。④血压 ≤130/80mmHg。⑤使用足部分泌物敏感的抗生素抗感染治疗。⑥足部清创切开引流,加强换药。⑦静滴白蛋白纠正低蛋白血症,增加含铁食物摄入,待低蛋白血症、贫血基本纠正,则严格按 2 型糖尿病饮食治疗。⑧针对糖尿病血管、神经治疗:活血化瘀、营养神经等治疗。

2. 心理治疗　主动与患者谈心,鼓励患者,增强患者战胜疾病的信心,消除其顾虑;多安慰、多鼓励、适时疏导,使患者心态稳定,配合治疗;鼓励患者多与家人、朋友及其他患者沟通,如实表达内心需求,培养并保持健康向上的心态;深入浅出地给患者介绍疾病知识,指导其科学用药,合理控制饮食,戒烟酒,建立良好的健康行为。

3. 物理因子治疗　超短波治疗、紫外线治疗、气血循环仪治疗来控制感染、促进糖尿病足溃疡愈合;足部疼痛可使用超短波、低中频电治疗和镇静、营养神经药物治疗。

4. 嘱患者每日适当做小腿和足部运动 30~60min,平时抬高患肢,以利血液回流,可以改善下肢血液循环。

5. 足底减压　行足底压力测定,配合适当的减压鞋垫甚至矫形鞋,预防由于压力不均引起的足部胖胀及溃疡。

参 考 文 献

[1] Apelqvist J , Bakker K , van houtum WH , et al. Practical guidelines on the management and prevention of the diabetic foot. Based upon the International Consensus on the Diabetic Foot（2007）Prepared by the International Working Group on the Diabetic Foot. Diabetes Metab Res Rev , 2008 , 24：S181-S187.

[2] Apelqvist J. Diagnostics and treatment of the diabetic foot. Endocrine , 2012 , 41：384-397.

[3] Bowling FL , Recves ND , Boulton AJ. Gait-related strategies for the prevention of plantar ulcer development in the high risk foot. Curr Diabetes Rev , 2011 , 7：159-163.

[4] Andreassen CS , Jakobsen J , Ringgaard S , et al. Accelerated atrophy of lower leg and foot muscles—a follow-up study of long-term diabetic polyneuropathy using magnetic resonance imaging（MRI）. Diabetologia , 2009 , 52（6）：1182-1191.

[5] Boulton AJM , Kirsner RS , Vileilyte L. Neuropathic diabetic foot ulcers. N Engl J Med , 2004 , 351：48-55.

[6] Kalish J , Hamdan A. Management of diabetic foot problem. J Vasc Surg , 2010 , 51（2）：476-486.

[7] Apelqvist J. The foot in perspective. Diabetes Metab Res Rev , 2008 , 24（Suppl 1）：S110-S115.

[8] Clairotte C , Retour S , Potier L , et al. Automated ankle-brachial pressure index measurement by clinical staff for peripheral arterial disease diagnosis in nondiabetic and diabetic patients. Diabetes Care , 2009 , 32（7）：1231-1236.

[9] Norgren L , Hiatt WR , Dormandy JA , et al. Inter-Society of Cardiology Guidelines Committee. 2003 European Society of Hyperten-sion-European Society of Cardioligy guidelines for the management of arterial hypertension. J Hypertens , 2003 , 21（6）：1011-1053.

[10] Fong DS , Ferris FL 3rd , Davis MD. Causes of severe visual loss in the early treatment diabetic retinopathy study：ETDRS report no. 24. Early Treatment Diabetic Retinopathy Study Research Group. American Journal of Ophthalmology , 1999 , 127（2）：137-141.

[11] Bus SA. The Role of Pressure Offloading on Diabetic Foot Ulcer Healing and Prevention of Recurrence. Plastic & Reconstructive Surgery , 2016 , 138（3 Suppl）：179S.

[12] Sartor CD , Watari R , Pássaro AC , et al. Effects of a combined strengthening , stretching and functional training program versus usual-care on gait biomechanics and foot function for diabetic neuropathy：a randomized controlled trial. Bmc Musculoskelet Disord , 2012 , 19：13-36.

[13] Roll C , Forray M , Kinner B. Amputation and exarticulation of the lesser toes. Oper , 2016 , 28（5）：345-351.

第二节 截 肢

糖尿病足是指与下肢远端神经异常和不同程度周围血管病变相关的足部感染、溃疡和 / 或深层组织破坏，成为糖尿病常见的严重并发症，最终可导致截肢甚至死亡。糖尿病足的患病率各国报告不一，约占住院糖尿病患者的 6%~20%。美国西雅图退伍军人医院糖尿病足的年发病率为 5.6%。Poole 等调查了 1 077 例糖尿病患者，足溃疡的检出率为 7.4%，印度为 10%。国外研究显示最常见的足溃疡发生于足趾（背面或足底），其次是跖骨头、足中段和足跟、足背等受压较大部位,国内研究显示以足趾、足背、足底、足踝为好发部位。有资料显示,约 15% 的糖尿病患者发生糖尿病足,约 80% 的糖尿病足患者可能导致截肢,糖尿病患者下肢截肢的危险性是非糖尿病患者的 40 倍。在糖尿病足治疗中,截肢术是挽救糖尿病足坏疽及严重感染患者生命的重要措施。

截肢是以挽救患者生命为主要目的,截肢不是治疗的结束而是治疗的第一步,然后促使残肢消肿,早日定型,使残存关节的活动范围得以增加,肌肉得以强化,以满足装配假肢所需的良好的残肢条件。装配假肢,及时对残肢进行康复训练对于早日回归社会是非常有必要的。

一、障碍特征

(一) 功能障碍

肢体全部或部分切除,其中经关节平面的截肢称为关节离断。对于严重下肢动脉缺血且合并严重感染的糖尿病足患者,在其他治疗都未见明显改善的情况下,膝以下截肢治疗是非常有必要的。

1. 足部截肢后的功能障碍　正常步态周期中的站立相,大踇趾起到稳定作用,大踇趾截肢对快速行走、跑、跳跃产生明显影响。第 2 趾截趾后会伴有大趾外翻畸形,小趾截肢一般不受影响。全足趾截肢在快速行走、跳跃、下蹲影响很大,跖跗关节离断后期将造成马蹄足畸形,中跗关节离断可能造成严重的马蹄内翻畸形。

2. 踝部截肢(Syme 截肢)后的功能障碍　肢体短缩、负重面积减少。足的稳定性减弱,足对地面的缓冲机制丧失必须穿戴特殊的赛姆假肢(又称踝部假肢)才能得到代偿。

3. 小腿截肢后的功能障碍　站立平衡及行走功能障碍,必须穿戴小腿假肢才能完成站立平衡及行走。

4. 大腿截肢后的功能障碍　因丧失了膝关节,在穿戴假肢的康复训练方面就更困难,需要花很长时间,大腿假肢的步态比小腿假肢更差,行走的安全性也差,对日常生活活动能力产生很大影响。

(二) 心理障碍

糖尿病治疗时间长,并发症重,术前及术后均需要长期监测血糖,口服降糖药或皮下注射胰岛素,容易使患者丧失信心,产生自暴自弃的心理。特别必须截肢的残酷现实及对今后自身的社会价值的丧失,易出现紧张恐惧、焦虑、抑郁。

二、康复评定

包含全身状态评定、残肢的评定和假肢评定。

(一) 全身状态评定

1. 一般情况

(1) 一般情况:年龄、性别、截肢日期、截肢部位、截肢水平、术后伤口处理、全身营养状况及血糖、血压等指标。如截肢患者的血红蛋白及白蛋白水平显著降低,而白细胞计数、红细胞沉降率、C 反应蛋白、尿素和肌酐水平会升高。

(2) 是否存在合并伤:如电击伤所致前臂截肢患者常伴臂丛神经损伤,枪弹伤所致髋离断截肢患者常伴内脏器官损伤。

（3）是否伴有其他系统的疾病：如心脑血管意外、神经精神性疾病等。

（4）是否伴有其他肢体功能障碍：其他肢体的功能对患侧的假肢装配与训练产生显著影响，如一侧大腿截肢患者，若伴有对侧上臂截肢，由于其对称平衡功能破坏，患者无法扶拐行走，穿脱假肢也变得非常困难。

2. 心理状况　截肢对人体造成重大创伤，突然的打击使患者极度痛苦、悲观绝望，甚至无法生活，不同年龄患者截肢后的心理特点不同。临床神经心理学评定分为以下两个方面：

（1）认知功能障碍的评定：注意力障碍评定、记忆力障碍评定、知觉障碍评定、执行功能障碍评定。

（2）情绪 - 情感障碍的评定：抑郁评定、焦虑评定。情绪 - 情感障碍是脑功能失调的表现。多见于糖尿病足截肢患者，还可发生于脑血管意外、脑外伤、脑性瘫痪、中毒性脑病、老年痴呆等脑部疾病患者。可使用抑郁自评量表（SDS）、焦虑自评量表（SAS）进行评估，能全面、准确、迅速地反映受试者的抑郁状态、焦虑倾向及有关症状的严重程度和变化。

3. 其他　家庭和工作情况、经济状况、判断能否装配假肢、能否承受装配假肢后的功能训练等。

（二）残肢评定

残肢是指残缺肢体或不全肢体。

1. 残肢长度　指残肢起点与残肢末端之间的距离。其中残肢末端分骨末端和软组织末端，通常所说的残肢末端是指软组织末端。假肢功能的发挥需要依赖于残肢，因此残肢长度对假肢装配很重要。残端应有适度的软组织覆盖，保证有足够的杠杆和良好的肌肉控制力量。残肢太短不但造成装配假肢困难，而且影响假肢稳定性以及功能的发挥；残肢太长会造成残肢供血不足，尤其是针对缺血性疾病截肢患者，比如说糖尿病合并下肢血管病变患者。且由于假肢关节需要占用一定空间，残肢太长有可能造成两侧肢体不等长或关节不对称，影响外观。

（1）大腿残肢长度：指坐骨结节到大腿残肢末端的长度。①大腿极短残肢：大腿残肢在坐骨结节平面以下 3~5cm；②大腿短残肢：小粗隆以远，近侧 1/3 经股骨的截肢；③大腿中残肢：大腿中 1/3 与下 1/3 之间的截肢；④大腿长残肢：远侧 1/3 经股骨的截肢。

（2）膝离断残肢长度：指坐骨结节到大腿残肢末端（相当于股骨外上髁）的距离。

（3）小腿截肢的长度：指髌韧带中间点（MPT）到小腿残肢末端的距离。

（4）赛姆截肢残肢长度：指髌韧带中间点到踝离断末端的距离。

（5）跗骨残端长度：指跗骨截除后的残端长度。

（6）跖骨残端长度：指跖骨截除后的残端长度。

（7）足趾残端长度：指足趾截除后的残端长度。

2. 残肢围长　指残肢的周径或周长。

（1）髋离断截肢围长：测量髂棘以及骨盆水平位置的围长。

（2）大腿截肢围长：以坐骨结节处为起点，每隔 3cm 测量到残肢末端的围长。

（3）膝离断围长：以髌韧带中间点（MPT）为起点，每隔 3cm 测量到残肢末端的围长。

（4）小腿截肢围长：以髌韧带中间点（MPT）为起点，每隔 3cm 测量到残肢末端的围长。

（5）赛姆截肢围长：同小腿截肢围长的测量。

（6）注意事项：①皮尺不要拉太紧或太松，以皮肤没有起皱褶为准。②皮尺在肢体前、后、内、外保持水平，不能有的位置高，有的位置低。③注意晨起后围长的变化。④一般早上起床后残肢围长会稍微变粗。⑤观察残肢有无水肿，如果有水肿测量后的尺寸偏大。⑥测量后的尺寸注意和健侧作对比。

3. 残肢肌力　指残肢肌肉的最大主动收缩力。进行残肢评定时，应对各关节主要肌群肌力进行检查，如髋关节的伸肌、屈肌、外展肌，膝关节的伸肌（股四头肌）等测定方法。徒手肌力评定（MMT）要求受检者在特定的体位下，分别在减重力、抗重力和抗阻力的条件下完成标准动作。测试者通过触摸肌腹、观察肌肉的运动情况和关节的活动范围以及克服阻力的能力，来确定肌力的大小（见表14-2-1）。

表 14-2-1　MMT 肌力分级标准

级别	名称	标准	相当正常肌力的 %
0	零（zero，0）	无可测知的肌肉收缩	0
1	微缩（trace，T）	有轻微收缩，但不能引起关节活动	10
2	差（poor，P）	在减重状态下能作关节全范围运动	25
3	可（fair，F）	能抗重力作关节全范围运动，但不能抗阻力	50
4	良好（good，G）	能抗重力，抗一定阻力运动	75
5	正常（normal，N）	能抗重力，抗充分阻力运动	100

4. 残肢关节活动度　指残肢关节从起点到终点的运动弧。对下肢主要评定髋关节屈伸、内收外展、内外旋，以及膝关节、踝关节的屈伸运动。

（1）关节活动度（ROM）评定：①测量工具：量角器、脊柱活动测量（皮尺）。②测量方法：舒适体位、暴露测量的关节；确定测量关节的骨性标志；专人测量、主动关节活动测量、被动关节活动测量（以画线方式定位）；正确找准运动轴、固定臂、移动臂。③测量结果的记录：内容：关节名称、左右、主动 ROM、被动 ROM、关节强直（纤维性、骨性）、挛缩、痉挛等。

（2）髋部关节：①解剖及运动学：髋关节是球凹形关节。颈干角：110°~140°，平均127°，>140°为髋外翻，<110°为髋内翻。前倾角20°，股骨内旋时前倾角消失，外旋时前倾角增大。②髋关节的运动轴：额状轴屈、伸。矢状轴内收、外展、垂直轴。③ROM 测量：前屈125°，后伸15°，内收35°，外展45°，内外旋各45°。

（3）膝部关节：①解剖及运动学：膝关节由股骨远端、胫骨近端及髌骨构成股胫关节、髌股关节、胫腓近端关节。膝关节屈伸运动，屈膝时伴有轻度内旋。膝关节内半月板的功能：保护、充填、制动、调节压力、滚珠作用、润滑作用、弹簧作用。②ROM 测量：屈—伸 0°~130°，内旋 0°~30°，外旋 0°~40°。

（4）踝及足部关节：①踝关节解剖及运动学：下胫腓关节（上下、前后、旋转、侧方运动），距小腿关节（背伸、跖屈）；前、后韧带、三角韧带（内踝侧：距胫前韧带、胫舟韧带、距胫后韧带、跟胫韧带）、腓侧副韧带（外踝侧：距腓前韧带、跟腓韧带、距腓后韧带）。②足部：共由 26 块骨组成；跗骨 7、跖骨 5、趾骨 14。足部关节有跗骨间关节、跗跖关节、跖骨间关节、跖趾关节、趾骨间关节。③重要关节：距下关节（距跟关节）、距舟关节、跟骰关节。前两个关节使足发生内、外翻，后两个关节称为跗横关节使足发生内收外展。④踝关节 ROM 测量：跖屈 45°、背伸 45°，内翻 40°，外翻 40°。

5. 残肢外形与畸形

（1）残肢外形：有多种，理想的残肢外形是圆柱形，而不是圆锥形、沙漏状、折角状等。为适应现代全面接触、全面承重接受腔的安装。

（2）残肢畸形：正常残肢无畸形。大腿截肢易出现髋关节屈曲外展畸形、小腿截肢易出现膝关节屈曲畸形。

6. 皮肤情况

（1）有无病理性瘢痕：正常时无。若有病理性瘢痕或大面积瘢痕存在，应检查瘢痕的部位、大小、厚度、成熟度、是否愈合等。

（2）有无皮肤粘连：正常时无。若有粘连存在，应检查皮肤粘连的范围、程度及对关节活动的影响。

（3）有无皮肤塌陷：正常时无。若有皮肤内陷存在，应检查其内陷深度。

（4）有无开放性损伤：若存在，应检查其大小、形状、渗出物等。

（5）有无植皮：若有植皮，注意植皮的部位、类型、愈合程度。

（6）有无皮肤病：正常时无。若有皮肤病存在，应先治疗皮肤病，而后安装假肢。

7. 残肢感觉

（1）残肢感觉减弱：通常发生于合并涉及神经损伤。

（2）残肢感觉过敏：多见于部分足切除患者的残端。

（3）残肢痛：截肢患者在术后一段时间残留肢体存在疼痛。引起残肢痛的最常见原因是神经瘤。评定方法与标准：①视觉模拟评分法（VAS）（图14-2-1）是目前临床上最为常的评定方法。也称11点评分法，方法为画一长度10cm直线，0处表示无痛，10cm处表示极痛，让患者在直线上标示出其疼痛程度。②麦吉尔疼痛问卷（MPQ）含有4类20组疼痛描述词，每组词按程度递增的顺序排列，其中1~10组为感觉类，11~15组为情感类，16组为评价类，17~20组为其他相关类。被测者在每一组词中选一个与自己痛觉程度相同的词（没有合适的可以不选）。③Melzack又提出内容简洁、耗时短的SF-MPQ（表14-2-2）。SF-MPQ仅由11个感觉类和4个情感类对疼痛的描述词以及现有疼痛强度（PPI）和VAS组成。所有描述词均用0~3分别表示"无""轻""中"和"重"的不同程度。适用于对疼痛特性进行评定的评定者和存在疼痛心理问题者。

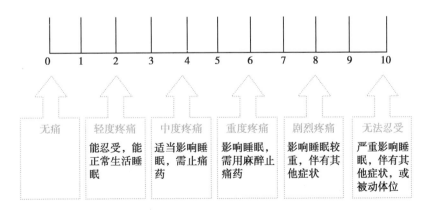

图 14-2-1　视觉模拟评分

表 14-2-2　SF-McGill 疼痛问卷表

Ⅰ. 疼痛分级指数（pain rating index，PRI）的评定

	疼痛性质		疼痛程度		
A	感觉项	无	轻	中	重
	跳痛	0	1	2	3
	刺痛	0	1	2	3
	刀割痛	0	1	2	3
	锐痛	0	1	2	3
	痉挛牵扯痛	0	1	2	3
	绞痛	0	1	2	3
	热灼痛	0	1	2	3
	持续固定痛	0	1	2	3
	胀痛	0	1	2	3
	触痛	0	1	2	3
	撕裂痛	0	1	2	3
B	情感项				
	软弱无力	0	1	2	3
	厌烦	0	1	2	3
	害怕	0	1	2	3
	受罪、惩罚感	0	1	2	3

感觉项总分_____　　　　情感项总分_____

Ⅱ. 视觉模拟评分法（visual analogue scale，VAS）

无痛（0）|_____| 剧痛（100）

Ⅲ. 现有痛强度（present pain intensity，PPI）评定分级
0——无痛　1——轻度不适
2——不适　3——难受
4——可怕的痛　5——极为痛苦

　　（4）幻肢痛：截肢患者在术后一段时间对已经切除的肢体存在着一种虚幻的疼痛感觉，是截肢后常见的并发症。以夜间为多见，其特点和程度不一，少有剧烈疼痛。疼痛机制：神经瘤的形成和异位放电。评定方法与标准同残肢痛。

　　（三）假肢评定

　　临时假肢和正式假肢，包含接受腔评定、对线的评定和悬吊能力的评定。

　　1. 穿戴临时假肢后的评定　截肢手术后切口拆线，愈合良好时，术后 3 周即可配戴临时假肢。①临时假肢接受腔适合情况；②假肢悬吊能力；③假肢对线的情况；④穿戴假肢后残肢情况、承重能力；⑤步态评定。

2. 穿戴永久假肢后的评定　残肢基本稳定和定型良好,经过穿戴临时假肢的功能训练良好,即可改换永久假肢。

(1) 下肢假肢的评定:包括接受腔适配性评定和步态评定。前者包括对线评定和长度评定。①对线评定:工作台对线是从股骨头中心到膝关节中心到踝关节中心与地面垂直的一条直线。静态对线是让患者在站立位,双足间距 10cm 的情况下,确认假肢的对线是否正确,假肢的足底是否完全接触地面,患者有无重心向前或向后倒的感觉。动态对线是令患者行走,观察步行时的对线,膝关节是否稳定,有无向前跪倒的倾向,当假肢侧站立时身体是否摇晃等。要观察各种异常步态,并矫正其产生的原因。②长度评定:一般小腿假肢要求两侧肢体等长,而大腿假肢可比健侧略短 1cm。

(2) 下肢假肢代偿功能评定:①平衡功能评定:站立位动态平衡功能;步行前的跨步能力及平衡障碍的程度。②步态评定:假肢膝关节不稳定、踮脚异常、步幅不均、摆臂异常等。③行走能力评定:行走的距离、上下阶梯、过障碍物。

(3) 假肢部件及质量的评定

三、康复处方

(一) 原则

尽量减轻截肢者的心理创伤,尽快地促进残肢定型,防治并发症,早期安装假肢,帮助截肢者早日回归社会。

(二) 内容及方法

1. 截肢前的康复

(1) 关节活动范围训练:全关节范围的主动或被动运动;

(2) 肌力训练:加强健侧的肌力训练;

(3) ADL 训练:术前行健侧单足站立平衡训练或挂拐步行训练,练习使用拐杖的方法;

(4) 营养状况评估:控制好血糖、血压,纠正低蛋白血症等。

2. 截肢后的康复

(1) 心理治疗:心理状态的变化一般经历震惊、回避、承认和适应四个阶段。

(2) 营养处方:控制好血糖、血压,纠正低蛋白血症,促进伤口愈合。

(3) 保持合理的残肢体位:大腿截肢后髋关节应保持伸直位,避免屈曲外展;小腿截肢后小腿残肢应保持膝关节的伸直位,避免屈曲。

(4) 残肢皮肤护理:应保持清洁和干燥,防止皮肤擦伤、水疱、汗疹、真菌或细菌的感染。

(5) 避免残肢肿胀:①弹性绷带包扎技术:是促进残肢定型的最普通、最重要的方法。用 15~20cm 宽的弹性绷带包扎残肢,包扎时先顺沿残肢长轴包绕 2~3 次,再从远端开始斜行向近端包扎,缠绕时应以斜 8 字形方式缠绕。不能环状缠绕,压力从远端向近端应逐渐减小,否则会使末端肿胀加重。对于大腿残肢,应缠绕至骨盆部,对于小腿残肢应缠绕到大腿部。该方法的优点是便于观察截肢伤口的愈合情况,不影响肌肉收缩和关节运动。②硬绷带包扎技术:先用纱布包扎截肢伤口,再用 U 形石膏绷带包扎固定。小腿残肢的 U 形石膏应该在残肢的前后方成 U 形,石膏夹板超过膝关节,将膝关节固定在伸直位。大腿残肢的 U 形石膏应该在残肢的内外侧成 U 形,外侧石膏夹板增加厚度并且超过髋关节,保持髋关节伸直、股骨放在 150° 的内放位,避免髋关节发生屈曲外展挛缩畸形。

(6) 肌力训练:①髋关节离断:进行腹背肌和髂腰肌的训练。②大腿截肢:臀大肌和内收肌的等长收缩、主动伸髋练习,髋关节内收肌和外展肌的抗阻肌力训练。③小腿截肢:膝关节屈伸肌,尤其是股四头肌的肌力训练,包括等长收缩、主动和抗阻运动训练等。

(7) 关节活动度训练:①髋关节活动度训练:髋关节屈伸、内收和外展训练。②膝关节活动度训练:膝关节屈伸训练,尤其是伸直。

(8) ADL 训练:下肢截肢者,术前行健侧单足站立平衡训练或挂拐步行训练,练习使用拐杖的方法。

3. 残肢并发症的处理

(1) 残肢皮肤破溃、窦道、瘢痕和角化:修整接受腔、创面换药、紫外线、超短波。

(2) 残端骨外突、外形不良:一般为不适当的手术引起,如圆锥状残肢,使骨端突出于皮下,对较大的骨刺需手术切除。

(3) 残肢关节挛缩:良肢体位、主动和被动的关节活动训练。

(4) 残肢痛:超短波、低中频电治疗和镇痛药物。

(5) 幻肢痛:心理治疗、超短波和低中频电治疗和中枢性镇静药,如阿米替林、丙米嗪和卡马西平等。

根据评定结果开出相应的处方,如为增强肌力、改善关节活动和增强全身体力等的运动治疗或作业治疗处方;促进残肢肿胀消退、软化瘢痕的物理治疗处方;术后即装假肢、临时假肢或永久假肢的处方;穿戴假肢后的康复训练处方等。

四、案例分析

(一)案例介绍

1. 病史 孙某,男,60 岁,工人,主诉"发现血糖升高 20 年,右足溃烂半年"入院,20 年前患者体检发现血糖升高,目前患者使用"甘精胰岛素注射液 8U 皮下注射 1 次 / 晚,门冬胰岛素注射液 5U/ 早餐前、4U/ 午餐前、4U/ 晚餐前皮下注射",空腹血糖控制在 7~9mmol/L,餐后血糖控制在 10~15mmol/L。2016 年 3 月患者右足烫伤后未予重视,随后出现足部溃烂、变黑、恶臭明显,并于当地医院住院治疗,3 月底于当地医院在全麻下行右小腿截肢术,术程顺利。目前患者行走功能障碍,且时有幻肢痛。既往有高血压病史 10 年、脑梗死病史 5 年、糖尿病性周围血管病变病史 10 年,长期服用降压、抗凝、稳定斑块等药物治疗。

2. 体征 血压 140/70mmHg,两肺呼吸音清,心率 80 次 /min,律齐,右下肢中下 1/3 缺如,切口愈合良好,有瘢痕组织,压痛(-),未发生肌肉萎缩及关节僵硬。

3. 检验 血常规:白细胞计数 1.1×10^9/L、血红蛋白 110g/L、余(-)。生化:尿素 10.4mmol/L,肌酐 98µmol/L,空腹血糖 9.8mmol/L,白蛋白 27g/L。心电图示未见明显异常。肌电图:双下肢的运动和感觉都传导减慢。

4. 诊断 右小腿截肢术后、2 型糖尿病、高血压、脑梗死、糖尿病性周围血管病变、糖尿病性周围神经病变。

(二)康复评定

1. 全身状态评定 ①高龄男性,因糖尿病足感染行右小腿截肢术。②精神欠佳,紧张恐惧、焦虑。③退休工人,家庭经济条件能够承受装配假肢。④除患有高血压、脑梗死疾病外,其他肢体状况尚可,能承受装配假肢后的功能训练。⑤空腹血糖 9.8mmol/L,肌电图示双下肢的运动和感觉都传导减慢。

2. 障碍评估 ①小腿截肢后的功能障碍:必须穿戴小腿假肢才能完成站立平衡及行走。②心理障碍:糖尿病治疗时间长,并发症多,术前及术后均需要长期监测血糖,皮下注射胰岛素,使患者丧失信心,出现紧张恐惧、焦虑。

3. 残肢评定 皮肤无感染、溃疡、窦道以及骨残端粘连的瘢痕;无残端畸形;残肢长度15cm;残端肌群肌力4级;残端无神经瘤;残端的形状无畸形;关节活动度自如;时有幻肢痛,VAS 5 点。

4. 假肢评定

(1) 穿戴临时假肢后的评定:截肢手术后切口拆线,愈合良好时,术后 3 周即可配戴临时假肢,临时假肢接受腔适合,假肢悬吊能力及假肢对线尚可,穿戴假肢后残肢不适应,承重能力欠佳,步态不稳。

(2) 穿戴永久假肢后的评定:残肢基本稳定和定型良好,经过穿戴临时假肢的功能训练良好,可改换永久假肢。平衡功能评定:站立位动态平衡功能欠佳;步行前的跨步能力及平衡障碍。步态评定:假肢膝关节稳定,踮脚异常。行走能力评定:上下阶梯欠佳,过障碍物欠佳。

（三）康复处方:

1. 全身基础疾病治疗 ①糖尿病饮食,高蛋白饮食。②戒烟限酒。③术后 3 天内每日监测末梢血糖 5 次,随时调整胰岛素剂量,控制血糖在 <10mmol/L,尿酮体（−）。④血压≤140/90mmHg。⑤静滴白蛋白纠正低蛋白血症,增加含铁食物摄入,待低蛋白血症、贫血基本纠正,则严格按 2 型糖尿病饮食治疗。⑥针对糖尿病血管、神经治疗:活血化瘀、营养神经等治疗。

2. 心理治疗 引导患者正视截肢的重要性和必要性,使患者顺利渡过震惊、回避、承认和适应这一心理期,鼓励患者要有战胜疾病的信心,乐观和坚强的回归社会中去。

3. 运动疗法 ①改善关节活动度,以主动和被动关节运动疗法为主。②增加肌力,主动肌力锻炼,术后 6h 即开始肌肉训练,每日 3~4 次,每次 10~20min,待肌力提高至 4 级以上再装配假肢。③保持合理的残肢体位,膝下截肢,除做好髋关节功能锻炼(髋关节屈伸、内收和外展训练)外,卧位时膝关节应伸直位,每日 3~4 次,每次 10~20min,避免长时间屈膝,防止膝屈曲畸形。功能锻炼因人而异,训练强度以次日不出现疲劳为宜。

4. 作业疗法 ①站立训练:单腿站立平衡训练,患者可在平行杠内进行有保护的站立训练,可向前及两侧推患者,从而调整能力,保持单腿平衡能力。指导患者在站立位时注意事项,如正确使用拐杖,防止跌倒;②步行训练:如平行杠内的步行训练、杠外步行训练及室外步行训练等。

5. 物理因子治疗 推拿按摩改善循环,促进瘢痕软化成熟;幻肢痛可使用超短波、低中频电治疗和镇静、营养神经药物治疗。

6. 健侧保护 行足底压力测定,配合适当的减压鞋垫甚至矫形鞋,预防由于压力不均引起的足部胼胝及溃疡。

（王爱萍　柳岚　王伟　陈寅晨　姜东）

参 考 文 献

［1］Apelqvist J,Bakker K,Van Houtum WH,et al. International consensus and practical guidelines on the management and the prevention of the diabetic foot. In ternational working group on the diabetic foot. Metab Res Rew,2000,16(suppl 1):S84-S92.

［2］Lassarini PA,O'Rourke SR,Russell AW,et al. What are the key conditions associated with lower limb amputations in a major Australian teaching hospital? Foot Ankel Res,2012,5(1):12.

［3］Pino AE,Taghva S,Chapman C,et al. Lower-limb amputations in patients with diabetes mellitus. Orthopedics,2011,34(12):e885-e892.

［4］Tisi PV,Than MM. Type of incision for below knee amputation. Cochrane Database Syst Rev,2014,(4):CD003749.

［5］Migaou Miled H,Ben Brahim H,Hadj Hassine Y,et al. Quality of life and psychological profile of the Tunisian lower limb amputees. Ann Phys ReHabil Med,2016,59S:e31.

［6］Yusof NM,Rahman JA,Zulkifly AH,et al. Predictors of major lower limb amputation among type II diabetic patients admitted for diabetic foot problems. Singapore Med J,2015,56(11):626-631.

［7］Trevelyan EG,Turner WA,Robinson N. Perceptions of phantom limb pain in lower limb amputees and its effect on quality of life:a qualitative study. Br J Pain,2016,10(2):70-77.

［8］Sartor CD,Watari R,Pássaro AC,et al. Effects of a combined strengthening,stretching and functional training program versus usual-care on gait biomechanics and foot function for diabetic neuropathy:a randomized controlled trial. Bmc Musculoskelet Disord,2012,19:13-36.

［9］Bus SA. The Role of Pressure Offloading on Diabetic Foot Ulcer Healing and Prevention of Recurrence. Plastic & Reconstructive Surgery,2016,138(3 Suppl):179S-187S.

［10］Roll C,Forray M,Kinner B. Amputation and exarticulation of the lesser toes. Oper Orthop Traumatol,2016,28(5):345-351.

第十五章　其他并发症康复

第一节　多囊卵巢综合征

一、障碍特征

(一) 临床特征

多囊卵巢综合征(polycystic ovary syndrome,PCOS)是育龄期女性最常见的内分泌代谢问题之一。发病率随种族、地域和诊断标准的不同而有所差异,约占育龄期女性 5%~10%,约占不孕症的 30%,占无排卵性不孕的 75%。1935 年 Stein 和 Leventhal 首次从多种临床表现中总结报道了该综合征,表现为闭经、不孕、肥胖、多毛和痤疮,伴有形态学上的多囊卵巢。该综合征的临床特征具有多样性(多种表现共存)和异质性(每种表现程度不一),对诊断和鉴别诊断造成一定困难。虽然 PCOS 与糖尿病之间的关系尚未明确,但近年来普遍认为 PCOS 是 2 型糖尿病和心脑血管病的危险因素,并且认为胰岛素抵抗和高雄激素血症是患者的主要病理生理表现。由于康复治疗对 PCOS 的多种功能障碍均有疗效,因此本书把 PCOS 纳入糖尿病伴发病康复范畴。以下按照我国原卫生部 2011 年 12 月实施的多囊卵巢综合征诊断行业标准,按照我国患者的常见表现、顺序介绍 PCOS 的临床特征。

1. **不孕和月经异常表现**　不孕和月经异常是 PCOS 患者就诊的第一和第二位原因。患者月经初潮年龄多正常,但长期(常超过 2 年以上)不能建立正常的月经周期,表现为经量减少、经期延长(常超过 35 天)和月经稀发,出现子宫内膜增生和功能性子宫出血。闭经可以在长期月经紊乱后发生,也可以在一开始就出现。无论月经是否异常,患者都可因无排卵而造成不孕。无排卵性不孕和月经异常又可增加子宫内膜癌风险。

2. **多囊卵巢形态改变**　超过 70% 的患者可经超声检查发现多囊卵巢形态学改变,判断标准为:一侧或双侧卵巢内直径 2~9mm 的卵泡数≥12 个,或卵巢体积≥10ml。卵巢体积按 $0.5×$ 长径(cm)× 横径(cm)× 前后径(cm)计算。

3. **雄激素过多症**　我国 PCOS 患者中存在雄激素过多症者约占半数,其比例和表现均轻于欧美国家,与日本相当。雄激素过多症的表现分两种:临床表现(多毛、痤疮)和生化表现(高雄激素血症)。①多毛:是雄激素过多的重要指征,典型表现为男性型体毛过度生长。②痤疮:是雄激素过多症的另一个临床指征。雄激素刺激毛囊皮脂腺形成油脂性皮肤,常见于额面部和胸背部,呈现为粉刺、脓疱或皮脂腺囊肿。可因感染或反复挤压而出现毛孔增粗、色素沉着或瘢痕增生。③高雄激素血症:通常把生化检测发现的睾酮过高称为高雄激素血症。另外,睾酮合成途径中的雄烯二酮(androstenedione,AD),以及代谢途径中的双氢睾酮(dihydrotestosterone,DHT,由睾酮受 5α 还原酶作用而产生)和硫酸脱氢表雄酮(sulphated dehydroepiandrosterone,DHEAS,主要来自肾上腺)等指标也可作参考,但不纳入常规检查。

4. **黄体生成素过多**　我国 PCOS 患者半数以上呈现黄体生成素(luteinizing hormone,

LH)偏高,而卵泡刺激素(follicle stimulating hormone,FSH)往往正常或偏低,因而多数患者可检出 LH/FSH 比值增高(以 LH/FSH>2 判断),且在非肥胖患者中更为多见。

5. 胰岛素抵抗、肥胖和糖脂代谢异常　我国 PCOS 患者有较多的胰岛素抵抗(约 50%)、肥胖(约 30%)和糖耐量受损(约 20%),但发生率均低于欧美国家。患者多空腹血糖正常,但葡萄糖耐量试验和胰岛素释放试验可发现餐后血糖偏高和胰岛素分泌曲线异常(分泌量快速增多且水平过高)。PCOS 患者,尤其是高雄激素血症和/或肥胖患者,常存在胆固醇和甘油三酯异常,表现为甘油三酯和低密度脂蛋白增高,而高密度脂蛋白降低。多种代谢异常同时存在时,可支持诊断代谢综合征。胰岛素抵抗、肥胖、糖脂代谢异常和雄激素过多症还与阻塞性睡眠呼吸暂停综合征有关。患者还可存在代谢相关的高凝和低纤溶状态,增加血栓形成和心血管病风险。

6. 其他特征　①肿瘤风险:PCOS 患者罹患子宫内膜癌的风险增高。②黑棘皮病:在颈后、腋下、腹股沟和外阴等部位,皮肤出现对称性、灰黑色、粒状、乳头状、斑片状或天鹅绒样皮肤角化增生,常出现于高胰岛素血症合并胰岛素抵抗。③心理社会问题:患者的两性关系、生育和个人形象等问题,可以与心理社会问题相互作用,表现出躯体化症状、强迫症状、焦虑和抑郁,以及人际敏感与退缩。我国 PCOS 患者典型问题为不孕造成家庭矛盾,但近年来肥胖和多毛等身体形象问题也逐渐突显。

(二)临床诊断

1. 国际诊断标准　该综合征病因未明,且临床表现多样,造成诊断标准不一。直到 20 世纪 90 年代以后,欧美国家才开始以专家共识的形式,相继制定诊断标准。我国原卫生部则在 2011 年底发布 PCOS 诊断行业标准。目前国际诊断标准不一,主要包括:

(1)美国国立卫生研究院标准:1990 年制定,从内分泌功能异常和生殖功能异常两方面考虑。在内分泌方面要求找到雄激素过多证据,即临床表现(多毛和痤疮)和生化检查(高雄激素血症)两者中至少符合一项。在生殖方面要求找到排卵异常证据,常为月经稀发、经期延长、不规则子宫出血、闭经和不孕等。该标准没有把卵巢形态异常(多囊卵巢)作为诊断的必要条件。

(2)鹿特丹标准:由欧洲生殖和胚胎医学会与美国生殖医学会在 2003 年提出。该标准认为 PCOS 在本质上属于卵巢功能异常疾病,同时强调要把卵巢形态异常纳入到诊断标准中,只要符合多囊卵巢、雄激素过多症和卵巢功能异常三项中的任意两项,就可诊断为PCOS。但是,多囊卵巢可出现于 20%~30% 的正常育龄期妇女中,也可发生于下丘脑-垂体-肾上腺轴的其他疾病,例如下丘脑性闭经、高催乳素血症和生长激素肿瘤等。另外,由于雄激素水平和卵巢功能表现在正常人群中有较大变异范围,因此,参照鹿特丹标准进行诊断,有可能把没有内分泌和生育功能障碍的正常女性也诊断为 PCOS。

(3)美国雄激素学会标准:由美国雄激素学会在 2006 年制定。该标准认为 PCOS 在本质上属于雄激素过多症,由此提出以雄激素过多症的任一表现(多毛、痤疮或高雄激素血症)为基础,再加上排卵异常和多囊卵巢中的任意一项,并且排除其他可导致雄激素过多的疾病,即可诊断 PCOS。

2. 中国诊断标准　由于我国 PCOS 人群的体质特征与欧美国家存在较大差异,2011 年原卫生部发布了中国 PCOS 诊断标准。该标准指出了 PCOS 的危险因素,包括:2 型糖尿病、高血压、肥胖、早发冠心病、性毛过多、PCOS 阳性家族史。诊断可以分为两个阶段:

(1)疑似 PCOS:以排卵异常为前提,即以月经稀发(周期长度 35 天~6 个月)、闭经(停经时间≥6个月的继发性闭经常见,16岁尚无月经初潮的原发性闭经少见)或不规则子宫出血(出血时间点、经期或经量无规律)作为必要条件,另外再符合雄激素过多症和多囊卵巢这两项中的任一项,即可诊断疑似PCOS。

(2) 确诊PCOS:在疑似PCOS的基础上,一定要注意鉴别诊断,详细排除可能引发雄激素过多症和排卵异常的疾病,方可确诊PCOS。

3. 诊断步骤

(1) 病史采集与危险因素识别:患者年龄、就诊原因、月经情况(如月经异常应仔细询问异常类型是稀发、闭经还是不规则出血)、婚姻状况(目前有无不孕和生育要求)、体重改变、家族史(肥胖、糖尿病、高血压、体毛过多或类似疾病史)、既往相关检查结果、治疗措施及效果。

(2) 体格检查:体重指数(BMI)、腰臀比、血压、乳房发育(包括有无挤压溢乳)、体毛分布(包括唇部、下腹部和大腿等部位)、痤疮分布、黑棘皮病等。妇科检查外阴发育和阴蒂情况、阴道黏膜是否受雌激素影响、子宫颈黏液量、子宫体及附件有无器质性疾病。

(3) 实验室和器械检查:①血清生殖激素浓度测定:通常包括FSH、LH、PRL、雌二醇(E_2)、总睾酮(testosterone,T)和孕激素(P)等六项。PCOS患者血LH增高FSH正常或偏低,LH/FSH>2。部分患者出现血催乳素轻度升高。血雌二醇浓度相当于中卵泡期水平。高睾酮的诊断以本单位实验室检查设备测定当地正常育龄期女性人群后确定。稀发月经或规律月经的患者偶见孕激素浓度相当于黄体期水平。②代谢并发症/伴发症筛查:需要检查空腹血糖(或糖耐量试验)、空腹胰岛素(或胰岛素释放试验)、空腹血脂、甲状腺功能、肝肾功能等。值得注意的是,甲状腺功能异常、肝功能异常、口服药物史、超重或肥胖、代谢综合征或糖尿病等多种因素,都会影响SHBG,继而影响对雄激素水平的评估。另外,当雄激素水平超过150~200ng/dl,且男性化进展迅速时,要考虑检查DHEAS。DHEAS来自肾上腺,如此时偏高,宜采用CT或MR检查排除肾上腺分泌雄激素的肿瘤。如此时DHEAS正常,仍需要CT或MR排除卵巢肿瘤。在某些肾上腺肿瘤或硫酸化酶缺乏情况下,DHEAS检测结果可偏低。③超声检查:一般选择经阴道超声检查。检查前应停用口服避孕药至少1个月。月经规则患者中,应选择在月经周期第3~5天检查。在稀发排卵患者中,若有卵泡直径10mm以上或有黄体出现,则应当于下个周期复查。无性生活者可选择经直肠超声。④其他指标:维生素D水平偏低。晚期糖基化终末产物(advanced glycation end product,AGE)偏高。值得注意的是,虽然大量PCOS患者是因不孕就诊,但临床检查中不能遗漏已怀孕的可能,需要检查尿或血中的人绒毛膜促性腺激素(human chorionic gonadotropin,HCG)水平。

(4) 鉴别诊断:需要与甲状腺功能异常、高催乳素血症、迟发型肾上腺皮质增生(以21羟化酶缺乏症为多)、库欣综合征、原发性卵巢功能低减或卵巢早衰、卵巢或肾上腺分泌雄激素肿瘤、功能性下丘脑性闭经等疾病鉴别。

(5) 区分亚型:①经典型PCOS:月经异常和高雄激素,伴有或不伴有多囊卵巢形态改变。②无高雄激素PCOS:只有月经异常和多囊卵巢形态改变。

在进行亚型区分时,需要注意患者是否为肥胖。如肥胖则要判断是否为向心性肥胖。另外,还要判断患者有无糖耐量受损、糖尿病和代谢综合征。经典PCOS患者代谢障碍表现较重,无高雄激素PCOS则表现较轻。

二、功能评估

(一) 功能障碍特征

PCOS 主要存在四个方面的影响：①卵巢功能障碍；②生殖功能障碍；③代谢内分泌障碍；④心身障碍。这四个方面相互影响，目前尚未明确其中的因果关系。卵巢功能障碍包括排卵功能和性腺功能两方面。排卵周期伴随着性激素分泌过程。生殖功能障碍主要体现为无排卵性不孕。但是，PCOS 患者还可能存在反复流产、胚胎停止发育和人工胚胎移植失败等障碍，并且此类障碍与卵巢性腺功能（LH 过高、雄激素过多）、代谢内分泌障碍（肥胖、胰岛素抵抗与高胰岛素血症、高凝和低纤溶）有关。月经紊乱、多毛和痤疮等症状可使女性遭受自我形象受损相关的情绪应激。不孕不育则带来社会家庭压力应激。患者可存在抑郁、焦虑、强迫、人际关系敏感和躯体化表现。尤其值得注意的是，压力应激相伴的生殖内分泌紊乱，以及生殖内分泌紊乱相伴的压力应激，两者之间可以形成恶性循环。

(二) 功能评定

1. 多毛评定　目前国际上主要使用 1961 年 Ferriman 和 Gallway 在临床内分泌学杂志上发表的 Ferriman-Gallway 多毛评分法（简称 F-G 评分）。该方法对特定身体部位的毛发分布情况进行评估。最初包括 11 个部位，目前常用版本精简为 9 个部位：上唇、颏部、上臂、大腿、胸部、上腹部、下腹部、上背部、腰骶部（图 15-1-1）。每个部位按照 0~4 评分，0 分表示无毛发，4 分表示稠密生长毛发。得分范围 0~36 分。在国际诊断标准中，F-G 得分≥6~8 分可诊断为多毛。由于汉族人群的体质差异，我国学者建议采用更为精简的改良多毛评分法（modified F-G score，mF-G）：如果是上唇、大腿和下腹部毛发增多且 mF-G 得分 >2 分，可予诊断多毛，或其他部位毛发增多 mF-G 得分≥5。

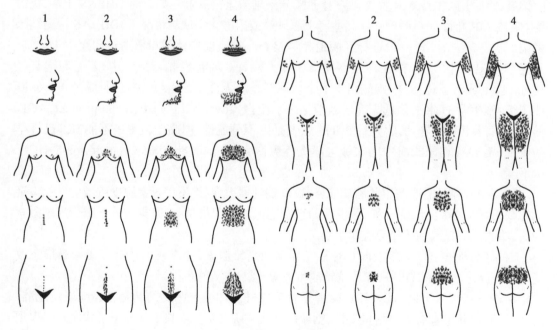

图 15-1-1　多毛 F-G 评分的九个部位和评分标准（吕倩倩 绘）

2. **痤疮评定**　虽然迄今已有多达25种以上的痤疮评定方法,但由于痤疮皮损可以反复发生、部位叠加,而且不同性质的皮损混杂存在,造成判断困难,以至于没有哪一种评分方法能满足所有评定要求。在PCOS诊疗中,痤疮被视为雄激素过多症的表现之一,可以采用痤疮整体评定法(global acne grading system,GAGS)。GAGS把面部、胸部和上背部分为六个区域,每个区域赋予一个因子分:前额(2因子)、左(2因子)、右颊部(2因子)、鼻子(1因子)、下巴(1因子)和躯干(2因子,包括胸部和上背部)。采用0~4级评分法。健康皮肤为0级,粉刺为1级,丘疹为2级,脓疱为3级,结节性囊肿样痤疮为4级。每个区域的得分 = 区域因子 × 该区域的最高级别。所有区域得分相加,即为整体得分。根据整体得分可把痤疮严重程度分为:无痤疮(0分)、轻度(1~18分)、中度(19~30分)、重度(31~38分)和极重度(>38分)。该方法尤其适用于存在多毛和肥胖问题的患者。

3. **肥胖评定**　PCOS的肥胖评定遵循超重与肥胖评定的一般管理原则,主要采用体重指数(BMI,kg/m^2)和腰围。BMI是传统的评估体脂含量的指标。成年女性以BMI≥24.0kg/m^{2}为超重,以BMI≥28.0kg/m^{2}为肥胖。对于18岁以下女孩,超重的BMI界值分别为23.0kg/m^2(14岁)、23.4kg/m^2(15岁)、23.7kg/m^2(16岁)和23.8kg/m^2(17岁),肥胖的BMI界值分别为26.3kg/m^2(14岁)、26.9kg/m^2(15岁)、27.4kg/m^2(16岁)和27.7kg/m^2(17岁)。腰围是腹部脂肪蓄积的主要指征,东亚、东南亚和南亚地区以成年女性腰围≥74~80cm为肥胖。腰臀比是另一个评估体脂分布的指标,女性腰臀比 >0.8 可认为存在向心性肥胖。

4. **糖代谢功能评定**　主要采用75g葡萄糖耐量测试(OGTT)和胰岛素释放试验。PCOS的糖代谢功能评定有两方面目的。一方面,筛查糖尿病或糖耐量受损,排除心血管并发症高危因素。另一方面,判断患者内环境,指导促排卵药物使用、运动疗法和生活方式调整。促排卵药物本身有可能加重糖耐量受损和胰岛素抵抗,而运动疗法则起到调整糖代谢和增加胰岛素敏感性的作用。

(1) 稳态模型评价(homeostasis model assessment,HOMA):基于空腹血糖(FPG)和空腹血浆胰岛素(FINS),计算稳态模型胰岛素抵抗指数(insulin resistance index,HOMA-IR)。HOMA-IR=FPG × FINS/22.5,正常预测值为1。HOMA-IR的值取倒数,即可得到稳态模型胰岛素敏感指数(HOMA-IS)。另外,还可以计算用于评价胰岛β细胞功能的指标HOMA-%β=20 × FINS/(FPG-3.5),以100%为正常预期值。上述计算葡萄糖均为mmol/L,胰岛素均为mU/L。值得注意的是,最初的HOMA1.0发表于1985年,上述指标又可以称为HOMA1-IR、HOMA1-IS和HOMA1-%β。HOMA1.0是基于肝糖输出和β细胞胰岛素分泌这个稳态环路,不能区分胰岛素抵抗是位于肝脏还是其他周围器官。1998年HOMA升级为HOMA2.0,除肝脏以外,还考虑了周围器官的胰岛素敏感性、脑、肠和肾脏糖代谢,需要用软件计算上述指标。例如,牛津大学糖尿病临床试验中心发布的计算器(http://www.dtu.ox.ac.uk/homacalculator)。

(2) 血糖水平变化:判断空腹血糖受损(空腹血糖6.1~6.9mmol/L)、糖耐量受损(餐后2h血糖7.8~11.1mmol/L)和2型糖尿病(空腹血糖≥7.0mmol/L或餐后2h血糖≥11.1mmol/L)。要注意的是,OGTT试验之前3天内,至少每天至少进食碳水化合物150g,且在测试前保持空腹8h。如果测试前一段时间内,受试者因减肥等目的而采用低碳水化合物食谱,则有可能会增加OGTT的假阳性率。

(3) 胰岛素释放曲线:观察餐后1h血糖,如果 >11.1mmol/L,需要考察胰岛素释放曲线是否存在胰岛素达峰延迟。通常胰岛素的快速分泌相(β细胞储存的胰岛素释放)和延迟分泌相（β 细胞合成胰岛素释放）的两个峰在餐后 30~60′ 内相继出现，峰值约为空腹值的 5~7 倍，此后逐渐下降。达峰延迟者往往在餐后 1h 后胰岛素水平仍不断增高，通常在餐后 2~3h 仍处于高峰，提示胰岛素抵抗和胰岛素相对不足。

5. 心血管评定

（1）心血管疾病危险因素评估：肥胖（体重、BMI 和腰围）、吸烟（包括主动和被动吸烟）、血脂异常、高血压、糖耐量受损、静态生活方式、代谢综合征和 / 或 2 型糖尿病。

（2）心电运动试验：主要目的是指导运动疗法处方制定。对患者有氧能力的评定，还可以辅助判断心血管疾病风险。常用改良 Bruce 运动方案，采用自觉疲劳程度量表评估劳累程度。如有规律月经周期，需要注意避免经期和经前期实施心电运动试验，避免造成假阳性结果。除监测心电图以外，还可以在运动过程中实施气体代谢监测，在运动前后检测血糖变化，由此判断患者运动相伴的代谢情况，但此类检测尚未成为 PCOS 评估的常规。

6. 排卵功能评定

（1）注重基础体温测定：患者于清晨醒来时，立即测舌下体温 5min，至少持续记录一个月经周期。测试前注意保持静止，不应进行说话、起床、大小便、饮食和吸烟等活动。如有性生活、感冒、晚睡、失眠、服药或其他治疗处置等情况，需要记录在体温日记中。以时间为横轴，体温为纵轴，绘制变化曲线，了解有无黄体及黄体功能，估计排卵日期和早期诊断妊娠。以排卵日为界，整个月经周期可以分为排卵前的卵泡期（时间较为多变）和排卵后的黄体期（14 天 ±2 天）。从黄体期开始，卵巢分泌孕激素，使体温上升 0.5℃ 以上，从而使体温曲线呈现低 - 高两相。高温相持续至黄体期结束，因黄体萎缩而孕激素水平下降，体温回至低温相，月经来潮。如果已经怀孕，则黄体受到来自胚胎的 HCG 刺激，持续分泌孕激素，维持高温相。但是，如果 HCG 检测阴性，基础体温始终不变，则提示卵巢功能不良，无排卵，未形成黄体。

（2）排卵试纸不适用：由于排卵试纸检测的是 LH 水平，而 PCOS 患者往往 LH 偏高，因而排卵试纸可能是假阳性。

（3）连续阴道 B 超监测：用于了解卵泡发育过程、判断排卵周期，以及在促排卵治疗中监测有无排卵。在月经来潮后第八天开始监测，初始为三天一次。卵泡直径达 10~15mm 时，每两天监测一次。卵泡直径 >15mm 以上，每天监测一次，直至排卵。也有在卵泡直径 >20mm 时每天监测两次。值得注意的是，该方法只能判断有无排卵，并不能替代基础体温监测对黄体功能的评估。

（4）抗苗勒管激素（anti-Müllerian hormone，AMH）：血清 AMH 浓度与囊状卵泡数量、月经紊乱、雄激素过多和无排卵正相关。该指标升高可用于辅助判断多囊卵巢，但目前缺乏统一的参考值范围。

7. 生殖内分泌评定

通常以月经第 3 天左右的性激素六项检查结果作为基础值，但对于月经周期紊乱或闭经患者，可随时检查。前者结果对照卵泡期参考值，后者则对照黄体期参考值。性激素六项中的雄激素是血清总睾酮，而不是游离睾酮（free testosterone，FT）。除直接检测 FT 水平以外，还可以检测性激素结合球蛋白（sex hormone binding globulin，SHBG），计算游离睾酮指数（FT index，FTI）间接判断游离睾酮水平。FTI=T × 100/SHBG。由于健康人群中的雄激素水平变异很大，而且易受年龄、体重、饮食、生活方式，乃至口服药物等多种因素影响，因而雄激素测定缺乏正常参考值，需要结合临床实际情况判断。

8. **生活方式评定** 通常包括饮食、体力活动和行为习惯三个维度。饮食方面,除评定能量摄入和营养素分布以外,还需要考察食物种类,尤其是评定高血糖指数食物的摄入情况。体力活动方面,PCOS 患者自评的体力活动水平与健康对照者无明显差异,但体力活动的客观指标仍有待关注,例如步行距离或步数监测。行为习惯方面,主要是通过访谈来识别不良饮食行为和静态生活方式,查找矫正和维持健康饮食和体力活动的因素。我国 PCOS 患者可采用含五个因子共 19 个条目的 PCOS 生活方式自评量表(表 15-1-1),其中"非常同意""同意""不一定""不同意"和"非常不同意",分别记为 5、4、3、2 和 1 分。以因子为单位计算各因子条目得分之和。运动意识、体质认识和生活节奏三个因子能显著区别 PCOS 患者和健康对照者。饮食节律和饮食内容这两个因子虽然不具备显著鉴别力,但亦可用于指导 PCOS 生活方式干预。

表 15-1-1 PCOS 生活方式自评量表

因子	条目	非常同意	同意	不一定	不同意	非常不同意
饮食节律	不多吃感觉不到肚子饱					
	睡前经常要吃些东西					
	白天喜欢吃零食					
	饭后如有喜欢吃的东西照吃					
	从不吃早饭					
饮食内容	喜爱吃面类食品					
	休息日或节假日一过又觉长胖了					
	家有水果或点心时不知不觉就要吃					
	一日三餐中晚餐最丰盛且量也最多					
运动意识	有过运动后身体轻松爽快的感觉					
	上街购物是最开心的事					
	并不认为运动是一件辛苦的事					
	有和同伴一起运动锻炼的打算					
体质认识	自己有比别人容易发胖的体质					
	喝水也会胖					
	不能充分地咀嚼					
生活节奏	经常上中夜班					
	吃晚饭的时间很短					
	安排不出时间做运动					

9. **心理测评** 月经周期是女性的常见躯体化症状投射领域,在问诊时要重视心理应激因素与月经紊乱之间的联系。除此以外,还需要关注身体意象、进食心理、性功能、抑郁和焦虑等多种心理障碍。表 15-1-2 给出了常用问诊问题。

表 15-1-2　常用心理问诊问题

方面	问题
身体意象障碍	您是否非常担心自己的外貌形象,并且希望自己能少些担心?
	您平常用于担心外貌形象的时间,每天都超过 1h 以上吗?
	您主要关心自己外貌形象的哪些方面?
	这种担心对您的生活有什么影响?
	这种担心对您的工作、家庭和亲友是否产生了困扰?
进食心理障碍	您是否担心自己控制不足食欲?
	您是否有为吃东西而产生厌恶、抑郁或罪恶感?
	您是否为了控制体重而试着忍饥挨饿或故意放弃一餐?
	您是否尝试用过催吐、拉肚子或利尿的方法来控制体重?
	您是否有出现过大幅度、反复发生的体重波动? 大幅度是指超过 5%~7% 体重
心因性性功能障碍	在过去几个月中,您是否经常对性生活感到困扰? 例如满意度降低、性欲下降、性生活时感到疼痛、或任何其他相关问题。
	您是否觉得多囊卵巢综合征影响了您的性生活?
	(需要确认是否适用)性生活问题是否影响了您现在(或以往)的两性关系?

　　焦虑和抑郁还伴随生活方式不良和运动减少。医院焦虑抑郁量表(hospital anxiety and depression scale,HADS)可用于快速筛查抑郁和焦虑(表 15-1-3)。D 代表抑郁,A 代表焦虑。抑郁和焦虑分开求总分。总分 0~7 分代表无抑郁或焦虑。总分 8~10 分代表可能抑郁或焦虑。总分 11~20 分代表明显抑郁或焦虑。

　　临床心理科常用的 90 项症状自评量表(symptom checklist 90,SCL-90)可提供更多评估条目。SCL-90 包括 90 个条目共十个因子:①躯体化;②强迫症状;③人际关系敏感;④忧郁;⑤焦虑;⑥敌对;⑦恐怖;⑧偏执;⑨精神病性(精神分裂样症状项目);⑩其他(睡眠和饮食等)。每项采用五级评分制:1 级无症状、2 级轻度、3 级中度、4 级偏重和 5 级严重。但是,SCL-90 在 PCOS 康复评定中,并非用于诊断心理疾病,而是用于区分有哪些因子水平受损,以及评估治疗改善情况。还可以采用患者健康问卷(patient health questionnaire,PHQ-9)、Kessler-10 心理状况评定量表(Kessler psychological distress scale 10)和抑郁 - 焦虑 - 压力自评量表 -21(depression anxiety stress scale 21,DASS-21)等通用量表进行心理评定。

　　如患者存在进食心理障碍,可选用进食态度问卷 -26(eating attitudes test,EAT-26,表 15-1-4)进行评估。除第 26 条以外,"一贯"为 3 分、"常常"为 2 分、"经常"为 1 分、"有时"为 0 分、"很少"为 0 分、"从不"为 0 分。第 26 条则相反计分。总分 0~10 分为大致正常,11~20 分可能有进食失调倾向。总分≥20~30 分极有可能存在进食失调,但并不意味着可以就此诊断,而是提示需要就诊和持续监测。

表 15-1-3 医院焦虑抑郁量表

评估条目		3	2	1	0
A	我感到紧张或痛苦	几乎所有时候	大多时候	有时	根本没有
D	我对以往感兴趣的事情还是感兴趣	肯定一样	不像以前那么多	只有一点	基本没有了
A	我感到有些害怕,好像预感到有什么可怕的事情要发生	非常肯定和十分严重	是的,但并不太严重	有一点,但并不使我苦恼	根本没有
D	我能够哈哈大笑,并看到事物有趣的一面	我经常这样	我现在已经不大这样了	现在肯定是不大多了	根本没有
A	我心中充满烦恼	大多数时间	常常如此	时时,但并不经常	偶然如此
D	我感到愉快	根本没	并不经常这样	有时	大多数时间
A	我能够安闲而轻松地坐着	肯定	经常	并不经常	根本没有
D	我感到人好像变迟钝了	几乎所有时间	很经常	有时	根本没有
A	我感到一种令人发抖的恐惧	根本没有	很正常	有时	非常经常
D	我对自己的外表(打扮自己)失去兴趣	肯定	经常	并不经常	根本没有
A	我有点坐立不安,好像感到非要活动不可	确实非常多	是不少	并不多	根本没有
D	我怀着愉快的心情憧憬未来	差不多是这样做的	并不完全是这样做	很少这样做	几乎从来不这样做
A	我突然有恐惧感	确实很经常	时常	并非经常	根本没有
D	我能欣赏一本好书或一项好的广播或电视节目	常常	有时	并非经常	很少

表 15-1-4　进食态度问卷 -26

		一贯	常常	经常	有时	很少	从不
1	很怕超重	3	2	1	0	0	0
2	即使饿,我也会避免进食						
3	总惦记食物						
4	无法自控地暴饮暴食						
5	进食速度缓慢						
6	顾虑食物有多么容易让自己变胖						
7	避免进食碳水化合物含量高的食物(如米饭、面包、土豆等)						
8	其他人会希望我多吃一点						
9	进食后会呕吐						
10	进食后非常内疚						
11	好想能再瘦一点						
12	做运动时惦记消耗脂肪						
13	别人觉得我太瘦						
14	成天都觉得身上有脂肪						
15	比别人需要更长时间进食						
16	避免吃有糖分的食物						
17	吃帮助减肥的食品(如木糖醇等代糖)						
18	觉得食物控制了自己的生活						
19	有抑制进食的行为						
20	觉得别人迫使我多吃食物						
21	花费太多时间和心思在食物上						
22	吃糖果后,我感到不安						
23	我有采取节食行动						
24	喜欢空腹的感觉						
25	进食后去呕吐的冲动						
26	喜欢肥腻美味的食物	0	0	0	1	2	3

10. 基于 ICF 的功能评估进展　目前尚未开发针对所有 PCOS 亚型的《国际功能、残疾和健康分类》(ICF)条目组合。PCOS 的现有 ICF 组合可参照肥胖 ICF 综合核心组合,共含109 个条目。表 15-1-5 显示了与肥胖型 PCOS 患者功能障碍相关(与超过 30% 的患者自评有障碍)的 20 个条目。表中条目可用于治疗前后患者自评。图 15-1-2 显示了 ICF 条目间的关系结构,共含 31 条。一方面,该图可以结合表 15-1-5 评定结果,补充评估与受损条目有关联的条目;另一方面,在有多个项目受损时,该图还可以按照条目关系结构,指导干预顺序。

表 15-1-5 与 PCOS 功能障碍相关的 ICF 条目

身体结构和功能	环境因素
*b126 气质和人格功能	e110 个人消费用的用品或物质
*b455 运动耐受功能	e115 个人日常生活用的用品和技术
b530 体重维持功能	e310 直系亲属家庭
*b555 内分泌腺功能	*e320 朋友
*b650 月经功能	*e325 熟人、同伴、同事、邻居和社区成员
b660 生殖功能	*e330 处于权威地位的人
*s630 生殖系统的结构	e355 卫生专业人员
	e410 直系亲属家庭成员的个人态度
	*e420 朋友的个人态度
	*e425 熟人、同伴、同事、邻居和社区成员的个人态度
	e450 卫生专业人员的个人态度
	*e460 社会的态度
	*e465 社会准则、实践和观念

* 与图 15-1-2 重叠的条目

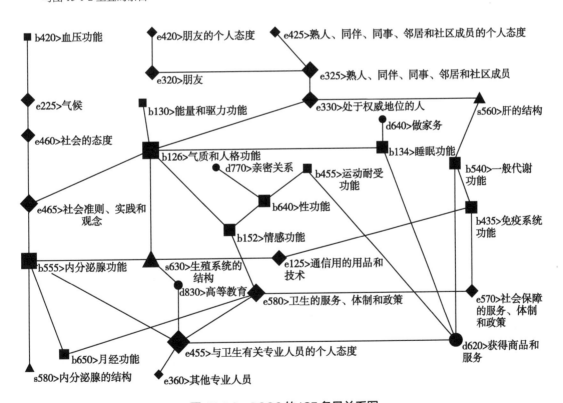

图 15-1-2 PCOS 的 ICF 条目关系图

节点表示 ICF 条目，连线表示风险呈正相关。三角为身体结构，方块为身体功能，圆点为活动和参与，菱形为环境因素。节点大小与节点拥有的连线数量成正比

三、康复干预

(一)康复原则

1. 治疗目标　通常可以分为生育需求和症状需求两方面。前者要求改善生育,后者要求缓解症状、提高生活质量和预防并发症。

2. 一线疗法　生活方式调整和运动干预,适合所有患者。

3. 生育需求者　一线药物为促排卵药枸橼酸氯米芬;二线方法为枸橼酸氯米芬与二甲双胍联用,或促性腺激素,或腹腔镜下卵巢打孔术,或减肥手术(仅适用于至少严格执行 6 个月以上生活方式干预和运动疗法而无效者);三线方法为体外受精-胚胎移植(IVF-ET)。

4. 非生育需求者　雄激素过多症口服短效避孕药或螺内酯,痤疮口服 3 个月以上,多毛口服 6 个月以上。胰岛素抵抗者可依据糖尿病康复原则选用代谢调节药,如胰岛素增敏剂。

5. 青春期 PCOS　慎重诊断,调整生活方式和控制体重为主。

6. 注意事项

(1)警惕药物致畸作用。

(2)肥胖 PCOS 患者在通过生活方式和运动干预获得体重控制收益(以减重 5% 为理想)之前,不建议采取促排卵药物治疗。

(3)辅助生育措施前需要控制肥胖、胰岛素抵抗和糖耐量受损等不利因素。

(二)生活方式干预

1. 干预目标　$BMI \geq 24kg/m^2$ 时降低体重,$BMI < 24kg/m^2$ 时则防止体重增长。

2. 饮食干预　主要通过调整食物总热量摄入来控制体重。食物种类和营养素配比对 PCOS 的作用尚不明确。可选用低糖、高纤维、不饱和脂肪酸饮食,同时强调戒烟、戒酒和减少咖啡因摄入。不推荐采用饥饿或半饥饿疗法减轻体重,较为常用的是低热量饮食。通过强行节食迅速降低的体重,往往难以长期维持,而通过当面访谈、定制适当热量的食谱、指导摄入维生素与矿物质复合补剂和长期随访咨询,有助于改善患者的整体健康状况,并提高患者对生活方式调整方案的依从性,达到长期控制体重的目的。

3. 行为干预　患者在医师、护士、治疗师和亲友的协助下,通过筛查和修正易于引发或加重疾病的行为习惯和心理状态,建立有利的行为和心理因素。

(1)健康宣教:使患者掌握 PCOS 的基本疾病知识,熟悉 PCOS 的各种危险因素,了解体重控制和生活方式调整的重要性,通过自我鼓励与监督,配合完成康复目标。

(2)心理咨询:针对进食失调、抑郁、焦虑、强迫和应激等问题,提供心理援助。

(3)社会支持:针对 ICF 中的环境因素,采用亲友访谈、在线社区和线下会议等多种形式,为患者提供社会网络支持。尤其是在医务人员指导下的经治患者经验分享,对患者可以起到强化自学知识和获取社会心理支持的作用。

(4)健康监测:采用可穿戴设备,如计步器、血压心率监测设备、摄食监测装置、睡眠呼吸监测装置等,结合互联网数据服务,提供持续的活动监测数据,从而为患者作业行为提供评估和指导。

(三)运动干预

1. 运动方式　有氧运动为主,选择患者喜爱的方式如快走、慢跑、健身操、骑自行车和游泳等。力量运动为辅,选择四肢肌力训练如哑铃操、渐进抗阻练习等。

2. 运动强度 有氧运动以中等强度为主,即40%~70%HR~max~。抗阻练习取10RM为制定运动强度的参考量,每天的训练分3组进行,即第一组运动强度取最大负荷的50%,重复10次;第二组运动强度取最大负荷的75%,重复10次;第三组运动强度取最大负荷的100%,重复10次。每组间可休息1min。1周后复试10RM量,如肌力有所进步,可按照新的10RM量进行下一周的训练。

3. 运动时间 有氧运动每次40~60min为宜;抗阻练习每次以三组为宜,上下肢可隔日交替实施。

4. 运动频率 有氧运动每天1次,每周5~7天;抗阻练习每周2~3次。

5. 注意事项

(1)根据个体糖代谢激素的运动效应差异,运动强度不宜过大,以免诱发雄激素水平的升高。

(2)定期检查心电运动试验或运动心肺功能测试评估运动耐力,后者较前者更能有效地反映个体运动中糖代谢的能力。

(3)定期检测血糖、胰岛素和性激素水平,及时调整运动方案。

(4)餐后2h后开始运动,运动前后进行热身运动和放松运动,同时注意饮食热卡控制,纠正不良生活习惯。

(四)药物干预

药物干预必须区分是解决生育问题还是改善非生育相关症状。任何时候都需要警惕药物使用与胎儿异常发育的风险,尤其是非生育需求的患者也有可能因生育能力改善而导致意外怀孕。

1. 促排卵药

(1)枸橼酸氯米芬(clomiphene)是目前PCOS一线促排卵药物,属于选择性雌激素受体拮抗剂。枸橼酸氯米芬阻断雌激素对下丘脑的负反馈,导致促性腺激素分泌增多,从而促进卵巢排卵。但是,单用该药品存在受孕实际成功率偏低,可能发生多胎妊娠和不改善胰岛素抵抗等问题。因而在用药时不但要考虑排卵问题,还要关注雄激素过多和胰岛素抵抗,区分PCOS亚型。

(2)枸橼酸氯米芬效果不良的PCOS患者,常用第三代芳香化酶抑制剂来曲唑。该药通过抑制芳香化酶,降低雌激素水平。最初用于治疗乳腺癌。

(3)枸橼酸氯米芬耐药者还可选择促性腺激素类药物,包括人更年期促性腺激素(human menopausal gonadotropin)、尿促卵泡刺激素(urinary FSH)、重组促卵泡刺激素(recombinant human FSH)。此类药物需要持续监测阴道B超,并且要警惕卵巢过度刺激征的发生。

2. 代谢调节药

(1)二甲双胍:在肝脏减少糖原异生、在小肠减少葡萄糖吸收、在肌肉等外周组织增强对葡萄糖转运和利用,从而产生降低血清胰岛素和改善胰岛素抵抗的作用。对于需要接受体外受精-胚胎移植的患者,使用二甲双胍可提高妊娠率和降低卵巢过度刺激征风险。在超重和肥胖患者,二甲双胍有助于控制体重。在非肥胖型PCOS患者,二甲双胍能提高妊娠率和排卵率,降低睾酮和胰岛素水平。但是,二甲双胍有一些不良反应,如胃肠胀气、恶心或呕吐等,影响临床应用。为减少胃肠道反应,可选择渐进方案:0.5g晚餐服×1周→0.5g早晚服×1周→(0.5g早餐+1.0g晚餐)持续服用→每3个月复诊,期间监测基础体温。请注意,二甲双胍属于妊娠 B 类药,一旦发现怀孕,原则上应停药。

(2)噻唑烷二酮类:此类胰岛素增敏剂目前在促排卵和改善妊娠方面尚未获得广泛支持,且缺乏对孕妇和胎儿安全性研究依据,不属于 PCOS 生育改善剂的一二线药物,主要用于改善雄激素过多症和肥胖等 PCOS 非生育需求。

(3)其他代谢调节药:右旋肌醇、N-乙酰半胱氨酸、盐酸小檗碱、他汀类药物等药物,均根据患者的糖、脂代谢特征选用。

3. 抗雄激素药

(1)螺内酯:抑制卵巢合成雄激素,同时竞争雄激素受体,但不影响 DHEAS。服用半年以上可减轻 PCOS 患者的多毛症状。属于妊娠 D 类药物(即有明确证据显示对人类胎儿有危害性,但尽管如此,孕妇用药绝对有益,例如用该药来挽救孕妇的生命,或治疗用其他较安全的药物无效的严重疾病)。

(2)氟他胺:在靶器官内阻断 DHT 与雄激素受体结合,抑制 DHEAS。最初用于男性前列腺癌或良性前列腺肥大。在女性,可降低 PCOS 患者雄激素水平,改善多毛症状。在肥胖型 PCOS 中,还可减轻胰岛素抵抗,但这种作用未在非肥胖型号中证实。属于妊娠 D 类药物。

(3)口服避孕药:常用为炔雌醇环丙孕酮片,具有孕激素作用和抗雄激素作用(阻止 DHT 与受体结合),可减低 LH/FSH 比值,改善 PCOS 患者的多毛症状。但是,必须注意此类药物的风险,例如有可能加重胰岛素抵抗,高凝状态和心血管并发症风险。

四、案例分析

(一)案例介绍

1. 病史　患者,女性,29 岁。因婚后未孕 5 年就诊。婚后体重明显增加,月经周期延迟,常超过 2~3 个月未有月经。来潮时月经量少,经期缩短为 1~2 天。平常喜爱荤食,胃口好,活动少,坐位工作时间平均每天超过 6h。工作压力大,夜班频繁,且常有无规律加班,睡前喜加餐。既往史和家族史无特殊。

2. 查体　血压 135/86mmHg,身高 153cm,体重 80kg,BMI 34.17kg/m^2,体脂 55.34%。腰围 98cm,臀围 106cm。心率 80 次 /min,律齐,未闻及明显杂音。两肺呼吸音略粗,无明显干湿性啰音。腹软,无压痛,肝脾未触及。四肢关节无异常,肌力、肌张力正常。无感觉和运动障碍,病理反射未引出。

3. 检查

(1)性激素检查:FSH 4.9U/L,LH 15.7U/L,LH/FSH 3.2(>3.0),PRL 37.2ng/L,E2 178.59pg/ml,T 2.85μmol/L,SHBG 25.21nmol/L。

(2)OGTT:FBG 6.0mmol/L,PBG(60min)9.42mmol/L,PBG(120min)8.71mmol/L;FINS 46.44U/L,PINS(60min)64.25U/L,PINS(120min)78.65U/L,HOMA-IR 11.76。

(3)B 超:有 10 个以上直径 2~8mm 卵泡,卵泡基质回声增强。

4. 诊断　多囊卵巢综合征。

(二)康复评定

1. 功能评估

(1)生活方式评估:饮食行为调查表、日常生活活动调查、每日饮食调查(图 15-1-3~ 图 15-1-5)。

饮食行为调查表

姓名：███████　年龄：29岁　性别：女　身高：153.00cm　　体重：80.00kg　BMI：34.17kg/m²
肥胖度[（现体−标体）/标体×100]：55.34%　　诊断：多囊卵巢综合征　空腹血糖：6.00mmol/L

根据您所提供的基本资料，得出的"饮食行为分析表"如下：

类别	总项	满分	实际得分
1. 有关体质的认识	4	16	14
2. 饮食心理	2	8	5
3. 代理摄食	3	12	10
4. 满腹感	3	12	9
5. 饮食方法	1	4	3
6. 饮食内容	3	12	11
7. 节律异常	2	8	8

结论：　　　　　　　　　　　　　　　　　　　　记录者：

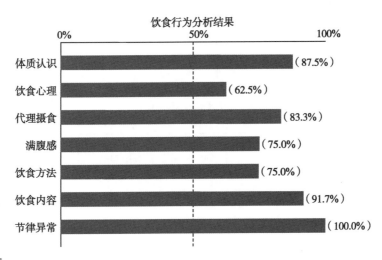

相关解析：
　有关体质的认识（与糖尿病、肥胖相关的自身的饮食习惯或方式的认识）
　饮食心理（在处理与饮食有关问题时的态度，如对饮食量、品种等的需求）
　代理摄食（个人进食习惯，如喜吃零食、非进餐时间进食某些食物、用进食调节情绪）
　满腹感（进食的量，以及进食后自己的饱腹感觉）
　饮食方法（进食的速度，进食的地点，进食的环境）
　饮食内容（进食的类别、品种、口味，如喜面食、挑食、喜辛辣等）
　节律异常（饮食无规律，进食时间不定，饥饱不均，多食零食）

图 15-1-3　饮食行为调查

每日日常生活活动调查及热量交换表

姓名：　　　　　年龄：29岁　　　性别：女　　　身高：153.00cm　　　体重：80.00kg　　　糖尿病/肥胖

	活动类型	6月2日			活动类型	6月2日	
		活动时间	消费kcal			活动时间	消费kcal
睡眠	睡眠	600	652.80		广播体操	0	0.00
	总计	600	652.80		健身操	0	0.00
日常生活活动	进餐	30	51.65		步行	0	0.00
	个人卫生	50	91.84		慢跑	0	0.00
	洗澡	0	0.00		爬山	0	0.00
	上下楼	0	0.00		游泳	0	0.00
	总计	80	143.49	运动	乒乓球	0	0.00
家务劳动	炊事	60	184.70		羽毛球	0	0.00
	洗涤	40	148.48		网球	0	0.00
	打扫	20	87.04		自行车	0	0.00
	乘车	30	72.00		跳绳	0	0.00
	购物	30	92.35		篮球	0	0.00
	庭园整理	0	0.00		总计	0	0.00
	总计	180	584.58		文秘类	0	0.00
学习娱乐	休息谈话	480	715.78	职业活动	木砖漆工	0	0.00
	学习事务	0	0.00		挖土搬运	0	0.00
	总计	480	715.78		总计	0	0.00

热量消耗量分析（单位：kcal/d）

	睡眠	日常活动	家务	学习娱乐	运动	职业活动
推荐值	522.24	143.49	584.58	715.78	433.92	0.00
实际值	652.80	143.49	584.58	715.78	0.00	0.00

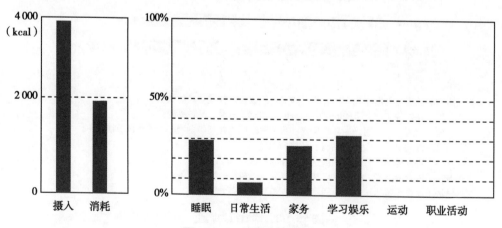

图 15-1-4　日常生活活动调查

每日饮食调查及热量交换表

姓名： 年龄：29岁 性别：女 身高：153.00cm 体重：80.00kg 糖尿病/肥胖

	热量/kcal	蛋白质/g	脂肪/g	碳水化合物/g	纤维素/mg
早餐	153.56	9.99	7.66	11.64	0.11
中餐	1 430.50	30.05	111.56	76.67	2.57
晚餐	1 317.91	29.59	106.00	61.55	2.59
零食	1 017.17	19.71	41.32	141.63	5.68
总和	3 919.14	89.34	266.52	291.48	10.95

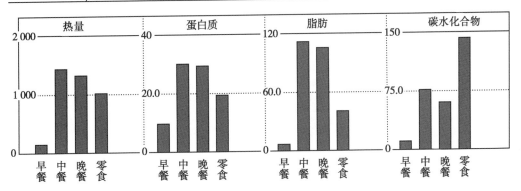

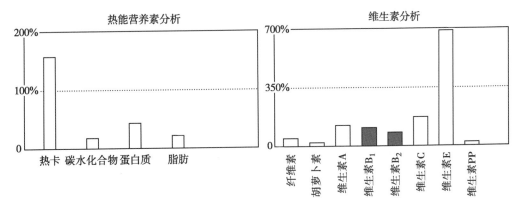

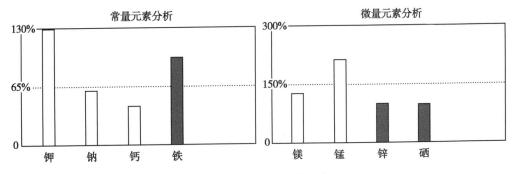

图 15-1-5 每日饮食调查

（2）心电运动试验：症状限制性心率 134 次 /min 时未见 ST 段压低，未见异常节律。

（3）骨关节检查和身体柔韧度检查：未见异常。

（4）职业评定：职业为公司热线话务员，经常加班，坐位工作时间每天超过 8h。

2. 障碍分析　不孕是患者就诊的主要目的，经确诊为多囊卵巢综合征，伴有高胰岛素血症、高雄激素血症、糖耐量异常。胰岛素抵抗是功能障碍的主因，继而形成高胰岛素血症和高雄激素血症，造成排卵障碍，形成多囊卵巢综合征而导致不孕。因此纠正胰岛素抵抗，调整生殖内环境是首要任务。

（三）康复处方

见图 15-1-6。

姓名：▉▉▉　　年龄：29岁　　性别：女　　身高：153.00cm　　实际体重：80.00kg

肥胖度：55.34%　　　　　　　诊断：多囊卵巢综合征　　　　　标准体重：51.50kg

康复处方

【生活处方】
1. 关注自己的饮食，一日三餐，保证质量，荤素搭配，均衡膳食
2. 口味宜清淡，味浓食物，如辛辣、重咸等尽量不吃
3. 饮料、咖啡少喝、甚至不喝
4. 不吃油腻、油煎、油炸食物。烹调多采用煮、烧、炖、蒸的方法
5. 硬果类食物，如花生、瓜子、核桃、栗子、松子等，尽量少吃
6. 多吃蔬菜，特别是高纤维素蔬菜，如：白菜、萝卜、黄瓜、西红柿等
7. 每天定量运动，建议每天运动＿＿＿分钟，每周运动＿＿＿次
8. 每餐进食七八成饱，晚餐宜清淡、少量
9. 吃饭不宜过快，提倡细嚼慢咽
10. 建议每天睡眠＿＿＿小时。看电视＿＿＿小时。每天步行＿＿＿分钟

【饮食处方】

◎饮食成分
每天饮食的总热量应不超过：1 545kcal
其中：碳水化合物：850kcal　合212g
　　　蛋白质：309kcal　合77g
　　　脂肪：386kcal　合43g
　　　纤维素：20g

【运动处方】

◎运动强度
每周运动总量（kcal）：2 000.00　　　　　运动靶METs值：5.00
每周运动频率（次）：7
◎训练安排

运动方式	运动时间	远动速度	维持心率
步行	30min	60步/min	110次/min
慢跑	30min	100步/min	110次/min
羽毛球	20min	自定	110次/min
跳绳	20min	60个/min	110次/min

图 15-1-6　康复处方

1. **生活处方**　确定生活方式调整策略。

2. **饮食处方**　控制每日热卡，注意营养均衡，开具饮食处方。

3. **运动处方**　确定每日运动热卡。

4. **药物治疗**　二甲双胍 0.5 b. i. d.，盐酸吡格列酮 15mg b. i. d.。

5. **随访**

（1）1 个月后：根据体重、血压、体脂、腰围、臀围、胰岛素、血糖、运动能力调整运动处方。

（2）3个月后：检测上述指标同时，加测性激素，了解生殖内环境变化，适时转诊生殖医学中心。

（林 枫 吕倩倩）

第二节 糖尿病性骨病

一、障碍特征

（一）定义及流行病学

1. 定义 糖尿病骨病（diabetes-osteopathy，DO），是以糖代谢紊乱所引起的骨代谢异常为特点的内分泌代谢性疾病。糖尿病可通过多种途径影响骨代谢，包括高血糖、肥胖、胰岛素水平的变化、高浓度的胶原蛋白的晚期糖基化终末产物（AGE）、尿中排泄量的增加、微血管病变、炎症等，是糖尿病多脏器损伤的一种，临床并不少见。DO 的临床表现类型有多种，最常见于骨质疏松和易骨折。其诊断主要依靠临床检查、骨活检及影像学检查。

2. 流行病学 1 型糖尿病患者骨量减少和骨质疏松发病率为 48%~72%，对于 2 型糖尿病患者，骨密度增高、降低或没有改变的结果国内外文献均可见报道。近年来，研究发现 2 型糖尿病患者代谢性骨病的发病率和骨质疏松性骨折的危险性明显高于普通人群，血糖控制较差者骨折风险较非糖尿病患者及血糖控制良好者增高 47%~62%，其骨质疏松发生率可达 20%~60%。一项 meta 分析结果提示，无论 1 型还是 2 型糖尿病患者其髋部骨折风险较正常人明显升高。

（二）发病机制

糖尿病及其并发症糖尿病肾病与骨代谢有着密切的联系，高血糖、胰岛素缺乏及胰岛素抵抗，高浓度的胶原蛋白的晚期糖基化终末产物（AGE）等引起的血管及骨代谢变化，骨代谢诱发微血管及大血管钙化，血糖及微血管原因进一步发展导致糖尿病肾病的进一步发展，钙、磷代谢失常，$1,25\text{-}(OH)_2D_3$ 缺乏，继发性甲状旁腺功能亢进，酸碱平衡失常加重肾衰竭及骨代谢紊乱，导致恶性循环。

（1）高葡萄糖毒性对骨代谢的影响：①持续高血糖引起渗透性利尿，钙、镁、磷等元素排泄增加，并阻滞肾小管对钙、磷的重吸收，血钙浓度降低。②高血糖刺激甲状旁腺素（PTH）分泌，激活破骨细胞，动员骨钙、磷，促使骨吸收增强。③骨髓微环境中，高浓度葡萄糖促使成骨细胞中护骨素及肿瘤坏死因子（tumor necrosis factor，TNF）-β 表达减少，诱导其凋亡的细胞因子表达增加，促使破骨细胞分化增多、破骨细胞数目及活性增加使骨吸收增强及骨量丢失，导致糖尿病性骨质疏松。④高糖条件下成骨细胞和破骨细胞对 $1,25\text{-}(OH)_2D_3$ 的反应受损，骨钙沉积及骨形成减弱。⑤高糖导致 AGE 增多，AGE 与 AGE 受体结合产生过多的细胞因子，如白细胞介素（IL-1、IL-6）、TNF-α、一氧化氮等，促进破骨细胞形成，增加破骨细胞活性，导致骨吸收增加。AGE 通过受体与非受体介导途经还促使炎症发生，内皮细胞功能紊乱，加速动脉粥样硬化的发生发展。高糖条件下 AGE 及微血管病变的发生，伴随组织缺氧，骨细胞内氧化应激增强，刺激骨细胞局部微环境促进骨吸收增加，骨密度降低。

（2）胰岛素对骨代谢的影响：①胰岛素缺乏打破了骨组织骨形成与骨吸收的平衡。胰岛素与成骨细胞表面的胰岛素受体结合可刺激成骨细胞核酸合成，促进成骨细胞摄取与成骨细胞代谢,胰岛素不足可使成骨细胞中骨基质成熟和转换减少,骨基质分解大于合成,钙盐丢失,骨密度降低,终致骨质疏松,已有研究证实向动物体内注入胰岛素能使成骨细胞数量增加。②胰岛素分泌减少或抵抗,导致葡萄糖、脂肪、蛋白质三大物质代谢紊乱,蛋白质、氨基酸被消耗,机体负氮平衡,骨组织内糖蛋白和胶原蛋白合成减少,分解加速,以维持机体蛋白质平衡。③胰岛素具有直接促进肾小管重吸收的作用,当胰岛素缺乏时,肾小管重吸收减少,尿中钙、磷的过度丢失,骨钙动员加强。骨基质和矿物质均丢失,骨吸收加速,骨形成减少,骨密度下降,致骨质疏松。④胰岛素缺乏可抑制成骨细胞合成骨钙素,骨钙素减少可致骨矿化速度减慢,或使成骨细胞活性受抑,骨形成减少,骨吸收相对加速,导致骨质疏松。⑤胰岛素样生长因子与受体结合能刺激成骨细胞的复制和骨基质的合成,增加骨钙沉积和骨胶原合成。糖尿病患者胰岛素缺乏导致胰岛素样生长因子合成和释放减少,成骨细胞的复制和骨基质的合成相应减少,骨形成减少,出现骨质疏松。⑥胰岛素缺乏对腺苷环化酶抑制作用减弱,骨外组织腺苷酸环化酶活性增强。环磷酸腺苷可刺激骨吸收,降低骨盐沉积。导致骨吸收增强,蛋白质分解亢进,骨基质合成减少,骨吸收速度大于骨形成速度,引发骨量减少。

(3) 低体重指数(body mass index,BMI)对骨代谢的影响:多项临床研究证实,低体重指数是糖尿病性骨质疏松的独立危险因素,糖尿病患者BMI与骨质疏松呈负相关。高BMI时骨骼所承受的机械负荷增加,刺激骨形成,增加骨骼应力,刺激骨形成,减少骨吸收,从而延缓骨质疏松的发生,降低骨质疏松的程度。糖尿病患者由于糖、脂肪、蛋白质三大物质代谢紊乱,导致体重减轻,BMI下降,促进骨质疏松的发生、发展。

(4) 微血管病变对骨代谢的影响:糖尿病导致的微血管病变会影响骨的血流分布,毛细血管通透性增加,微血管基膜增厚,导致骨的营养障碍,骨质萎缩、破坏,同时影响骨重建,促进骨质疏松的发展。营养软组织的血管受累、钙化或闭塞,引起软组织改变,进一步发展导致关节周围炎。

(5) 周围神经病变对骨代谢的影响:糖尿病周围神经病变使感觉及运动神经破坏,引起调节关节运动的反射障碍;当负重时,关节和韧带不能平衡重力负荷,在机械压力的作用下骨组织发生微细骨折,压迫骨内微血管引起缺血,影响骨的营养,导致骨质萎缩、骨质破坏,加速骨质丢失。

此外,有研究表明某些降血糖药物本身,也可以导致骨密度的改变,比如:噻唑烷二酮类(环格列酮、吡格列酮和罗格列酮)使骨髓中脂肪细胞增多,抑制成骨细胞的生成,降低骨形成率;双胍类的代表的二甲双胍却有对抗骨量丢失,可促进成骨细胞增殖和分化,降低糖尿病患者的骨折风险。

(三) 临床表现

1. 骨质疏松症 表现为腰背疼痛或周身骨骼疼痛,身高缩短和驼背,脊柱畸形和伸展受限,脊椎压缩性骨折、髋部骨折和桡骨小头骨折等。骨质疏松的糖尿病患者在微小的外伤时即可发生骨折,最常见的是足部的骨折。临床上25%以上的糖尿病患者有典型的周围神经损伤,导致痛觉消失或减低,患者未意识或未感觉到重复的微小刺激或超常负重而导致骨折,这是糖尿病骨折的一个特点。

2. 强制性骨质增生 糖尿病引起的骨代谢紊乱,除了最常见的骨质疏松外,还见有骨质萎缩、骨质破坏等,常见于趾骨及末节趾骨远端。早期骨质破坏多发生在趾骨相对两端及趾骨骨端关节面附近,最初先出现小的骨质稀疏破坏区,继而病变沿关节面皮质下或/和骨干方向发展,有时可见残留的小碎骨片。破坏区有或无轻微的成骨及骨膜反应,骨性关节面常最后破坏是其特点。关节破坏常合并关节脱位或半脱位。有时发生在骨端的骨质破坏其边缘十分锐利,犹如病灶刮除术后改变。骨质破坏后修复表现为破坏区内新骨形成及破坏区边缘光滑锐利,有时可见趾(指)骨端变尖细、不规整。影像学检查 X 线常表现为:跖趾关节间隙变窄,形成圆形骨赘,并且关节面的骨质硬化增白呈尖角状。

3. **软组织改变** 主要表现为水肿、感染以及溃疡,多见于肢体远端。可能与糖代谢紊乱导致的全身多方面代谢失调及继发的神经血管病变有关,营养软组织的血管受累、钙化或闭塞。由于糖代谢紊乱,机体免疫功能降低,长期组织内高葡萄糖浓度,有利于细菌繁殖,而且组织缺血缺氧,机体修复能力差,利于细菌滋生繁衍,故感染常见。主要有两种情况:①急性软组织感染:通常由于足部皮肤受损而引起,也有少数是由于全身其他部位感染而继发,以蜂窝织炎最多见。X 线表现为软组织肿胀,密度增高,伴有产气细菌感染时,位于皮下,可见肌肉束间或内有低密度透气影。②足部溃疡感染:轻者 X 线可无阳性发现,当有明显溃疡或瘘管者,可见皮肤表面不规则缺损或内陷。需注意的是,软组织感染时骨髓炎的发生率增高,所以在行 X 线检查时,应仔细观察骨质改变,必要时及时行 MR 检查,以提高骨髓炎的诊断敏感性和准确性。

4. **关节周围炎** 糖尿病性关节周围炎常见于肩关节、踝关节,以疼痛为主要表现。发病机制尚不清楚。动物实验研究表明,T2DM 可导致大鼠肩关节软骨、滑膜及周围肌肉等软组织出现炎性改变及纤维化,与肩关节周围炎软组织自然退变病理特点一致,可认为是肩周炎形成原因之一。MRI 检查可见:①关节周围软组织水肿;②关节腔积液;③关节周围骨质破坏;④骨软骨炎;⑤骨髓水肿;⑥骨缺血坏死及骨髓炎导致的关节周围炎。

二、功能评估

糖尿病的功能评估包括疼痛评估、运动能力评估、ADL、社会参与能力评估、心理评估等方面。

(一) 疼痛评估

一般采用视觉模拟评分法(visual analogue scale,VAS)。具体评分方法是在纸上画一条100mm 长的横线,横线的一段为 0,表示没有疼痛;另一端为 10,表示剧烈的疼痛;中间部分表示不同程度的疼痛。患者根据疼痛的自我感觉,在横线上标记出疼痛程度的具体位置。0表示没有疼痛;3 分以下表示患者有能忍受的轻微疼痛;4~6 分表示患者疼痛稍重,但不影响睡眠,尚能忍受;7~10 分表示疼痛难以忍受,影响睡眠。

还有数字分级评分法(numerical rating scale,NRS)、压痛积分法等,具体可详见相关章节。

(二) 运动能力评估

包括肢体肌力、关节活动范围、步态分析、平衡与协调功能、感觉功能评定、心肺运动能力评定等。

1. **肌力评定** 参照本书第三章第二节。

2. **关节活动度** 评定各个关节或受累关节(尤其双下肢踝关节)的关节活动度,包括主动关节活动度和被动关节活动度。评定时需注意因疼痛、或糖尿病足致双足肿胀影响关节活动度评定的结果。参照本书第三章第二节。

3. **步态分析** 一个步态周期(gait cycle),通常起始(0%)于一只脚的首次触地,即初始触地(initial contact),正常步态中常叫足跟触地;结束(100%)于同一只脚的下一次触地,也就是下一周期的初始触地。在一个步行周期中,摆动相占40%,支撑相占60%,其中双支撑相占20%。步态分析的主要内容包括运动学分析、动力学分析、动态肌电图分析和能量代谢分析。详细评定请参照本书第三章第二节。

4. **平衡与协调功能评定** 平衡功能评定包括静态平衡、动态平衡和反应性平衡评定。糖尿病骨性并发症患者平衡与协调功能评定主要侧重于步行过程的感觉整合检查,可采用Berg平衡量表、Tinetti平衡与步态量表、起立行走测试(timed up and go test,TUG)等,或采用专门的平衡或步态仪器进行评定。评定方法参照本书第三章第二节。

5. **感觉功能评定** 感觉功能评定以双下肢为主,因糖尿病引起的周围神经病变及微血管病变导致双下肢感觉减退。感觉的评定包括浅感觉、深感觉和复合感觉检查。

6. **心肺运动能力评定** 运动心肺功能测试(cardiopumonary exercise test,CPET)是最常用的评定试验,是一种客观评价心肺储备能力和运动耐力的无创性检测方法。CPET通过监测机体在安静及运动状态下的摄氧量($\dot{V}O_2$)、二氧化碳排出量($\dot{V}CO_2$)、心率(HR)、每分通气量等($\dot{V}E$)等来评价心肺等脏器对运动的耐受程度。由于运动需要心、肺、肌肉等重要脏器密切协调的工作始能完成,因此运动心肺功能测试强调外呼吸和细胞呼吸耦联,即肺-心-骨骼肌群的联系,特别强调心肺功能的联合测定,是唯一将心与肺耦联,在运动中同时对它们的储备能力进行评价的科学工具。同时需注意监测运动下的血糖情况。常用方法有:平板或功率车运动试验、定量行走评定等,具体评定方法参照本书第三章第二节。

(三)日常生活活动能力评估

可采用改良Barthel指数、高级日常生活活动能力(包括认知和社会交流能力)的评定,也可采用功能独立性量表(FIM)。具体评定方法参照本书第三章第二节。

(四)社会参与能力评估

主要进行生活质量评定、劳动力评定和职业评定。具体评定方法参照相关章节。

(五)心理评估

糖尿病是常见的慢性病之一,患者的心理改变主要是对疾病的认识不足而产生的焦虑、不安和抑郁等,一般选择相应的量表进行测试评定,如汉密尔顿焦虑量表(HAMA)、汉密尔顿抑郁量表(HAMD)、简明精神病评定量表(BPRS)、90项症状自评量表(SCL-90)等,具体方法参见本书第六章相关内容。

三、康复处方

(一)饮食治疗

1. **一般饮食治疗** 饮食治疗是糖尿病的基本治疗措施之一,其主要目的是控制热卡的摄入,减轻胰岛的负担,控制血糖升高以减轻症状和减缓合并症的发生与发展。维持合理的体重,BMI过高过低对糖尿病骨性并发症的患者都不合宜。BMI过高,原发病血糖不宜控制;BMI过低,应力刺激对骨骼的作用减弱,也将加速骨质的流失。保持患者基本的营养素需求,三大营养素、微量元素及膳食纤维等搭配合理,使患者身心处于最佳状态。建议患者不嗜酒、戒烟等。糖尿病患者的具体饮食计划详见本书第四章。

2. **糖尿病骨病饮食治疗** 在糖尿病饮食指导的基础上,针对并发骨质疏松症的患者,建议增加户外活动及日照,增加高钙食物及富含维生素 D、维生素 K 食物的摄入,常见食物有:牛奶及奶制品、鱼虾、蛋类、芝麻、豆制品、菌菇类、紫菜、海带、新鲜蔬菜等。增加富含类黄酮的黄豆制品对糖尿病更年期妇女特别有益,具有预防骨质流失的作用。在饮食中可加入蒜头及洋葱,因为它们含有硫元素,能强化骨骼。同时,需限制或避免影响钙质吸收或引起骨质流失的食物,如:菠菜、芦笋、发酵的食物,以及过量饮用咖啡及碳酸饮料。但是有时仅靠单纯靠限制饮食对糖尿病患者的血糖控制并不理想,尤其是 2 型糖尿病患者由于存在着胰岛素抵抗,节制饮食并不能改善胰岛素的敏感性,必须配合运动锻炼才能发挥理想的治疗效果。

(二) 物理因子治疗

1. 脉冲电磁场疗法 人体的骨骼是一个生物场,脉冲电磁场疗法在治疗延期愈合和不愈合的骨折上已经取得了很大成功。主要作用机制可能是外界低频脉冲电磁场刺激可改变人体的生物静电,改善生物场,加速骨组织的生长,提高全身的骨密度,改善骨质疏松程度。推荐剂量:20Hz、5~10mT 治疗,可增加骨密度、降低骨质疏松患者骨折的发生率,减轻骨痛,促进骨折愈合。

2. 超短波疗法 可增加巨噬细胞的吞噬能力,使局部微血管持久性扩张,血流加快,有助于水肿消退,炎性产物的吸收和改善局部营养状况,有利于神经的再生。对置或并置,微热量或无热量,每次 10~20min,20 次为 1 个疗程。

3. 脉冲电流刺激 将一微型脉冲电流刺激器置入人体,脉冲直流电的刺激可使局部血液循环增加,局部血管增生和扩张,成骨细胞增生活跃,软骨内化骨过程加速。本方法使用方便,封闭在体内,治疗期间不受外界污染;缺点是需要切开皮肤,有感染风险,且日后需取出刺激器。

4. 紫外线疗法 正常人所需要的维生素 D 主要来源于肝脏、皮肤内合成的 7- 脱氢胆固醇的转变,这种转变在紫外线的作用下增强。采用无红斑量的紫外线全身照射或增加阳光照射,对预防及治疗骨质疏松症有积极作用。

5. 其他 如直流电离子导入疗法、冲击波疗法、短波或超短波等,均可用于糖尿病骨病的预防及治疗。

(三) 运动治疗

1. 运动治疗机制 Wolff 定律指出:"骨骼能承受骨组织的机械应变,并具有适应这些功能需要的能力,骨骼结构受应力的影响,负荷增加骨增粗,负荷减少则骨变细"。也就是说,骨的形态和密度取决于施加在骨上的应力。运动训练对改善糖尿病骨病的作用机制,主要包括以下几个方面:①运动可以通过增加机体能量的消耗,减少脂质在体内堆积,从而减少脂质在骨骼肌细胞、胰腺细胞及肝细胞中的堆积及毒性作用,增加骨骼肌细胞摄取葡萄糖和胰腺细胞分泌胰岛素的能力,从而有利于血糖控制;②运动能够通过促进骨骼肌细胞葡萄糖转运蛋白 -4(glucose transporter-4,GLUT-4)从细胞内转位到细胞膜上,以增加骨骼肌细胞膜上的 GLUT-4 的数量,增加骨骼肌细胞对葡萄糖的摄取,改善骨骼肌细胞的胰岛素敏感性。③长期运动尚可作为一个生理性刺激,能够诱导骨骼肌细胞线粒体适应,修复糖尿病对肌肉线粒体构成的损伤。并可纠正糖代谢、脂代谢紊乱,减轻体重,可有效地预防和控制糖尿病慢性并发症,减少致残率和病死率;④维持和促进成年患者正常的体力和工作能力,保持儿童和青少年患者的正常生长发育;⑤促进健康,增强体质,增加机体抵抗力,减少感染;⑥减轻精神紧张及焦虑,消除抑郁状态,增强自信心,提高生活质量。

2. 运动处方

（1）力量运动：短时间内产生肌肉收缩能力（瞬间爆发力）的运动，由于肌肉的强烈牵张作用，更有利于骨形成。遵循医疗的个体化原则，可以参考肌力训练的方法，按照不同骨密度值制订不同的力量训练计划：

1）Level Ⅰ：BMD 正常骨量 T 值≥−1.0，建议的力量运动有：①俯卧位伸展（背飞动作）：俯卧位，抬起双上肢时同时抬起双下肢，坚持 10s，10 次 1 组，每天 10 组。②核心集群训练：a. 桥式运动：仰卧位屈膝，双膝分开与肩同宽，指导患者将臀部抬离床面，同时保持骨盆呈水平位，坚持 10s，10 次 1 组，每天 10 组；随着控制力的改善，可以逐渐加大难度，如将一侧肢体置于另一侧的腿上，或者交替将一侧肢体伸直抬离床边，进行单搭桥运动；b. 平板支撑：俯卧位，双肘屈曲 90° 支撑在平面上，肩膀和肘关节垂直于平面，双脚踩地，身体离开平面，躯干伸直，使头部、肩部、臀部和下肢保持在同一平面，收紧腹肌、盆底肌，眼睛看向地面，保持均匀呼吸，每次训练保持时间因人而异，4~5 次 1 组，每天 2 组，随着功能改善逐渐增加保持时间。③深蹲、弓箭步下蹲的闭合链训练。④渐进性抗阻训练：上肢抗阻（肩胛带、肱三头肌、肱二头肌、背阔肌）。⑤器械：自重、哑铃、功率车、自行车。

2）Level Ⅱ：BMD 骨量减少 −2.5<T 值 <1.0，建议的力量运动有：①Level Ⅰ的各项训练。②维持姿态训练：肩胛带收缩、俯卧位肩胛带、下斜方肌（俯卧和站立位）、背阔肌、颈部肌群。③背部肩胛肌群训练：坐位或立位，腰伸直，双上肢外展 90° 屈肘，与肩齐平，利用弹力带置于双前臂远端，做伸肘 - 屈肘运动。④卧位下斜方肌训练：俯卧位，做肩胛骨下降、后缩动作，同时伸直脊。⑤颈椎训练：包括颈椎各个方向的运动及抗阻运动。⑥器械：弹力带训练。

3）Level Ⅲ：BMD 骨质疏松 T 值≤−2.5，建议的力量运动有：①Level Ⅰ和 Level Ⅱ的练习 + 垫上锻炼和低阻力有氧训练。②上肢训练：爬墙训练、上肢哑铃训练、借助体操棒或弹力绳训练等。③下腹部稳定性训练：a. 桥式运动：仰卧位屈膝，指导患者将臀部抬离床面，同时保持骨盆呈水平位，坚持 10s，10 次 1 组，每天 10 组；随着控制力的改善，可以逐渐加大难度，如将一侧肢体置于另一侧的腿上，或者交替将一侧肢体伸直抬离床边，进行单搭桥运动；b. 空蹬自行车：卧位屈髋屈膝，双手置于身体两侧，双下肢交替轮流做屈伸运动，类似于蹬自行车的运动；c. 下肢伸直抬起运动：卧位，双上肢置于身体两侧放松，下肢伸直，双下肢同时缓慢抬离床面再缓慢靠近床面，4~5 个循环为 1 组，每天 4~5 组。

4）Level Ⅳ：BMD 重度骨质疏松 T 值≤−2.5 伴脆性骨折，推荐的力量运动有：①根据患者耐受情况，需引入轻柔的运动。②肩胛部训练：俯卧位，双上肢伸直，做耸肩、后伸、水平向后外展等动作，使肩胛骨上提、后缩、或下降；随着控制力的改善，可适当增加阻力，如手持哑铃进行运动等。③收腹训练：a. 桥式运动：操作方法同前；b. 卧位锻炼：俯卧位，屈膝，双膝分开与肩同宽，双上肢伸直平举，将头部、肩臂抬离床面，重复 10 次，每次 2~3 组。④提髋训练：卧位或立位，做提髋运动，可逐渐增加运动强度，比如踝部绑不同重量的沙袋。

（2）有氧运动：利用糖和脂肪供能，提高心血管功能的耐力运动形式。有研究显示，耐力大小与骨量无直接关系，但通过有氧运动，可以显著提高患者活动耐力，增加社会参与，提高生活质量。有氧运动以中低强度的节律性运动为好，可采取步行、慢跑、骑自行车、游泳、划船等运动方式，以及适当的球类活动、太极拳、木兰拳等，可根据患者的兴趣爱好和环境条件加以选择。运动强度为成年糖尿病患者，每周至少 150min（如每周运动 5 次，每次 30min）中低强度运动。研究表明，即使一次进行短时间的运动（如 10min），累计达到 30min/d，也是可以的。除有氧训练之外，也可鼓励 2 型糖尿病患者每周进行 3 次以上的抗阻运动。

另外,规律的负重练习可以减少跌倒和骨折风险,可以提升骨密度。建议的运动有:①闭链自重练习:a.上肢闭链练习:对墙俯卧撑;b.下肢闭链练习:靠墙做深蹲;②步行:每周1h步行,可使髋部骨折风险降低6%;③慢跑、爬楼梯、徒步、跳舞等活动。

(3) 柔韧性训练:肌腱牵拉与骨密度无直接关系,主要锻炼机体的平衡功能,对预防老年人跌倒有积极作用。机体保持姿势的平衡需要有足够的肌肉力量、柔韧性、前庭知觉、视觉和本体感觉。随着年龄的增加及慢性病的影响而发生不同程度衰退。通过平衡性训练能有效减少跌倒风险。建议的运动有:①单腿平衡训练(睁眼/闭眼):立位,一只脚支撑,另一只脚离开地面,坚持10s,两侧交替进行,10次1组,每天10组。②踮脚尖运动:糖尿病并发骨质疏松最常见于踝关节,运动应力的刺激能刺激成骨细胞的合成,同时,踮脚尖活动可增加双足的血液循环,对预防糖尿病足也有帮助。③静止性肌肉牵伸:可有效改善患者控制能力、改善躯体平衡能力,对预防跌倒、扭伤等有积极作用。比如:瑜伽、扎马步、活动前的肌肉拉伸等。还有其他的运动,例如:脚后跟行走训练、走直线测试训练(tandem gait test)等。

(四) 药物治疗

1. 降糖药物治疗 参照本书第八章相关内容。

2. 抗骨质疏松药物 抗骨质疏松的药物有很多种,作用机制也各不相同。临床上抗骨质疏松药物的疗效判断为是否能提高骨量及骨质量,最终降低骨折风险。钙剂和维生素D及其类似物作为骨质疏松症的基础治疗药物,可以与骨吸收抑制剂或骨形成促进剂联合使用。骨吸收抑制剂(如双膦酸盐)及骨形成促进剂(如甲状旁腺激素)同时应用,不能取得加倍的疗效,应进行序贯治疗。

(1) 钙剂和维生素D:我国营养学会推荐成人每日钙摄取剂量为800mg(元素钙量),是获得理想骨峰值、维护骨骼健康的适宜剂量。对于糖尿病骨病的患者,骨量减少,推荐摄入的钙剂量可增加至1 000~2 000mg/d,超过2 000mg/d时需注意可能引起泌尿系结石等损害。维生素D的成人推荐量为200U(5μg)/d,糖尿病骨病患者推荐剂量为400~800U(10~20μg)/d,同时嘱患者增加日照量。

(2) 双膦酸盐类(阿仑膦酸盐、利塞膦酸盐):双膦酸盐类是预防性治疗绝经后骨质密度下降的一线药物或预防和治疗骨质疏松。需要注意的是,所有双膦酸盐药物副作用相似,包括胃肠问题,如吞咽困难、食管炎和胃溃疡。有少数报道下颌骨坏死(尤其是静脉注射双膦酸盐后),以及视力障碍;阿仑膦酸钠和利塞膦酸钠必须空腹服药,早上第一件事是喝200mg水(没有其他液体),至少30min才进食或饮水,在这段时间内患者应保持直立(坐或站)。

(3) 降钙素(鲑鱼降钙素):一项荟萃分析指出鲑鱼降钙素的应用与肿瘤风险增加相关,机制不明,但指南推荐应谨慎使用。目前美国FDA批准的适应证为绝经5年以上妇女且其他抗骨质疏松症药物不适用时。有鼻腔喷雾剂,可提供200IU药物,也有皮下注射用。针对骨质疏松症,药物有较好的耐受性,推荐优先使用鼻喷剂,虽然有些患者有鼻炎及罕有鼻出血,但一般认为是安全的。不能耐受者,可考虑皮下注射。目前推荐的剂量:每日50IU或隔日100IU,皮下或肌内注射,或遵医嘱调整剂量。

(4) 雌激素:雌激素与子宫内膜癌、乳腺癌及心血管风险的相关性存在争议。NOF指南推荐在绝经早期使用,此时收益大于风险,应用最低有效剂量并坚持定期随访(尤其是子宫和乳腺情况),做到个体化治疗。目前美国FDA批准的适应证为预防骨质疏松症及缓解围绝经期症状。此外,指南不推荐仅为预防骨质疏松症而应用雌激素类药物。

(5) 雷诺昔芬:FDA 批准用于预防及治疗绝经后妇女骨质疏松症。该药总体安全性良好,会增加潮热的发生,此外,还轻度增加深静脉血栓风险。故有静脉血栓史以及有血栓倾向者(如长期卧床和久坐期间)禁用。

(6) 甲状旁腺激素:特立帕肽是目前唯一获美国 FDA 批准的促进骨形成药物。FDA 批准的适应证为治疗具有高骨折风险的绝经后妇女及男性骨质疏松症患者,也可用于具有高骨折风险的糖皮质激素相关的骨质疏松症患者。安全性方面,虽然有些患者可合并下肢抽筋、头晕,但总体耐受性良好。由于动物实验发现大剂量、长期治疗可以增加骨肉瘤风险,因此对畸形性骨炎、有骨骼放疗史以及肿瘤骨转移合并高钙血症的患者,应避免使用。目前推荐疗程不超过 1.5~2 年。通常建议在特立帕肽治疗终止后继续应用骨吸收抑制剂以维持疗效。

(7) 其他:其他药物,如结合雌激素 / 巴多昔芬、依普黄酮、氟化物等。有研究表明,糖尿病性骨质疏松患者使用抗氧化硫辛酸治疗能够有效改善患者的症状.提高临床治愈率,加快骨密度恢复。同时,近期也有研究表明,他汀类药物可以降低男性骨质疏松患者骨折风险,以及增加髋关节的骨密度、促进骨标志物及骨钙素的形成,但在女性患者影响甚小。

3. 针对骨关节炎及软组织改变药物   药物治疗通过改善物质代谢与微循环,以缓解关节疼痛、促进功能恢复、预防或矫正畸形为目的,改善患者的生活质量。主要包括外用药物、解热镇痛药、非甾体抗炎药、营养或保护关节软骨药及局部关节腔注射药、其他等。

(1) 外用药物:患者临床症状表现为单个或局限某个部位的疼痛不适时,可采用局部贴剂对症处理,包括非甾体抗炎药(NSAIDs)的双氯芬酸钠凝胶、膏剂、贴剂和非 NSAIDs 擦剂(辣椒碱等)、中药制剂青鹏软膏和云南白药膏等。局部外用药可以有效缓解关节轻中度疼痛,且不良反应轻微。

(2) 解热镇痛药:《骨关节炎诊断及治疗指南》推荐对乙酰氨基酚为轻症 OA 短期镇痛的首选药物,其无明显的抗炎作用,其镇痛机制尚不完全清楚。有研究表明,针对 OA 的疗效和安全性,口服对乙酰氨基酚(1 300mg, b. i. d.)、双氯芬酸钠(25mg, b. i. d.)、美洛昔康(7.5mg, q. d.)和布洛芬(300mg, b. i. d.)进行比较,患者的症状和生活质量均改善,但对乙酰氨基酚对患者肝功能的影响较其他 3 种药品小,但需注意,临床应避免长期、大剂量使用对乙酰氨基酚,且酒精可诱发对乙酰氨基酚的不良反应,故服药期间应避免饮酒和饮用含酒精的饮料。其他的镇痛药包括非阿片类中枢镇痛药(如盐酸曲马多缓释片)和阿片类镇痛药(如硫酸吗啡缓释片、盐酸羟考酮缓释片等),虽然镇痛效果好,但具有成瘾性。

(3) 非甾体抗炎药(NSAIDs):此类药物通过抑制环氧化酶(COX),阻滞花生四烯酸合成前列腺素;抑制缓激肽的释放,改变淋巴细胞反应,减少粒细胞和单核细胞的迁移和吞噬作用,产生抗炎、镇痛、解热和抗凝血等作用,是最常用的一类控制 OA 症状的药物。COX 有 COX-1 和 COX-2 两种同工酶,NSAIDs 的抗炎活性与抑制 COX-2 有关,胃肠道不良反应与抑制 COX-1 有关。COX-2 选择性抑制剂(如塞来昔布、罗非昔布、尼美舒利)因抑制作用强、胃肠道副作用小而作为 NSAIDs 类药物使用时的首选。NSAIDs 的使用应遵循以下原则:①剂量个体化,老年人宜用半衰期短的药物(如布洛芬、双氯芬酸);②使用最低有效剂量,并缩短疗程;③不推荐同时使用 2 种及以上的 NSAIDs;④存在消化道溃疡病史者,应加用质子泵抑制剂或 COX-2 选择性抑制剂;⑤肾功能不全者慎用;⑥注意药物相互作用,如 β 受体阻滞药可降低 NSAIDs 药效,阿司匹林可增强抗凝药物的作用,与洋地黄联用可防止洋地黄中毒等。

（4）营养、保护关节软骨药：①氨基葡萄糖（Glc NH$_2$）：Glc NH$_2$ 是一种天然的氨基单糖，是蛋白多糖合成的前体物质，可刺激软骨细胞产生具有正常多聚体结构的蛋白多糖，提高软骨细胞的修复能力，抑制可损害关节软骨的酶（如胶原酶和磷脂酶 A$_2$），防止损伤细胞的超氧化物自由基的产生，促进软骨基质的修复和重建，从而缓解关节疼痛，改善关节功能，延缓病程进展，推荐剂量：500mg/ 次，一日 3 次，耐受性良好，不良反应较轻。需注意，因其可增强 NSAIDs 作用和减弱降糖药物的作用，联用时应注意调整剂量。②双醋瑞因（DAR）：DAR 又名二乙酰大黄酸，DAR 及其代谢产物大黄酸可抑制引起炎症反应和代谢异常的细胞因子［如白细胞介素（IL）-1、IL-6、TNF-α）］而发挥抗炎、镇痛作用；刺激转化生长因子 β（TGF-β）的生成，促进软骨基质的形成及软骨的修复，推荐剂量：50mg，b. i. d.，或遵医嘱调整药物剂量。本药起效慢，在服药的第 2~4 周应联用其他止痛药或 NSAIDs。③硫酸软骨素（CS）是共价连接在蛋白质上形成蛋白聚糖的一类糖胺聚糖，广泛分布于动物软骨中，是治疗 OA 症状的慢作用药物，且为膝 OA 的首选药物。④其他药物，如玻璃酸钠、氟尿嘧啶（5-FU）等。

（5）关节腔注射药：①玻璃酸钠（HA）：HA 是关节滑液的主要成分，与蛋白亚糖亚单位结合，构成蛋白多糖聚合物组成软骨基质。若口服药物治疗效果不显著，可联合关节腔注射透明质酸钠类黏弹性补充剂，注射前应抽吸关节液。关节腔注入 HA 后，能明显改善滑液组织的炎症反应，提高滑液中 HA 的含量，增强关节液的黏稠性和润滑功能，缓解疼痛，增加关节活动度，保护关节软骨，促进关节软骨的愈合和再生，适用于轻、中度膝、髋、肩等大关节 OA 以及关节镜下关节清理术术后的患者，是目前临床使用较多、患者认可度高的关节腔注射药物。②糖皮质激素：糖皮质激素对各种原因引起的炎症有极强的消炎、镇痛和消除肿胀作用，关节腔注射后可使前列腺素 E 水平明显降低，发挥缓解 OA 患者疼痛的作用，且疗效可持续数周至数月。需注意，在同一关节不应反复注射糖皮质激素，且注射间隔时间不应短于 4 个月。且有研究表明，长期应用糖皮质激素会造成骨关节软骨表面的磨损和软骨硬度的降低，诱导软骨细胞发生变性改变并抑制其功能。

（6）其他药物：中药、维生素类药物等。

四、案例分析

（一）案例介绍

1. **病史** 患者，女，76 岁，农民，主诉血糖升高 9 年，右肩疼痛活动受限半年。体检时发现血糖升高，多饮、夜尿多，长期服用"阿卡波糖＋二甲双胍"，平时空腹血糖控制在 7~8mmol/L。半年前无明显诱因出现右肩关节疼痛，上举拿物体时疼痛加重。皮肤干燥、瘙痒和色素沉着。高血压史 5 年，长期服用"洛活喜 5mg q. d."降压。

2. **查体** T：36.3℃，P：82 次 /min，R：16 次 /min，BP：135/86mmHg，BMI：21.2kg/m^2。神清，精神稍萎靡，右肩关节喙突和冈上肌腱处压痛明显，右肩关节前屈 80°、后伸 5°，外展 50°。右肱二头肌和肱三头肌肌力 4 级，肌张力正常，右上肢皮温正常，霍夫曼征阴性。其余肢体肌力肌张力关节活动度均正常。

3. **检查** 血糖 10.5mmol/L，糖化血红蛋白 9.3%，血钙 2.25mmol/L，血脂、肝肾功能正常。肩关节 MRI 示：关节腔内液体增多，骨髓水肿明显，关节周围软组织水肿。双能 X 射线吸收法（DEXA）骨密度分析：T≤-2.5，提示骨质疏松。

4. **诊断** ①肩关节周围炎；②骨质疏松症；③2 型糖尿病。

（二）康复评定

1. 功能评估

（1）感觉功能：视觉模拟评分法（VAS）、本体感觉测定。

（2）关节功能评估：ROM、肌力、肌张力。

（3）运动能力评估：平衡功能、运动耐力。

（4）日常生活活动能力评估：Bathel 指数。

（5）心理功能评定：抑郁焦虑量表。

2. 障碍分析

（1）血糖控制不佳：患者未规律监测血糖，服药不规律，未严格控制饮食，空腹血糖波动于 7~8mmol/L，入院查糖化增高，提示血糖控制不佳。

（2）肩关节活动障碍：右肩关节疼痛不适，压痛明显，近端肌力下降，前屈、后伸、外展受限。

（3）骨质疏松：骨密度明显降低，易发生摔跤、骨折等风险。

（4）生活质量下降：ADL 下降（穿衣、自我修饰、洗漱困难），日常家务受限（拖地、做菜、洗衣等）。

（三）康复处方

1. 康复目标

（1）控制血糖，防止血糖波动过大。

（2）缓解疼痛，改善肩关节活动度。

（3）预防骨折发生，提高生活质量。

2. 药物治疗

（1）控制血糖：饮食控制，调整降血糖药物，加用胰岛素增敏剂吡格列酮（每日 2 次，每次 15mg）。

（2）缓解疼痛：口服塞来昔布 100mg，一天 2 次。

（3）抗骨质疏松：针对患者骨密度降低，给予患者口服钙 1 500mg/d，维生素 D 400IU/d，同时给予鲑鱼降钙素注射，100IU，2 天一次。

3. 物理因子治疗

（1）超短波：缓解患者疼痛、减轻水肿。微热量，20min/ 次，b. i. d.。

（2）脉冲电磁场疗法：减轻骨痛，20Hz、5mT，b. i. d.。

4. 运动治疗

（1）关节活动度训练：肩梯训练（前屈、外展）、借助器材训练（肩轮、体操棒、吊环）。

（2）肌力训练：上肢哑铃训练、拉力器（手握拉力器不同方向训练肩部肌肉）等。

（3）有氧训练：餐后 1h 步行，每次 20min，每天一次。

5. 康复教育和指导

（1）注意饮食规律，遵医嘱服用降压、降糖药物，注意监测，定期复诊。

（2）受累肢体注意保暖，避免受凉。

（3）建议适量增加户外活动及日照；增加高钙食物及富含维生素 D、K 食物的摄入。

（4）坚持家庭康复训练，一切运动以安全为前提。

（江钟立　陈珍珍）

参 考 文 献

［1］Conway G, Dewailly D, Diamanti-Kandarakis E, et al. The polycystic ovary syndrome：a position statement from the European Society of Endocrinology. Eur J Endocrinol, 2014, 171 (4)：P1-P29.

［2］Yildiz BO. Assessment, diagnosis and treatment of a patient with hirsutism. Nat Rev Endocrinol, 2008, 4(5)：294-300.

［3］Li R, Qiao J, Yang D, et al. Epidemiology of hirsutism among women of reproductive age in the community：a simplified scoring system. Eur J Obstet Gynecol Reprod Biol, 2012, 163 (2)：165-169.

［4］Hacivelioglu S, Gungor ANC, Gencer M, et al. Acne severity and the Global Acne Grading System in polycystic ovary syndrome. Int J Gynecol Obstet, 2013, 123 (1)：33-36.

［5］Lin AW, Lujan ME. Comparison of Dietary Intake and Physical Activity between Women with and without Polycystic Ovary Syndrome：A Review. Adv Nutr Int Rev J, 2014, 5(5)：486-496.

［6］王萍, 江钟立, 贺丹军, 等. 多囊卵巢综合征患者生活方式自评量表的初步编制及信度效度分析. 中华行为医学与脑科学杂志, 2011, 20(10)：945-947.

［7］王萍, 江钟立, 林枫, 等. 应用肥胖国际功能、失能和健康分类综合核心组合描述肥胖型多囊卵巢综合征的疾病特征. 中华物理医学与康复杂志, 2015, 37(1)：20-23.

第十六章 **糖尿病社区康复**

社区康复是指在社区层面上采取的康复措施,充分利用和依靠社区的人力资源加以实施。根据社区内康复对象的康复需求,社区经济发展和康复资源的状况等,因地制宜地制订社区康复服务规划,在社区和家庭为康复对象提供就地、就近、便利的康复服务。同时由技术资源中心和专家指导组提供指导,采取适宜的康复技术。因此,社区康复具有资金投入少,服务覆盖面广,康复效果良好的特点。

糖尿病是慢性疾病,其治疗要点为饮食控制、运动疗法、血糖监测、药物治疗和糖尿病教育,而这些工作大部分需在社区进行,尤其是健康教育,可充分调动患者的主观能动性,积极配合治疗,被公认是治疗成败的关键。因此,糖尿病的社区管理和干预有助于糖尿病患者正确掌握饮食治疗,配合药物治疗,达到理想控制血糖,对减少药物用量、医疗费用、并发症发生和发展、提高病患的生活质量至关重要。

第一节 社区预防

研究表明,控制糖尿病最有效的方法是预防,而社区预防是防治糖尿病的基础和关键因素。立足于社区的基层卫生服务机构,设有针对不同人群的医疗保健体系,一方面,干预致病的危险因素(病因预防及发病前期预防),防止发病或阻止疾病进入临床阶段;另一方面,对患病人群进行规范化管理(临床预防),防止病情恶化或减轻疾病造成的残疾,构建起社区预防的框架,实现对糖尿病的三级预防。

一、一级预防

(一) 概念

1. **一级预防** 是预防尚未发生糖尿病的高危个体或糖尿病前期患者发展为 2 型糖尿病。通过改变糖尿病的危险因素和采取针对性预防措施来预防糖尿病的发生,将糖尿病消灭在萌芽状态。

2. **社区一级预防** 即利用综合措施,提高社区居民对糖尿病的发生、发展及治疗的认识,使他们掌握预防糖尿病的知识,积极、主动地开展自我保健,预防糖尿病的发生。

(二) 内容

1. **宣教** 在一般人群中宣传 2 型糖尿病的防治知识。

2. **筛查** 在糖尿病高危人群中开展 2 型糖尿病筛查。

3. **生活方式干预** 强化生活方式干预预防 2 型糖尿病。

4. **药物干预** 必要时进行应用药物干预预防 2 型糖尿病。

5. **建立专业防治队伍** 社区建立糖尿病教育小组,由糖尿病专科医师、营养医师或营养师组成,策划并实施糖尿病防治措施。

6. 建立高危人群信息库 有条件的社区医院应利用计算机建立高危人群信息库,进行定期监测和管理。

(三) 实施

1. 科普宣传 在一般人群中宣传糖尿病的防治知识及健康行为指导。通过社区刊物、板报、讲座等多种形式,让居民了解危险因素和糖尿病的关系。增强保健意识,定期体检、监测空腹血糖、葡萄糖耐量试验、血脂,每年或每两年一次。

2. 筛查 在高危人群中开展糖尿病筛查并强化指导。

(1) 高危因素包括:①年龄≥45 岁,体重指数(BMI)≥24kg/m^2,既往有 IGT 或 IFG。②有糖尿病家族史,如父母、兄弟姐妹中有人患有糖尿病。③有高密度脂蛋白降低(≤35mg/dl,即 0.91mmol/L)和 / 或高甘油三酯血症(≥250mg/dl,即 2.75mmol/L)。④有高血压(成人血压≥140/90mmHg,即 18.7/12kPa)和 / 或心脑血管病变者。⑤≥30 岁的妊娠妇女;有妊娠糖尿病史、分娩巨大儿(出生体重≥4kg)史、不能解释的滞产史、多囊卵巢综合征及多次妊娠。⑥常年不参加体力活动,工作紧张繁忙,或长期处于生理、心理应激状态。⑦使用一些特殊药物,如糖皮质激素、利尿剂等。⑧顽固性皮肤瘙痒及有风疹病史。⑨经常发生各类感染治疗困难或出生低体重。⑩过早出现视力下降、白内障以及视网膜出血或脱落。

(2) 对高危人群预防糖尿病的强化指导措施:①加强糖尿病健康教育,对象包括患者及其陪护人员。②加强筛查,尽早检出糖尿病。③利用其他个别的体检方式。④通过各级医院及社区门诊检查。⑤加强对非内分泌专科医师的培训,使之能尽早发现糖尿病。⑥对于一些因大血管病变、高血脂、肥胖及其他与糖尿病有关的病变者,进行常规筛查。

(3) 糖耐量异常或血糖调节受损的干预:①使 BMI 达到或接近 24kg/m^2,或体重至少减少 5%~7%。②每日至少减少总热量 400~500kcal。

3. 生活方式干预 推广膳食指导,戒烟戒酒,倡导文体活动。

(1) 食物应多样化:以谷类为主,多吃蔬菜,常吃奶类、豆类及豆制品,常吃适量的鱼、禽蛋、瘦肉,少食肥肉和荤油,积极戒烟戒酒。

(2) 控制体重:用简易公式算出理想体重。根据理想体重和工作性质,参照原来的生活习惯等因素,计算每日所需总热量。成人休息状态下每日每千克理想体重给予热量 25~30kcal,轻体力劳动 30~35kcal,中度体力劳动 35~40kcal,重体力劳动 40kcal 以上。儿童、孕妇、哺乳期女性、营养不良、消瘦、伴有消耗性疾病者酌情增加热量,肥胖者酌减,使体重逐渐恢复到理想体重的 ±5%。

成年男性理想体重(kg)= 身高(cm)-105

成年女性理想体重(kg)= 身高(cm)-100

(3) 定期举办多种多样的文体活动:如舞蹈、健身操、慢跑、快步走、太极拳、骑自行车等,以达到食量和体力活动的平衡,保持适当的体重,进行运动时要注意选择合适自己的运动项目和适当的运动强度,有条件的话应进行运动心肺功能测试,制定个体化的运动处方,并循序渐进,持之以恒。

4. 药物干预 对于难以进行生活方式治疗或生活方式干预效果不佳的患者可考虑药物干预,如在社区医师指导下服用阿卡波糖、二甲双胍等。但目前尚无药物干预长期有效性的数据,药物干预作为干预糖尿病的手段尚未在各国的临床指南中被广泛推荐。

二、二级预防

（一）概念

1. 二级预防　是在已诊断的 2 型糖尿病患者中预防 2 型糖尿病并发症的发生和发展。

2. 社区二级预防　是在社区医院糖尿病专科指导下,尽早和尽可能地控制好患者的血糖,纠正血压、血脂紊乱、肥胖和吸烟等危险因素,预防并发症,并加强糖尿病专业与有关专业的协作,为糖尿病患者提供有科学依据的高质量和便捷的综合服务,减轻患者的经济负担。

（二）内容

防治糖尿病并发症的关键是尽早地发现糖尿病,控制和纠正高血糖、高血压、血脂紊乱等致并发症的危险因素。

1. 健康教育　对所有糖尿病患者应加强糖尿病并发症教育,使患者和家属了解并发症的危害。

2. 并发症筛查　对 2 型糖尿病患者定期进行糖尿病并发症以及相关疾病的筛查。

3. 饮食指导　合理的饮食习惯,有利于减轻胰岛素的负荷,控制体重,纠正已发生的代谢紊乱,降低餐后高血糖,预防和治疗并发症,从而改善整体健康水平,社区医师应做好饮食指导。

4. 运动干预　糖尿病患者运动和饮食控制并用极其重要,因为运动可增加脂肪细胞中酶的活性,增加脂肪分解,消耗过剩脂肪组织,增加脂肪细胞表面的胰岛素受体数量及敏感性,从而降低血糖、降脂、降低血中胰岛素水平。

5. 用药指导　根据个体情况,选择适合的降糖药物,并注意药物的不良反应,要及时进行用药指导和宣教。

6. 血糖自我监测　有规律地监测血糖为患者成功控制血糖提供可靠依据,可以帮助患者选择合适的饮食,运动方法和强度,药物治疗。

7. 心理干预　一旦被确诊为糖尿病,患者的反应是极其强烈的,因为该病不可根治,并需长期用药及饮食控制,随着病情的进展还可能出现各种并发症,这一系列应激因素,易导致患者产生抑郁和焦虑情绪,对生活失去信心。故社区医护人员应与患者建立良好的关系,争取患者的信任,帮助患者重拾信心,要针对其心理问题,给予说服、鼓励和支持,使患者慢慢建立起“既来之则安之”的良好心态,保持情绪稳定,适应糖尿病的生活方式,广泛学习和了解糖尿病知识,知道本病是可预防、可控制的以及不防治的危害性,从而解除恐惧、忧虑心理,保持乐观情绪,积极配合治疗。

8. 建立糖尿病患者资料库　尽可能地利用计算机建立系统的糖尿病患者资料库,以便于随访。通过随访了解患者生活方式调整的进度、遵医行为、病情变化等。随访的方式主要有电话联系、上门服务及预约门诊,每种形式对患者的了解都有局限性,可几种形式结合使用,掌握病情及背景信息,及时调整不合理的治疗。病程中定期的随访是患者行为改变和坚持的关键。通过管理支持长期跟踪服务于患者,根据病程中不同时期的病理生理变化特点制定个体化、人性化的综合防治方案,保证医疗成本的低投入,高效益。

（三）实施

1. 科普宣教　利用讲座、纸质宣传、媒体宣传等方式让糖尿病患者知晓糖尿病治疗的原则、健康教育、饮食疗法、运动疗法、药物疗法和自我监测，及时到社区医院诊治，以降低糖尿病并发症，致残率，减少医疗费用。

2. 糖尿病并发症筛查

（1）初步筛查糖尿病患者应尽可能地进行并发症筛查，以尽早发现和处理。初步检查项目包括：①眼：视力、扩瞳查眼底。②心脏：标准 12 导联心电图、卧位和立位血压。③肾脏：尿常规镜检、24h 尿蛋白定量或尿白蛋白与肌酐比值、血肌酐和尿素氮。④神经系统：四肢腱反射、音叉振动觉或尼龙丝触觉。⑤足：足背动脉、胫后动脉搏动情况和缺血表现，皮肤色泽、有否破溃、溃疡、真菌感染、胼胝、毳毛脱落等，并询问有关症状。⑥血液生化检查：血脂（总胆固醇、甘油三酯、高密度脂蛋白、低密度脂蛋白）、尿酸、电解质。

（2）进一步检查糖尿病并发症经初步筛查后发现异常需要进一步检查：①对于眼底病变可疑者或有增殖前期、增殖期视网膜病变者，应进一步作眼底荧光造影。②有下肢缺血者，行多普勒超声检查、血流测定、肱动脉与足背动脉血压比值；③有心脏病变者，心脏超声、24h 动态心电图和血压监测。④肾脏病变者，肌酐清除率测定。⑤怀疑有神经病变者，神经传导速度测定、痛觉阈值测定等。

（3）并发症筛查后随访对于无并发症的患者，2 型糖尿病患者应每年筛查一次，1 型糖尿病首次筛查正常，3~5 年后应每年筛查一次。

3. 饮食指导 糖尿病患者要遵循合理搭配、定时定量、少量多餐、分次进食的原则，在控制饮食过程中，家属的支持非常重要，帮助患者严格按照糖尿病饮食规律进餐，才能将血糖水平控制在理想的水平。

（1）血糖生成指数（GI）：糖尿病患者宜进食低 GI 的食物。通常血糖生成指数 55 以下时，认为该食物为低 GI 食物；75 以上时，该食物为高 GI 食物；55~75 之间的为中等 GI 食物。蔬菜属于低食物血糖生成指数的食物，特别是叶和茎类蔬菜，因为碳水化合物含量低，而且富含膳食纤维，所以对血糖影响小。蛋类、乳类也属于低或较低的血糖生成指数的食物。而谷类、薯类、水果常因品种和加工方式不同而血糖生成指数不同。

（2）烹饪方式及禁食食物：食物烹调时建议多用蒸煮等方式，少用煎炸。禁食冰激凌、各种含糖饮料、甜点、饼干及蜜饯、干果等。

（3）食物合理搭配：食物主要由碳水化合物、蛋白质、脂肪组成。糖尿病患者的食物要精心挑选，合理搭配才能控制血糖。①种类挑选：碳水化合物应严格限制易于水解吸收的单糖及双糖，宜选用多糖类，如米、面、玉米等；蛋白质应宜选用新鲜优质蛋白；脂肪选择上应限制动物脂肪，多用植物油。②三大营养物质组成比例：合理搭配蛋白质、脂肪、碳水化合物的比例，碳水化合物摄入总量应占每日总热量的 55%，脂肪摄入量占总热量的 30%，蛋白质摄入量占总热量的 15%。③三大营养物质每天所需量为：碳水化合物（g）= 每天总热量 × 55% ÷ 4；蛋白质（g）= 每天总热量 × 15% ÷ 4；脂肪（g）= 每天总热量 × 30% ÷ 9，最后根据食物营养素含量折算出所应进食品的种类及量。④科学加餐：对经常发生低血糖或注射胰岛素的患者，适当科学的加餐能使病情稳定或减少药物的使用剂量，加餐时间最好相对固定，一般选择低血糖发生之前加餐。如果有时体力劳动增加时，也可提前加餐。加餐时间一般为上午 9~10 时，下午 3~4 时，晚间 9~10 时。上午和下午的加餐可以随便些，晚上的加餐最好配一些如鸡蛋、瘦肉、鱼虾等优质蛋白质，能有效避免清晨低血糖的出现。⑤限制钠盐摄入：多数糖尿病患者有高血压和肥胖症，过多的钠盐摄入不利于高血压的防治，一般每日限盐 5~6g 为宜。

4. 运动疗法 糖尿病患者运动和饮食控制并用极其重要,因为运动可增加脂肪细胞中酶的活性,增加脂肪分解,消耗过剩脂肪组织,增加脂肪细胞表面的胰岛素受体数量及敏感性,从而降低血糖、降脂、降低血中胰岛素水平。

(1) 运动疗法适应人群:运动疗法是指患者长期规律运动锻炼而言,主要适用于非胰岛素依赖型患者,尤其以肥胖者效果更佳。运动疗法对于 1 型糖尿病患者血糖控制的益处尚未被确认,但对于保持这类患者的体力,增强其体质和缓解精神压力是有益的。

(2) 运动计划:在实行运动疗法前社区医护人员要对患者进行运动耐力测试,开出运动处方,与患者共同制定运动计划。①最佳运动时间:糖尿病患者应在餐后 1~2h 后运动,以餐后 90min 开始运动降糖效果最佳。②运动方式:糖尿病患者应选择适合自己的科学的运动方式和运动量来进行运动,如散步、广播操、太极拳、骑车、球类、跳舞等。③运动频率:为每周 3~5 次,每次 30~60min。④运动强度:运动强度用自己的脉率来测量,运动强度的诊断标准是脉率增加 20% 为轻度,40%~60% 为中度,80% 为高强度,运动强度决定血糖高低,运动强度过小不能降低血糖,强度过大进食过少可导致低血糖。⑤注意事项及随访:在运动时,患者要随身携带记录自身身份信息的糖尿病卡,随时注意自己的身体状况,如有不适,及时停止。夏季要注意补充水分,冬季要注意保暖。运动处方执行过程中社区医务人员要定期随访,督促患者持之以恒。

5. 用药指导

(1) 血糖控制目标:空腹 4.4~6.1mmol/L,随机血糖 4.4~8.0mmol/L。

(2) 注意降糖药物种类及不良反应:①促进胰岛素分泌药有磺脲类和非磺脲类。磺脲类药物的不良反应主要是低血糖。严重低血糖或反复发作可引起中枢神经系统不可逆损害或致死,因此,应严格按照医嘱服用。出现低血糖或其他不良反应(如消化系统、造血系统、皮肤症状等),须及时与社区医师联系或立即就医。②双胍类:不良反应主要有胃肠道反应,如口干、口苦、食欲降低、金属味、恶心、呕吐等,餐中或餐后服药可减轻其不良反应,坚持服用一段时间后,不良反应可减轻或消失。③葡萄糖酐酶抑制剂:有阿卡波糖、伏格列波糖应在进食时嚼碎服用。不良反应主要为胃肠道反应,治疗一个时期后可减轻。单用本药不会引起低血糖,但若与磺脲类或胰岛素合用,仍可发生低血糖,一旦发生,因直接用葡萄糖处理。进食双糖或淀粉类食物无效。④胰岛素增敏药:有罗格列酮、吡格列酮。不良反应主要为水肿,心力衰竭或肝病者不用或慎用。⑤胰岛素:主要不良反应是低血糖反应。患者一旦出现心慌、软弱、多汗、颤抖、极度饥饿等症状时,应立即平卧,口服糖水或糖果、饼干,根据症状的轻重确定食量,如数分钟未缓解,应再次进食。若联用了葡萄糖酐酶抑制药,则必须口服葡萄糖,最好静脉注射。

(3) 用药宣教:社区医护人员除了帮助糖尿病患者选择合适的药物外,还应对糖尿病患者进行用药宣教,根据人数选择群体教育或是个别教育,使患者知道服药的时间、药物作用机制及其可能出现的副作用,出现异常情况,及时就诊。制作浅显易懂的用药小册子,供患者阅读参考。对使用胰岛素的患者,教会他们如何选择注射部位,保证剂量的准确性,严格消毒,防止感染,有计划地改换部位,避免组织硬化导致胰岛素吸收不良。

6. 血糖自我监测 社区医务人员要教会糖尿病患者及其家属血糖监测方法,血糖监测的方法因人而异,病情稳定时每周监测 1~2 次即可,如遇特殊情况病情不稳定时应随时监测。血糖监测不只是测量早晨空腹血糖,还包括午餐、晚餐前血糖,三餐后 2h 血糖和睡前血糖。

三、三级预防

(一)概念

1. 三级预防 减少2型糖尿病并发症的加重和降低致残率和死亡率,改善2型糖尿病患者的生活质量。

2. 社区三级预防 是在社区医院糖尿病专科指导及专门人员的管理下,负责监控糖尿病患者血糖的同时,检测其并发症情况,尽可能延缓糖尿病并发症的进展,降低致残率和死亡率,提高患者的生活质量,延长其寿命。通过有效的糖尿病三级预防措施,并发症的发展在早期是可能终止或逆转的。

(二)内容

1. 加强宣教 进一步加强糖尿病并发症及其带来的不良后果的宣教。

2. 控制并消除危险因素 高血糖长期得不到控制,会导致糖尿病慢性并发症的发生,如视网膜病变、肾病等微血管及心脏病、脑卒中、间歇性跛行、脑供血不足、足坏疽等大血管病变,只有将血糖控制在正常或接近正常水平,才能降低并发症的发生。除此之外,还要控制体重、养成良好的饮食习惯、进行适当的体育锻炼,定期监测血压、血脂,积极控制并发症的发生。

3. 建立良好的医患关系 糖尿病是一种慢性终身性疾病,发病因素是综合性的,与生活方式、行为及社会心理关系密切,病情呈渐进性发展。漫长的病程、多组织结构和功能障碍、经济负担对患者身心产生的压力易使患者产生焦虑、抑郁等不良情绪,对治疗缺乏信心,所以要及时进行心理疏导。

(三)实施

1. 强化宣教 利用讲座、纸质宣传、媒体宣传等方式让糖尿病患者知晓糖尿病并发症预防进一步加重的措施以及不治疗的危害。

2. 预防常见并发症的恶化

(1)酮症酸中毒:酮症酸中毒为最严重的急性并发症,可发生于任何年龄。主要原因为感染、饮食或治疗不当及各种应激因素。嘱患者不要擅自停用胰岛素。自我感觉不舒服时,应立即到医院急救,密切观察病情变化,记录出入量和胰岛素用量。卧床休息,注意保暖,按时清洁口腔,皮肤、预防压疮和继发感染。

(2)肾衰竭:严格控制好血糖和血压,首选的降压药为血管紧张素转化酶抑制剂或其受体的抑制剂,适当地限制蛋白摄入尤其是植物蛋白的摄入,能明显地延缓糖尿病肾病的发生与发展。

(3)糖尿病足:糖尿病足坏疽是致残、致死的重要原因,故应指导患者做好足部护理,每天洗脚后检查足部,注意足部的颜色、温度、感觉、皮肤弹性等,如有异常及时请社区医师诊治。每晚用温水(40℃)洗脚,太热容易烫伤皮肤,太凉又不利于血液循环,泡脚时间不宜过长,以10min为宜,洗完较厚用柔软、吸水性好的毛巾擦拭干净(要特别注意脚趾缝是否擦干)。适当增加步行,促进足部血液循环。穿鞋大小以宽松为宜,袜子要合脚,袜口避免过紧。洗澡时切忌用足试水温,禁用暖水瓶、烤火器取暖,不能自行修剪处理鸡眼、胼胝和足癣,避免烫伤,外伤。

(4)预防失明:定期地进行眼底并发症的筛查,在控制好血糖的基础上,对于有激光治疗指征的视网膜病变,及时给予治疗。视网膜剥离和糖尿病性青光眼可以进行手术治疗而避免患者失明,糖尿病合并的白内障可以通过手术治疗而使患者复明。

3. 建立长期良好的医患关系 作为社区医师,要学会和患者交朋友,及时介入心理支持,帮助患者树立战胜疾病的信心,常向患者宣传糖尿病的预防和保健知识,养成良好的饮食习惯、控制体重、减少肥胖、保持心情愉快,积极调动患者参加各种组织或者糖尿病患者互帮组织的积极性,开展有益身心健康的文学、艺术及体育活动,培养糖尿病患者高尚的情操,使他们热爱生活,热爱工作,乐以忘忧,学会正视现实,消除不必要的顾虑和紧张,同时鼓励家庭成员履行监督及支持的责任。另外,通过增加医务人员与患者的接触频度,可保证社区患者得到连续性照顾,提高患者对社区卫生服务的满意度。社区提供的心理支持可以动态地掌握患者及家属的心理状态,探究心理危机产生的根本原因,化解家庭危机,缓解患者的社会压力,激发患者对个体健康、家庭及社会的责任,从而达到良好的心理状态,利于病情的控制。

综上所述,社区综合干预是一种"指导 - 合作 - 共同参与"型模式,医患之间建立的是伙伴式关系。社区卫生服务机构提供的各种社区支持贯穿糖尿病整个病程,融预防、治疗、保健、康复等综合措施于一体,构建起糖尿病三级预防的框架,由传统的单纯生物学诊疗模式转变为生物 - 心理 - 社会医学模式。糖尿病社区三级预防策略的实施,具有深远的意义,在一般人群中预防糖尿病的发生,在高危人群中降低了血糖水平,改变了社区整个人群及糖尿病患者的不良生活习惯,提高了自我保健意识,提高了糖尿病患者的知晓率、服药率、控制率、管理率,减少了并发症的发生,提高了社区人群的健康水平及生活质量,延长了寿命。

(陈 伟 朱 茜)

第二节 社区管理模式

近 20 年来,我国糖尿病的患病率迅速增长。因糖尿病病程长、并发症多、致残率高等原因,给个人、家庭和国家带来极大的负担,已成为重要的公共卫生问题。因此,如何有效控制和管理糖尿病,是我国亟待解决的重要问题。国内外大量的经验表明,依托社区开展糖尿病的防治工作是最有效的。随着我国社区卫生服务事业的蓬勃发展,许多社区卫生服务机构已经开始实施和探索对糖尿病的管理,尽管在管理内容、管理形式以及管理程序上有着很大的差别,但以社区卫生服务作为工作平台是糖尿病综合防治的必然趋势,因此开展糖尿病社区规范化管理是十分必要的。虽然目前我国尚无统一规范的糖尿病社区管理模式,但大致包括社区教育、普查与监测、上门随访与转诊等管理模式。

一、社区教育

(一) 社区教育特点

糖尿病社区教育是糖尿病教育中的一项重要内容,社区教育是集教育、咨询、监测、诊治为一体的教育模式,使个体教育和普及型教育相结合,具备系统、广泛、及时、方便、经济、温馨的优势。只有在普及糖尿病教育,建立健全糖尿病防治网络的基础上,方能实现预防目标和有利于糖尿病患者全面掌握糖尿病知识,降低医疗费用,提高患者生活质量。

（二）社区教育功能

1. 实施糖尿病社区健康教育,会使更多患者获得糖尿病相关知识,转变不良生活方式,提高自我管理能力。

2. 使患者及其家属能够正确地对待糖尿病和处理糖尿病相关的问题,减少对医务人员的依赖性,降低住院率和个人、社会经济负担。

3. 有利于在社区进行长期的糖尿病多重危险因素干预,降低糖尿病患病率,改善代谢控制,延缓并发症,改善预后。

4. 在患者咨询过程中,向人们灌输"小病去社区医院,大病到大医院"的思想,做到合理分流患者,高效利用医疗资源。

5. 澄清过去的治疗误区,建立正确的、积极的治疗理念,提高患者的治疗依从性,病情得到更好的控制。

6. 社区教育面对人群广,不仅包括糖尿病患者,还包括高危人群,这样就能使早期糖尿病患者尽可能及时发现并得到早诊断、早治疗。

（三）社区教育实施

1. 完善政府卫生行政管理体系,从乡镇到城市不同级别的社区,以综合医院为依托,利用现有社区资源,开设不同水平、不同规模的糖尿病中心,设置科学合理,层次分明,政策上倾斜,财政上给予一定的支持。

2. 选派社区医师、护士到三级综合医院进修,并给予糖尿病专科方面的继续教育培训,使其从糖尿病的知晓者质变为管理者,并完善社区全科医师培训体系和认证制度,提高医护人员专业技术水平。

3. 培养一支主要由护士为主导的高素质、专业技术过硬的医护队伍,对社区个体、家庭和团体进行全方位的教育,这些护士主要将有关糖尿病及其并发症防治的知识教给患者。

4. 采取多元化服务模式,社区服务形式和项目丰富,吸引社区居民主动参与到糖尿病教育体系中来。

5. 由社区医师及护士入户对社区居民建立健康档案,详细记载每位居民的一般情况和疾病情况,全面掌握每位居民的情况及问题,以便进行有针对性的教育干预。

6. 在社区卫生服务站设立健康咨询热线,以便于糖尿病患者及家属咨询,做到双向沟通与交流。

7. 发放宣传单和糖尿病知识小册子,利用门诊咨询、讲座、社区板报、宣传栏、媒体等多种途径加强糖尿病防治知识健康教育。

8. 定期召开座谈会组织患者进行病情交流,请一些糖尿病病情控制较好的患者介绍经验,如运动方式、饮食心得、并发症的预防和处理等。

9. 深入家庭随访,了解患者运动、饮食、用药等实际情况,及时给予正确的指导和帮助。

（四）社区教育内容

1. 糖尿病基础知识普及 包括什么是糖尿病、糖尿病的症状、糖尿病的危险因素、并发症的危险性及预防措施、预后等,使患者真正了解并掌握糖尿病,正确对待自己的病情。

2. 饮食教育 结合营养师的建议,使患者做到合理用餐,并定期监督饮食情况,教会患者自觉记录每日饮食情况,给糖尿病的其他治疗奠定基础。

3. 运动教育 为患者量身定做运动处方,督促患者长期坚持适量的体育锻炼,保持血糖水平的正常和身体的健美,对不能自主活动的患者,指导家属帮助患者被动活动。

4. 用药教育　①由糖尿病专科医师对患者进行用药指导。②发现自行停药患者重点进行教育,强调停药危害,停药必须征求医师的意见。③口服药物教育:坚持规律正确服药,指导药物正确的服用方法,了解不良反应等。④胰岛素治疗教育:采取小组培训形式,采用图画及真人示范,进行胰岛素操作演示,讲解注射部位的选择及注意事项。⑤其他药物教育:在专科医师指导下,根据临床需要,服用降压、调脂、抗凝及其他药物,使患者维持全面正常的状态。

5. 病情检测教育　①自身症状检测:如三多一少,乏力等。②体重检测:如有无消瘦或是体重增加。③复查检测:定期检查血糖、尿糖、糖化血红蛋白、肾功能、血脂、心电图、眼底检查等,以期仔细了解病情,指导治疗。

6. 心理教育　讲解情绪对血糖的影响,指导患者通过听音乐、深呼吸、转移注意力等方式缓解焦虑、抑郁的情绪,保持良好的心境,微笑面对生活,树立抗病信心。

7. 家属教育　经常与患者家属交谈,告知患者实际病情及治疗要点,取得家属对患者的理解和支持,鼓励家属参与到患者的治疗中来,建立家庭支持系统,为患者营造一个良好的治病养病的环境,同时起到督促和引导的作用。

8. 其他疾病教育　指导患者先行其他疾病的治疗,如上呼吸道感染时应先控制感染,腹泻时及时治疗腹泻,在就诊时及时告知医师糖尿病史。

二、普查和检测

(一) 社区普查与检测的概念

利用社区现有资源,对社区现住居民进行空腹血糖、糖耐量试验、糖化血红蛋白、血脂、尿微量白蛋白、眼底检查、心电图、心脏超声、电生理检查等,尽早发现糖尿病以及糖尿病并发症,预防糖尿病的发生和进展。

(二) 社区普查与检测的内容

1. 未诊断糖尿病的居民中的普查与检测。

(1) 社区普查与检测的对象与目的:①一般社区居民,无危险因素者。②有糖尿病阳性家族史和 / 或患高血压、高脂血症、肥胖症等代谢综合征的人群;年龄≥30 岁的妊娠妇女、有妊娠糖尿病史者;静坐少动生活方式者。但排除已确诊的糖尿病、严重的肝肾疾病、服用影响糖代谢药物者。③目的:早期发现糖尿病患者,及时治疗。

(2) 普查与检测的方法:①对一般居民,<45 岁而无特殊危险因素者,普查时仅检测空腹血糖。②≥45 岁以及糖尿病危险人群,须用口服糖耐量试验,受检日清晨空腹进行一次标准的口服葡萄糖(75g)耐量试验,空腹及口服葡萄糖 75g 后,从服糖第一口开始计时,于30min、1h、2h 分别静脉取血一次,共 120min。

(3) 普查与检测的注意事项:要求普查对象在受检前 3 天不要过度劳累,正常进食,每日碳水化合物摄入量不少于 150g;试验中不要饮用茶和咖啡;停用可能影响 OGTT 的药物,如避孕药、利尿剂或苯妥英钠等 3~7 天;受检前 1 日晚餐后不再进食。

2. 已诊断糖尿病的社区居民中的普查与检测

(1) 社区普查与检测的对象与目的:社区中已有糖尿病史多年以及新近诊断的糖尿病患者,目的详细了解患者实际病情,早期发现并发症,及时就诊。

（2）普查与检测的方法：①糖化血红蛋白检查（HbA1c）：糖化血红蛋白检测与常规血糖监测方法的结合，有助于指导糖尿病患者和医师制定合理的治疗方案，从而使血糖得到较好的操控，最终减少糖尿病及其并发症发生的危急性。②胰岛素或 C- 肽检查：C- 肽与胰岛素之间有稳定的比例关系，且不受胰岛素抗体的干扰，所以测定血中 C- 肽水平，可以反应内生胰岛素的水平，还可了解 β 细胞的功能。③尿酮体检查：酮体是体内脂肪代谢的中间产物，正常人尿中酮体含量极微，定性试验为阴性。尿中酮体过多称酮尿症，可见于糖尿病酮症酸中毒、运动过度、饥饿、应急状态等。④血脂检查：定期检查血脂，因为很多糖尿病患者许多并发症都是在高脂血症基础上发展的，操控好血脂，有助于操控好血糖。⑤缺血的检查：下肢体位试验：糖尿病足患者的在抬高下肢 30~60s 后可见足部皮肤明显苍白，肢体下垂后可见中部呈紫红色。如果静脉充盈时间（足部皮肤由苍白转红润的时间）在 15s 以上，说明该下肢供血明显不足。⑥电生理检查：应用神经传导速度肌电图检查，可早期发现糖尿病周围神经病变，糖尿病周围神经病变是糖尿病足的一个重要发病因素。患者平时也应注意自己有无四肢麻木、感觉异常等。⑦微循环检查：一般是通过活体显微镜直接观察糖尿病患者手指甲皱的微循环变化，微循环异常常提示有微血管病变。⑧X 线检查：可发现动脉壁钙化、骨质疏松和破坏、骨髓炎及骨关节病变等，一般作为常规检查。⑨眼底检查：糖尿病患者一旦有眼部自觉症状，往往已经错过治疗的最佳时间，所以建议应在半年至一年检查一次眼底，糖尿病主要损害视网膜的微小血管。早期表现为毛细血管内皮细胞受损所以眼底检查就可以看出微血管的变化。⑩尿微量白蛋白检测：尿常规化验显示蛋白阴性者，还应检查尿微量白蛋白，如 24h 尿微量白蛋白或随意尿的尿白蛋白与肌酐的比值，早期发现肾功能状态，必要时还应检查肌酐清除率和血清生化指标（包括尿素氮、肌酐、电解质等）。一般每两三个月测定一次。此外，患者还应注意自己水肿、尿量减少等情况。

此外，还应注意其他脏器和器官的检测，如：①肺部检测：糖尿病肺结核发病率比非糖尿病高 3~4 倍。②心脏检测：糖尿病性心脏病变临床上常在无心脏病表现的糖尿病患者身上发觉，常规做心电图和心脏超声检测十分必要。③肝脏检测：半数以上的糖尿病患者有脂肪肝，应该留意做肝脏超声及血脂检测，以便实时选用降脂药。④胰腺检测：有助于知道伴有胰腺病变的糖尿病。B 超可发觉胰腺病变，胰腺弥漫性纤维化或钙化，胰管结石，假性囊肿，这些病变坚持 5 年以上，伴有胰腺内分泌功能不全，约半数患者有隐性糖尿病，糖耐量后果特殊。10%~20% 患者有显性糖尿病。对近期发生的脂肪泻，因素不明的顽固性上腹痛、腰背痛，做 B 超检测可发觉胰腺肿瘤。⑤糖尿病足：患者需每天检查双足一次，观察有无皮肤温度和颜色变化、感觉变化，有无破损和感染等情况，若发现异常，应及时去医院诊治。⑥心理问题：长期患有糖尿病的患者，常伴有心理问题，如焦虑、抑郁等，可使用 SAS、SDS 等量表进行测评。

（三）社区普查与检测的实施

由糖尿病专科医师，或是有糖尿病专科进修背景的全科医师以及护士开展具体的普查工作，普查地点在社区门诊或是社区医院，如果病情需要再至上一级医院检查。如有行动不便的居民，可上门进行血糖检测。

（四）糖尿病社区普查与检测

通过社区医院和综合医院联手，全科医师和专科医师结合，对糖尿病进行社区普查和检测，可以取得较好的防治效果。

三、上门随访和转诊

（一）上门随访

1. 上门随访的意义与重要性 对糖尿病患者进行积极、负责的上门随访,不但可以弥补糖尿病专科门诊随访的不足,而且可以及时、定期了解病情的变化过程,实现病情监控,然后根据病情变化,科学指导糖尿病患者定期复查、复诊和及时进行治疗,提高社区糖尿病患者的治疗效果,提升了他们的生命质量,同时上门随访拉近了患者与医师之间的距离,减少医患间的猜疑和不信任,改善医患关系,这些都有利于提高患者的依从性,从而更好得控制糖尿病。

2. 上门随访的内容

（1）登记通讯地址,要详细到为区、街道、门牌号等多栏,电话号码可为固定电话或手机,并应认真登记联系人(直系亲属或亲友)的通讯地址及住宅电话或手机,以确保患者搬迁后仍能保持联系。

（2）设置 24h 随访岗位、开通直拨热线电话,上门随访时告知患者具体电话号码,便于上门随访结束后,患者在家随时得到救助。

（3）通过上门问诊,更全面、直观地了解患者生活环境、饮食情况、运动情况、心理情况、服药情况、近期病情的变化以及对返院复查的安排等,做好详细记录,建立个人健康档案,动态观察病情变化,及时纠正不当之处。

（4）宣传糖尿病健康知识,发放糖尿病血糖控制治疗手册,并科学指导患者的院外治疗、院外保健,使患者有机会及时了解糖尿病预防和治疗的最新动态。

（5）有的患者认为在家吃药比复查重要,定期复查的费用可以节省下来去购买"灵丹妙药",所以在上门随访过程中应该有意识纠正上述类似错误观念,让患者了解对于糖尿病最好的防治措施就是加强监测、及时治疗。

（6）对不变走动的患者或者没有亲属陪护的患者,上门测身高、体重、腰围、臀围、尿糖、血糖、血压及心电图等,进行常规体检,及时发现问题,解决问题。

（7）对患者的心理问题进行干预,运用心理学知识,将患者从精神的煎熬中释放出来,将生存的希望赋予患者,使患者获得生活的激情,从而能够积极主动、认真负责地对待生命,配合医师共同去战胜疾病。

（8）关心患者的日常生活,询问是否有经济压力过大不能及时就诊者,并为患者及时寻求社区、政府财政辅助。

3. 上门随访的管理 安排专门的随访人员对每个患者每个月进行 1 次上门随访,每次 30~60min,可根据患者的具体情况适当调整随访次数和时间。负责随访工作的医务人员应该具备糖尿病专科基础知识,立足临床,以患者为中心,不仅要具备较全面的专业知识,还要有较强的沟通能力,具备良好的人文医学观念,在随访工作中尊重患者情感世界,尊重患者意愿。定期对上门随访人员的工作进行监督,例如电话咨询患者,给随访人员评分,根据反馈结果,随访人员工作有不足之处,及时更正补充,以期更好得完成随访任务。

（二）双向转诊

2015 年 12 月 1 日,国家卫计委下发《关于做好高血压、糖尿病分级诊疗试点工作的通知》,明确了糖尿病分级诊疗重点任务,并为糖尿病分级诊疗工作描绘出服务流程图。

根据国家卫健委的要求,糖尿病分级诊疗重点任务包括建立糖尿病患者分级诊疗健康档案、明确不同级别医疗机构的功能定位、建立团队签约服务模式、明确糖尿病分级诊疗服务流程等。

1. 明确不同级别医疗机构的功能定位

(1) 基层医疗卫生机构负责疾病临床初步诊断,按照疾病诊疗指南、规范制定个体化、规范化的治疗方案;建立健康档案和专病档案,做好信息报告工作;实施患者年度常规体检,有条件的可以开展并发症筛查;开展患者随访、基本治疗及康复治疗;开展健康教育,指导患者自我健康管理;实施双向转诊。

(2) 二级及以上医院负责疾病临床诊断,按照疾病诊疗指南、规范制定个体化、规范化的治疗方案;实施患者年度专科体检,并发症筛查;指导、实施双向转诊;定期对基层医疗卫生机构医疗质量和医疗效果进行评估。其中,二级医院负责急症和重症患者的救治,对基层医疗卫生机构进行技术指导和业务培训。三级医院负责疑难复杂和急危重症患者的救治,对二级医院、基层医疗卫生机构进行技术指导和业务培训。

2. 基层卫生医疗机构向二、三级医院转诊

(1) 转诊原则:①由于社区医院治疗条件有限,不能实施有效救治,且转运途中风险相对较小的患者。②诊断不明确或治疗无效的病例,疑难复杂病例。③并发甲、乙、丙类传染病及其他需要治疗的新发传染病患者。④并发的疾病超出社区医院核准诊疗登记科目的病例,因技术、设备限制或其他原因不能处理的患者。

(2) 建议转诊标准:①新诊断糖尿病的患者、疑似糖尿病的患者,需要明确诊断、病因和分型。②儿童和年轻人(年龄小于 25 岁)已经诊断为糖尿病但分型不明确者。③糖化血红蛋白 >8%,并且持续 3 个月,或随机血糖≥16.7mmol/L(300mg/dl),或出现急性并发症。④经过治疗 1 个月后血糖持续高:空腹血糖≥7mmol/L,餐后 2h 血糖 >10mmol/L,或血脂经过 3 个月降脂治疗不满意者,或血糖波动明显或出现低血糖反应的。⑤需要接受胰岛素强化治疗或者调整胰岛素治疗方案者。⑥妊娠和哺乳期妇女血糖异常者。⑦出现糖尿病慢性并发症导致严重靶器官损害需要紧急救治者(如:急性心脑血管病;糖尿病肾病导致的肾功能不全;糖尿病视网膜病变导致的严重视力下降;糖尿病外周血管病变导致的间歇性跛行和缺血性症状;糖尿病足)。⑧明确诊断、病情平稳的糖尿病患者每年应由专科医师进行一次全面评估,对治疗方案进行评估。⑨出现严重降糖药物不良反应难以处理者。⑩医师判断患者合并需上级医院处理的情况或疾病时。

3. 二级以上医院向社区医院转诊

(1) 转诊原则:①各种危重症患者救治后病情进入稳定期的患者。②糖尿病相关手术后需要长期康复的患者。③诊断明确,不需特殊治疗或需长期治疗的患者。④经治疗后病情稳定且具有出院指征,患者和家属要求继续康复治疗者。

(2) 建议转诊标准:①新诊断糖尿病的患者明确分型,确定治疗方案后。②需要接受每日多次胰岛素治疗或者调整胰岛素治疗方案者,制订新的胰岛素治疗方案后,血糖控制稳定并接近满意时。③代谢情况控制改善:空腹血糖 <7mmol/L,餐后 2h 血糖 <10mmol/L,糖化血红蛋白 <7%。血压:<130/80mmHg。血脂:TC<4.7mmol/L,LDL<2.6mmol/L,TG<1.7mmol/L,HDL>1.0mmol/L。④糖尿病急性并发症治疗后病情稳定。⑤糖尿病慢性并发症已确诊、制定了治疗方案和疗效评估,且病情已得到稳定控制。

4. 转诊的步骤

(1) 建立双向转诊制度：为了给患者提供方便、快捷、优质、连续性的医疗服务，应进一步加强社区医院和二、三级医院之间的联系，建立健全双向转诊的制度。

(2) 成立专门领导小组：社区医院和二、三级医院都要成立双向转诊领导小组，建立健全组织领导体系，加强双向转诊管理，将其视为工作的重点任务之一。

(3) 建立绿色通道：双向转诊协议医院双方要保持通讯畅通，遇危、急的糖尿病患者时直接沟通，建立急救绿色通道。

(4) 加大宣传教育力度：使医务人员充分认识双向转诊工作的重大意义，明确自己应该来承担的责任和义务，增强自觉性、主动性和积极性。

(5) 提供优惠政策：为了提高双向转诊的依从性，政府出台的政策可以有适度的倾斜，例如：经社区医院向二、三级定点医院转诊时，执行住院补偿起付线减半、报销比例适当提高的优惠政策；经二、三级定点医院转至社区医院的患者，执行适当提高住院报销比例的优惠政策。

5. 转诊流程

(1) 社区医院向二、三级医院转诊患者流程：①签约服务流程：接诊患者并进行诊断→制定治疗方案→对诊断为型糖尿病的患者，判断是否能够纳入分级诊疗服务→对可以纳入分级诊疗服务的，经患者知情同意后签约→建立专病档案→按签约内容开展日常治疗、体检、健康管理。②上转患者流程：全科医师判断患者符合转诊标准→转诊前与患者和/或家属充分沟通→联系二级及以上医院→二级及以上医院专科医师确定患者确需上转→全科医师开具转诊单、通过信息平台与上转医院共享患者相关信息→将患者上转至二级及以上医院（图 16-2-1）。社区医护人员要专程护送患者，确保患者安全转入上级医院，并做好病情交接工作。

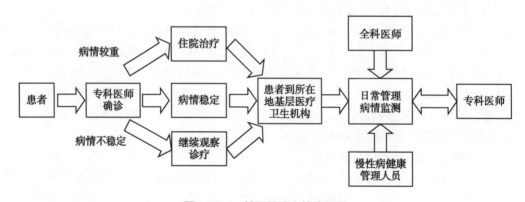

图 16-2-1　基层医院上转流程图

(2) 二、三级医院向社区医院转诊患者流程：①初诊患者流程：接诊患者并进行诊断→制定治疗方案→对诊断为型糖尿病的患者，判断是否能够纳入分级诊疗服务→可以纳入分级诊疗服务的患者转至基层就诊→定期派专科医师到基层医疗卫生机构巡诊、出诊，对分级诊疗服务质量进行评估。②接诊上转患者及下转流程：接诊患者并进行诊断→制定治疗方案→患者经治疗稳定、符合下转标准→转诊前与患者和/或家属充分沟通→联系基层医疗卫生机构→专科医师开具转诊单、通过信息平台与下转医院共享患者相关信息→将患者下转至基层医疗卫生机构（图 16-2-2）。

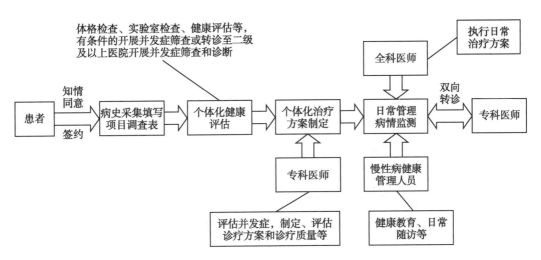

图 16-2-2　二级以上医院下转流程图

目前,糖尿病对社会和患者带来沉重负担,发病率在世界范围内逐年增加,且发病有年轻化,成为严重威胁人类健康的世界性公共卫生问题。治疗中血糖控制不理想,不但严重危害健康,而且影响患者生活质量。通过上门随访与双向转诊,不但能够深入了解患者的实际情况,更好更有效得控制血糖,而且使患者深切感受到医护人员的人文关怀,在提高疗效的同时,增加患者的医治满意度,对于改善医患关系有重大意义。

(陈　伟　朱　茜)

第三节　现代技术的应用

一、可穿戴设备

(一) 概念

可穿戴设备是指可直接穿在身上,或是整合到用户的衣服或配件的一种便携式设备。它利用传感器、视频识别、全球定位系统等信息传感设备,按约定的协议接入移动互联网,从而实现人与物任何时间、任何地点链接的信息交流。因此,可穿戴设备不仅是一种硬件设备,还可通过软件支持以及数据交互、云端交互来实现其强大的功能。这些设备可以实时监测患者的生理过程、传送数据用于分析和回顾,以及提供医患之间的实时沟通和反馈;也可以实时提供医师的反馈意见给患者,以帮助患者确定当前的健康状态,使他们保持或调整当前的治疗和生活方式,同时也可以提醒患者接受进一步的健康指导。因此,可穿戴设备在未来医疗诊断、治疗、教育培训和科学研究中应用广泛。

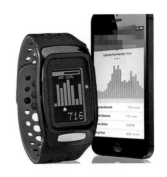

图 16-3-1　智能手环

(二) 可穿戴式设备的分类

可穿戴设备根据功能不同大致分为三类。

1. 第一类　是针对大众的健康跟踪类设备,如智能手环(图16-3-1)等,这类设备主要针对消费级用户的健康需求,作为生活、运动、健康管理的辅助类产品,用户群体规模大,设备准入门槛较低。

2. **第二类** 是针对某一种疾病的设备,如智能血压计(图 16-3-2)、智能血糖仪(图 16-3-3)等设备,这类设备主要满足有医疗康复需求的患者,通过 CFDA 医疗器械认证的设备,其准确度可以作为临床参考。

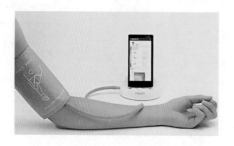

图 16-3-2 智能血压计

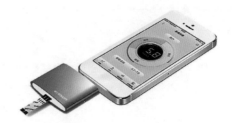

图 16-3-3 智能血糖仪

3. **第三类** 是具备医疗健康应用场景的穿戴类设备,如智能眼镜(图 16-3-4)、智能手杖(图 16-3-5)、智能手表(图 16-3-6)等,这类设备把医疗健康应用作为其应用场景之一。

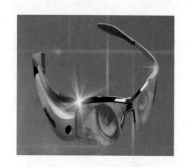

图 16-3-4 智能眼镜

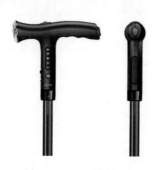

图 16-3-5 智能手杖

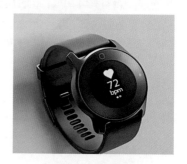

图 16-3-6 智能手表

(三)可穿戴式设备的用途

1. **监测可穿戴式设备** 该类设备用于监测:①生命体征;②大脑及外周神经活动和功能;③运动范围、强度以及功能状况;④日期、时间、地点活动和环境状况;⑤治疗依从性。

2. **治疗可穿戴设备** 该类设备在治疗中用于:①监测患者治疗过程;②治疗量的确定和调节;③患者直接沟通:包括实时和非实时信息;④远程医疗:患者实时专科会诊咨询或远程多专科咨询。

3. **教育可穿戴设备** 该类设备可用于以下人员的宣教和培训:①针对病患的健康宣教;②教学培训:对医疗服务提供者、健康服务提供者、医护人员、住院医师、进修医师及医学生等。

4. **临床研究**

(1)建立临床研究协议平台:①远程患者知情同意及入组;②患者依从性监测;③在更大的地区内增加患者注册;④通过减少就诊次数来降低费用。

(2)控制临床研究成本:①实时数据获取和分析;②不良反应监测与记录;③患者教育及反馈。

(四) 应用分析

1. 健康运动类 健康运动类应用以轻量化的手表、手环和配饰穿戴设备为基础,实现运动或户外数据如心率、步频、热卡消耗等指标的检测、分析服务。结合 LBS 和 SNS 服务,运动健康类应用一般提供记录运动轨迹、运动数据朋友间分享等服务。穿戴手环类应用和基于 iPhone 手机协处理器的运动健康类应用在短时间内发展了上千万用户。硬件厂商不断地在穿戴设备中融入新的功能以延展健康运动类应用的使用场景。例如手环内增加心率采集功能来延展运动安全提醒和运动强度记录等功能。

2. 慢病管理类 慢性病管理类应用已经借助传统的血压计和血糖仪进行患者日常参数的采集和管理。智能血压计和血糖仪等穿戴设备融合传感和通信技术,简化了数据采集和记录的流程,使患者更方便地管理自己的健康。同时这类应用通常会整合医疗专家信息资源,搭建了患者和专家沟通的桥梁。如智能血压计采集的数据可直接推送到医师端,使医师对患者的血压状况一目了然,提高病患的沟通效率。慢性病管理类应用结合智能穿戴设备为患者提供全面、连续、主动的管理,以达到促进健康、延缓慢性病进程、预防并降低并发症进而实现延长患者寿命、提高生活质量的目的。我国已经进入慢性病的高发期,患病人数多、医疗成本高、患病时间长、服务需求大是这个时期的突出特点。而合理的慢性疾病管理,能够避免看急诊和住院治疗,减少就医次数,可以大大节约费用和人力成本。医疗健康类可穿戴设备从某种程度来说符合很多人的刚性需求,未来将会更多地融入到人们的生活。

3. 远程医疗类 应用传统的远程视频系统存在投资大,视频拍摄地点固定等问题,往往应用在远程会议的场景中。随着高带宽、低延时的移动通信网络建设,通过移动互联网的实时图像传输成为可能。谷歌眼镜配戴者不需要借助双手和其他人员,仅通过声音、抬头、眨眼等动作即可实现视频和图像的传输。在医疗手术过程中,医师佩戴谷歌智能眼镜以第一视角的方式分享视频,可实现远程教学和远程会诊。通过谷歌智能眼镜的视频实时传输、拍照等功能,使医师在查房时让远方的医学专家方便快捷的观察,双方实时讨论交流,制定治疗方案,克服地区空间差异,使患者得到专业的救治。美国一些商业保险公司为降低医疗保险支出,联合医院为患者配备具备远程监护功能的穿戴设备,患者可以在家休养康复,一旦出现身体指标异常,医院会在第一时间得到穿戴设备上报的信息,联系患者进行诊治。穿戴设备降低医院的床位占用率、延伸医院的服务范围,为保险公司节省费用,患者在家获得更好的休息环境,穿戴设备创造三方共赢的局面。

除了远程会诊、远程教学、远程查房、远程监护等医疗应用外,伴随穿戴设备的多样化、智能化、普及化,越来越多的远程医疗类应用出现。

(五) 技术环节

1. 小数据 人们认为大数据的应用将改变当代医学,譬如基因大数据等。与大数据相对,小数据是个体化的数据,是我们每个个体的数字化信息。较之大数据,小数据没有规律可循。两者的区别在于,小数据以单个人为唯一对象,重点在于深度,大数据则侧重于针对共性问题大规模、全面地收集、分析、处理,侧重点在于广度。医疗领域由于个人差异巨大,大数据得出的结论直接应用于个体治疗时有一定的不确定性,存在风险。个性化的治疗需要分析个人的数据变化趋势,这些都需要基于小数据。从大数据得到规律,用小数据去匹配个人,是较好的医学诊疗模式。健康运动类应用和慢病管理类应用产生的用户数据都是小数据,这些数据被穿戴设备连续的采集、收集,并通过移动互联网传递到云端平台进行存储、分析,每个用户都将得到一份仅属于自己的健康自画像。例如在慢病治疗领域,通过关联药物用量和穿戴设备采集的个体指标随时间变化的规律,可摸索针对个体最优的治疗方案,提高医疗效果。

2. 生物传感　生物传感技术是慢病管理类穿戴设备的核心能力。传感技术通常通过传感器芯片实现。除生物传感技术外,传感器技术还包括运动感知和环境感知。运动感知通过内置的陀螺仪、加速度传感器等感知运动相关指标,是健康运动类应用的基础。环境感知指对周围环境变化进行感知,包括光、温度、湿度等指标。生物传感技术采集人体的电生理参数,包括血糖、血压等指标。血糖感知技术通过计算渗出液中葡糖浓度与血糖浓度的相关性测量血糖。血压感知技术通过采用生物电极和光电传感器测量脉搏波传速来计算血压值。生物传感技术的发展将提高慢病监测的效率。如血糖实时连续监测系统中的血糖探头使用细小金属丝贴在患者的腹部(金属丝,刺入速度极快,患者无疼痛感),连续对皮下间质液的葡萄糖浓度进行测量,通过这种方法每天监测到的信息量是指血测试法的 100 多倍。

3. 无线传输　上述典型应用场景中,无论健康运动类应用、慢病管理类还是远程医疗类应用,硬件端的穿戴设备采集数据均需要在第一时间传递到业务端。运动类和慢病类穿戴设备多采用蓝牙协议,功耗相对较低,待机时间相对较长,但蓝牙方式传输距离近,必须通过移动设备(一般是手机)进行中转才能把数据传递到业务端,脱离中转设备无法直接使用。对于一些老年慢病患者,蓝牙的方式使设备的易用性大打折扣,对此部分厂商推出内置 SIM 卡的血压计和血糖仪,以无线通信的方式直接把数据上报到业务端。内置 SIM 卡的方式成本相对较高,无法做到低功耗,由于存在网络通信,还需要支付网络流量费用。随着新的低功耗广域无线接入技术(如 LoRa 和 NB-IoT 等)的推出和对应低功耗网络的建设,部分基于蓝牙、ZigBee 连接的设备将被低功耗广域无线连接技术取代。

除小数据、生物传感和无线传输技术外,支撑穿戴医疗健康的技术还包含材料技术、云计算、大数据、人机交互等技术,这些技术的发展将推动或改变医疗健康行业现状。

(六) 存在的问题

1. 可穿戴式设备医学信息的科学应用　穿戴式医疗借助用户自我数据采集、移动通信、远程医疗反馈等多个环节,存在某些因素影响下医疗误诊、失效或无效的风险,甚至引发医患纠纷。穿戴式医疗的基础是深刻认识生命活动规律,掌握干预与医治危重病症的方法手段,其提供的医学信息应加以科学合理的应用。

2. 信息共享与用户隐私保护　封闭系统的安全性好,但同时失去了数据共享与交换的功能;开放系统的互通性好,但其数据安全面临考验。可穿戴设备能够获得生物识别信息和用户体征数据,这含有用户隐私信息。为实现远程医疗与电子医疗,这些生理信息又需要通过因特网、手机网发送至公共数据服务器,存在被非法截获、复制的可能性。

3. 穿戴式技术与微流控技术的结合发展　穿戴式电离子透入疗法设备,它通过电流使药物透过皮肤而注入机体,实现定时、定量给药,可服务于糖尿病等特定患者。严重的糖尿病患者,不仅需要穿戴式的实时血糖监测,还需要微流控的适时胰岛素给药,因此穿戴式与微流控的结合,有望彻底改善重度糖尿病患者的医疗服务层次,实现个体化、自助式医疗服务。

4. 持续、不间断工作的可穿戴式监测设备亟待发展　连续血糖监测仪、连续血压监测仪和心电 Holter 正是此类设备。医院一次短时的静态心电图难以捕捉到发病状态,动态心电 Holter 能够 24h 连续监测用户的心电数据,有助于发现静态心电图不易发现的心律失常和心肌缺血。再如,传统的餐后或空腹血糖只反映患者某一时刻的血糖水平,而可穿戴式血糖监测设备可以掌握用户连续、动态的血糖变化。

5. 重量大、高功耗 轻重量、低功耗、小体积是可穿戴式设备的发展趋势。为了提高舒适度，必须减小设备的体积、减轻重量。现有的多数穿戴式设备的实际功耗均高于 IEEE 802.15.6 的功耗标准，低功耗甚至超低功耗设计是穿戴式设备、植入式医疗设备必须克服的技术瓶颈，无线体外充电技术是植入式设备必须解决的技术问题。

6. 缺乏特定功能产品 穿戴式设备应针对特定目标用户研发特定功能的产品。比如，判定老年人的跌倒是否造成伤害，及时报告糖尿病患者的血糖水平，监测医院重症患者的生命体征等，需要深刻理解不同用户的需求，研发实用且易用的产品。

7. 要解决大数据的相关问题 需要解决"医疗大数据时代"的数据存储、传输、共享、反馈等一系列问题。网络时代的云计算、云服务、云存储、云备份等功能为穿戴式医学服务提供了广阔的发展空间，要建立大数据库分析系统，建立基于产品、网络、用户、社区、医疗机构的大数据分析与分享系统，开辟医疗信息的网络化与社会化的管理模式。

8. 穿戴式设备的外观、材质等 为满足用户的个体化审美要求，可穿戴式设备的外观、材质、形式、形状、材质、颜色等应当实现"私人订制"。穿戴式健康设备要兼顾健康监测、穿戴舒适性、装饰美观性，可穿戴医疗设备厂商应与时尚品牌合作，实现"私人订制"，促使"可穿戴"变成"想穿戴""小众"走向"大众"。例如，针对不同的客户需求，心率监测可通过压力脉搏波腕表（或腕带）、心电记录腕表（或带）、光电容积波腕表（或腕带）、心电记录胸带（或腰带）、心冲击波胸带（或腰带）、光电容积波耳套（或耳环）等不同模式来实现。

9. 设备研发应顺从智能化与网络化的发展趋势 穿戴式设备唯有与互联网、手机网、医疗数据库紧密结合，才大有发展前途。随着穿戴式技术发展，穿戴式设备有望实现对常见小病进行初级诊断，再将生理数据通过互联网、手机网发往医院或数据中心，一方面存入医疗数据库，另一方面由医师复核并把诊断结果通过互联网、手机网返回给用户，从而实现远程医疗。

（七）糖尿病可穿戴式设备

随着可穿戴设备和移动智能软件的爆发，与基本健康相关的智能设备得到了飞速发展，尤其在糖尿病智能化管理领域。糖尿病与其他慢性病相比更强调患者的自我管理，围绕管理与控制这一中心，国内糖尿病管理产品和智能化应用软件也在探索中迎接着挑战。

1. 手机血糖仪

（1）iBGStar 血糖仪通过了美国 FDA 的认证，它通过一个 30Pin 的接口连接到 iPhone 以及 iPod touch，和传统的血糖测试仪一样，iBGStar 也可采用一次性的血液采样试纸。采集到血样后，数据会立刻同步到 iPhone 中进行分析，然后显示出相关的统计、图表以及趋势，用户可直接将这些数据出示给医师。

（2）我国首款手机血糖仪，也通过了国家药品监督管理局认证，该设备通过血糖仪和"糖护士"App 软件实现对血糖数据的记录、储存和分享，在云平台对用户信息进行管理，为用户提供个性化增值服务。

（3）采用皮下置入式动态血糖生物传感器系统，通过外部设备实时反映血糖。糖尿病患者通过在上臂置入一传感器，可以将血糖监测数据实时传输到手机血糖管理软件中自动记录，并同步上传到云平台，供医师参考。

2. 基于石墨烯的可穿戴设备 来自韩国基础科学研究所（IBS）纳米颗粒研究中心的研究人员制造出一种基于石墨烯的糖尿病补片（diabetes patch），它通过使用人汗液而允许准确地监控糖尿病和反馈治疗结果。研究人员通过将电化学活性的柔软功能性材料整合在掺金石墨烯和蛇形金丝网的混杂物上而改善这种生物医学设备的检测能力。正如基于酶的葡萄糖传感器受到 pH 值和温度的影响,这种补片设备的 pH 值和温度监控功能能够系统性地校正汗液葡萄糖测量值。该设备不仅能够监测汗液葡萄糖水平和 pH 值,而且也可通过温度反应性微针控制药物经皮给药。准确的汗液葡萄糖测量值被用来估计患者血液中的葡萄糖水平。在多次使用后,这种设备仍然保持它的初始灵敏度,因而允许多次治疗。将这种设备连接到便携式 / 无线的电源和数据传输单位,从而能够即时治疗糖尿病。

目前注射胰岛素来调节血糖,使患者感到痛苦,不便利和昂贵,同时还要定期去看医师,需要家庭测试仪器记录血糖水平。因此,患者迫切需要利用多功能的可穿戴设备对重要的糖尿病标志物进行非侵入式地、无疼痛地和无压力地监控。IBS 开发的这种设备有助于解决这一问题。

贴片型胰岛素注射泵属于预充填且一体成型式的设备,不需调配药物或者另行组装,使用操作简单,只需要三步骤:撕开包装、设备固定在腰部、按下按键,就能达到连续性皮下胰岛素注射,而且设备可以配戴多天,用尽即拆开抛弃。同时它结合智能医疗,内建无线连接系统(蓝牙)能够和患者的智能手机 App 结合,除了能提醒患者血糖状态、药物注射时间及剩余剂量外,也能和远端医疗照护人员连线,提供即时和历史数据记录,因此医师能依资料订制患者的血糖控制计划,达到个人化医疗目的。但仍有一些技术无法克服,该设备仅能提供特定且单一的胰岛素药剂充填,无法调控药量或自行换置,因此还不适用于病情复杂需要长、中、短效胰岛素混合调配使用的患者。

二、网络数字平台

数字平台就是基于数字化的平台。当今时代是信息化时代,而信息的数字化也越来越为研究人员所重视。有了数字化,才有了计算机和多媒体技术,才可以使描述千差万别的现实世界成为可能。数字化还是软件技术和智能技术的基础,软件中的系统软件、工具软件、应用软件、信号处理技术等都是基于数字化实现的。同时,数字化引起了信息社会的产品技术变革,各种家用电器设备,信息处理设备都将向数字化方向变化。如数字电视、数字广播、数字电影、DVD 等,现在通信网络也向数字化方向发展。随着互联网使用的推广,其已成为人们生活中不可或缺的部分,也逐渐成为患者作为获得信息和支持的一种途径。

(一)社区网络数字平台数字化社区的核心

是信息资源的整合以及各政府职能部门、社区基层管理机构、社区居民之间的信息沟通渠道的搭建,就是通过数字化信息将社区管理和服务的提供者与每个住户实现有机连接起来。这种数字化的网络系统,使社会化信息提供者、社区的管理者与住户之间可以实时地进行各种形式的信息交互,使社区的管理、社区的文化建设、社区提供的服务统一在一个数字化的平台上。随着现代互联网技术的不断发展及表现方式的多样化,加上各种网络多媒体技术、电子商务技术的应用,从而营造出管理更加有效、文化生活更加丰富、服务更加全面的社区氛围,给居民一个舒适优雅、设施齐全、生活方便、居住安全的环境。

社区网络数字平台系统一般包括以下内容:管理平台、数据平台、服务平台、监控平台。

1. **管理平台**　包括公共设施的增加、维护、更换等管理;服务人员、工作人员、居民的管理;区内企业、工商户、餐饮娱乐等组织机构的管理以及突发事件的处置,并达到管理职能便利化、流程科学化。

2. 数据平台 作为整个系统的基础,无论是设施数据还是居民数据,摆脱以往按部门采集,各部门数据相对独立,无法共享等弊端。建立通过多方采集、多方比对、更新及时,可靠性高的"共享信息池"

3. 服务平台 整合各类信息资源,构建全方位服务平台,开展查询、咨询、办事、诉求、关爱五大类服务,形成社区与居民沟通渠道畅通、服务内容全面的良性互动,逐步打造成为社区服务的窗口、居民生活的帮手。

4. 监控平台 监测系统接入公安部门的全区视频监控,与派出所进行联动,对重点区域进行实时监控,是社区管理不可缺少的子系统。迅速直观的信息,不仅能及时准确地掌握社区内治安情况,还能对社管事件作出准确判断并及时响应,保障社区居民的人身和财产安全。

(二)糖尿病网络数字平台糖尿病管理平台

是以互联网载体,借助计算机技术将医院、社区卫生服务中心慢病管理数据系统、医院信息服务系统(HIS)、患者个人电脑集成到一起,能够高效、便捷、及时的实现患者体检数据更新保存、查看,并发症筛选处理,健康跟踪干预,群体血糖水平分析统计等综合服务功能。

糖尿病网络平台管理能够通过互联网教育的形式提高患者管理自身疾病的能力。近年来随着互联网技术的进步和手机等便携式网络设备的普及,网络信息平台在社区糖尿病患者的管理中的作用也越来越受到国内学者的重视。网络信息平台能够更好地使患者了解糖尿病相关知识,及时提醒患者进行相应的检查,定时督促患者服药,并通过互动小组的形式增强糖尿病患者之间的沟通和交流,改善了患者压抑的心情,并通过信息平台制定相应的运动计划提高了糖尿病的体重管理以及血脂管理的能力。但是目前网络信息平台还存在一定的缺陷,比如一些原则性的内容在目前糖尿病教育的相关网络平台中并不存在,比如有效教育的原则、个人管理支持的原则,以及改变行为模式的原则。只有提高患者的知识储备,改善患者的生活方式,提高自我管理的效能改善 HbA1c 和体重等临床指标,才能减少各种并发症的发生,提高糖尿病患者的生活质量。

三、体系建设

(一)远程医疗模式

是随着现代移动通信技术、医疗保健技术和信息技术的紧密结合而出现的一种远程医疗模式,并已发展成为一门学科。它借助现代化的网络技术,利用先进的通信设备,远距离传输文字、语音、医学影像等医疗数据,从而完成医疗服务。广义上讲,是指远程提供的医学信息或服务,包括远程诊断、远程会诊咨询及护理、远程教育、远程医疗信息服务等。狭义上讲,是指远程医疗,包括远程影像学、远程诊断、远程会诊以及远程护理等医疗活动。世界卫生组织(WHO)对于远程医学定义是"在远程状态下,医学服务人员利用信息通讯技术传递医学服务以及诊断、预防、治疗、研究、评估及继续教育的信息,以提高个体及社区健康水平"

(二)远程医疗体系建设远程医疗的分级体系建设原则

远程医疗体系建设的前提是要深度解析国家对于医疗体制改革的引导方向,遵循医疗行业管理的法规条例,按照医学科学的原则设计,采用的信息技术要能够达到医疗行业管理要求的质量控制标准。

1. 建立高等级医院和专家与县市医院的远程医疗体系 国家医改政策强调"保基本、强基层、建机制"为重点,提升县级医院医疗能力成为首要任务。远程医疗将以县级医院为重心,将高等级医院的优质医疗资源通过远程医疗体系延伸到县级医院。按照国家关于加强县级公立医院基础条件建设的要求,达标的县级医院应该具有完成常见病和多发病诊断和治疗的设施条件。但是由于我国医师继续医学教育培养的非同质化现状,县级公立医院的医师良莠不齐,很多地方县医院的医师缺乏鉴别诊断的经验,对常见病存在误诊和漏诊的现象,导致患者缺乏对县级医师的信任。远程医疗将县级医院与专家连线,可以帮助县级医师完成鉴别诊断和疑难重症的诊断,给出正确的治疗建议,同时依托实际运行的临床案例,对培养县级医师的临床诊治能力具有实际意义。随着县级医院的基础条件建设和医师能力培养的发展,做到"大病不出县"的分级诊疗指标是可行的。

2. 依托初级卫生保健网络,建立县乡村远程医疗保健体系 乡镇与社区卫生服务中心的基本任务是提供公共卫生保健服务,不具备诊治常见病的基础条件,其人员配置以全科医师为主。但是,现状是全科医师培训体系不健全,居民对这些医师并不信任,宁愿不远长途奔波赶到大医院就诊。远程医疗体系就可以让基层的全科医师遇到自己不能解决的问题时,能便捷地连接到专科医师获得技术支持。一旦出现需要住院治疗的病情时,能顺利转诊到就近的县级医院就诊,再通过县级医院与高等级医院的远程医疗体系获得专业的医学照护。

(三)糖尿病远程指导实施

近年来,国内外开始出现针对糖尿病或高血压等慢性病患者的新型医疗模式——物联网(Ubiqui-tous)健康管理系统,下称为"U-健康管理(U-Healthcare)"。U-Healthcare体系是结合IT和保健医疗为一体的,利用有线或无线网络技术,可"随时随地"使用的健康管理及医疗服务系统。其利用生物信息检测仪监测生物信号及健康信息,通过有线或无线通讯向医院传送血糖、血压或热量等数据,医疗中心对数据进行分析后及时向患者反馈医疗组的建议。通过该体系可对患者进行远程管理,通过中心提供的医学信息在医疗组的指导下实现饮食、运动等自我管理。该系统也有评估和预测功能。U-Healthcare系统不仅适用于慢性病患者,也适用于亚健康人群及需要健康管理的健康人群。

研究证明,远程综合管理模式在糖尿病治疗中的有效性和实用性,相信在不久的未来,远程医疗模式在慢性病管理中将得到推广应用,并将推动医疗服务模式的变革。

(陈 伟 钱 贞)

第四节 管理团队建设

团队,是一种为了实现某一目标而由相互协作的个体组成的群体,他们以各自独特的方式在所处的环境中共同努力完成预先设定的目标。糖尿病是一个涉及多系统的全身性疾病,需要多学科协作和综合防治,因此糖尿病患者需要不同专业、不同专科的医护人员共同管理,即团队管理。糖尿病管理团队,是由糖尿病专科医师、心理医师、专科护士、营养师、运动学专家、社区工作者、药剂师和其他辅助人员等组成,糖尿病专科医师是管理团队中的核心。但在糖尿病三级预防中,一级预防在基层,在社区。社区医院在上级医院的指导下,参与糖尿病的二级和三级预防,适时双向转诊,与综合医院、专科医院一起形成上下联动的糖尿病防控体系。因此,这就决定了基层、社区必须有自己的糖尿病管理团队。但目前对于分级诊疗中不同医务工作人员间分工合作模式的管理机制仍需要进一步探讨,如何信息共享及管理系统的建立仍在研究之中,尚无统一的模式。

一、医师的职责和任务

社区糖尿病管理团队的医师由全科医师、专科医师、康复科医师、心理医师等组成。

(一)社区全科医师

全科医师的工作是面向社区群众,是最基层的医务工作者,这一特点决定了其在糖尿病筛查和防治中具有的独特优势。全科医师通过在社区居民中开展有针对性的、广泛的糖尿病筛查,以实现糖尿病的早发现、早治疗及有效的管理,是社区糖尿病管理团队的核心力量。

1. 筛查、建档 通过组织协调辖区内居民的健康体检,负责物理检查并进行健康状况调查,开展有针对性的、广泛的糖尿病筛查,可发现早期糖尿病患者,并实时将就诊信息输入社区卫生服务专用管理软件,以达到信息共享、档案活用。

2. 行为干预、健康教育 全科医师依托社区网络,对糖尿病患者及家属实施行为干预和健康教育。组织开展糖尿病防治宣传,提高居民的糖尿病知识掌握水平,了解糖尿病的预防、治疗常识。成立糖尿病活动小组或俱乐部,定期开展病友交流活动,提高教育效果。同时指导和督促患者改变不良生活习惯,重塑健康的生活方式,并学会在生活中自我管理、自我控制。

3. 针对个体、合理治疗 社区全科医师应充分了解每位患者的具体情况,有针对性地从膳食营养、药物治疗、心理健康、运动治疗方面实施综合防治。应当具备诊治糖尿病的基本能力,包括:糖尿病的发病机制、糖尿病的影响因素、糖尿病常用药物的种类、功效和禁忌以及特殊患者实施综合治疗的方法、疾病检测方法、血糖和血脂的检测与管理、并发症与药物的检测管理、饮食与体重的检测与管理、心理健康与运动锻炼的检测与管理等。

4. 组织、协调 社区全科医师应根据糖尿病患者的诊治需要,定期邀请上级医院的专科医师到社区对辖区内糖尿病患者的防治问题进行讨论、会诊以及进行糖尿病防控的知识讲座,并进行双向转诊的组织和协调。

(二)专科医师

对于糖尿病患者而言,并发症多,需要的专科医师也就多,除内分泌专科外,还需要心血管内科、神经内外科、眼病、肾病、足病医师等。但是他们的共同特点就是对糖尿病患者的某个或者一些并发症以及糖尿病本身作出具体地指导性诊治意见。

1. 明确诊断制定方案 综合医院专科医师的职责在于明确糖尿病的诊断,确定糖尿病及其并发症的治疗和监测方案,治疗糖尿病的急性和慢性并发症。

2. 提供糖尿病教育和培训 包括两个方面,一是为糖尿病患者及家属提供全面的糖尿病教育;二是指导社区医师的工作和提供对社区医师的继续教育。

3. 全程服务理念 专科医师要及时地更新观念,熟悉完整的医学体系,了解糖尿病及其并发症有效的治疗手段,掌握全程的服务理念。要充分了解和掌握糖尿病分级诊疗规范,切实落实双向转诊机制。

(三)康复医师

康复医师主要解决糖尿病患者的功能问题,针对患者的个体情况及功能受损情况,制定个体化的康复治疗方案,预防残疾发生,实现生活自理。

1. 临床评估　采集病历,了解病情,进行体格检查和必要的辅助检查。对患者的临床问题作出评价,如血糖控制情况、脏器受损情况、用药情况等,病情进展情况及患者其他的需求。

2. 功能评测　除临床评估外,康复医师还需对糖尿病患者进行功能测评,如体力活动能力、心肺运动功能、日常生活自理能力、糖尿病足的问题、是否需要配置辅助器具等,必要时应进行运动心肺功能测试,确定运动的安全性和运动危险分层,制订个体化的运动处方和进一步的诊疗计划。

3. 康复治疗计划实施　与社区全科医师、内分泌专科医师及相关科室紧密协作,及时会诊,提出康复治疗方案及建议。负责定期召集各康复治疗小组会议,指导、监督、协调各康复治疗小组的工作,及时修正康复治疗计划。

4. 社区康复员培训　定期对社区康复治疗人员(包括全科医师、治疗师、康复护理员等)进行培训,普及糖尿病康复知识,传授糖尿病适宜康复技术,定期上门指导。

(四) 心理医师

在康复协作组内配合其他人员为患者进行必要的临床心理测验,提供心理咨询及必要的心理治疗,帮助协作组和患者本人恰当地确定治疗目标,以便以心理康复促进患者的全面康复。

1. 进行临床心理测验和评定,如精神状态测定(焦虑症、抑郁症等)、人格测验、智力测验、职业适应性测验等。

2. 根据心理测验结果,从心理学角度对患者进行总的功能评估及提供诊断、治疗计划。

3. 对患者进行心理咨询服务,特别是对如何对待残疾、如何处理婚恋家庭问题和职业问题等提供咨询。

4. 对患者进行心理治疗。

二、康复治疗师的职责和任务

康复治疗师主要包括:物理治疗师(physical therapist,PT)、作业治疗师(occupational therapist,OT)、言语治疗师(speech therapist,ST),此外还有假肢与矫形器技师。

1. 物理治疗师(PT)　主要负责物理因子治疗(理疗)和运动治疗。负责肢体运动功能的评估和训练,特别是对神经、肌肉、骨关节和心肺功能的评估与训练。经评估后制订和执行物理治疗计划。

(1) 进行运动功能评估,如对肌力、关节运动范围(ROM)、平衡能力(坐位、立位)、体位转移能力、步行能力及步态的评估。

(2) 指导患者进行各种矫正体操、医疗体操训练,提高神经、肌肉、骨关节等的运动功能,并调整内脏功能和精神心理状态。

(3) 为患者进行理疗、手法治疗和按摩推拿治疗,改善局部的血液循环,控制感染,如治疗糖尿病足等。

(4) 指导患者进行医疗运动,如健身跑、太极拳、八段锦、医疗气功等,以增强体质、调整内脏功能、促进康复。

2. 作业治疗师(OT)　指导患者进行有目的的作业活动,恢复或改善生活自理、学习和职业工作能力。对永久性残障患者,则教会其使用各种器具,或调整家居和工作环境的条件,以弥补功能的不足。

（1）功能检查及评估：包括日常生活活动能力、感觉及知觉、认知能力、家务活动能力等。

（2）指导患者进行 ADL 训练：包括感觉和知觉训练、认知功能训练、家务活动能力训练（包括简化操作、减少体力消耗、避免疲劳等）。

（3）指导患者使用生活辅助器具、轮椅、假手等和手部功能夹的制作或使用指导。

（4）指导患者进行工艺治疗和职业训练，包括：手工、木工、纺织、机械等。单独或配合职业咨询师，对须改变职业工种的患者进行职业能力、兴趣的评估，并作职业前咨询指导。

（5）了解及评价患者家居房屋的建筑设施条件，如有对患者构成障碍不便之处，提出重新装修和家庭环境改造的建议。

3. 言语治疗师（ST） 对糖尿病合并脑梗死的患者伴有言语障碍时，进行言语功能的训练，以改善其言语沟通能力。

（1）对言语能力进行检查评估，如构音能力检查、失语症检查、听力检查、吞咽功能检查等。

（2）指导患者进行言语训练、发音构音训练，使用非语言性言语沟通器具。

（3）对有吞咽功能障碍者进行处理和治疗。

（4）对患者及其家人进行有关言语交流及吞咽问题的卫生和康复教育。

4. 假肢与矫形器技师 针对糖尿病患者合并脑卒中、糖尿病足、截肢等遗留功能问题，负责帮助其选配合适的假肢矫形器具和辅助器具。

（1）对患者进行肢体测量及功能检查，开具假肢及矫形器制作处方。

（2）制作假肢及矫形器，并训练其穿戴和使用。指导其保养，定期修整。

（3）帮助患者选配矫形器和生活辅助用具。

三、护士的职责和任务

1. 社区护士 除承担社区卫生服务工作中临床护理工作外，还具有教育的职能。

（1）是糖尿病的主要教育者，开展社区居民糖尿病健康教育，包括健康教育讲座、入户宣教、社区卫生服务站内健康宣教等。指导社区居民科学健身。

（2）参与社区居民健康档案建立和慢病防治保健服务等项工作。

（3）帮助糖尿病患者评估不同的自我管理行为和技巧。为患者提供有关营养、体重、锻炼及给药方法等糖尿病教育知识，以及记录检测结果等。

（4）教会患者解决常见问题的方法、预防并发症的措施和血糖检测模式等内容。

2. 专科护士 除负责综合医院临床糖尿病专科护理工作外，还担负着糖尿病患者教育和社区护士培训工作。

（1）对患者及其家属进行康复卫生知识教育。

（2）进行医学社会工作、作为患者与其家属之间、患者与其工作单位之间、患者与其社区之间的桥梁，反映患者的思维情绪、困难和要求。

（3）对社区和基层糖尿病专科护理给予培训与指导。

在发达国家，糖尿病的教育工作主要由专科护士来负责实施，专科护士有自己的组织和杂志，并经常性地召开学术会议，交流糖尿病教育和管理的经验以及有关的研究。

综上所述，社区糖尿病团队管理建设，应立足社区全科医师团队、护理和治疗师团队，各负其责,按照 2015 年国家卫计委下发的《关于做好高血压、糖尿病分级诊疗试点工作的通知》中糖尿病分级诊疗的要求,明确定位,利用信息网络平台,建立糖尿病患者分级诊疗健康档案和专病档案,做好信息报告工作。负责疾病临床初步诊断,按照疾病诊疗指南、规范制定个体化、规范化的治疗方案,开展患者随访、基本治疗及康复治疗。利用社区糖尿病管理团队的优势,实施患者年度常规体检和并发症筛查,开展健康教育,指导患者自我健康管理。与二级以上医院建立团队签约服务,实施双向转诊。

(陈　伟　朱　茜)

参 考 文 献

[1] 姚素萍 . 浅谈 2 型糖尿病三级预防的社区支持 . 医药前沿,2013,2:382-383.

[2] 武坚 . 社区中糖尿病的三级预防与干预指导 . 医药前沿,2015,5(8):266-267.

[3] 林秋果 . 家庭随访在糖尿病治疗中控制血糖的效果观察 . 齐鲁护理杂志,2014,20(13):121-122.

[4] 梁欢澜,王运林,罗卓章,等 . 社区医生随访对社区 2 型糖尿病管理效果分析 . 中国医师进修杂志,2014,37(28):30-34.

[5] 张凤莲 . 糖尿病防治的社区教育 . 中国保健营养,2014(1):255.

[6] Roden KS. 可穿戴设备 - 个体化医疗的未来 . 中国医疗管理科学,2016,(1):34-37.

[7] 落红卫,魏亮,徐迎阳 . 可穿戴设备在医疗健康领域的关键技术及应用场景分析 . 电信网技术,2013,(11):9-11.

[8] 封顺天 . 可穿戴设备在医疗健康领域的关键技术及应用场景分析 . 电信技术,2016,(5):32-34.

[9] 赵松泽,叶伟春 . 大数据推动远程医疗产业发展 . 产业观察,2016,(4):70-72.

第十七章

专业装备推荐

糖尿病专业设备主要包括两大类,一是用于监测和检查血糖或尿糖的变化,二是用于糖尿病的运动治疗,包括运动评估与运动治疗设备。这些设备有些是医疗机构公用,有些可以自备家用;有些是基层卫生医疗机构使用,有些是综合医院使用,应根据各自不同的情况加以选择。

第一节 社区基层康复医疗设备配置

社区基层糖尿病康复专业设备配置应本着低廉、实用、占地面积小、易于掌握和使用的原则。

一、监测设备

(一)血糖监测设备

血糖的监测是近十余年来糖尿病患者自我管理的主要方法,血糖监测能够为患者调整治疗方案提供依据,为良好地控制糖尿病提供保障。通过血糖监测强化患者对糖尿病知识的理解,疏于监测就会错过时机,让高血糖及其代谢紊乱时间延长,这样对患者的身体极为有害。

血糖监测设备主要分为有创和无创性血糖监测设备,社区基层一般采用有创性血糖监测。有创性血糖监测设备通常使用试纸,吸取从指抽出的血液,然后仪器将试纸读入及分析,取得血糖水平。有创性血糖监测设备主要包括快速血糖仪、糖化血红蛋白监测仪、动态血糖监测系统。在社区快速血糖仪应是基本配置。

1. **快速血糖仪** 20世纪70年代发明了袖珍血糖仪,可用一滴毛细血管全血测定血糖,实现了患者自测血糖,快速得出结果,决定治疗方案,缩短住院日,这是糖尿病治疗史上的一个里程碑。快速血糖仪由于可由患者自行操作等优点,糖尿病协会不但推荐自测血糖为患者自用,且定为住院患者床边检查之用,尤其在急诊室、手术室、特护病房等更为适用(图17-1-1)。目前,检测血糖的方法主要有三种:静脉抽血测定血糖、微血管全血(手指、脚趾、耳垂)快速测定血糖、血糖试纸测定血糖。在检测血糖时,还应将外界因素对血糖的影响考虑在内,一般以静脉血糖值为准。

2. **糖化血红蛋白监测仪** 糖化血红蛋白(HbA1c)是人体血液中红细胞内的血红蛋白与血糖结合的产物,血糖和血红蛋白的结合生成糖化血红蛋白是不可逆反应,并与血糖浓度成正比,且保持120天左右,所以可以反映患者近8~12周的血糖控制情况(图17-1-2)。(不确定社区是否要配备)

虽然所有糖尿病患者均适于自我血糖监测,但空腹血糖和餐后血糖均受到饮食习惯的

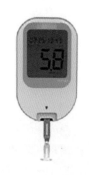
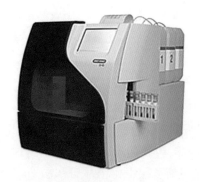

图 17-1-1 快速血糖仪　　　　　图 17-1-2 糖化血红蛋白监测仪

影响,有时相对不稳定,而糖化血红蛋白则不受上述因素影响。糖化血红蛋白是一项说服力较强、数据较客观、稳定性较好的生化检查,能反映糖尿病患者近 2~3 个月的糖代谢情况,同时与糖尿病并发症尤其是微血管病变关系密切,在糖尿病学上有重要的临床参考价值。目前,将 HbA1c 对糖尿病的影响与胰岛素的问世相提并论,将其作为检查糖尿病血糖控制的金标准。

(二)尿糖监测设备

尿糖是指尿中的糖类,主要指尿中的葡萄糖。正常人尿糖甚少,一般方法测不出来,所以正常人尿糖呈阴性,或者说尿中应该没有糖。只有当血糖超过肾糖阈时,糖才能较多地从尿中排出,出现尿糖阳性。虽然自我血糖监测是最理想的血糖监测手段,但有时受到条件限制而不能及时监测血糖时,也可以测定尿糖进行自我监测。

尿糖监测设备的监测方法可以采用尿糖试纸进行,首先将尿糖试纸浸入尿液中,约1min 后取出,在 1min 内观察试纸颜色,并与标准色板对照,判断结果。监测方法包括单纯尿糖监测和分段尿糖监测,分段尿糖可以更好地反映全天血糖水平,其分为四次尿、四段尿和 24h 尿等。四次尿是留取早、中、晚和晚上睡前的尿液;四段尿是留取早餐后到午餐前、午餐后到晚餐前、晚餐后到睡前以及睡觉后到次日早餐前的整段尿;24h 尿是指留取从早晨7:00 至次日早晨 7:00 期间 24h 内排出的所有尿液。注意,尿标本不要超过 24h,天气炎热时,可向容器内添加适当的防腐剂,以免细菌污染,干扰检测结果。

尿糖监测设备的应用有其局限性,首先,尿糖试纸都是半定量,不像血糖那么精准,所以不能够确切地反映血糖值;其次,它受尿量、肾功能、肾糖阈等因素的影响;同时,它对发现低血糖没有帮助,也不能反映即时血糖。此外,有些药物也能使尿糖出现"假阳性",如维生素、水杨酸盐等,尿路感染也会干扰尿糖监测结果,应引起注意。

二、运动治疗相关设备

在糖尿病治疗的"五驾马车"中,运动治疗是其中重要的组成部分。运动治疗除需要制定个体化的运动处方外,还需要相关的运动康复设备来辅助完成运动治疗计划。相关设备大致分为:评估设备、运动治疗设备。

(一)评估监测设备

1. 心肺运动功能简易测试　社区可以使用定距离和定时间步行试验,可以得到部分有价值的参数信息。如:6 分钟步行试验(6-minute walk test,6MWT)是让患者采用徒步运动方式,测试其在 6min 内以能承受的最快速度行走的距离。国际上应用 6 分钟步行试验是对中、重度疾病的全身功能状态的综合评价,重点是运动能力,包括心肺功能、骨骼肌肉功能、营养水平。

所需设备:计时器、标记往返点的两个小圆锥(比如橙色的交通圆锥)、一个可以随意移动的椅子、听诊器、血压计、脉搏血氧仪、携带式氧气输送系统(可选)及可穿戴设备等(可穿戴设备在相关章节中已描述),可用于进行运动中的心率监测,从而达到对运动强度的监控(图 17-1-3~ 图 17-1-7)。

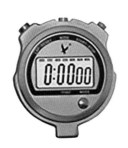

图 17-1-3　秒表

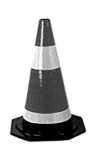

图 17-1-4　圆锥

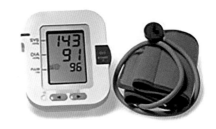

图 17-1-5　血压计

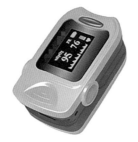

图 17-1-6　指夹式脉搏血氧仪

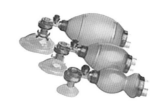

图 17-1-7　携带式氧气

2. **肌力简易测试**　RM 值法肌力测试　肌肉力量的测试对于评估肌肉适能十分重要。肌肉的绝对力量被定义为“一次能举起的最大重量”。在运动科学,这被定义为 1RM(one-repetition maximum)。

许多力量测试是使用自由重量来进行,例如沙袋、哑铃、杠铃等(图 17-1-8、图 17-1-9),因此适当的形式及控制是必要的,以保证测试过程中的安全。同时,评估之前,应进行适当的热身活动,有助于避免伤害及提升表现。

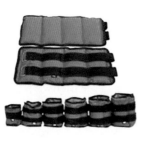

图 17-1-8　沙袋

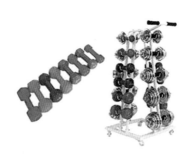

图 17-1-9　哑铃

注意:力量测试的前提是必须拥有良好的动作操作技术。在错误的技术动作下绝不能进行 1RM 测试。进行 1RM 力量的评估,应该根据每个人的需要及目标去选择,而前提是有动作技术做保证。

(二)运动治疗设备

1. 有氧训练设备 有氧运动是指中等强度的大肌群、节律性、持续一定时间的、动力性、周期性运动,以提高机体氧化代谢能力的训练方法。因此凡是能诱导和带动产生上述运动方式的设备都属于此类,常用的有:功率自行车、跑步机、四肢联动等。

(1)功率自行车:利用现有健身车结构,量化了摩擦带与摩擦轮之间的加载负荷,并通过系统受力分析,确定加载质量、骑行转速与被测试者输出功率之间的数学关系,从而实现了对被测试者功率消耗的测定,为传统的经验锻炼向科学量化锻炼提供了有效工具(图 17-1-10)。

相关研究表明,对糖尿病患者实施一定时间的功率自行车有氧运动干预后,受试者血糖、糖化血红蛋白均下降,且糖化血红蛋白值前后变化有显著性差异,提示中低强度有氧功率自行车踏车运动能改善患者糖代谢及血糖控制水平。坚持长期中低强度、长时间有氧功率自行车运动能更好改善糖尿病血脂代谢异常,预防心血管疾病的发生、发展。

(2)跑步机:跑步机是参考人体生理结构而设计,它模拟了人的步行、跑步运动方式,同时纠正了室外跑步者运动随意的问题。它通过保持一定的运动节奏和强度,帮助运动者在最短的时间内获得最大的有氧运动的效果,有助于增强体力、控制体重、改善糖和脂肪代谢、增强心肺功能。对运动者来说室内运动与室外运动一样,都能达到最佳的运动效果。跑步机接近人体平时的运动习惯,易于接收和掌握,但对年纪大,平衡功能差、反应比较迟缓、步行有一定困难者来说,使用跑步机有一定的风险,如跌倒等,建议选择功率自行车或其他。(图 17-1-11)。

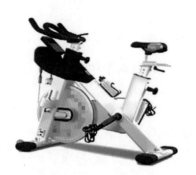
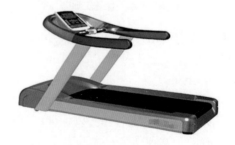

图 17-1-10 功率自行车　　　　图 17-1-11 跑步机

2. 抗阻训练设备 抗阻运动是肌肉在克服外来阻力时进行的主动运动。阻力的大小根据患肢肌力而定,以经过用力后能克服阻力完成运动为度。因此凡是能提供阻力用于发展肌力的训练设备均属此类,常用的有:液阻训练器、弹力带、沙袋、哑铃、弹簧、橡皮筋等。

糖尿病运动训练时往往会忽视抗阻训练,其实抗阻训练可显著改变体成分、增加肌肉力量,对于骨骼肌功能康复具有不可替代的作用。越来越多的研究指出对于 2 型糖尿病康复有氧运动与抗阻训练均是必不可少的练习内容,有氧运动可以很好地提高练习者的有氧适能,而抗阻训练对于肌适能的提高效果明显,在 2 型糖尿病运动处方中根据具体情况采用适当比例的不同运动方式对 2 型糖尿病患者病情稳定及康复更为有利。但抗阻运动存在一定的风险,尤其是 2 型糖尿病合并肌少症患者大部分为老年患者,常合并多种并发症,进行抗阻训练应首先考虑安全因素,应根据患者的健康状况,制订相应的训练计划,并由专业人员陪护与指导,以保障训练的顺利进行。

（1）弹力带:弹力带运动是一种柔性抗阻运动,根据弹力的大小用不同的颜色进行区别,红色的为 5 磅（1 磅 =0.45kg）,黄色的为 10 磅,蓝色的为 15 磅,绿色的为 20 磅,灰色的为 25 磅。运动者能够按照自身情况自行控制动作幅度、负荷大小,在充分锻炼的同时提高安全保障（图 17-1-12）。已有研究表明,弹力带抗阻运动能够改善老年人的骨骼肌肌肉含量、肌力,降低糖尿病患者血糖水平。在 2 型糖尿病合并肌少症患者中实施弹力带抗阻运动训练,能够改善血糖控制效果及肌少症指标,并提高患者生活质量。

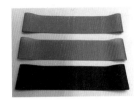

图 17-1-12 弹力带

（2）沙袋、哑铃等抗重力器械:利用器械本身的重量进行的抗阻训练,设有不同重量,根据肌力评估情况,为患者选择适宜重量的沙袋、哑铃或者其他抗重力器械（图 17-1-8、图 17-1-9）。

以上运动治疗相关设备,可根据患者的情况合理选择,不仅解决了户外运动中的不利因素（如季节、气候、环境、时间、安全等因素限制）,还弥补了户外运动的不足,同时简便易行,能在一个轻松、愉快、安全的环境中完成运动治疗方案,从而达到运动治疗的目的。社区糖尿病康复场地一般无特殊要求,除非设置了专门的监测和运动治疗设施,需 30m² 左右。

（陈 伟 朱 茜 张秋阳）

第二节 综合医院康复医疗设备配置

综合医院根据其医院的功能定位、综合实力及专科发展等,糖尿病康复专业医疗设备要求相对就比较高,同时还需要一定的场地。综合医院糖尿病康复专业装备主要包括三大类,一是用于监测和检查血糖或尿糖的变化,二是用于糖尿病的运动治疗,包括运动评估与运动治疗设备,三是用于糖尿病治疗的辅助设备。这些设备有些是医疗机构公用,有些可以自备家用。

一、监测设备

（一）血糖监测设备

1. 有创性血糖监测设备 除了具备社区常用的快速血糖仪、糖化血红蛋白监测仪外,还应配有动态血糖监测系统。

目前,有创检测血糖的方法主要有三种:静脉抽血测定血糖、微血管全血（手指、脚趾、耳垂）快速测定血糖、血糖试纸测定血糖。在检测血糖时,还应将外界因素对血糖的影响考虑在内,一般以静脉血糖值为准。

（1）实验室测定:实验室测定全血或血清（血浆）葡萄糖浓度的方法主要有 3 种:无机化学法（又称干化学法）、有机化学法（又称湿化学法）、葡萄糖氧化酶（glucose oxidase,GOD）法。

其中,GOD 法测定血糖浓度的准确性、精密度已被公认是较好的,以这种方法为原理制成的血糖仪用血量少,检测速度快,尤其是糖尿病患者可随身携带自我检测血糖浓度,是我国卫健委推荐的血糖测定的常规方法,来自真菌的 GOD 对葡萄糖有高度物异性,不能氧化其他糖类,故可测定真实值。

(2) 动态血糖监测系统:动态血糖监测是指通过葡萄糖感应器监测皮下组织间液的葡萄糖浓度而反映血糖水平的一种监测技术。动态血糖监测可以提供连续、全面、可靠的全天血糖信息,了解血糖波动的趋势,发现不易被传统监测方法所探测的高血糖和低血糖,尤其是餐后高血糖和夜间无症状性低血糖。

动态血糖监测的仪器有两种,分别是回顾式动态血糖监测仪和实时动态血糖监测仪,目前我国临床上主要应用的是回顾式动态血糖检测仪。

动态血糖监测可以提供 24h 连续血糖图谱,适合各种糖尿病患者使用,尤其适合易发低血糖、血糖控制不稳定的患者。动态血糖仪共同的缺点是单点血糖值准确性不够,其误差产生的原因可能与仪器延迟、生理状态、校准偏差、植入部位等有关。严格的血糖监测是控制血糖的前提,检测餐前及餐后 2h 静脉血浆葡萄糖或指尖血糖仍是目前最常用的血糖监测方法。但是间断单点采血不能全面反映整体病情,特别是对糖尿病初发阶段、夜间低血糖、不易控制的糖尿病等,单点采血提供的信息有限,反复采血还给患者带来诸多不便。动态血糖仪的问世弥补了单点采血的不足,它能够提供连续的血糖图像,给糖尿病患者提供了新的选择。

2. 无创性血糖监测设备　常规的血糖测量手段需要从静脉(抽血)或者从毛细管(通过针刺患者手指指尖处)取血后,再用血糖分析仪进行测定。这种常规的方法会给患者带来疼痛且存在感染的危险,还需要试剂或试纸等消耗品,不适合频繁进行,因此直接影响给药剂量及服用时机的精确性。

无创性血糖监测是以一种准确、无创、简便、快速的方法实现血糖水平的测量。无创血糖测量技术有望从根本上改善全球数亿糖尿病患者的生活质量,有效降低日常血糖测量所带来的经济负担,是指导糖尿病治疗、重症患者监护以及反映人体糖代谢能力的有效手段,具有非常重要的社会和现实意义。

无创血糖检测技术具有无疼痛、无感染、测量简单、测量速度快等优点,能有效地满足糖尿病患者实时、频繁监测血糖浓度的需要,是血糖检测技术发展的方向。近红外无创血糖检测是最有前景的无创血糖检测方法之一,是无创检测技术研究的热点(图 17-2-1、图 17-2-2)。

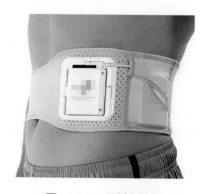

图 17-2-1　无创血糖仪

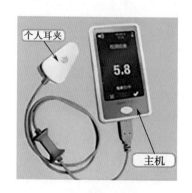

图 17-2-2　耳夹式血糖仪

（二）尿糖监测设备

综合医院开展的尿糖监测有两种,一是干化学试纸条,二是生化仪。基本同基层社区卫生服务机构相同,不再赘述。

二、运动治疗相关设备

综合医院糖尿病运动康复治疗的相关设备其精度和要求比基层社区要高,监测和治疗的项目更加全面,同时还需要一定面积的评估与治疗场地。

（一）评估设备

用于评估糖尿病患者的心肺运动功能、体力活动能力,确定运动的安全性和运动危险分层,制定个体化的运动处方。

1. 运动心肺功能测试(CPET)设备　CPET是指在一个运动规程下(蹬车或跑步),同时进行运动气体代谢监测和运动心电图检测,从而全面评估心肺的综合运动能力。气体代谢主要获得通气量 $\dot{V}E$、摄氧量 $\dot{V}O_2$、二氧化碳排出量 $\dot{V}CO_2$、呼吸熵 RER 或 RQ、无氧阈 AT 等重要参数。实际上测量的核心数据来自流速传感器、氧和二氧化碳分析器(图17-2-3)。

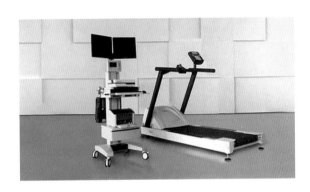

图 17-2-3　运动心肺功能测试设备

CPET可精准控制运动负荷状态,并借助运动心肺功能测试及代谢分析系统综合评价人体呼吸系统、心血管系统、血液系统、神经系统,以及骨骼肌系统对同一运动应激的整体反应。可测定人体在休息、运动中及运动结束后每次呼吸的 $\dot{V}O_2$、$\dot{V}CO_2$ 和 $\dot{V}E$,静息、峰值运动时 METs,以及心率、血压、心电图。同时结合患者运动时出现的主观感觉,全面客观把握患者的运动反应、心肺功能储备和功能受损程度,用于精确评估糖尿病患者的心肺储备功能,并制定运动处方。但该设备较昂贵,对测试人员要求较高,同时该监测室还需配备氧气输送系统、电除颤仪及抢救药物等。

2. 人体成分测试仪　是一种可以测量人体成分健康指数的仪器。通过人体成分分析仪,可以为患者找到身体状况改善的轨迹,从而制订新的节食和运动计划。这一健康管理器材会自动在患者身体采集分析数据,便于为患者提供合理的建议和知识(图17-2-4)。更可以配合专业饮食为患者提供更全面的治疗。

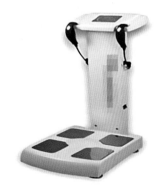

图 17-2-4　人体成分测试仪

3. **肌力评估** 在基层社区卫生服务机构采用的建议肌力测试的基础上,若需精确评估肌力,还需要以下设备。

(1) 等速肌力测试仪:在预定角速度下,测定特定部位肌群相关参数的肌力评定方法。提供更为客观、准确、可重复的肌力量化测定,并具有较高的敏感性。

提供肩、肘、腕、髋、膝、踝和腰背等多个部位,多个功能动作的肌力测试;提供等速向心收缩、等速离心收缩、等速持续被动运动、模拟闭运动链等多种形式下的肌力测试;提供力矩、功、功率、爆发力和局部肌肉耐力等多种数据,并能较完整、精确地同时完成拮抗肌交互收缩或向心收缩-离心收缩交互的测试,从而成为目前评定肌肉、研究肌肉力学特性的最佳方法(图 17-2-5)。

但是仪器价格偏高,操作相对费时,医院可以根据实际条件决定是否配备该设备。

(2) 电子握力计:电子握力测量仪器,该仪器具有测量准确、质量可靠、操作简捷、读数方便等特点,主要应用于体质测试中握力

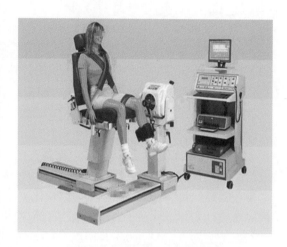

图 17-2-5 等速肌力测试系统

数据的测量,重点面向体育、医卫、劳动、学校、科研等单位开展全民健身活动使用。它涉及的肌肉群比较全面,测试它,其实是测试包括臂力、腕力甚至后背肌肉的综合协调体能,更客观,更科学(图 17-2-6)。

(3) 背拉力测试:本产品是根据《中国成年人体质测定标准》和《中国学生体质综合评价方法和标准》而设计、生产;是用来测试人体运动能力的器材。该仪器具有测量数据准确、质量可靠、使用便捷的特性,可供体育、医卫、劳动、学校及科研等部门进行体质测定之用(图 17-2-7)。

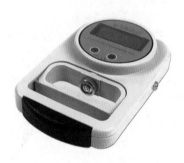

图 17-2-6 电子握力计

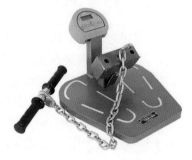

图 17-2-7 背拉力测试计

4. **柔韧性和平衡功能测定** 柔韧性和平衡功能往往被忽视,然后它直接影响了糖尿病患者活动的安全性,易拉伤或跌倒。因此,在糖尿病运动治疗的方案里,柔韧性和平衡功能是必要的。

(1) 体前屈测试:坐位体前屈是人体柔韧性测试项目,它的测试目的是测量在静止状态下的躯干、腰、髋等关节可能达到的活动幅度,主要反映这些部位的关节、韧带和肌肉的伸展性和弹性及身体柔韧素质的发展水平(图 17-2-8)。受试者两腿伸直,两脚平蹬测试纵板坐

在平地上,两脚分开约 10~15cm,上体前屈,两臂伸直前,用两手中指尖逐渐向前推动游标,直到不能前推为止。测试计的脚蹬纵板内沿平面为 0 点,向内为负值,向前为正值。记录以厘米为单位,保留一位小数。测试两次,取最好成绩。

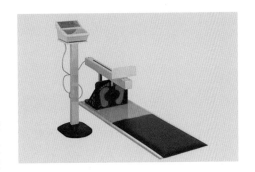

图 17-2-8　体前屈测试仪

（2）平衡测试:平衡功能评定的方法有临床和实验室评定。常用的临床评定有观察法和量表法,实验室评定主要是应用平衡测试仪进行评定。后者是近年研究较多的平衡功能的评定方法,由于其可以定量、客观地反映受试者的平衡功能,并能通过视觉反馈开展平衡功能训练,因此在国内外被越来越多地应用到临床康复中。

静态平衡测试仪主要由受力平台、计算机及分析软件组成。人体站立于受力平板上,压力传感器对身体摇摆情况信号进行记录并转化成数据输入计算机,计算机在应用软件的支持下绘制出人体重心平面投影与时间关系曲线,即姿势图。静态平衡评估时,患者站立于受力平台上,通常双脚分开 30°,持续 20~60s,测试过程中维持正常站立平衡,双腿站立、单腿站立或坐位,可以睁眼或闭眼,观察指标包括重心偏移幅度、重心移动路径总长度、运动椭圆面积、左右向和前后向重心位移平均速度、重心摆动功率谱、睁闭眼时重心参数比值即 Romberg 率。

动态平衡测试仪是在静态平衡仪基础上将其固定的受力平台加以控制,使其可以水平移动或转动,有的设备还可以提供一定视觉干扰,模拟一系列运动环境(图 17-2-9)。动态平衡仪可以记录人体在不同运动状态和姿势改变时的重心改变情况,绘制动态姿势图并进行数据分析。

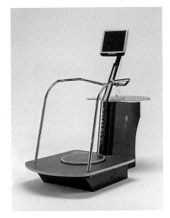

5. 足部压力分析测试仪　糖尿病常因足部溃烂,久治不愈而导致截肢。因此早期进行足部压力分析,根据个体进行足部矫形器配置,对预防糖尿病足有重要意义。足底压力分析是采用步态扫描仪,可拥有 4 096 个传感器和 300 帧每秒扫描速率,从生物力学角度分析患者的情况,并且根据这些数据定制矫形产品(图 17-2-10)。

图 17-2-9　动态平衡测试仪

足底压力分析测试仪可以直观地看到糖尿病患者足底压力分布的 2D 和 3D 图,同步模式可以直观对比左右脚的压力分布情况、显示压力分布中心或整个步态周期的足部步态线。详细的图像可以轻易地辩认出高压力区域和现有的生物力学低效现象(图 17-2-11)。

（二）运动治疗设备

1. 有氧训练设备　在基层社区配置的功率自行车、跑步机基础上,综合医院康复治疗更着重于精确性和系统化,还可以实时监控有氧运动时的心血管变化、确保运动治疗的安全性。此外,由于综合医院收治的糖尿病患者常常合并有严重的并发症,如脑卒中、心肌梗死、周围神经病变等复杂情况,因此还应考虑糖尿病合并肢体功能障碍患者的有氧训练,如配置四肢联动等。

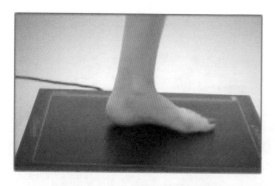

图 17-2-10　足底压力分析测试仪

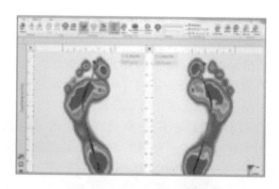

图 17-2-11　足底压力分析图

（1）监控下的有氧运动：用遥测心电系统，同时检测多人同时进行的有氧运动，以正确执行运动处方、随时发现运动诱发的不良事件，确保运动的安全和有效性。常常以设备组合方式进行。（图 17-2-12）

（2）四肢联动训练设备：对于合并有脑卒中的糖尿病患者，或者有其他原因不能使用跑步机踏车者，建议使用四肢联动训练设备。该设备包括支撑座、座椅、轨道、脚踏车联动机构，轨道呈倾斜状安装，符合人体工程学，保证腿部的舒适度，轨道一端高处连接在支撑座上，另一端低处连接至脚踏手联动机构，座椅安装在轨道上，通过插销与轨道固定连接，且在轨道上移动，通过座椅的前后调节，适应不同的人群（图 17-2-13）。四肢联动训练设备的最大特点是四肢均得到训练，提高康复速度，同时运动形式简单易学，运动可以具体量化，强度容易控制。此外，设计比较人性化，方便患者上下，为患者提供最合适的运动位。但目前该设备对糖尿病运动治疗的研究相关报道较少。

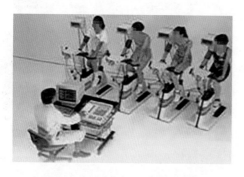

图 17-2-12　监护下的有氧运动

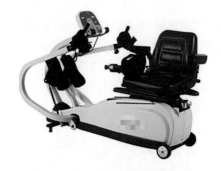

图 17-2-13　四肢联动训练设备

（3）楼梯机（登山机或台阶器）：在登山机上运动比在跑步机上的运动量大好几倍，它兼有跑和跳两方面功能，还具有逆地球磁性力的作用。运动安全，在运动中对膝关节和踝关节几乎没有损伤，具有红外自动感应刹车装置，使用非常安全（图 17-2-14）。可设置运动时间、登山高度、能量消耗三种运动目标模式。实时可调登山速度，调节范围 4~15m/min。手握式心率测试装置，实时检测心率；实时显示运动速度、时间、能量消耗、心率、登山高度及台阶数；中 / 英文双语选择，高亮度数码 / 液晶显示；一键启停，方便快捷；红外感应安全装置，自动保护；环保节能，额定功率22W；启动负荷：≥35kg；最大负荷：≤120kg；台阶高度：122mm；登山坡度：25°；登山速度调节范围：4m/min~15m/min；最大噪声：≤65dB（A）；工作电压：AC110V/220V；额定功率：22W；整机重量：105kg；占地空间：1 217mm×712mm×1 741mm。

楼梯机锻炼在短时间内都能提高健康人心肺适能水平,这是由于有氧锻炼过程中,呼吸加深、加快,增加每次气体交换量,减少呼气末肺容量和肺泡生理无效腔,改善肺部所有区域的灌注情况,从而改善肺的弹性回缩力和小气道的通畅,增加肺泡通气量。

2. 抗阻训练设备 在基层社区常用的抗阻设备基础上

(1) 液阻训练器:利用水的阻力而设计。患者可采用站姿、坐姿或使用轮椅。上、下肢液阻训练器将可锻炼的肌肉范围最大化,能更好地激活躯干肌群。液阻训练器内置心率接收器,实时记录患者心率。有多种长度曲柄选择,力臂上有雕刻刻度。另外,可纵向、横向调节主臂,座位有四种水平位置可供调节,供不同身高患者更合适的使用。互动式表盘显示:时间、速度、里程、每分钟转数、每小时消耗卡路里数、瓦特数、阻力级别,心率。液阻训练器的表盘指标,可以量化糖尿病患者的运动量,提高治疗效果(图 17-2-15)。

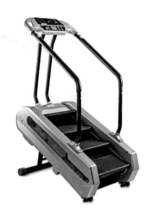
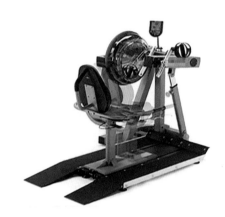

图 17-2-14　楼梯机　　　　图 17-2-15　液阻训练器

(2) 钢线训练器用于抗阻力量康复训练,结合不同训练方式可实现对不同肌群的训练。通过不同训练动作,可以康复锻炼到不同肌群,可以达成一个设备多种用途的目的。并且负重方式为铁片式,通过临床使用,设备使用时间较长后,这种负重方式比阻尼式更加准确。其他设备均是一个设备只能训练某一单一肌群。

钢线多功能肌肉训练器,包括底座、主框体、上框、斜梁和配重片,在斜梁的上部安装有高拉训练器、蝴蝶扩胸训练器和坐平推训练器,在底座的前部安装小臂屈伸训练器、小腿屈伸训练器和坐蹬训练器并装有低拉训练器,在底座侧面装有坐姿划船训练器和臀腿训练器,在上述各训练器和配重片之间设置有独特的钢线绳走线系统,并具有可预先将所需配重片提起的无噪声装置,包括立位(图 17-2-16)和坐位(图 17-2-17)两种。

(三)其他设备和辅助器具

1. 低频脉冲电治疗仪 是应用低频脉冲电流刺激神经或肌肉使其收缩,以恢复其运动功能的方法。这种方法主要用以刺激失神经肌、痉挛肌和平滑肌,亦可用于治疗失用性肌萎缩。电刺激对糖尿病患者神经肌肉的治疗作用,根据不同的病情,选择不同的脉冲电流,刺激肌肉或肌群,使之发生被动的节律性收缩,通过锻炼,保留肌肉的功能,延迟萎缩及变性的发展,还可以用于预防和治疗糖尿病患者足溃疡(图 17-2-18)。

2. 糖尿病足辅助器具 足部是糖尿病这个多系统疾病的一个复杂的靶器官。糖尿病患者因周围神经病变与外周血管疾病合并过高的机械压力,可引起足部软组织及骨关节系统的破坏与畸形形成,进而引发一系列足部问题,从轻度的神经症状到严重的溃疡、感染、血

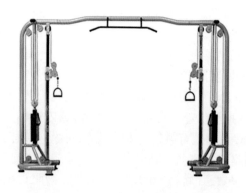

图 17-2-16 立位钢线训练器

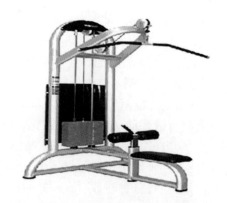

图 17-2-17 坐位钢线训练器

管疾病、Charcot 关节和神经病变性骨折。如果积极治疗不能充分解决下肢出现的症状和并发症,则会造成灾难性的后果。因此,在糖尿病患者中开展对足部问题的早期预防和治疗将有重要的意义,辅助器具无疑具有重要的作用。

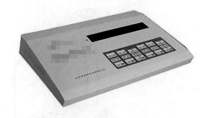

图 17-2-18 低频脉冲电治疗仪

(1) 医护性糖尿病专用鞋 / 靴:治疗性鞋 / 靴有更长更强的鞋帮,能更好地维持跟骨和踝关节的稳定。另外,该鞋 / 靴有以下特性:鞋 / 靴前掌内里无接缝、鞋内加深、有更多的宽度和硬质平底。必要时应根据足部模型定制(图 17-2-19)。

(2) 糖尿病袜是由柔软的微纤维或银纤维制成,无缝的结构避免了过多的摩擦,非棉质材料使其更加容易变干燥(图 17-2-20)。

(3) 足部矫形器(鞋垫):大部分是由硬性材料制成:例如较硬的 EVA(乙烯 - 乙酸乙烯共聚物)或软木板材料。表面应覆盖一层 3mm 厚的热塑性材料,使其根据足底的情况再次塑形,更好地促进足底受力平衡。必要时应根据足部模型定制(图 17-2-21)。

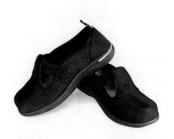

图 17-2-19 糖尿病足定制鞋

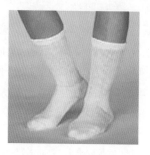

图 17-2-20 糖尿病足袜

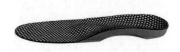

图 17-2-21 糖尿病足鞋垫

3. **营养治疗辅助用具** 科学合理的饮食对控制血糖至关重要。营养师根据患者的身高、体重、体型、年龄、运动量确定总能量,再结合血糖和病情确定三大产能营养素的量、餐次比例及六大类食物的量,通过食物交换份的形式填入饮食治疗处方中。患者就对自己主食类、果蔬类、肉蛋豆制品类、乳类、油脂类和盐的量一目了然。指导患者在日常生活中以饮食治疗处方中主食的量为基准,根据运动量的大小,适当调整摄入主食量的。因此,在糖尿病饮食治疗和指导中膳食金字塔是必要的辅助器具(图 17-2-22)。

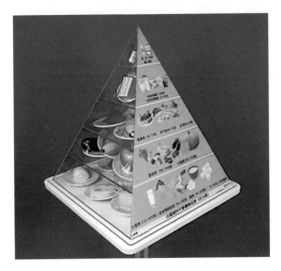

图 17-2-22　膳食金字塔模型

　　以上运动治疗及相关设备,可根据患者的情况合理选择,不仅解决了户外运动中的不利因素(如季节、气候、环境、时间、安全等因素限制),还弥补了户外运动的不足,同时简便易行,能在一个轻松、愉快、安全的环境中完成运动治疗方案,从而达到运动治疗的目的。综合医院有条件的话,糖尿病康复场地要求:约 350m²,可以和脏器病康复合用。

(陈　伟　张秋阳　朱　茜)

参 考 文 献

[1] Lee H,Choi TK,Lee YB,et al. Agraphene-based electrochemical device with thermoresponsive microneedles for diabetes monitoring and therapy. Nat Nanotechnol,2016,11(6):566-572.

[2] 梁晓春,吴群励,屈岭.糖尿病家庭医学全书.北京:北京出版社,2015.

[3] 袁海波.功率自行车有氧运动疗法对糖尿病防治的效果.中国社区医师,2015,31(32):20-22.

[4] 周春霞.抗阻运动在 2 型糖尿病合并肌少症患者中的应用效果.护理实践与研究,2017,14(22):14-17.

[5] 陈卫建,张秀梅,张俊玲,等.跑步机在糖尿病运动治疗中的应用.全科护理,2015,13(11):1026-1027.

[6] Socha M,Fraczak P,Jonak W,et al. Effect of resistance training with elements of stretching on body composition and quality of life in postmenopausal women. Prz Menopauzalny,2016,15(1):26-31.